中国医药学术原创精品图书出版工程

U0268727

助 产

MIDWIFERY

主　编　刘兴会　贺　晶　漆洪波

副主编　陈　叙　徐先明　姚　强　王晓东

人民卫生出版社

图书在版编目（CIP）数据

助产 / 刘兴会，贺晶，漆洪波主编 . —北京：人民卫生出版社，2018

ISBN 978-7-117-26234-7

Ⅰ.①助⋯　Ⅱ.①刘⋯②贺⋯③漆⋯　Ⅲ.①助产学

Ⅳ.①R717

中国版本图书馆 CIP 数据核字（2018）第 057793 号

人卫智网	www.ipmph.com	医学教育、学术、考试、健康，购书智慧智能综合服务平台
人卫官网	www.pmph.com	人卫官方资讯发布平台

助　产

主　　编：刘兴会　贺　晶　漆洪波

出版发行：人民卫生出版社（中继线 010-59780011）

地　　址：北京市朝阳区潘家园南里 19 号

邮　　编：100021

E - mail：pmph @ pmph.com

购书热线：010-59787592　010-59787584　010-65264830

印　　刷：北京盛通印刷股份有限公司

经　　销：新华书店

开　　本：889×1194　1/16　印张：38

字　　数：1124 千字

版　　次：2018 年 4 月第 1 版　2025 年 2 月第 1 版第 5 次印刷

标准书号：ISBN 978-7-117-26234-7/R・26235

定　　价：298.00 元

打击盗版举报电话：010-59787491　E-mail：WQ @ pmph.com

（凡属印装质量问题请与本社市场营销中心联系退换）

专家委员会

段　涛　杨慧霞　余艳红　陈　叙　胡娅莉　刘兴会　贺　晶　漆洪波

编委名单 (按姓氏汉语拼音排序)

曹引丽　西北妇女儿童医院	彭　冰　四川大学华西第二医院
常　青　陆军军医大学第一附属医院	蒲　杰　四川省妇幼保健院 / 四川省妇女儿童医院
陈　倩　北京大学第一医院	
陈大鹏　四川大学华西第二医院	漆洪波　重庆医科大学附属第一医院
陈敦金　广州医科大学附属第三医院 / 广州重症孕产妇救治中心	沈　嵘　南京医科大学附属妇产医院 / 南京市妇幼保健院
丁依玲　中南大学湘雅二医院	石　晶　四川大学华西第二医院
范　玲　首都医科大学附属北京妇产医院	石　琪　川北医学院附属医院
冯　玲　华中科技大学同济医学院附属同济医院	苏放明　深圳远东妇产医院
高　岩　四川省妇幼保健院 / 四川省妇女儿童医院	孙丽洲　南京医科大学第一附属医院 / 江苏省人民医院
高劲松　中国医学科学院北京协和医院	唐　军　四川大学华西第二医院
古　航　第二军医大学附属长海医院	王晓东　四川大学华西第二医院
何国琳　四川大学华西第二医院	王谢桐　山东省妇幼保健院 / 山东省妇产医院
贺　晶　浙江大学医学院附属妇产科医院	王志坚　南方医科大学南方医院
胡文胜　杭州市妇产科医院	王子莲　中山大学附属第一医院
姜　梅　首都医科大学附属北京妇产医院	辛　虹　河北医科大学第二医院
李　洁　南京大学医学院附属鼓楼医院	邢爱耘　四川大学华西第二医院
李华凤　四川大学华西第二医院	熊永芳　湖北省妇幼保健院
李笑天　复旦大学附属妇产科医院	徐先明　上海交通大学附属第一人民医院
刘　铭　同济大学附属第一妇婴保健院	徐鑫芬　浙江大学医学院附属妇产科医院
刘彩霞　中国医科大学附属盛京医院	颜建英　福建省妇幼保健院 / 福建医科大学附属医院
刘兴会　四川大学华西第二医院	
罗碧如　四川大学华西第二医院	姚　强　四川大学华西第二医院
马润玫　昆明医科大学附属第一医院	应　豪　同济大学附属第一妇婴保健院
马彦彦　清华大学第二附属医院	余海燕　四川大学华西第二医院
马玉燕　山东大学齐鲁医院	张　华　重庆医科大学附属第一医院

张　力　四川大学华西第二医院　　　　　　　周　容　四川大学华西第二医院
张雪芹　厦门市妇幼保健院　　　　　　　　　朱　秀　北京大学护理学院
赵扬玉　北京大学第三医院　　　　　　　　　朱启英　新疆医科大学第一附属医院
郑勤田　美国亚利桑那大学医学院妇产科　　　邹　丽　华中科技大学同济医学院附属协和医院

编者名单（按姓氏汉语拼音排序）

包怡榕　同济大学附属第一妇婴保健院　　　　吕　斌　四川大学华西第二医院
柴国路　广州医科大学附属第三医院 / 广州重症　屈在卿　昆明医科大学附属第一医院
　　　　孕产妇救治中心　　　　　　　　　　孙秀荣　深圳市人民医院
陈　璐　浙江大学附属妇产科医院　　　　　　万　里　四川大学华西第二医院
陈　锰　四川大学华西第二医院　　　　　　　王　丹　陆军军医大学第一附属医院
陈洪琴　四川大学华西第二医院　　　　　　　吴媛媛　华中科技大学同济医学院附属同济医院
顾蔚蓉　复旦大学附属妇产科医院　　　　　　武建利　新疆医科大学第一附属医院
贺同强　西北妇女儿童医院　　　　　　　　　徐爱群　滨州医学院烟台附属医院
胡家颖　北京新世纪妇儿医院　　　　　　　　杨娜娜　南京医科大学第一附属医院 / 江苏省人
黄　静　河北医科大学第二医院　　　　　　　　　　　民医院
黄桂琼　四川大学华西第二医院　　　　　　　杨秋红　济南市妇幼保健院
冷冬梅　四川大学华西第二医院　　　　　　　杨晓燕　四川大学华西第二医院
李光辉　首都医科大学附属北京妇产医院　　　张　川　四川大学华西第二医院
连　岩　山东省妇幼保健院 / 山东省妇产医院　　张勤建　福建省妇幼保健院 / 福建医科大学附属
刘晓夏　华中科技大学同济医学院附属协和医院　　　　医院
龙　伟　南京医科大学附属妇产医院 / 南京市妇　张志涛　中国医科大学附属盛京医院
　　　　幼保健院

编写秘书　张　华　何国琳

4

主编简介

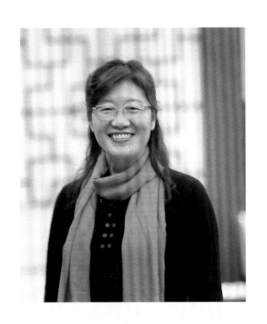

刘兴会　教授

博士生导师,四川大学华西第二医院产科主任,首批国家临床重点专科学科带头人。四川省医学会围产医学专委会前任及候任主任委员、四川省学术及技术带头人和有突出贡献的优秀专家、四川省首届卫生计生领军人才。

兼任中华医学会围产医学分会第八届候任主任委员、中国妇幼保健协会高危妊娠管理专委会和妇幼健康研究会母胎医学专委会副主任委员、中华医学会妇产科学分会产科学组和围产医学分会围产营养与代谢学组副组长、中华预防医学会出生缺陷预防与控制专委会妊娠期疾病与出生缺陷防控专业学组组长等;担任《实用妇产科杂志》《中华妇产科杂志》《中国实用妇科与产科杂志》《中华围产医学杂志》等八家杂志副主编、常务编委及编委。

执笔撰写了中国《产后出血预防与处理指南》(2009及2014版),并参与撰写及讨论国家30项产科指南及国家卫生和计划生育委员会规范。

负责主持国家"十三五"、国家自然科学基金等国家级、省部级30余项科研课题,在国内外学术期刊发表论文270篇,其中SCI、Medline论文86篇,获全国及省部级科技进步奖6项。主编及参编专著37部,主编《难产》《实用产科手术学》《全国县级医院系列实用手册——妇产科医生手册》等9部专著;担任《中华围产医学》副主编、《妊娠期和哺乳期用药》副主译。培养硕士、博士研究生30余名。荣获"首届国家名医高峰论坛——国之名医·优秀风范"、"四川省三八红旗手"、"四川省妇产科十大名医"及"妙手仁心·首届成都十强金口碑好医生"等荣誉称号。

主编简介

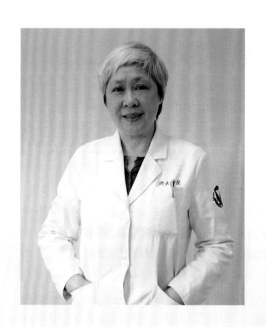

贺 晶 教授

硕士生导师,浙江大学医学院附属妇产科医院产科主任。浙江省产科学科带头人,所在学科为国家临床重点专科,兼任浙江省产科质量控制中心常务副主任、浙江省产前诊断质量控制中心常务副主任、浙江省产前诊断中心常务副主任、浙江省胎儿医学中心常务副主任、浙江省围产保健协作组副组长。

兼任中华医学会妇产科学分会产科学组副组长、中国妇幼保健协会高危妊娠管理专委会副主任委员、中华医学会围产医学分会常务委员;中华医学会浙江省医学会妇产科学分会副主任委员、中华医学会浙江省医学会围产医学分会主任委员及候任主任委员。担任《中华妇产科杂志》《中华围产医学杂志》等编委。

执笔或参与全国性产科疾病诊治指南的编写工作,多次在全国学术会议上做高水平的专题讲座。先后发表论文 226 余篇,参与著书 15 部,参与国家课题、省部共建、浙江省科技厅重大和其他科研项目 12 余项,其中荣获全国妇幼健康科学技术奖一等奖,中国出生缺陷干预救助基金会科技成果奖,浙江省医学科学进步奖 3 项,浙江省医药卫生科技创新奖 3 项。曾荣获全国优生优育特殊贡献称号。

主编简介

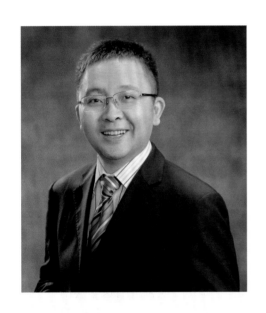

漆洪波 教授

博士生导师,重庆医科大学附属第一医院妇产科主任。国家临床重点专科、重庆市高危妊娠诊治中心、重庆市产前诊断中心和重庆市胎儿医学中心主任,教育部国际合作联合实验室"母胎医学实验室"及重庆市重点实验室主任。"国家卫生计生委突出贡献中青年专家"。

兼任中华医学会围产医学分会常委、中国医师协会母胎医学专委会副主任委员、重庆市医学会围产医学专委会主任委员、重庆市医师协会围产医师分会主任委员、中华医学会围产医学分会胎儿医学学组副组长、中华医学会妇产科学分会产科学组委员、中国医师协会妇产科医师分会委员、重庆市高校创新团队带头人、国家高等学校创新引智基地(国家"111计划")负责人、"重庆市百千万工程领军人才培养计划人选"等。

国家卫生计生委"十三五"5年制本科教材《妇产科学》第9版副主编,专升本教材《妇产科学》第3版、第4版主编,国家卫生计生委住院医师规范化培训教材《妇产科学》副主编,参编8年制《妇产科学》教材第3版,共同主编《难产》等学术专著30余部。获国家重点研发计划、国家自然科学基金项目重点项目、面上项目等资助30余项,发表论文240余篇,其中SCI论文40余篇。

前 言

产科学是一门古老的学科,近年随着医学的发展特别是随着基础医学的发展,产科学也有了巨大的变化,广大产科临床一线工作者在实际工作中经常会碰到一些新问题和新挑战。然而目前系统阐述助产理论与实践的工具书尚不多,出版一本助产经典专著,以提供应对这些问题和挑战的对策,并提供最新助产理论指导十分必要与迫切。

"助产"有两层含义,狭义的"助产"是指对生产过程的帮助,而广义的"助产"可以延伸到对妊娠的帮助。因而助产不只是辅助分娩,更深层的意义在于如何保证妊娠安全及结局良好,即母婴安全。因而,助产既要突出正常生理情况的维持,也要体现对有困难分娩的帮助以及帮助高危妊娠化险为夷。

2015 年我们已经编写并由人民卫生出版社出版了《难产》一书,深受广大产科医务人员的欢迎。为此,结合我国当前产科形势我们再次精心策划并编纂《难产》姊妹篇——《助产》一书,目的是给广大产科医务工作者提供有关助产的最新理论和技术实践指导。该书内容详尽、实用、新颖,适用于各级产科医师、助产士及产科护士阅读参考。希望《助产》一书成为产科工作人员的案头工具书,在产科临床工作中出现有关助产方面的实际问题时能提供最佳选择方案。

本书在内容上既有对产科分娩基础知识的介绍,又重点突出实用的操作技巧及注意事项,重点介绍产房常用技术、常见流程及常规培训。编者的编写基于循证医学证据及国内外最新指南及专家共识,并结合临床实践案例阐述助产相关技术,同时也给读者简要介绍了近年国外助产培训体系。

本书的特色之一是设有"导读"、"注意事项"、"关键点"等栏目,重点突出,让大家在阅读时能更清晰、快速地掌握要点。另一特色是书内附有视频资源、临床案例,以及最前沿 AR(Augmented Reality,增强现实)资源,用手机或平板电脑扫描二维码即可浏览。

本书在编写过程中得到了《助产学》主编余艳红教授、陈叙教授以及段涛教授、杨慧霞教授等帮助,并得到美国亚利桑那大学医学院郑勤田教授在百忙中为我们介绍了美国助产士培训体系,在此特致以衷心的感谢。

本书出版之际,恳切希望广大读者在阅读过程中不吝赐教,欢迎发送邮件至邮箱 renweifuer@pmph.com,或扫描下方二维码,关注"人卫妇产科学",对我们的工作予以批评指正,以期再版修订时进一步完善,更好地为大家服务。

刘兴会　贺晶　漆洪波
2018 年 4 月

获取数字资源的步骤

1 扫描封底红标二维码，获取图书"使用说明"。

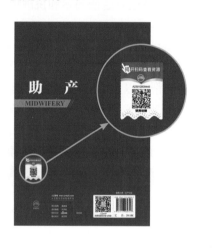

2 揭开红标，扫描绿标激活码，注册 / 登录人卫账号获取数字资源。

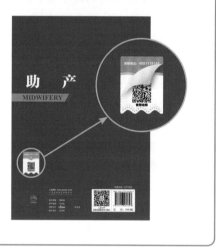

3 扫描书内二维码或封底绿标激活码随时查看数字资源。

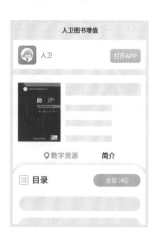

4 登录 zengzhi.ipmph.com 或下载应用体验更多功能和服务。

扫描下载应用

客户服务热线 400-111-8166

目　录

目　录

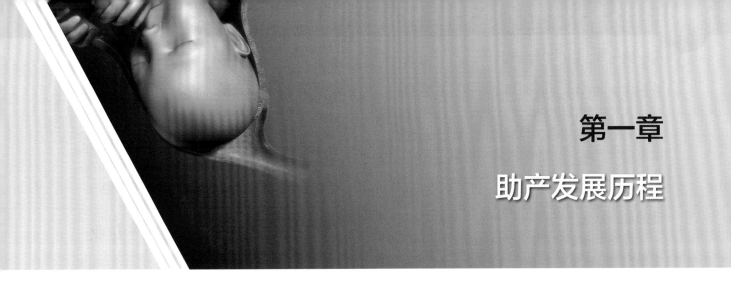

第一节　国际助产发展历程

【导读】

从历史上看,助产(midwifery)由来已久,它最早来源于"陪伴妇女"度过分娩过程,表现为以妇女为中心的简单看护和安慰。随着人类历史的发展,助产士逐渐成为了一门职业,助产士的角色也逐渐向结构化方向发展,其角色功能也从学徒制向职业角色转化,反映了助产专业概念的产生。在当代,助产士的角色已经演变成受到国际社会认可和尊重的职业。助产士的职责已经扩展到全生命周期的生殖健康服务、健康咨询和教育领域。同时,助产士也承担起教育者、管理者和研究者的角色。助产士的职业领域已远远超出怀孕和分娩这一阶段,而扩展到全生命周期,涵盖了包括如青少年生殖健康、计划生育、围绝经期保健,以及为新生儿和社区提供基本保健服务。

一、助产发展的早期特点:阶层问题

早期的助产知识和技术通过学徒制代代相传。希腊人和罗马人率先为助产实践建立从业资格,他们规定所有助产士必须有一个自己分娩的孩子。公元前五世纪,希波克拉底在他的文章中描述了正常分娩的过程,被认为是第一个组织并开展助产士教育的人。

尽管助产工作对于社会来讲很重要,但却仍然是不被尊重的工作,几乎都由妇女来承担,并极少有上层社会的妇女参与。这一社会烙印在教会权力强盛的中世纪尤其盛行,助产被认为是一种肮脏的职业;更糟糕的看法是,助产过程是邪恶的巫术。对于普通群众来说,由于贫穷落后,接生只能请没有文化科学知识的旧产婆。但作为一个有广泛社会需求的、趋向职业化的群体,旧产婆的稳重和大胆、谨慎和精明的职业素质已初见端倪。

二、助产发展的中期特点:技术发展

随着科学技术的发展,助产专业也在不断进步:17世纪中叶发明了产钳;到19世纪,产科麻醉得到发展,尤其开始使用氯仿,并对胎盘功能有了进一步了解,最为重要的是,成功征服了产褥热。这些事件是助产专业角色发展的重要标志。并且,医科大学的课程里开始融入助产学的知识和技术。

由于一直缺乏助产专业的相关组织机构和规章制度,因此助产在专业培训和发展方面得到的支持微乎其微。也有例外,如在德国和法国,政府为助产士制定了收入、居住和税收方面的优惠政策,以及职业法的颁布,旨在保护助产行业不受其他行业团体的影响或控制;并出版相关的助产教材。

三、助产发展的现代特点:专业化

助产士于17世纪开始成为一种职业,当时,

欧洲国家如英国、法国和瑞典都开始承认传统的接生人员需要接受专业知识的教育、技术的培训和有效的监督,以保障母婴安全。助产士学校在欧洲全面兴起,并扩展到发展中国家。尽管在许多国家,助产专业在理论和实践上都与医疗和护理密切相关,但其正逐渐发展成为独立于其他专业的自主专业。

虽然国际上助产发展相对比较迅速,但是对于助产(midwifery)和助产士(midwife)的定义目前国际社会上并不是很确定。关于助产的定义,在2014年《柳叶刀》杂志中曾进行过比较明确的陈述:"助产是指对分娩的妇女、新生儿和家庭提供的熟练的、有知识的和富有同情心的,贯穿于孕前、孕中、分娩、产后和生命最早的几周连续的照顾。核心特征包括优化生殖和生命早期的生理、心理、社会和文化过程;对并发症及时预防和管理、提出建议和转诊;尊重妇女个人的情况与选择;与妇女形成伙伴关系从而加强妇女在照顾自己和家庭中的自我能力。"比较公认的助产士定义是由国际助产士联盟(International Confederation of Midwives,ICM)提出的:"助产士是指接受并完成其所在国认可的、符合国际助产联盟提出的基本助产核心能力框架和全球标准的助产士教育,获得必需的资格[如注册和(或)具有法律效力的证书],从事助产士工作,并具有助产士头衔,能在助产实践过程中展现自己能力的人。"助产士是负有责任的专业人员,在孕期、产时和产后与妇女进行合作,提供必需的支持、保健和建议,根据助产士的职责帮助分娩,为新生儿和婴儿提供保健。职责范围应该将产前教育和父母角色准备纳入,并且延伸到妇女健康、性健康或生殖健康,以及儿童保健。助产士的工作场所可以包括家庭、社区、医院、诊所、学校和其他卫生单位。这些概念表明,助产的发展和助产士的角色功能都还在不断发展和拓展过程中。

(朱秀)

参考文献

1. Ten Hoope-Bender P, de Bernis L, Campbell J, et al. Improvement of maternal and newborn health through midwifery. The Lancet, 2014, 384: 1226-1235.
2. Homer CSE, Friberg IK, Dias MAB, et al. The projected effect of scaling up midwifery. The Lancet, 2014, 384: 1146-1157.
3. Vogel JP, Bohren MA, Tuncalp, et al. Promoting respect and preventing mistreatment during childbirth. BJOG, 2016, 123: 671-674.
4. International Confederation of Midwives (ICM). The International Definition of a Midwife. Brisbane: International Confederation of Midwives (ICM), 2005.

第二节 我国近现代助产专业发展历程

【导读】

在国际助产联盟大会上发布的《2014年世界助产状况报告》中指出,助产政策是构成高质量助产队伍的三个支柱之一。因此,通过对我国助产相关政策进行梳理,可以回顾助产专业在我国的发展历程,分析影响我国助产专业发展的关键节点。

一、我国现代助产专业起源时期

中国的现代助产专业起源于20世纪初。1908年7月,中国第一位留美女医生金雅梅创办了北洋女医学堂,其设立的助产班标志着中国助产行业的开始。1928年7月《助产士条例》的公布标志着官方对新式助产者的定名,即"助产士"。

基于当时我国婴幼儿死亡率远远高于国际发达国家的情况,以及当时普遍存在的"保种强国"思潮,在南京国民政府时期,对于助产士的立法经历了从《助产士条例》升级到《助产士法》的过程:1928年公布了《助产士条例》;1943年出台了《助产士法》;1945年公布了《助产士法试行细则》等,对助产士的准入条件与资格、注册与审批、执业的要求与管理等作出了规定。表1-2-1列举了在中国现代助产起源时期发布的助产士相关政策。

1.《助产士条例》的出台及修正 1928年7月9日南京国民政府内政部公布《助产士条例》十四条,条例规定了颁发助产士执照的核准机关、助产士的任职资格、领取执照的程序、助产士在执业中应尽的责任和义务以及执业行为不当所受的惩罚。条例规定助产士开展业务需经内政部核准,发给助产士证书,未经审批者不得执行助产士业务;规定二十岁以上的民国女性,满足下列条件之

表1-2-1　中国现代助产起源时期助产相关政策法规

法规名称	公布时间	公布机关
《助产士条例》	1928年7月9日	内政部
《助产学校立案规则》	1928年12月	教育部
《修正助产学制及课程暂定标准》	1928年12月	教育部
《助产士考试规则》	1929年3月13日	卫生部
《特种考试助产士考试条例》	1931年4月3日	卫生部
《助产士暂行条例》	1940年8月8日	行政院
《助产士法》	1943年9月30日	国民政府
《助产士法实施细则》	1945年7月21日	卫生署、社会部

一,可以申领助产士证书:①在内政部认可的本国助产学校、产科学校或产科讲习所学习2年以上毕业,取得证书者;②在外国助产学校学习2年以上毕业,取得证书者;③修学不满2年,在本条例施行前,已执行助产业务满3年以上者。同时规定不得授予助产士证书的条件。条例还规定助产士如认为妇女在孕期、产期和产后,或胎儿、新生儿有异常时,应告知其就医,不得擅自处理;并且不得对上述人群实施外科、产科手术,而消毒、灌肠、剪脐带不在此限。另外,条例还对证书领取、遗失补办等事项做了必要的规定。1928年12月20日卫生部重新公布《助产士条例》,除将主管部门由内政部改为卫生部外,其余不变。次年5月6日卫生部再次修正《助产士条例》,并于21日公布修正后的《助产士条例》,这次修正仅变更一处,即在第二条"年满二十岁之中华民国女子,符合下列条件之一者,得申领助产士证书"项下,增列"助产士考试及格领有证书者"一项作为第四项,余则不变。

2. **《助产学校立案规则》和《修正助产学制及课程暂定标准》**　20世纪以前,在我国几乎没有助产教育,仅是在一些教会医院里,开始有助产士的训练工作。1928年杨崇瑞在中华医学会第七次大会上报告有关创办助产教育的论文,提出助产学为医学下的一门专业,阐述其必要性及产科教育计划,拟每省设立国立产科学校及附属医院以供实习。经多方面的努力呼吁及社会有识之士的支持,1928年国民政府公布的《助产学校立案规则》和《修正助产学制及课程暂定标准》,规定

了助产士学校成立的条件、申请成立所需要的资料以及助产学校的课程设置、人员配备、经费来源等。国民政府于1929年1月合组中央助产教育委员会,于1929年11月成立北平国立第一助产学校及附属产院,杨崇瑞被任命为校长。该校招收高中毕业生,学制2年,培养高水平的助产士。学校同时开办经6个月培训的助产士培训班、助产士实习班、护士助产特科等,分别进行不同层次的助产教育。

3. **《助产士考试规则》及《特种考试助产士考试条例》**　1929年3月13日卫生部公布《助产士考试规则》八条,规定具备如下资格者可以参加考试:①曾在产科学校或讲习所,修业满一年得有证书者;②曾从业医师或领有部颁证助产士修业满一年有证书者;③曾执行助产业务满2年,有确实证明者。考试方式分为学理考试和实地考试,规则还对证书的颁发、领取做了必要规定。同年5月21日卫生部修正公布《助产士考试规则》八条,除将考试者资格限定为"二十岁以上之中华民国女子"外,别无变化。两年后卫生部重新核准颁布《特种考试助产士考试条例》五条,规定"凡助产士之考试,除法令另有规定外,依本条例之规定行之",可知旧规则此时已被废弃;这次修改最显著的变化是删除了之前关于"中华民国二十岁以上女子得参加考试"的规定,另对考生参考资格、考试科目做出了新的规定,文字表达上也更为严谨周密。

4. **《助产士法》及《助产士法实施细则》**　1943年9月30日南京国民政府觉得时机已经成熟,遂正式公布《助产士法》三十二条,作为管理和规范助产士活动的基本法律。《助产士法》由资格、开业、义务、惩处、公会、附则六章组成;资格一章中规定"经助产士考试及格得允助产士职务",而对于符合一定条件者,也可通过"检核"程序取得助产士资格,这里所说的一定条件,除增加了"在外国政府领有助产证书经主管官署认可"一项外,其他条件大体等同于早年颁布的《助产士条例》。另增加助产士公会一章,作为第五章,并规定助产士必须加入所在地公会,方可开业;新法在义务、惩处等的规定,也较之前的条例更加细致完备。1945年7月21日卫生署会同社会部公布《助产士法实施细则》,对领取助产士证书所应提交的材料、证照遗失补办及歇业后复业等事项做了相应的规定。1948年12月28日《助产士法》最后一

次被修正并公布,这次修正除减轻惩处一章的处罚力度外,其他维持旧法原貌。

虽然,这一时期我国的现代助产专业刚刚起步,但是助产教育是独立的教育模式,并且多以高等教育为主;助产行业规范完整清晰,对于助产士考试的要求,助产士证的获得,助产士身份的登记以及助产行为的法律法规都很明细完备。据1946年调查,当时共有助产学校76所,这些学校的创办对改善我国妇幼卫生状况起到积极作用。到1949年,全国已有助产士139 000名,但大多数都集中在大城市,广大农村依旧是"旧产婆"接生。虽然培养的助产士和登记注册的助产士人数不是很多,但也表明中国的助产行业有了一个良好的开端。

二、我国现代助产专业发展时期

从解放初期到1979年期间,我国现代助产专业得到了国家和政府的重视,从人员数量和教育上都得到了极大的发展,在此时期我国政府发布的涉及助产专业的法律法规主要见表1-2-2。

表1-2-2　我国现代助产专业发展时期助产
相关政策法规

法规名称	公布时间	公布机关
《关于废除国民党六法全书及确立解放区司法原则的指示》	1949年	中共中央
《医士、药剂士、助产士、护士、牙科技士暂行条例》	1952年	原卫生部
《国家卫生技术人员名称和职务晋升暂行条例(草案)》	1956年	原卫生部
《卫生技术人员职称晋升条例(试行)》	1979年	原卫生部

1949年2月中共中央发布了《关于废除国民党六法全书及确立解放区司法原则的指示》。民国时期的助产政策和高等助产教育也一并被废除,此期各个地方颁布了当地的助产管理和教育政策,以适应当时的情况,例如,1950年天津公共卫生局制定了《天津人民政府公共卫生局助产士管理暂行办法》和《天津市人民政府公共卫生局训练姥姥办法》(天津市政)。福建省人民政府卫生厅颁布《福建省护士助产士教育学制及课程试行办法》,规定助产学校2年毕业,入学程度为初中学校毕业或同等学历。

原国家卫生部(现国家卫生健康委员会)于

1950年8月20~23日召开全国第一次妇幼卫生座谈会,会议确定"推行新法接生,改造旧式接产"为妇幼卫生的中心任务,具体方法上采取团结改造旧产婆和大量培训新法接生员,迅速普及新法接生,降低产妇产褥热和新生儿破伤风的发病率及死亡率。1950年10月12日原卫生部建立妇幼卫生中央试验院,下设妇幼卫生人员训练所、实验托儿所、资料搜集统计室。我国中级妇幼保健人员是妇幼保健队伍的中坚力量,在建国初期作用尤为重要。中级人员主要靠卫生学校中设立助产士班和助产学校来培养。助产士的培养以20世纪50年代最多,以后逐渐下降。

此后,新中国开始建立健全新的司法体系,在医疗卫生方面,中共中央于1951年颁布了《医士、药剂士、助产士、护士、牙科技士暂行条例》,确定了"助产士在接生之业务范围限于处理正常产。如遇难产孕产妇,必须延医救治。但在不可能延医救治的情况下,得量力执行急救处置。助产士对孕产妇及新生儿有保健的责任,如认为孕产妇、胎儿或新生儿有异状时,应告知其家属延医诊治;且应等候医师来诊后,才能离去。"该条例明确将助产士与护士、医师区分开来。护士被认定不得单独执行诊疗业务,而产科医师则是运用产科技术对异常产孕妇进行救治的身份。虽然因为各种原因,该条例没有被真正实行,但是就此条例可以看出在建国初期,医师、助产士和护士三者的职责范围不相重复,分工明确,助产士具有独立助产资格。

从该条例还可以看出,这一时期的助产士属于医院内工作的医务人员,这与当时国家为了降低孕产妇及新生儿死亡率而提倡住院分娩有很大的关系。但是,一方面,这种院内医务人员的身份局限了助产的职责范围,即仅限于正常产妇的生产过程,而没有考虑到助产士的院外工作内容,即对于产妇的产前及产褥期的身体和心理护理还没有被纳入职责规程,这虽然也与此时的医学模式为"以疾病为中心",而不是"以患者为中心"的生物-医学模式有关,但是助产士身份的改变确是一个重要原因;另一方面,院内人员的身份造成了将分娩看作为"医疗事件"而不是"生理事件"的问题,这个问题在之后的很长时间内都使得助产不得不依附于医学领域而妨碍了其本身的发展能力。

1960年冬中共中央对国民经济提出"调整、

巩固、充实、提高"的八字方针,进行了整顿组织、精简机构、下放人员。在调整中出现过多地撤并妇幼保健机构的现象,鉴于此,原卫生部于1962年6月7日发出《关于加强孕产妇保护,积极开展新法接生工作的意见》,提出要积极整顿、恢复和建立健全基层接生机构,培训接生员等要求。从1963年开始,全国经济形势好转,2月1日至2月16日原卫生部在北京召开了全国妇幼卫生工作会议,会议确定:在今后一个时期内,城乡妇幼卫生工作均应以支援农业,加强农村妇幼卫生工作为重点,同时做好城市及工矿区的妇幼卫生工作;进一步防治危害妇女儿童健康的主要疾病;迅速普及新法接生,提高接生技术质量等。1965年以后,妇幼保健机构和人员基本恢复,工作也逐渐恢复并有所改进。1965年底,周恩来总理接见了第一届全国妇产科学术会议的全体代表,国家副主席宋庆龄也发来贺信。周总理为代表们作了报告,指出:计划生育和妇幼卫生工作都要面向农村,面向多数;基层要培养会接生和能治妇女病的人员。原卫生部召开妇幼科、处长座谈会,并发出了座谈会纪要,提出"妇幼保健工作只能加强,不能削弱,要有专人负责这一工作"。

改革开放后,国家加大对医疗发展的投入,医生和护士的教育和政策改革得到了很大的重视。1979年2月23日原卫生部颁布《卫生技术人员职称及晋升条例(试行)》,卫生技术人员根据业务性质,分为四类,包括医疗防疫人员(含中医、西医、卫生防疫、寄生虫、地方病防治、工业卫生、妇幼保健等)、药剂人员、护理人员,和其他技术人员。其中医疗防疫人员的技术职称为:主任医师、副主任医师、主治(主管)医师、医师(住院医师)、医士(助产士)、卫生防疫员(妇幼保健员)。该条例将助产士与医士、护士划分为中级卫生人员,助产士和医士一同属于医疗防疫系统,而护士则单属护理人员系统。可以说,此时的助产士还是独立助产的身份,拥有医疗行为的权利。

在助产教育方面,由于建国初期医务人员缺乏,国家为扩大医务人员数量,并且受到苏联模式的影响,将中专医学人员作为医学人才培养的主体。这在助产行业中表现为以中专助产院校取代高等助产教育的局面,这样做虽然为缓解基层卫生组织的用人压力提供了帮助,但是导致了助产士与医师的职业地位不平等,人们将助产士看作次于产科医生的二等职业,这导致了助产士的自

我认知不准确,助产行业的优秀人才萎缩,在一定程度上阻碍了助产专业的进一步发展。

分析当时的政策发展背景,解放初期对我国来说是百废待兴时期,在妇幼保健方面的举措主要是推行新法接生,改造旧式接生,因此当时处于大力发展助产士和改造旧产婆的时期,对助产士的主要规定就是明确了助产士的职责,助产士队伍逐渐发展。而在推动力方面,主要有周恩来、宋庆龄等国家领导人的关注,促使我国妇幼保健事业得到极大发展,同时也带动了助产专业的发展。

三、我国现代助产专业角色定位不清时期

在此时期主要影响助产专业发展的政策法规主要见表1-2-3。

表1-2-3　角色定位不清时期助产相关的政策法规

法规名称	公布时间	公布机关
《卫生政治部关于对当前卫生技术人员晋升工作中几个具体问题的意见》	1979年8月	原卫生部
《妇幼卫生工作条例(试行草案)》	1980年	原卫生部
《医院工作人员职责》	1982年	原卫生部
《中华人民共和国护士管理办法》	1993年	原卫生部
《中华人民共和国执业医师法》	1998年	主席令

1. 角色定位不清,但主要隶属于医疗防疫人员时期(1979—1985年)　1979年2月23日原卫生部颁布《卫生技术人员职称及晋升条例(试行)》,其中对于助产士的规定表明此时的助产士还是独立的身份,拥有医疗行为的权利。但是随后(1979年8月21日),在原卫生部发布的《卫生政治部关于对当前卫生技术人员晋升工作中几个具体问题的意见》中,针对助产士晋升什么职称问题进行了回答,《意见》指出:"《卫生技术人员职称及晋升条例(试行)》把助产士归在'医疗防疫人员后',有的同志提出,由于过去助产和护理工作分不开,助产士晋升妇产科医师多有困难,能否晋升护师职称? 我们认为,可以根据本人实际情况,凡以助产或妇幼保健工作为主的可晋升医师,以从事护理工作为主的可晋升护师。晋升时一定要掌握标准,保证质量。"这样,助产成为了医生和护士之间的分界角色,而不是一个独立的

职业,其行业职责变得很尴尬,使得助产士不管是晋升医师还是护师都受到很大的阻碍,不利于助产士的个人发展,同时也限制了助产行业本身的发展。

而几乎与此同时,原卫生部又在1980年发布《妇幼卫生工作条例(试行草案)》,普及科学接生,提高产科质量。将妇幼保健人员分为高、中、初三级,高级人员包括主任医师、副主任医师、主管医师或主治医师、医师;中级人员包括妇幼保健医士、助产士;初级人员包括脱产和不脱产的妇幼保健员、保育员、女赤脚医生、助产员(接生员)等。助产士依然是独立的一个职业,属于中级妇幼保健人员行列。在该条例中明确提出了中级卫生学校要根据需要开办妇幼医士及助产士班。

由此可以看出,在这个时期,助产士的角色地位尽管处于不太明确的地位,却从政策层面将助产士隶属于医疗防疫人员,是可以沿着医生晋升系列继续发展下去的专业队伍。

2. 角色不清,但开始倾向于从属于护理时期(1985—2008年) 在1985年的医疗卫生单位向事业单位改革的进程中,助产士职责则更多地被归入了护士职责,享受护士工资待遇。1986年,《医院工作人员职责》将助产士职责规定为:在护士长领导和医师指导下负责正常产妇接产工作,协助医师进行难产的接产工作,做好接产准备,注意产程进展和变化,遇产妇发生并发症或婴儿窒息时,应立即采取紧急措施,并报告医师;经常了解分娩前后的情况,严格执行技术操作常规,注意保护会阴及妇婴安全,严防差错事故;做好计划生育、围产期保健和妇婴卫生的宣传教育工作,并进行技术指导;根据需要,负责孕期检查外出接产和产后随访工作。此职责明确具体地说明了助产士的工作范围,与1952年的规定相比,它已经突出了助产士在孕妇的整个孕期中的作用,而不仅仅局限于分娩期接产,这对于实现对孕产妇的人性化服务提供了很大的帮助。但是,助产士在工作中必须受护士长和医师支配,也就是说,助产士不再具有独立进行医疗行为的身份,而彻底地成为了医生的附属物。助产士失去了专业自主权,助产实践的理念也被医学和护理的专业理论所影响。

但是在1993年开始实施的《中华人民共和国护士管理办法》中也并没有对助产专业的归属问题进行规定。说明此期助产专业还没有完全并

入到护理行业,而在护理和医疗的夹缝中生存,有成为独立专业的可能性,也有沿着医疗的晋升体制向下发展的可能。但是,在1998年6月26日召开的第九届全国人民代表大会常务委员会第三次会议通过,1998年6月26日中华人民共和国主席令第五号公布,自1999年5月1日起实施的《中华人民共和国执业医师法》明确规定了医师的考试和注册条件,必须由医学专业毕业,并且在医疗、预防、保健机构中试用期满达到一定年限。根据此法,助产专业毕业的人员不能成为医师,也不可能在医疗防疫系列进一步晋升,助产专业沿着医疗专业方向发展的途径自此被切断。

通过回顾发现,自1979年起助产士在我国没有独立的专业职务和晋升系统,工作中虽有职责范围却失去自主权。助产士、医士和护士三者分工不明确,合作冲突和晋升障碍不仅妨碍了助产行业的发展,更导致了助产士的高离职率。在这一阶段,国家对医疗卫生事业非常重视,对妇幼健康投入也非常大,不管是医疗专业还是护理专业都有了长足的发展,在政策的形成层面都有了很大的进步,原本应该是助产、护理、医疗共同发展的时期,但是由于在助产专业方面缺乏了强有力的推动力,因此导致助产专业的萎缩和退化,丧失了与护理专业同步发展的机会。

四、我国现代助产专业从属护理时期

在2008年颁布和执行的中华人民共和国国务院令《护士管理条例》中提出:在中等职业学校、高等学校完成国务院教育主管部门和国务院卫生主管部门规定的普通全日制3年以上的护理、助产专业课程学习,包括在教学、综合医院完成8个月以上护理临床实习,并取得相应学历证书可以申请护士职业考试。这就意味着,助产专业不再是独立的专业,而成为了护理专业中的一部分。而在现代护理教育中,助产专业附属于护理专业,并且仍注重培养以中专、大专为主的助产人员,助产专业的学生毕业后为了能获得在医院工作的机会,必须要先通过护士职业资格考试,因此助产学专业的课程设置也必然会倾向于护理的内容,比如2004年国家在护理高职高专教育中将助产专科的培养目标定为"掌握护理学及妇幼保健理论和助产技能,从事临床助产、母婴保健高等技术应用性人才",这在一定程度上就导致了助产专业教育的萎缩和助产士功能退化。

通过回顾助产相关政策的发展,可将我国现代助产发展的历程中的四个阶段:在起源时期,助产政策在我国有了相对独立的地位和教育;在发展时期,助产专业也与护理专业一直齐头并进,共同发展,在新中国政府卫生事业的关注下,助产专业和护理专业都得到了很大的发展;但是随后,护理专业相关政策相继出台,护理专业快速发展,而与之相反的是,这一时期助产专业并没有得到很好的发展。但是随着越来越多的证据证明助产士在减少孕产妇死亡和患病方面起着至关重要的作用。社会各界越来越重视助产专业的发展,我国政府部门也在不断加强对助产专业的建设,中国助产专业发展将具有更加广阔的前景。

(朱秀)

参考文献

1. 赵婧. 近代上海的分娩卫生研究(1927—1949)(博士论文). 复旦大学,2009.
2. 崔霞. 我国医药卫生人才队伍发展策略研究(博士论文). 中南大学,2012.
3. 赵利娜. 建国初期妇女生育保健事业研究(1949—1959)以成都市为中心(硕士论文). 四川师范大学,2012.
4. 单藕琦. 我国医师管理法规概述. 中国医院管理,1995,15(10):17-18.
5. 郑铁涛,程之范. 中国医学通史(近代卷). 北京:人民卫生出版社,2000:499-500.
6. 陈海峰. 中国卫生保健史. 上海:上海科技出版社,1993:212-213.
7. 福建省人民政府卫生厅. 护士助产士教育学制及课程试行办法. 福建政报,1950.
8. 李鸿斌,顾建明,丁燕,等. 改革开放以来我国妇幼卫生政策回顾与分析. 中国卫生政策研究,2011,10,4(10):48-53.
9. 卫生部政策法规司. 中华人民共和国卫生法规汇编(1998—2000).北京:法律出版社,2001.
10. 卫生部政策法规司. 中华人民共和国卫生法规汇编(2001—2003).北京:法律出版社,2004.
11. 卫生部政策法规司. 中华人民共和国卫生法规汇编(1956).北京:法律出版社,1982.
12. 卫生部政策法规司. 中华人民共和国卫生法规汇编(1978—1979).北京:法律出版社,1982.
13. 天津公共卫生局. 天津市人民政府公共卫生局训练姥姥办法. 天津市政,1950,18.
14. 蔡景峰,李庆华,张冰浣. 中国医学通史(现代卷).北京:人民卫生出版社,2000:70-80.

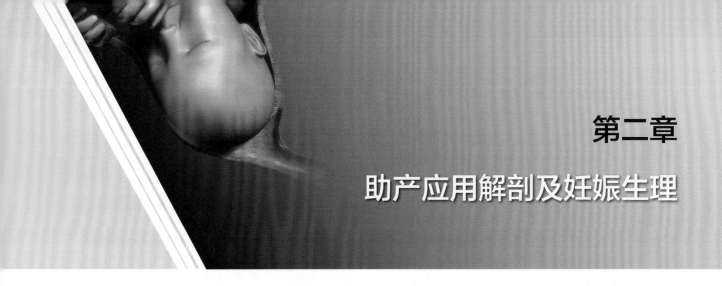

第一节 助产应用解剖

【导读】

　　助产者要全面掌握助产技术、正确处理好分娩过程,前提是要全面了解女性盆腔的局部解剖,掌握产道构成、盆底结构及分娩时易损部位、分娩镇痛时需阻断的神经以及可能影响分娩的相邻器官异常。本节将按照由外向内的顺序对与分娩相关的女性生殖器官、骨盆、盆底、血管、淋巴、神经及相邻器官进行详细介绍。

一、概述

　　产道(birth canal)是胎儿自母体娩出的通道,包括软产道与骨产道。软产道包括外阴、阴道、宫颈、子宫下段和盆底。软产道在妊娠和分娩过程中发生一定变化,以适应胎儿娩出要求。软产道疾病可导致难产,生殖器官及其周围器官病变也可导致分娩困难;分娩可能会影响盆底结构,导致产后女性部分内生殖器官脱垂。骨盆除具有支持躯干、连接下肢、保护内脏功能外,还是胎儿自然娩出的必经通道,称为骨产道。骨盆大小、形态与胎先露是否相适应,直接影响分娩成败,其重要的骨性指示点及临床意义是助产者最重要的学习内容之一。产道的神经支配与分娩镇痛息息相关;掌握生殖器官的血管分布对产后止血和产后出血的手术处理有直接指导意义;生殖器官相邻器官

的生理性和病理性改变均可影响产道。因此,产科工作者需熟练掌握助产应用解剖知识,才能把控分娩过程,指导产妇顺利分娩。

二、外生殖器官

　　女性外生殖器官是生殖器官外露的部分,又称外阴,位于两股内侧间,前为耻骨联合,后为会阴。包括阴阜、大小阴唇、阴蒂、阴道前庭和会阴(图 2-1-1)。

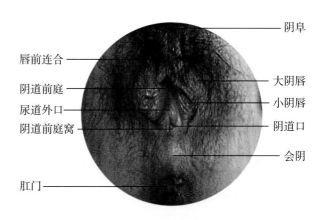

图 2-1-1　女性外生殖器

唇前连合　　　阴阜
　　　　　　　大阴唇
阴道前庭　　　小阴唇
尿道外口
阴道前庭窝　　阴道口
　　　　　　　会阴
肛门

(一)阴阜

　　阴阜(mons pubis)是指耻骨联合前方的皮肤隆起,富有皮脂腺和汗腺,皮下衬以脂肪组织。青春期发育时,其上皮肤开始生长卷曲的阴毛,呈尖端向下的三角形分布,向下延伸至大阴唇外侧面。阴毛的疏密与色泽因个体和种族而异,为第二性征之一。

（二）大阴唇

大阴唇（labium majus）是自阴阜起向下、向后止于会阴的一对隆起皮肤皱襞。外侧面为皮肤，皮层内有皮脂腺和汗腺，多数有色素沉着；内侧面湿润似黏膜。大阴唇皮下组织松弛，含弹力纤维和少量平滑肌，有丰富脂肪，脂肪中有丰富的血管、神经与淋巴管，外伤时易形成血肿，分娩时裂伤或侧切缝合也会引起局部水肿，疼痛较严重。子宫圆韧带经腹股沟管穿出后，止于大阴唇前上部的脂肪组织或皮下。先天性腹股沟斜疝患者的疝内容物可经腹股沟管下滑至大阴唇皮下。

（三）小阴唇

小阴唇（labium minus）是位于大阴唇内侧的一对薄皱襞。小阴唇大小、形状因人而异，可被大阴唇遮盖，也可伸展至大阴唇外。两侧小阴唇前端靠近阴蒂部分分为两个皱襞，包绕阴蒂。阴蒂上方皱襞互相融合，形成阴蒂包皮或阴蒂冠；下方皱襞互相融合，形成阴蒂系带。两侧小阴唇后端与大阴唇后端结合，在正中线形成阴唇系带（frenulum labium pudendal）。小阴唇表面光滑、湿润、微红，为复层鳞状上皮覆盖，无阴毛和皮肤，富含皮脂腺，极少汗腺。神经末梢丰富，非常敏感。有时在一侧或两侧小阴唇与大阴唇之间有另一阴唇皱襞，称为第三阴唇皱襞。

（四）阴蒂

阴蒂（clitoris）位于两侧小阴唇顶端、唇前联合后下方，含两个阴蒂海绵体，具有勃起性。阴蒂海绵体分阴蒂头、阴蒂体和两个阴蒂脚。阴蒂头为直径 6~8mm 的圆形小结节，被阴蒂包皮包绕。阴蒂脚表面覆以坐骨海绵体肌，呈圆柱形，附于两侧耻骨支上。在耻骨联合下缘附近，两侧阴蒂脚相连构成阴蒂体。阴蒂体与耻骨联合之间有浅、深两条结缔组织索，浅索称阴蒂系韧带，深索为阴蒂悬韧带。阴蒂头神经末梢丰富，极敏感，受刺激易勃起，是性反应的重要结构。

（五）阴道前庭

阴道前庭（vaginal vestibule）为两侧小阴唇之间的菱形区域，前为阴蒂，后为阴唇系带。前庭区域内有尿道口、阴道口、两个前庭大腺及其开口和许多黏液性前庭小腺开口。阴道口与阴唇系带之间一浅窝称舟状窝（又称阴道前庭窝），经产妇受分娩影响，此窝消失。

1. 尿道口　位于阴蒂下方，呈圆形，边缘折叠合拢。两侧后方有尿道旁腺，开口极小，为细菌潜伏处。

2. 前庭大腺　前庭大腺（major vestibular glands）又称巴氏腺（Bartholin glands），与男性尿道球腺同源。位于大阴唇后部，前庭球后方。其深部依附于会阴深横肌，表面被球海绵体肌覆盖，如黄豆大小，左右各一。其腺管细长 1~2cm，开口于前庭后方小阴唇与处女膜之间的沟内。在性刺激下，腺体可分泌清澈或白色的黏液，润滑阴道前庭。正常情况下不能触及，若腺管口闭塞，可形成囊肿或脓肿。

3. 前庭小腺　前庭小腺（minor vestibular glands）是许多黏液腺，与男性的尿道腺相当，位于阴道前庭后部，阴道口附近的皮下，排泄管开口于阴道前庭阴道口和尿道外口附近。

4. 前庭球　又称海绵体球，位于前唇两侧，由静脉丛组成，具有勃起性。前端与阴蒂相接，后端膨大，与同侧前庭大腺相邻，表面覆有球海绵体肌。

5. 阴道口和处女膜　阴道口（vaginal orifice）为位于尿道外口后下方的矢状裂隙，位于前庭后半部，表面覆盖一层有孔薄膜，称处女膜（hymen）。处女膜两面覆以复层扁平上皮，含有结缔组织、血管和神经末梢。初次性交时处女膜破裂，受分娩影响产后仅留有处女膜痕。处女膜痕是阴道缝合时对齐的重要标记。

（六）会阴

会阴（perineum）指的是阴道后联合与肛门之间的软组织，是盆底的一部分，也是软产道的最外部分，由表及里为皮肤、皮下脂肪筋膜、部分肛提肌和会阴中心腱（会阴体）。会阴中心腱由部分肛提肌及其筋膜、会阴浅筋膜、会阴深横肌、球海绵体肌及肛门外括约肌的肌腱共同交织而成，长 3~4cm，由外向内逐渐变狭窄呈楔形，为盆底承受压力最大的部分。会阴体若在第二产程中伸展超过 6cm，则为会阴体过长，可影响胎头娩出，是会阴切开的指征。会阴的伸展性很大，妊娠后组织变松软，分娩时局部承受压力大，如果不注意保护，易引起会阴裂伤。

三、内生殖器官

女性内生殖器官包括阴道、子宫、输卵管及卵巢，后两者合称为子宫附件（uterine adnexa）（图 2-1-2）。

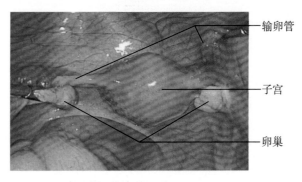

输卵管

子宫

卵巢

图 2-1-2　女性内生殖系统

(一) 阴道

阴道(vagina)位于真骨盆下部中央,从阴道口向后上方走行,呈"S"形弯曲,为上宽下窄的肌肉膜性管道。阴道前壁长 7~9cm,前壁上 2/3 与膀胱之间为疏松的膀胱阴道间隙,由静脉丛和结缔组织组成;前壁下 1/3 与尿道之间为致密的尿道阴道隔,连接紧密。后壁长 10~12cm,与直肠相邻。阴道的横径由上向下逐渐变窄,上端包绕宫颈,下端开口于阴道前庭后部。阴道顶端承接子宫颈,环绕宫颈周围的部分称阴道穹隆,按其位置分为前、后穹隆和两个侧穹隆,其中后穹隆最深,可达 1~2cm,与直肠子宫陷凹紧紧相邻,仅隔阴道壁和一层菲薄的腹膜,为盆腹腔最低部位,临床上可经此处穿刺诊断或切开引流。

阴道壁由弹力纤维、肌层和黏膜组成。阴道黏膜为复层鳞状上皮,无腺体,阴道上 1/3 黏膜受性激素影响有周期性变化。阴道壁有许多横行皱褶,以阴道下部更为密集,并在阴道前、后壁中线处形成纵行的皱褶柱,使阴道壁有较大的伸缩性。幼女或绝经妇女阴道黏膜薄,皱褶少,伸缩性弱,局部抵抗力差,易受感染。阴道壁富有静脉丛,受创伤后易出血或形成血肿。阴道肌层由外纵与内环形的两层平滑肌构成,肌层外覆盖纤维组织膜,其弹力纤维成分多于平滑肌纤维。

阴道位于膀胱、尿道及直肠之间,被明显的结缔组织筋膜所分隔,分别称为膀胱阴道隔、直肠阴道隔。产程延长,尤其第二产程延长,阴道前壁、膀胱或尿道压迫在胎头与耻骨弓之间,可引起组织缺血坏死而形成瘘。

(二) 子宫

子宫(uterus)位于骨盆中央,呈倒梨形,为空腔器官及单一的肌性器官,是胚胎生长发育的场所。其形状、大小、位置及结构,随年龄的不同而异,并受月经周期和妊娠的影响。成年女性子宫长 7~8cm,宽 4~5cm,厚 2~3cm,宫腔容量约 5ml。子宫的活动度较大,位置受体位、膀胱与直肠充盈程度影响。正常子宫在站立位时呈轻度前倾、前屈位。子宫分为宫体及宫颈两部分。宫体是子宫最宽大的部分,上宽下窄,前面较平,后面凸隆,其顶部称宫底部,圆凸而游离。宫底两侧为宫角,与输卵管相通。宫体与宫颈相连部狭小,称子宫峡部(isthmus uteri),非孕期长约 0.6~1cm,妊娠晚期可伸展至 7~10cm,成为子宫下段。宫体与宫颈之比因年龄而异:婴儿期为 1:2,青春期为 1:1,成年期为 2:1,老年期为 1:1。

1. 子宫颈　宫颈呈圆柱状,通过子宫峡部与宫体相连。峡部长约 1cm,上端因解剖上狭窄,称解剖学内口,下端为宫腔内膜转变成宫颈黏膜处,称组织学内口。颈管下端为宫颈外口,与阴道相通。未产妇宫颈外口呈圆形,经产妇受分娩影响,宫颈外口有大小不等横裂,将宫颈分为前唇和后唇。宫颈伸入阴道内的部分称宫颈阴道部,阴道以上部分称宫颈阴道上部。宫颈腔呈梭形,称子宫颈管(cervical canal),未生育女性宫颈管长为 2.5~3.0cm。

宫颈主要由结缔组织构成,富含血管和弹性纤维,有少量平滑肌。宫颈管黏膜为单层高柱状上皮,受卵巢激素影响发生周期性变化。在月经周期的增生期,黏膜层腺体可分泌碱性黏液,形成宫颈黏液栓,堵于宫颈外口。宫颈阴道部被覆复层鳞状上皮,宫颈口柱状上皮与鳞状上皮交界处是宫颈癌及癌前病变好发部位。

2. 子宫体　子宫体壁由浆膜层、肌层和内膜层构成。

(1) 浆膜层:为覆盖宫体的盆腔腹膜,紧贴于肌层不能剥离,仅在子宫峡部处结合较松弛。浆膜在子宫峡部前反折覆盖膀胱底部,形成膀胱子宫陷凹,此处腹膜称膀胱子宫反折腹膜。在子宫后面,宫体浆膜向下延伸,覆盖宫颈后方及阴道后穹隆再折向直肠,形成直肠子宫陷凹(亦称道格拉斯陷凹)。

(2) 肌层:由成束或成片的平滑肌组织、少量弹力纤维与胶原纤维组成,非孕期厚约 0.8cm。宫体肌层分 3 层:①外层:肌纤维纵行排列,较薄,是子宫收缩的起始点;②中层:占肌层大部分,内环形与外斜形交叉排列,以环形肌为主,在血管周围形成"8"字形围绕血管;③黏膜下层:肌纤维以纵行排列为主,其中杂有少量斜形和环形肌纤维,至输卵管子宫部,形成明显的一层环形膜。宫体肌层内有血管穿行,肌纤维收缩可压迫血管、有效止血。

（3）内膜层:子宫内膜由单层柱状上皮组成,与肌层直接相贴,其间没有内膜下层组织。内膜可分3层:致密层、海绵层及基底层。致密层与海绵层又称功能层,在卵巢激素影响下发生周期性剥脱出血,即月经。基底层紧贴肌层,对卵巢激素不敏感,不参与月经形成,在月经后增生修复功能层。

3. **子宫韧带** 子宫韧带（图2-1-3）共有4对,即阔韧带（broad ligament）、圆韧带（round ligament）、主韧带（cardinal ligament）及宫骶韧带（utero-sacral ligament）,主要由结缔组织增厚而成,

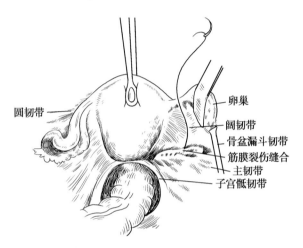

图2-1-3 盆腔韧带示意图

有的含平滑肌,具有对子宫牵拉和盆底组织支托作用,维持子宫轻度前倾前屈位置。阔韧带中间的结缔组织疏松,易分离,富含血管、神经及淋巴管,分娩时严重宫颈裂伤伤及子宫下段,可造成阔韧带血肿。

4. **子宫下段的形成** 子宫下段由子宫峡部形成。子宫峡部于妊娠12周后逐渐扩展为宫腔的一部分,至妊娠末期被拉长形成子宫下段。临产后的规律宫缩进一步拉长子宫下段达7~10cm,肌壁变薄成为软产道的一部分。由于子宫上下段肌壁薄厚不同,两者之间在子宫内面就形成一环状隆起,称为生理缩复环（physiologic retraction ring）。正常情况下,此环不能在腹壁看到。宫口开全时,此环约在耻骨联合上方6.0cm。如分娩受阻,子宫下段变得更薄、更长,缩复环位置上移,于腹壁可见,称病理性缩复环（pathologic retraction ring）。

（三）输卵管

输卵管（fallopian tube or oviduct）为卵子与精子结合场所及运送受精卵的管道（图2-1-4）。

1. **形态** 为自两侧子宫角向外伸展的细长、弯曲、圆形管道,左右各一,长8~14cm。输卵管内侧与宫角相连,走行于输卵管系膜上端,外侧呈伞状游离并接近卵巢。输卵管系膜宽敞、活动度较大,因此输卵管可随子宫位置的变化而上下、左右

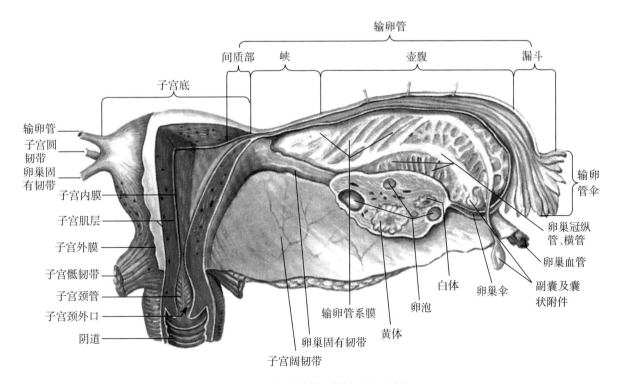

图2-1-4 正常女性输卵管的走行及结构

游动和蠕动性收缩,以便捕捉和输送卵子。输卵管分为4部分:①间质部(intersititial portion):潜行于子宫壁内的部分,短而腔窄,长约1~1.5cm;②峡部(isthmic portion):紧接间质部外侧,细而直,长2~3cm,管腔直径约2mm;③壶腹部(ampulla):峡部外侧,长5~8cm,管壁菲薄,管腔宽大而弯曲,管腔直径6~8mm,是精卵结合的部位;④伞部(fimbria):输卵管最外侧端,游离,呈漏斗状开口于腹腔,管口有许多须状组织,呈伞状,故名伞部。伞部长短不一,常为1~1.5cm,有拾卵作用。

2. 解剖组织学分层 由浆膜层、肌层及黏膜层组成。

(1)浆膜层:由阔韧带上缘腹膜延伸包绕输卵管而成。

(2)肌层:为平滑肌,分3层:外层纵行排列;中层环行排列,与环绕输卵管的血管平行;内层又称固有层,从间质部向外伸展1cm后,呈螺旋状。肌层有节奏地收缩可使输卵管由远端向近端蠕动。

(3)黏膜层:由单层高柱状上皮组成,包括纤毛细胞、无纤毛细胞、楔状细胞及未分化细胞。4种细胞功能不同:纤毛细胞的纤毛摆动有助于输送卵子;无纤毛细胞可分泌对过碘酸-雪夫反应(PAS)阳性的物质(糖原或中性黏多糖),又称分泌细胞;楔形细胞可能是无纤毛细胞的前身;未分化细胞又称游走细胞,为上皮的储备细胞。

输卵管肌肉收缩和黏膜上皮细胞的形态、分泌及纤毛摆动均受卵巢激素影响,有周期性变化。

(四)卵巢

卵巢(ovary)是产生和排出卵子、分泌甾体激素的性器官。

1. 形态 左右各一,呈灰红色,质地柔韧,呈扁椭圆形,位于腹腔卵巢窝内、输卵管后下方。卵巢分为上下两端、内外两面、前后两缘。卵巢上端钝圆,与输卵管相连,为输卵管端;下端略尖,朝向子宫,为子宫端,有卵巢固有韧带与子宫相连;内面与回肠相邻,称为肠面;外面与盆壁相邻,有卵巢悬韧带(骨盆漏斗韧带)与盆壁相连;前缘有卵巢系膜附着,为卵巢系膜缘,以卵巢系膜连接于阔韧带后叶的部位称卵巢门,卵巢血管与神经由此出入。青春期以前,卵巢表面光滑;青春期排卵后,表面逐渐凹凸不平,呈灰白色。卵巢体积随年龄不同而变化,育龄妇女约为4cm×3cm×1cm大小,重5~6g,绝经后逐渐萎缩,变小变硬。

2. 解剖组织学 卵巢表面无腹膜覆盖。卵巢表层为单层立方上皮即生发上皮,其下为一层纤维组织,称卵巢白膜。白膜下卵巢组织分皮质与髓质两部分:外层为皮质,其中含有数以万计的始基卵泡和发育程度不同的囊状卵泡,年龄越大,卵泡数越少,皮质层也变薄;髓质是卵巢的中心部,无卵泡,与卵巢门相连,含有疏松结缔组织和丰富的血管、神经,并有少量平滑肌纤维与卵巢韧带相连接。

四、骨盆

女性骨盆(pelvis)作为骨性产道,其大小、形态与胎先露的适应关系是完成经阴道分娩的先决条件。

(一)骨盆的骨骼、关节和韧带

1. 骨盆的骨骼 正常女性骨盆前倾观如图2-1-5所示,由骶骨(os sacrum)、尾骨(os coccyx)和左右两髋骨(os coxae)组成。骶骨由5块骶椎融合而成,形似三角形,前面凹陷成骶窝,底的中部前缘凸出,形成骶岬(promontory),是产科骨盆内测量对角径的重要据点。尾骨由4块尾椎组成,通过骶尾关节与骶骨相连。髋骨由髂骨(os ilium)、耻骨(os pubis)及坐骨(os ischium)融合而成。耻骨弓顶端为耻骨联合下缘,两侧耻骨坐骨支形成耻骨弓,生理情况下,其角度近于直角。坐骨的后侧方有坐骨棘突出,为产科检查的重要标志之一。坐骨结节是坐骨体与坐骨支移行处的后部,位于骨盆出口的两下端,此结节为一个椭圆形实体结构,可分为前端、中部及后端。前端可用作为临床测量骨盆出口横径的前据点,后端为解剖上骨盆出口最大横径的后据点,亦是产科检查的重要标志。

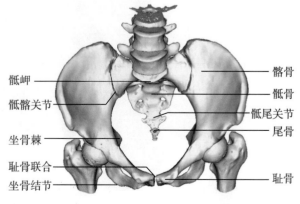

图 2-1-5 正常女性骨盆前倾观
(基于 CT 数据集骨盆数字化三维模型)

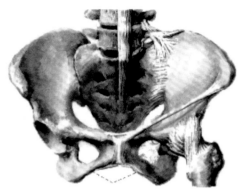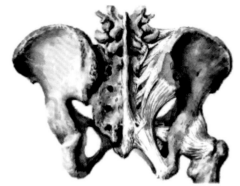

图 2-1-6　骨盆关节及韧带

2. **骨盆的关节及韧带**　骶骨与髂骨之间以骶髂关节相连;骶骨与尾骨之间以骶尾关节相连,骶尾关节略可活动,分娩时下降的胎头可使尾骨向后活动约 2cm,增大骨盆容积。两耻骨间有纤维软骨,形成耻骨联合,活动甚微,但在分娩时可有轻度分离,以增加骨盆的径线。骨盆有两对重要的韧带:骶结节韧带和骶棘韧带,韧带在妊娠期受激素影响略松弛,有利于分娩。骶棘韧带宽度即坐骨切迹宽度,是判断中骨盆是否狭窄的重要指标。骨盆的关节及韧带见图 2-1-6。

(二) 骨盆分界

以耻骨联合上缘、两侧髂耻线及骶岬上缘的连线为界将骨盆分为假骨盆和真骨盆,也称为大骨盆和小骨盆。假骨盆位于髂耻线上方,支持腹腔内脏及妊娠时增大的子宫,与分娩无直接关系,但通过其形态及某些径线可间接了解真骨盆大小。真骨盆位于髂耻线下方,其上端为骨盆入口,

下端为骨盆出口,呈弯曲筒状,前壁为 4.5~5cm,后壁为 10cm。骨盆腔前壁为耻骨及耻骨联合、闭孔及耻骨弓,后壁为骶骨及两侧髂关节,侧壁为髂骨及坐骨,侧后方为坐骨切迹及骶棘韧带。

(三) 骨盆平面及径线

产科学骨盆分为 3 个平面,由上至下分别为骨盆入口平面、中骨盆平面和骨盆出口平面(图 2-1-7A、B)。

1. **入口平面**　入口平面即假骨盆与真骨盆的交界面,系指耻骨联合上缘至骶岬间的平面,呈横椭圆形。

(1) 前后径:骶岬上缘中点与耻骨联合上缘中点连线,称真结合径,平均长为 11cm。在实际工作中,产科结合径是骶岬至耻骨联合的最短距离,而非真结合径。产科结合径是骶岬中点与耻骨联合内侧向下 1cm 处的连线,是胎头下降时必须通过入口平面的最短径线,具有重要临床意义。

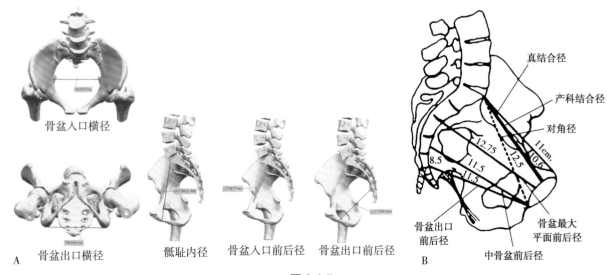

| 骨盆入口横径 | | | | 真结合径 |
| 骨盆出口横径 | 骶耻内径 | 骨盆入口前后径 | 骨盆出口前后径 | 产科结合径 |

A | B

图 2-1-7
A.正常女性骨盆数字化三维模型、平面和径线;B.骨盆各平面径线

临床上,通过测量从耻骨联合下缘至骶岬间的距离即对角径,再减2.5cm,间接得出,正常值为10cm。

(2) 横径:指两侧髂耻线间的最大距离,平均长为13cm。

(3) 斜径:左右各一,从右侧骶髂关节到左侧髂耻隆突为右斜径,从左侧骶髂关节到右侧髂耻隆突为左斜径。正常情况两侧等长对称,平均长12.75cm。由于乙状结肠位于左斜径上,胎头多取右斜径入盆。因此,枕左前较枕右前多见,枕右后位较枕左后位多见。

2. 中骨盆平面 中骨盆平面为骨盆最小平面,是骨盆最狭窄部分。前界为耻骨联合下缘,后界为第4、5骶椎之间,两侧为坐骨棘,呈前后径长的椭圆形。两侧坐骨棘连线为产程中了解胎头下降的重要标志。

(1) 前后径:指耻骨联合下缘中点通过两侧坐骨棘连线中点至第4~5骶椎关节面的距离,平均长为11.5cm。此径线可经阴道直接测量,不受骨质薄厚的影响,所得数据误差不大,有较大的临床意义。

(2) 横径:即坐骨棘间径,指两坐骨棘之间距离,为骨盆腔中最短径线,平均长为10cm,对分娩的难易判断非常重要。但目前除X线测量或阴道旋转式B超外,难以准确测量此距离,只能参考其他指标作出估计。

(3) 中骨盆后矢状径:指横径中央点至4~5骶椎关节间距,此径线指明中段后骨盆的容积大小,故临床意义重大。

3. 出口平面 出口平面由前后两个不在同一平面的三角形平面所组成的菱形面。前三角形顶端是耻骨联合下缘,两边是两侧耻骨降支;后三角形的顶端是骶尾关节,两边是两侧骶结节韧带,坐骨结节间径为共同的底边。

(1) 出口前后径:指耻骨联合下缘至骶尾关节间距,平均长为11.5cm。

(2) 出口横径:即坐骨结节间径,平均长为9cm,可借以估计坐骨棘间径。横径狭窄是中骨盆及出口面狭窄最主要原因,故测量此径线有重要意义。

(3) 出口前矢状径:耻骨联合下缘中点至坐骨结节间径中点距离,即前三角的高,平均长为6cm。

(4) 出口后矢状径:指出口横径中央点至骶

尾关节前表面的距离,即后三角的高,平均长为8.5cm。此值不小能弥补稍小的坐骨结节间径。坐骨结节间径≤7.5cm时,均须测量出口后矢状径,出口后矢状径与坐骨结节间径值之和>15cm,正常大小胎头可以通过后三角娩出。

目前认为,出口平面不仅指菱形出口平面,还包括骨质围绕的出口平面,即由耻骨联合下缘至骶尾关节、通过坐骨棘间径或略低处的一个平面。该平面以坐骨棘间径为横径,前后径是耻骨联合下缘至骶尾关节间距离,如骶尾关节固定,则以尾骨尖为界。此平面与中骨盆平面形态极为相似,但前后径略小于中骨盆,其后部也略低1~2cm。骨质围绕的出口平面才是骨盆的最窄平面。其前后径是胎头真正要通过的骨盆出口前后径,具有十分重要的临床意义,但却常被忽视。此径线可由肛查或阴道检查测得,后者更为准确。若此径线狭窄,会导致骨盆前后壁内聚,形成前后径短小的漏斗形骨盆。故阴道助产检查,必须测此径线。

(四) 骨盆类型

骨盆的形态、大小除有种族差异外,还受遗传、营养和激素的影响。1933年Caldwell-Moloy利用X线立体镜法,根据骨盆的形态及结构提出X线骨盆分类法,依据骨盆入口形态及骨盆全部结构的不同特点进行分类,此方法沿用至今。即使胎位、胎势正常,胎头入盆时可因骨盆形态不同而发生枕横位梗阻或枕后位梗阻而难产,故区分并判断骨盆类型十分重要。

1. 标准型 分为4型(图2-1-8)。

(1) 女型(gynecoid type):骨盆入口呈横椭圆形,入口横径远于骶岬近于中央,等于或稍大于前后径,骨盆入口前后两部均较宽阔。骶骨较宽,骶前表面有适当弧度。坐骨切迹底部中等宽,可容三指,坐骨棘突出不明显。耻骨联合中等高度,耻弓角度近于90°。骨盆侧壁直立,出口宽阔,骨盆较浅。

(2) 扁平型(platypelloid type):骨盆入口呈扁椭圆形,入口横径几近于骨盆入口中央,大于入口前后径,骨盆入口前后部均较窄。骶骨较宽,骶前表面有适当弧度。坐骨切迹底部狭窄,坐骨棘中度突出。耻骨联合中等高度,耻弓角度大。骨盆侧壁直立或内聚,骨盆前部中等高度,出口横径宽阔,前后径狭窄,骨盆较浅。

(3) 类人猿型(anthropoid type):骨盆入口呈长椭圆形,入口横径近于中央,小于入口前后径。骨

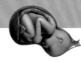

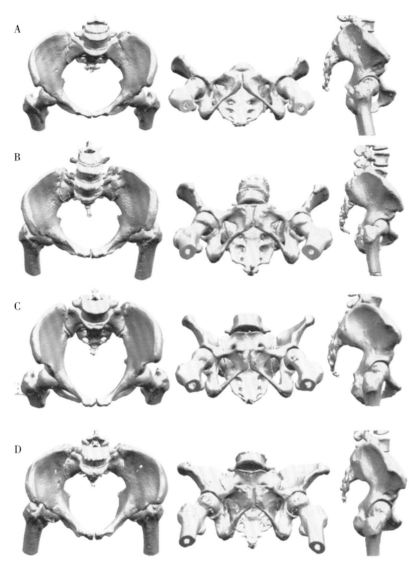

图 2-1-8 正常女性骨盆数字化三维模型 骨盆类型

A. 女型;B. 扁平型;C. 类人猿型;D. 男型

盆入口前后两部均较长,形态类似于猿类骨盆。骶骨宽度较窄、较长,常由6节骶椎构成,故后骨盆较深。坐骨切迹底部宽阔,耻骨联合中等高度,耻弓角度较锐,<90°。骨盆侧壁可直立、内聚或外展。

(4) 男型(android type):骨盆入口呈楔形或心脏形,入口横径近于骶岬,骨盆后部狭窄,前部呈三角形。骶骨较宽、前倾。坐骨切迹底部狭窄,坐骨棘突出明显。耻骨联合较高,耻骨弓角度狭窄。骨盆侧壁内聚,呈漏斗形。骨盆前部较深,内聚,骨质较重,骨盆前后、左右均向内倾斜,呈漏斗形。

2. 混合型 实际上,每个骨盆也像每个人的脸一样没有绝对相同的,以上分类只是理论上的分类,临床上很难找到标准类型的骨盆,多数是混合型(mixed type)的,形态、大小均不同。混合型

骨盆以其入口横径划分的入口前后部形态命名,后部的形态名称定为首位名称,前部的形态名称定为第二位名称,如后部为女型骨盆,前部为类人猿型骨盆,其形态应定名为女猿型骨盆。因此理论上可随机产生16种类型的骨盆,其中4种纯型,12种混合型,但实际中因扁猿型及猿扁型不存在,混合型只有10种。

骨盆形态和大小对胎头入盆及入盆后的分娩机转有直接影响。女型骨盆最为正常,利于分娩,胎头多以枕前位或枕横位入盆。扁平型骨盆入口平面前后径短,胎头常取枕横位入盆,在通过入口平面后可顺利分娩。猿型骨盆的一系列横径均短小,胎头常取枕后位入盆,往往持续于枕后位,若产力好胎头下降至盆底可向后旋转45°,利用出口面前后径长的特点以枕后位娩出。男型骨盆入

表2-1-1　各种类型骨盆的特征

	女型	扁型	猿型	男型
入口面	横椭圆形,横径略大于前后径	扁椭圆形,横径明显大于前后径	长椭圆形,前后径大于横径	楔形,横径略大于前后径
骨盆深度	正常	浅	深	深
侧壁	直立	直立	内聚、直立或外展	内聚
耻联后角	圆而宽	圆而宽	略窄	尖而窄
坐骨棘	不突	稍突	稍突	明显突出
坐骨棘间径	正常	较长	短	短
骶坐切迹	中等	稍窄	宽	窄
坐骨结节间径	正常	正常	短	短
出口前后经	正常	短	正常	最短
骶骨类型	中或浅弧形	直或深弧形	上凸形多见	中或浅弧形
姿态	正常	后翘	后移	下段前倾
长与宽	正常	短而宽	长而宽	正常
骨质厚薄	中等或薄	中等或薄	中等或薄	厚

口面呈楔形,耻联后角狭小,最大横径又后移,后矢状径缩短导致入口前半部及后半部的可利用面积均减少,是最不利于胎头衔接的一种骨盆类型。此型分娩中胎头多取枕横位或枕后位入盆,又因中骨盆前后径及横径均短小,不利于胎头旋转及下降,胎头常持续于枕横位或枕后位。男型骨盆常呈漏斗形,容易产生出口狭窄,致使剖宫产机会增多。各种类型骨盆的特征见表2-1-1。

（五）与分娩有关的骨盆概念

1. **骨盆轴**　即产道轴(图2-1-9A、B),是通过骨盆各平面中点的假想曲线,上段直立,下端弯曲,站立时呈")"形,平卧时曲线末端向上弯转,分娩机转沿此曲线完成。

2. **骨盆倾斜度**　即妇女站立时骨盆入口平面与水平面所成的角度(图2-1-10),或平卧时骨盆入口平面与垂直面所成的角度。非妊娠时骨盆倾斜度为50°~55°,妊娠晚期增加3°~5°,≥70°时称为骨盆倾斜度过大。骨盆倾斜度过大可阻碍胎头入盆和娩出,还可因产力作用方向改变而导致严重会阴裂伤。临床上,让产妇取坐位或半卧位改变骨盆入口平面方向,有利于胎头入盆;以膀胱截石位或平卧双腿屈曲,可纠正过大的骨盆倾斜度,有利于胎头娩出,避免严重会阴裂伤。

3. **耻联后角**　即耻骨联合后角,反映骨盆前部大小(图2-1-11),正常约为156°。男型骨盆耻联后角狭小,骨盆入口面可利用的前后径缩短。

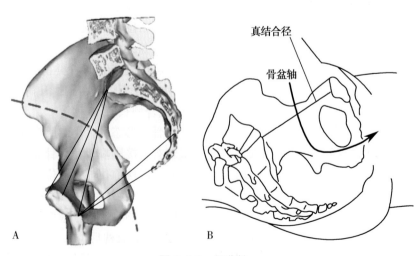

图2-1-9　骨盆轴
A. 直立位;B. 仰卧位

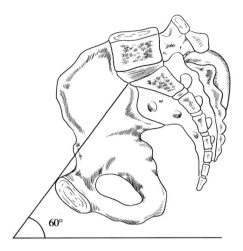

图 2-1-10　骨盆倾斜度

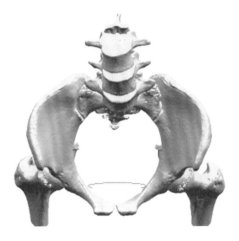

图 2-1-11　正常女性骨盆数字化三维模型——耻联后角

4. 耻骨弓　即耻骨形态及角度,由两耻骨坐骨支形成,形成的顶角称耻弓角(图 2-1-12),正常为 90°。此角狭小者,菱形出口面前三角可利用面积减少。

5. 骨盆腔深度　即入口平面的髂耻隆突至出口平面坐骨结节中点的垂直距离。临床上可用骨盆外测量器测其长度,女性平均为 8.5cm,男性平均为 10cm。女性骨盆深时对分娩不利,尤其是较

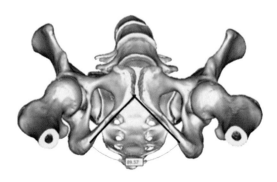

图 2-1-12　正常女性骨盆数字化三维模型——耻弓角

正常狭小的男型、猿型骨盆深度增加时,可影响胎头向前旋转,或使胎头下降停止于骨盆下半部。

6. 骶坐切迹　骶坐切迹包括顶部及底部两部分。切迹顶部即坐骨切迹,自骨盆入口平面最宽横径处至骶髂关节,然后下降消失于髂后下棘。顶部形态和长度决定入口平面的后矢状径长度,但须依靠 X 线片方可作出判断,临床检查只能以宽大、一般、狭窄表示。切迹底部介于坐骨棘与骶骨侧缘之间,由骶棘韧带相连。底部的宽窄决定于骶骨下段前倾或后倾程度,以及骶骨的形态和弧度,代表中骨盆后矢状径。临床上可通过肛查或阴道检查估计其宽度,正常女型骨盆为三横指宽,而男型、扁型骨盆的宽度则短很多。如果只有两横指或以下,说明中骨盆后矢状径明显缩短,有重要临床意义。

7. 骶骨　是骨盆的后壁,其类型、长度、翘度都影响骨盆各个平面的前后径。

(1) 类型(图 2-1-13):骶骨分为直形、浅弧形、中弧形、深弧形、上凸形及钩形,前 4 种类型是按骶骨内平面弧度深浅不同分类的。骶骨类型与分娩机制有密切关系。一般认为中弧形最有利于分娩,因其骶骨上段的弧度有利于胎头的衔接与下降,下段的弧度有利于胎头的俯屈与内旋转。

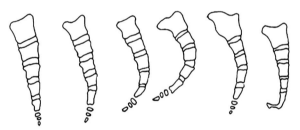

直形　　浅弧形　中弧形　深弧形　上凸形　　钩形

图 2-1-13　骶骨类型

(2) 节数:骶骨正常节数为 5 节,最为多见,6 节次之,7 节及 8 节者是由第 2、3 节尾椎骶化形成,4 节者是由于第 1 骶椎腰化,甚少见。

(3) 长度(图 2-1-14A):骶骨长度的个体差异很大,最短仅 7.7cm,最长达 13.7cm。临床上米氏菱形区的纵径能反映骶骨长度。骶骨长度代表骨盆后部深度,骶骨越长对分娩越不利。

(4) 翘度(图 2-1-14C):是指在产妇直立时骶骨内面上下端连线与垂直线形成的角度。可将骶骨翘度分为 <40°、40°~49°、≥50°。骶骨翘度可影响骨盆入口平面以下各平面前后径,翘度越大前后径越长。翘度在 40°~49° 之间者较适合正常分

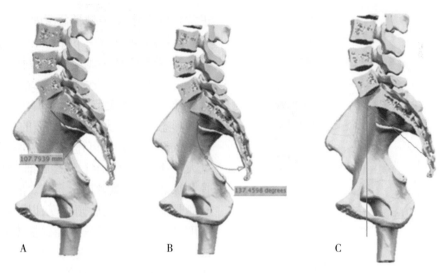

图 2-1-14　正常女性骨盆数字化三维模型

A. 骶骨长度；B. 骶骨弯度；C. 骶骨翘度

娩机制。翘度过大时骶岬往往向前突出，使入口平面前后径缩短；翘度过小时中骨盆及出口平面前后径缩短。

翘度与骨盆倾斜度关系到骨盆前后壁是否内聚，如倾斜度大，翘度亦大，则骨盆前后壁无内聚；如倾斜度大而翘度不够大，则骨盆前后壁内聚，各骨盆平面前后径变短。产科工作者一般对骨盆侧壁内聚使出口横径短小比较重视和熟悉，但对骨盆后壁内聚使中骨盆及出口平面前后径短不够重视，但这种漏斗形骨盆同样导致难产。

8. 米氏菱形区　米氏菱形区（图 2-1-15）的上顶点为腰骶关节，下顶点为骶尾关节，两侧为髂后上棘，正常为对称的菱形。不对称的菱形多由髋关节及下肢病变引起骨盆异常导致。正常米氏菱形区纵径平均为 10.5cm，横径平均为 9.4cm。纵径反映骶骨长度和骨盆后部深度；横径反映骶

骨宽度，加 1cm 约等于中骨盆横径，因此可间接反映中骨盆横径。米氏菱形区上三角的高度与骨盆入口的形态有密切关系，此高度越短，入口平面前后径越短，入口平面形态也越扁。

五、骨盆底

女性盆底解剖是一个复杂的三维解剖结构，由多层肌肉和筋膜组成，其主要作用包括：封闭骨盆出口，承托盆腔脏器，协助控制排尿、阴道收缩及排便等生理活动。分娩时，骨盆底可向前伸展，成为软产道的一部分，与子宫收缩有机协调，使胎先露在产道内回转及前进。分娩时，骨盆底受到损伤则可松弛，而影响盆腔器官的位置和功能。骨盆底通常分为浅层、中层和深层。

（一）浅层

位于外生殖器、会阴皮肤和皮下组织深面，由

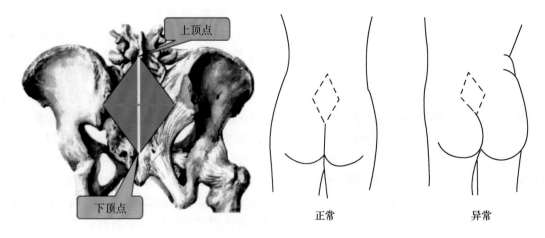

图 2-1-15　米氏菱形区

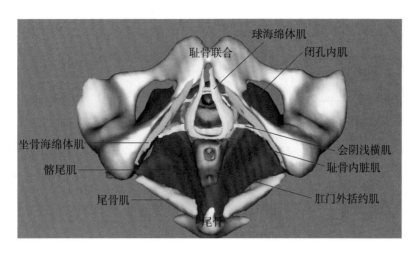

图 2-1-16 基于 MRI 数据集盆底肌群结构数字化三维模型（浅层）

会阴浅筋膜及其深部的 3 对肌肉和肛门外括约肌组成。此层肌肉的肌腱会合于阴道外口和肛门口之间，形成中心腱。盆底浅层构成了盆底支持系统的远端结构（图 2-1-16）。

1. **球海绵体肌** 位于阴道两侧，覆盖前庭球及前庭大腺表面，向后与肛门外括约肌互相交叉混合。此肌收缩时能紧缩阴道，又称阴道缩肌。

2. **坐骨海绵体肌** 从坐骨结节内侧沿坐骨升支内侧及耻骨降支向上，最终集合于阴蒂海绵体（阴蒂脚处）。女性此肌薄弱，又称为阴蒂勃起肌。

3. **会阴浅横肌** 自两侧坐骨结节内侧面向中线会合于中心腱。此肌肉相对薄弱，具有固定会阴中心腱的作用。

4. **肛门外括约肌** 为围绕肛门的环形骨骼肌，按其位置可分为皮下部、浅部和深部。皮下部位于肛门的皮下，是表浅环形肌束；浅部位于皮下部的深面，为椭圆形肌肉，其前后方分别附着于会阴中心腱和尾骨尖；深部位于浅部的上方，为较厚的翼状肌肉。深部和浅部与直肠纵行肌、肛门内括约肌和部分肛提肌共同围绕肛管增厚形成肌环，称为肛门直肠环，对肛管起括约作用。该肌环通常处于收缩状态，在排便时松弛。当重度损伤（如撕裂等）时，可导致大便失禁。

行会阴侧切术时，剪开的组织为舟状窝、处女膜、阴道黏膜、阴道皮下组织及皮肤，切断的肌肉有球海绵体肌、会阴浅横肌、会阴深横肌，过深过大的侧切口还会损伤部分肛提肌。因此在缝合会阴侧切口时，应对上述部分肌肉尽可能地对齐缝合，以免影响盆底功能。

（二）中层

即泌尿生殖膈，由上下两层坚韧筋膜及一薄层肌肉组成，覆盖于由耻骨弓与两坐骨结节所形成的骨盆出口前部三角形平面上，又称三角韧带。其上有尿道和阴道穿过。在两层筋膜间有尿道括约肌穿过。

尿道括约肌环绕尿道膜部和阴道，为随意肌，又称尿道阴道括约肌，收缩时可紧缩尿道和阴道。其肌纤维损伤可导致尿失禁。

（三）深层

即盆膈，为骨盆底最里面最坚韧的一层，由肛提肌、尾骨肌及其上、下表面覆盖的筋膜组成，有尿道、阴道及直肠贯通。对承托盆腔脏器起重要作用（图 2-1-17）。

1. **肛提肌** 是位于骨盆底的成对扁平肌，向下向内汇合。在尸体解剖中，其形态呈漏斗状，在活体女性中呈穹隆状结构。静息状态下，肌肉保持紧张状态，收缩肛提肌裂孔，起到承托盆腔脏器的作用。肛提肌由前内向后外由 3 部分组成：①耻尾肌：又称耻骨内脏肌，为肛提肌主要部分，位于最内侧，肌纤维从耻骨降支内面沿阴道、直肠向后，终止于尾骨，其中有小部分肌纤维终止于阴道和直肠周围，经产妇的此层组织易受损伤而导致膀胱、直肠膨出；②髂尾肌：居上外侧部分，从腱弓（即闭孔内肌表面筋膜的增厚部分）后部开始，向中间及向后走行，与耻尾肌会合，再经肛门两侧至尾骨；③耻骨直肠肌：为一条起自耻骨联合后方，向后近似水平包绕直肠的"U"形肌肉。

2. **尾骨肌** 位于肛提肌的后方，贴附在骶棘韧带表面，它起自坐骨棘，呈扇形止于骶、尾骨的两侧，参与构成盆底和承托盆腔器官。

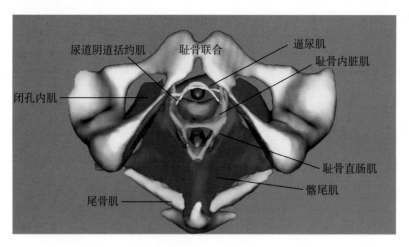

图 2-1-17　基于 MRI 数据集盆底肌群结构数字化三维模型（深层）

未妊娠妇女盆底所受压力主要集中于骶骨上。妊娠期间,雌、孕激素的影响可使平滑肌张力改变;身体重心改变、胎儿及子宫增大导致的盆腹腔压力增加,可使盆底压力转移至盆腔韧带和盆底肌肉;此时在活动、慢性咳嗽及重体力劳动等的影响下,盆腔韧带及盆底肌肉会因压力的向下反复冲击而拉伸。阴道分娩过程中,胎头下降及腹压增加,使盆底肌肉及筋膜会在过度拉伸的基础上发生不同程度的机械性损伤,导致盆底肌弹力强度下降,减弱其对盆腔器官的支撑作用。分娩时肛提肌中部的耻尾肌将经受最大程度的扩张,并与胎头直径成正比,是最易受损的盆底肌。分娩导致的会阴神经、肛提肌及盆内筋膜等盆腔支持组织损伤,可引起生殖道脱垂、压力性尿失禁和粪失禁,发生率随阴道分娩次数增加而增加。此外,第二产程延长、巨大儿、器械助产使用不当、粗暴强制性剥离胎盘等,均能对盆底组织造成伤害。当然,急产时产力过强,盆底软组织不能及时充分扩张,也可造成盆底损伤。

选择性剖宫产可能在一定程度上降低了分娩对盆底肌力的影响,对产后盆底功能有一定保护作用。但研究证实,临产后行剖宫产,盆底肌肉的损伤程度与阴道分娩一致。此外,选择性剖宫产带来的更多远期并发症(瘢痕妊娠、瘢痕憩室、胎盘植入等),使其不能成为盆底损伤的最佳解决办法。

六、生殖器官的血管、淋巴及神经

(一) 血管

女性内外生殖器官的血供主要来自于卵巢动脉、子宫动脉、阴道动脉及阴部内动脉。静脉与同名动脉伴行,但数目比动脉多,在相应器官及周围形成静脉丛,且相互吻合,所以盆腔感染易于蔓延扩散。

1. **卵巢动脉**　右卵巢动脉平右肾动脉的下方起自腹主动脉,沿腰大肌前面斜向外下,于盆缘处跨过输尿管与髂总动脉下段,随骨盆漏斗韧带向内横行,穿过卵巢系膜经卵巢门进入卵巢,并发出分支供应输卵管,内达子宫角旁,其末梢与子宫动脉上行的卵巢支相吻合。左卵巢动脉的起源和走行基本与右卵巢动脉相同。卵巢动脉(ovary artery)是子宫血供来源之一。

2. **子宫动脉**　子宫动脉(uterine artery)(图 2-1-18)为髂内动脉较大的分支之一,多起自前干,沿骨盆侧壁向前内下行,并转向内侧进入子宫阔韧带基底部,于此韧带两层腹膜间内行,达子宫外侧(子宫峡部水平)约 2cm 处自输尿管前方(仰卧位时在输尿管上方)横向越过,与输尿管交叉,继续向内至子宫颈侧缘,于近宫颈内口水平发出升支及降支,升支沿子宫侧缘迂曲上行达宫底,沿途发出许多迂曲的弓状动脉,分布于宫体前后面,向子宫中轴线走行,最终形成螺旋动脉并相互吻合。

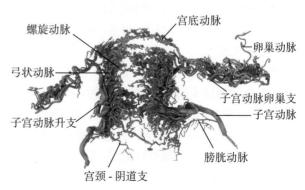

图 2-1-18　子宫动脉血管网

子宫动脉升支在近宫角处发出宫底支、卵巢支及输卵管支。降支则发出子宫颈支、宫颈－阴道支及子宫圆韧带支。

3. **阴道动脉** 阴道动脉（vaginal artery）（图2-1-19）为髂内动脉前干分支,有许多小分支分布于阴道中、下段前后壁及膀胱顶、膀胱颈。阴道动脉与宫颈-阴道支和阴部内动脉分支相吻合,因此,阴道上段由子宫动脉的宫颈-阴道支供血,而中段由阴道动脉供血,下段主要由阴部内动脉和痔中动脉供血。

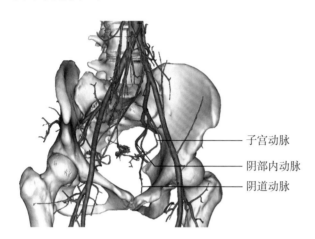

子宫动脉
阴部内动脉
阴道动脉

图 2-1-19　女性盆腔动脉血管数字化三维模型

4. **阴部内动脉** 阴部内动脉（internal pudendal artery）为髂内动脉前干终支,经坐骨大孔的梨状肌下孔穿出骨盆腔,绕过坐骨棘背面,再经坐骨小孔到达会阴及肛门,后分4支:①痔下动脉:供应直肠下段及肛门部;②会阴动脉:分布于会阴浅部;③阴唇动脉:分布于大小阴唇;④阴蒂动脉:分布于阴蒂及前庭球。

（二）淋巴

女性内外生殖器官和盆腔组织具有丰富的淋巴系统。淋巴结一般沿相应的血管排列,其数目、大小和位置均不恒定（图2-1-20）。

1. **卵巢淋巴回流** ①右侧卵巢的集合淋巴管,注入主动脉和下腔静脉之间的淋巴结、下腔静脉外侧淋巴结和下腔静脉前淋巴结;②左侧卵巢的集合淋巴管,向上注入主动脉外侧淋巴结和主动脉前淋巴结;③一部分淋巴可经阔韧带至闭孔淋巴结,或通过子宫及骶韧带至髂内淋巴结,或经圆韧带至髂外淋巴结和腹股沟淋巴结。

2. **子宫淋巴回流** 有5条通路:①宫底部淋巴常沿阔韧带上部淋巴网、经骨盆漏斗韧带至卵巢、向上至腹主动脉旁淋巴结;②子宫前壁上部淋

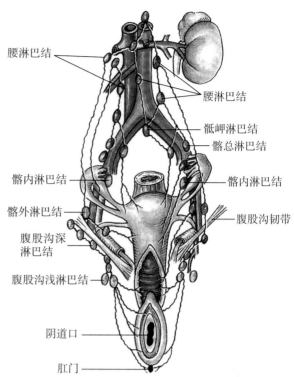

腰淋巴结
腰淋巴结
骶岬淋巴结
髂总淋巴结
髂内淋巴结
髂内淋巴结
髂外淋巴结
腹股沟韧带
腹股沟深淋巴结
腹股沟浅淋巴结
阴道口
肛门

图 2-1-20　女性盆腔淋巴回流示意图

巴沿圆韧带回流到腹股沟淋巴结;③子宫前壁下段淋巴回流至宫旁、闭孔、髂内外及髂总淋巴结;④子宫后壁淋巴沿骶韧带回流至直肠淋巴结;⑤子宫前壁也可回流至膀胱淋巴结。宫体与宫颈淋巴管,在阔韧带基部与膀胱底、体周围淋巴管及直肠周围淋巴管丛形成了广泛的吻合。

3. **宫颈淋巴回流** 宫颈淋巴回流可分为三个主干,即侧、后、前主干。侧主干又分为上、中、下三支,分别收集宫颈上、中、下部淋巴。宫颈淋巴主要沿宫旁、闭孔、髂内、髂外及髂总淋巴结回流至腹主动脉旁淋巴结和(或)骶前淋巴结。

4. **阴道淋巴回流** 阴道上部淋巴管起自阴道前壁,沿子宫动脉阴道支上行,一部分经子宫旁淋巴结和阴道旁淋巴结,一部分沿子宫动脉直接注入髂外、髂内淋巴结和髂总淋巴结。起自阴道后壁的淋巴管,沿子宫骶韧带向后注入骶淋巴管和主动脉下淋巴结。

5. **外阴淋巴回流** 会阴浅淋巴管沿阴部外浅血管汇入腹股沟浅淋巴结;会阴深淋巴管大部分入腹股沟深淋巴结,小部分入腹股沟浅淋巴结。阴道下部和阴唇的淋巴管大部分汇入骶淋巴结和髂总淋巴结,部分汇入腹股沟淋巴结。

（三）神经（图2-1-21）

1. **卵巢神经** 卵巢神经来自卵巢神经丛和

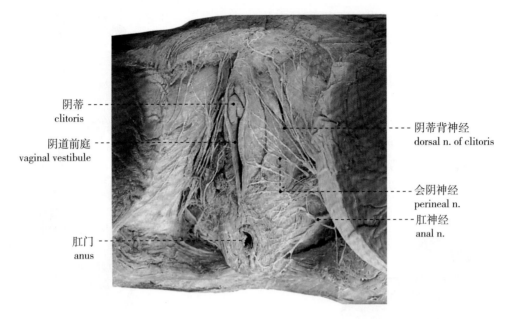

阴蒂
clitoris

阴道前庭
vaginal vestibule

肛门
anus

阴蒂背神经
dorsal n. of clitoris

会阴神经
perineal n.

肛神经
anal n.

图 2-1-21　女性盆腔神经分布与走行

子宫神经丛,与卵巢动脉一同经卵巢门进入髓质,并在髓质内形成神经丛。然后再由该神经丛发出神经纤维进入卵巢皮质内,多分布于血管壁上。

2. 子宫神经　子宫神经来自下腹下神经丛(inferior hypogastric plexus),即盆丛(pelvic plexus),含有交感神经、副交感神经及感觉神经纤维。盆丛发出神经支,于阔韧带基底部两层之间、宫颈及阴道上部的两侧,形成子宫阴道丛(uterovaginal plexus)。交感神经可引起子宫壁内血管收缩、妊娠子宫平滑肌收缩、非妊娠子宫平滑肌舒张。其低级中枢位于 T_{11}~L_2 节。副交感神经则使子宫血管舒张,对子宫平滑肌作用尚不明确,其低级中枢则位于 S_{2-4} 节。子宫平滑肌有自主节律活动,完全切除其神经后仍有节律收缩,能完成分娩活动,临床上可见低位截瘫产妇顺利自然分娩病例。

3. 宫颈神经　来自骨盆交感神经系统,即髂内上、中、下神经丛,分布于宫颈管内膜和宫颈阴道部的边缘深部,因此宫颈痛觉不敏感。

4. 阴道神经　由子宫阴道丛支配,其中副交感神经(盆内脏神经)来自骶 3、4 脊髓节段,交感神经来自上腹下神经丛和骶交感干。另外,阴道下部由阴部神经分支支配。

5. 外阴神经　外阴主要由阴部神经及其分支支配。阴部神经由第Ⅱ、Ⅲ、Ⅳ骶神经分支组成,包括运动支、感觉支和至会阴的交感神经节后纤维。在坐骨结节内侧下方阴部神经又分成 3 支:会阴神经、阴蒂背神经及肛门神经(又称痔下神经),分布于会阴、阴唇、阴蒂、肛门周围。分娩过程中行会阴侧切术时,主要是对阴部神经作阻滞麻醉,缝合时若缝针过深,则可能会引起阴部神经损伤,造成会阴部疼痛。

七、邻近器官

女性生殖器官与盆腔其他脏器在位置上相邻,血管、淋巴及神经也相互联系。当某一些器官增大、收缩、充盈或排空,可影响周围器官位置;如某一器官发生感染、肿瘤、创伤,可造成邻近器官解剖变异和损伤,从而增加诊断与治疗上的难度,反之亦然。女性生殖器官的起始与泌尿系统相同,故女性生殖器官发育异常时,也可能伴有泌尿系统异常。邻近器官主要包括尿道、膀胱、输尿管、直肠、阑尾(图 2-1-22)。

(一)尿道

女性尿道(urethra)为一肌性管道,始于膀胱开口,在阴道前面、耻骨联合后方,穿过泌尿生殖膈,终于阴道前庭部的尿道外口,长约 2~5cm(平均直径为 0.6~0.7cm),下 1/3 埋藏在阴道前壁内,只有排尿功能。较男性尿道直而短,易于扩张,因此女性易患张力性尿失禁和泌尿系感染。

尿道肌肉由薄的纵行内层和厚的环形外层平滑肌及弹力纤维构成,由随意肌构成尿道外口括约肌。外口括约肌经阴道侧壁与会阴深横肌纤维联合。尿道内衬面有纵行上皮皱襞黏膜,上 2/3

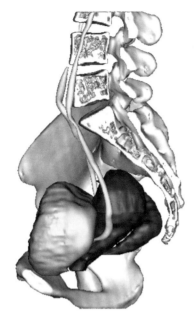

图 2-1-22　女性盆腔脏器数字化三维模型
膀胱及输尿管（黄）、子宫（红）、直肠（褐）

内最大静水压直接作用于膀胱颈,在这些情况下可导致压力性尿失禁。

女性尿道在泌尿生殖膈以上部分,前面是阴部静脉丛;在泌尿生殖膈以下部分,前面与阴蒂脚汇合处相邻,后为阴道,两者间有结缔组织隔,即尿道阴道隔(urethrovaginal septum)。分娩时如胎头嵌压在耻骨联合下,软产道组织因长时间受压,可发生缺血性坏死,产后 1 周左右坏死组织脱落可形成尿瘘。

（二）膀胱

膀胱(urinary bladder)为一肌性空腔器官,位于耻骨联合后、子宫之前。其大小、形状、位置及壁厚可因其盈虚及邻近器官情况而变化。成人平均容量为 400ml(350~500ml)。妊娠晚期,尤其在临产后,膀胱被子宫下段牵拉,位置上移。膀胱上界高度与子宫缩复环的高度成正比。滞产时充盈的膀胱可平脐,尿潴留者达脐上。膀胱两侧后上角部有输尿管开口,前方最低点为尿道开口,三个开口间为膀胱三角区。产程延长时,胎先露的压迫和子宫下段牵拉,可使膀胱底和三角区的膀胱壁出现黏膜充血、水肿甚至坏死,严重时可波及整个膀胱壁,临床上可出现血尿、尿瘘及泌尿系感染。膀胱因受压时间过长水肿严重时,剖宫产术中游离膀胱操作极易使其受损,故此时手术操作应格外小心。

（三）输尿管

输尿管(ureter)（图 2-1-23）为一对肌性圆索状长管,起至肾盂,终于膀胱,行于腹膜后,左右各

上皮为移行上皮,下 1/3 为扁平上皮,其增生和萎缩也受性激素影响,故绝经后尿道上皮萎缩,能加重尿失禁症状。尿道黏膜下有丰富的静脉丛,当环肌收缩时,静脉丛充血可增加尿道阻力。

膀胱尿道括约肌包括肛提肌、尿道膜部括约肌、膀胱颈和尿道平滑肌,其功能是产生有效的尿道阻力,阻止尿液外流。若分娩损伤或绝经后尿道黏膜萎缩,尿道过短(站立时不足 3cm)或盆底肌松弛伴有阴道脱垂、尿道平滑肌张力减低、膀胱尿道后角消失(如膀胱膨出)、尿道硬度增大、膀胱

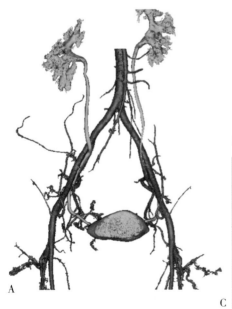

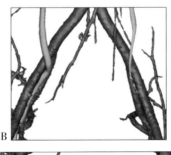

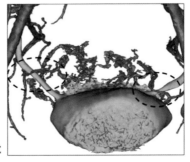

图 2-1-23　女性盆腔动脉血管网及泌尿系统数字化三维模型
A. 输尿管的走行及其与盆腔动脉的关系；B. 输尿管骑跨于髂外动脉；C. 输尿管于子宫动脉下方穿行,即"桥下流水"（虚线圈中所示）

长约 30cm,粗细不一。输尿管壁厚约 1mm,分为黏膜、肌层及外膜三层。由肾动脉、肾下级动脉、腹主动脉、骶中动脉、卵巢动脉、髂总动脉、髂内动脉、膀胱上动脉、膀胱下动脉、子宫动脉分支在输尿管周围吻合形成丰富的血管丛进入输尿管外膜,手术时如损伤输尿管外膜,可影响输尿管血供而造成坏死性瘘管。输尿管一般是从膀胱向上向外方走行,但也有向下、向内走行等变异。在子宫脱垂者,输尿管亦伴随子宫向下延伸,可降至穹隆处。输尿管下段可随子宫右旋及子宫下段的伸展而升高并向前移位,个别产妇输尿管可向子宫下段左前方移位而位置变浅。由于解剖学位置的改变,在行子宫下段剖宫产时,特别当出血多时易误伤输尿管。

(四) 直肠

直肠(rectum)上于第 3 骶椎平面接乙状结肠,下穿盆膈延续为肛管。女性直肠下段前方为阴道。分娩时如处置不当,较严重的会阴裂伤可伸展到直肠壁,引发大便及气体失禁。

(五) 阑尾

阑尾(vermiform appendix)是附着于盲肠后内侧的一条管形器官,长为 6~8cm。阑尾通常位于右髂窝内,但妊娠期阑尾的位置可随妊娠月份的增加而逐渐向上外方移位。妇女患阑尾炎时有可能累及子宫附件,因此,当妊娠妇女出现右中上腹疼痛时,应考虑阑尾炎可能性。

 【注意事项】

1. 阴道位于膀胱、尿道及直肠之间,第二产程延长时,阴道前壁、膀胱或尿道长时间压迫于胎头与耻骨弓之间,可引起组织缺血坏死而形成瘘。会阴严重裂伤,伤及直肠和肛门括约肌,可引起便失禁。

2. 子宫下段由子宫峡部形成,临产后子宫上下段肌壁薄厚不同,子宫内面形成生理缩复环,正常情况下,此环不能在腹壁看到。如分娩受阻,子宫下段变得更薄、更长,缩复环位置上移,于腹壁可见,为病理性缩复环。

3. 女性骨盆作为骨性产道,其大小、形态与胎先露的适应关系是完成经阴道分娩的先决条件。

4. 骨盆腔前壁为耻骨、耻骨联合、闭孔及耻骨弓,后壁为骶骨及两侧髂关节,侧壁为髂骨及坐骨,侧后方为坐骨切迹及骶棘韧带。耻骨弓角度、坐骨棘、坐骨结节为产科检查的重要标志。骶棘韧带宽度即坐骨切迹宽度,是判断中骨盆是否狭窄的重要指标。

5. 产科骨盆分 3 个平面:骨盆入口平面、中骨盆平面和骨盆出口平面。入口平面是胎头入盆平面,前后径(真结合径)平均为 11cm,横径为 13cm。胎头入盆必须通过入口平面的最短径线是产科结合径,即骶岬中点与耻骨联合内侧向下 1cm 处的连线,平均为 10cm。中骨盆平面是骨盆最狭窄部分,骨质围绕的出口平面略低于中骨盆平面,是中骨盆最窄平面。中骨盆平面前后径平均长 11.5cm,横径平均长 10cm,中骨盆后矢状径代表中段后骨盆容积大小,临床意义重大。出口平面由前后两个不在同一平面的三角形平面组成,呈菱形,前后径平均长 11.5cm,横径平均长 9cm。横径狭窄是中骨盆及出口面狭窄最主要原因。出口前矢状径平均长 6cm。出口后矢状径平均长 8.5cm。坐骨结节间径 ≤7.5cm 时,需测后矢状径,后矢状径 + 坐骨结节间径 >15cm,正常胎头可以通过后三角。

6. X 线骨盆分类法将标准骨盆分成 4 型,但实际工作中很难找到标准类型骨盆,多数是混合型。骨盆形态和大小对胎头入盆及入盆后的分娩机转有直接影响。女型骨盆最利于分娩。扁平型骨盆胎头在通过入口平面后可顺利分娩。猿型骨盆胎头常取枕后位入盆,往往持续于枕后位。男型骨盆是最不利于胎头衔接的一种骨盆,易产生出口狭窄,使剖宫产率增多。

7. 盆底由多层肌肉和筋膜组成,分为浅层、中层和深层。起到封闭骨盆出口、承托盆腔脏器、协助控制排尿、排便及阴道收缩等生理活动。分娩时骨盆底向前伸展为软产道的一部分,与子宫收缩有机协调,协助胎儿娩出。分娩损伤可使盆底松弛,影响盆腔器官的位置和功能。

8. 子宫神经来自盆丛,含有交感神经、副交感神经和感觉神经纤维。交感神经来自于 T_{11}~L_2 节,副交感神经来自于 $S_{2~4}$ 节。子宫平滑肌有自主节律活动,不受神经支配。支配外阴和阴道的神经来自第Ⅱ、Ⅲ、Ⅳ骶神经分支,这是分娩镇痛需要阻断的神经。

9. 女性生殖器官与相邻器官的血管、淋巴及神经相互联系。当相邻器官增大、收缩、充盈或排空,可影响子宫和产道位置;当相邻器官发生感染、肿瘤、创伤,可造成生殖器官解剖变异和疾病,反之亦然。

 【关键点】

1. 软产道是胎儿娩出通道,全面了解正常软产道构成和形态,包括子宫肌层排列、子宫下段变化、宫颈与阴道穹隆关系、分娩时阴道变化、盆底构成等,才能在助产时和助产后及时发现异常或损伤,以进行及时处理。

2. 骨盆的形态、大小是胎儿顺利娩出的重要影响因素,骨盆平面各径线、各重要产科检查指示点和标记、骨盆类型是助产人员必需熟练掌握内容。

3. 骨盆轴、骨盆倾斜度、耻骨弓角度、耻联后角、骨盆深度、坐骨切迹、骶骨翘度、米氏菱形区形态均能反映骨盆形态和大小,骨盆检查时均需注意。

4. 会阴裂伤可能损伤的盆底组织和肌肉解剖必须明确,以便缝合时能正确对合。

5. 熟悉软产道的神经支配,有助于分娩镇痛方式的选择。

(王志坚)

参考文献

1. 刘兴会,漆洪波.难产.北京:人民卫生出版社,2015:1-16.
2. 谢幸,苟文丽.妇产科学.第8版.北京:人民卫生出版社,2013:5-12.
3. Cunningham F, Leveno K, Bloom S, et al. Williams Obstetrics. 24th edition. New York: McGraw-Hill Education, 2014.

第二节　妊娠生理

【导读】

妊娠是胚胎(embryo)和胎儿(fetus)在母体内发育成长的过程。由一个受精卵发育成长为具备各项生命机能的个体,是一个非常复杂、变化极为协调的生理过程,在此过程中胎儿附属物起了重要作用;母体各系统也发生了一系列适应性生理改变,以保障胎儿生长发育的需要并为分娩做准备。

一、受精及受精卵发育、输送与着床

获能的精子与次级卵母细胞相遇于输卵管,结合形成受精卵的过程称为受精(fertilization)。受精发生在排卵后12小时内,整个受精过程约需24小时。晚期囊胚种植于子宫内膜的过程称受精卵着床(implantation)。

(一)受精卵形成

精液射入阴道内,精子离开精液经宫颈管、子宫腔进入输卵管腔,在此过程中精子顶体表面的糖蛋白被生殖道分泌物中的α、β淀粉酶降解,同时顶体膜结构中胆固醇与磷脂比率和膜电位发生变化,降低顶体膜稳定性,此过程称为精子获能(capacitation),需7小时左右。卵子(次级卵母细胞)从卵巢排出,经输卵管伞部进入输卵管内,当停留在输卵管处等待的精子与卵子相遇,精子头部顶体外膜破裂,释放出顶体酶(含顶体素、玻璃酸酶、酯酶等),溶解卵子外围的放射冠和透明带,称为顶体反应(acrosome reaction)。借助酶的作用,精子穿过放射冠和透明带。只有发生顶体反应的精子才能与次级卵母细胞融合,精子头部与卵子表面接触时,卵子细胞质内的皮质颗粒释放溶酶体酶,引起透明带结构改变,精子受体分子变性,阻止其他精子进入透明带,这一过程称为透明带反应(zona reaction)。穿过透明带的精子外膜与卵子胞膜接触并融合,精子进入卵子内。随后卵子迅即完成第二次减数分裂形成卵原核,卵原核与精原核融合,核膜消失,染色体相互混合,形成二倍体的受精卵(zygote),完成了受精过程。

受精后30小时,受精卵借助输卵管蠕动和

输卵管上皮纤毛推动向宫腔方向移动。同时开始进行有丝分裂，形成多个子细胞，称为分裂球（blastomere）。受透明带限制，子细胞虽增多，并不增大，适应在狭窄的输卵管腔中移动。受精后50小时为8细胞阶段，至受精后72小时分裂为16个细胞的实心细胞团，称为桑葚胚（morula），随后早期囊胚（early blastocyst）形成。受精后第4天早期囊胚进入宫腔。受精后第5~6天早期囊胚的透明带消失，总体积迅速增大。继续分裂发育，晚期囊胚（late blastocyst）形成。

（二）受精卵着床

受精卵着床（implantation）经过定位、黏附和侵入3个过程：①定位：透明带消失，晚期囊胚以其内细胞团端接触子宫内膜，着床部位多在子宫后壁上部；②黏附：晚期囊胚黏附在子宫内膜，囊胚表面滋养细胞分化为2层，外层为合体滋养细胞，内层为细胞滋养细胞；③侵入：滋养细胞穿透侵入子宫内膜、内1/3肌层及血管，囊胚完全埋入子宫内膜中且被内膜覆盖。

受精卵着床必须具备的条件有：①透明带消失；②囊胚细胞滋养细胞分化出合体滋养细胞；③囊胚和子宫内膜同步发育且功能协调；④孕妇体内分泌足够量的孕酮，子宫有一个极短的窗口期允许受精卵着床（图2-2-1）。

二、胚胎、胎儿发育特征及胎儿生理特点

通常孕周从末次月经第1天开始计算，比排卵或受精时间提前2周，比着床提前3周；全过程

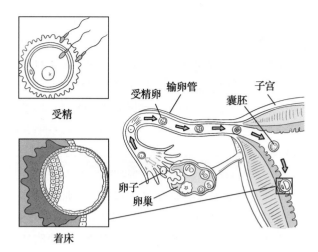

图 2-2-1 受精及受精卵发育、输送与着床

约为280天（40周）。妊娠10周（受精后8周）内的人胚称为胚胎，是器官分化、形成的时期（图2-2-2）。自妊娠11周（受精第9周）起称为胎儿，是生长、成熟的时期。

（一）胚胎、胎儿发育特征

以4周（一个妊娠月）为一孕龄单位，描述胚胎及胎儿发育的特征：

4周末：可以辨认出胚盘与体蒂。

8周末：胚胎初具人形，头大，占整个胎体近一半。能分辨出眼、耳、鼻、口、手指及足趾，各器官正在分化发育，心脏已形成。

12周末：胎儿身长约9cm，顶臀长6~7cm。外生殖器已可初辨性别。胎儿四肢可活动。

16周末：胎儿身长约16cm，顶臀长12cm，体重约110g。头皮已长出毛发，胎儿已开始出现呼

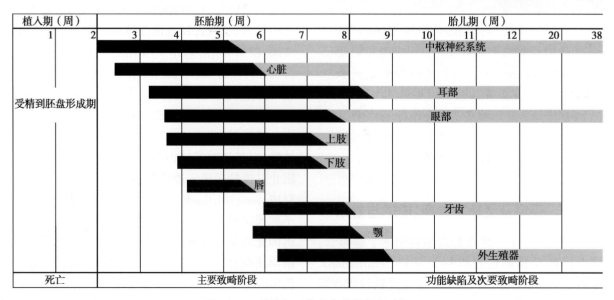

图 2-2-2 胎儿各系统器官分化发育时期

吸运动。皮肤菲薄呈深红色，无皮下脂肪。部分孕妇已能自觉胎动。

20周末：胎儿身长约25cm，顶臀长16cm，体重约320g。皮肤暗红，出现胎脂，全身覆盖毳毛，并可见少许头发。开始出现吞咽、排尿功能。自该孕周起胎儿体重呈线性增长。胎儿运动明显增加，10%~30%时间胎动活跃。

24周末：胎儿身长约30cm，顶臀长21cm，体重约630g。各脏器均已发育，皮下脂肪开始沉积，因量不多皮肤呈皱缩状，出现眉毛和睫毛。细小支气管和肺泡开始发育。出生后可有呼吸，但生存力极差。

28周末：胎儿身长约35cm，顶臀长25cm，体重约1000g。皮下脂肪不多。皮肤粉红，表面覆盖胎脂。瞳孔膜消失，眼睛半张开。四肢活动好，有呼吸运动。出生后可存活，但易患特发性呼吸窘迫综合征。

32周末：胎儿身长约40cm，顶臀长28cm，体重约1700g。皮肤深红仍呈皱缩状。生活力尚可，出生后注意护理能存活。

36周末：胎儿身长约45cm，顶臀长32cm，体重约2500g。皮下脂肪较多，身体圆润，面部皱褶消失。指（趾）甲已达指（趾）端。出生后能啼哭及吸吮，生活力良好，基本能存活。

40周末：胎儿身长约50cm，顶臀长36cm，体重约3400g。胎儿发育成熟，皮肤粉红色，皮下脂肪多，外观体形丰满。足底皮肤有纹理。男性睾丸已降至阴囊内，女性大小阴唇发育良好。出生后哭声响亮，吸吮能力强，能很好存活。

（二）胎儿生理特点

1. **循环系统** 胎儿的营养供给和代谢产物排出，均需经胎盘转输后由母体完成。由于胎儿期肺循环阻力高以及胎盘脐带循环的存在，胎儿期的心血管循环系统不同于新生儿的心血管循环系统。胎儿体内无纯动脉血，而是动静脉混合血；进入肝、心、头部及上肢的血液含氧量较高及营养较丰富，注入肺及身体下半部的血液含氧量及营养相对较少。胎儿出生后，胎盘脐带循环中断，肺开始呼吸，肺循环阻力降低；动脉导管位于肺动脉与主动脉弓之间，出生后2~3个月完全闭锁为动脉韧带，卵圆孔于生后因左心房压力增高开始关闭，多在生后6个月完全关闭。

2. **血液系统**

（1）红细胞生成：主要来自卵黄囊，约在受精后3周末建立。妊娠10周肝是红细胞的主要生成器官，以后骨髓、脾逐渐有造血功能。妊娠足月时，骨髓产生90%红细胞。妊娠32周红细胞生成素大量产生，故妊娠32周后出生的新生儿红细胞数均增多，约为6.0×10^{12}/L。胎儿红细胞的生命周期短，仅为成人120天的2/3，需不断生成红细胞。

（2）血红蛋白生成：在妊娠前半期均为胎儿血红蛋白，至妊娠最后4~6周，成人血红蛋白增多，至临产时胎儿血红蛋白仅占25%。

（3）白细胞生成：妊娠8周以后，胎儿血循环出现粒细胞。于妊娠12周，胸腺、脾产生淋巴细胞，成为体内抗体的主要来源。妊娠足月时白细胞计数可高达$(15~20) \times 10^9$/L。

3. **呼吸系统** 胎儿期胎盘代替肺脏功能，母儿血液在胎盘进行气体交换，但出生前胎儿已具备呼吸道（包括气管直至肺泡）、肺循环及呼吸肌发育。妊娠11周B型超声可见胎儿胸壁运动，妊娠16周时出现呼吸运动；新生儿出生后肺泡扩张，开始呼吸功能。胎儿肺成熟包括肺组织结构成熟及功能成熟。后者系肺泡Ⅱ型细胞内的板层小体能合成肺表面活性物质，包括卵磷脂和磷脂酰甘油；表面活性物质能降低肺泡表面张力，有助于肺泡的扩张。通过检测羊水中卵磷脂及磷脂酰甘油值，可以判定胎肺成熟度。出生时胎肺不成熟可导致呼吸窘迫综合征，影响新生儿存活力。糖皮质激素可刺激肺表面活性物质的产生，常用于早产风险的孕妇产前使用以促进胎肺成熟。

4. **神经系统** 胎儿大脑随妊娠进展逐渐发育长大；胚胎期脊髓已长满椎管，但随后的生长缓慢。脑脊髓和脑干神经根的髓鞘形成于妊娠6个月开始，但主要发生在出生后1年内。妊娠中期胎儿内、外及中耳已形成，妊娠24~26周胎儿在宫内已能听见一些声音。妊娠28周胎儿眼对光开始出现反应，对形象及色彩的视觉出生后才逐渐形成。

5. **消化系统**

（1）胃肠道：妊娠11周小肠已有蠕动，妊娠16周胃肠功能基本建立，胎儿能吞咽羊水，吸收水分、氨基酸、葡萄糖及其他可溶性营养物质。

（2）肝脏：胎儿肝内缺乏许多酶，不能结合因红细胞破坏产生的大量游离胆红素。胆红素经胆道排入小肠氧化成胆绿素，胆绿素的降解产物导致胎粪呈黑绿色。

6. **泌尿系统** 妊娠11~14周胎儿肾已有排

尿功能,妊娠 14 周胎儿膀胱内已有尿液。胎儿通过排尿参与羊水的循环。

7. 内分泌系统 甲状腺于妊娠第 6 周开始发育,妊娠 12 周已能合成甲状腺激素。甲状腺激素对胎儿各组织器官的正常发育均有作用,尤其是对大脑的发育。妊娠 12 周至整个妊娠期,胎儿甲状腺对碘的蓄积高于母亲甲状腺,因此,孕期补碘要慎重。胎儿肾上腺发育良好,胎儿肾上腺皮质主要由胎儿带组成,能产生大量甾体激素,与胎儿肝、胎盘、母体共同完成雌三醇的合成。妊娠 12 周胎儿胰腺开始分泌胰岛素。

8. 生殖系统及性腺分化发育 胎儿的性别由性染色体决定,胎儿性腺的发育对性别表型起到辅助作用。性染色体 XX 或 XY 在受精卵形成时已确定,6 周内胚胎的性别尚不能区分。此后在 Y 染色体的作用下,原始生殖细胞逐渐分化为睾丸,中肾管发育;外生殖器向男性分化发育。若胚胎细胞不含 Y 染色体,原始生殖细胞分化为卵巢,副中肾管系统发育,形成阴道、子宫、输卵管;外生殖器向女性分化发育。

三、胎儿附属物的形成与功能

胎儿附属物(图 2-2-3)包括胎盘、胎膜、脐带和羊水,它们对维持胎儿宫内的生命及生长发育起重要作用。

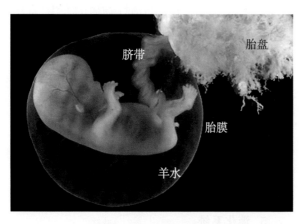

图 2-2-3 胎儿附属物

(一) 胎盘

1. 胎盘的结构 胎盘(placenta)由胎儿部分的羊膜和叶状绒毛膜以及母体部分的底蜕膜构成。

(1) 羊膜:为附着在胎盘胎儿面的半透明薄膜。羊膜光滑,无血管、神经及淋巴。正常羊膜厚 0.02~0.05mm,电镜见上皮细胞表面有微绒毛,使羊水与羊膜间进行交换。

(2) 叶状绒毛膜:为胎盘的主要结构。晚期囊胚着床后,着床部位的滋养层细胞迅速分裂增殖,内层为细胞滋养细胞,是分裂生长的细胞;外层为合体滋养细胞,是执行功能的细胞,由细胞滋养细胞分化而来。滋养层内面有一层胚外中胚层,与滋养层共同组成绒毛膜。与底蜕膜相接触的绒毛营养丰富发育良好,称为叶状绒毛膜。叶状绒毛形成历经 3 阶段:①初级绒毛:绒毛膜表面长出呈放射状排列的合体滋养细胞小梁,绒毛膜深部增生活跃的细胞滋养细胞伸入其中,形成合体滋养细胞小梁的细胞中心索;②次级绒毛:初级绒毛继续增长,胚外中胚层长入细胞中心索,形成间质中心索;③三级绒毛:约在受精后第 3 周末,胚胎血管长入间质中心,绒毛内血管形成。一个初级绒毛干及其分支形成一个胎儿叶,一个次级绒毛干及其分支形成一个胎儿小叶。每个胎盘有 60~80 个胎儿叶、200 个胎儿小叶。

每个绒毛干中均有脐动脉和脐静脉,随着绒毛干一再分支,脐血管越来越细,最终形成胎儿毛细血管进入的三级绒毛,此时,胎儿 - 胎盘循环建立。绒毛之间的间隙称绒毛间隙。在滋养细胞侵入子宫壁的过程中,子宫螺旋血管破裂,直接开口于绒毛间隙,绒毛间隙充满母体血液,游离绒毛悬浮于其中,母儿间物质交换在悬浮于母血的绒毛处进行(图 2-2-4)。

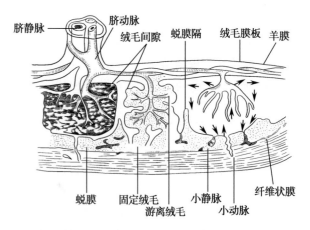

图 2-2-4 胎盘结构与胎儿 - 胎盘循环模式图

妊娠足月胎盘的绒毛表面积达 12~14m^2,相当于成人肠道总面积。因此,母儿之间有一个巨大的交换面积,胎儿体内含氧量低、代谢废物浓度高的血液经脐动脉流至绒毛毛细血管,与绒毛间隙中的母血进行物质交换后,脐静脉将含氧量高、营养物质丰富的血液带回胎儿体内,以保证胎儿宫内生长发育。胎儿血和母血不直接相通,之间隔有绒毛毛细血管壁、绒毛间质及绒毛滋养细胞层,构成母胎界面。

(3)底蜕膜:来自胎盘附着部位的子宫内膜,占胎盘很小部分。固定绒毛的滋养层细胞与底蜕膜共同形成绒毛间隙的底,称为蜕膜板。从此板向绒毛膜伸出蜕膜间隔,不超过胎盘厚度的2/3,将胎盘母体面分成肉眼可见的20个左右母体叶。

妊娠足月胎盘呈盘状,多为圆形或椭圆形,重为450~650g,直径为16~20cm,厚为1~3cm,中央厚,边缘薄。胎盘分胎儿面和母体面。胎儿面被覆羊膜,呈灰白色,光滑半透明,脐带动静脉从附着处分支向四周呈放射状分布直达胎盘边缘,其分支穿过绒毛膜板,进入绒毛干及其分支。母体面呈暗红色,蜕膜间隔形成若干浅沟分成母体叶(图2-2-5)。

2. **胎盘的功能**　胎盘介于胎儿与母体之间,是维持胎儿宫内生长发育的重要器官,具有物质交换、防御、合成,以及免疫功能。

(1)物质交换功能:包括气体交换、营养物质供应和排出胎儿代谢产物。

1)气体交换:母儿间O_2和CO_2在胎盘中以简单扩散方式交换,相当于胎儿呼吸系统的功能。

氧交换:母体子宫动脉血氧分压(PaO_2)为95~100mmHg,绒毛间隙内血PaO_2为40~50mmHg,而胎儿脐动脉血PaO_2于交换前为20mmHg,经绒毛与绒毛间隙的母血进行交换后,胎儿脐静脉血PaO_2为30mmHg以上,氧饱和度达70%~80%。尽管PaO_2升高不多,但胎儿血红蛋白对O_2的亲和力强,能从母血中获得充分的O_2。一些疾病状态,如心、肺功能不全,贫血,子痫前期等,母血PaO_2降低,胎儿获得O_2明显不足,容易发生胎儿宫内生长受限或胎儿缺氧。

二氧化碳交换:母体子宫动脉血二氧化碳分压($PaCO_2$)为32mmHg,绒毛间隙内血$PaCO_2$为38~42mmHg,较胎儿脐动脉血$PaCO_2$ 48mmHg稍低,但CO_2的扩散速度比O_2快20倍,故胎儿CO_2容易通过绒毛间隙向母体迅速扩散。

2)营养物质供应:葡萄糖是胎儿代谢的主要能源,胎儿体内的葡萄糖均来自母体。氨基酸、钙、磷、碘和铁以主动转运耗能的方式通过胎盘。脂肪酸,钾、钠、镁,维生素A、D、E、K可简单扩散通过胎盘。胎盘中还含有多种酶(如氧化酶、还原酶、水解酶等),能将复杂化合物分解为简单物质,如将蛋白质分解为氨基酸、脂质分解为非酯化脂肪酸等,也能将简单物质合成后供给胎儿,如葡萄糖合成糖原、氨基酸合成蛋白质等。

3)排出胎儿代谢产物:胎儿代谢产物如尿素、尿酸、肌酐、肌酸等,经胎盘转输入母血,由母体排出体外。

(2)防御功能:胎盘的防御功能极为有限。各种病毒(如风疹病毒、巨细胞病毒等)及大部分药物均可通过胎盘,影响胎儿。细菌、弓形虫、衣原体、螺旋体不能通过胎盘屏障,但可在胎盘部位形成病灶,破坏绒毛结构后进入胎体感染胚胎及胎

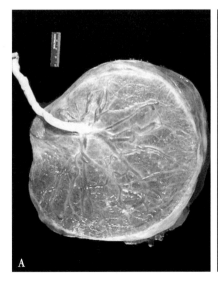
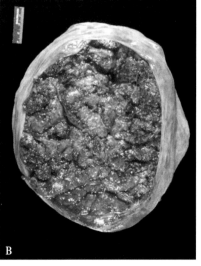

图2-2-5　妊娠足月胎盘

A. 子面;B. 母面

儿。母血中免疫抗体如 IgG 能通过胎盘,使胎儿在生后短时间内获得被动免疫力。

(3) 合成功能:胎盘是妊娠期特有的一个大的内分泌器官,胎盘合体滋养细胞能合成多种激素、酶和细胞因子,对维持正常妊娠起重要作用。激素有蛋白、多肽和甾体激素,如人绒毛膜促性腺激素、人胎盘生乳素、雌激素、孕激素等。酶有缩宫素酶、耐热性碱性磷酸酶等。还能合成前列腺素、多种神经递质和多种细胞因子与生长因子。

1) 人绒毛膜促性腺激素(human chorionic gonadotropin,hCG):为分子量为 36 700 的糖蛋白,与 FSH、LH 和促甲状腺激素一样,均由 α、β 亚基组成,α 亚基几乎相同,β-hCG 亚基羧基端最后的 24 个氨基酸片段为其所特有,故临床利用 β-hCG 的特异抗血清测定母体血清 β-hCG。受精后第 6 天滋养细胞开始分泌微量 hCG,在受精后 10 天可自母血清中测出,成为诊断早孕的最敏感方法。着床后的 10 周血清 hCG 浓度达高峰,持续约 10 天迅速下降,至妊娠中晚期血清浓度仅为峰值的 10%,产后 2 周内消失。hCG 的功能有:①维持月经黄体寿命,使月经黄体增大成为妊娠黄体,增加甾体激素的分泌以维持妊娠;②促进雄激素芳香化转化为雌激素,同时能刺激孕酮的形成;③抑制植物血凝素对淋巴细胞的刺激作用,hCG 能吸附于滋养细胞表面,以免胚胎滋养层被母体淋巴细胞攻击;④刺激胎儿睾丸分泌睾酮,促进男胎性分化;⑤能与母体甲状腺细胞 TSH 受体结合,刺激甲状腺活性。

2) 人胎盘生乳素(human placental lactogen,hPL):为分子量 22 279 的单链多肽激素,有 191 个氨基酸。妊娠 5~6 周用放免法可在母体血浆中测出 hPL,随妊娠进展其分泌量持续增加,至妊娠 34~36 周达高峰并维持至分娩,产后迅速下降,产后 7 小时即测不出。hPL 的功能有:①促进乳腺腺泡发育,刺激乳腺上皮细胞合成乳白蛋白、乳酪蛋白和乳珠蛋白,为产后泌乳作准备;②有促进胰岛素生成作用,使母血胰岛素值增高;③通过脂解作用提高游离脂肪酸、甘油浓度,以游离脂肪酸作为能源,抑制对葡萄糖的摄取,使多余葡萄糖运送给胎儿,成为胎儿的主要能源,也为蛋白质合成的能源来源;④抑制母体对胎儿的排斥作用。hPL 是通过母体促进胎儿发育的"代谢调节因子"。

3) 雌激素:妊娠早期由卵巢黄体产生,妊娠 10 周后主要由胎盘合成。至妊娠末期,雌三醇值

为非孕妇女的 1000 倍,雌二醇及雌酮值为非孕妇女的 100 倍。

雌激素生成过程:母体胆固醇在胎盘内转变为孕烯醇酮后,经胎儿肾上腺胎儿带转化为硫酸脱氢表雄酮(dehydroisoandrosterone,DHAS),再经胎儿肝内 16α- 羟化酶作用,形成 16α- 羟基硫酸脱氢表雄酮(16α-OH-DHAS)后,在胎盘合体滋养细胞硫酸酯酶作用下,去硫酸根形成 16α-OH-DHA,随后经胎盘芳香化酶作用成为 16α- 羟基雄烯二酮,最终形成游离雌三醇。

4) 孕激素:妊娠早期由卵巢妊娠黄体产生。妊娠 8~10 周后,胎盘合体滋养细胞是产生孕激素的主要来源。母血孕酮值随妊娠进展逐渐增高,至妊娠足月达 312~624nmol/L。孕激素在雌激素协同作用下,对妊娠期子宫内膜、子宫肌层、乳腺以及母体其他系统的生理变化起重要作用。

5) 缩宫素酶(oxytocinase):为分子量约 30 万的糖蛋白。随妊娠进展逐渐增多,至妊娠末期达高值。其生物学意义尚不十分明了,主要作用是灭活缩宫素分子,维持妊娠。

6) 细胞因子与生长因子:如表皮生长因子,神经生长因子,胰岛素样生长因子,肿瘤坏死因子 -α,白细胞介素 -1、2、6、8 等。上述因子在胚胎和胎儿营养及免疫保护中起一定作用。

(4) 免疫功能:胎儿是同种半异体移植物(semiallogenic graft)。正常妊娠母体能容受、不排斥胎儿,其具体机制目前尚不清,可能与早期胚胎组织无抗原性、母胎界面的免疫耐受以及妊娠期母体免疫力低下有关。

(二) 胎膜

胎膜(fetal membranes)是由外层的平滑绒毛膜和内层的羊膜组成。囊胚表面非着床部位的绒毛膜在发育过程中缺乏营养逐渐退化萎缩成为平滑绒毛膜;羊膜为无血管膜,结实、坚韧而柔软,与覆盖胎盘、脐带的羊膜层相连。至妊娠晚期平滑绒毛膜与羊膜轻轻贴附并能分开。胎膜能转运溶质和水,参与羊水平衡的维持。胎膜的重要作用是维持羊膜腔的完整性,对胎儿起到保护作用。胎膜含大量花生四烯酸(前列腺素前身物质)的磷脂,且含能催化磷脂生成游离花生四烯酸的溶酶体,在分娩发动上有一定作用。

(三) 脐带

脐带(umbilical cord)是连接胎儿与胎盘的条索状组织,胎儿借助脐带悬浮于羊水中。足月

妊娠的脐带长 30~100cm,平均约为 55cm,直径为 0.8~2.0cm。脐带表面有羊膜覆盖呈灰白色,内有一条脐静脉,两条脐动脉,脐血管周围为含水量丰富来自胚外中胚层的胶样组织,称为华通胶(Wharton's jelly),有保护脐血管的作用(图 2-2-6)。脐带是母体与胎儿气体交换、营养物质供应和代谢产物排出的重要通道。脐带受压使血流受阻时,可缺氧致胎儿窘迫,甚至危及胎儿生命。临床上根据脐带附着处与胎盘的关系不同,将形成不同形态的胎盘(详见第四章第六节胎儿附属物检查及评估)。

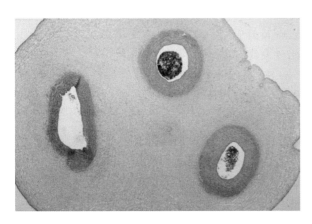

图 2-2-6 脐带的横切面

(四) 羊水

充满在羊膜腔内的液体,称为羊水(amniotic fluid)。

1. **羊水的来源** ①妊娠早期的羊水主要来自母体血清经胎膜进入羊膜腔的透析液;②妊娠中期以后,胎儿尿液成为羊水的主要来源,使羊水的渗透压逐渐降低;③妊娠晚期胎儿肺参与羊水的生成,每天 600~800ml 液体从肺泡分泌至羊膜腔;④羊膜、脐带华通胶及胎儿皮肤渗出液体,但量少。

2. **羊水的吸收** ①约 50% 由胎膜完成;②胎儿吞咽羊水,足月妊娠胎儿每天可吞咽羊水 500~700ml;③脐带每小时能吸收羊水 40~50ml;④20 孕周前,胎儿角化前皮肤有吸收羊水的功能,但量很少。

3. **母体、胎儿、羊水三者间的液体平衡** 羊水在羊膜腔内不断进行液体交换,以保持羊水量相对恒定。母儿间的液体交换主要通过胎盘,每小时约 3600ml。母体与羊水的交换主要通过胎膜,每小时约 400ml。羊水与胎儿间主要通过胎儿消化管、呼吸道、泌尿道以及角化前皮肤进行

交换。

4. **羊水量、性状及成分** 妊娠期羊水量逐渐增加,妊娠 38 周约 1000ml,此后羊水量逐渐减少。过期妊娠羊水量明显减少,可减少至 300ml 以下。妊娠早期羊水为无色澄清液体。妊娠足月羊水略混浊、不透明,可见羊水内悬有小片状物(胎脂、胎儿脱落上皮细胞、毳毛、毛发、少量白细胞、白蛋白、尿酸盐等)。羊水中含大量激素和酶。足月妊娠时羊水比重为 1.007~1.025,pH 约为 7.20。

5. **羊水的功能**

(1) 保护胎儿:羊膜腔内恒温,适量的羊水对胎儿有缓冲作用,避免胎儿受到挤压,防止胎肢粘连,避免子宫肌壁或胎儿对脐带直接压迫;临产宫缩时,羊水能使宫缩压力均匀分布,避免胎儿局部受压所致的胎儿窘迫。胎儿吞咽或吸入羊水可促进胎儿消化道和肺的发育,孕期羊水过少可引起胎儿肺发育不良。

(2) 保护母体:妊娠期减少胎动所致的不适感;临产后,前羊水囊借助楔形水压扩张宫口及阴道;破膜后羊水冲洗阴道,减少感染机会。

四、妊娠期母体的变化

在胎盘产生的激素参与和神经内分泌的影响下,孕妇体内各系统发生一系列生理变化以适应胎儿生长发育的需要并为分娩做准备。

(一) 生殖系统的变化

1. **子宫** 妊娠期子宫的重要功能是孕育胚胎、胎儿,同时在分娩过程中起重要作用。是妊娠期及分娩后变化最大的器官。

(1) 子宫大小:随妊娠进展,子宫体逐渐增大变软。至妊娠足月时子宫体积达 35cm×25cm×22cm;容量约 5000ml 多,增加约 1000 倍;重量约 1100g,增加近 20 倍。妊娠早期子宫略呈球形且不对称,受精卵着床部位的子宫壁明显突出。妊娠 12 周后,增大子宫逐渐超出盆腔,在耻骨联合上方可触及。妊娠晚期的子宫轻度右旋,与乙状结肠占据在盆腔左侧有关。

子宫增大主要是由于肌细胞的肥大、延长,也有少量肌细胞数目的增加及结缔组织增生。子宫肌细胞浆内富含有收缩功能的肌动蛋白和肌球蛋白,为临产后子宫收缩提供物质基础。早期子宫的增大受内分泌激素(主要为雌激素)的影响,以后的子宫增大系因宫腔内压力增加所致。子宫各部位增长速度各异:宫底于妊娠后期增长最

快,宫体含肌纤维最多,子宫下段次之,宫颈最少,以适应临产后子宫收缩力由宫底向下递减,利于胎儿的娩出。自妊娠 12~14 周起,子宫可出现不规律无痛性收缩,特点为宫缩稀发、不规律和不对称,随妊娠进展而逐渐增加,但宫缩时宫腔内压力通常为 5~25mmHg,持续时间不足 30 秒,不伴子宫颈的扩张,这种生理性无痛宫缩称为 Braxton Hicks 收缩。

(2) 子宫血流量:妊娠期子宫血管扩张、增粗,子宫血流量增加,以适应胎儿 - 胎盘循环的需要。孕早期子宫血流量为 50ml/min,主要供应子宫肌层和蜕膜。妊娠足月时子宫血流量为 450~650ml/min,其中 80%~85% 供应胎盘。子宫螺旋血管走行于子宫肌纤维之间,子宫收缩时血管被紧压,子宫血流量明显减少。故过强宫缩可导致胎儿宫内缺氧。另一方面,有效的子宫收缩也是产后子宫胎盘剥离面迅速止血的主要机制。

(3) 子宫内膜:受精卵着床后,在孕激素、雌激素作用下子宫内膜腺体增大,腺上皮细胞内糖原增加,结缔组织细胞肥大,血管充血,此时的子宫内膜称为蜕膜(decidua)。按蜕膜与囊胚的关系,将蜕膜分为 3 部分:①底蜕膜(basal decidua):囊胚着床部位的子宫内膜,与叶状绒毛膜相贴,以后发育成为胎盘的母体部分;②包蜕膜(capsular decidua):覆盖在囊胚表面的蜕膜,随囊胚发育逐渐突向宫腔,妊娠 14~16 周羊膜腔明显增大,包蜕膜和真蜕膜相贴近,宫腔消失;③真蜕膜(true decidua):底蜕膜及包蜕膜以外覆盖子宫腔其他部分的蜕膜(图 2-2-7)。

(4) 子宫峡部(isthmus uteri):位于宫体与宫颈之间最狭窄的组织结构。非孕时长约 1cm,妊娠后子宫峡部变软,逐渐伸展拉长变薄,扩展成宫腔一部分,临产后伸展至 7~10cm,成为产道一部分,称为子宫下段。是产科手术学的重要解剖结构。

(5) 宫颈(cervix uteri):在激素的作用下,宫颈充血、水肿,宫颈管内腺体增生、肥大,使宫颈自妊娠早期逐渐变软、呈紫蓝色。宫颈的主要成分为胶原丰富的结缔组织,不同时期这些结缔组织的重新分布,使妊娠期宫颈关闭维持至足月,分娩期宫颈扩张以及产褥期宫颈迅速复旧。妊娠期宫颈黏液增多,形成黏稠黏液栓,富含免疫球蛋白及细胞因子,有保护宫腔免受外来感染侵袭的作用。

2. 卵巢　妊娠期卵巢排卵和新卵泡发育均停止。于妊娠 6~7 周前产生大量雌激素及孕激素,以维持妊娠继续。妊娠 10 周后卵巢黄体功能由胎盘取代,黄体开始萎缩。

3. 输卵管　妊娠期输卵管伸长,但肌层并不增厚。黏膜层上皮细胞稍扁平,在基质中可见蜕膜细胞。有时黏膜呈蜕膜样改变。

4. 阴道　妊娠期阴道黏膜变软,水肿充血呈紫蓝色。阴道壁皱襞增多,周围结缔组织变疏松,肌肉细胞肥大,伸展性增加,有利于分娩时胎儿的通过。阴道脱落细胞及分泌物增多呈白色糊状。阴道上皮细胞含糖原增加,乳酸含量增多,使阴道 pH 降低,不利于致病菌生长,有利于防止感染。

5. 外阴　妊娠期外阴部充血,皮肤增厚,大小阴唇色素沉着,大阴唇内血管增多及结缔组织松软,故伸展性增加,有利于分娩时胎儿的通过。妊娠时由于增大的子宫压迫,盆腔及下肢静脉血回流障碍,部分孕妇可有外阴或下肢静脉曲张,产后多自行消失。

(二)乳房的变化

妊娠期间胎盘分泌大量雌激素刺激乳腺腺管发育,分泌大量孕激素刺激乳腺腺泡发育。乳腺发育完善还需垂体催乳激素、人胎盘生乳素以及胰岛素、皮质醇等的参与。乳房于妊娠早期开始增大,充血明显。孕妇自觉乳房发胀是早孕的常见表现。随着乳腺腺泡增生导致乳腺增大并出现结节。乳头增大变黑,易勃起。乳晕颜色加深,其外围的皮脂腺肥大形成散在的结节状隆起,称为蒙氏结节。妊娠末期,尤其在接近分娩期挤压乳房时,可有少量淡黄色稀薄液体溢出称为初乳(colostrum)。妊娠期间乳腺充分发育为泌乳做好准备,但并无乳汁分泌,与大量雌、孕激素抑制乳汁生成可能有关。产后胎盘娩出,雌、孕激素水平迅速下降,新生儿吸吮乳头乳汁开始分泌。

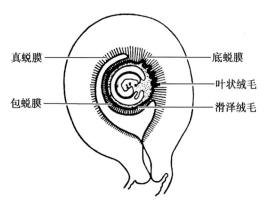

真蜕膜　　　　底蜕膜
包蜕膜　　　　叶状绒毛
　　　　　　　滑泽绒毛

图 2-2-7　早期妊娠子宫蜕膜与绒毛的关系

（三）循环系统的变化

1. **心脏**　妊娠期增大的子宫使膈肌升高，心脏向左、上、前方移位，心脏沿纵轴顺时针方向扭转，加之血流量增加及血流速度加快，心浊音界稍扩大，心尖搏动左移 1~2cm。部分孕妇可闻及心尖区Ⅰ~Ⅱ级柔和吹风样收缩期杂音，第一心音分裂及第三心音，产后逐渐消失。心电图因心脏左移出现电轴左偏约 15°。心脏容量至妊娠末期约增加 10%，心率于妊娠晚期休息时每分钟增加 10~15 次（图 2-2-8）。

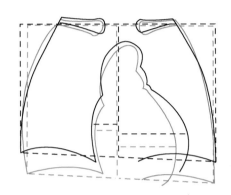

图 2-2-8　妊娠期心脏移位示意图

2. **心排出量**　伴随着外周血管阻力下降，心率增加以及血容量增加，心排出量自妊娠 10 周逐渐增加，至妊娠 32~34 周达高峰，持续至分娩。心排出量增加为孕期循环系统最重要的改变，临产后在第二产程心排出量也显著增加。有基础心脏病的孕妇易在妊娠、分娩期发生心衰。

3. **血压**　妊娠早期及中期血压偏低，妊娠 24~26 周后血压轻度升高。一般收缩压无变化，舒张压因外周血管扩张、血液稀释及胎盘形成动静脉短路而轻度降低，使脉压稍增大。孕妇体位影响血压，妊娠晚期仰卧位时增大的子宫压迫下腔静脉，回心血量减少、心排出量减少使血压下降，形成仰卧位低血压综合征（supine hypotensive syndrome）。侧卧位能解除子宫压迫，改善血液回流。因此，妊娠中、晚期鼓励孕妇侧卧位休息。

（四）血液系统的改变

1. **血容量**　妊娠期循环血容量增加以适应子宫胎盘及各组织器官增加的血流量，对维持胎儿生长发育极为重要。血容量于妊娠 6~8 周开始增加，至妊娠 32~34 周达高峰，增加 40%~45%，平均约增加 1450ml，维持此水平直至分娩。其中血浆量的增加多于红细胞的增加，出现生理性血液稀释。

2. **血液成分**

（1）红细胞：妊娠期骨髓造血增加，网织红细胞轻度增多。由于血液稀释，红细胞计数平均约为 3.6×10^{12}/L（非孕妇女约为 4.2×10^{12}/L），血红蛋白值约为 110g/L（非孕妇女约为 130g/L），血细胞比容从未孕时 0.38~0.47 降至 0.31~0.34。

（2）白细胞：妊娠期白细胞计数轻度增加，一般为 $(5~12) \times 10^9$/L，有时可达 15×10^9/L。临产及产褥期白细胞计数也显著增加，一般为 $(14~16) \times 10^9$/L，有时可达 25×10^9/L。主要为中性粒细胞增多，淋巴细胞增加不明显，单核细胞及嗜酸粒细胞几乎无改变。

（3）凝血因子：妊娠期血液处于高凝状态。凝血因子Ⅱ、Ⅴ、Ⅶ、Ⅷ、Ⅸ、Ⅹ增加，仅凝血因子Ⅺ及Ⅷ降低。妊娠期血小板数轻度减少。妊娠晚期凝血酶原时间及活化部分凝血活酶时间轻度缩短，凝血时间无明显改变。血浆纤维蛋白原含量比非孕妇女约增加 50%，于妊娠末期平均达 4.5g/L（非孕妇女平均为 3g/L）。由于孕期血液处于高凝状态，产后胎盘剥离面血管内迅速形成血栓，是预防产后出血的另一重要机制。

（4）血浆蛋白：由于血液稀释，血浆蛋白自妊娠早期开始降低，主要是白蛋白减少，约为 35g/L，以后持续此水平直至分娩。

（五）泌尿系统的变化

妊娠期肾脏略增大。肾血浆流量（renal plasma flow，RPF）及肾小球滤过率（glomerular filtration rate，GFR）于妊娠早期均增加，整个妊娠期间维持高水平。与非孕时相比，RPF 约增加 35%，GFR 约增加 50%。由此导致代谢产物尿素、肌酐等排泄增多，其血清浓度低于非孕期。RPF 与 GFR 均受体位影响，孕妇仰卧位时尿量增加，故夜尿量多于日尿量。妊娠期 GFR 增加，而肾小管对葡萄糖重吸收能力未相应增加，约 15% 孕妇饭后出现妊娠期生理性糖尿，应注意与糖尿病鉴别。

妊娠期受孕激素影响，泌尿系统平滑肌张力降低。输尿管增粗及蠕动减弱，尿流缓慢，肾盂及输尿管自妊娠中期轻度扩张，且受妊娠子宫的压迫，可致肾盂积水，易患急性肾盂肾炎。孕早期膀胱受增大子宫的压迫，可出现尿频，子宫长出盆腔后症状往往缓解。妊娠晚期，胎头入盆后，膀胱受压，膀胱、尿道压力增加，部分孕妇可出现尿频及尿失禁。

（六）呼吸系统的变化

妊娠期肋膈角增宽、肋骨向外扩展，胸廓横径及前后径加宽使周径加大，膈肌上升使胸腔纵径缩短，但胸腔总体积不变，肺活量不受影响。孕妇耗氧量于妊娠中期增加 10%~20%，肺通气量约增加 40%，有过度通气现象，使动脉血 PaO_2 增高达 92mmHg，$PaCO_2$ 降至 32mmHg，有利于供给孕妇及胎儿所需的氧及排出胎儿血中的二氧化碳。妊娠晚期子宫增大，膈肌活动幅度减小，胸廓活动加大，以胸式呼吸为主，气体交换保持不减。呼吸次数于妊娠期变化不大，每分钟不超过 20 次，但呼吸较深大。受雌激素影响，上呼吸道（鼻、咽、气管）黏膜增厚，轻度充血、水肿，易发生上呼吸道感染。

（七）消化系统的变化

妊娠期受雌激素影响，齿龈肥厚，容易充血、水肿、出血。少数孕妇牙龈出现血管灶性扩张，即妊娠龈瘤，分娩后自然消失。孕激素使平滑肌张力降低、肌肉松弛。胃贲门括约肌松弛，胃内酸性内容物逆流至食管下部产生胃烧灼感；胃排空时间延长，易出现上腹部饱满感。胆囊排空时间延长，胆汁稍黏稠使胆汁淤积，易诱发胆囊炎及胆石病。肠蠕动减弱，粪便在大肠停留时间延长出现便秘，加之直肠静脉压增高，孕妇易发生痔疮或使原有痔疮加重。妊娠期增大的子宫可使胃、肠管向上及两侧移位，这些部位发生病变时，体征往往有变异，如阑尾炎可表现为右侧腹部中部或上部的疼痛。

（八）内分泌系统的变化

1. **垂体**　妊娠期垂体稍增大，尤其在妊娠末期，腺垂体增大明显。嗜酸细胞肥大增多形成"妊娠细胞"。

（1）促性腺激素（gonadotropin，Gn）：妊娠黄体及胎盘分泌的大量雌、孕激素，对下丘脑及腺垂体的负反馈作用使 FSH 及 LH 分泌减少，故妊娠期间卵巢内的卵泡不再发育成熟，也无排卵。

（2）催乳激素（prolactin，PRL）：妊娠 7 周开始增多，随妊娠进展逐渐增量，妊娠足月分娩前为非孕妇女的 10 倍。催乳激素促进乳腺发育，为产后泌乳做准备。

（3）其他垂体激素：妊娠期促甲状腺激素和促肾上腺皮质激素分泌增加，但无甲状腺或肾上腺皮质功能亢进的表现。促黑素细胞刺激激素的分泌增多，使孕妇皮肤色素沉着。

2. **肾上腺皮质**　受妊娠期雌激素大量分泌的影响，中层束状带分泌糖皮质醇增多 3 倍，进入血循环约 75% 与球蛋白结合，15% 与清蛋白结合，具有活性作用的游离糖皮质醇仅为 10%，故孕妇无肾上腺皮质功能亢进表现。妊娠期外层球状带分泌的醛固酮增多 4 倍，具有活性作用的游离醛固酮仅为 30%~40%，不致引起过多的水钠潴留。内层网状带分泌睾酮略增加，一些孕妇阴毛、腋毛增多及增粗。

3. **甲状腺**　妊娠期受 TSH 和 hCG 的作用，甲状腺呈中度增大，血清中甲状腺素水平自妊娠 8 周开始增加，18 周达到高峰，直至分娩后。由于雌激素刺激肝脏产生的甲状腺素结合球蛋白增加 2~3 倍，血中游离甲状腺激素并未增多，孕妇无甲状腺功能亢进表现。孕妇与胎儿体内的 TSH 均不能通过胎盘，各自负责自身甲状腺功能的调节。

4. **甲状旁腺**　妊娠早期孕妇血清甲状旁腺素水平降低。随妊娠进展，血容量和肾小球滤过率的增加以及钙的胎儿运输，导致孕妇钙浓度缓慢降低，造成甲状旁腺素在妊娠中晚期逐渐升高，有利于为胎儿提供钙。

（九）皮肤的变化

妊娠期促黑素细胞刺激激素（melanocyte stimulating hormone，MSH）的分泌增多，加之大量的雌、孕激素有黑色素细胞刺激效应，使黑色素增加，导致孕妇乳头、乳晕、腹白线、外阴等处出现色素沉着。色素沉着于颧颊部并累及眶周、前额、上唇和鼻部，边缘较明显，呈蝶状褐色斑，称为妊娠黄褐斑（chloasma gravidarum），于产后自行消退。妊娠期间肾上腺皮质分泌的糖皮质激素增多，该激素分解弹力纤维蛋白，使弹力纤维变性，加之子宫的增大使孕妇腹壁皮肤张力加大，皮肤的弹力纤维断裂，呈多量紫色或淡红色不规则平行略凹陷的条纹，称为妊娠纹（striae gravidarum），见于初产妇。旧妊娠纹呈银色光亮，见于经产妇。

（十）新陈代谢的变化

1. **基础代谢率**　妊娠早期稍下降，于妊娠中期渐增高，至妊娠晚期可增高 15%~20%。妊娠期需要的总能量约 80 000kcal（1kcal ≈ 4.184kJ），或约每天 300kcal。

2. **体重**　妊娠期体重的增加主要来自子宫及内容物、乳房、增加的血容量、组织间液以及少量的母体脂肪和蛋白的贮存。母亲孕前体重及孕期增加的体重与胎儿出生体重密切相关。

3. 碳水化合物代谢　妊娠期胰腺分泌胰岛素增多,胎盘产生的胰岛素酶、激素等拮抗胰岛素致其分泌相对不足。孕妇空腹血糖值略低,餐后高血糖和高胰岛素血症,以利于对胎儿葡萄糖的供给。妊娠期糖代谢的特点和变化可致妊娠期糖尿病的发生。

4. 脂肪代谢　妊娠期能量消耗多,母体脂肪积存多,糖原储备减少。妊娠期肠道吸收脂肪能力增强,血脂较孕前增加约 50%。遇能量消耗过多时,体内动用大量脂肪,使血中酮体增加,易发生酮血症。

5. 蛋白质代谢　孕妇对蛋白质的需要量明显增加,呈正氮平衡。妊娠期体内需储备足够的蛋白质,除供给胎儿生长发育及子宫、乳房增大的需要外,还为分娩期消耗作准备。如果蛋白质储备不足,血浆蛋白减少,组织间液增加,出现水肿。

6. 矿物质代谢　妊娠期总钾、钠的储存增加,但由于血容量的增加,血清中钾、钠的浓度与非孕期相近。妊娠期血清磷无明显变化,血清镁浓度下降。胎儿生长发育需要大量钙,足月妊娠胎儿骨骼储存约 30g 钙,其中 80% 在妊娠最后 3 个月内积累;因此,孕期中、晚期应注意加强钙的摄入。妊娠期孕妇约需要 1000mg 的铁,其中 300mg 转运至胎盘、胎儿,200mg 通过各种生理途径(主要为胃肠道)排泄。孕期铁的需求主要在妊娠晚期,约 6~7mg/d,多数孕妇铁的储存量不能满足需要,需要在妊娠中、晚期开始补充铁剂,以满足胎儿生长和孕妇的需要。

(十一) 骨骼、关节及韧带的变化

在妊娠期间骨质通常无改变,仅在妊娠次数过多、过密又不注意补充维生素 D 及钙时,能引起骨质疏松。部分孕妇自觉腰骶部及肢体疼痛不适,可能与主要由胎盘分泌的松弛素(relaxin)使骨盆韧带及椎骨间的关节、韧带松弛有关。部分孕妇耻骨联合松弛、分离导致明显疼痛、活动受限,产后往往消失。妊娠晚期孕妇重心向前移,为保持身体平衡,孕妇头部与肩部向后仰,腰部向前挺,形成典型的孕妇姿势。

【注意事项】

1. 受精过程需精子获能及发生顶体反应;囊胚表面滋养细胞和子宫内膜同步发育且功能协调是受精卵着床的重要条件。受精发生在排卵后 12 小时内,整个受精过程约需 24 小时;着床发生于受精后第 5~6 天。

2. 受精卵形成及着床是胚胎早期发育的两个重要过程,任何因素干扰了受精卵形成、输送或着床的过程,可能导致:

(1) 不孕:如男性无精、少精、弱精;子宫/输卵管发育异常、炎症粘连;卵巢排卵障碍等导致精卵不能相遇于输卵管。

(2) 异位妊娠:受精卵形成后,由于输卵管功能异常(炎症粘连、发育异常等)不能正常输送受精卵至子宫腔,受精卵着床于输卵管。

(3) 生化妊娠:指精卵结合形成受精卵后,由于各种原因干扰了受精卵着床,表现为发生在妊娠 5 周内的早期流产,血中可以检测到 hCG 升高,或者尿妊娠试验阳性,但超声检查看不到孕囊,提示受精卵着床失败,又被称为"亚临床流产"。

3. 胎儿妊娠 24 周后出生可能存活,但生存力极差;28 周后出生生存力逐渐增加;37~42 周出生为足月成熟儿。

4. 胎儿肺表面活性物质的形成决定肺成熟度,与新生儿的生存能力密切相关;对于有早产风险的妊娠,产前给予糖皮质激素有利于促进胎儿肺成熟度,降低发生新生儿呼吸窘迫综合征的风险。

5. 胎盘是重要的胎儿附属物,胎儿 - 胎盘循环的建立为母胎之间物质交换的基础;各种胎盘形态、结构及功能的异常,可导致胎儿血供减少,影响胎儿生长发育,甚至缺氧、死亡,也是导致产科出血性疾病的重要原因。

6. 胎膜保持羊膜腔的完整性,对胎儿起到保护作用;胎膜破裂可诱发子宫收缩,未足月胎膜早破增加早产及宫内感染的风险。

7. 脐带内的脐动脉、脐静脉血流是母儿之间物质交换的通道。各种原因导致脐带血流受阻时,可影响胎儿宫内生长发育;严重时可致胎儿宫内缺氧,甚至危及胎儿生命。

8. 羊水对胎儿和母体有保护作用;通过羊膜腔内母儿间液体交换,保持量的相对恒定;若羊水产生和吸收失衡,将导致羊水量异常。

9. 妊娠期母体各系统发生一系列生理改变以适应胎儿的生长发育，一般健康母亲器官都能承受这种负荷的增加，但既往有基础病变者，可能显现或加重母亲原有的疾病。如妊娠期母体血容量及心排出量均明显增加，有基础心脏病者易在妊娠晚期、分娩期发生心衰。

10. 妊娠期母体变化最大的器官是子宫，主要表现为体积增大、血流量增加和峡部形成，以利于容受妊娠物，以及为分娩做准备。

【关键点】

1. 妊娠是胚胎和胎儿在母体内发育成长的过程，在此过程中胎儿附属物起了重要作用。

2. 妊娠期胎儿"寄生于"母体内，通过胎盘循环与母体之间进行物质交换，胎盘具有气体交换、营养物质吸收、代谢物排泄、合成以及免疫等功能，其结构、功能正常是胎儿宫内生存、生长的重要保障。

3. 妊娠10周（受精后8周）内的人胚称为胚胎，是器官分化、形成的时期。自妊娠11周（受精第9周）起称为胎儿，是生长、成熟的时期。胎儿肺表面活性物质的形成决定肺成熟度，与新生儿的生存能力密切相关。

4. 妊娠期母体各系统器官均发生适应性生理改变，以适应胎儿的生长发育及为分娩做准备；其中子宫的改变最大，血容量的增加、血液稀释以及心输出量的增加对孕妇的基础储备功能是最大的挑战。

（邢爱耘）

参考文献

1. 沈铿，马丁. 妇产科学. 第3版. 北京：人民卫生出版社，2015

2. 李旭，徐丛剑. 女性生殖系统疾病. 北京：人民卫生出版社，2015

3. Cunningham F, Leveno K, Bloom S, et al. Williams Obstetrics. 24th edition. New York：McGraw-Hill Education, 2014:448-449.

4. Robert K. Creasy, Robert Resnik. Creasy and Resnik's maternal-fetal medicine. 7th edition. Elsevier, 2013

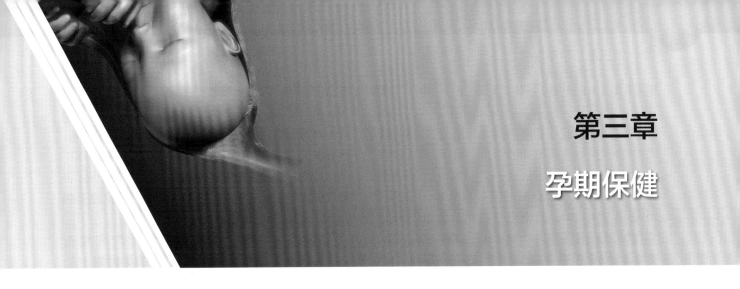

第一节 产前检查

【导读】

产前检查(antenatal care)是孕期保健重要的一部分内容。包括孕妇和胎儿两个方面检查。对孕妇的管理,不同孕期有不同的侧重点。胎儿的健康状况评估包括胎儿出生缺陷、胎儿宫内生长发育及宫内安危状况的监测。孕期营养管理也是孕期保健重要的一部分,尤其是对伴有各种并发症的孕妇。

一、孕妇管理

(一)孕早期

产前检查的初诊时间应从确诊早孕时开始,以便早期确定受孕的准确时间,并了解健康情况,了解既往孕产史是否适宜妊娠,制订出孕期保健计划并及早进行孕期综合管理,同时建立围产期保健卡,及早发现、干预高危妊娠,确保母婴健康。

1. 应详细询问病史

(1)月经史及既往孕产史:询问月经周期,了解末次月经,如月经周期不规则或与往常不同,还需询问上次月经日期及行经情况,有助于预产期推算的准确性。若为经产妇,应了解有无难产史、流产史、死胎死产史、分娩方式,以及有无产后出血史,若为剖宫产,要特别对手术相关问题进行了解,并问明末次分娩或流产的日期及处理情况,以

及新生儿情况、有无畸形儿等。

(2)既往疾病史及手术史:着重了解有无高血压、心脏病、肝肾疾病、内分泌疾病、免疫性疾病、结核病、糖尿病、血液病、性传播疾病等,注意其发病时间及治疗情况,并了解何时、何地做过何种手术、手术情况及术后经过。

(3)家族史:询问家族有无传染病、高血压、糖尿病、双胎妊娠及其他遗传性疾病。若有遗传病家族史,应及时进行遗传咨询及筛查,以决定本次妊娠的去留。

2. 辅助检查 最好在孕10周以前完成下列产检内容:血型(ABO和Rh血型)及血常规检查,尿常规、肝肾功能、空腹血糖、乙型肝炎筛查、梅毒螺旋体及HIV筛查、感染性疾病筛查、心电图等。以后酌情每月复查血常规及尿常规。有条件者建议行甲状腺功能检查、丙型肝炎筛查、子宫颈细胞学检查(孕前12个月未检查者)。

超声检查:孕6~8周行超声检查,以确定是否为宫内妊娠及孕周、胎儿是否存活、子宫附件情况。

3. 健康教育及营养指导

(1)健康教育:流产及早产的认识和预防,保持健康的生活方式,如规律饮食起居、适当运动,戒烟酒,避免接触有毒有害物质,谨慎用药,必须用药时要在医师的指导下用。孕前1~3个月开始服用叶酸0.4~0.8mg/d,直至孕3个月。讲解产前筛查和产前诊断的意义。

(2)营养指导:孕早期在营养需要上与孕前没有太大区别,如早孕反应较重,可少食多餐,选

择清淡适口的膳食。各种营养素有不同生理功效，相互之间有协同作用，也有制约作用，因此某些营养素过多或过少均会影响身体健康。但为保证胚胎发育和孕妇生理变化的需要，要合理调配膳食，保证热能和营养素的供给。

每天能量在 2000kcal 需求水平时，平衡膳食中谷类 250~300g，其中全谷物和杂豆 50~75g，薯类 50~75g；蔬菜 300~500g；水果 200~350g；蛋类 50g，肉禽鱼类各 40~65g；牛奶或酸奶 300g；大豆 15g；坚果 10g；油脂类 25~30g，此期正是胚胎分化、器官形成期，对外界致畸因素十分敏感，因此要平衡各种营养素，不要因营养缺乏或过多而致胎儿畸形，如进食很好，除补充叶酸外不宜过多补充营养素。根据中国营养学会发布最新版膳食宝塔建议，孕早期食物用量同备孕期，备孕期膳食宝塔参见图 3-1-1。

(二) 孕中晚期

保健重点是产前检查、产前诊断与营养管理。

1. 产前筛查和产前诊断 有条件者，建议对以下高危人群重点要做产前诊断 (prenatal diagnosis)：高龄孕妇、孕早期接触过可能导致胎儿先天缺陷的物质、胎儿发育异常或可疑胎儿畸形、羊水过多或羊水过少、有遗传病家族史或曾分娩过严重先天缺陷儿、曾有 2 次以上不明原因流产、死胎或新生儿死亡、筛查结果异常者等。

不同孕周有不同的产前筛查 (antenatal screening) 方法。绒毛穿刺取样术：孕 10~13^{+6} 周；B 超测量胎儿颈部透明层的厚度 (NT)：孕 11~13^{+6} 周；无创产前基因检测 (NIPT)：孕 12~22^{+6} 周；唐氏筛查：孕 15~20 周 (最佳 16~18 周)；羊膜腔穿刺术检查胎儿染色体核型：孕 16~22 周。

2. 产前检查 孕期定期进行产前检查 (antenatal care)，是早期发现妊娠并发症的一个有力措施。产前检查的孕周：建议 12~13^{+6} 周、14~19^{+6} 周、20~24 周、25~28 周、29~32 周、33~36 周、37~41 周 (最好每周 1 次)。

胎儿系统超声筛查 (妊娠 20~24 周)：筛查胎儿的严重畸形。以后酌情超声检查 (评估胎儿大小、胎位、羊水量、胎盘成熟度，有条件者可检测脐动脉收缩期峰值和舒张末期流速之比)。

GDM 筛查 (24~28 周)：直接行 75g 糖耐量试验 OGTT，筛查妊娠期糖尿病。

建议孕 34 周左右可复查肝肾功能、凝血功能及心电图。妊娠 35~37 周 B 族链球菌 (GBS) 筛查。有妊娠合并症或并发症者，孕 32~34 周后可开始行电子胎心监护 (NST)；无异常者，37 周后每周 1 次 NST。

伴随着"二孩"政策的放开，中国高龄孕妇人

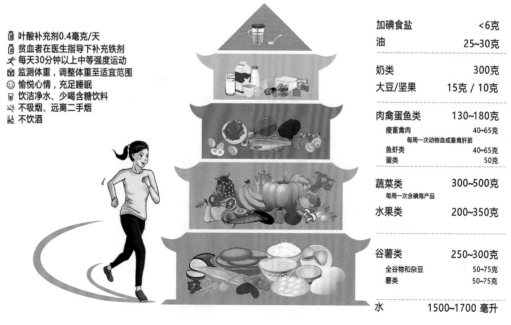

图 3-1-1　孕早期妇女参考备孕期妇女平衡膳食宝塔

数迅速增加。高龄孕妇生育妊娠期和分娩期并发症明显增多，如何做好高龄孕妇的孕前及孕期保健，加强分娩期管理，是改善不良妊娠结局、促进成功阴道分娩的关键。

随着年龄的增加，卵巢功能逐渐退化，女性生育能力逐渐下降，卵子卵细胞老化致使怀孕的几率呈明显下滑趋势，无论是自然受孕能力还是辅助生育受孕机会均明显下降。卵子质量降低、胚胎质量下降导致流产、早产、死胎的发生率增加，自身染色体发生突变的几率也逐渐增加。

高龄妇女随着年龄的增长、内分泌的变化、肥胖体质指数的增加以及工作生活压力造成的心理压力增加，使得妊娠并发症如妊娠期高血压疾病、妊娠期糖尿病（gestational diabetes mellitus，GDM）、甲状腺疾病发病率明显增加。

慢性高血压患者随着年龄的增长，血管内皮损伤进行性加重，血管内皮源性舒张因子分泌减少，收缩因子分泌增加，外周血管痉挛，妊娠后随着孕周增加，合并子痫前期的风险明显升高。高龄孕妇妊娠期高血压疾病的发病率是非高龄孕妇的5倍。有子痫前期病史的高龄孕妇是再次妊娠发生子痫前期的危险因素。

肥胖本身已知是2型糖尿病的独立危险因素。随着人群中肥胖和糖尿病发病人数的不断增多，育龄妇女中2型糖尿病患者增加，我国20~39岁育龄妇女的糖尿病患病率约为3.2%。高龄和多产次也是公认的妊娠期糖尿病危险因素，随着妊娠次数增加，再发妊娠期糖尿病的风险也逐渐增加。糖尿病所导致的微血管病变、视网膜病变、肾功能损害、心血管病变、神经病变可影响妊娠结局，妊娠也可加重糖尿病病情。

年龄可影响甲状腺激素状态和脱碘酶的表达和活性。因此，高龄、有甲状腺疾病史或家族史的妇女，再次妊娠时患妊娠期甲状腺疾病的几率升高。妊娠期甲状腺功能减退症（包括临床甲减、亚临床甲减和低 T_4 血症）发病率约为2%~5%。妊娠期甲状腺功能异常者，孕期并发症明显增加，如自然流产、早产、低体重儿、子痫前期等，而且还会影响胎儿的神经智力发育。建议将其作为孕期常规筛查项目。其他不良围产儿结局均与产妇年龄有关，如低出生体重儿、小于胎龄儿、早产儿、胎儿窘迫及新生儿窒息率、围产儿死亡率等。因此，做好高龄孕妇的孕期保健十分重要。

建议建立高龄孕妇专科门诊进行专项管理，孕早期即开始规范的产前保健。整个孕期对高龄孕妇进行风险评估，将所有孕妇按照正常、异常（包括疾病轻、重再分级）分级，按照不同级别的风险分级管理：低风险的及轻微合并症、并发症者可在二级医院保健分娩；对于严重合并症、并发症者应在三级专科以上医院保健分娩，以确保孕产妇的安全。

对于妊娠期高血压疾病、糖代谢异常、甲状腺疾病等常见并发症管理建议：严格按照各项疾病诊治指南管理和治疗。坚持规律的产前检查，早期发现异常情况及时给予必要的治疗，控制病情稳定，避免严重并发症的发生或延缓其病情加重；合并妊娠期糖尿病的高龄产妇通过饮食调整及增加运动，必要时应用胰岛素，将血糖控制在正常范围内，以减少不良妊娠结局的发生。

3. 营养管理　孕中晚期胎儿生长发育迅速，因此饮食方面应注意营养管理（nutrition management）：

孕中期：基础代谢增强，胎儿生长发育速率加快，应在孕早期的基础上，增加热能及优质蛋白质，但仍以全面平衡为要点，适当增加鱼、禽、蛋、海产品、奶类、维生素、钙、铁的摄入，注意必需脂肪酸的补充。每天奶类比孕早期增加200g；动物性食物（鱼、禽、蛋、瘦肉）比孕早期增加——孕中期20g/d，孕晚期70g/d；多食绿色蔬菜、虾皮、紫菜、海带等补充微量营养素。

孕晚期：胎儿增大、宫底升高，胃肠蠕动减慢，一次进食过多会引起胃部不适，因此，建议少量多餐。体重增加以每周0.3~0.5kg为宜。孕期热量的过度摄入会导致母亲体重过度增长，产生肥胖、巨大胎儿，易产生妊娠并发症如妊娠期高血压疾病、妊娠期糖尿病等。

注意不要走进食误区，不是越贵的食品越有营养，平衡膳食才是"金"！尽量避免油炸、熏烤、肥厚油腻、强烈刺激性的食物。中国营养学会发布的最新版孕期膳食宝塔参见图3-1-2。

4. 孕期运动　提倡正常孕妇每天进行中等强度的有氧运动即全身大肌肉群的运动，可以消耗葡萄糖、动员脂肪、刺激心肺的运动。常见的运动形式有：快走、慢跑、游泳、骑自行车、瑜伽、打太极拳、打球等。运动强度以运动时心率不超过靶心率为限：靶心率（次／分）＝（220－年龄）×70%或运动后稍有出汗。当出现阴道出血、不规律宫缩或头晕头痛时应停止运动。

中国孕期妇女平衡膳食宝塔

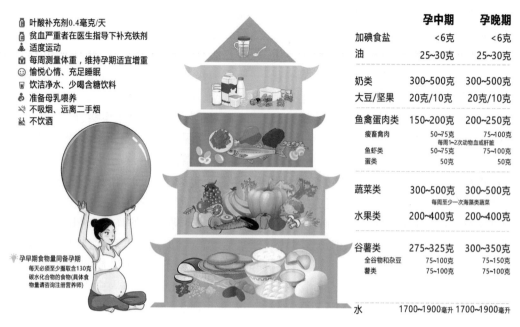

- 叶酸补充剂0.4毫克/天
- 贫血严重者在医生指导下补充铁剂
- 适度运动
- 每周测量体重，维持孕期适宜增重
- 愉悦心情、充足睡眠
- 饮洁净水、少喝含糖饮料
- 准备母乳喂养
- 不吸烟、远离二手烟
- 不饮酒

孕早期食物量同备孕期
每天必须至少摄取含130克碳水化合物的食物(具体食物量请咨询注册营养师)

	孕中期	孕晚期
加碘食盐	<6克	<6克
油	25~30克	25~30克
奶类	300~500克	300~500克
大豆/坚果	20克/10克	20克/10克
鱼禽蛋肉类	150~200克	200~250克
瘦畜禽肉	50~75克	75~100克
	每周1~2次动物血或肝脏	
鱼虾类	50~75克	75~100克
蛋类	50克	50克
蔬菜类	300~500克	300~500克
	每周至少一次海藻类蔬菜	
水果类	200~400克	200~400克
谷薯类	275~325克	300~350克
全谷物和杂豆	75~100克	75~150克
薯类	75~100克	75~100克
水	1700~1900毫升	1700~1900毫升

图 3-1-2　孕期妇女平衡膳食宝塔

5. 孕期合理的体重增长推荐　详见本节"三、孕期营养(一)消瘦与肥胖者"。

二、胎儿健康状况评估

胎儿宫内情况的监测有以下三方面：

(一)先天缺陷的产前诊断

详见本节"一、孕妇管理中(二)孕中晚期 1. 产前筛查和产前诊断"。

(二)胎儿生长发育的监测

1. 胎儿生长发育影响因素　受许多因素影响，包括母体因素、胎儿因素及胎盘因素。

(1)母体因素：包括遗传因素，母亲的身高在一定程度上决定了胎儿的大小，身材矮小的胎儿一般也小，但这种不是发育异常。母体全身性疾病如病毒感染、并发妊娠期高血压疾病等，以及不良的生活习惯如吸烟、酗酒等，都会影响胎儿的生长发育。

(2)胎儿因素：胎儿的内分泌调节自身的生长发育，如比较肯定的胰岛素作用。其他如胎儿垂体的泌乳素、生长激素等可能也影响着胎儿生长发育。

(3)胎盘因素：胎盘是母体与胎儿之间连接的桥梁，母体的营养物质、氧气等全部通过胎盘输送给胎儿，一旦胎盘功能受到某些疾病的影响，导致绒毛间隙血流量及绒毛内血管面积减少，均可影响胎儿在宫内的生长发育。

2. 监测方法　包括以下两个方面：

(1)临床监测：妊娠图(pregnogram)的监测简单易行，包括孕妇体重和宫高、腹围增长情况。孕妇体重增长幅度，一般情况下可大致反映出胎儿大小的生长情况。子宫底高度与相应孕周对照，可反映出胎儿生长过大还是过小。腹围的测量受腹壁厚度、腹壁的松紧度等影响，与宫高曲线相比，对预测胎儿发育大小参考价值不大。

(2)超声监测：用于孕早期估计孕龄；用于获得孕中、晚期双顶径、股骨长、头围、腹围、小脑横径等多种体格测量值，参照本地区相应孕周的正常值标准，低于两个标准差时应考虑胎儿生长受限；根据以上数据，计算机软件可自动计算出胎儿体重等。

(三)胎儿安危状况的监测

常用方法如胎动监测、电子胎心监护、生物物理评分、超声测量羊水量、胎儿脐动脉血流、大脑中动脉血流、肾动脉血流的 S/D 比值、PI、RI 测定。

1. 胎动计数　胎动计数(fetal movement counting)是孕妇监测胎儿宫内状况的一个很好的方法。但是，理想的胎动计数方法仍无定论，单次 1 小时胎动计数应 >3 次以上；或早、中、晚各数 1 小时胎动，将 3 小时胎动数相加，12 小时胎动 >30 次。目前，尚无证据支持所有低危孕妇数胎动，建议高危孕妇孕晚期计数胎动。

2. 电子胎心监护　电子胎心监护（electronic fetal monitoring，EFM）作为一种评估胎儿宫内状态的手段已被广泛应用。EFM 可从妊娠 32 周开始，但具体开始时间和频率应根据孕妇情况及病情进行个体化应用。无应激试验（non-stress test，NST）分为反应型和无反应型。

（1）NST 反应型：指监护时间内出现 2 次或以上的胎心加速。妊娠 32 周前，加速在基线水平上≥10 次 / 分、持续时间≥10 秒。

（2）NST 无反应型：指超过 40 分钟没有足够的胎心加速。NST 反应型预示着胎儿宫内状况良好；无反应型最常见的情况是胎儿睡眠周期所致，但也可能与胎儿神经系统抑制（如酸中毒）有关。当 EFM 反复出现 NST 无反应型，可疑胎儿宫内缺氧状态时，可行 CST 进一步评估胎儿宫内状态。①阴性：无晚期减速或明显的变异减速；②阳性：50% 以上的宫缩后出现晚期减速（即使宫缩频率 <3 次 /10 分钟）；③可疑阳性：间断出现晚期减速或明显的变异减速。

3. 胎儿生物物理评分　胎儿生物物理评分（biophysical profile scores，BPPs）包括 NST+ 超声下观察 4 项指标（胎儿呼吸运动、胎儿运动、胎儿肌张力及羊水量），每项评分满分是 2 分，总分 8~10 分为正常，6 分是可疑，4 分以下为异常。对于 <36 周、怀疑胎盘功能不良或可疑胎儿缺氧时应行 BPP。

4. 羊水量及性状　羊水过少与围产期发病率升高密切相关，和胎儿异常也密切相关，如 FGR、畸形等。孕中期：注意泌尿系畸形，必要时做染色体检查。孕末期：作为慢性缺氧的一个指标。

正常妊娠不同孕周最大垂直羊水池（MVP）和羊水指数（AFI）有不同的正常值范围。国内多以 MVP<2cm 为羊水过少的标准；AFI<5cm 为羊水过少，<8cm 为羊水偏少。

足月妊娠羊水胎便污染者约 12%~22%。目前认为羊水中胎便排出多是神经控制下胎儿胃肠道功能成熟的表现；或脐带牵拉刺激迷走神经使胃肠蠕动增强，不一定是胎儿宫内缺氧。羊水三度污染是持续胎心监护的指征，如同时伴有胎心监护异常，才考虑是胎儿缺氧所致。

5. 彩色多普勒超声血流

（1）胎儿脐动脉（fetal umbilical artery，UA）血流监测：脐动脉血流能反映胎儿 - 胎盘循环的血流动力学状态。正常脐动脉妊娠 12~14 周前无舒张期血流。随着孕龄增加，胎盘循环阻力下降，血流量增加，胎儿脐动脉的频谱显示 S/D、阻力指数（RI）、搏动指数（PI）值随妊娠周数的增加呈逐渐下降趋势。至 28 周以后，脐动脉 S/D<3、RI<0.6，逐渐降至足月。当 S/D>3、PI>1.7、RI>0.6 时，可作为预测胎儿宫内缺氧的临界值。

（2）大脑中动脉（middle cerebral artery，MCA）：MCA 血流阻力指数（S/D、PI、RI）是颅脑血液循环的阻力指标，可判断胎儿脑液血循环情况。

MCA 血流频谱从 16~36 周较稳定，脑血管阻力较低，整个舒张期都可出现血流。正常妊娠时，随着孕龄增加，胎儿脑发育逐渐成熟，氧需求量增加，脑血管扩张，血流阻力减少，脑血流量增加，MCA 血流 PI 等各阻力指标呈逐渐下降倾向，以充分保证大脑的血液供应和氧需求量。

胎儿缺氧时，供应心、脑等重要器官的血管扩张，阻力下降，血流量增加，而外周血管收缩，阻力增加，四肢、肾血流量相应下降。这种现象称为"脑保护效应"或称为"血流再分布"现象，表现为 MCA 的 S/D 值下降，收缩期峰值（VP）升高。但如缺氧极其严重时，MCA PI 反而升高。当 MCA 血流 S/D<4，PI<1.6，RI<0.6 时，可作为预测胎儿宫内缺氧的临界值。

（3）肾动脉（renal artery，RA）血流监测：正常妊娠随孕期的进展，胎儿肾动脉的阻力随之下降，肾血流灌注逐渐增加，促使肾发育渐趋成熟直至分娩。肾动脉阻力指数（S/D、PI、RI）是肾循环的阻力指标，反映肾的血供情况。阻力指标与肾动脉管径呈负相关性，与循环阻力呈正相关性。当缺氧时肾动脉搏动指数明显升高，尤其羊水过少时，胎儿肾动脉异常的搏动指数对胎儿宫内缺氧的监测具有较高的敏感性，正常孕 32 周后 RA PI 约为 1.89 ± 0.08。如果 MCA PI/RA PI>1 预后良好，MCA PI/RA PI<1、RA RI 增高、MCA RI 降低则预后不佳。

（范玲）

三、孕期营养

针对不同的人群，孕期营养的侧重点应该不同。

（一）消瘦和肥胖者

低体重者（BMI<18.5kg/m²）：应适当增加能量密度高的食物摄入，保证热卡至少 2000kcal/d

(1kcal=4.184kJ),每天可有1~2次加餐。

肥胖者(BMI ≥28.0kg/m²):应改变不良饮食习惯,减慢进食速度,应在保证营养素供应的前提下控制总能量的摄入,热卡应控制在1500kcal/d,减少高能量、高脂肪、高糖食物的摄入,多选择低升糖指数(GI)、富含膳食纤维的食物。适当增加运动,推荐每天30~90分钟中等强度的运动。

高龄孕妇随着年龄的增长、内分泌的变化、体质指数增加,肥胖人群增多。因此,高龄孕妇保持一个健康的生活方式,控制体重合理增长,避免形成巨大胎儿更为重要。

由于我国尚缺乏足够的数据推荐孕期适宜的体重增长值,目前仍建议应用美国医学研究院(Institute of Medicine,IOM)2009年推荐的孕期合理的体重增长范围(表3-1-1)。

(二) 妊娠合并糖尿病营养管理

妊娠合并糖尿病患者营养管理(nutrition management)应以保证母亲和胎儿的最佳营养状况,摄入足够能量,保证孕期适宜的体重增加,达到并维持正常的血糖水平,避免发生酮症为目标。糖尿病患者的膳食疗法并非是碳水化合物越低越好,而是要适当地限制能量和脂肪的摄入量,保证适宜的碳水化合物和蛋白质的比例。

1. 合理控制总能量 适当限制碳水化合物,妊娠合并糖尿病孕妇机体仍需要更多的能量,以弥补尿糖的损失和供给胎儿生长发育的需要。一般孕早期每天能量摄入建议不低于1500kcal/d,在孕中期、后期每天能量摄入控制在1800~2200kcal为宜。美国妇产科医师协会(The American College of Obstetricians and Gynecologists,ACOG)推荐,患妊娠糖尿病的超重和肥胖妇女,应降低能量摄入、自我监测血糖和尿酮体并增加适量运动。有研究显示,限制能量至1200~1800kcal/d,可降低巨大胎儿发生率至6%,不进行能量限制者为23%。然而过分的能量限制可能加速脂肪分

解而发生酮症酸中毒,可对胎儿神经发育造成损害。对于肥胖患者(BMI>30kg/m²),美国糖尿病学会(American Diabetes Association,ADA)建议需要减少能量30%~33%(可按不超过25kcal/kg实际体重来计算)对于体重较轻或体质虚弱的患者,要注意供给足够的能量。孕妇适当限制饮食摄入不会增加营养不良机会并且减少剖宫产的发生。

碳水化合物是能量的重要来源,是影响餐后血糖的主要营养素。应适当限制碳水化合物的摄入,包括摄入总量、摄入时间、每次摄入量以及组成。1994年以来,ADA一直未对碳水化合物提供的能量占膳食总能量的具体比例做出明确规定,相反ADA建议碳水化合物的摄入量要根据个体耐受情况及治疗目标推荐。美国的膳食营养素参考摄入量(DRIs)规定孕妇每天的碳水化合物的摄入量不少于175g,以保证胎儿大脑获得足够的血糖供给,以及避免发生酮症。这一推荐为妊娠合并糖尿病孕妇碳水化合物的限制提供了重要的基础。

《中国糖尿病医学营养治疗指南(2013)》建议:糖尿病患者的碳水化合物推荐摄入量占每天膳食总能量的50%~60%。在我们的临床实践中发现,GDM患者碳水化合物提供的能量比多为50%~55%。2011年"ADA糖尿病诊疗标准"推荐:糖尿病患者碳水化合物、蛋白质和脂肪的最佳比例或许应该调整,以满足糖尿病患者的代谢目标和个人喜好(E);监测碳水化合物的摄入量是血糖控制达标的关键策略,无论采用碳水化合物计算法、食品交换法或经验估算(A);对糖尿病患者,当仅考虑碳水化合物总量时,用血糖指数和血糖负荷,可能更有助于血糖控制(B)。

在制定膳食计划时应考虑碳水化合物的数量和种类。在同等量情况下可优先选择低GI的食物,最好选用多糖如米、面、玉米面等杂粮,同时与一些新鲜蔬菜(如土豆、山药等根茎类)混合食用。

表3-1-1 不同BMI孕妇体重增长的推荐

孕前BMI(kg/m²)		单胎孕妇孕期体重增长推荐(kg)	单胎妊娠中、晚期每周体重增长推荐(kg)	双胎孕妇孕期体重增长推荐(kg)
低体重	<18.5	12.5~18	0.51(0.44~0.58)	暂无推荐范围
理想体重	18.5~24.9	11.5~16	0.42(0.35~0.50)	17~25
超重	25.0~29.9	7~11.5	0.28(0.23~0.33)	14~23
肥胖	≥30.0	5~9	0.22(0.17~0.27)	11~19

注:孕早期平均体重增加0.5~2kg

由于不同食物来源的碳水化合物在消化、吸收、食物相互作用等方面的差异以及由此引起的血糖和胰岛素反应的区别，混合膳食可使糖的消化吸收缓慢，有利于控制病情。如果已经补充了胰岛素，可以给予适量的多糖类食物以增加胰岛素的敏感性，并应适当鼓励富含膳食纤维食物的摄入。

2. 保证充足的蛋白质 充足的蛋白质对胎儿的发育至关重要。蛋白质供能比应占膳食总能量的15%~20%，每天约需80~100g，其中动物性蛋白至少占1/3。根据《中国居民膳食营养素参考摄入量（2016）》，孕早期在每天每千克体重提供1.0g蛋白质的基础上，每天增加5g；孕中期每天增加15g；孕晚期每天增加20g。ADA关于糖尿病患者蛋白质摄取建议：①虽然蛋白质也像碳水化合物一样是胰岛素刺激因子，但控制良好的2型糖尿病患者摄入蛋白质并不使血糖浓度升高；②对于糖尿病患者，尤其对血糖控制不好的患者来说，蛋白质的需要量比每天膳食推荐量（recommended dietary allowance，RDA）高，但不要超过总能量的20%；③对于没有肾病并发症的糖尿病患者，没有证据表明其膳食蛋白质摄入量占总能量的15%~20%需要改变；④尚不清楚高蛋白、低碳水化合物膳食对糖尿病控制远期效果的影响。虽然这种膳食可以在短期使体重减轻，但尚无证据表明这种膳食能长期维持体重减轻。富含优质蛋白质的食物有：肉类包括禽、畜和鱼类；蛋类；奶类；大豆类。

3. 合理的脂肪摄入 推荐膳食脂肪量占总能量的百分比为25%~30%。但应适当限制饱和脂肪酸，如动物油脂、红肉类、椰奶、全脂奶制品等富含饱和脂肪的食物，糖尿病患者饱和脂肪酸摄入量不应该超过总摄入能量的7%（A级）；减少反式脂肪酸摄入量有助于降低低密度脂蛋白胆固醇，增加高密度脂蛋白胆固醇（A级）；糖尿病孕妇应减少反式脂肪酸的摄入量（B级）；烹调油可选用不饱和脂肪酸含量较高的橄榄油、山茶油、大豆油或玉米油。

4. 膳食纤维的摄入要充足 膳食纤维按理化性质分为可溶性纤维和非可溶性纤维。可溶性纤维如水果中的果胶、海带、紫菜中的藻胶，某些豆类中的瓜尔胶（guargum）和魔芋块茎中的魔芋粉等；非可溶性纤维如植物中的纤维素、半纤维素和木质素，在谷、豆类种子的外皮，蔬菜的茎、叶和果实中均含有。研究表明，每天从燕麦、大麦、干豆类或纯纤维来源（如果胶和瓜尔胶等）摄入可溶性膳食纤维5~10g，可使血清胆固醇降低5%~10%。可溶性纤维可以降低血糖，并能改善血糖控制。流行病学研究也证明，摄入谷类食物中的不溶性纤维可使冠心病和2型糖尿病的危险性降低，每增加10g可使患这两种疾病的危险性降低30%。膳食纤维的供给量，一般推荐每天摄入25~35g膳食纤维。同时也应清楚地认识到膳食纤维并非"多多益善"。过多摄入可能造成：腹胀、消化不良；影响蛋白质的消化吸收；影响钙、铁、锌等元素的吸收。

5. 保证足够的维生素、矿物质 每天供给一定量的鲜奶或奶制品、动物肝脏、蛋、鱼、虾、豆类、干果类、大量的新鲜叶菜类，可以获得足量的钙、镁、铁、锌、碘、铬、硒、维生素和膳食纤维。维生素，尤其是维生素B_1、B_2和尼克酸在糖代谢中起重要作用。糖尿病患者因排尿过多，容易使钾、钠、钙、镁、磷等无机盐丢失而影响体液酸碱平衡。微量元素中的锌、铬参与体内胰岛素的生物合成和体内能量代谢。铬能提高组织对胰岛素的敏感性，促进糖代谢和蛋白质的合成。动物性食物如畜禽鱼肉中含锌较高，牡蛎、蛋黄中铬的活性较强，宜选用。此外研究还发现，食物中的钠含量与淀粉的消化、吸收速度和血糖反应有着直接的关系。食盐可通过刺激淀粉酶的活性而加速对淀粉的消化，或加速小肠对消化释出的葡萄糖的吸收。实验结果证实，进食含盐食物者的血浆葡萄糖浓度比进食不含盐食物者高。

目前尚无证据表明，妊娠合并糖尿病孕妇和普通孕妇在维生素和矿物质需要量方面存在不同。因此，妊娠合并糖尿病孕妇应同样遵循中国营养学会对孕妇膳食营养素参考摄入量的推荐。孕妇（包括妊娠合并糖尿病孕妇）若膳食摄入不能满足膳食营养素参考摄入量，应该鼓励维生素和矿物质的补充。

6. 进行适宜的体力活动 糖尿病患者应增加体力活动，没有禁忌证的2型糖尿病推荐每周至少参加150分钟的中等强度有氧运动。对于妊娠合并糖尿病患者，除有不宜者，如先兆流产、先兆早产、产前出血、子痫前期患者除外，均鼓励坚持适量有规律的运动，如餐后半小时至1小时后可散步30分钟。体力活动已被证明在糖尿病患者中能够起到改善血糖控制、减少胰岛素抵抗、降低心血管疾病发病率、有利于体重控制和身心健康的作用。

7. 给予合理的餐次安排 糖尿病患者总的原则是以分餐为主。有建议对于肥胖的妊娠糖尿病患者三餐外仅在晚上睡前加1次餐。而另外一些学者则建议每餐都少吃,但是每餐之间都有加餐。一般来说每天5~6餐,使血糖尽可能波动少,早餐宜占总能量的10%~15%,中餐占30%,晚餐占30%,上午9~10点、下午3~4点及睡前各加餐1次占总能量的5%~10%,防止低血糖的发生。当出现早期妊娠呕吐和恶心及7~9个月时出现胃肠功能障碍时可考虑再增加正餐及加餐的次数。总之,膳食计划必须实现个体化,要根据当地习惯、生活方式、经济条件和教育程度进行合理的膳食安排和相应营养教育。

(三) 妊娠期高血压疾病

妊娠期高血压疾病是妊娠期特有的疾病,其发生与许多因素有关,其中与营养密切相关,膳食调查发现,妊娠期高血压疾病患者能量、蛋白质、碳水化合物摄入量与正常孕妇相近,而总脂肪及饱和脂肪酸摄入量较正常孕妇多,钙、铁、维生素A、维生素B_2的摄入量减少,已发现多种营养素如钙、镁、锌、硒等缺乏与子痫前期发生发展有关。

妊娠期高血压疾病膳食防治原则:

1. 控制总能量摄入 孕期能量摄入过高易致肥胖,而肥胖是妊娠期高血压疾病的一个重要危险因素,所以孕期应以妊娠期正常体重增加为标准调整进食量。孕前体重正常的单胎孕妇孕中晚期摄入能量应以保持每周增重0.3~0.4kg为宜,肥胖孕妇每月体重增长不超过1kg。

2. 减少脂肪的摄入量 脂肪占总能量的比例应少于30%,而且饱和脂肪酸提供的能量应低于总能量的10%,相应增加不饱和脂肪的摄入,即少吃动物性脂肪,以富含不饱和脂肪酸的植物油代之。胆固醇摄入量每天300mg以下。减少动物内脏、蛋黄、鱼子、鱿鱼等富含胆固醇食物的摄入。

3. 增加优质蛋白质 严重妊娠期高血压疾病孕妇若尿中蛋白丢失过多,可出现低蛋白血症,这种情况应适当多摄入优质蛋白以弥补其不足。孕妇应适当多吃鱼、禽、蛋、奶及大豆制品等含丰富优质蛋白质且脂肪含量低的食物,在补充优质蛋白质的同时还可提供多不饱和脂肪酸以调整脂肪的代谢。

4. 减少盐的摄入量 控制钠盐的摄入在防治高血压中发挥非常重要的作用,一般建议患者每天食盐的摄入量应限制在3~5g以内,同时少用酱油、盐腌渍食品。可以用葱、姜、蒜等调味品制出多种风味的食品来改善少盐烹调的口味。

5. 保证足够的微量营养素的摄入 钙、镁、锌、硒摄入量增加可降低妊娠期高血压的发病率,也可使血压降低。对有高危因素的孕妇从孕20周起每天补钙2g可降低妊娠期高血压疾病的发生率。硒可防止机体受脂质过氧化物的损害,提高机体的免疫功能,维持细胞膜的完整性,避免血管损伤。血硒下降可使前列环素合成减少,血栓素增加;锌在核酸和蛋白质的合成中有重要作用。补充维生素C和维生素E也能够抑制血中脂质过氧化作用,减轻内皮细胞的损伤。若自孕16周开始补充维生素E400mg和维生素C100mg可使妊娠期高血压疾病发生率下降18%。低脂、豆类、新鲜蔬菜、水果、海产品等是补充多种微量营养素的良好来源。

(四) 胎儿生长受限

胎儿生长受限(fetal growth restriction,FGR)为产科重要并发症,在我国平均发生率为6.39%,其围产儿死亡率为正常儿的4~6倍。其病因多样而复杂,通常将FGR病因分为3个方面,即母体因素、胎儿因素和胎盘因素。无论在发达国家还是发展中国家孕期母亲营养低能量摄入、孕期体重增加不足均是导致FGR发生的主要因素之一。FGR不仅影响胎儿的发育,对儿童期及青春期的体能和智能也会产生影响,甚至会增加成年后患肥胖、冠心病、高血压、糖尿病等慢性疾病发生的危险。

孕期因营养因素导致对FGR发生的可能原因:

(1) 能量摄入不足:孕妇是胎儿营养物质的基本来源,孕妇营养不良,尤其是蛋白质和能量摄入不足是FGR的重要因素,几乎占50%~60%。孕妇偏食、挑食、妊娠剧吐、存在胃肠道疾患以及边远贫困地区食物供给不足等均是导致能量摄入不足的原因。

(2) 微量营养素缺乏:资料表明,孕妇体内维生素A、铁、锌、碘浓度下降亦与FGR及低体重儿发生密切相关。维生素A有促进胎儿正常发育的作用,维生素A缺乏时,可致骨质生长不良及生长发育受阻。而铁缺乏可导致低血红蛋白性贫血,可使孕妇携氧能力下降,导致胎儿长期处于慢慢性缺氧环境中,而使其生长发育发生障碍。孕妇缺锌可影响核酸和蛋白质的合成,胎盘绒毛总面积缩小,影响胎儿的发育,可致 FGR 和胎儿畸形。碘是合成甲状腺素的重要元素,甲状腺素具有促进蛋白质的生物合成,促进胎儿生长发育的作用,当孕妇严重缺碘时甲状腺素合成减少,导致 FGR。

(3) 过多的蛋白质的补充:在 1076 名妇女参加的 2 项研究中,补充高蛋白质(蛋白质提供 25% 以上的能量),孕妇体重有少量增加,但新生儿平均出生体重降低了,生育小于胎龄儿的风险显著增加了,新生儿死亡的风险也增加(但与对照组比较差异均无统计学意义)。

在临床上膳食因素导致 FGR 的患者可分为两种,一种为孕期能量摄入不足,体重增长不满意的孕妇;另一种为孕期体重增长正常甚至增长过速的孕妇,后者有时会合并妊娠期高血压疾病、妊娠糖尿病等其他合并症。针对不同的情况,营养治疗亦有所不同。

1. 对食欲欠佳,体重增长不满意的孕妇的营养支持策略

(1) 适当增加总能量:能量计算方法见妊娠糖尿病营养治疗部分,能量可达到甚至超过 2500kcal。

(2) 鼓励少量多次进餐,食欲不好的孕妇多次进餐,可增加食物的总摄入量。

(3) 主食不少于 5~6 两[1 两 =50 克(g)],强调粗细粮搭配。

(4) 保证足够的优质蛋白质:鼓励增加肉、蛋、奶等富含优质蛋白的食物的摄入。如有乳糖不耐症,不能喝鲜奶的孕妇,鼓励喝酸奶,或使用低乳糖的孕妇配方奶,或适当增加大豆类制品的摄入;对优质蛋白质类食物摄取有困难的孕妇,可使用高蛋白孕妇配方奶或强化蛋白粉。

(5) 保证足够优质脂肪酸的摄入:脂类对促进胎儿生长发育,特别是胎儿中枢神经系统的发育非常重要。丹麦的一项研究显示,吃鱼少是早产和低出生体重的危险因素。若鱼类摄入困难,可适当补充 DHA,关于孕期 DHA 的推荐值,目前尚未得到公认,美国有专家建议孕期 DHA 摄入量为 300mg/d。

(6) 新鲜蔬菜、水果摄入要充足。

(7) 保证足够的维生素、矿物质:对缺铁性贫血孕妇除鼓励多摄入含铁丰富的食物外,可补铁剂治疗,根据膳食调查可适当补充钙剂、多维片等;食欲差者,可给予锌制剂,如葡萄糖酸锌 10ml,每天 2 次;B 族维生素可促进能量合成,对胎儿的生长发育有一定益处。

2. 对食欲较好,体重增长过速的孕妇的营养干预　调整膳食结构为重点,不建议过多增加能量,重视相关妊娠合并症的治疗,如妊娠期高血压疾病、妊娠合并糖尿病等,强调改善胎盘血流量的同时,根据膳食调查得到的信息,有针对性地给予膳食调整,同时注重微量营养素的补充。

3. 对胎儿直接补给营养物质　已有对人类胎儿直接补充营养物质的病例报道,但缺少对照和准确的生长测量。在动物实验中,对胎儿直接静脉补充营养物质确实可预防 FGR。有实验表明:对正常生长的胎羊直接输注葡萄糖可使胎羊体重增加,肌体脂肪组织增加。对胎羊静脉输注葡萄糖和氨基酸混合营养液可以预防因胎盘栓塞造成的 FGR。直接对胎儿补充营养物质不受营养物质转运环节的影响。然而,对人类胎儿直接补充营养物质尚有很多困难。

4. 经羊水直接补充营养物质　在孕后期,正常胎儿吞咽大量羊水。胎儿在孕后期吞咽的羊水量每天高达 700ml,并通过此途径获得约 10% 的热卡和蛋白质。研究显示:注入宫腔的碳水化合物和蛋白质可被胎儿吞咽、消化、吸收和参与机体构成。将营养物质注入胎羊胃肠道可预防因母羊营养不良导致的 FGR。有研究报道将葡萄糖和氨基酸注入孕妇羊膜腔可以改善胎儿生长,但实验没有胎儿大小的准确测量或设对照组以评估这项干预措施。

注意:后面提到的两种方法目前仍只能作为可能对 FGR 具有潜在应用前景的方法,营养补充治疗并非没有危险。对氧合正常的胎儿输注葡萄糖可造成胎儿氧耗增加并引起胎儿氧合下降,这已在人 FGR 胎儿中得到证实。因此一种营养物质的补充(葡萄糖)可造成另一种营养物质的缺乏(氧),这对已存在损伤的胎儿是不利的甚至是致命的。

(五) 双胎妊娠

双胎妊娠与单胎妊娠相比,母体全身各个系统的负担均加重,而且胎儿的宫内生长环境也更复杂,因此早产、围产儿病死率、胎儿生长受限、先天发育畸形等的发病率明显升高。

1. 双胎妊娠孕妇体重管理目标　妊娠期适

宜的体重增长是成功妊娠最基本和最直观的条件。孕期母体体重下降或增长偏低与胎儿生长受限和围产期死亡危险性增加有关,而孕期体重增长过多与胎儿出生时的高体重、妊娠合并糖尿病和继发性头盆不称致产妇死亡的危险性增加相关。

孕期适宜增重需要考虑母体的孕前体质指数、年龄、是否多胎及是否哺乳等因素。目前,按照2009年美国医学研究院(Institute of Medicine,IOM)推荐的双胎妊娠孕期体重增加建议:孕前正常体重者,孕期增长范围17~25kg;孕前超重者,孕期增长范围14~23kg;孕前肥胖者,孕期增长范围11~19kg。

2. 膳食指导　双胎妊娠孕期对多种微量营养素需要的增加大于对能量需要的增加,通过增加食物摄入量以满足微量营养素的需要极有可能引起孕妇体重过多增长。因此,随着孕周增加,孕妇应监测自身体重,并根据体重增长的速率适当调节食物摄入量。

在孕期建议做到以下几点:

(1) 少量多餐,尽可能做到定时定量:对于妊娠反应较重的孕妇,不必强调饮食的规律性,更不可能强制进食;进食的餐饮、数量、种类及时间应根据孕妇的食欲和反应的轻重进行调整,采取少食多餐的方法,保证进食量。

(2) 粗细粮搭配:粗粮是指除大米、小麦以外的其他粮食。粗粮中含丰富的B族维生素,钾、钙生物类黄酮的含量也比细粮丰富。有助于三大营养素的代谢为机体提供能量,还有增进食欲和消化功能等作用。

另外,粗粮中的膳食纤维含量高,进入胃肠道,具有很强的吸水能力或结合水的能力,可增加胃内容物的容积,增加饱腹感,从而可减少食物和能量的摄入,有利于双胎妊娠孕期的体重控制。

(3) 保证足够优质蛋白的摄入:鱼、禽、肉、蛋、奶是优质蛋白质的良好来源。其中鱼类除了提供优质蛋白质外,还可提供n-3多不饱和脂肪酸,这对孕20周后胎儿脑和视网膜功能发育极为重要;蛋黄是卵磷脂、维生素A、维生素B_2的良好来源;奶对孕期蛋白质的补充具有重要意义,同时也是钙的良好来源。

(4) 蔬菜和水果:水果品种多样、充分、合理;蔬菜500g/d,绿色蔬菜要达到一半以上。

(5) 维生素要充足:由于血浆的稀释,血浆中多数维生素随着妊娠进展而缓慢持续的下降。对于双胎妊娠铁、叶酸、钙的及时补充意义重大,妊娠30周后以上微量元素的补充可以有效地减少妊娠期合并贫血、高血压等不良妊娠并发症及合并症。

1) 维生素A:可促进生长于骨骼发育,促进视觉细胞内感光物质的合成与再生,维持皮肤和黏膜细胞的正常分化和功能完整,增强呼吸系统及消化系统的抗病能力;参与免疫反应、味觉、听觉、食欲等生理活动;通过对生殖器官上皮的影响调节生殖机制。

2000年《中国居民膳食营养素参考摄入量》对孕中、晚期妇女钙摄入的维生素A为900μg/d。

维生素A来源于动物肝脏、牛奶、蛋黄;深绿色、黄红色蔬菜和水果中的胡萝卜素可以转化为发挥生物学效应的活性形式。

2) 维生素D:参与维持血钙水平的稳定,同时也是免疫调节剂,调节机体对感染的反应,抑制肿瘤细胞的增长和末期分化。2000年《中国居民膳食营养素参考摄入量》对孕中、晚期妇女钙摄入的维生素D为10μg/d。

维生素D主要来源于紫外光照下体内的合成。由于含维生素D的食物有限,维生素D强化奶是维生素D的良好来源。

3) 叶酸:孕早期缺乏叶酸可引起死胎、流产、脑和神经管畸形等不良结局。

2000年《中国居民膳食营养素参考摄入量》建议:对围产期妇女应多摄入富含叶酸的食物,或补充叶酸600μg/d。叶酸来源于动物肝脏、豆类和深绿色叶菜。

(6) 矿物质要充足:人体所含有的对维持机体正常生理功能所必需的60多种元素中,除碳、氢、氧、氮主要以有机物质形式存在外,其余各元素均为无机的矿物质。其中,人体内含量大于体重0.01%的称为常量元素(宏量元素)包括钙、磷、钾、钠、硫、氯、镁7种;此外有8种必需的微量元素:铁、碘、锌、硒、铜、钼、铬、钴和5种可能必需的微量元素:锰、硅、镍、硼、钒。其中,与妊娠相关又最容易缺乏的主要包括:钙、铁、碘、锌等。

1) 钙:孕期缺钙可引起孕妇腰腿疼痛和小腿抽筋;同时钙作为凝血因子的激活剂,可参与凝血过程,这对分娩时不丢失过多血液特别重要。

2000 年《中国居民膳食营养素参考摄入量》对孕中期妇女钙摄入的推荐值为 2000mg/d。过多钙的摄入可能导致孕妇便秘，也可能影响其他营养素的吸收。钙的最好来源是奶及奶制品，豆类及其制品。此外，芝麻、虾皮、海带等海产品也是钙的良好食物来源。

2）铁：孕早期的铁缺乏与早产和低出生体重有关，缺铁性贫血还与孕期体重增长不足、出生低体重儿有关。

2000 年《中国居民膳食营养素参考摄入量》对孕中期妇女铁摄入的推荐值为 25mg/d。动物肝脏、动物血、瘦肉是铁的良好来源，含量丰富且吸收好，此外，蛋黄、豆类、某些蔬菜如油菜、雪里红、菠菜等也提供部分铁。

3）锌：孕妇血浆锌通常在孕早期开始持续下降，至产前达到最低点；母体摄入充足的锌可促进胎儿的生长发育和预防先天畸形。

2000 年《中国居民膳食营养素参考摄入量》对孕中期妇女铁摄入的推荐值为 16.5mg/d。对于素食、高纤维素膳食人群、多次妊娠者及大量摄入钙剂、铁剂者，应额外补锌 15mg/d。

根据自身的体能，在保证安全的情况下，每天进行不少于 30 分钟的低强度身体活动，最好是 1~2 小时的户外活动，如散步、体操等。

（李光辉）

参考文献

1. 杨慧霞.妊娠合并糖尿病——临床实践指南.第 2 版.北京：人民卫生出版社，2013，5：148-171.
2. 中华医学会妇产科分会产科学组.孕前和孕期保健指南.中华妇产科杂志，2014，46（2）：150-153.
3. 中华医学会妇产科分会产科学组，中华医学会围产医学分会妊娠合并糖尿病协作组.妊娠合并糖尿病诊治指南.中华围产医学杂志，2014，17（8）：537-545.
4. 中华医学会妇产科分会妊娠期高血压疾病学组.妊娠期高血压疾病诊治指南.中华妇产科杂志，2015，50（10）：1-8.
5. 范玲.重视高龄孕妇围分娩期的管理.实用妇科与产科杂志，2016，32（3）：5-7.
6. 中国营养学会.中国居民膳食指南.北京：人民卫生出版社，2016，5：174-182.269-275.
7. 唐仪，郝玲.妇女儿童营养学.北京：化学工业出版社，2012：177-200.

第二节 助产士门诊规范及流程

【导读】

助产士门诊开设条件严格，咨询内容广泛。助产士门诊的开设对帮助孕妇进行自我孕期管理、提高阴道分娩率、降低分娩不适体验非常重要。

一、定义

助产士门诊是由一组从事助产工作十年及以上的经过考核评估合格的高级助产士，为有阴道分娩需求的孕龄妇女提供高质量的产前咨询、产时接生及产后随访的一系列序贯性的服务。

二、意义

助产士门诊是让孕妇及家人正视并了解分娩时的疼痛，熟悉、掌握应对技巧；了解减痛、无痛分娩、自由体位分娩、家人陪产等不同的分娩方式；让孕妇把握入院时机、了解住院流程；进行有效的临产前心理辅导；了解产后机体及会阴伤口的护理等；制定个性化的分娩计划；增加自然分娩的信心及机会，即让产前、产时有个很好的连接，减少产妇初入产房的恐惧感。

三、门诊的配置

1. **出诊地点** 产科门诊诊区内。
2. **房间配置规格** 独立诊室，面积 $\geq 15m^2$。
3. **房间物品设置** 多普勒胎心听筒、皮尺、分娩球、瑜伽垫、沙发、座椅、电脑、打印机、教具及宣传材料（包括体位减痛法、呼吸减痛法、孕期营养指导、母乳喂养等）。宣传形式采取多样化：应用展板粘贴于诊室墙壁；印刷成册进行发放；多媒体进行循环播放等。
4. **固定看诊时间** （固定助产士），可根据医师出诊时间设定相应时间。
5. **实施预约看诊方式** 根据每人次单次看诊时间决定预约人数。
6. **孕妇（低危）的来源途径** 产科医师推荐；助产士介绍；孕妇自由选择；院方通过公众平台进行推广等。
7. **孕妇看诊** 孕周 30~32 周、34~36 周、37~40 周；可根据所在医院收住孕产妇的实际情况增加或减少看诊次数。

8. 人员选拔 主要从以下几方面考虑：

（1）基本素质：具有敬业精神并热衷于助产专业。

（2）职称要求：具有主管护师及以上职称。

（3）工作经历：有产前病房、产房及产后病房工作经验，从事临床工作10年及以上经考评合格的高级助产士。

四、助产士门诊的咨询内容

（一）产前检查和咨询的内容

1. 孕30~32周 助产士自我介绍，与孕妇及家属建立良好的关系，进行面对面的交流，详细审阅既往孕期检查的相关资料，核对孕周，体格检查，注意孕妇的一般情况，如孕妇的体态、发育、营养、皮肤情况等；了解孕期体重增长情况，有无水肿，询问孕早、中期的产检情况，指导胎动计数方法；告知合理的饮食、适当运动量的好处，降低巨大儿的孕产率，增加自然分娩的几率。

2. 孕34~36周 与孕妇及家属一对一地制定并探讨分娩计划（分娩环境、分娩音乐的选择，分娩镇痛的方法，体位的选择，陪伴的需求等）；以图片或视频等方式介绍分娩环境、分娩过程，进行模拟分娩的演练，安排病房实地考察；让孕妇正视、了解分娩痛，说明分娩痛是可以用减痛的方法减轻的，指导应对分娩镇痛技巧，如非药物分娩镇痛（豆袋按摩、分娩球、呼吸减痛法的应用方法及注意事项）、药物分娩镇痛（椎管内麻醉、杜冷丁应用的利与弊等）；讲解导乐陪伴分娩、家人温馨陪产；讲解会阴自然撕裂和侧切的区别，告知临产后、分娩时与助产士密切配合的重要性；产程中自由体位的作用及注意事项；建立孕妇自然分娩的信心，减轻焦虑、恐惧感；掌握临产征兆识别、胎膜早破处理、分娩身心准备等。做好助产士门诊出诊内容的记录并存档，便于分娩时的助产士根据孕妇的不同需求和偏好进行了解并给予满足。

3. 孕37~40周 认真倾听主诉，询问近期情况；了解既往产检情况（体重、血压、宫高、腹围、B超、胎心监护、化验结果等）；进行四段出诊，测量宫高、腹围，评估胎儿的大小，解读胎心监护的结果；讲解分娩征兆、来院时机；指导孕妇产时如何配合（饮食、活动、体位、休息、排尿、排便、用力等）告知孕妇分娩前物品的准备，介绍助产士陪伴分娩的内容；促进孕妇及家人主动参与，告知参与

围产期照护的重要性；指导自数胎动；为孕妇做好迎接分娩的准备。讲解母乳喂养的知识，新生儿皮肤早接触、早吸吮、早开奶的好处；生理性乳房肿胀的对策，奶涨的预防，急性乳腺炎的预防和识别；告知有母乳喂养的支持组织或母乳喂养门诊。讲解产褥期的保健，产后饮食的注意要点；产后子宫收缩、恶露排放情况的观察；新生儿的生理特点和护理等。告知41周后尚未出现分娩征兆时，及时到产科医师处就诊。

（二）产时陪伴分娩

孕妇临产后助产士在第一产程中给予陪伴和指导，通过孕妇体位的改变、呼吸技巧的应用、导乐及家人的陪伴安慰等，减轻孕妇的分娩痛，消除自然分娩的恐惧感。指导孕妇在第二产程中利用宫缩正确用力，协助孕妇进行分娩，减少对会阴部的损伤。及早进行新生儿皮肤的"三早"，即早接触、早吸吮、早开奶，确保母乳喂养的成功。在产程中，根据助产士门诊制定的分娩计划中的内容结合产程中的实际情况，满足孕妇及家人的合理需求。

（三）产后随访

对产妇和新生儿进行产后三天内的访视，记录并指导母乳喂养情况、产妇产后机体恢复情况，会阴伤口愈合情况等；产后一周可进行电话回访，评估产妇产后情绪情况、恶露排出情况、母乳喂养情况等；产后42天进行产后复查及母乳喂养支持指导。

助产士门诊流程如图3-2-1。

产前检查咨询
- **孕30~32周**：初次见面，了解孕早期、孕中期情况，做好饮食运动指导。
- **孕34~36周**：探讨分娩计划，做好分娩疼痛的应对技巧和自由体位指导。
- **孕37~40周**：了解孕期情况，讲解分娩先兆和分娩过程中的应对技巧，"三早"及母乳喂养的好处。

↓

产时分娩陪伴
- **第一产程**：呼吸指导，自由体位，导乐及饮食等指导。
- **第二产程**：指导孕妇配合用力。
- 指导产妇进行"三早"及母乳喂养。

↓

产后随访
- **产后3天**：会阴伤口、母乳喂养、产后机体康复情况。
- **产后1周**：电话随访（母乳喂养情况、情绪及恶露排出的情况）。
- **产后42天**：产后复查及母乳喂养支持指导。

图3-2-1 助产士门诊流程图

五、高危孕产妇的识别

高危妊娠：在妊娠期有某种并发症、合并症或致病因素可能危及孕妇、胎儿及围产儿健康或导致难产者称为高危妊娠。

助产士门诊针对的孕妇管理为低危孕妇，在管理过程中如孕妇出现高危因素或出现突发的异常的体征，应及时转诊至相应的产科医师处就诊。

【注意事项】

助产士门诊的开设应根据所在医院收住孕产妇的实际情况和助产士的专业技能水平权衡后进行建设。对于出门诊的助产士团队应有严格的质量把关，定期进行培训，内容涉及孕期营养、运动、体重管理、围产期的保健、母乳喂养、新生儿保健、高危孕产妇的识别等。真正做到低危孕产妇由助产士来主导，高危孕产妇由医师来主导的诊疗模式。

【关键点】

助产士门诊是通过在孕期助产士与孕妇及家人进行有效的沟通建立信任的关系，制订个性化的分娩计划，进行有效的孕期管理；通过让孕妇了解产程中的事宜、各种技巧的应用，有效地管理产程，达到自然分娩的目的。

（胡家颖）

参考文献

欧阳娜，瞿佳，刘可，等．我国助产士门诊对初产妇分娩方式及分娩结局影响的 Meta 分析．护理学报，2017，24（2）：4-10.

第三节 孕期药物合理使用

【导读】

妊娠期营养药物使用、妊娠期特有疾病和合并疾病药物治疗导致妊娠期药物使用不可避免。选择合适的妊娠期使用药物和评价药物的妊娠期使用风险，是妊娠期药物合理使用的两个重要方面。

一、妊娠期药代动力学

为满足胎儿生长发育需要，妊娠期间母体将发生一系列生理变化。这些生理变化影响消化系统、循环系统、呼吸系统、血容量、肾功能和肝酶活性，从而改变药物吸收、分布、代谢和排泄。

（一）吸收

孕激素松弛胃部平滑肌使胃动力降低，导致胃肠排空时间延长，药物峰浓度降低，达峰时间和药时曲线下面积增加，提高药物生物利用度；胃酸降低导致胃液 pH 增高，对酸不稳定的药物生物利用度可能增高，对酸稳定的药物生物利用度可能降低；妊娠期恶心呕吐发生率增加，减少药物摄入量而影响生物利用度或吸收，可选择直肠给药或晚上口服给药（呕吐发生率低）。此外，孕妇皮肤血流量增加以散发胎儿产热，可能增加经皮给药的药物吸收。

（二）分布

药物在体内的分布与药物和组织、血浆蛋白的结合情况有关。血容量从妊娠 6~8 周开始增加，持续至妊娠 32~34 周，约比妊娠前增加 40%~50%。多胎妊娠时，血容量增加更为显著，因此水溶性药物（如氨基糖苷类）溶解增加，药物峰浓度下降。妊娠期间因血容量增加所致的稀释作用导致血浆白蛋白浓度有所下降，使游离状态的药物增多。一方面药物活性增加；另一方面易通过胎盘扩散进入胎儿体内，增加胎儿风险。

（三）代谢

肝酶活性决定了肝脏对药物的代谢。妊娠期间雌、孕激素增加，通过刺激或抑制细胞色素 P450（CYP）系统不同的肝酶，影响肝脏代谢功能。妊娠期间，CYP3A4 和 CYP2D6 活性增强引起部分药物如苯妥英代谢增加。此外，CYP1A2、黄嘌呤氧化酶和 N-乙酰转移酶活性降低导致部分药物如茶碱和咖啡因肝代谢减少,其中咖啡因可减少 70%。但妊娠期肝脏的这些生理变化对药物治疗的影响程度难以量化。

(四)清除

肾小球滤过率(glomerular filtration rate,GFR)在妊娠早期开始增加,到妊娠中期可增加约 50%。肾血流量在妊娠起始阶段增加 25%~50%,故肾脏对药物(如 β- 内酰胺类、依诺肝素、地高辛)清除增加。因 GFR 增加,故为维持有效治疗浓度,在妊娠期这些经肾代谢的药物剂量可增加约 20%~65%。

妊娠期间 GFR 增高导致血清肌酐浓度降低,妊娠初期和中期正常血清肌酐浓度为 0.3~0.7mg/dl,而非妊娠期正常血清肌酐浓度为 0.6~1.2mg/dl。血清尿素氮和尿酸浓度变化与肌酐相似。这些变化对评估妊娠期肾功能非常重要,如某个血清肌酐浓度对非妊娠期女性来说表示肾功能正常,而对一个妊娠晚期的孕妇来讲,可能表示肾功能不全。

二、药物对胎儿发育的影响

(一)药物作用的关键阶段

受精后,胚胎和胎儿的发育分为三个主要阶段:胚胎前期、胚胎期和胎儿期。

胚胎前期(0~14 天):即受精后前两周,缺少此阶段药物对人体发育影响的研究,但普遍认为该阶段致畸物暴露会造成"全或无"的影响,即自然流产或无影响。虽然如此,仍有动物研究指出,胚胎在着床前阶段暴露于某些药物的损伤可被修复,但后代仍有可能发生宫内发育迟缓。

胚胎期(14~56 天):即受精后 2~8 周,器官形成时期,此时的胚胎对致畸物最敏感,如暴露可产生严重的形态学改变。该发育阶段有明显的物种差异,对该阶段的认知是解释先天性畸形与致畸药物之间关系的基础。

胎儿期(57 天~出生):即受精 9 周以后,功能发育时期,此阶段对畸形发生不敏感,但神经系统和外生殖器官仍敏感,暴露可能导致行为或功能异常及发育迟缓。虽然胎儿期不是药物作用的关键阶段,但现仍有在妊娠晚期使用药物造成先天性畸形的报道,如阿司匹林造成胎儿动脉导管未闭等。

(二)药物的胎盘运转

胎盘分隔母体和胎儿,有四层结构,分别为:①胎儿血管内皮细胞层;②绒毛中心连接组织;③细胞滋养层;④合体滋养层。妊娠期间,胎盘表面积增加和厚度减少(在前三个月由原有的 25μm 减少至 2~6μm 直至结束妊娠)有助于化学物质转运至胎儿。

大多数药物可通过胎盘,故胎儿对药物的摄取和母体基本相同。物质通过胎盘常有五种方式:①简单扩散(如大多数药物);②易化扩散(如葡萄糖);③主动运输(如部分维生素和氨基酸);④胞饮作用(如免疫抗体);⑤细胞间破裂(如红细胞)。后两种方式对药物转运意义不大。

多种因素均可影响药物胎盘转运:

1. 分子量 <600 的药物可轻易通过胎盘,>1000 的药物(如肝素、胰岛素等)则难以通过,大多数药物分子量 <600,因此大多数进入母体血液循环的药物均可通过胎盘。

2. 脂溶性 和其他生物膜一样,脂溶性物质可迅速通过胎盘。

3. 蛋白结合率 与蛋白结合的药物无法通过胎盘,只有未结合药物可通过。

4. 离子化程度 在生理 pH 下会电离的分子(如胆碱季铵)通过缓慢。

5. 母体因素 主要通过影响子宫血流量改变药物转运率,包括母体血压、脐带压迫、药物治疗及母体疾病。母体血压过低可降低子宫血流量和药物转运率;脐带压迫可减少胎儿侧血流量;使用 α 肾上腺素受体激动剂(如肾上腺素)可收缩子宫血管,造成血流减少;母体疾病,如妊娠期高血压、幼红细胞增多症及糖尿病等,均可改变胎盘渗透性,从而影响药物转运。

(三)药物的致畸性

致畸物(teratogen)是指在特定暴露条件下可能造成胎儿异常的物质。很多女性普遍认为怀孕期间使用任何药物都会伤害胎儿发育。这个观念可能导致孕妇终止妊娠或拒绝妊娠期必要的药物治疗。药物对胎儿发育的影响取决于药物理化性质、剂量、疗程、给药途径、暴露时间、母亲与胎儿的基因结构和生物遗传易感性。现仅有少量案例证明某些物质是致畸物。表 3-3-1 列出部分确定或可疑的人类致畸物,但并非所有致畸物在暴露后都会造成生长发育毒性。

表 3-3-1 怀疑或证实对人类有致畸作用的药物

药物	致畸作用
乙醇	生长受限;智力发育迟滞;面中部发育不全;肾和心脏缺陷
雄激素(睾酮)	女性胎儿男性化
血管紧张素转换酶抑制剂和血管紧张素受体阻滞剂	肺发育不全;颅骨变形;羊水过少;胎儿肾衰竭;新生儿肾衰竭
抗甲状腺药	碘使用致胎儿和新生儿甲状腺肿;甲巯咪唑使用致皮肤发育不全的小风险
β受体阻滞剂	β受体阻滞剂有内在拟交感活性,在妊娠中、晚期使用会出现 FGR 和胎盘重量减轻
卡马西平	神经管缺陷;小部分颅面缺陷;指甲发育不全
吸烟	FGR、功能和行为缺陷
可卡因	肠闭锁;心、四肢、脸和泌尿生殖系统畸形;小头畸形;脑梗死;生长受限
类固醇(全身的)	器官形成期间如果使用会出现口唇腭裂
环磷酰胺	颅面、眼睛和肢体缺陷;FGR;神经行为缺陷
己烯雌酚	阴道癌和其他泌尿生殖器的缺陷
拉莫三嗪	口唇裂和腭裂
锂	三尖瓣畸形
甲氨蝶呤	CNS 和肢体畸形
米索前列醇	Mobius 综合征(高剂量)和自然流产
非甾体类抗炎药	动脉血管收缩、唇腭裂、心脏缺陷和自然流产
帕罗西汀	心血管缺陷
苯妥英	胎儿乙内酰脲综合征、生长迟缓、CNS 缺陷
链霉素、卡那霉素	听力损失,第八脑损伤;未见庆大霉素、妥布霉素、阿米卡星耳毒性的报道
系统性类维生素 A(异维 a 酸和依曲替酯)	CNS、颅面、心血管缺陷
四环素	乳牙永久变色
沙利度胺	肢体和骨骼缩短缺陷,内脏器官的缺陷
托吡酯	唇裂与腭裂
甲氧苄啶	神经管缺陷和心脏缺陷
疫苗(活)	减毒活疫苗可能导致胎儿感染
丙戊酸	神经管缺陷、发育迟缓和缺陷
大剂量维生素 A	小耳症,无耳,胸腺发育不全,心血管缺陷(高剂量)
华法林	胎儿华法林综合征:鼻发育不全综合征,点状骨骺,骨骼和 CNS 缺陷

（四）美国食品药品监督管理局妊娠用药风险评估

1979 年,美国食品药品监督管理局(Food and Drug Administration ,FDA)发布了药物妊娠期风险评价系统。该系统对 1983 年以后核准入市的药物进行了妊娠期风险分类,分为 A、B、C、D 和 X 类,通过已知动物研究和人体数据建立药物对胎儿的风险分层,并对每种药物强制标注警示等级。

2014 年 12 月 3 日,美国 FDA 发布一项妊娠期用药风险评估新规则,该规则对于妊娠及哺乳期间用药信息如何在处方药及生物产品标签中表述设定了标准。新的内容及格式要求将提供一个更加一致的方法,包含妊娠、哺乳期间处方药及生物制品使用的相关风险及获益信息和对男女生殖功能的影响,拟取代目前的分级系统。

FDA 最新的药物妊娠期使用安全性评价包括四方面:

1. **妊娠用药登记信息** 主要提醒医师药物有妊娠用药登记,妊娠用药登记信息在药物标签中写明有利于妊娠用药登记的参与度,从而提高登记的有效性。同时提供妊娠用药登记的招募信息,如联系的电话号码、网站等,保证妊娠登记按照 FDA 的指南开展。

2. 风险概述 基于以下证据的顺序:人类、动物和药理学,如果人类研究有多个结果,应该按照临床重要性的顺序进行描述。为了有比较的基础,风险概述必须包括一般人群的严重出生缺陷和流产的发生率。严重出生缺陷发生率的数据来自中国疾病预防控制中心(CDC)出生缺陷调查项目,流产发生率基于已有发表的文献:严重缺陷的发生率在 2%~4%,流产发生率在 15%~20%。如果申请者拟依据不同的数据,必须说明原因。

(1) 基于人类研究资料:人类研究资料来自于临床试验、妊娠用药登记、其他大样本的流行病学资料等研究设计。在一些情况下,设计良好的病例系列研究也能够支撑胎儿危险性声明,例如在一般人群中很难发生的结构畸形,但在暴露人群中发生率相对地升高。当药物妊娠期使用导致胎儿不良结果有相关的人类研究资料时,基于人类研究的风险概述应该包括以下内容:发生率,发生时使用剂量,发生时使用时间,妊娠哪一个时期使用。当人类研究资料显示药物能够导致某一不良结果发生率增加,必须与未使用该药物的相同疾病的人群进行定量比较。如果该人群发生率数据无法获得,则必须与一般人群该不良结局发生率进行定量比较。当没有人类研究的资料,或者现有的人类研究资料不能得出药物是否有害时,在风险概述中必须声明。特别要提及到的是疫苗的问题。应该充分考虑疫苗的活性成分或母体免疫反应对胎儿的危险,例如:对于减毒的活病毒疫苗,不能确定是否对胎儿产生影响,因为一般来说,病毒感染可能造成对胎儿的危害,妊娠期妇女应避免使用。

(2) 基于动物研究资料的风险概述:包括动物的数量和种类、暴露的时期、动物暴露剂量与人使用剂量的换算关系、妊娠动物及后代结局。当没有动物研究资料或不满足当前对非临床发育毒性研究标准,危险性声明中应该声明。毒性药物暴露可能显示在一种动物发生一种不良结局,但在人类发生另一种完全不同的不良结局,因此,美国食品药品监督管理局(FDA)认为不能从动物研究资料直接推导至人类的结果。但在不同种类的动物中发生同样的不良发育结局时,应该慎重考虑。

(3) 基于药理学的风险概述:如果药物有明确的导致不良发育结果药理作用机制,危险性小结中应该介绍这一机制并说明相应的危害。另外,危险性小结中应该说明这一毒性机制,因为同一类药物也许会产生相同的不良发育结局,例如细胞毒性药物和抑制正常性激素分泌的药物。对于另一些药物,可能基于生物学机制和人类使用经验,例如药物干扰 DNA 复制,导致细胞凋亡,或改变神经递质的释放。

3. 临床考虑 临床考虑是为处方信息和利弊咨询提供信息。包括以下五个部分:

(1) 疾病相关的母亲和(或)胚胎/胎儿危险性,描述任何疾病相关的、已知的,或潜在的母亲或胚胎/胎儿危险性。包括疾病未治疗引起的严重后果,使医师和患者能够对治疗进行选择。

(2) 妊娠期及产后剂量调整,如果有支持妊娠及产后剂量调整的药物动力学资料,应该提供这些信息的总结。还应该提供其他基于已知的妊娠对不同的细胞色素 P450 酶的影响和药物代谢途径的信息。例如:在妊娠期已证实 CY1A2 活性减弱,CYP2D6 活性增强。如果药物经过在妊娠期活性改变的细胞色素 P450 酶代谢,这些资料应该被说明,让医师在开处方时能够及时调整剂量。

(3) 母亲的副作用。

(4) 胎儿/新生儿副作用。

(5) 分娩或生产时药物。

4. 数据信息 包括人类和动物数据。

三、产科常用药物应用进展

(一)孕期营养药物

1. 叶酸 叶酸(folic acid)是遗传信息 DNA 和 RNA 合成所必需的辅酶,在前期胚胎发育中如果叶酸缺乏,有可能导致胚胎分化过程变异,从而会导致胎儿神经管畸形发生风险明显增加,所以在备孕期(孕前 3 个月开始)或者怀孕初期(怀孕后的前 3 个月)需要补充叶酸。妊娠早期每天服用 0.4~0.8mg 叶酸,可显著降低胎儿叶酸如脊柱裂和无脑儿的风险。现多数复合维生素中含 0.8~1mg 叶酸。

补充叶酸对有 NTD 胎儿史的妇女尤为重要。有 NTD 胎儿史的妇女再次发生 NTD 可能性高达 2%~3%,故这些患者应接受遗传咨询,若有再次妊娠计划,应至少受孕前 1 个月开始补充 4mg/d 叶酸至妊娠后 3 个月。如需补充 4mg/d 叶酸,应在含叶酸的复合维生素基础上加用叶酸片,而不能仅增加复合维生素片用量。但若孕妇每天服用几种固定复合维生素片,应警惕摄入过多维生素A的潜在致畸性。而无 NTD 胎儿史的孕妇使用大剂量叶酸(4mg/d)预防 NTD 效果不优于小剂量(0.4mg/d),还可能影响诊断维生素 B_{12} 缺乏。

2. 铁　孕期膳食铁(iron)摄入不足容易导致孕妇及婴儿发生缺铁性贫血或铁缺乏。缺铁性贫血是全球性公共卫生问题,在欠发达国家和地区尤其普遍。孕期缺铁性贫血是我国孕妇中常见的营养缺乏病,发生率约为 30%,对母体和胎儿的健康均会产生许多不良影响。如胎盘缺氧则易发生妊娠期高血压疾病及妊娠期高血压疾病性心脏病,铁缺乏和贫血还使孕产妇抵抗力下降,导致产妇身体虚弱,容易并发产褥期感染、产后大出血、心力衰竭等,甚至危及生命。孕妇贫血还会增加早产、低出生体质量及儿童期认知障碍发生的风险。

随着妊娠的进展,孕妇血容量和红细胞数量逐渐增加,胎儿、胎盘组织的生长均额外需要铁,整个孕期约额外需要 600~800mg 铁,孕中期和晚期铁的推荐摄入量在孕前 20mg/d 的基础上分别增加 4mg/d 和 9mg/d,达到 24mg/d 和 29mg/d。

3. 钙　妊娠期需补钙(calcium),胎儿骨骼和牙齿才能足够矿化,尤其在胎儿牙齿形成和骨骼生长高峰的妊娠晚期。已满 19 岁女性妊娠期钙的每日推荐摄取量(recommended dietary allowance,RDA)为 1000mg,未满 19 岁的女性为 1300mg。当饮食钙摄入不足时,胎儿可代偿性消耗母体贮存钙,可能增加母亲骨质疏松症风险。富含钙的食物(如:牛奶、乳酪、酸奶、豆类、坚果、干果)或钙补充剂可满足钙的推荐摄取量。

4. 二十二碳六烯酸　二十二碳六烯酸(docosahexaenoic acids,DHA)属长链多不饱和脂肪酸,是细胞膜的重要成分,富含于大脑和视网膜,与细胞膜流动性、渗透性、酶活性及信号转导等多种功能有关。人体所需的 DHA 主要通过膳食摄取,主要来源为富脂鱼类。妊娠期和哺乳期DHA 营养状况与母婴健康关系密切。维持机体适宜的 DHA 水平,有益于改善妊娠结局、婴儿早期神经和视觉功能发育,也可能有益于改善产后抑郁以及婴儿免疫功能和睡眠模式等。孕期需合理膳食,维持 DHA 水平,推荐每天摄入 DHA 不少于 200mg,可通过每周食鱼 2~3 次且有 1 次以上为富脂海产鱼,每天食鸡蛋 1 个,加强 DHA 摄入,

若膳食不能满足推荐的 DHA 摄入量,宜个性化调整膳食结构,若调整膳食结构后仍不能达到推荐摄入量,可应用 DHA 补充剂。

(二)孕激素维持早期妊娠及防治流产

孕激素(progestogen)在妊娠早期具有维持蜕膜化子宫内膜、松弛子宫平滑肌、改善子宫血液供应以及免疫调节等重要作用,在临床上广泛应用于防治流产和辅助生育技术相关的孕激素补充。现不建议将外周血孕激素水平监测作为常规评估指标;孕 8~10 周前可选择动态监测血 β-hCG 水平,以了解胚胎发育情况。

孕激素应用的适应证为早期先兆流产(孕 12 周前),晚期先兆流产(孕 13~28 周),复发性流产再次妊娠和助孕周期。用药途径可分为口服、肌内注射、局部应用(阴道用药)等,可酌情合并用药。首选口服用药,药物有地屈孕酮,每天 20~40mg,或其他的口服黄体酮制剂,妊娠剧吐患者应谨慎使用。也可使用肌内注射黄体酮,每天 20mg,使用时应注意患者局部皮肤、肌肉的不良反应。如不能口服和肌内注射,可选择阴道用黄体酮,每天 200~300mg,或黄体酮阴道缓释凝胶,每天 90mg,但阴道流血的患者应谨慎使用。

早期先兆流产患者停药指征为临床症状消失,B 超检查提示胚胎存活可继续妊娠,继续用药 1~2 周,或持续用药至孕 8~10 周,若治疗过程中,临床症状加重、β-hCG 水平持续不升或者下降、B超检查提示难免流产,应停药并终止妊娠;晚期先兆流产患者停药指征为先兆流产的症状、体征消失后 1~2 周;复发性流产病史的孕妇使用至无先兆流产表现,超声检查正常,或孕 12~16 周,或前次流产的孕周后 1~2 周,晚期复发性流产病史的孕妇应用至孕 28 周。

(三)宫缩抑制剂

宫缩抑制剂(tocolytics)的使用是防止即刻早产,为完成促胎肺成熟治疗,以及转运孕妇到有早产儿抢救条件的医院分娩赢得时间。只应用于延长孕周对母儿有益者,故死胎、严重胎儿畸形、重度子痫前期、子痫、绒毛膜羊膜炎等不使用宫缩抑制剂。因 90% 有先兆早产症状的孕妇不会在 7 天内分娩,其中 75% 的孕妇会足月分娩,因此,在有监测条件的医疗机构,对有规律宫缩的孕妇可根据宫颈长度(cervical length,CL)确定是否应用宫缩抑制剂:阴道超声测量 CL<20mm,用宫缩抑制剂,否则可根据动态监测 CL 变化的结果用药。

宫缩抑制剂种类包括：

1. 钙通道阻断剂 钙通道阻断剂(calcium channel blocker)作用机制是抑制钙离子通过平滑肌细胞膜上的钙通道重吸收，从而抑制子宫平滑肌兴奋性收缩。常用药物是硝苯地平，用法为口服，但对使用剂量尚无一致看法。英国皇家妇产科协会(ROCG)指南推荐起始剂量为 20mg 口服，然后每次 10~20mg，每天 3~4 次，根据宫缩情况调整，可持续 48 小时。服药中注意观察血压，防止血压过低。

2. 前列腺素抑制剂 前列腺素抑制剂(prostaglandin inhibitor)是非选择性环氧合酶抑制剂，通过抑制环氧合酶，减少花生四烯酸转化为前列腺素，从而抑制子宫收缩。常用药物是吲哚美辛，用法为主要用于妊娠 32 周前的早产，吲哚美辛起始剂量为 50~100mg 经阴道或直肠给药，也可口服，然后每 6 小时给 25mg，可维持 48 小时。副作用在母体方面主要为恶心、胃酸反流、胃炎等；在胎儿方面，妊娠 32 周前使用或使用时间不超过 48 小时，则副作用较小；否则可引起胎儿动脉导管提前关闭，也可因减少胎儿肾血流量而使羊水量减少，因此，妊娠 32 周后用药，需要监测羊水量及胎儿动脉导管宽度。当发现胎儿动脉导管狭窄时立即停药。禁忌证为孕妇血小板功能不良、出血性疾病、肝功能不良、胃溃疡、有对阿司匹林过敏的哮喘病史。

3. β₂肾上腺素能受体兴奋剂 β₂肾上腺素能受体兴奋剂(β_2 adrenergic receptor agonist)用于抑制宫缩的 β₂肾上腺素能受体兴奋剂主要是利托君(ritodrine)，其能与子宫平滑肌细胞膜上的 β₂肾上腺素能受体结合，使细胞内环磷酸腺苷(c-AMP)水平升高，抑制肌球蛋白轻链激酶活化，从而抑制平滑肌收缩。荟萃分析显示，利托君可降低 48 小时内发生早产的 37%、7 天内发生早产的 33%，但不一定能降低新生儿呼吸窘迫综合征发病率和围产儿死亡率。用法：利托君起始剂量 50~100μg/min 静脉点滴，每 10 分钟可增加剂量 50μg/min，至宫缩停止，最大剂量不超过 350μg/min，共 48 小时。使用过程中应密切观察心率和主诉，如心率超过 120 次/min，或诉心前区疼痛则停止使用。副作用：在母体方面主要有恶心、头痛、鼻塞、低血钾、心动过速、胸痛、气短、高血糖、肺水肿、偶有心肌缺血等；胎儿及新生儿方面主要有心动过速、低血糖、低血钾、低血压、高胆红素，偶有

脑室周围出血等。用药禁忌证有心脏病、心律不齐、糖尿病控制不满意、甲状腺功能亢进者。2012 年 ACOG《早产处理指南》推荐以上 3 种药物为抑制早产宫缩的一线用药。

4. 缩宫素受体拮抗剂 缩宫素受体拮抗剂(oxytocin receptor antagonist)主要是阿托西班(atosiban)，是一种选择性缩宫素受体拮抗剂，作用机制是竞争性结合子宫平滑肌及蜕膜的缩宫素受体，使缩宫素兴奋子宫平滑肌的作用削弱。用法：起始剂量为 6.75mg 静脉点滴 1 分钟，继之 18mg/h 维持 3 小时，接着 6mg/h 持续 45 小时。副作用轻微，无明确禁忌，但价格较昂贵。

因超 48 小时的维持用药不能明显降低早产率，但明显增加药物不良反应，故不推荐 48 小时后的持续宫缩抑制剂治疗。因两种或以上宫缩抑制剂联合使用可能增加不良反应的发生，应尽量避免联合使用。

(四)硫酸镁注射液用于新生儿神经保护

硫酸镁注射液(magnesium sulfate injection)以前作为宫缩抑制剂用于治疗早产，现推荐妊娠 32 周前早产者常规应用硫酸镁作为胎儿中枢神经系统保护剂。有研究指出，硫酸镁不但能降低早产儿的脑瘫风险(95%CI 0.55-0.91)，而且能减轻妊娠 32 周早产儿的脑瘫严重程度。最近美国食品与药品管理局(FDA)警告，长期大量应用硫酸镁(超过 5~7 天)可引起胎儿骨骼脱钙，造成新生儿骨折，将硫酸镁从妊娠期用药安全性分类中的 A 类降为 D 类；但 ACOG 及母胎医学会(SMFM)最近发表的共识，仍然推荐对产前子痫和子痫患者、<32 孕周的早产应用硫酸镁。硫酸镁使用时机和使用剂量尚无一致意见，加拿大妇产科协会(SOGC)指南推荐孕 32 周前的早产临产，宫口扩张后用药，负荷剂量 4.0g 静脉点滴，30 分钟滴完，然后以 1g/h 维持至分娩。ACOG 指南无明确剂量推荐，但建议应用硫酸镁时间不超过 48 小时，因无研究表明使用硫酸镁保护胎儿神经系统的同时可有效延长孕周。孕妇患肌无力或肾衰竭禁用硫酸镁注射液。硫酸镁在临床上使用时应该根据各医院和科室的情况制定统一使用标准。

(五)糖皮质激素用于促胎肺成熟

糖皮质激素(glucocorticoid)通过增加胎儿肺泡表现活性物质达到促胎肺成熟作用，产前应用糖皮质激素可大大降低早产儿病率和死亡率。研究显示，相比于未接受产前糖皮质激素治疗的孕

妇,接受产前糖皮质激素治疗的孕妇可降低新生儿呼吸窘迫综合征(RR= 0.66,95% CI 0.59-0.73)、颅内出血(RR= 0.54,95% CI 0.43-0.69)、坏死性小肠结肠炎(RR=0.46,95% CI 0.29-0.74)和死亡(RR=0.69,95% CI 0.58-0.81)的发生率和严重程度。因此,国内早产指南推荐所有妊娠28~34^{+6}周的先兆早产给予 1 个疗程的糖皮质激素。倍他米松和地塞米松是应用最为广泛的糖皮质激素,动物研究显示倍他米松优于地塞米松,但人类研究尚无充足证据。具体用法为倍他米松 12mg 肌内注射,24 小时重复 1 次,共 2 次;地塞米松 6mg 肌内注射,12 小时重复 1 次,共 4 次。若早产临产,来不及完成完整疗程者,也应给药。

2016 年 ACOG 推荐单疗程的糖皮质激素的重复使用适用于前次糖皮质激素使用间隔时间>7 天,以及在 34 周以前仍然存在早产风险的孕妇。一项随机对照试验(RCT)研究表明,如果胎膜早破的孕妇在妊娠 33 周前进行了 1 个疗程糖皮质激素治疗且很可能在 1 周内分娩,则可增加 1 个疗程的糖皮质激素治疗。但不推荐常规进行重复疗程或多疗程(>2 个)的糖皮质激素治疗。

(张川　王晓东)

参考文献

1. 王秀兰,张淑文.临床药物治疗学.第 8 版.北京:人民卫生出版社,2007:47.
2. 张川,张伶俐,王晓东,等.全球妊娠期用药危险性分级系统的比较分析.中国药学杂志,2016(3):234-238.
3. 中国孕产妇及婴幼儿补充 DHA 的专家共识专家组.中国孕产妇及婴幼儿补充 DHA 的专家共识.中国生育健康杂志,2015,26(2):99-101.
4. 陈子江,林其德,王谢桐,等.孕激素维持早期妊娠及防治流产的中国专家共识.中华妇产科杂志,2016,51(7):481-483.
5. 中华医学会妇产科学分会产科学组.早产临床诊断与治疗指南(2014).中华妇产科杂志,2014,49(7):481-485.
6. American College of Obstetricians and Gynecologists Committee on Obstetric Practice Society for Maternal-Fetal Medicine. Committee Opinion No. 573:magnesium sulfate use in obstetrics. Obstet Gynecol,2013,122:727-728.
7. SOGC Clinical Practice Guideline. Magnesium sulphate for fetal neuroprotection. J Obstet Gynecol Can,2011,33:516-529.
8. Brownfoot FC,Gagliardi DI,Bain E,et al. Different corticosteroids and regimens for accelerating fetal lung maturation for women at risk of preterm birth. Cochrane Database Syst Rev,2013 Aug 29,(8):CD006764. doi:10.1002/14651858.CD006764.pub3.
9. American College of Obstetricians and Gynecologists. ACOG practice bulletin no. 127:Management of preterm labor. Obstet Gynecol,2012,120(4):964-73.

第四节　孕期常见症状及其处理

【导读】

"怀胎十月",大多数孕妇都会经历孕期的不适症状,但存在个体差异性,并非每个孕妇都要经历所有不适,而且不同孕期所出现的症状不同,个体所感受的程度也有明显差异。多数症状可以通过采取预防措施而避免其发生,当症状不严重时,经过合理的饮食,适当的休息,症状能得到缓解。当症状逐渐加重时,则需要及时就医,必要时住院治疗,以避免一些妊娠并发症的发生,否则将危及母胎生命。

一、恶心与呕吐

恶心与呕吐是早孕期妇女常见症状之一,可能是由于体内高浓度孕激素及 hCG 的作用导致,也可能与妊娠合并症或并发症、自主神经功能失调等有关。

(一)早孕反应

孕妇在妊娠早期常伴有畏寒、头晕、乏力、嗜睡、食欲缺乏、厌恶油腻、恶心、呕吐等一系列症状,称早孕反应(morning sickness)。

1. 一般于停经 6 周左右出现早孕反应,多在孕 12 周前后自然消失。

2. 尿妊娠实验阳性,尿酮体阴性。

3. 早孕反应一般对工作和生活影响不大,不需要特殊治疗,反应稍重者呕吐不限于晨间,并有食欲减退、疲乏无力、体重下降,但营养状况尚好,无代谢障碍,经休息、对症治疗及饮食调整多可缓解。

(二)妊娠剧吐

妊娠剧吐(hyperemesis gravidarum)指妊娠早期孕妇出现严重持续的恶心呕吐,引起体液失衡、酮症甚至酸中毒,需要住院治疗,严重影响工作、生活及身体健康,甚至威胁孕妇生命。是否需要住院治疗常作为临床上判断妊娠剧吐的重要依据之一。

1. 多见于年轻初产妇。几乎所有的妊娠剧吐均发生于孕 9 周以前,这对鉴别诊断尤为重要。典型表现为孕 6 周左右出现恶心、呕吐并随妊娠进展逐渐加重,至孕 9 周左右发展为持续性呕吐,不能进食,并伴有体重较妊娠前减轻≥5% 及除外其他原因的尿酮,极为严重者出现嗜睡、意识模糊、谵妄,甚至昏迷、死亡。

2. 为排除性诊断,应仔细询问病史,排除可能引起呕吐的其他疾病,应特别询问是否伴有上腹部疼痛及呕血等症状,如有这些症状,应考虑外科疾病,如胃溃疡。

3. 孕妇体质量下降,下降幅度甚至超过发病前的 5%,出现明显消瘦、极度疲乏、口唇干裂、皮肤干燥、眼球凹陷及尿量减少等症状。

4. 尿妊娠实验阳性,尿酮体检测阳性;因血液浓缩致血红蛋白水平升高,可达 150g/L 以上,红细胞比容达 45% 以上。呈代谢性低氯性碱中毒,67% 的妊娠剧吐孕妇肝酶水平升高,但通常不超过正常上限值的 4 倍或 300U/L;血清胆红素水平升高,但不超过 4mg/dl(1mg/dl=17.1μmol/L);血浆淀粉酶和脂肪酶水平升高可达正常值 5 倍;若肾功能不全则出现尿素氮、肌酐水平升高。二氧化碳结合力下降至 <22mmol/L。上述异常指标通常在纠正脱水、恢复进食后迅速恢复正常。妊娠剧吐严重者可出现视神经炎及视网膜出血。

5. 60%~70% 的妊娠剧吐孕妇可出现短暂的甲状腺功能亢进(甲亢),一般无需使用抗甲状腺药物。约 10% 的妊娠剧吐患者并发 Wernicke 脑病,为严重呕吐引起维生素 B_1 严重缺乏所致。主要特征为眼肌麻痹、躯干共济失调和遗忘性精神症状。临床表现为眼球震颤、视力障碍、步态和站立姿势受影响,个别可发生木僵或昏迷。患者经治疗后死亡率仍为 10%,未治疗者的死亡率高达 50%。

6. 持续性呕吐合并酮症的妊娠剧吐孕妇需要住院治疗,包括静脉补液、补充多种维生素、纠正脱水及电解质紊乱、合理使用止吐药物、防治并发症(图 3-4-1)。

(三)葡萄胎

妊娠后胎盘绒毛滋养细胞增生,间质水肿,而形成大小不一的水泡,水泡间借蒂相连成串,形如

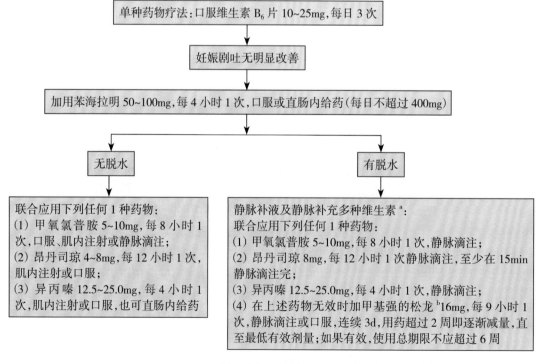

图 3-4-1 治疗流程

注:(1)应用该流程时必须排除其他原因引起的呕吐;(2)在任何步骤,如果有指征都应考虑肠内营养;[a] 建议任何需要水化和呕吐超过 3 周的患者每日补充维生素 B_1 100mg,连续 2~3d,其次,补充多种维生素;[b] 在孕10 周前使用糖皮质激素可能会增加胎儿唇裂风险

葡萄,故名为"葡萄胎(hydatidiform mole)"。

1. 停经后阴道流血为最常见症状。停经时间 8~12 周左右常发生不规则阴道流血,量多少不定,也可造成大出血,导致休克,甚至死亡;妊娠呕吐出现时间一般较正常妊娠早,症状严重,且持续时间长;由于大量 hCG 的刺激,患者双侧或一侧卵巢往往形成卵巢黄素化囊肿;葡萄胎在妊娠中期即可出现高血压、蛋白尿、水肿等妊娠期高血压疾病征象,出现时间较正常妊娠早。但由于阴道超声的普遍应用,大多数葡萄胎在妊娠即被发现,此症状已属于罕见。

2. 子宫异常增大、变软,约 2/3 葡萄胎患者的子宫大于相应正常妊娠月份的子宫,质地变软;血 hCG 异常升高,常 >10 万 mU/ml,甚至高达 150 万 ~200 万 mU/ml,且持续不下降,孕期超过 12 周时血 hCG 水平仍极高,但也有少数葡萄胎,hCG 升高不明显;超声多普勒无法探及胎心,典型超声影像学表现:子宫明显大于相应孕周,无妊娠囊、胚、胎儿结构等,宫腔内充满不均质密集状或短条状回声,呈"落雪状",若水泡较大而形成大小不等的回声区,则呈"蜂窝状"。子宫动脉血流丰富,但子宫肌层内无血流或仅稀疏"星点状"血流信号。

3. 一经临床确诊,应在输液、备血的准备下尽早清宫,每次刮宫的刮出物必须送组织学检查。清宫后必须定期随访,以便尽早发现滋养细胞肿瘤并及时处理。

(四)妊娠合并病毒性肝炎

妊娠期新陈代谢明显增加,营养消耗加速,肝内糖原储备降低;胎儿代谢产物部分靠母体肝脏完成解毒;大量雌激素需在肝内代谢和灭活,妊娠期内分泌系统变化,可导致体内 HBV 再激活,这些均增加肝脏负担,孕期易感染病毒性肝炎。

1. **病史** 有与病毒性肝炎患者密切接触史或不洁饮食史、半年内不洁注射或不洁输液史等;有恶心呕吐症状,伴有低热、头昏乏力、食欲缺乏、厌油、腹胀、右上腹痛、腹泻等症状,且症状的发生与妊娠时间早晚无相关性。

2. **查体** 可发现皮肤、巩膜黄染、肝脾肿大、肝区叩击痛。

3. **肝功能异常** 血清肝炎病毒标志物检查呈阳性。

4. **治疗原则** 护肝治疗、对症支持治疗,防治并发症、防治感染,严密监测病情变化。

二、腹痛

腹痛是妊娠期最常见的症状,其病因复杂,多数为器质性,也可为功能性,在诊断时应全面考虑,详细询问并分析病史、临床表现、仔细查体及辅助各项检查结果才能得出正确的诊断。

(一)妊娠早期急性腹痛

主要是由妊娠合并症或并发症引起,如异位妊娠、流产、妊娠合并卵巢囊肿蒂扭转等。

1. **异位妊娠** 异位妊娠(ectopic pregnancy)指受精卵在子宫腔以外部位着床的妊娠,是妇产科常见的急腹症,最常见的为输卵管妊娠。

(1)停经、阴道流血、腹痛是异位妊娠的三大症状,停经时间多不超过 6~8 周,约 1/3 患者可无明显停经史。阴道流血不规则,量少,淋漓不尽。腹痛往往是输卵管妊娠患者就诊的主要症状,常表现为一侧下腹部隐痛或酸胀感,当发生输卵管妊娠流产或破裂时,腹痛常表现为一侧下腹部撕裂样疼痛,可伴有恶心呕吐,当腹腔内出血较多时,可出现晕厥、肛门坠胀,甚至肩胛部放射性疼痛,失血过多时可出现休克。

(2)当腹腔有内出血时,可有贫血貌及休克体征,下腹部有压痛、反跳痛,患侧明显,但肌紧张不明显。若出血量 >500ml 时,移动性浊音可为阳性。妇科检查:宫颈举痛,阴道后穹隆饱满,有触痛,子宫正常或略大,较软,一侧附件区可触及包块,压痛明显,包块大小、形状、质地不一,边界多不清楚。

(3)血 hCG 阳性,但往往低于正常宫内妊娠;血清孕酮水平偏低,多数在 10~25ng/ml 之间;有腹腔内出血时,阴道后穹隆穿刺可抽到暗红色的陈旧性不凝血;彩超检查宫腔内无孕囊,腹腔内出现异常液性暗区,或附件包块内见有妊娠囊及胚胎、原始胎心搏动。腹腔内检查可确诊。

(4)治疗包括药物治疗和手术治疗。

1)药物治疗主要适用于早期输卵管妊娠,要求保存生育能力的年轻患者,多采用化学药物治疗,适用于输卵管妊娠未发生破裂、妊娠囊直径 ≤4cm、血 hCG<2000U/L、无明显内出血,且无药物治疗禁忌证。

2)保守手术适用于有生育要求的年轻妇女,特别是对侧输卵管已切除或有明显病变者。

3)根治手术适用于无生育要求的输卵管妊娠、内出血发生休克的急症患者。

4）输卵管间质部妊娠应争取在破裂前手术，避免可能威胁生命的大量出血。

2. 流产　凡妊娠不足28周、胎儿体重不足1000g而终止妊娠者称为流产(abortion)。妊娠12周内流产系早期流产，发生在妊娠12周至不满28周称晚期流产。其主要症状是停经后出现腹痛和阴道流血。

（1）流产引起的腹痛多为阵发性下腹部隐痛，早期流产往往是先有阴道流血，后有腹痛。晚期流产则多为先有腹痛，后出现阴道流血。

1）先兆流产往往是最初阶段，患者有停经及早孕反应，伴少量阴道流血、轻微腹胀或腰酸，妇科检查宫颈口未开，子宫大小与停经周数相符，血hCG阳性，彩超提示宫腔内有胚囊及胎心搏动。

2）在先兆流产基础上，若阴道流血增多，阵发性下腹痛加重，应考虑难免流产的可能，妇科检查宫颈口已扩张，有时可见胚胎组织或胚囊堵塞宫颈口，子宫大小与停经周数相符或略小，彩超示宫腔内有异常回声。

3）不全流产时，有下腹阵发性疼痛，阴道流血多，可因流血过多而发生失血性休克，妇科检查宫颈内口已扩张，可见胎盘组织堵塞宫颈口或部分妊娠产物已排出于阴道内，而部分仍留在宫腔内，子宫大小小于停经周数，彩超示宫腔内有异常回声。

4）当妊娠产物全部排出，阴道流血少，逐渐停止，腹痛逐渐消失，妇科检查见宫颈口闭合，子宫接近正常大小，彩超提示宫腔内无异常，此时为完全流产。

（2）应根据流产的不同类型进行相应在处理。

1）先兆流产：卧床休息，禁止性生活，必要时给予黄体酮等保胎药物。

2）难免流产：一旦确诊，应尽早使妊娠产物完全排出，给予抗生素预防感染。

3）不全流产：一经确诊，尽快行刮宫术或钳刮术，清除宫腔内残留组织，给予抗生素预防感染。

4）完全流产：若无感染征象，无需特殊处理。

（二）妊娠中、晚期腹痛

妊娠中、晚期腹痛的病因复杂，主要与妊娠相关疾病有关，如早产或临产，许多内外科合并症也可导致腹痛，需要注意鉴别。

1. 功能性腹痛

（1）妊娠中晚期生理性子宫收缩即Braxton-Hick征。宫缩抑制剂可以抑制。

（2）由于增大的子宫牵拉子宫圆韧带而引起的疼痛，因孕期子宫右旋，腹痛常位于左侧，查体发现疼痛沿圆韧带走向，并有压痛存在。

（3）此外，孕中期可发现急性尿潴留，表现为耻骨联合上区胀痛。功能性腹痛无器质性病变，孕妇一般情况良好。

2. 早产或临产　早产(preterm birth)是指妊娠满28周至不足37周(196~258天)间分娩者。临产(in labor)开始的标志为规律且逐渐增强的子宫收缩，持续约30秒，间歇5~6分钟，同时伴随进行性宫颈管消失、宫口扩张和胎先露部下降，用强镇静药物不能抑制宫缩。发生早产或临产时，可出现规律性宫缩，可伴有宫颈管进行性消退。

（1）阵发性的子宫收缩且逐渐增强逐渐频繁，可有少量阴道流血，无其他严重不适。

（2）子宫收缩时可扪及质硬的子宫壁，随即松弛，无压痛，伴宫颈管进行性消退或宫口扩张，脉搏及血压正常，胎心电子监护可以准确监测宫缩情况，协助早产或临产的诊断。

（3）若孕妇发生早产，在胎膜完整、母胎情况允许的情况下，尽量将孕周延长至34周。注意卧床休息，抑制宫缩治疗，促胎肺成熟，控制感染，适时终止妊娠。

3. 胎盘早剥　妊娠20周后或分娩期，正常位置的胎盘在胎儿娩出前，部分或全部从子宫壁剥离，称为胎盘早剥(placental abruption)。

（1）孕妇可有妊娠期高血压疾病、外伤史、羊水过多、胎膜早破、糖尿病史或慢性肾炎史等。轻型胎盘早剥有少量阴道流血，腹痛轻微，血压正常。重型胎盘早剥则起病急，腹痛明显，有恶心呕吐、面色苍白、脉搏细速等休克表现，阴道出血量与贫血程度不成正比。

（2）重型胎盘早剥时子宫坚硬如板状，腹肌紧张，压痛明显，子宫收缩无间歇，胎心消失，胎位不清，破膜后可见血性羊水，可有休克、凝血功能障碍等表现。彩超检查可见胎盘附着于正常位置，胎盘后血肿、胎盘增厚，产后胎盘检查可见胎盘母面血凝块压迹。

（3）胎盘早剥严重危及母儿生命，母儿的预后取决于处理是否及时和恰当。治疗原则是早期识别、积极处理休克、及时终止妊娠、控制DIC、减少并发症。

4. 妊娠合并急性阑尾炎　是妊娠期较常见

的外科合并症,但妊娠本身并不诱发阑尾炎。由于妊娠期子宫增大,阑尾位置发生改变,使得妊娠中晚期阑尾炎症状和体征不典型,早期诊断困难,容易延误诊疗时机。同时由于妊娠期盆腔器官充血、阑尾也充血,加之大网膜上移,使炎症不易局限,病情发展较快。

(1)妊娠早期临床可表现为转移性右下腹痛,伴恶心呕吐、发热,体温一般在38℃左右,妊娠中晚期临床表现不典型,常无明显的转移性右下腹痛,疼痛常为持续性钝痛或胀痛,当阑尾化脓或坏死时为剧痛,不易与肾结石或卵巢肿瘤蒂扭转相鉴别。

(2)妊娠早期查体可发现右下腹麦氏点压痛、反跳痛和肌紧张。妊娠中晚期约80%的孕妇压痛点在右下腹,但压痛点位置常偏高。Bryan试验和腰大肌试验有助于诊断。血白细胞 $>15 \times 10^9/L$ 有助于阑尾炎的诊断,彩超可帮助诊断。

(3)妊娠期阑尾炎一般不主张保守治疗,一旦确诊,应在积极抗感染治疗的同时,立即手术治疗,尤其是妊娠中、晚期。术后应注意继续抗感染和保胎处理。

5. 妊娠合并急性胰腺炎 妊娠晚期多见,病死率高达5%~37%。

(1)主要症状与非妊娠期相同,表现为突发性上腹部持续性疼痛,阵发性加剧,可放射至腰背肩部,伴恶心呕吐、发热、腹胀等,严重时有意识障碍甚至休克。

(2)约20%患者可出现不同程度的黄疸,以轻中度黄疸多见。轻型患者仅为腹部轻压痛,重症者上腹部可有明显压痛、反跳痛及肌紧张。淀粉酶或脂肪酶升高≥正常值上限3倍,有诊断价值。血清脂肪酶诊断急性胰腺炎的敏感性和特异性优于淀粉酶。

(3)对水肿性胰腺炎采取非手术治疗,多数病例可以有效治愈。对急性出血坏死性胰腺炎主张急诊手术,争取在发病48~72小时内手术。治疗过程中应积极保胎并密切监测胎儿宫内情况。

6. 子宫破裂 多发生在妊娠晚期,常由下列原因引起:瘢痕子宫、梗阻性难产、子宫收缩药物使用不当、产科手术损伤等。残角子宫妊娠破裂可发生在孕中期。

(1)子宫破裂发生通常是渐进性的,多数由先兆子宫破裂进展而来。发生先兆子宫破裂时,

子宫呈强直性或痉挛性收缩,腹壁上可见病理性缩复环,并出现排尿困难和血尿等。继而产妇突感下腹剧烈疼痛,烦躁不安,伴少量阴道流血,可随即出现休克及失血症状,胎动消失。

(2)不完全性子宫破裂,局部压痛明显,体征可不明显;完全性子宫破裂,则全腹压痛、反跳痛、腹壁可清楚扪及胎体,胎心胎动消失。

(3)先兆子宫破裂时,应立即抑制子宫收缩,立即行剖宫产术。而发生子宫破裂时,在输液、输血、吸氧和抢救休克的同时,尽快手术治疗。

(4)瘢痕子宫破裂:当瘢痕子宫破裂的原因及程度不同时,临床表现也不尽相同。先兆子宫破裂时可无病理性缩复环,仅表现为不规则的下腹部疼痛、触痛、腹肌紧张,少量的阴道流血,或伴胸闷、气短、恶心、呕吐等,容易误诊。瘢痕子宫破裂常发生在子宫瘢痕处,当破裂口小或子宫破裂未累及浆膜层时,可表现为突发或持续的腹部隐痛;而当破裂口大,子宫瘢痕以外的其他部位发生破裂时可表现为剧痛。腹部查体:下腹部疼痛、子宫下段有压痛,可在子宫瘢痕附近扪及逐渐增大且有压痛的包块,当完全性子宫破裂时,腹壁下可扪及胎体;胎心、胎动可正常或胎心异常、甚至胎心消失;妊娠中晚期出现子宫收缩。另外,瘢痕子宫产妇若第三产程超过30分钟胎盘仍未排出,并同时伴有持续性腹痛及失血性休克症状时应考虑分娩期子宫破裂的可能。瘢痕子宫不完全性破裂时彩超图像常显示为子宫下段肌壁回声菲薄不均匀,部分子宫肌壁连续性中断,局部失去肌层结构,浆膜层完整,胎儿存活,盆腔有少量积液;完全性破裂时超声声像图可表现为盆、腹腔大量积液,子宫内未见胎儿,腹腔内可见胎儿存活或死亡。原则上一旦怀疑瘢痕子宫破裂,需立即行剖腹探查术。目前有部分学者认为对于孕周小或胎肺发育不成熟的孕妇,若基本情况稳定,胎儿发育、胎心、胎动正常,尤其是子宫破裂未累及浆膜层时,可选择期待治疗或子宫修补术后再行择期剖宫产。有研究表明孕妇超重(BMI>26kg/m²),重复剖宫产、距前次剖宫产间隔时间短是瘢痕子宫破裂的危险因素,对此类孕妇应高度重视,预防子宫破裂的发生。

三、阴道流血

(一)前置胎盘

正常胎盘附着于子宫体部的后壁、前壁或侧

壁。孕 28 周后胎盘附着于子宫下段,甚至其下缘达到或覆盖宫颈内口处,低于胎儿先露部,称为前置胎盘(placenta previa),当不足 28 周时称胎盘前置状态。它是妊娠中、晚期阴道出血的主要原因之一。

1. 表现为妊娠中、晚期或临产时无诱因、无痛性的反复阴道流血 既往多有宫腔操作史,引起子宫内膜损伤。出血量多少、出血时间的早晚及反复发作次数与前置胎盘的类型有关。边缘性前置胎盘初次出血多发生在妊娠晚期或临产后,量较少;完全性前置胎盘初次出血多发生在妊娠 28 周左右,次数频繁,量较多。

2. 患者一般情况与出血量相关 腹部查体:子宫软,无压痛,子宫大小与孕周相符。胎先露部高浮或跨耻征阳性,可有胎位异常。彩超诊断前置胎盘的准确性可高达 95%,并可区别其类型,阴道超声能更准确地确定胎盘边缘与宫颈内口的关系。

3. 处理原则 是抑制宫缩、止血、纠正贫血和预防感染,根据阴道流血量、孕周、胎儿是否存活及前置胎盘类型等综合做出决定。

(二)胎盘早剥

胎盘早剥典型症状为妊娠中晚期持续性腹痛,伴或不伴有阴道流血,内出血为主时,阴道流血量与患者症状不成正比。当发生阴道流血时,需要考虑患者有胎盘早剥的可能。

(三)早产或临产

当阴道流血量较少或出现血性分泌物,且伴有规律性腹痛、腹酸、下坠感时,需要考虑早产或临产的可能。此时需行彩超排除胎盘因素。

(四)阴道、宫颈病变

如宫颈息肉、宫颈癌及阴道癌症等疾病。孕妇既往有阴道、宫颈的炎症、溃疡、糜烂病史,宫颈息肉、子宫黏膜下肌瘤、同房出血等病史。窥阴器检查可见阴道、宫颈病变,可明确出血部位来自于阴道或宫颈的病变部位。若怀疑宫颈肿瘤,且无 1 年内宫颈细胞学结果,则建议行宫颈细胞学检查或病变部位活组织病理检查以明确诊断,彩超检查可排除胎盘因素引起的阴道流血。

四、尿频、尿急、尿痛及排尿困难

由于孕激素作用,孕期泌尿系统平滑肌张力降低,妊娠期肾血流量及肾小球滤过率增多,孕妇夜尿量多于日尿量。妊娠早期增大的子宫压迫膀胱,膀胱容量减少,故排尿次数增多,此尿频为生理性。但若伴尿急、尿痛则一般为病理性的,且多数由下尿路病变引起。

(一)妊娠合并急性膀胱炎

是妊娠早期引起尿频、尿急、尿痛最常见的原因。主要临床表现为尿频、尿急、尿痛、脓尿,少数可发生终末血尿或全血尿,一般无发热等全身症状。尿液常规检查有多量白细胞及细菌,也可有少数红细胞。尿培养细菌超过正常值。一般通过临床症状和尿液常规检查即可确诊。确诊者均应采用抗生素治疗,尽可能选用细菌敏感的药物并注意药物对母胎的安全性,首选氨苄西林 0.5g,每天 4 次口服,需治疗 2 周,停药后定期复查,同时嘱患者多饮水,禁止性生活。

(二)妊娠合并急性肾盂肾炎

急性肾盂肾炎是妊娠期最常见的泌尿系统合并症。起病急骤,突然出现寒战、发热,体温可高达甚至超过 40℃,部分患者也可低热。有尿频、尿急、尿痛、排尿未尽感等膀胱刺激征,伴头痛、周身酸痛、恶心呕吐、腰痛等全身症状。排尿时常有下腹疼痛,肋腰点有压痛,肾区叩击痛。血白细胞增多,尿常规见成堆白细胞或脓细胞。一旦确诊应住院治疗,治疗原则是支持疗法、抗感染及防止中毒性休克;卧床休息,取侧卧位;多饮水或补充足量液体,使每天尿量保持在 2000ml 以上。

五、水肿

人体组织间隙有过多的体液积聚时称为水肿。

(一)妊娠水肿

妊娠中晚期可出现生理性水肿,其原因在于:妊娠中晚期孕妇血容量和毛细血管通透性增加,增大的子宫压迫下腔静脉,使回心血量减少,下肢静脉回流受阻。多表现为脚踝及小腿水肿,卧床休息后好转,无其他不适。查体可发现脚踝两侧、足背、胫骨腹侧凹陷性水肿,极少部分严重时可延及至大腿、外阴及腹部,血压正常。尿蛋白检查阴性,肾功能正常。

(二)妊娠期高血压疾病

1. 妊娠 20 周以后出现血压升高、水肿,严重时有头痛眼花、恶心、呕吐等不适症状,每周体重增加 >0.5kg。

2. 脚踝、小腿水肿,可延伸至大腿、甚至外阴、腹部及颜面部,卧床休息后不能缓解。血压

≥140/90mmHg,蛋白尿检查≥0.3g/24h 或随机尿蛋白≥0.3g/L,或尿蛋白定性≥(+)以上,眼底检查可发现动静脉比值由正常的 2:3 变为 1:2,甚至 1:4,严重时见视网膜水肿、剥离等,血尿酸升高。

3. 治疗原则　休息镇静、解痉,有指征地降压、利尿,密切监测母胎情况,适时终止妊娠。应根据病情变化,进行个体化治疗。

(三)肾脏疾病

妊娠期间导致肾源性水肿的常见原因为急性肾小球肾炎、慢性肾小球肾炎和肾病综合征,肾源性水肿特点为晨起时水肿明显,多位于眼睑、颜面部及下肢,严重时出现胸、腹水。急性肾小球肾炎发病前 1~3 周,可有上呼吸道及皮肤感染史。突然发病,晨起眼睑水肿或伴有下肢轻度可凹陷性水肿,伴轻 - 中度高血压,轻 - 中度蛋白尿。治疗以休息及对症治疗为主。若孕前有慢性肾小球肾炎病史,在妊娠前或妊娠 20 周前有持续性蛋白尿、血尿或管型尿、水肿、贫血、高血压和肾功能不全者,应考虑妊娠合并慢性肾小球肾炎。严密监测血压、血尿常规及肾功能,积极对症处理,严密监测母胎情况。肾病综合征临床特点为大量尿蛋白(+++~++++),24 小时尿蛋白定量在 3.5~10.0g 以上,低蛋白血症,晨起眼睑水肿,血脂升高,伴肾功能异常,可能并发感染、血栓、急性肾衰竭等。应卧床休息和对症治疗,必要时给予激素治疗,防治并发症。

六、抽搐

抽搐是指全身任何骨骼肌的不自主单次或连续强烈收缩。

(一)妊娠期缺钙

妊娠期由于钙消耗增加,血清游离钙浓度降低,使神经肌肉兴奋性增高,尤其是妊娠晚期。妊娠中晚期孕妇下肢肌肉痉挛多为缺钙的表现,肌肉痉挛多发生在小腿腓肠肌,常在夜间发作,多能迅速缓解,应及时补钙。

(二)子痫

子痫多发生在子痫前期的基础上,抽搐无法用其他原因解释。子痫发作前可有不断加重的重度子痫前期症状,但也可发生于血压升高不显著、无蛋白尿患者,机制不清。常发生于妊娠晚期或临产前,少数发生于分娩过程中,个别发生于产后 48 小时内。子痫抽搐进展迅速,前驱症状短暂,

表现为抽搐、面部充血、深昏迷;随之全身及四肢肌强直,双手紧握,双臂屈曲,很快发展成典型的全身高张阵挛惊厥、有节律的肌肉收缩,持续约 1 分钟,其间患者呼吸暂停,神志丧失;此后抽搐停止,呼吸恢复,但患者仍昏迷,最后意识恢复,但易激惹、烦躁。处理原则:控制抽搐,纠正缺氧和酸中毒,控制血压,抽搐控制后终止妊娠,防止再发抽搐,防止患者坠地外伤、唇舌咬伤,保持呼吸道通畅,维持呼吸、循环功能稳定。

(三)其他

其他可能引起孕期抽搐的原因包括:妊娠合并癫痫、癔症、颅内疾病等,需要注意鉴别。

七、阴道排液

(一)胎膜早破指临产前发生胎膜破裂

1. 胎膜早破(premature rupture of membrane, PROM)的病因有生殖道感染、羊膜腔压力增高、胎膜受力不均、营养因素、宫颈管松弛等。孕妇常突感较多液体自阴道流出,有时仅感觉外阴较平时湿润。

2. 孕妇取平卧位,两腿屈膝分开,可见液体自阴道流出,肛查时,将胎先露部上推见阴道流液量增多;阴道窥器打开时,可见液体自宫颈流出或后穹隆较多积液,并混有胎脂样物质或胎粪。当阴道液 pH≥7.0 时,胎膜早破的可能性较大;阴道液干燥片镜检有羊齿状结晶;羊膜镜检查可直视胎先露部,看不到前羊膜囊即可诊断为胎膜早破,彩超发现羊水量减少可协助诊断。

3. 妊娠 <24 周的孕妇发生胎膜早破应终止妊娠;妊娠 28~33^{+6} 周的孕妇若胎肺不成熟,无感染征象、无胎儿宫内窘迫可期待治疗,但必须排除绒毛膜羊膜炎;若胎肺成熟或有明显感染时,应立即终止妊娠;对胎儿窘迫的孕妇,如胎儿能存活,应立即终止妊娠。妊娠 34 周后的胎膜早破,如无明确剖宫产指征,则宜在破膜后 2~12 小时内积极引产。

(二)阴道炎性溢液

妊娠期受体内雌激素升高的影响,有利于阴道内加德纳菌及其他厌氧菌的生长。同时,阴道上皮细胞糖原增多,酸性增强,且孕妇抵抗力下降,孕妇易患外阴阴道假丝酵母菌病。表现为外阴瘙痒、阴道分泌物增多,可能呈豆腐渣样或灰白色,阴道可有灼热感,有些孕妇伴有尿路刺激症状。直接做阴道分泌物涂片检查以明确诊断,给

予相应的处理。

（三）尿失禁

女性尿失禁以张力性尿失禁最为常见，见于经产妇。妊娠后期孕妇在腹压增高时可出现张力性尿失禁。腹压增加时（如咳嗽、打喷嚏、提重物、跑动等）不自主溢尿是最典型的症状。预防为主，若在孕前发现张力性尿失禁，应及时处理。

八、便秘

妊娠期间常见。由于孕期肠蠕动及肠张力减弱，排空时间延长，水分被肠壁吸收，加上增大妊娠子宫及胎先露部对肠道下段的压迫，常会引起便秘。排便习惯正常的孕妇可以在妊娠期预防便秘，每天早晨饮一杯开水，经常食用易消化、富含纤维素的新鲜蔬菜和水果，并且每天配合适当的运动，养成按时排便的好习惯。必要时口服软化大便的药物。禁用峻泻药，也禁止灌肠，以免导致流产或早产。

九、痔疮

很多孕妇在孕期会遭受痔疮的困扰。痔静脉曲张可在妊娠期间首次出现，妊娠也可使已有的痔疮复发或恶化，主要是由于增大的妊娠子宫或妊娠期便秘使痔静脉回流受阻，引起直肠静脉压升高。多吃蔬菜水果和少吃辛辣刺激食物，温水坐浴，必要时服用缓泻药可缓解痔疮引起的疼痛和肿胀感。

【关键点】

1. 孕期常见症状以消化系统症状为主，应建立良好的饮食、排便习惯。

2. 引起孕期阴道流血和腹痛的疾病很多，需及时就诊，明确诊断。

3. 对铁和钙的需求增加，应及时补充铁剂和钙剂。

（黄桂琼　王晓东）

参考文献

1. 谢幸，苟文丽. 妇产科学. 第8版. 北京：人民卫生出版社，2013.

2. Cunningham F，Leveno K，Bloom S，et al. Williams Obstetrics.24th edition. New York：McGraw-Hill Education，2014.

3. 中华医学会妇产科学分会产科学组. 妊娠剧吐的诊断及临床处理专家共识（2015）. 中华妇产科杂志，2015，50（11）：801-804.

4. 妇产科学相关专家组. 孕激素维持早期妊娠及防治流产的中国专家共识. 中华妇产科杂志，2016，51（07）：481-483.

5. 中华医学会妇产科学分会产科学组. 胎盘早剥的临床诊断与处理规范. 中华妇产科杂志，2012，47（12）：957-958.

6. 中华医学会妇产科学分会产科学组. 胎膜早破的诊断与处理指南（2015）. 中华妇产科杂志，2015，50（1）：161-167.

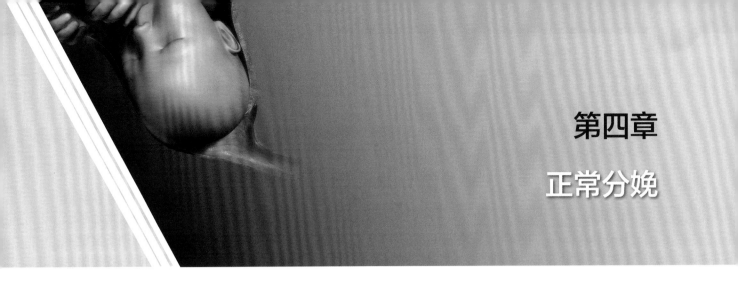

第四章

正常分娩

第一节　阴道分娩条件评估

【导读】

产力、产道、胎儿和精神因素等是影响阴道分娩的四大因素,任何因素本身异常或因素之间缺乏协调都会使阴道分娩难以顺利进行。正确评价头盆关系、保持产程良好产力和放松的精神状态,是顺利进行阴道分娩的根本。

一、产力因素

(一)概述

将胎儿及其附属物从子宫内逼出的力量称产力,产力是影响分娩的四个因素之一。

1. **产力**　包括子宫收缩力(uterine contraction)、腹肌及膈肌收缩力和肛提肌收缩力。

2. **子宫收缩力**　是临产后的主要产力,贯穿整个分娩过程,能迫使宫颈管变短至消失、宫口扩张、胎先露下降、胎儿娩出和胎盘、胎膜娩出。

3. **腹壁肌及膈肌收缩力**　是第二产程时娩出胎儿的重要辅助力量。

4. **子宫收缩力异常**　分娩过程中子宫收缩的节律性、对称性及极性不正常或强度、频率有改变,称子宫收缩力异常。子宫收缩力异常临床上分为子宫收缩乏力(uterine inertia)(简称宫缩乏力)和子宫收缩过强(简称宫缩过强)两类,每类又分为协调性子宫收缩和不协调性子宫收缩。

(二)各种产力的特点

1. **子宫收缩力**　子宫收缩力具有节律性、对称性、极性和缩复作用几个特点。

(1)节律性宫缩:是临产重要标志,每次宫缩总是由弱渐强(进行期)。维持一定时间(极期),随后由强渐弱(退行期),直至消失进入间歇期。间歇期子宫平滑肌松弛。临产开始时,宫缩持续约30秒,间歇期约5~6分钟。随产程进展宫缩持续时间逐渐延长、间歇期逐渐缩短。当宫口开全时,宫缩持续时间长达60秒,间歇期缩短至1~2分钟,宫缩节律性对胎儿有利。

(2)宫缩起自两侧宫角部,以微波形式均匀协调地向宫底中线集中,左右对称,再向子宫下段扩散,此为宫缩对称性。

(3)极性宫缩以宫底部最强、最持久,向下逐渐减弱,宫底部收缩力的强度几乎是子宫下段的2倍,此为宫缩极性。

(4)子宫体部平滑肌与其他部位的平滑肌不同,宫缩时宫体部肌纤维缩短变宽,收缩后肌纤维虽松弛但不能完全恢复到原来长度,经过反复收缩,肌纤维越来越短,称缩复作用。缩复作用使宫腔内容积逐渐缩小,迫使胎先露部不断下降及宫颈管逐渐短缩直至消失。

2. **腹肌及腹肌收缩力**　当宫口开全后,每当宫缩时前羊水囊或胎先露部压迫骨盆底组织,反射性地引起排便动作,腹壁肌及膈肌强有力的收缩使腹内压增高,促使胎儿娩出。腹肌及腹肌收缩力在第二产程特别是第二产程末期配以宫缩时应用。腹肌及腹肌收缩力在第三产程可促使已剥离胎盘娩出。

3. 肛提肌收缩力　肛提肌收缩力有协助胎先露部在骨盆腔内旋转,当胎头枕部露于耻骨弓下时,能协助胎头仰伸及娩出。胎儿娩出后,胎盘降至阴道时,肛提肌收缩力有助于胎盘娩出。

(三) 子宫收缩乏力

1. 原因

(1) 头盆不称:胎先露不能紧贴子宫下段及宫颈,因而影响反射性子宫收缩,是继发性宫缩乏力的最常见原因。

(2) 子宫因素:子宫过度膨胀(如多胎妊娠、巨大儿、羊水过多等)、子宫畸形(如双角子宫等)、子宫发育不良、经产妇或子宫肌瘤等。

(3) 药物影响:临产后使用大剂量镇静与镇痛剂,如吗啡、氯丙嗪、硫酸镁、杜冷丁(哌替啶)、苯巴比妥钠等,或宫缩抑制剂使用。

(4) 其他因素:第一产程后期过早用腹压,或膀胱充盈影响胎先露部下降,均可导致继发性宫缩乏力。

2. 临床表现　分为原发性和继发性两种,原发性宫缩乏力是指产程开始就出现宫缩乏力;继发性宫缩乏力是指产程开始子宫收缩正常,产程较晚阶段子宫收缩转弱,产程进展缓慢甚至停滞。

(1) 协调性宫缩乏力:宫缩具有正常节律性、对称性和极性,但收缩弱、持续时间短、间歇期长且不规律。协调性子宫收缩乏力多属继发性宫缩乏力,临产早期宫缩正常,但活跃期后期或第二产程时宫缩减弱,常见中骨盆与骨盆出口平面狭窄、持续性枕横位或枕后位等。协调性宫缩乏力对胎儿影响不大。

(2) 不协调性宫缩乏力:宫缩极性倒置,宫缩时宫底部不强而是子宫下段强,宫缩间隙期子宫平滑肌不完全松弛。子宫收缩不协调不能使宫口扩张、胎先露下降,属无效宫缩。往往有头盆不称和胎位异常,胎头无法衔接从而不能紧贴子宫下段及宫颈内口。产妇自觉下腹部持续疼痛、拒按,烦躁不安;胎儿-胎盘循环障碍,易出现胎儿窘迫。

3. 对母儿影响

(1) 对产妇的影响:产程延长、休息不佳、进食少、精神与体力消耗,易疲乏、肠胀气、排尿困难等,影响子宫收缩,严重时甚至可引起脱水、酸中毒、低钾血症。由于第二产程延长,膀胱被压迫于胎先露部与耻骨联合之间,可导致局部组织缺血、水肿、坏死,形成膀胱阴道瘘或尿道阴道瘘。胎膜早破以及多次肛门检查或阴道检查增加感染风险。产后宫缩乏力影响胎盘剥离、娩出和子宫壁的血窦关闭,容易发生产后出血。

(2) 对胎儿的影响:协调性宫缩乏力容易造成胎头在盆腔内旋转异常,使产程延长,增加手术助产机会;不协调性宫缩乏力,宫缩间期子宫壁不能完全放松,对胎盘-胎儿循环影响大,容易胎儿窘迫。胎膜早破易脐带受压或脱垂增加围产儿死亡风险。

4. 处理

(1) 协调性宫缩乏力:首先应寻找原因,检查有无头盆不称与胎位异常,阴道检查了解宫颈扩张和胎先露部下降情况。若无头盆不称或胎位异常,估计能阴道分娩应加强宫缩;若有头盆不称,不能经阴道分娩,应行剖宫产术。

1) 第一产程:消除精神紧张,多休息,鼓励多进食,注意营养与水分的补充。产妇过度疲劳时,使用地西泮或杜冷丁(哌替啶),经过一段时间可使子宫收缩力转强。排尿困难者应及时导尿,排空膀胱能增宽产道从而促进宫缩的作用。经上述处理而子宫收缩力仍弱,可加强宫缩。①人工破膜:无头盆不称、胎头已衔接者可行人工破膜,引起反射性子宫收缩,加速产程进展。②地西泮:地西泮能软化宫颈、促进宫口扩张,适用于宫口扩张缓慢及宫颈水肿时,常用剂量为10mg,间隔2~6小时可重复应用,与缩宫素联合应用效果更佳。③缩宫素静脉滴注:适用于协调性宫缩乏力、胎心好、胎位正常、头盆相称者。静脉滴注缩宫素应从小剂量开始循序增量,起始剂量为2.5U缩宫素溶于乳酸钠林格注射液500ml中即0.5%缩宫素浓度。从每分钟8滴开始,根据宫缩、胎心情况调整滴速,一般每隔15分钟调整1次。应用等差法,即从每分钟8滴(2.7mU/min)调整至16滴(5.4mU/min),再增至24滴(8.4mU/min)。有条件者最好使用输液泵。有效宫缩判定标准为10分钟内出现3次宫缩,每次宫缩持续30~60秒,伴有宫颈的缩短和宫口扩张。最大滴速不得超过每分钟40滴即13.2mU/min,如仍不出现有效宫缩时可增加缩宫素浓度,但缩宫素的应用量不变。增加浓度的方法是以乳酸钠林格注射液500ml中加5U缩宫素变成1%缩宫素浓度,先将滴速减半,再根据宫缩情况进行调整,增加浓度后,最大增至每分钟

40滴(26.4mU),原则上不再增加滴数和缩宫素浓度。若宫缩持续时间在1分钟及以上或胎心率有变化,应停止静脉滴注。缩宫素静脉滴注过程中,应有专人观察宫缩、听胎心率及测量血压。④经上述处理,若产程无进展或出现胎儿窘迫时,应及时行剖宫产术。

2)第二产程:若无头盆不称,予缩宫素静脉滴注加强宫缩加速产程。若胎头双顶径已通过坐骨棘平面,等待自然分娩或阴道助产;若胎头仍未衔接或伴有胎儿窘迫,应及时行剖宫产术。

3)第三产程:积极处理第三产程,预防产后出血。

(2)不协调宫缩乏力:不协调性宫缩乏力处理原则是调节子宫收缩,恢复其极性。给予强镇静剂哌替啶100mg、吗啡10~15mg肌注或地西泮10mg静脉推注,使产妇充分休息,醒后多能恢复为协调性子宫收缩。宫缩恢复为协调性之前,禁用缩宫素。若不协调性宫缩不能纠正,或伴有胎儿窘迫,或伴有头盆不称,应行剖宫产术。若转变为协调性宫缩但宫缩仍弱,可加强宫缩。

(四)协调性子宫收缩过强

1. 特点　子宫收缩的节律性、对称性和极性均正常,仅宫缩过强、过频。若产道无阻力,宫口迅速开全,短时间内结束分娩,总产程不足3小时,称急产。

2. 母儿影响

1)对产妇的影响:可使产妇宫颈、阴道及会阴撕裂伤;胎儿娩出后子宫平滑肌缩复不良,易发生胎盘滞留、产后出血、产褥感染。

2)对胎儿及新生儿的影响:宫缩过强、过频影响子宫-胎盘血液循环,易发生胎儿窘迫、新生儿窒息、围产儿死亡;胎儿娩出过快,易致新生儿发生颅内出血;新生儿易发生感染。

3. 处理　新生儿应肌注维生素K 10mg预防颅内出血。产后仔细检查宫颈、阴道、外阴是否存在软产道撕裂,若有撕裂应及时缝合。应给予抗生素预防感染。

4. 预防　有急产史孕妇,预产期前1~2周有条件者应提前住院待产,提前做好接产及抢救新生儿窒息的准备。产程中慎用宫缩剂。

(五)不协调性子宫收缩过强

不协调性子宫收缩分为强直性子宫收缩和子宫痉挛性狭窄环两种类型

1. 原因

(1)强直性子宫收缩(tetanic contraction of uterus):强直性子宫收缩通常几乎是外界因素异常造成,如分娩发生梗阻,或不恰当使用缩宫素,或胎盘早剥血液浸润子宫肌层,均可引起宫颈内口以上部分的子宫肌层出现强直性痉挛性收缩,宫缩间歇期短或无间隔。

(2)子宫痉挛性狭窄环(constriction ring of uterus):多因精神紧张、过度疲劳以及不适当地应用宫缩剂或粗暴进行阴道内操作。子宫壁局部肌肉呈痉挛性不协调性收缩形成的环状狭窄,持续不放松,称子宫痉挛性狭窄环。痉挛性狭窄环可发生在宫颈、宫体的任何部分,但大多在子宫上下段交界处,也可胎体某一狭窄部,以胎颈、胎腰处常见(图4-1-1)。

2. 临床表现

(1)强直性子宫收缩:产妇烦躁不安,持续性腹痛,拒按。胎位触不清,胎心听不清。有时可出现病理缩复环、血尿等先兆子宫破裂征象。

(2)子宫痉挛性狭窄环:产妇出现持续性腹痛,烦躁不安,宫颈扩张缓慢,胎先露部下降停滞,胎心时快时慢。阴道检查时在宫腔内触及较硬而无弹性的狭窄环,此环与病理缩复环不同。特点是不随宫缩上升。

3. 处理

(1)强直性子宫收缩:应立即给予宫缩抑制剂抑制强直性宫缩。若属梗阻性原因,应立即行剖宫产术;若胎死宫内可用乙醚吸入麻醉,若仍不能缓解强直性宫缩,应立即行剖宫产术。

(2)子宫痉挛性狭窄环:①应仔细寻找导致子宫痉挛性狭窄环的原因,并给予及时纠正。停止一切刺激如禁止阴道内操作、停用缩宫素等。②若无胎儿窘迫征象,给予镇静剂如杜冷丁(哌替啶)、吗啡肌注。也可给予宫缩抑制剂如沙丁胺醇、硫酸镁,一般可消除异常宫缩。③当宫缩恢复正常时,可阴道助产或自然分娩。若子宫痉挛性狭窄环不能缓解,宫口未开全、胎先露高,或伴有胎儿窘迫,应立即行剖宫产术。若胎死宫内,宫口已开全,可行乙醚麻醉,经阴道分娩。

4. 预防　严格把握使用宫缩剂的指征,减少不必要阴道检查,及早发现头盆不称。

(六)总结

产力是阴道分娩顺利进行十分重要的条件,

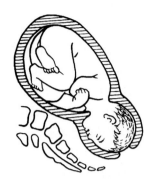
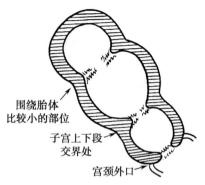

(1) 狭窄环围绕胎颈　　　　(2) 狭窄环容易发生的部位

图 4-1-1　子宫痉挛性狭窄环

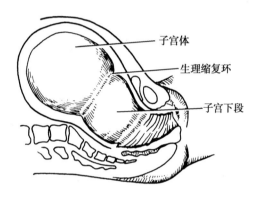

图 4-1-2　软产道在临产后的变化

产程中要注意监测宫缩节律性、极性、对称性和缩复作用,严格掌握宫缩剂使用指征和减少不必要的阴道检查。注意鉴别和诊断子宫收缩力异常的类型,并针对不同类型进行处置。

【注意事项】

1. 注意对宫缩异常类型的评估:宫缩乏力还是宫缩过强;协调性还是非协调性。

2. 加强宫缩之前必须阐明宫缩是否为协调性子宫收缩乏力,如果为非协调性宫缩乏力则不能使用宫缩剂。

3. 使用宫缩剂必须严格掌握指征和严密做好母儿监测。

4. 及早发现非协调性子宫收缩过强,并给予恰当抑制宫缩药物,减少由于宫缩过强导致的不良结局。

【关键点】

1. 掌握宫缩剂和人工破膜指征。

2. 加强子宫收缩前评价:是否存在头盆不称?

3. 缩宫素使用期间做好母儿监测。

(应豪　包怡榕)

二、产道因素评估

(一) 概述

1. 产道分为骨产道与软产道两部分;骨产道指真骨盆,软产道是由子宫下段、宫颈、阴道及骨盆底软组织构成的弯曲管道。

2. 产道异常以骨产道为多见,中骨盆平面狭窄常常合并骨盆出口平面狭窄。

3. 骨产道是影响阴道分娩的重要因素,而且会互相影响,准确评估头盆关系是顺利分娩的前提条件。

(二) 骨产道特点

骨盆由左、右髋骨和骶、尾骨及耻骨连接构成。骨盆被斜行的界线(后方起于骶骨岬,经髂骨弓状线,髂耻隆起,耻骨梳,耻骨结节,耻骨嵴到耻骨联合上缘连线)分为两部:界线以上叫大骨盆,又称假骨盆,大骨盆参与腹腔的组成。界线以下叫小骨盆,又称真骨盆,其内腔即盆腔,前界为耻骨和耻骨联合,后界为骶、尾骨的前面,两侧为髋骨的内面、闭孔膜及韧带,侧壁上有坐骨大、小孔。

骨盆腔有 3 个平面,骨盆各平面及其径线是便于了解分娩时胎先露部通过骨产道的过程。

1. **骨盆入口平面**　指真假骨盆的交界面,呈横椭圆形,其前方为耻骨联合上缘,两侧为髂耻缘,后方为骶岬前缘,共有 4 条径线(图 4-1-3)。

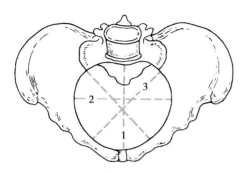

1. 前后径 11cm; 2. 横径 13cm; 3. 斜径 12.75cm

图 4-1-3　骨盆入口平面各径线

2. **骨盆中骨盆平面**　为骨盆最小平面,前方为耻骨联合下缘,坐骨棘至骶骨下端的平面,呈前后径长的纵椭圆形(图 4-1-4)。

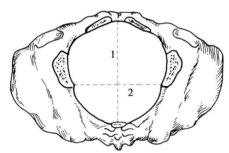

1. 前后径 11.5cm; 2. 横径 10cm

图 4-1-4　中骨盆平面各径线

3. **骨盆出口平面**　即骨盆腔的下口,由两个在不同平面的三角形所组成。前三角平面顶端为耻骨联合下缘,两侧为耻骨降支;后三角平面顶端为骶尾关节,两侧为骶结节韧带。临床上单纯出口平面狭窄少见,多同时伴有骨盆中平面狭窄。骨盆出口平面有 4 条径线(图 4-1-5)。

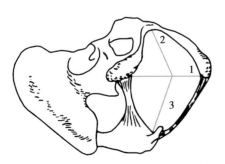

1. 出口横径; 2. 出口前矢状径; 3. 出口后矢状径

图 4-1-5　骨盆出口平面各径线斜面观

4. **骨盆轴与骨盆倾斜度**

(1) 骨盆轴:为连接骨盆各平面中点的曲线,代表骨盆轴。此轴上段向下向后,中段向下,下段向下向前。分娩时,胎儿沿此轴娩出,助产时也应按骨盆轴方向协助胎儿娩出。

(2) 骨盆倾斜度:指妇女直立时,骨盆入口平面与地平面所形成的角度,一般为 60°。若倾斜度过大,常影响胎头衔接(图 4-1-6、图 4-1-7)。

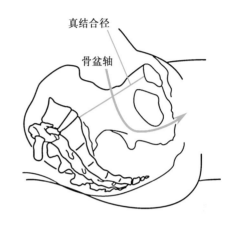

真结合径

骨盆轴

图 4-1-6　骨盆轴

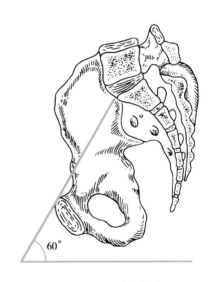

60°

图 4-1-7　骨盆倾斜度

(三) 软产道特点

软产道是由子宫下段、宫颈、阴道及骨盆底软组织构成的弯曲管道。

1. **子宫下段的形成**　子宫下段由非孕时长约 1cm 子宫峡部形成,妊娠 12 周后逐渐扩展成为宫腔的一部分,至妊娠末期逐渐被拉长形成子宫下段。临产后的规律宫缩进一步拉长子宫下段达 7~10cm,成为软产道的一部分。由于子宫肌纤维的缩复作用,子宫上段肌壁越来越厚,子宫下

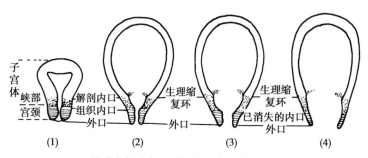

(1) 非妊娠子宫；　(2) 足月妊娠子宫；

(3) 分娩第一产程妊娠子宫；(4) 分娩第二产程妊娠子宫

图 4-1-8　子宫下段形成及宫口扩张

段肌壁被牵拉越来越薄,在两者间的子宫内面有一环状隆起,称生理缩复环(physiologic retraction ring)(图 4-1-8)。

2. 宫颈的变化

(1) 宫颈管消失:临产前宫颈管长约 2~3cm,初产妇较经产妇稍长。临产后,规律宫缩牵拉宫颈内口子宫肌纤维及周围韧带,以及胎先露部支撑前羊水囊呈楔状,致使宫颈内口向上向外扩张,宫颈管形成漏斗形,随后宫颈管逐渐形成子宫下段,宫颈管消失,宫口扩张。初产妇多是宫颈管先消失,宫口后扩张;经产妇多是宫颈管消失与宫口扩张同时进行。

(2) 宫口扩张:临产前,初产妇宫颈外口仅容一指尖,经产妇能容纳一指。临产后,宫口扩张主要是子宫收缩及缩复向上牵拉的结果。胎先露部衔接使前羊水于宫缩时不能回流,加之子宫下段的蜕膜发育不良,胎膜容易与该处蜕膜分离而向宫颈管突出,形成前羊水囊,协助宫口扩张。胎膜多在宫口近开全时自然破裂,破膜后胎先露部直接压迫宫颈,扩张宫口作用更明显。当宫口开全时,妊娠足月胎头方能通过。

(3) 骨盆底、阴道及会阴的变化:前羊水囊及胎先露部先将阴道上部撑开,破膜后胎先露部下降直接压迫骨盆底,使软产道下段形成一个向前弯的长筒。前壁短后壁长,阴道外口开向前上方,阴道黏膜皱襞展平使腔道加宽。肛提肌向下及向两侧扩展,会阴体变薄,以利胎儿通过。阴道及骨盆底的结缔组织和肌纤维于妊娠期增生肥大,血管变粗,血运丰富。于临产后,会阴体虽能承受一定压力,但分娩时若保护会阴不当,也易造成裂伤。

(四) 骨产道异常

产道异常可使胎儿娩出受阻,临床上以骨产道异常多见。骨盆径线过短或形态异常,致使骨

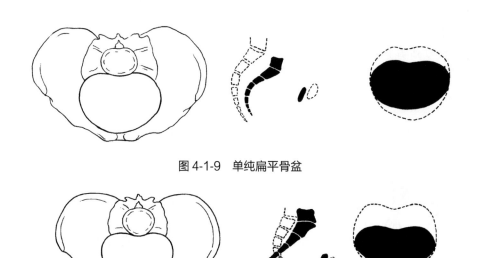

图 4-1-9　单纯扁平骨盆

图 4-1-10　佝偻病性扁平骨盆

盆腔小于胎先露部可通过的限度,阻碍胎先露部下降,称狭窄骨盆(contracted pelvis)。狭窄骨盆可为一个径线过短或多个径线过短,也可为一个或多个平面狭窄。

1. 狭窄骨盆的定义

(1) 骨盆入口平面狭窄:Ⅰ级(临界性狭窄)骶耻外径 18cm,骨盆入口前后径 10cm,绝大多数可自然分娩;Ⅱ级(相对性狭窄)骶耻外径 16.5~17.5cm,入口前后径 8.5~9.5cm,需经试产才能判断是否可经阴道分娩;Ⅲ级(绝对性狭窄)骶耻外径≤16.0cm,入口前后径≤8.0cm,须行剖宫产结束分娩。

骨盆入口平面狭窄有以下两种类型:①单纯性扁平骨盆:骨盆入口呈横扁圆形,骶岬向前下突出,使骨盆入口前后径缩短而横径正常(图 4-1-9);②佝偻病性扁平骨盆:童年患佝偻病,骨骼软化使骨盆变形,骨盆入口呈横椭圆形,骶岬向前突出;骨盆入口前后径明显缩短,骶骨下段变直后移,尾骨前翘,髂骨外展使髂棘间径≥髂嵴间径,坐骨结节外翻使耻骨弓角度及坐骨结节间径增大(图 4-1-10)。

(2) 中骨盆及骨盆出口平面狭窄:坐骨棘间径 <10cm,坐骨结节间径 <8cm,耻骨弓角度 <90°,包括漏斗形骨盆和横径狭窄骨盆:①漏斗形骨盆:骨盆入口各径线值正常,但两侧骨盆壁向内倾斜、状似漏斗,故称漏斗骨盆。特点是中骨盆及骨盆出口平面均明显狭窄,使坐骨棘间径、坐骨结节间径缩短,耻骨弓角度 <90°,坐骨结节间径与出口后矢状径之和 <15cm,常见于男型骨盆(图 4-1-11)。②横径狭窄骨盆:与类人猿型骨盆类似。骨盆入口、中骨盆及骨盆出口的横径均缩短,前后径稍长,坐骨切迹宽。测量骶耻外径值正常,但髂棘间径及髂嵴间径均缩短(图 4-1-12)。

(3) 骨盆三个平面狭窄:骨盆外形属女型骨盆,但骨盆入口、中骨盆及骨盆出口平面均狭窄,每个平面径线均小于正常值 2cm 或更多,称为均小骨盆,多见于身材矮小、体型匀称的妇女(图4-1-13)。

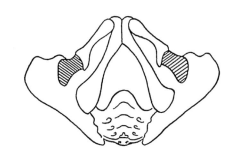

图 4-1-11 漏斗形骨盆

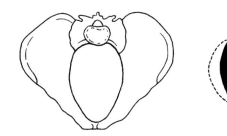

图 4-1-12 横径狭窄骨盆

(4) 畸形骨盆:骨盆失去正常形态。①骨软化症骨盆:罕见,系因缺钙、磷、维生素 D 及紫外线照射不足,骨质脱钙、疏松、软化。由于受躯干重力及两股骨向内上方挤压,使骶岬突向前,耻骨联合向前突出,骨盆入口平面呈凹三角形,粗隆间径及坐骨结节间径明显缩短,严重者阴道不能容纳两指。②偏斜骨盆:系一侧髂翼与髋骨发育不良所致骶髂关节固定,以及下肢和髋关节疾病,引起骨盆一侧斜径缩短的偏斜骨盆。

2. 狭窄骨盆的临床表现

(1) 骨盆入口平面狭窄的临床表现

1) 胎头衔接受阻:一般情况下初产妇于预产期前 1~2 周或临产前胎头已衔接,即胎头双顶径进入骨盆入口平面,颅骨最低点达坐骨棘水平。若入口平面狭窄时,即使已临产但胎头仍未入盆,跨耻征阳性。骨盆入口平面狭窄,胎位异常如臀先露、颜面位或肩先露的发生率比正常人群高。

2) 若已临产,根据骨盆狭窄程度和类型、产力强弱、胎儿大小及胎位,临床表现不尽相同。骨

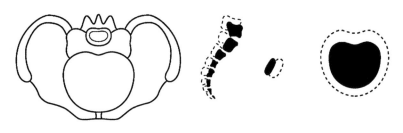

图 4-1-13 均小骨盆

盆入口平面临界性狭窄,若胎位、胎儿大小及产力正常,胎头常以矢状缝于骨盆入口横径衔接,多取后不均倾势,即后顶骨先入盆,后顶骨逐渐进入骶凹处,再使前顶骨入盆,则矢状缝位于骨盆入口横径上成头盆均倾势。临床表现为潜伏期及活跃期早期延长,活跃期后期产程进展顺利。若胎头迟迟不入盆,此时常出现胎膜早破。胎头不能紧贴宫颈内口诱发反射性宫缩,常出现继发性宫缩乏力。若产力、胎儿大小及胎位均正常,但骨盆入口绝对性狭窄,胎头难以入盆,常发生梗阻性难产。

(2) 中骨盆平面狭窄的临床表现

1) 胎头能正常衔接:潜伏期及活跃期早期进展顺利,当胎头下降达中骨盆时,由于内旋转受阻,胎头双顶径被阻于中骨盆狭窄部位之上,常出现持续性枕横位或枕后位。同时出现继发性宫缩乏力,活跃期后期及第二产程延长甚至第二产程停滞。

2) 当胎头受阻于中骨盆时:胎头变形、颅骨重叠,胎头受压使软组织水肿,产瘤较大,严重时可发生脑组织损伤、颅内出血及胎儿窘迫。若中骨盆狭窄程度严重,宫缩又较强,可发生先兆子宫破裂及子宫破裂。强行阴道助产,可导致严重软产道裂伤及新生儿产伤。

(3) 骨盆出口平面狭窄的临床表现:骨盆出口平面狭窄与中骨盆平面狭窄常同时存在。若单纯骨盆出口平面狭窄者,第一产程进展顺利,胎头达盆底受阻,第二产程停滞,继发性宫缩乏力,胎头双顶径不能通过出口横径,强行阴道助产,可导致软产道、骨盆底肌肉及会阴严重损伤。

3. 狭窄骨盆的诊断　狭窄骨盆影响胎位和胎先露部在分娩机制中的衔接、下降及内旋转,也影响宫缩。

(1) 病史询问:有无佝偻病、脊柱和髋关节结核及骨盆外伤史。若为经产妇,应了解有无难产史及其原因,新生儿有无产伤等。

(2) 一般检查:孕妇身高 <145cm 应警惕均小骨盆。观察孕妇步态有无跛足、有无脊柱及髋关节畸形、米氏菱形窝是否对称、有无尖腹及悬垂腹等。

(3) 腹部检查

1) 腹部形态:观察腹形,尺测子宫长度及腹围,B 超观察胎先露部与骨盆关系,还应测量胎头双顶径、胸径、腹径、股骨长,预测胎儿体重,判断能否通过骨产道。

2) 胎位异常:骨盆入口狭窄往往因头盆不称、胎头不易入盆导致胎位异常,如臀先露、肩先露。中骨盆狭窄影响已入盆的胎头内旋转。导致持续性枕横位、枕后位等。

3) 估计头盆关系:正常情况下,部分初孕妇在预产期前 2 周,经产妇于临产后,胎头应入盆。若已临产,胎头仍未入盆,则应充分估计头盆关系。头盆是否相称的检查方法:孕妇排空膀胱、仰卧、两腿伸直,检查者将手放在耻骨联合上方,将浮动的胎头向骨盆腔方向推压。若胎头低于耻骨联合前表面,表示头盆相称,即胎头跨耻征阴性;若胎头与耻骨联合前表面在同一平面,表示可疑头盆不称,即胎头跨耻征可疑阳性;若胎头高于耻骨联合前表面,表示头盆明显不称,即胎头跨耻征阳性。对出现跨耻征阳性的孕妇,应让其取两腿屈曲半卧位,再次检查胎头跨耻征,若转为阴性,提示为骨盆倾斜度异常,而不是头盆不称(图 4-1-14)。

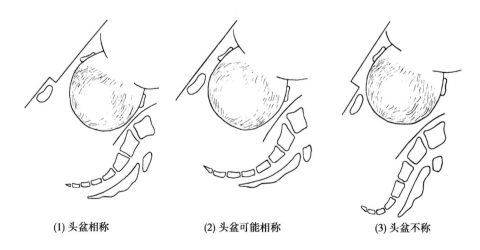

(1) 头盆相称　　　　(2) 头盆可能相称　　　　(3) 头盆不称

图 4-1-14　检查头盆相称程度

（4）骨盆测量

1）骨盆外测量：骨盆外测量各径线小于正常值 2cm 以上，为均小骨盆。骨盆入口呈横扁圆形，骶岬向前下突出，使骨盆入口前后径缩短而横径正常为单纯扁平形骨盆。骨盆入口各径线值正常，但两侧骨盆壁向内倾斜、状似漏斗，称为漏斗骨盆。骨盆两侧斜径（以一侧髂前上棘至对侧髂后上棘间的距离）及同侧直径（从髂前上棘至同侧髂后上棘间的距离）相差 >1cm 为偏斜骨盆。

2）骨盆内测量：骨盆外测量发现异常，应行骨盆内测量。对角径 <11.5cm，骶岬突出为骨盆入口平面狭窄，属扁平骨盆。中骨盆平面狭窄及骨盆出口平面狭窄往往同时存在，应测量骶骨前面弯度、坐骨棘间径、坐骨切迹宽度。若坐骨棘间径 <10cm，坐骨切迹宽度小于两横指，应测量出口后矢状径及检查骶尾关节活动度，估计骨盆出口平面的狭窄程度。

4. 对母儿的影响

（1）对孕妇影响：骨盆入口平面狭窄可影响胎先露部衔接，易发生胎位异常；由于胎先露部在骨盆入口之上，常引起继发性宫缩乏力，导致产程延长或停滞。若中骨盆平面狭窄，会影响胎头内旋转，容易发生持续性枕横位或枕后位。胎头长时间嵌顿于产道内，压迫软组织引起局部缺血、水肿、坏死、脱落，于产后形成生殖道瘘；胎膜早破及手术助产增加感染机会。梗阻性难产若不及时处理，可导致先兆子宫破裂甚至子宫破裂，从而危及产妇生命。

（2）对胎儿及新生儿的影响：头盆不称易发生胎膜早破、脐带脱垂，导致胎儿窘迫，甚至围产儿死亡。产道狭窄，手术助产机会增多，易发生新生儿产伤及感染。

5. 狭窄骨盆的处置　处理原则：明确狭窄骨盆类别和程度，了解胎位、胎儿大小、胎心率、宫缩强弱、宫口扩张程度、破膜与否，结合年龄、产次、既往分娩史进行综合判断，决定分娩方式。

（1）骨盆入口平面狭窄

1）明显头盆不称（绝对性骨盆狭窄）：足月活胎不能入盆，不能经阴道分娩，应在择期或临产后行剖宫产术结束分娩。

2）轻度头盆不称（相对性骨盆狭窄）：足月胎儿体重 <3000g，产力、胎位和胎心正常，可在严密监护下阴道试产，试产时间 2~4 小时为宜。试

产是否充分的判断：宫缩强度、宫口扩张程度为标准；骨盆入口平面狭窄的试产，应以宫口开大 3~4cm 以上。胎膜未破者可在宫口 3cm 以上时行人工破膜。若破膜后宫缩较强，产程进展顺利，多数能经阴道分娩。试产过程中若出现宫缩乏力，可用缩宫素静脉滴注加强宫缩。试产 2~4 小时，胎头仍迟迟不能入盆，宫口扩张缓慢或伴有胎儿窘迫，应及时行剖宫产术结束分娩。若胎膜已破，应适当缩短试产时间以便减少感染风险。

骨盆入口平面狭窄，主要为扁平骨盆的妇女，于妊娠后期或临产后，胎头矢状缝只能衔接于骨盆入口横径上。胎头侧屈使其两顶骨先后依次入盆，呈不均倾势嵌入骨盆入口，称为头盆均倾不均。若前顶骨先嵌入，矢状缝偏后，称前不均倾；若后顶骨先嵌入，矢状缝偏前，称后不均倾。当胎头双顶骨均通过骨盆入口平面时，即能较顺利地经阴道分娩。

（2）中骨盆平面狭窄：胎儿在中骨盆平面完成俯屈及内旋转动作，若中骨盆平面狭窄，则胎头俯屈及内旋转受阻，易发生持续性枕横位或枕后位。产妇多表现活跃期或第二产程延长及停滞、继发性宫缩乏力等。若宫口开全，胎头双顶径达坐骨棘水平或更低，可经阴道助产。若胎头双顶径未达坐骨棘水平，或出现胎儿窘迫，应行剖宫产术结束分娩。

（3）骨盆出口平面狭窄：骨盆出口狭窄，不应进行阴道试产。临床上常用出口横径与出口后矢状径之和估计出口大小，若两者之和 >15cm 时多数可经阴道分娩，有时需用胎头吸引术或产钳术助产，应做较大的会阴切开，以免会阴严重撕裂。若两者之和 <15cm，足月胎儿不易经阴道分娩，应行剖宫产术结束分娩。

（4）骨盆三个平面狭窄：主要是均小骨盆，若估计胎儿不大、胎位正常、头盆相称、宫缩好，可阴道试产。可通过胎头变形和极度俯屈，以胎头最小径线通过骨盆腔，可能经阴道分娩。若胎儿较大，有明显头盆不称，胎儿不能通过产道，应尽早行剖宫产术。

（5）畸形骨盆的处理：根据畸形骨盆种类、狭窄程度、胎儿大小、产力等情况具体分析。若畸形严重、明显头盆不称者，应及时行剖宫产术。

（五）软产道异常

软产道包括子宫下段、宫颈、阴道及外阴。软

产道异常所致的难产少见,容易被忽视。

1. 外阴异常

(1) 会阴坚韧:多见于初产妇尤其 35 岁以上初产妇多见。由于组织坚韧缺乏弹性,会阴伸展性差,在第二产程常出现胎先露部下降受阻,胎头娩出时造成会阴严重裂伤。分娩时应做预防性会阴后-斜切开术。

(2) 外阴水肿:重度子痫前期、重症贫血、心脏病及慢性肾炎合并妊娠的孕妇,可有重度外阴水肿。分娩时妨碍胎先露部下降,造成组织损伤、感染和愈合不良等情况。在临产前可局部应用 50% 硫酸镁湿热敷;临产后仍有严重水肿者,可在严格消毒下进行多点针刺肤放水;分娩时可行会阴后-斜切开。

(3) 外阴外伤或炎症后遗症瘢痕挛缩:可使外阴及阴道口狭小,影响胎先露部下降。若瘢痕范围不大,分娩时可作会阴后-斜切开。若瘢痕过大,应行剖宫产术。

2. 阴道异常

(1) 阴道横隔:横隔多位于阴道上段,阴道横隔影响胎先露部下降,当横隔被撑薄,可在直视下自小孔处将隔做"X"形切开。隔被切开后,因胎先露部下降压迫,通常无明显出血,待分娩结束再切除剩余的隔,用肠线间断或连续锁边缝合残端。若横隔高且坚厚,阻碍胎先露下降,则需行剖宫产术结束分娩。

(2) 阴道纵隔:阴道纵隔若伴有双子宫、双宫颈,位于一侧子宫内的胎儿下降,通过该侧阴道分娩时,纵隔被推向对侧,分娩多无阻碍。当阴道纵隔发生于单宫颈时,有时纵隔位于胎先露部的前方,胎先露继续下降,若纵隔薄可自行断裂,分娩无阻碍。若纵隔厚阻碍胎先露部下降时,须在纵隔中间剪断,待分娩结束后再剪除剩余的隔,用肠线间断或连续锁边缝合残端。

(3) 阴道狭窄:由产伤、药物腐蚀、手术感染致使阴道瘢痕挛缩形成阴道狭窄者,若位置低、狭窄轻,可作较大会阴切开,经阴道分娩。若位置高、狭窄重、范围广,应行剖宫产术结束分娩。

(4) 阴道尖锐湿疣:妊娠期尖锐湿疣生长迅速,早期可治疗。体积大、范围广泛的疣可阻碍分娩,易发生裂伤、血肿及感染。为预防新生儿患喉乳头瘤,应行剖宫产术。

(5) 阴道囊肿和肿瘤:阴道壁囊肿较大时,阻碍胎先露部下降,可行囊肿穿刺抽出其内容物,待产后再选择时机进行处理。阴道内肿瘤阻碍胎先露部下降而又不能经阴道切除者,均应行剖宫产术,原有病变待产后再行处理。

3. 宫颈异常

(1) 宫颈外口闭合:多在分娩受阻时发现,当宫颈管已消失而宫口却不扩张,仍为一很小的孔时,通常用手指稍加压力分离黏合的小孔,宫口即可在短时间内开全。但有时为使宫口开大,需行宫颈切开术。

(2) 宫颈水肿:多见于持续性枕后位或滞产,宫口未开全而过早使用腹压,致使宫颈前唇长时间被压于胎头与耻骨联合之间,血液回流受阻引起水肿,影响宫颈扩张。轻者可抬高产妇臀部,减轻胎头对宫颈压力,也可于宫颈两侧各注入 0.5% 利多卡因 5~10ml 或地西泮 10mg 静脉推注,待宫口近开全,用手将水肿的宫颈前唇上推,使其逐渐越过胎头,即可经阴道分娩。若经上述处理无明显效果,宫口不继续扩张,可行剖宫产术。

(3) 宫颈坚韧:常见于高龄初产妇,宫颈缺乏弹性或精神过度紧张使宫颈挛缩,宫颈不易扩张。可静脉推注地西泮 10mg,或于宫颈两侧各注射 0.5% 利多卡因 5~10ml。若不见缓解,应行剖宫产术。

(4) 宫颈瘢痕:宫颈锥形切除术后、宫颈裂伤修补术后、宫颈深部电烙术后等所致的宫颈瘢痕。若宫缩很强,宫口仍不扩张,应行剖宫产术。

(5) 宫颈癌:宫颈硬而脆、缺乏伸展性,临产后影响宫口扩张,若经阴道分娩,有发生大出血、裂伤、感染及癌扩散等危险,应行剖宫产术。

(6) 宫颈肌瘤:生长在子宫下段及宫颈部位的较大肌瘤,占据盆腔或阻塞于骨盆入口时,影响胎先露部进入骨盆入口,应行剖宫产术。若肌瘤在宫颈上方而胎头已入盆,肌瘤不阻塞产道则可经阴道分娩,肌瘤待产后再行处理。

(六) 总结

产道是顺利阴道分娩另外一个重要因素,分娩过程中准确头盆关系评价就显得更加重要。除了骨产道评价,软产道评估也是非常重要,而且相对比较容易,关键要重视。

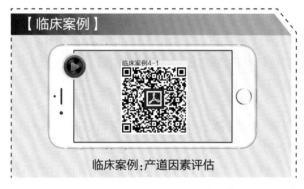
三、胎儿因素评估

胎儿的大小、胎位和有无发育异常是影响分娩过程的重要因素,胎头是胎儿身体最大,可塑性最小,最难通过骨盆的部分,胎头和母体骨盆是否能够适应,是决定能否正常阴道分娩的关键因素,在正常分娩过程中,只要胎头能顺利娩出,一般分娩均可以顺利完成,若胎儿过大,也可能发生肩难产。

(一)胎头的特点

1. **胎儿头颅的组成**　胎儿头颅由三个主要部分组成:颜面、颅底及颅顶部。颜面及颅底已骨化,骨与骨之间完全融合,而颅顶部骨与骨之间并未融合,由骨膜相连,因而有骨缝和囟门。分娩时在宫缩压力作用下,骨与骨之间有少许重叠,以适应骨盆的形态和大小,亦即胎头有可塑性,胎头可塑性的程度与骨质厚薄及硬度有关。

2. **胎头的骨性结构及颅缝**　颅顶是由左右额骨、左右顶骨及枕骨所组成,骨与骨之间有骨缝及囟门相隔,左右额骨之间为额缝,顶骨和颞骨之间为颞缝,两顶骨之间为矢状缝,顶骨与额骨之间为冠状缝,顶骨和枕骨之间为人字缝。

3. **囟门**　通常有三个,即前囟、后囟和颞囟。前囟(又称大囟)是额缝、冠状缝和矢状缝相交处形成的一个菱形的空隙。后囟(又称小囟)是矢状缝和人字缝相交处的一个三角形的空隙。前囟和后囟是临产后通过阴道检查判断胎方位的重要标志,通过矢状缝的走向,前囟和后囟的位置判断胎头的方位(图 4-1-15)。

4. **胎头的主要径线**

(1)双顶径:指两侧顶骨隆突间的距离,是胎头的最大横径,平均为 9.3cm(见图 4-1-15)。

(2)枕额径:指鼻根上方到枕外隆凸间的距离,平均为 11.3cm。

(3)枕下前囟径:又称小斜径,是指前囟中央到枕外隆凸下方之间的距离,平均为 9.5cm,是胎头最短的纵径。

(4)枕颏径:指颏骨下方中央至后囟顶部之间的距离,平均为 13.3cm,是胎头最长的纵径,额先露时采取此径线。

(二)胎产式、胎先露和胎方位

1. **胎产式**　胎产式(fetal lie)是指胎儿纵轴和母体纵轴的关系,可分为三种(图 4-1-16):

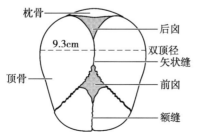

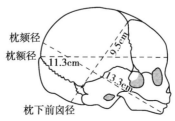

图 4-1-15　胎头颅骨,颅缝,囟门及胎头径线示意图

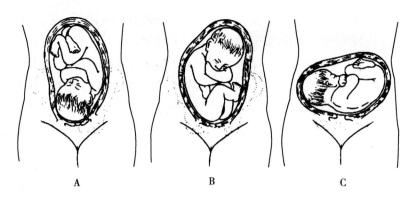

图 4-1-16 胎产式和胎先露示意图

（1）纵产式：胎儿纵轴和母体纵轴平行。

（2）横产式：胎儿纵轴和母体纵轴垂直。

（3）斜产式：胎儿纵轴和母体纵轴成锐角相交。

容易发生横产式及斜产式的因素包括经产妇、前置胎盘、羊水过多或子宫发育异常等。

2. **胎先露** 胎先露（fetal presentation）是指胎儿最先进入骨盆的身体部分。纵产式有两种先露即头先露和臀先露。横产式或斜产式往往以肩为先露。

（1）头先露：可根据胎头与胎儿身体的关系分类。通常胎头俯屈使胎儿下颌和胎儿胸部接近，在这种情况下，先露部位为枕骨，通常称为枕先露。若胎儿的颈部极度仰伸以致使胎头与胎背接触，面部就成为最先进入产道的部分，即面先露。胎头部分俯屈，大囟门在前，形成前顶先露，胎头部分仰伸，额骨在前，形成额先露（图 4-1-17）。

（2）臀先露：可以有以下几种情形（图 4-1-18）：

单臀：以臀为先露，大腿屈曲及小腿伸直至面部。

完全性臀先露：臀与足共同为先露，大腿屈曲于腹部，小腿位于大腿之上。

不完全臀先露：足或膝为先露。一只足或两只足，一侧或两侧膝最低。

3. **胎方位** 胎方位（fetal position）是指胎儿先露部的指示点与母体骨盆的关系，枕先露以枕骨、面先露以颏骨，臀先露以骶骨为指示点，根据先露部指示点在母体骨盆前后左右位置不同而可有不同的胎方位。

（1）枕先露：枕左前（LOA）、枕右前（ROA）、枕左横（LOT）、枕右横（ROT）、枕左后（LOP）、枕右后（ROP）。

（2）面先露：颏左前（LMA）、颏右前（RMA）、颏左横（LMT）、颏右横（RMT）、颏左后（LMP）、颏右后（RMP）。

（3）臀先露：骶左前（LSA）、骶右前（RSA）、骶左横（LST）、骶右横（RST）、骶左后（LSP）、骶右后（RSP）。

（4）肩先露：肩左前（LSCA）、肩右前（RSCA）、肩左后（LSCP）、肩右后（RSCP）。

4. **胎先露和胎方位的判断** 临床上可以通过以下几种方法判断胎先露和胎方位：腹部检查、阴道检查及胎心检查，必要时行 B 超检查。

（1）腹部检查：孕妇排尿后仰卧在检查床上，

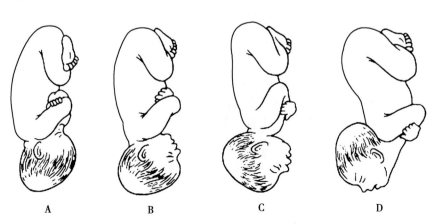

图 4-1-17 头先露的种类示意图

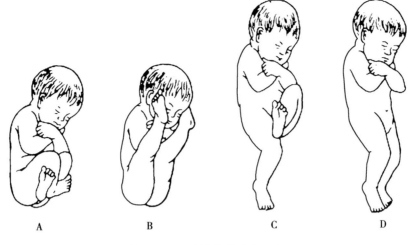

图 4-1-18　臀先露的种类示意图

头部稍垫高,暴露腹部,双腿略屈曲稍分开,腹肌放松。检查者应站在孕妇的右侧。

视诊:注意腹部形状和大小。腹部过大、宫底过高者,可能为多胎妊娠、巨大胎儿、羊水过多;腹部过小、宫底过低者,可能为胎儿生长受限;腹部两侧向外膨出伴宫底位置较低者,胎儿可能是肩先露。

触诊:四步触诊法检查子宫大小、胎产式、胎先露、胎方位及胎先露是否衔接。在做前三步手法时,检查者面向孕妇面部,做第四步手法时,检查者面向孕妇足端(图 4-1-19)。

第一步:检查者两手置于宫底部,手测宫底高度,根据其高度估计胎儿大小与妊娠周期是否相符。然后以两手指腹相对交替轻推,判断在宫底部的胎儿部分,若为胎头则硬而圆且有浮球感,若为胎臀则柔软而宽且形态不规则。

第二步:确定胎产式后,检查者两手掌分别置于腹部左右侧,轻轻深按进行检查。触到平坦饱满部分为胎背,并确定胎背向前、向侧方或向后。触到可变形的高低不平部分为胎儿肢体。

第三步:检查者右手拇指与其他四指分开,置于耻骨联合上方握住胎先露部,进一步查清是胎头或胎臀,左右推动以确定是否衔接。若胎先露部仍可以左右移动,表示尚未衔接入盆;若不能被推动,则已衔接。

第四步:检查者左右手分别置于胎先露部的两侧,沿骨盆入口向下深按,进一步核实胎先露部的诊断是否正确,并确定胎先露部入盆程度。

听诊:胎心在靠近胎背上方的孕妇腹壁上听得最清楚。枕先露时,胎心在脐右(左)下方;臀先露时,胎心在脐右(左)上方;肩先露时,胎心在靠近脐部下方听得最清楚。听诊部位取决于先露部位置及其下降程度。

(2)阴道检查:临产前,因宫颈尚未消退,宫口未开,通过阴道检查确定胎先露及胎方位比较困难,随着产程的进展和宫口的扩张,阴道检查可

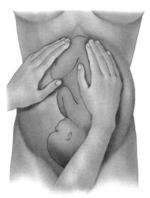

第一步

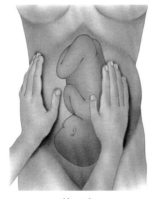

第二步

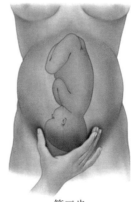

第三步

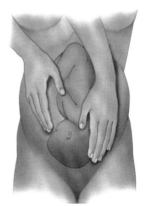

第四步

图 4-1-19　四步触诊法示意图

以帮助医师了解胎先露及胎方位的重要信息。阴道检查时应了解以下情况：

1）宫颈口扩张程度。

2）宫缩高峰时胎头是否紧压宫颈，若宫颈与胎头间的距离可容一指时，要怀疑有头盆不称之可能。

3）宫颈有无水肿，水肿的部位与程度。单纯的宫颈前唇水肿须怀疑枕横位中的前不均倾位。

4）胎头下降水平，尤其是存在胎头过度变形与严重宫颈水肿时，应查明胎头双顶径骨质部分及胎耳的部位，据此判断胎头下降水平比较准确。

5）胎方位主要根据矢状缝的走向及大小囟门的位置来决定。在产程早期，胎头颅骨无明显重叠与水肿，颅缝及大、小囟门容易辨认，胎位也容易确定。在产程后期，宫颈虽近开全或已开全，但因颅骨过度重叠，胎头严重水肿，胎位反而不易查清。故产程一旦出现异常倾向应及早做阴道检查确定胎方位。胎儿耳背方向也可帮助确定胎方位，耳背向上为枕前位，耳背向下为枕后位。但由于耳背位置较高，须在检查者的手完全进入阴道后才能查清，因此多于阴部神经阻滞后做阴道检查最后核实胎头方位及胎头下降水平。

6）颅骨严重重叠时，颅骨嵌入顶骨之下，致使大囟缩小而有被误认为小囟的可能；枕骨嵌入顶骨之下，使小囟处出现一明显的陷凹，又有被误认为大囟的可能。因而在胎头出现严重颅骨重叠时，胎方位容易被误诊。

（3）胎心听诊：胎心听诊也是辅助判断胎位的重要依据，单纯凭胎心听诊不能用于确定胎儿的位置，但可以帮助确定触诊的结果可靠性。

（4）超声检查：超声检查可以准确定位胎先露和胎方位，特别是对于一些肥胖或腹肌紧张的孕妇，可以辅助判断胎方位。国内外多数学者以超声扫描胎儿脊柱的位置确定胎方位，也有以胎儿脑中线回波、眼球回波或胎盘位置等指标判断胎方位。

超声检测时，产妇取仰卧位，排空膀胱，经腹壁直接探测法。采用纵、横、斜切面，对胎儿脊柱、枕部、脑中线、眼眶、鼻及下颌进行扫描，综合其声像图做出判断。胎头方位则需要根据胎头枕骨位置、脑中线、眼眶、鼻方位及下颌位置综合判断。脑中线位于骨盆入口平面横径，眼眶、鼻位于一侧是枕横位，再根据枕骨及眼眶、鼻的位置确定系枕左横或枕右横。脑中线位于骨盆入口斜径则有枕

前位及枕后位两种可能。由于胎头枕骨及脊柱的声像图在直前位、枕前位时显示清楚，而在直后位、枕后位时因超声波通过胎儿体表衰减以致显示不清，因此胎头枕骨及脊柱位置是鉴别直前位、枕前位及枕横位的重要依据。胎儿眼眶、鼻及下颌声像图像在直后位、枕后位时显示清楚，是鉴别直后位、枕后位与枕横位的重要依据。

在产程早期胎方位的判断有一定的困难，往往需在产程活跃期宫口扩张一定程度时经阴道检查才能确定。产程异常时为了解胎方位的动态变化，需多次反复的阴道检查，致使感染的机会增加。而且当胎头颅骨明显重叠、头皮严重水肿时，骨质标志不易扪清给诊断带来很大的困难。超声多指标检测头先露胎方位可避免上述缺点，不仅能及时发现异常胎方位，并可进行动态追踪观察，也为头先露分娩机转的研究提供新的可靠手段。

（三）胎儿体重的预测

估计胎儿体重（estimated fetal weight，EFW）是产前监护胎儿生长发育情况的重要指标，也是临床医师为孕妇选择正确分娩方式的参考依据，准确预测胎儿体重对于巨大儿、胎儿生长受限的诊断，以及分娩方式的选择都有重要意义。胎儿体重预测方法很多，但目前没有最满意的方法，临床常用的方法包括根据孕妇宫高腹围等临床数据预测及超声估计胎儿体重。

1. 临床检查数据预测胎儿体重　产科医师通过腹部触诊，测量孕妇子宫高度和腹围，根据临床经验总结了一些简便易行的计算公式估计胎儿体重，常用的公式如下：

（1）胎儿体重（g）＝宫高（cm）×腹围（cm）×0.9+500

（2）胎头浮动：胎儿体重（g）＝宫高（cm）×腹围（cm）

胎头衔接：胎儿体重（g）＝宫高（cm）×腹围（cm）+200

（3）改良 Johnson 法：

胎儿体重（g）＝[宫高（cm）−n]×155

（S=+1 时 n=11；S=0/1 时 n=12；S=−2 时 n=13）

目前认为产前估测的胎儿体重和新生儿出生后体重相差≤250g 即为估计符合。由于受孕妇身高、腹壁脂肪厚度、子宫张力大小、羊水量多少、胎方位不同以及临床医师测量时方法的不同等诸多因素影响，根据孕妇宫高和腹围估计胎儿体重的准确率较低，误差较大。

2. **超声检查估计胎儿体重**　随着超声在临床的普及和广泛应用,通过超声检查测量胎儿生长参数来估计胎儿体重已成为胎儿体重预测的重要手段。国内外学者进行了多方面的相关研究,从二维超声到三维超声测量,从最初单一生理参数测量到多参数联合测量。多项研究显示超声能直接观察胎儿宫内生长发育情况,且测量胎儿生理参数估计胎儿体重较临床测量法更准确,因此超声估测胎儿体重已逐渐取代临床传统的测量估计方法。迄今国内外超声测量胎儿生理参数估计胎儿体重的主要方法如下:

(1) 单参数估计法:根据胎儿双顶径、头围、腹围、股骨长、小脑横径,胎儿肝脏大小等来估计胎儿体重。虽然单参数测量能够反映胎儿的生长发育情况,但很难全面反映胎儿体重,常导致胎儿体重估计不准确。

(2) 多参数估计法:为提高胎儿体重估计方法的准确性,学者们应用两个或多个不同参数组合公式估测胎儿体重,方法有多种,包括双顶径 + 腹围、头围 + 腹围、双顶径 + 头围 + 腹围 + 股骨长等的组合评估公式。

(3) 人工神经网络模型预测法:是以神经结构和生理为基础模拟人类思维的计算机人工智能技术,通过对超声测量得到的多个胎儿生理参数,建立一个多维非线性函数模型,对数据进行综合处理分析,估计胎儿体重,其准确性高于传统的回归方程计算法,但目前尚未广泛应用于临床工作中。

(4) 三维超声估计胎儿体重法:常用的指标有肢体周径、上肢容积、大腿容积、腹部容积、小脑容积、肾上腺容积、肺容积、肝脏容积等,但由于操作复杂、费时,将其应用于胎儿体重估计仍在探索中。

(四) 评估头盆关系的临床方法

头盆不称一般是指胎头与孕妇骨盆大小不相称(或称为广义的头盆不称)。骨盆严重狭窄和(或)巨大胎儿均可构成头盆不称。但骨盆略小和(或)胎儿略大是否会构成头盆不称,通常难以判断,常需经过试产才能确定。头盆不称的常见原因及临床评估方法如下:

1. **胎儿正常大小而骨盆狭窄**　除佝偻病和外伤等造成骨盆形态、大小异常外,骨盆狭窄又分:骨盆入口狭窄、骨盆出口狭窄(中骨盆 - 骨盆出口狭窄)、骨盆入口及出口均狭窄(均小型骨盆

狭窄) 三种。骨盆绝对性狭窄是不能试产的,临界或轻度狭窄可以试产,但试产时间不宜过长。

(1) 骨盆入口狭窄:以扁平骨盆最为多见,由于胎儿通过骨盆入口平面处于分娩的早期,可及早发现胎先露能否通过入口。腹部检查胎头与耻骨联合间是否出现跨耻征,是评估入口平面头盆关系的重要方法。产妇仰卧位,检查者手指轻轻向下向后按压胎头,比较胎头与耻骨联合之间的关系:①胎头前表面低于耻骨联合后方为跨耻征阴性,提示无头盆不称。②胎头前表面与耻骨联合前表面平行为跨耻征可疑阳性,提示可疑头盆不称。临产后,若子宫收缩加强后胎头入盆,可认为胎头与骨盆入口无不称。③胎头前表面高于耻骨联合前表面为跨耻征阳性,提示头盆不称(图 4-1-20)。

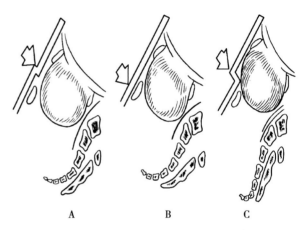

图 4-1-20　跨耻征检查方法示意图
A.头盆相称;B.可疑头盆不称;C.头盆不称

(2) 骨盆出口狭窄(中骨盆 - 骨盆出口狭窄):骨盆呈漏斗形狭窄,多见于男型和类人猿型骨盆。主要阻碍胎头的内旋转,导致枕后(横)位不能向前旋转至枕前位而呈持续性枕后(横)位,常需阴道助产。严重骨盆出口狭窄应考虑行选择性剖宫产。

(3) 骨盆入口及出口均狭窄(均小型骨盆狭窄):多见于身材矮小、发育不良、体质差的妇女,若胎儿小,产力好,可经阴道分娩,但多数产妇容易伴发宫缩乏力,产程延长,需手术助产,若胎儿较大或胎位不正时,需行剖宫产结束分娩。

2. **骨盆正常胎儿过大**　胎儿体重超过4000g为巨大儿,尽管胎位、产力均正常,有时也需阴道手术助产。肩难产是巨大儿主要的产时并发症,处理不当可发生子宫破裂,软产道裂伤。巨大儿可因胎儿宫内窘迫发生新生儿窒息和锁骨骨折等

损伤,甚至死亡。怀疑巨大儿的孕妇分娩方式取决于有无头盆不称,若胎头高浮,跨耻征阳性,应行择期剖宫产。若有阴道分娩条件,可先试产,要注意在入口平面的头盆不称和估计娩出时能否发生肩难产的可能性。

3. 骨盆和胎儿的大小皆正常,可有两种情况引起相对头盆不称。

(1) 胎头俯屈不良:胎头不能以最小径线衔接入盆,如面先露、额先露。

(2) 胎头衔接机制异常:如胎头高直位和临产后胎头取枕横位入盆,因胎头侧屈呈不均倾势位入盆,后顶骨先入为后不均倾位,部分病例可利用后方骶凹空间,克服轻度头盆不称而经阴道分娩;前顶骨先入为前不均倾位,因前方是耻骨联合,无空间可利用而发生难产,多需剖宫产结束分娩。

(彭冰)

四、精神心理评估

随着生物医学模式转向生物 - 心理 - 社会医学模式,人们愈来愈认识到孕妇精神心理状态与分娩过程能否顺利进展密切相关,孕妇的精神心理因素和产力、产道、胎儿因素合称为决定分娩的四大因素。产科医务人员,除需给予孕产妇适宜产科技术,还需给予人文关怀,了解孕产妇的精神心理状态,掌握相关评估及干预方法,对促进分娩顺利进展有重要意义。

1. 定义　分娩恐惧(fear of childbirth)是孕产妇面对分娩过程中的应激状态,出现的不良事件及未知的恐惧,可导致孕产妇身心障碍和分娩应对困难,是女性孕期常见心理问题。

2. 原因　导致分娩恐惧症的精神应激来自多个方面:

(1) 疼痛:宫缩痛是女性分娩过程中最重要应激原,也是拒绝自然分娩的重要原因,一方面产痛是产生分娩恐惧的原因之一,另一方面分娩恐惧也可加重产时疼痛体验。剖宫产率增高与不能或不愿忍受分娩痛导致的分娩恐惧有关。

(2) 焦虑:焦虑的痛苦在精神方面体验为对一些未来的或不确定事件过度担心、害怕,担心灾难、意外或不可控制事件的发生,如担心产程进展不顺利,胎儿发生意外,增加孕妇发生分娩恐惧的风险。

(3) 产时服务模式:住院分娩模式下,女性控制角色的弱化导致分娩恐惧产生。现如今,分娩原本不可控制的、充满未知的、有一定风险性的特点成为医疗干预的切入点,使其转变成为可以预测或控制的过程,衍生出分娩过程中的各种医疗干预措施。女性对分娩原本拥有的主导和控制角色逐渐被产科医务人员所取代,即是否能生、什么时候能生、以什么方式生变成医控事情,女性控制角色的弱化和无助感而导致不能控制的恐惧感。此外,对医务人员缺乏信任,担心医护人员的不友好、被独自留下、医护人员的决策失误等,导致分娩恐惧发生。

(4) 不良的分娩经历:多见的严重分娩恐惧出现在初产妇孕晚期,而经产妇的分娩恐惧更多的与前次消极分娩经历有关,如紧急剖宫产经历或阴道助产,导致其丧失自然分娩的意向和信心。

(5) 其他:陌生的产房环境及周围待产妇因疼痛而痛苦呻吟或哭喊都会形成不良刺激;此外进入产房后与亲属分开,产妇得不到亲情的关心和照顾,感到孤独、恐惧,形成恶性循环。

3. 分娩前精神心理评估的意义　孕妇或多或少存在一些不良精神心理变化,而严重的分娩恐惧可导致产程延长、难产、紧急剖宫产和选择性剖宫产增加。此外,消极的分娩经历影响其家庭、亲子关系。孕产妇不良心理应激是其子女一生中第一个负性生活事件,会影响其子女的认知、语言、情感、行为等。所以运用科学评估方法及早发现孕产妇精神心理健康问题,并及早进行相应干预,对维护孕产妇围产期的身心健康有着重要意义。

4. 测量分娩恐惧的工具　1998 年 Wijma 以 Lazarus 的压力应对模式为理论框架研制了 Wijma 分娩预期与经历问卷(Wijma Delivery Expectancy/Experience Questionnaire,W-DEQ)(请见本节后附表 4-1),该问卷分为 A、B 两个独立版本。版本 A 侧重于女性的分娩前精神心理状态评估,版本 B 侧重于女性分娩经历,适用于分娩后产妇。其中 W-DEQ-A 共包含 33 个条目,16 个条目为正向情绪,17 个条目为负向情绪,每个条目赋值为 0~5 分。负向情绪条目反向计分,总得分为 0~165 分,得分越高,分娩恐惧程度越高。W-DEQ 是第一个专门用于测量和筛查分娩恐惧的问卷,也是目前普遍认可的分娩恐惧调查问卷。可在孕期任意阶段使用 W-DEQ-A 问卷,从而明确孕妇是否有分娩恐惧,并予重视和干预。W-DEQ-A 问卷作为专门测量分娩恐惧的问卷,其良好信效度及适用性已得到广泛认可。

5. 发生率　绝大部分孕产妇因各种刺激或多或少出现轻度焦虑或恐惧,由于地域、文化、医疗条件不同、评价方法和样本量的差异,分娩恐惧的发生率报道也有差异。以 W-DEQ-A 分值≥66 作为分娩恐惧的截断值其发生率约 24%,初产妇发生率约 31.5%,经产妇发生率约 18%。严重分娩恐惧(W-DEQ-A 分值≥85)发生率 6%~15% 不等,其中初产妇发生率约 4.5%~15.6%,经产妇分娩恐惧发生率 7.6%~15.2%。

6. 干预措施　精神心理健康问题贯穿于妊娠、分娩、产后全过程,根据分娩恐惧产生原因,依据不同时期特点进行相应适当干预。

(1) 孕期心理辅导与支持:①不可耐受期:妊娠早期情绪不稳定,抑郁和易疲劳较为常见。此阶段保健重点在于丈夫的关心、理解和支持。②适应期:妊娠第 4~6 个月,孕妇情绪趋于稳定,但感知、智力水平、反应能力可能略有下降,而抵御各种不良刺激能力增强。此阶段孕妇希望与丈夫一起胎教,感受胎儿发育、胎动,分享胎儿成长的喜悦。③过度负荷期:妊娠末 3 个月,孕妇心理和生理负担加重。此阶段保健重点在帮助孕妇做好分娩相关准备,包括了解分娩知识,准备宝宝用品等。

(2) 开展孕妇学校,重视咨询宣教:①确定需重点筛查的对象,如非婚妊娠、非意愿妊娠、社会支持低、有不良孕产史等孕妇,有针对地评估精神心理状况;②加强宣教妊娠和分娩知识,让孕妇及其亲属做好充分心理准备,并正确认识分娩疼痛、出血等现象,减轻紧张、恐惧心理;③推行分娩计划(birth plan):可促进孕产妇和医务人员之间交流,增加孕产妇对分娩认知,使医务人员更了解其对分娩期望,进而改善产妇分娩体验、增加对分娩的控制度和分娩期望的满意度。总之,健康教育有利于更好的自我管理。

(3) 分娩镇痛:产妇分娩是否痛苦,反映一个社会文明程度,为产妇减轻痛苦,是对生命个体的尊重,也反映一种生育文明。理想的分娩镇痛既能止痛,又能给予产妇生理、心理、情感上支持,对母婴无不良影响。2006 年美国妇产科医师学会(ACOG)和美国麻醉学会(American Society of Anesthesia,ASA)达成共识,只要产妇有镇痛要求就可以实施分娩镇痛,我国也制定了相应的专家共识。除药物镇痛外,分娩镇痛还包括一些精神镇痛法如母体体位变化及运动法、拉玛泽呼吸法、水中分娩、分娩球、音乐疗法等,也能够减轻产痛,降低焦虑率、恐惧率及母儿并发症发生率。

(4) 人文关怀与导乐分娩:分娩过程中的人文关怀是不断满足产妇生理、心理、精神的需求,体现在整个分娩过程中给予产妇情感和行为上的支持和鼓励,促进顺利分娩;尽量避免一些不必要医疗干预,同时加强产前教育,增加孕产妇分娩相关知识,重视亲属在产妇分娩时的作用,鼓励陪伴分娩,尊重产妇及其亲属的决策及尊严。

(5) 善用沟通技巧,鼓励情感表达:2010 年英国国家医疗服务体系(National Health Service,NHS)调查发现 16% 产妇无法完全了解助产士表达意思。因此医护人员应该掌握相关沟通技巧(表 4-1-1),学会应用表情、肢体语言,通俗易懂地表达相关医学术语,倾听和体验孕产妇心理,安慰其不良情绪,鼓励发挥主观能动性,让孕产妇参与决策。

表 4-1-1　沟通的策略与技巧

策略	关键点
建立紧密关系	● 注意倾听,言语友善,肯定孕产妇观点,增加她们信心
了解孕产妇	● 鼓励孕产妇讲述她们的分娩经历、恐惧及对产科服务的理解,了解她们世界观及对身份转变观点,注意不要打断
鼓励情感表达	● 通过开放式问题引导孕产妇表达情感,积极倾听并回应
尊重信仰	● 通过提问理解孕产妇的期望值与信仰情况以理解她们情感与行为,消除误解
回顾分娩体验	● 了解希望能够改进方面;对当前情况及可能出现结果进行准确解释,承认不确定性
增加信心	● 通俗易懂语言解释正常分娩过程,帮助孕产妇理解分娩过程虽然伴随不确定性但并不危险,提供一些减轻分娩恐惧的建议
分娩计划	● 解释操作的目的与相关意外出现的处理预案,帮助孕产妇减少孤独与无助的恐惧

(6) 社会及家庭支持

社会方面:①重视开展社区医疗保健:临床医师通过定期评估、随访提供综合的亲民医疗服务;

②加强宣教:培养保障人员(如导乐师等)通过产前宣教让孕妇及家属获取相关知识和技能,增加其角色主导作用。

家庭方面:亲属应该多关心、鼓励孕产妇,并督促其定期检查,强化客观支持对孕产妇的作用。如果仍不能缓解,可进行心理咨询或治疗。

【注意事项】

1. 重视孕产妇精神心理评估 围产保健终极目标不仅促进孕妇、胎儿和新生儿的身心健康,而且还要促进家庭和谐。健康状态保健包括生理和心理状态的评估,重视孕产妇心理状态异常的识别和及时采取适当干预措施,改善分娩体验及母儿预后,从而影响母儿终生健康。

2. 正确看待心理评估 所有的精神心理测验都是相对、间接反映孕产妇的精神心理状况或特点,所以无论测评结果如何仅作为参考,并且其参考价值也是有时效性的。在不同时段、条件下,精神心理状况可能是迥异的。所以评估孕产妇精神心理状况时需要结合实际情况进行综合评估,如其年龄、孕产史、经济状况、婚姻状况、文化程度、是否计划内妊娠以及孕产妇处世表现等。

3. 不同产程干预实施的要点 良好的分娩经历是治疗分娩恐惧的良药,而不良分娩经历,可使孕产妇陷入分娩恐惧的噩梦,即使给予产前咨询和选择性剖宫产,也不能改善。因此,帮助孕产妇获得良好分娩经历是降低分娩恐惧发生的重要途径,重点是将各种干预措施有重点、分阶段地落实到处理各个产程过程中,从潜移默化中改善产妇分娩体验。

(1) 第一产程:①产房环境:产妇易受环境影响,可以通过营造一个温馨分娩环境以缓解产妇紧张情绪。②与产妇沟通、交流:善于倾听,理解孕产妇恐惧、不安情绪。③重视亲属在产妇分娩时的作用,鼓励陪伴分娩,尊重产妇及其亲属的决策及尊严。④医护人员给予产妇的支持:帮助产妇按摩下腹部及腰骶部,恰当地使用冷敷和热敷,以减轻疼痛;适时使用分娩镇痛措施,帮助减轻产痛,缓解焦虑、恐惧情绪;帮助产妇寻找合适的体位;加强护理;营养支持;鼓励排尿。

(2) 第二产程:①保护产妇隐私,营造良好分娩环境;②应用恰当的语言、表情及时与产妇沟通,告知产程动态;③重视亲属尤其是丈夫的作用。

(3) 第三产程:尽早让产妇和新生儿进行皮肤接触。2010 年 NHS 调查发现,有 85% 产妇表示新生儿出生后有与她们进行亲密接触,增加产妇幸福感,从而分散对产痛的注意力。

(4) 产后访视:目的是评估产妇的生理、心理及精神状况,帮助产妇适应角色的转变,提供母乳喂养支持与指导,介绍新生儿护理知识,解释各项指标监测的意义及可能出现的问题,鼓励用最佳方式进行计划生育,为下一次妊娠提供孕前保健。

【关键点】

1. 分娩恐惧是孕产妇最常见心理问题,严重的分娩恐惧可影响产程进展和分娩方式选择,医护工作正视孕产妇心理健康问题是新医学模式要求,也是医学人文性体现。

2. W-DEQ 是最普遍使用的评估量表,有助于筛查和识别分娩恐惧人群。

3. 针对分娩恐惧产生的原因,分阶段、有重点采取不同干预措施是改善孕产妇分娩体验的重要方法,是治疗分娩恐惧良药。

(颜建英 张勤建)

五、母体并发症及合并症

妊娠期间可出现各种合并症及并发症,也可加重原有的合并症,若处理不当,可能对母儿造成不良影响甚至危及生命。适时终止妊娠是治疗的关键措施之一,它既关乎围产结局,又是实现产科精准医疗的关键。但临床上如何兼顾早产儿或早期足月儿与母体之间的利益,即两者均获得最佳的结局,是产科医师常需面临的棘手问题,因此如何把握分娩时机显得尤为重要。分娩时机的选择必须综合分析子宫胎盘因素、母体因素、胎儿因素和医疗条件,权衡终止与继续妊娠之间的利弊,把握矛盾的主要方面,寻求母儿安全的平衡点,选择最适宜的分娩时机。

1. **定义** 母儿合并症是在妊娠前或妊娠期间发生的非妊娠直接引起的母体及胎儿的疾病。妊娠后原有疾病可影响妊娠的顺利进展及胎儿的生长发育,而妊娠又可加重原有疾病,影响孕妇和胎儿的健康。终止妊娠,疾病不一定随之消失。母儿并发症是指妊娠引起的疾病,终止妊娠大多数疾病也逐渐消失。

2. **分类** 按疾病特点可分为:妊娠特有疾病、妊娠合并内外科疾病、胎儿及其附属物疾病和异常妊娠。

(1)妊娠特有疾病:孕妇在妊娠期间发生的一些特有疾病,其不同于一般内科合并症,妊娠期发病,大多于妊娠终止后自然消退。妊娠特有疾病有时也可与孕妇原有内外科疾病合并存在。

(2)妊娠合并内外科疾病:妊娠期孕妇可合并各种内外科疾病,或妊娠前已存在的内外科疾病加重。妊娠与内外科疾病相互影响,若处理不当可对母儿造成严重危害。

(3)胎儿及其附属物疾病:胎儿附属物包括胎盘、胎膜、脐带和羊水,它们对维持胎儿宫内的生命安全及生长发育发挥重要作用,若发生异常,将对母儿造成危害。

(4)异常妊娠:胚胎种植部位不在宫腔内或在宫内生长发育的时间过短或过长,可对母胎造成一定影响。

(一)妊娠特有疾病的分娩时机

1. **妊娠剧吐** 经治疗后病情好转者可继续妊娠,当出现以下情况时,需要终止妊娠:①体温持续高于38℃;②卧床休息时心率>120次/分;③持续黄疸或蛋白尿;④出现多发性神经炎及神经性体征;⑤有颅内或眼底出血经治疗未好转者;⑥出现Wernicke脑病;⑦当止吐药、皮质甾类、肠内和肠外营养、纠正电解质或代谢紊乱等治疗选择均无效时,需要多学科(尤其是神经内科)会诊。

2. **妊娠期高血压疾病** 妊娠期高血压疾病是产科常见和特有疾病,根据病情权衡利弊,采取综合治疗措施和个体化原则,保障母婴安全。终止妊娠时机和方法应根据患者孕周、严重并发症的发生情况、对治疗的反应、家庭经济状况和当地医疗条件综合决定。当出现以下情况时,应终止妊娠:

(1)妊娠期高血压、病情未达重度子痫前期孕妇可期待至妊娠37周以后(Ⅰ-B)。

(2)重度子痫前期:妊娠<26周,经治疗病情危重者建议终止妊娠。妊娠26~28周,根据母胎情况及当地医院母儿诊治能力决定是否可以行期待治疗。妊娠28~34周,如病情不稳定,经积极治疗病情仍加重,应终止妊娠;如病情稳定,可以考虑待治疗,并建议转诊至具备早产儿救治能力的医疗机构(Ⅰ-C)。妊娠>34周,可考虑终止妊娠。

(3)子痫:控制病情后即可考虑终止妊娠。

(4)分娩方式原则上考虑阴道试产(Ⅱ-2B),但如果不能短时间内阴道分娩,病情有可能加重,可考虑放宽剖宫产的指征。

3. **HELLP综合征** HELLP综合征(hemolysis, elevated liver enzymes, and low platelets syndrome, HELLP syndrome)是重度子痫前期的一种表现形式,以溶血(hemolysis, H)、肝酶升高(elevated liver enzymes, EL)和血小板减少(low platelets, LP)为特点,是妊娠期高血压疾病严重并发症之一,常危及母婴生命安全。一旦诊断,需要立即住院治疗并且需要根据母儿状况整体评估,适时终止妊娠,典型HELLP综合征或不典型HELLP综合征妊娠>34周应终止妊娠。

4. **妊娠合并糖尿病** 妊娠合并糖尿病包括孕前糖尿病(pregestational diabetes mellitus, PGDM)和妊娠期糖尿病(gestational diabetes mellitus, GDM)。终止妊娠时机选择与糖尿病的病情程度、血糖升高出现时间以及孕期血糖控制水平密切相关。国内外均制定相关指南阐述其分娩时机。国内指南指出:①无需胰岛素治疗而血糖控制达标的GDM孕妇,如无母儿并发症,在严密监测下可等待预产期,到预产期仍未临产者,可引产终止妊娠。②PGDM 及胰岛素治疗的 GDM 孕妇，如血糖控制良好且无母儿并发症，在严密监测下，妊娠 39 周后可终止妊娠；血糖控制不满意或出现母儿并发症，应及时收入院观察，根据病情决定终止妊娠时机。③糖尿病伴发微血管病变或既往有不良产史者，需严密监护，终止妊娠时机应个体化。

5. 妊娠期肝内胆汁淤积症　妊娠期肝内胆汁淤积症(intrahepatic cholestasis of pregnancy, ICP)是妊娠中、晚期特有的并发症，临床上以皮肤瘙痒和胆汁酸升高为特征，主要危害胎儿，使围产儿发病率和死亡率增高。该病对妊娠最大的危害是发生难以预测的胎儿突然死亡，如何尽可能延长孕周，又不发生不良妊娠结局是产科医师棘手问题。需要综合考虑孕周、病情严重程度及治疗效果进行评估和选择。

(1) 孕周：主要指标之一，应根据患者具体情况、有无其他妊娠合并症等情况综合评估。尚无充分循证医学证据证明 37 周前终止妊娠能改善ICP 孕妇不良围产结局，故不建议过早终止妊娠。但对于早期发病、病程迁延的重度病例期待治疗不宜过久，适当提前终止妊娠。

(2) 病情严重程度：病情程度的判断包括起病孕周、病程、瘙痒程度、生化指标(特别是总胆汁酸、肝酶、胆红素)最高值和治疗后变化等，但至今无具体标准，更无涉及多个重要参考指标的评分标准。而产前总胆汁酸水平≥40μmol/L 者是预测围产结局不良的良好指标。

(3) 胎儿监护指标：无证据证明胎儿宫内死亡与胎儿监护指标异常之间有相关性(Ⅱ-B)。

综上，ICP 孕妇终止妊娠时机：①轻度 ICP：总胆汁酸 10~39 μ mol/L，临床症状以皮肤瘙痒为主，无明显其他症状，38~39 周左右可终止妊娠；②重度 ICP：总胆汁酸≥40μmol/L，瘙痒严重，于 34~37 周终止妊娠；③伴有其他情况如多胎妊娠、妊娠期高血压疾病、复发性 ICP 或曾因 ICP 致围产儿死亡者，于 34~37 周终止妊娠，总之，分娩决策应根据治疗反应、有无胎儿窘迫、双胎或合并其他母体并发症等因素综合考虑。

(二) 妊娠合并内科疾病的分娩时机

1. 妊娠合并呼吸窘迫综合征　目前终止妊娠时机虽无统一标准，但专家达成以下共识：

(1) 保证母体状况稳定前提下，加强胎儿监护，适时终止妊娠。

(2) 因随时可能发生胎死宫内、早产、新生儿窒息等情况，建议 28 周以后发生急性呼吸窘迫综合征者应积极终止妊娠。

2. 妊娠合并肺结核　妊娠合并肺结核的发病率同非妊娠妇女，其临床表现与非妊娠期相似，但因多数孕妇无特异性症状，早期诊断困难。若诊断不及时，将延误治疗，活动性肺结核可引起流产、宫内感染、胎死宫内、胎儿生长受限等并发症。终止妊娠时机应根据发病时间、疾病的严重程度及是否合并其他系统疾病综合判断。

(1) 妊娠早期发生活动性肺结核，应在 8 周内行人工流产；妊娠晚期，经治疗后病情稳定孕妇，应在预产期前 1~2 周住院待产。如无产科手术指征，应鼓励经阴道试产，在第一产程，应补足液体和营养需要，保证休息，密切观察产程进展和母体情况；第二产程，避免用力屏气导致肺泡破裂和病灶扩散，可适当助产缩短第二产程；第三产程预防产后出血等。

(2) 大多数轻型肺结核患者可以继续妊娠。

(3) 终止妊娠指征：①重症活动性肺结核患者；②合并其他系统疾病不能继续妊娠者；③肺结核同时伴有其他部位结核者；④妊娠明显加重肺结核病情者；⑤肺结核合并其他慢性消耗性疾病如艾滋病等。

3. 妊娠合并心脏病　心脏病影响妊娠的危险程度与风险分级、心功能关系密切，也与心脏病类型和是否出现并发症相关。综合以上因素评估分娩时机选择。

(1) 妊娠合并心脏病风险分级Ⅰ~Ⅱ级且心功能Ⅰ级者，可以妊娠至足月。

(2) 妊娠合并心脏病风险分级Ⅲ级且心功能Ⅰ级者可以妊娠至 34~35 周，若有良好监护条件，可至 37 周再终止妊娠。

(3) 妊娠合并心脏病风险分级Ⅳ级但仍然选择继续妊娠者，即使心功能Ⅰ级，建议 32~34 周终止妊娠。部分患者经过临床多学科评估可能需要 32 周前终止妊娠，如果有很好的综合监测实力，可以适当延长孕周。

(4) 凡出现下列情况者，应及早终止：①心脏病变较重，心功能Ⅲ级以上，或曾有心力衰竭病史者；②风湿性心脏病伴有肺动脉高压、慢性心房颤动、高度房室传导阻滞，或近期并发细菌性心内膜炎者；③先天性心脏病有明显发绀或伴肺动脉高压；④严重的左心室梗阻性病变、有主动脉根部扩张的马凡综合征、全心功能不全;⑤合并其他较重疾病如肾炎、重度高血压、肺结核等。一旦诊断需要尽快终止妊娠,如果患者及家属在充分了解风险后拒绝终止妊娠,需要转诊至综合诊治和抢救实力非常强的医院进行保健,综合母儿情况适时终止妊娠。

(5) 若妊娠≥12周,一般不宜终止妊娠,因为此时终止妊娠的危险性不亚于继续妊娠者。

4. 妊娠合并慢性高血压 需根据血压高低、是否药物治疗及疗效、孕周等方面综合评估。

(1) 根据血压情况决定分娩时机:①血压<160/110mmHg,妊娠<37周者,无论是否行降压治疗,均不提倡终止妊娠;②血压<160/110mmHg,妊娠>37周者,无论是否行降压治疗,终止妊娠时机则根据母胎指征而决定。

(2) 根据病情决定分娩时机:①不需服用药物的慢性高血压孕妇,38~39周终止妊娠;②需药物控制血压的孕妇,37~39周终止妊娠;③难以控制的严重高血压孕妇,36~37周终止妊娠(Level B)。

5. 妊娠合并乙型病毒性肝炎 乙型病毒性肝炎对妊娠的影响主要取决于病情严重程度,单纯乙型病毒性肝炎并非终止妊娠适应证,但应做好胎儿的免疫预防工作。分娩时机选择与疾病严重程度、治疗效果和实验室指标相关。

(1) 非重型乙型病毒性肝炎:妊娠早期经治疗后病情好转,可继续妊娠;若妊娠后慢性乙型病毒性肝炎病情加重,治疗效果欠佳,肝功能及凝血功能指标持续恶化者,均应及时终止妊娠。

(2) 重型乙型病毒性肝炎:①经积极治疗,病情稳定后选择有利时机,即凝血功能、白蛋白、胆红素、转氨酶等重要指标改善并稳定24小时左右终止妊娠;②在治疗过程中出现以下产科情况如胎儿窘迫、胎盘早剥或临产,应终止妊娠。

(3) 若抗病毒治疗期间妊娠者,应个体化治疗。对非重型乙型病毒性肝炎,病情较轻者,可停止治疗。其余均应继续接受抗病毒治疗。

6. 妊娠合并肝硬化 妊娠合并肝硬化可导致流产、早产、胎儿生长受限及孕妇贫血、妊娠期高血压疾病、产后出血等母儿并发症。需考虑肝功能、凝血功能、肝硬化并发症等因素选择终止妊娠时机。

(1) 妊娠早期有肝功能不全、凝血酶原时间延长或食管静脉曲张的孕妇,应及早终止妊娠。

如单纯食管静脉曲张,患者又迫切希望妊娠,则先做门腔静脉分流术后再妊娠。

(2) 决定继续妊娠者,应由产科、肝病专科和外科医师共同监管。

7. 妊娠期急性脂肪肝 妊娠期急性脂肪肝病情易迅速恶化,严重威胁母儿生命,出现死胎后可加速和加重DIC发生发展。该病多发生于妊娠晚期,胎儿多数可存活,故一旦诊断明确,不论病情轻重、病期早晚、孕周大小均应尽快终止妊娠。

8. 妊娠合并慢性肾炎和肾病综合征 妊娠合并慢性肾炎和肾病综合征患者肾功能不全的程度及是否出现高血压对妊娠结局有重要影响。孕期发生子痫前期、胎儿生长受限、早产的风险增加,且远期母亲肾功能恶化的发生儿率增加。其终止妊娠指征:

(1) 妊娠早期肾功能正常者,仅表现无症状蛋白尿,可继续妊娠;若已出现高血压、蛋白尿及水肿,应终止妊娠。

(2) 妊娠中晚期,肾功能不全者,应考虑在34周左右终止妊娠;病情稳定,胎儿生长情况良好,36周终止妊娠。

(3) 若肾功能持续恶化、血压控制不满意或胎儿窘迫,则随时终止妊娠。

9. 妊娠合并甲状腺功能异常 妊娠期甲状腺功能异常主要包括甲状腺功能亢进和减退症,均影响母儿结局,孕期应规范甲状腺功能监测、药物治疗和并发症的防治以减少母儿不良结局。

(1) 甲状腺功能亢进症:单纯甲状腺功能亢进并非终止妊娠的适应证。以药物治疗为主,监测指标首选血清游离甲状腺素(free thyroxine,FT$_4$),使血清FT$_4$接近或轻度高于参考值的上限为宜(Level B)。当存在以下情况时行甲状腺切除术:①对抗甲状腺药物(antithyroid drug,ATD)过敏;②需要大剂量ATD才能控制甲亢;③患者不依从ATD治疗。手术最佳时机为妊娠中期(Level C)。若治疗得当,多数孕妇能顺利妊娠至足月。

若合并甲亢性心脏病、妊娠期高血压、子痫前期等严重并发症,应考虑终止妊娠。若合并甲状腺危象,待病情稳定后2~4小时终止妊娠。

(2) 妊娠合并甲状腺功能减退症:单纯甲状腺功能减退并非终止妊娠的适应证,但因其对胎儿有严重不良影响,因此应尽早干预。确诊甲状腺功能减退症的患者,立即予左旋甲状腺素(levothyroxine,LT$_4$)治疗,期间定期监测促甲状腺激素在内的甲状腺功能,使其尽早达到相应孕期的治疗目标(Level A)。对于严重者,在开始治疗数天内给予双倍替代剂量,使 FT_4 值尽快恢复正常(Level A)。

妊娠期亚临床甲状腺功能减退症者,若伴甲状腺过氧化物酶抗体(thyroid peroxidase antibody,TPO Ab)阳性者应当接受 LT_4 治疗;若 TPO Ab 阴性者可以不予治疗(Level B)。

10. 妊娠期特发性血小板减少性紫癜　妊娠期特发性血小板减少性紫癜(idiopathic thrombocytopenic purpura,ITP)是孕期最常见的自身免疫性疾病,又称免疫性血小板减少性紫癜。ITP 分为急性型与慢性型,急性型好发于儿童,慢性型则以成年女性多见,且不影响生育,故而是产科较常见的血液系统合并症之一。孕期管理应采取个体化原则,分娩时机和方式的选择主要取决于产科指征、血小板计数、是否有出血倾向和脾切除史。

(1) 妊娠期无症状 ITP 无需特殊处理,妊娠早、中、晚期进行多次测定血小板计数,血小板计数无进行性降低、无出血倾向的患者,在充分告知风险及严密监护下可以继续妊娠。

(2) 避免使用非甾体类药物、水杨酸以及避免外伤。已经进行脾切除的患者应该避免肺炎链球菌、嗜血杆菌、脑膜炎球菌感染。

(3) 当孕妇出现出血症状、血小板计数低于 30×10^9/L 时需要治疗。一线治疗是糖皮质激素、静脉输注免疫球蛋白(IVIG)或两者同时使用。经治疗效果不佳,且血小板计数 $<10 \times 10^9$/L 者,可考虑在妊娠中期进行脾切除。若在妊娠晚期,可于脾切除术后终止妊娠。

(4) 病情严重需要治疗者,或妊娠早期血小板急速降低并有出血征象者,应尽早终止妊娠。

11. 妊娠合并系统性红斑狼疮　妊娠合并系统性红斑狼疮(systemic lupus erythematosus,SLE)可引起母儿不良结局。其分娩时机选择应综合考虑孕周、SLE 的疾病严重程度、母儿并发症等进行评估。

(1) 妊娠 <24 周,出现其他严重并发症及内科治疗无效,且母胎状态进行性恶化者,应及时终止妊娠。

(2) 妊娠 24~28 周,危及母胎健康时,应立即住院监测胎儿宫内情况,并予内科治疗。若经治疗,母体心、肝、肾、中枢神经系功能无好转,则应

及时终止妊娠。

(3) 妊娠≥34 周,有肝、肾或中枢神经系统功能异常,高血压、胎儿生长受限、羊水过少、多普勒监测脐血流示舒张期血流缺失或反向、胎儿生长受限或胎心监测不满意者,均应及时终止妊娠。

(4) 有 SLE,但抗 SSB(La)及抗 SSA(Ro)抗体阴性,无严重的肾炎并发高血压、抗磷脂抗体综合征、胎儿生长受限、羊水过少及子痫前期等情况者,可严密监测胎心,于 39~40 周终止妊娠。

(5) 若各项辅助检查提示胎盘功能降低,有胎儿缺氧表现,或出现胎儿生长受限,经治疗未见好转,而胎儿已成熟,均应终止妊娠。

12. 妊娠合并混合性结缔组织病

(1) 严密监测病情,根据母胎情况决定终止妊娠时机,原则上不宜超过预产期。

(2) 加强胎儿监护,妊娠 30 周后应每周进行无应激实验(non-stress test,NST),及时发现异常,适时终止妊娠。

(3) 病情进展为进行性肺动脉高压者,应根据心功能级别、肺动脉高压程度和妊娠周数综合分析:轻度者,孕期加强监护,积极防治心力衰竭,争取延长至妊娠 32 周;孕期监护发现病情恶化,心衰难以控制时,应及时终止妊娠。

13. 妊娠合并梅毒　梅毒是梅毒螺旋体引起的系统疾病,梅毒螺旋体可以通过胎盘感染胎儿,导致不良围产结局,故妊娠合并梅毒属高危妊娠。

我国指南认为妊娠合并梅毒终止妊娠时机:妊娠 24~26 周超声检查发现胎儿先天性梅毒征象则提示预后不良,建议终止妊娠;未发现胎儿异常者无需终止妊娠。分娩方式根据产科指征确定。

(三) 妊娠合并外科疾病的分娩时机

1. 妊娠合并急性阑尾炎　妊娠期急性阑尾炎的诊断较困难,误诊率高,易出现穿孔、腹膜炎,增加母儿病死率。故不论妊娠期限和病变程度,一经确诊均应立即手术。主要处理原则包括:

(1) 一旦确诊,积极抗感染治疗的同时,立即行手术治疗(一般在 12 小时内),超过 24 小时手术者,阑尾炎穿孔率达 43%。

(2) 高度怀疑阑尾炎者:若无产科指征,首选腹腔镜下诊断治疗;有产科指征,剖腹探查同时行剖宫产。

(3) 以下情况同时行剖宫产:妊娠已近预产期、术中不能暴露阑尾时,可先行剖宫产术,可能的话行腹膜外剖宫产术,再行阑尾切除术;阑尾穿

孔并发弥漫性腹膜炎、盆腔感染、子宫及胎盘有感染征象,评估胎儿基本成熟者。

2. 妊娠合并急性胰腺炎 单纯急性胰腺炎并非终止妊娠的适应证,主要是内科保守治疗。绝大多数经治疗后病情缓解。但出现重症急性胰腺炎需手术治疗:①急性胰腺炎伴感染或坏死时需要手术治疗,一般手术时间选择在急性症状出现至少4周后进行;②若出现胰腺坏死灶或形成胰周脓肿则立即手术治疗;③妊娠晚期,经保守治疗无效,有产科指征或增大子宫影响手术操作者,可同时行剖宫产。

3. 妊娠合并急性胆囊炎

(1)症状轻,胆囊功能好,予药物保守治疗,一般可缓解,无需手术治疗。

(2)妊娠中期,保守治疗失败,可于腹腔镜下手术治疗,术后继续抗感染治疗,继续妊娠者予以保胎治疗。

(3)妊娠晚期,可先行剖宫产,再行胆囊切除术。

4. 妊娠合并肠梗阻

(1)不完全性肠梗阻,经保守治疗好转,继续妊娠者给予保胎治疗,治疗上同非妊娠患者。

(2)完全性肠梗阻或保守治疗失败的患者必须手术治疗:①妊娠早期,行剖腹探查术,探查方式同非妊娠期患者;②妊娠≥34周,评估胎儿成熟情况,应先行剖宫产,再行腹腔探查术。

(四)妊娠合并生殖系统肿瘤的分娩时机

1. 妊娠合并子宫肌瘤 子宫肌瘤对妊娠影响取决于子宫肌瘤的大小、生长位置、数目、是否出现变性、阻塞产道等多方面因素。其孕期管理主要包括:

(1)妊娠早、中期:一般无需手术治疗,若合并肌瘤变性者,多采取止痛及保守治疗。手术指征为:浆膜下子宫肌瘤蒂扭转;肌瘤异常增大或嵌顿于盆腔,影响继续妊娠;肌瘤压迫邻近器官,出现严重不适症状;肌瘤红色变性、保守治疗无效。

(2)妊娠中晚期:肌瘤直径<6cm且无症状,可以定期监测,绝大多数无需特殊处理;肌瘤直径≥6cm且无症状,尽可能采取保守治疗,到妊娠足月时待其自然临产,或根据肌瘤生长的部位、胎儿及孕妇情况决定分娩方式;肌瘤直径>8cm者,或肌瘤位于子宫下段、合并宫颈肌瘤影响胎先露下降者,可行选择性剖宫产术。

2. 妊娠合并子宫颈癌 妊娠合并宫颈癌患者,应由产科、肿瘤妇科、新生儿科等多学科共同参与,依据宫颈癌诊断时间、疾病的分期和孕周制定最佳治疗方案。

(1)妊娠16~20周,推迟治疗会降低患者生存率,不应推迟手术或放化疗。中期妊娠之后,可选择一些患者行手术和化疗,同时保留胎儿。

(2)妊娠>20周:IA_2和IB_1期患者,在权衡母亲和胎儿健康的风险达到平衡后,治疗包括剖宫产术和根治性子宫切除术,通常不超过34周。

(3)对于更晚期病例,尚不清楚推迟治疗是否影响患者生存期。对于局部晚期宫颈癌患者,一旦决定要延迟治疗,需考虑采用新辅助化疗来阻止疾病进展。

3. 妊娠合并卵巢肿瘤 卵巢肿瘤对母儿的影响及孕期管理模式选择取决于卵巢肿瘤的性质、大小、分期、是否发生并发症等方面。

(1)早孕合并卵巢良性肿瘤要求继续妊娠者,妊娠12周前可观察;妊娠16~22周是手术处理肿瘤最佳时期,手术指征包括:包块在妊娠中期持续存在;肿瘤直径>10cm或有实性成分;影像学检查混合回声,不能排除恶性可能。术后给予保胎治疗。妊娠22周以后则尽可能等待胎儿成熟后终止妊娠,有剖宫产指征者,术中同时处理卵巢肿瘤。

(2)若怀疑或诊断为卵巢恶性肿瘤,应尽早手术和化疗。但早期终止妊娠可能无法改变患者预后,因而,对于是否继续妊娠需要在孕妇知情同意后个体化处理。有保胎要求的孕妇,至妊娠中晚期给予化疗。妊娠34周后,可终止妊娠,以避免胎儿受到化疗影响。

(3)发生卵巢囊肿或肿瘤扭转者应立即急诊手术,尽量避免刺激子宫。若出现先兆流产或先兆早产可予保胎治疗。若在妊娠28~34周进行手术,有诱发早产可能,术前应予糖皮质激素促胎肺成熟。

(4)妊娠早期并发卵巢肿瘤破裂,应根据肿瘤性质、患者意愿选择终止或继续妊娠。发生于妊娠中晚期,若为良性肿瘤,行切除术,术后予积极保胎、止痛等对症治疗;若为恶性肿瘤,原则上应尽早终止妊娠,行分期或肿瘤细胞减灭术,术后辅助放疗或化疗。

(五)胎儿及其附属物疾病的分娩时机

胎盘与胎膜异常

1. 胎膜早破 依据孕周、母胎状况、当地医疗水平及孕妇和家属的意愿四个方面进行决策。

(1) 立即终止妊娠放弃胎儿:①妊娠<24周:为无生机儿阶段,由于需期待数周才能获得生存可能,早产儿不良结局发生率较高,且母儿感染风险大,多不主张继续妊娠,以引产为宜;②妊娠24~27^{+6}周,可以依据孕妇本人及家属的意愿终止妊娠。

(2) 期待保胎:①妊娠24~27^{+6}周符合保胎条件同时孕妇及家属要求保胎者;但保胎过程长,风险大,要充分告知期待保胎过程中的风险。但如果已经羊水过少,羊水最大深度<2cm宜考虑终止妊娠。②妊娠28~33^{+6}周无继续妊娠禁忌,应保胎、延长孕周至34周,保胎过程中给予单疗程糖皮质激素和抗生素治疗,密切监测母胎状况。

(3) 不宜继续保胎采用引产或剖宫产终止妊娠:①妊娠34~36^{+6}周,已接近足月者;②无论任何孕周,明确诊断的宫内感染、胎儿窘迫、胎盘早剥等不宜继续妊娠者。

2. 胎盘早剥 应综合胎盘早剥发生孕周、级别及母胎状况等方面进行评估选择。

(1) 阴道分娩:胎儿已死亡;胎儿存活,以显性出血为主,宫口扩张近全,经产妇一般情况较好,估计短时间内能结束分娩者。

(2) 剖宫产术终止妊娠:妊娠≥32周,胎儿存活,胎盘早剥Ⅱ级以上,建议立即行剖宫产术,以降低围产儿死亡率。

(3) 保守治疗过程中一旦出现明显阴道出血、子宫张力增高、凝血功能障碍及胎儿窘迫时,应立即终止妊娠。

3. 前置胎盘 依据前置胎盘类型、是否合并胎盘植入、阴道出血量、孕周等综合决策。

(1) 紧急剖宫产:①出现大出血甚至休克,为挽救孕妇生命,应果断终止妊娠,无需考虑胎儿情况;②期待治疗过程中,若出现胎儿窘迫等产科指征,胎儿已可存活,可行急诊剖宫产。

(2) 择期终止妊娠:①无症状的前置胎盘合并胎盘植入者可于妊娠36周后终止妊娠;②无症状的完全性前置胎盘者妊娠达37周,可考虑终止妊娠;③边缘性前置胎盘者妊娠达38周,可考虑终止妊娠;④部分性前置胎盘者应根据胎盘遮盖宫颈内口情况适时终止妊娠。

4. 胎盘植入 计划分娩可减少急诊出血量,降低其他并发症的发生率。目前孕周选择仍有争议,推荐妊娠34~36周终止妊娠,可改善母儿结局。

羊水量与脐带异常

1. 羊水量异常 需根据羊水量、母儿状况、孕周、是否合并胎儿畸形等综合评估选择分娩时机和方式。

(1) 羊水过多:①首先评估是否存在导致羊水过多的原因如滥用药物、合并糖尿病、胎儿心力衰竭、吞咽困难等,并及时处理相关病因;②加强胎儿监测,妊娠28周开始每天监测胎动次数,妊娠32~34周开始每周2次胎心监护及超声检查;③胎儿足月或自然临产时,可终止妊娠,有学者建议持续存在羊水过多者,可于妊娠38周时选择性终止妊娠;④合并胎儿畸形:应及时终止妊娠。

(2) 羊水过少:①首先评估是否存在导致羊水过少的原因如胎膜早破、胎儿泌尿系统发育异常、胎儿肺发育不全等;②当羊水指数<5cm,或最大暗区垂直深度<2cm时,建议终止妊娠;③若妊娠足月,胎儿已成熟,尤其是并发过期妊娠、妊娠期高血压疾病、胎儿生长受限、胎儿窘迫等,应及时终止妊娠。

2. 脐带脱垂 妊娠结局与发生脐带脱垂的时长相关,一旦发生脐带脱垂,对于有存活能力胎儿,短时间内娩出是改善新生儿预后、降低围产儿死亡率的重要措施。剖宫产是并发脐带脱垂孕妇的首选分娩方式。①存在可疑性或病理性胎心率异常,应列为"Ⅰ类剖宫产"(直接威胁到产妇或胎儿生命时而行的剖宫产为Ⅰ类剖宫产),争取在30分钟内娩出胎儿;②孕妇确诊发生脐带脱垂,胎心率正常,但是必须行持续性胎心率监测,应列为"Ⅱ类剖宫产"(危及产妇或胎儿的安全,但不造成直接生命威胁时而行的剖宫产为Ⅱ类剖宫产),如果胎心率或宫缩异常,则应考虑将Ⅱ类剖宫产改为Ⅰ类剖宫产;③如果宫口开全,预计可以快速、安全阴道分娩者,可尝试阴道分娩,但是必须使用标准规范技术,注意尽量防止压迫脐带。

3. 前置血管 产前已明确诊断的前置血管,应在具备母儿抢救条件(包括能够提供即刻新生儿输血)的医疗机构进行待产,2015年母胎医学会指南《Diagnosis and management of vasa previa》中建议可在30~34周入院,加强监测。

(1) 紧急剖宫产:一旦出现出血、胎膜早破、胎儿窘迫,应立即行紧急剖宫产术终止妊娠。

(2) 择期剖宫产:由于胎膜早破后发生胎儿窘迫的风险明显增加,在出现产兆前及时剖宫产终止妊娠(Level C)。若无产兆建议 34~37 周择期剖宫产。

胎儿异常与多胎妊娠

1. 胎儿窘迫　应针对病因,根据孕周、胎儿成熟度及胎儿缺氧程度决定处理方式。

(1) 急性胎儿窘迫:积极纠正胎儿缺氧状态后无改善者,尽快终止妊娠;如无法即刻阴道分娩,且有进行性胎儿缺氧和酸中毒证据,一般干预无法纠正者,均应尽快剖宫产终止妊娠。

(2) 慢性胎儿窘迫:孕周小,估计胎儿娩出后存活可能性小,尽量保守治疗,延长孕周,同时促胎肺成熟,争取胎肺成熟后终止妊娠;妊娠近足月或胎儿已成熟,胎动减少,胎盘功能进行性减退,胎心监护出现胎心基线率异常伴基线波动异常、缩宫素激惹试验出现频繁晚期减速或重度变异减速、胎儿生物物理评分≤4 分者,均应行剖宫产终止妊娠。

2. 胎儿生长受限　需考虑胎儿生长受限的病因,首先排除胎儿缺陷,监测指标异常情况、孕周和当地新生儿重症监护的技术水平综合评估。

(1) 如果脐动脉血流正常,建议监测至足月,38~39 周终止妊娠;若足月出现大脑中动脉血流异常时,应及时终止妊娠。

(2) 若脐动脉血流阻力增高、舒张期血流存在,建议每周监测 2 次,37 周终止妊娠。若胎儿生长停滞超过 3 周,建议 34 周后即终止妊娠。

(3) 若脐动脉舒张期血流消失或反流,孕周不足 32 周时出血静脉导管血流异常和胎心监护异常(变异减少、消失或频发减速),建议在评估胎儿有存活可能并完成促胎儿肺成熟治疗,32 周后终止妊娠。

(4) 24~35 周需要终止妊娠者,建议行 1 个疗程的促胎儿肺成熟治疗。

3. 母儿血型不合　母儿血型不合主要包括 ABO 血型不合和 Rh 母儿血型不合,两者对妊娠的影响程度及孕期管理均有所不同。根据既往分娩史、血型不合类型、抗体滴度、胎儿溶血症的严重程度、胎儿成熟度和胎儿胎盘功能状态综合分析。

(1) ABO 血型不合:一般无需提前终止妊娠。

(2) Rh 血型不合:①致敏后首次妊娠者,应密切监测母体血清中抗体效价,若效价超过 1:32,则有胎儿水肿风险,需咨询母胎医学专家决定进一步诊疗。孕 24 孕周后,常规检查可以每周一次通过超声多普勒测量大脑中动脉收缩期血流峰值时速度(medial cerebral arteria peak systolic velocity,MCA-PSV)检查胎儿贫血严重程度,一般将 MCA-PSV 大于 1.5MoM 作为筛查严重胎儿贫血的标准,此时若孕周≥35 周,建议动态监测 MCA-PSV 趋势,若 PSV 稳定,可于妊娠 38~39 周,胎儿肺、肝成熟后终止妊娠;若 PSV 升高,可考虑终止妊娠。②在少数情况下,不能进行大脑中动脉多普勒检查时,可通过测量羊水 ΔOD_{450} 来筛查胎儿贫血。妊娠 35 周后监测羊水胆红素类物质(ΔOD_{450} 值),若胎儿肺成熟,但 ΔOD_{450} 值没有达到 Rh 阳性区(见图 4-1-21),则尽量延长孕周至妊娠 37~38 周胎儿肝脏成熟时终止妊娠,以防新生儿高胆红素血症;若胎肺成熟,且 ΔOD_{450} 值达到 Rh 阳性区,可终止妊娠。

(3) 对于行胎儿宫内输血后何时终止妊娠,尚无定论。一般认为,应权衡胎死宫内风险、胎儿贫血预后、再次宫内输血风险和早产风险等。建议常规使用 MCA-PSV 来确定贫血胎儿再次输血时间;如果输血后已知或可估计红细胞压积,也可

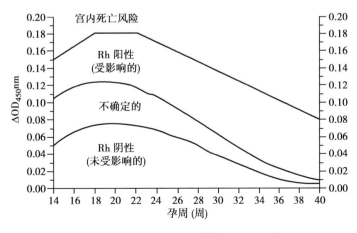

图 4-1-21　Queenan 曲线 ΔOD_{450} 值

通过胎儿红细胞压积预期下降来计算再次输血时间。2014 年 ACOG 推荐宫内输血至 36 周,存在胎儿贫血风险的孕妇在孕 37~38 周分娩,除非有临床指征需提前分娩。

4. 多胎妊娠　依据绒毛膜性、孕周、是否出现并发症和合并症及其严重程度等综合决定分娩时机。

我国指南认为:①无并发症及合并症的双绒毛膜双胎可期待至妊娠 38 周时再考虑终止妊娠(Level B);②无并发症及合并症的单绒毛膜双羊膜囊双胎可以在严密监测下至妊娠 37 周终止妊娠(Level B);③单绒毛膜单羊膜囊双胎的终止妊娠孕周为 32~34 周(Level C);④复杂性双胎[如双胎输血综合征(TTTS)、选择性胎儿生长受限(sIUGR)及双胎贫血 - 红细胞增多序列征(TAPS)等]需要结合每个孕妇及胎儿具体情况制定个体化的分娩方案(Level C)。

无合并症的三胎妊娠选择 35~36 周终止妊娠,超过 36 周者增加胎死宫内风险。

5. 死胎　结合发生死胎的孕周、时间长短、是否发生并发症及是否合并瘢痕子宫等因素综合选择。

(1) 死胎一经确诊,应尽早引产。若胎儿死亡 4 周尚未排出者,应行凝血功能检查,有凝血功能异常者,应纠正后再行引产。若合并败血症、子痫前期、胎盘早剥及胎膜破裂情况者,应立即终止妊娠(Level D)。

(2) 妊娠 13~22 周者采取宫口扩张吸引术终止妊娠,妊娠 12~26 周可采用依沙吖啶羊膜腔注射引产,而妊娠晚期者,则口服或阴道栓塞米索前列醇引产,或依沙吖啶羊膜腔内注射引产。

(3) 若合并瘢痕子宫,子宫破裂风险增加,前列腺素阴道栓塞的剂量应相应减少,尤其是孕晚期者可考虑水囊引产。

(六) 异常妊娠的分娩时机

1. 早产　根据发生孕周、母胎状况、是否合并感染以及当地医院新生儿救治能力等决定分娩时机。

(1) 不可避免的早产,应停用所有宫缩抑制剂。

(2) 当延长孕周风险大于胎儿不成熟风险时,应及时终止妊娠。

(3) 妊娠 <34 周时根据个体情况决定是否终止妊娠,如有明确宫内感染则应尽快终止妊娠。

(4) 妊娠≥34 周者可等待自然临产。

(5) 早产儿尤其是 <32 周的极早产儿需要良好新生儿救治条件,故对有条件者可转到有早产儿救治能力的医院分娩。

2. 过期妊娠

(1) 首先要根据末次月经(last menstrual period,LMP)及 B 超结果核对预产期:①根据早孕期 B 超,以妊娠 11~14 周最佳;②若以 LMP 推算的孕周与早孕期 B 超推算孕周相差 5 天以上,则实际孕周以早孕期 B 超推算为准;③若以 LMP 推算孕周与孕中期 B 超推算孕周相差 10 天以上,则实际孕周以孕中期 B 超推算孕周为准(Level A)。

(2) 妊娠 40 周以后胎盘功能逐渐下降,应加强监测胎儿胎盘功能如胎心监护、羊水指数、胎儿血流等。没有合并症或并发症者,建议在妊娠近 41 周开始引产。

(3) 过期妊娠时,由于胎盘功能减退,胎儿储备能力下降,应适当放宽剖宫产指征。

3. 瘢痕子宫　剖宫产术后再次妊娠的分娩方式有选择性再次剖宫产(elective repeat cesarean section,ERCS)和剖宫产术后再次妊娠阴道试产(trial of labor after cesarean section,TOLAC)两种。我国制定的剖宫产术后再次妊娠阴道分娩(vaginal birth after cesarean,VBAC)管理的专家共识指出通过分娩前充分评估,可提高 TOLAC 成功概率并减少并发症发生。

(1) 告知 TOLAC 利弊、成功率及风险,尊重患方分娩方式选择,签署《知情同意书》。

(2) 严格掌握并充分分析 TOLAC 的适应证、禁忌证及影响因素。

(3) 孕期系统管理,孕前或早孕期应建议适宜的孕期营养及运动,合理控制孕期体重,降低巨大儿发生率。妊娠 36~37 周由高年资产科医师与孕妇再次确定分娩方式、计划的分娩日期、是否引产等。

(4) 建议妊娠满 36 周开始超声评估子宫切口处肌层的连续性。

(5) 前次为古典式剖宫产再次妊娠的孕妇,选择 36~37 周终止妊娠。

(6) 广泛子宫肌瘤剔除术和复杂子宫肌瘤剔除术再次妊娠孕妇,选择 37~38 周终止妊娠。

(7) 对于 TOLAC 孕妇宫颈条件不成熟时,机械性物理方法促宫颈成熟或小剂量缩宫素引产是一个较为安全的选择。

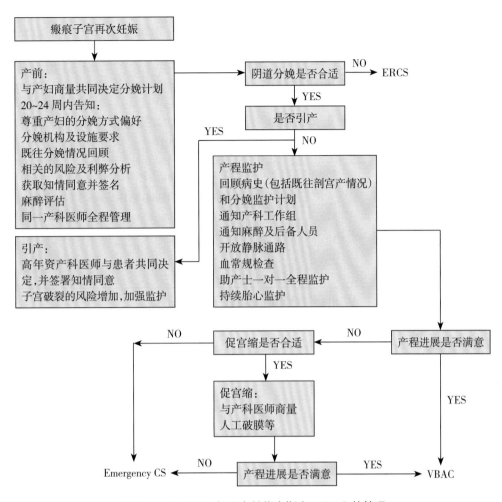

图 4-1-22 2015 年昆士兰临床指南:VBAC 的管理

(8) 不适宜阴道试产者则进行 ERCS。为减少新生儿暂时性呼吸窘迫风险,除非情况特殊,否则不宜在妊娠 39 周前行 ERCS。

2015 年昆士兰指南对 VBAC 也进行了详尽的阐述(图 4-1-22),强调 VBAC 的管理和规范,采取个体化全面评估。

 【关键点】

1. 妊娠是一种特殊的生理病理状态,可与内外科疾病相互影响,存在合并症、并发症时病情复杂、变化快,增加诊治困难,掌握妊娠合并症及并发症的分类及疾病特点和动态评估病情严重程度,是制定分娩决策的前提。

2. 注意病情的突变性,加强母胎的连续监测,全面掌握母胎健康情况,充分评估早产、早期足月产潜在风险,以及与继续妊娠之间的

利弊关系,制定最佳分娩决策是改善妊娠结局关键。

3. 重视医患沟通,了解患方医疗期望,结合孕妇实际情况,告知分娩决策的选择及利弊,帮助选择制定适宜的治疗方案,个体化处理。

4. 要求整体的思维方式和跨学科的团队协作。

(颜建英　张勤建)

参考文献

1. 王晓东.分娩机制头盆适应性的分析与思考.实用妇产科杂志,2014,30(9):660-663.
2. 刘兴会,漆洪波.难产.北京:人民卫生出版社,2015:16-20.
3. 凌萝达,顾美礼.头位难产.重庆:重庆出版社,1990:41-59.
4. 曹泽毅.中华妇产科学.第3版.北京:人民卫生出版社,2014.
5. 谢幸,苟文丽.妇产科学.第8版.北京:人民卫生出版社,2013:148-153.
6. 唐慧霞,李胜利.超声估测胎儿体重的研究进展.中华医学超声杂志(电子版),2014,11(5):369-374.
7. Cunningham F,Leveno K,Bloom S,et al. Williams Obstetrics.24th edition. New York:McGraw-Hill Education,2014
8. Maharaj D. Assessing cephalopelvic disproportion:back to the basics. Obstet Gynecol Surv,2010,65(6):387-395.
9. Korhonen U,Taipale P,Heinonen S. Fetal pelvic index to predict cephalopelvic disproportion–a retrospective clinical cohort study. Acta Obstet Gynecol Scand,2015,94(6):615-621.

附表 4-1

Wijma 分娩预期问卷调查——安全分娩

这是一份关于生孩子时内心感受的问卷。

请预测您生孩子时会如何,而不是您希望会怎样。

每个问题的答案分 0~5 六个等级,0 为"非常……",5 为"一点也不……",从 0 到 5 程度逐渐降低。请点击描述程度最接近的数字。

1. 请留下您的名字[填空题][必答题]

Ⅰ 你如何看待生孩子的整个过程?

2. 神奇

	非常神奇 0	1	2	3	4	5 一点也不神奇
	○	○	○	○	○	○

3. 可怕

	非常可怕 0	1	2	3	4	5 一点也不可怕
	○	○	○	○	○	○

Ⅱ 在分娩阵痛过程中,你大多时候会感觉如何?

4. 孤独

	非常孤独 0	1	2	3	4	5 一点也不孤独
	○	○	○	○	○	○

5. 坚强

	非常坚强 0	1	2	3	4	5 一点也不坚强
	○	○	○	○	○	○

6. 有信心

	非常有信心 0	1	2	3	4	5 一点信心也没有
	○	○	○	○	○	○

续表

7. 害怕

	非常害怕 0	1	2	3	4	5 一点也不害怕
	○	○	○	○	○	○

8. 被遗忘

	完全被遗忘 0	1	2	3	4	5 一点也没有被遗忘
	○	○	○	○	○	○

9. 脆弱

	非常脆弱 0	1	2	3	4	5 一点也不脆弱
	○	○	○	○	○	○

10. 安全

	非常安全 0	1	2	3	4	5 一点也不安全
	○	○	○	○	○	○

11. 独立

	非常独立 0	1	2	3	4	5 一点也不独立
	○	○	○	○	○	○

12. 被冷落

	完全被冷落 0	1	2	3	4	5 一点也没有被冷落
	○	○	○	○	○	○

13. 紧张

	非常紧张 0	1	2	3	4	5 一点也不紧张
	○	○	○	○	○	○

14. 高兴

	非常高兴 0	1	2	3	4	5 一点也不高兴
	○	○	○	○	○	○

15. 自豪

	非常自豪 0	1	2	3	4	5 一点也不自豪
	○	○	○	○	○	○

16. 被抛弃

	完全被抛弃 0	1	2	3	4	5 一点也没有被抛弃
	○	○	○	○	○	○

17. 冷静

	非常冷静 0	1	2	3	4	5 一点也不冷静
	○	○	○	○	○	○

续表

18. 轻松

	非常轻松 0	1	2	3	4	5 一点也不轻松
	○	○	○	○	○	○

19. 幸福

	非常幸福 0	1	2	3	4	5 一点也不幸福
	○	○	○	○	○	○

Ⅲ 在分娩阵痛过程中,你会感到……?

20. 恐慌

	非常恐慌 0	1	2	3	4	5 根本不恐慌
	○	○	○	○	○	○

21. 绝望

	非常绝望 0	1	2	3	4	5 根本不绝望
	○	○	○	○	○	○

22. 想要孩子

	非常渴望这个孩子 0	1	2	3	4	5 根本不想要这个孩子
	○	○	○	○	○	○

23. 自信

	非常自信 0	1	2	3	4	5 根本不自信
	○	○	○	○	○	○

24. 信任周围的人

	非常信任 0	1	2	3	4	5 根本不能信任
	○	○	○	○	○	○

25. 疼痛

	非常痛 0	1	2	3	4	5 根本不觉得痛
	○	○	○	○	○	○

Ⅳ 当分娩进行到最紧要的时刻,你觉得会发生……?

26. 表现糟糕

	我觉得会表现得非常糟糕 0	1	2	3	4	5 我根本不会表现得糟糕
	○	○	○	○	○	○

续表

27. 身体不由自主

我顺应身体不由自主 0	1	2	3	4	5 我根本接受不了身体不由自主
○	○	○	○	○	○

28. 失去自我控制

我完全失去自我控制能力 0	1	2	3	4	5 我根本不会失去自我控制能力
○	○	○	○	○	○

Ⅴ 在你想象中，宝宝出生那一刻,你感觉……?

29. 有意思

非常有意思 0	1	2	3	4	5 根本没意思
○	○	○	○	○	○

30. 是本能

完全是本能 0	1	2	3	4	5 根本不是本能
○	○	○	○	○	○

31. 应该如此

完全应该如此 0	1	2	3	4	5 根本不该如此
○	○	○	○	○	○

32. 有危险

非常危险 0	1	2	3	4	5 根本没有危险
○	○	○	○	○	○

Ⅵ 在过去一个月内,你有没有想过例如……?

33. 是否想过:生产过程中孩子死亡?

从来没有 0	1	2	3	4	5 经常
○	○	○	○	○	○

34. 是否想过:生产过程中孩子受伤?

从来没有 0	1	2	3	4	5 经常
○	○	○	○	○	○

可以通过扫描二维码参与问卷调查

手机扫描二维码答题

第二节 产程管理

【导读】

　　随着新证据的出现，近年来关于产程时限的认识发生了较大的变化，产程管理随之也需要改变，尤其是因产程异常而行剖宫产的指征发生了改变，缓慢但有进展的产程可以继续观察。在新产程的指导下，规范的产程管理可以在保证母儿安全的前提下，减少不必要的产科干预，有效降低剖宫产率。本节就产程时限的历史变迁及新产程指导下的产程管理方案进行介绍。

一、概述

　　产程（stage of labor）是指从开始出现规律宫缩到胎盘娩出的全过程。产力、产道、胎儿及精神心理因素，即影响分娩的四大因素均正常并相互适应使胎儿顺利经阴道娩出。产程正常与否的准确判断，对于早期识别难产、正确处理产程、减少不必要的干预以及降低手术产率有非常重要的意义。

　　对产程时限的研究已经历半个多世纪，Friedman 于 1954 年根据 500 例美国初产妇产程时限特征，将宫颈扩张规律及胎头下降规律用曲线方式描记，并阐明了健康初产妇产程时限，被称为 Friedman 产程曲线，也称为产程图（partogram），一直以来是全球产科工作者管理产程的"金标准"。传统产程图包括 3 个要点：①活跃期的拐点大约位于宫口扩张 3~4cm 时；②活跃期正常宫口扩张的最低速度：初产妇 1.2cm/h，经产妇 1.5cm/h；③第二产程延长的诊断分别为初产妇≥2 小时和经产妇≥1 小时。此后 Philpott 和 Castle 推荐在产程图上增加警戒线（alert line，即需要警惕难产的发生）和处理线（action line，即需要采取相应的处理措施），用以指导产程的处理。使用产程图的目的是为了方便医务人员对产程的进展进行规范化管理，以及时发现异常的产程进展并作出相应的处理。

　　五十多年来，产程图得到了临床广泛的使用，但其使用的效果却受到了质疑。2008 年 Cochrane 图书馆对产程图使用进行了综述，以评价应用产程图是否能降低足月自然分娩围生儿及产妇患病率及死亡率，结果显示有无产程图两组的剖宫产率、阴道助产率及新生儿 5 分钟 Apgar 评分 <7 分的比率无差别；2 小时处理线组较 4 小时处理线组更多使用缩宫素加强宫缩，4 小时处理线组剖宫产率低于 3 小时处理线组，无潜伏期产程图组剖宫产率低于有潜伏期产程图组。可见过于严格的产程处理标准，将增加不必要的产程干预和剖宫产率。

　　近 20 年，随着婚育年龄推迟、孕妇体重增加、胎儿体重增大使分娩过程发生了改变，各种引产（induction of labor）和催产（augmentation of labor）方法包括人工破膜、缩宫素的使用，以及分娩镇痛、胎儿监护技术等产科干预也在改变分娩过程。对正常产程时限的界定及产程的处理，都发生了明显的变化。2002~2008 年，Zhang 等采用新的统计学方法，在美国进行了一项大规模回顾性研究［安全分娩联合研究（Consortium on Safe Labor，CSL）］，纳入了 62 415 例产妇，纳入标准为：单胎足月妊娠、自然临产、头先露、经阴道分娩且分娩结局良好（图 4-2-1）。其主要发现包括：①现代产妇的分娩进程比既往描述的更为缓慢；②活跃期的起始点在宫口扩张 6cm 更为合适；③没有发现明显的减速期；④应该应用正常分娩时限的上限值（第 95 百分位数）来制作产程异常曲线来帮助判断产程，而不是既往以偏离正常均值曲线（Friedman 曲线）来判断（表 4-2-1）；⑤因为宫颈开大状况还不能做到完全连续性检查，数据都是间断性采集的，不能排除宫口开大并非呈线性进展的可能，产程曲线的绘制应该呈阶梯状的而非既往的光滑曲线形。关于第二产程时限，该研究发现，硬脊膜外阻滞者第二产程中位持续时间（第 95 百分位时间）分别为初产妇 1.1 小时（3.6 小时），经产妇 0.4 小时（2.0 小时）；没有采用硬脊膜外阻滞者中位持续时间（第 95 百分位时间）分别为 0.6 小时（2.8 小时）和 0.2 小时（1.3 小时），由此打破了有关第二产程时限的"2 小时规则"，奠定了第二产程"4-3、3-2"标准，即采用分娩镇痛（硬脊膜外阻滞）的初产妇 4 小时，经产妇 3 小时；未行分娩镇痛的初产妇 3 小时，经产妇 2 小时作为第二产程的时限。该安全分娩联合研究推动了近年来对产程时限和处理策略的变化，但该策略还需要进一步的临床研究来验证。

二、国外产程管理的相关进展及比较

国外的产程管理模式主要包括：以 WHO 产程图(图 4-2-2)为基础的产程管理和以美国新产程管理为代表的模式,表 4-2-2 比较了 WHO、英国及美国三种产程管理模式的异同。

(一) WHO 产程管理

WHO 推荐使用产程图对产程进行管理,尤其是在资源及条件有限的基层医疗机构。产程图先后经过三次修订,其最近公布的产程图以宫颈扩张 4cm 为活跃期起点,采用 4 小时处理线产程图来指导产程处理(图 4-2-2)。WHO 对低危孕妇的产程管理的要点为:

第一产程

1. 潜伏期

(1) 宫颈≤3cm 为潜伏期。

(2) 每小时进行监护,观察一般情况、宫缩、胎心率,提供支持。

(3) 每 4 小时测体温脉搏血压,阴道检查宫颈扩张情况。

(4) 8 小时后宫缩未增强、胎膜未破裂、宫颈无进展,继续观察。如宫缩变强,但宫口扩张无进展,则加强监护。

2. 活跃期

(1) 宫颈扩张≥4cm,进入活跃期,其中初产妇≥6cm 经产妇≥5cm 为活跃晚期。

(2) 进入活跃期后开始画产程图:以宫口扩张 4cm 为活跃期起点,在产程监测图中 4~10cm 期间相距 6 小时处画一斜线即为警戒线,越过此线,则提示可能有产程异常;在警戒线右侧相距 4 小时处并与其相平行的另一斜线为处理线;两线之间为警戒区。宫口扩张 6cm 后至宫口开全 10cm 的最长时限为 4 小时。

(3) 每 4 小时阴道检查宫颈扩张情况,每 4 小时测体温脉搏血压。根据母儿情况及孕妇的愿望,可酌情增加检查次数。

(4) 不推荐积极处理产程来预防产程延迟,包括:早期破膜、使用缩宫素、解痉药、灌肠等。因其存在过度干预和副作用的风险。

(5) 产程图越过警戒线,考虑转诊或呼叫上级医师,鼓励患者排空膀胱,观察补液是否充足但不用固体食物,如孕妇愿意则鼓励其采用直立体位和走动,密切监护;2 小时后再次评估。如需要转诊不要超过处理线。

(6) 第一产程延缓的催产治疗:产程图越过

表 4-2-1　初产妇及经产妇第一产程宫口扩张及第二产程平均时间和第 95 百分位时间

类别		初产妇		经产妇	
宫口扩张程度 (cm)		平均时间 (小时)	第 95 百分位时间 (小时)	平均时间 (小时)	第 95 百分位时间 (小时)
第一产程	3~4	1.8	8.1		
	4~5	1.3	6.4	1.4	7.3
	5~6	0.8	3.2	0.8	3.4
	6~7	0.6	2.2	0.5	1.9
	7~8	0.5	1.6	0.4	1.3
	8~9	0.5	1.4	0.3	1.0
	9~10	0.5	1.8	0.3	0.9
第二产程	分娩镇痛	1.1	3.6	0.4	2.0
	无分娩镇痛	0.6	2.8	0.2	1.3

姓名：　　　　　　　　　　孕次：　　　　产次：　　　　　　住院号：

住院日期：　　　　　　　　入室日期：　　　　　　　　胎膜破裂：　　　　　小时

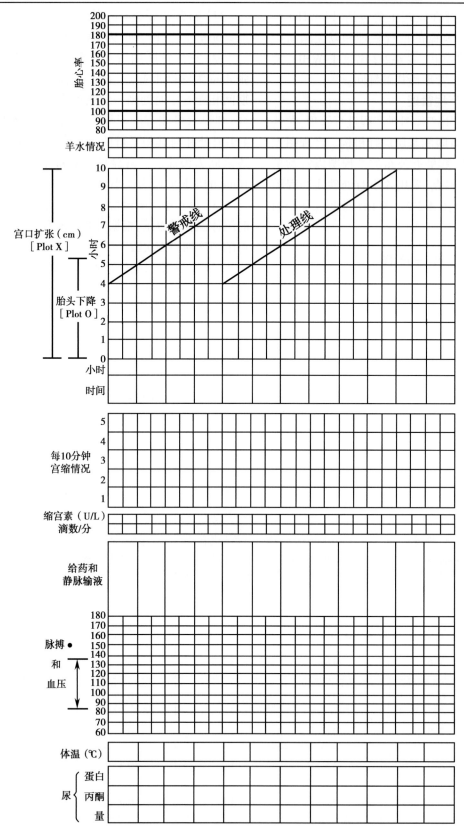

图 4-2-1　足月单胎自然临产最终经阴道分娩正常新生儿的平均分娩曲线图

P0 为初产妇,P1 及 P2 为一次或两次以上分娩史的经产妇。在宫口扩张 6cm 前,两组孕妇的产程进展没有显著差别,宫口扩张 6cm 后经产妇产程进展快于初产妇

表 4-2-2 三种常用产程管理的比较

	WHO	NICE(英国)	ACOG(美国)
潜伏期	支持治疗	支持治疗	支持治疗
活跃期起点(宫口扩张)	4cm	4cm	6cm
产程图	4小时处理线产程图	4小时处理线产程图	—
积极处理产程	不建议	不建议	不建议
活跃期异常	超过警戒线时评估,2小时后再评估,超过处理线时处理	进展<2cm/4h时评估(可人工破膜),2小时后进展<1cm者诊断延缓,评估处理(催产),4小时后进展<2cm/4h者考虑剖宫产	充分宫缩2小时无进展,评估处理,宫缩充分4小时、宫缩不充分6小时无进展,诊断停滞,考虑剖宫产
第二产程延长	初产妇≥3小时 经产妇≥2小时	初产妇≥3小时 经产妇≥2小时	初产妇≥3小时 经产妇≥2小时(有硬膜外麻醉时分别为4小时和3小时)

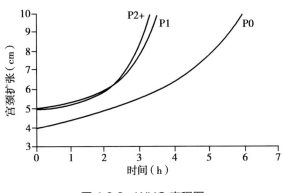

图 4-2-2 WHO 产程图

处理线,诊断产程延长。产程延缓时,需仔细评估除外头盆不称,考虑为宫缩乏力引起的产程进展缓慢时,可使用缩宫素催产,或人工破膜与缩宫素联合治疗,使用催产时要密切监护胎心和宫缩类型。催产有可能导致子宫过度刺激,并进一步导致胎儿窘迫和子宫破裂,催产的医疗机构应具有处理不良事件的能力(包括不良反应和无法阴道分娩的后续治疗)。不推荐在明确诊断产程延缓前使用缩宫素、人工破膜等方法。非头位或瘢痕子宫者催产要慎重。

(7)要尊重孕妇的选择,适当采用镇痛。建议低危孕妇分娩时使用口服补液和进食,鼓励低危孕妇分娩时活动和采取直立位,建议持续陪伴分娩改善分娩结局。

第二产程

1. 每5分钟监护:包括一般情况、宫缩、胎心率,观察会阴及胎儿是否下降。

2. 对患者提供支持治疗,不强求向下用力。

3. 自然用力30分钟后会阴没有变薄伸展,阴道检查确认宫口是否开全。

4. 第二产程延长(初产妇3小时,经产妇2小时),如果有胎儿受损或梗阻性分娩时,应适当正确采用器械助产(产钳或胎头吸引器)或剖宫产。

第三产程

1. 积极处理第三产程,主要是在胎儿娩出后立即静脉点滴或肌内注射缩宫素。有宫缩时有控制的牵拉脐带。

2. 30分钟胎盘未娩出,如不出血,排空膀胱、母乳喂养吸吮、重复有控制的牵拉脐带;如60分钟仍未娩出,则手取胎盘,抗生素预防感染。

3. 每5分钟监测产妇,有无紧急情况、宫缩、精神状态和情绪(虚弱、焦虑等),计时并相应记录,提供支持。

4. 检查胎盘和产道。

5. 收集出血并记录出血量。

产后处理与观察

1. 胎盘娩出后在产房内至少观察1~2小时,每5~10分钟检查宫缩和出血,出血多者按产后出血处理。

2. 观察出血 24 小时,4 小时内每 30 分钟密切监护,记录血压脉搏、出血量、宫缩。

3. 产后 48 小时内监测血压、出血和排尿情况,及时发现并发症并恰当处理,支持完全母乳喂养。

(二)英国产程管理

英 国(United Kingdom's National Institute for Health and Care Excellence,NICE)于 2014 年发布并于 2017 年更新了产程管理指南(CG190),其要点包括:

第一产程

1. 潜伏期

(1)定义:规律痛性宫缩伴有宫颈变化(宫颈展平扩张至 4cm)。

(2)有些孕妇虽然有宫缩但宫颈没有改变,尚不能认为是临产,对这些孕妇需要给予支持,必要时镇痛。

2. 活跃期(确定进入第一产程)

(1)活跃期的起点为宫口扩张≥4cm(即规律宫缩,宫口扩张≥4cm 并进行性扩张)。

(2)建议使用产程图,推荐采用 WHO 的 4 小时处理线产程图(图 4-2-2)。

(3)产妇进入活跃期后确定进入第一产程,第一产程时限初产妇平均 8 小时,最长不超过 18 小时,经产妇平均 5 小时,不超过 12 小时。

(4)低危孕妇可间断听胎心(宫缩后,听 1 分钟),必要时连续胎心监护,恢复正常后可以回到间断听诊。高危者建议连续胎心监护。每半小时记录宫缩频率。至少每小时记录脉搏,每 4 小时记录体温和血压,勤排尿,关注产妇要求,包括镇痛。

(5)每 4 小时阴道检查,根据进展情况和产妇要求酌情缩短检查间隔。

(6)对产程进展正常的低风险孕妇不常规积极处理产程,包括:严格定义产程、早期常规破膜、常规间隔 2 小时阴道检查、产程缓慢时积极使用缩宫素。

(7)怀疑第一产程延缓:初产妇 4 小时宫口扩张 <2cm,经产妇 4 小时宫口扩张 <2cm 或进展缓慢,需要进行评估,包括胎头下降和旋转情况、宫缩强度、频率和持续时间的改变。经患者同意可采用人工破膜。2 小时后重复阴道检查,如进展 <1cm,可诊断第一产程延缓。

(8)第一产程延缓的处理:产科医师再次全面评估,并采取相应措施,包括:使用缩宫素,未破膜者可人工破膜后使用缩宫素。同时加强胎儿监护,提供分娩支持和有效的镇痛。使用缩宫素时增加药物剂量的间隔时间不宜短于 30 分钟,直至宫缩达到 4~5 次 /10 分钟。4 小时后阴道检查,如果宫口扩张速度 <2cm/4h,需要再次评估是否需要剖宫产,如果宫口扩张≥2cm 则建议每隔 4 小时进行阴道检查。

第二产程

1. 观察产程进展,适当镇痛,对于使用局部麻醉、进入第二产程宫缩不足的初产妇,需要考虑使用缩宫素,加强胎儿监护。

2. 第二产程延长

(1)初产妇:多数会在 3 小时内分娩。未采用局部麻醉的无排便感的孕妇,开全 1 小时后需要评估,并给予指导用力和辅助支持(支持、体位、排空膀胱、鼓励等)。开全 2 小时时不能立即分娩者,需由上级医师进行评估,1 小时仍进展不佳[包括胎头旋转和(或)下降],要怀疑产程延长,行阴道检查,未破膜者人工破膜。

(2)经产妇:多数会在 2 小时内分娩,1 小时时如不能立即分娩,需上级医师评估,当 30 分钟进展不佳[指胎头旋转及(或)下降]时要怀疑产程延迟,需阴道检查,未破膜者人工破膜。

(3)第二产程延长的处理:产科医师评估,使用缩宫素,并每 15~30 分钟再次产科评估。应给予孕妇支持和鼓励,必要时给予镇痛或麻醉。第二产程延长或胎儿窘迫时需考虑器械助产,如果阴道分娩不可能,则建议剖宫产。

(4)由于母儿原因需要加速产程时,需对其利弊进行评估,包括:紧急的程度、腹部及阴道检查结果、分娩方式的选择(如需要助产时是使用产钳还是吸引器)、估计难度(包括助产的难度)、地点、可能需要转移的时间、额外镇痛或麻醉的需要、孕妇的要求。向孕妇及陪伴的家属交代为什么要加速分娩,以及有哪些选择。通知医疗团队,并做好医疗记录。

第三产程

1. 建议积极处理第三产程包括:常规促宫缩药物(胎儿娩出后肌注 10U 缩宫素)、延迟钳夹脐带(1~5 分钟,不要早于 1 分钟,除非胎儿需要紧急复苏）、切断脐带后并出现胎盘剥离征象后有控制的牵拉脐带。

2. 第三产程延长 积极处理第三产程30分钟或生理性处理第三产程（即不常规使用宫缩药物、脐带搏动停止后再钳夹脐带、母体自身努力娩出胎盘）1小时，胎盘未娩出，则按胎盘滞留处理。当出现产后出血时按产后出血处理。

产后处理及观察

1. 检查产道和检查胎盘胎膜：如有产道裂伤，需评估及处理。

2. 记录体温、脉搏和血压，宫缩及恶露，早期评估产妇对分娩的精神情绪反应，排尿情况，如6小时不能成功排尿需处理。

（三）美国产程管理

美国的剖宫产率从1995年快速上升，达到1/3以上，其主要原因是初次剖宫产的增加，其中产程进展异常（即难产）占34%。随着Consortium on Safe Labor研究结果的发表，Friedman的产程管理受到质疑。为了降低初次剖宫产率，2012年美国国家儿童健康和人类发育研究所（NICHD）、美国母胎医学会（SMFM）、美国妇产科医师学会（ACOG）提出了新产程标准，推荐使用新标准来管理产程，对活跃期的起点进行了重新定义（从4cm改为6cm），对因产程进展异常而行剖宫产的指征做出了新的界定，并于2014年发表专家共识，允许多数低危产妇第一产程持续更多的时间，以避免不必要的剖宫产，对胎心率监护和引产也提出了建议以帮助减少不必要的剖宫产。其要点包括：

第一产程

ACOG对第一产程的处理流程提出了新的建议（图4-2-3）。具体为：

1. 潜伏期延迟（初产妇>20小时经产妇>14小时）不作为剖宫产的指征。

2. 多数产妇活跃期的起点为宫口开大6cm。

3. 在宫口开大6cm之前不采用活跃期的产程进展标准。

4. 第一产程进展不仅要看宫颈扩张，还要考虑宫颈展平和胎先露下降情况。母儿情况良好时，第一产程进展缓慢者（超过第95百分位）不作为剖宫产的指征（表4-2-1）。

5. 第一产程停滞时（活跃期后充分宫缩2小时没有进展），需要重新评估母儿情况，与孕妇交代继续阴道分娩的可能性，以及继续分娩的母儿风险。宫缩不足者需要缩宫素和（或）人工破膜催产。

6. 宫口扩张≥6cm且胎膜破裂者，充分宫缩（>200蒙氏单位）至少4小时，或宫缩不充分缩宫素催产至少6小时，宫颈没有进展，才因活跃期停滞实施剖宫产。

第二产程

1. 第二产程时胎儿经过骨盆时发生旋转，因此不仅要看下降，还要看胎方位变化。

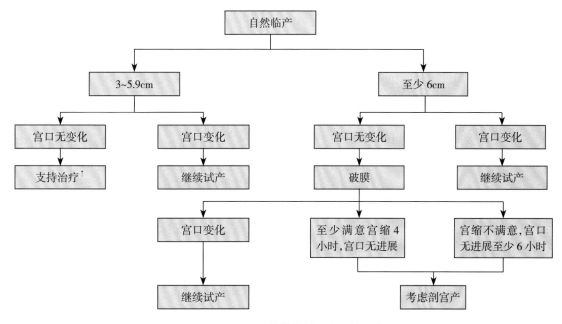

图 4-2-3 ACOG 推荐的第一产程处理流程

2. 第二产程时限目前没有统一的绝对上限。

3. 第二产程停滞的诊断标准为初产妇用力至少 3 小时(经产妇至少 2 小时)。只要产程有进展,可根据个体情况(如:使用硬膜外镇痛、胎方位异常)适当延长第二产程持续时间(如:经产妇 4 小时,初产妇 3 小时)。

4. 对第二产程停滞的产妇,由医师对母胎状况及胎位等进行评估,与孕妇交代继续阴道分娩的可能性,以及继续分娩的母儿风险,结合医师的经验,选择继续观察、手术助产或剖宫产。

5. 可由有经验的医务人员采用阴道助产的方式代替剖宫产,应加强培训。

6. 第二产程时应评估胎方位,尤其当出现胎头下降异常时。

7. 在因为胎方位异常而准备手术助产或剖宫产前,可考虑尝试手转胎头。

对产程中胎心监护的建议

1. 当出现胎心反复可变减速时,羊膜腔灌注可降低剖宫产率。

2. 当出现异常或可疑异常胎心率时,可采用头皮刺激试验来了解胎儿酸碱状态。

对引产的建议

1. 41 周前的引产,仅适用于有母儿医学指征者。

2. 41 周后为了降低剖宫产率和围产儿患病率死亡率,应进行引产。

3. 宫颈条件不佳者引产前建议先促宫颈成熟。

4. 如果母儿状况允许,为了降低引产失败的剖宫产率,允许潜伏期持续更长时间(≥24 小时),破膜后缩宫素使用至少 12~18 小时,才考虑引产失败。

产程中减少干预的建议

1. 母儿情况良好时,潜伏期不建议过早入院或进入产房。

2. 对孕妇提供支持,尤其是宫缩疼痛明显或产妇乏力时,包括药物及非药物镇痛技术。

3. 除常规护理外,产程中提供一对一陪伴支持可改善分娩结局。

4. 产程进展正常,无胎儿受损证据者,不建议常规破膜。

5. 制定胎心监护策略,对低风险孕妇可采用

间断听诊的方法(孕妇愿意时)。

6. 在不影响母儿监护和治疗且无禁忌证的前提下,分娩期可频繁改变体位以保持舒适或纠正胎位。

7. 采用孕妇愿意并有效的呼吸方法(自然呼吸法、Valsalva 呼吸法)。

8. 进入第二产程时,如不需要加速产程,产妇(尤其是硬膜外镇痛的初产妇)可先休息 1~2 小时,除非孕妇不由自主地向下用力。

三、国内产程管理方案

我国学者对产程时限及处理做了大量的研究。1972 年王淑雯报道的中国初产妇女产程活跃期平均为 4.33 小时,最长时限为 8.83 小时。2000 年凌萝达等以 500 例单胎头位初产妇为研究对象,发现正常初产妇活跃期平均仅为 3.30 小时,最长时限为 8.06 小时。

在综合国内外相关领域文献资料的基础上,结合美国国家儿童健康和人类发育研究所(NICHD)、美国母胎医学会(SMFM)、美国妇产科医师学会(ACOG)等提出的相关指南,中华医学会妇产科学分会产科学组于 2014 年发表了《新产程标准及处理的专家共识》,建议用新产程来指导产程的正确处理,在母儿安全的前提下,密切观察产程进展,对缓慢而又进展的产程给予更多耐心观察的时间,以促进阴道分娩,减少不必要的干预,降低不必要的剖宫产率。在新产程标准的指导下,在保证母儿安全的前提下,尤其在低危产妇中,尽量减少不必要的干预,提高孕产妇的满意度,降低剖宫产率。

在整个分娩过程中,既要观察产程的进展,也要观察母儿的安危,尽早发现异常,并作出及时恰当的处理。

结合新产程,各产程的观察及处理要点为:

(一) 第一产程的观察和处理

第一产程(first stage of labor)即宫口扩张期,从规律宫缩到宫颈口开全,初产妇约需 11~22 小时,经产妇约需要 6~16 小时。

1. **观察**　临床表现为规律宫缩,伴有宫口扩张和胎头下降,或有胎膜破裂。

(1) 子宫收缩:观察并记录宫缩强度、持续时间和频率(如 10 分钟内的宫缩次数),随着产程进展,宫缩强度增加、持续时间变久、间隔时间缩短。开始时宫缩持续时间较短(约 30 秒),间隔时间较长(约 5~6 分钟),当宫口近开全时宫缩持续时间

可达 1 分钟或以上,间歇时间仅 1~2 分钟。

(2) 宫口扩张及胎头下降:宫口扩张(cervical dilation)表现为宫颈管变软、变短、消失,宫颈展平和逐渐扩大,是判断产程进展的指标。胎先露下降(decendent)位置以坐骨棘水平位 0,其上的厘米数为正,其下的厘米数为负,从上到下依次为:S-5,-4,-3,-2,-1,0,+1,+2,+3,+4,+5。一般在宫缩时行以阴道检查判断,定期或根据孕妇情况随时行阴道检查,可判断宫口扩张器情况和胎先露下降情况,还可判断胎方位。临产后宫颈管逐渐变短消失,宫口逐渐扩张,根据宫口扩张的大小,将第一产程分为潜伏期和活跃期,多数产妇的活跃期出现在宫口扩张 6cm 后,因此将 6cm 作为活跃期的起点。第一产程进展以宫口扩张为主,第一产程活跃期及第二产程时胎头下降明显加快。

(3) 胎膜破裂(rupture of membranes):多数产妇在宫口快开全时发生胎膜自发破裂,前羊水随之流出。发生胎膜破裂时,需检查羊水性状、颜色及流出量,并及时行阴道检查了解宫口情况,除外脐带脱垂,同时立即检查胎心是否正常,有无异常的胎心减速。如胎头未入盆,需卧床防止脐带脱垂。

2. 潜伏期产程观察及处理

(1) 临产开始至宫口开大 6cm 前为潜伏期(latent phase)。对潜伏期的时间界定来自于以往的研究,初产妇不超过 20 小时,经产妇不超过 14 小时。胎头在潜伏期下降不明显。

(2) 根据宫缩情况进行宫颈评分,了解宫颈变化情况。无论初产妇还是经产妇,宫口从 4~5cm 可能需要 6 小时以上,从 5~6cm 可能需要 3 小时以上,经产妇和初产妇的产程在宫口扩张 6cm 以前基本一致。因此,建议 4 小时进行检查,酌情适当缩短检查间隔,以减少不必要的阴道检查。

(3) 由于许多产妇的临产时间难以准确判断,因此潜伏期以观察为主,并给予支持治疗。多数产妇宫缩渐强,产程进展进入活跃期;部分产妇宫缩渐弱宫颈无变化,诊断假临产;少数宫缩持续但宫颈没有进展,可给予人工破膜及缩宫素引产,12~18 小时无进展才诊断引产失败。

(4) 单纯潜伏期延长(初产妇超过 20 小时,经产妇超过 14 小时)不作为剖宫产指征,可给予药物镇静休息(如哌替啶 100mg 肌内注射)及催产。

3. 活跃期产程观察及处理

(1) 活跃期(active phase)为宫口扩张 6cm 直至宫口开全,活跃期的起点为 6cm 而非以往常用的 3~4cm(注:活跃期也可开始于 3~6cm 之间的任何阶段,6cm 以后所有产妇均进入活跃期,因此以 6cm 为活跃期的起点)。

(2) 活跃期宫口扩张加速,至宫口开全约需 1.5~2 小时。

(3) 胎头下降加速,平均每小时下降 0.86cm。活跃期胎先露下降的速度,是产程进展的重要指标。当宫口开大 5cm 左右先露在平棘水平,可作为估计产程进展顺利与否的一个重要参考指标。

(4) 每 2 小时阴道检查了解宫颈扩张情况及胎先露位置,酌情适当缩短检查间隔,怀疑宫口开全者随时行阴道检查。

(5) 2 小时宫口扩张无进展,应评估宫缩、头盆相称性、胎方位、胎先露位置等,在母儿情况良好,并除外头盆不称时,可行人工破膜,宫缩欠佳者可行缩宫素催产。如宫颈瘢痕影响宫颈扩张时,可静脉注射地西泮 10mg 或宫旁两侧注射 0.5% 利多卡因 10ml 软化宫颈治疗。

(6) 活跃期停滞:破膜且宫口扩张 ≥6cm 后,充分宫缩宫口扩张停止 ≥4 小时,如宫缩欠佳宫口扩张停止 ≥6 小时,可诊断活跃期停滞。活跃期停滞可作为剖宫产指征。

(7) 活跃期延缓:活跃期宫口扩张的下限为 0.5cm/h,而非原先的 1.0 或 1.2cm/h。缓慢但有进展的活跃期,母儿情况良好者,可继续观察,根据宫缩情况,可酌情进行人工破膜和(或)缩宫素催产。

4. 胎心检查　潜伏期每 1~2 小时听胎心,活跃期每 15~30 分钟听胎心。可采用间断听诊(宫缩后听胎心 1 分钟),如可疑异常可行电子胎心监护。另可定期行电子胎心监护(如每 4 小时)。不提倡连续电子胎心监护,因会限制孕妇活动,除非有胎心异常表现或高危因素。出现任何胎心异常表现,均应进行再次评估(包括胎心监护及产程进展),以确定是继续试产还是尽早结束分娩,以保证胎儿及新生儿的安全。

5. 产妇情况观察　观察产妇一般状况,有无异常情况;检测生命体征,每 4~6 小时测量血压、脉搏、体温,并酌情增加检查次数,有异常者相应处理。

6. 支持治疗　给予精神支持,缓解焦虑情绪;鼓励产妇采用自由体位,除非有临床监护或体位协助胎头旋转等要求;鼓励产妇少量多次进食高热量易于消化的食物,摄入足够水分,必要时静脉补液;每 2~4 小时排尿 1 次,以免膀胱过度充盈影响胎头下降,必要时导尿;可采用适当的镇痛方法,减轻疼痛。

(二)第二产程的观察和处理

第二产程(second stage of labor)为胎儿娩出期,是指从宫口开全到胎儿娩出。初产妇约需40分钟~3小时,经产妇一般数分钟即可完成,也有长达2小时者。

1. 临床经过　宫口开全时胎膜多已自然破裂,当胎头下降压迫盆底组织时产妇有排便用力感,会阴膨隆变薄,肛门括约肌松弛。胎头于宫缩时露出阴道口,宫缩间歇期回缩至阴道内,为胎头拨露(head visible on vulval gapping),当双顶径越过骨盆出口,宫缩间歇期胎头也不回缩则称为着冠(crowning of head)。产程继续进展,胎头娩出,胎体相继娩出。

2. 产程进展评估　第二产程胎头将明显下降,有头盆不称者也将在此时变得更为明显,产程进展的判断以胎先露下降为主要指标,对非枕前位者还要观察胎头在骨盆中的旋转情况。每小时行阴道检查,进展缓慢或无进展者,评估有无头盆不称,有无胎方位异常,必要时缩宫素催产和手转胎头。

3. 指导产妇用力　鼓励产妇配合宫缩自发用力,宫缩间歇期休息,避免不必要的体能消耗。无排便用力感的产妇,也可先适当休息(如1小时)后再用力。

4. 第二产程延长的标准(新产程)　初产妇超过3小时,经产妇超过2小时,有硬膜外镇痛者分别延长1小时(初产妇4小时,经产妇3小时)。诊断第二产程延长者,可酌情阴道助产或剖宫产。

5. 胎心监测　第二产程宫缩强烈,胎头在产道受到挤压,需要密切监测胎心(每5~15分钟宫缩后听诊胎心),最好行连续胎心监测,发现胎心异常者,立即行阴道检查,综合评估胎心情况和产程进展情况,决定继续等待还是尽快结束分娩(手术助产或剖宫产),以保证母儿的安全。

6. 支持治疗　给予产妇情感支持(如鼓励、赞美、安慰、陪伴等),以减轻焦虑,树立信心;鼓励自由活动,摄入足够水分。新产程管理模式下,部分产妇产程时间久,更需要加强支持治疗。

7. 分娩姿势　根据实际情况,常用半坐位式或直立式。

8. 接生

(1) 常规接生方法:胎头拨露后,会阴冲洗消毒铺巾,助产者位于产妇右侧,右手大鱼际及手掌按于会阴体保护会阴,随宫缩起伏会阴后联合紧张时向上托起、间歇时放松,左手于拨露时帮助胎头俯屈,着冠后帮助胎头仰伸,并控制胎头娩出速度直至胎头娩出,右手托会阴保护动作直至胎儿娩出。胎头娩出后不急于娩出胎肩,可先轻轻挤出口鼻内羊水及黏液,待胎头复位外旋转后帮助娩出前肩,然后娩出后肩,紧接着娩出胎体。

(2) 会阴切开(episiotomy)的指征:会阴过紧或胎儿过大估计会发生严重裂伤、母儿有病理情况需要紧急结束分娩者。可在胎头着冠时或决定手术助产时实施,采用会阴后侧切或正中切。

(三)第三产程的观察及处理

第三产程(third stage of labor)为胎盘娩出期,即胎儿娩出到胎盘娩出,约需5~15分钟,不超过30分钟。

1. 临床表现　胎儿娩出后,宫底降至脐下,产妇稍感轻松。宫缩暂停数分钟后再次出现,促使胎盘剥离,此时子宫容积突然变小,胎盘与子宫壁错位剥离,胎盘后血肿形成,子宫继续收缩使胎盘完全剥离而娩出。胎盘剥离后从阴道排出体外。

2. 新生儿处理

(1) 擦干、清理呼吸道、保暖。

(2) 立即评估新生儿活力,酌情启动新生儿复苏。

(3) 新生儿阿普加评分(Apgar score)(表4-2-3):是以出生后心率、呼吸、肌张力、对刺激的反应及皮肤颜色5项体征为依据进行评分,用于判断新生儿有无窒息及窒息程度。8~10分为正常新生儿,简单清理呼吸道即可;评分4~7分为轻度窒息,≤3分为重度窒息,启动新生儿复苏。对窒息缺氧的新生儿,出生后5分钟及10分钟需再次评分,直至连续两次评分均≥8分。1分钟评分是出生时情况,反映宫内情况,5分钟及以后评分则反映复苏效果,与预后关系密切。结合脐动脉血气分析,对预后的预测价值更大。

(4) 脐带处理:如无紧急情况,等待1~3分钟后断脐对胎儿更有利。剪断脐带后,在距离脐带根部0.5~1cm部位结扎处理。

3. 建议积极处理　第三产程即胎儿或胎肩娩出后立即使用缩宫素预防产后出血、宫缩时有控制地牵拉脐带、胎盘娩出后按摩子宫。其中,宫缩剂的及时使用是预防产后出血的主要手段。

4. 胎盘娩出

（1）观察胎盘剥离征象，包括：宫体变硬呈球形，胎盘剥离后降至子宫下段，下段被扩张，宫体升高达脐上；阴道口外露的脐带段自行延长；阴道少量出血；按压耻骨联合上方的子宫下段，宫体上升而外露的脐带不再回缩。

（2）协助胎盘胎膜完整娩出：确认胎盘已经完全剥离后，于宫缩时按压子宫，牵拉脐带协助娩出胎盘，胎盘娩出至阴道口时用捧住胎盘向一个方向旋转并缓慢向外牵拉，协助胎盘胎膜完整娩出。

（3）检查胎盘胎膜是否完整，胎盘边缘有无断裂血管以便及时发现副叶胎盘。如有部分胎盘或大块胎膜残留，应手取胎盘或刮宫。

（4）如胎盘未剥离而出血多，应手取胎盘，按产后出血处理。

（5）胎盘30分钟未娩出的处理：出血不多时，排空膀胱，加强宫缩，轻压宫底，如无效则手取胎盘。出血多则按产后出血处理。

5. 检查软产道　包括会阴、小阴唇内侧、尿道口周围、阴道、宫颈，如有裂伤酌情缝合。

（四）第四产程的观察及处理

产后并发症多见于产后2小时，因此，产后2小时也被称为第四产程（forth stage of labor）。有高危因素者产后出血高危时段延长到产后4小时。应加强对第四产程的管理，密切观察患者一般情况、生命体征、子宫收缩情况和出血量变化，并及时处理，以降低孕产妇患病率及死亡率。对产程长、阴道助产、巨大儿、急产及有合并症的患者，尤其要加强产后的观察和监护（表4-2-4）。

1. 产后应继续留在产房观察2小时。

2. 观察子宫收缩及阴道出血情况，第一个小时每15分钟评估一次，第二个小时每半小时评估一次，记录产后出血量，如有宫缩乏力、阴道出血多、伤口血肿等情况，需及时处理。产后2小时出血量达到400ml且出血未控制者，应启动一级急救处理（详见第九章第五节产后出血）。

3. 观察产妇一般情况（包括精神状态、饮食等）、生命体征，注意有无寒战、呼吸困难、血压异常下降或升高，及时发现血压升高、休克，警惕羊水栓塞等。

4. 鼓励产妇多饮水，尽早排尿，防止产后尿潴留。

5. 产后1小时内开始母婴皮肤早接触及早吸吮。

表 4-2-3　新生儿阿普加评分标准（Apgar Score）

体征	0分	1分	2分
心率（次/分钟）	0	<100	≥100
呼吸	0	浅慢而不规则	佳
肌张力	松弛	四肢稍屈曲	四肢活动好
对刺激的反应（抚摸后背、弹足底或导管插鼻）	无反应	有些动作如皱眉	哭、咳嗽、恶心、喷嚏
皮肤颜色	全身苍白	躯干红四肢青紫	全身红润

表 4-2-4　第四产程观察记录表

产后时间	血压（mmHg）	脉搏（次/分）	宫底	阴道出血量（ml）	膀胱充盈	签名
15分						
30分						
45分						
1小时						
1.5小时						
2小时						

- **产妇乳头情况**：正常　凹陷　过大　扁平　其他
- **新生儿与母亲皮肤接触**：于分娩后＿＿＿＿分钟，接触＿＿＿＿分钟
- **新生儿觅食反射**：于出生后＿＿＿＿分钟出现，或者无反射出现：是□　否□
- **新生儿早吸吮**：于分娩后＿＿＿＿分钟开始，持续＿＿＿＿分钟
- **新生儿吸吮能力**：　优　　良　　差（不会吸吮）

四、新产程专家共识的临床运用

2014 年,中华医学会妇产科学分会产科学组发布了《新产程标准及处理的专家共识》,在综合国内外相关领域文献资料的基础上,结合美国国家儿童健康和人类发育研究所(NICHD)、美国母胎医学会(SMFM)、美国妇产科医师学会(ACOG)等提出的相关指南及专家共识,中华医学会妇产科学分会产科学组专家对新产程的临床处理达成共识,以指导临床实践(表 4-2-5)。《新产程标准及处理的专家共识》建议:临床医师在产程管理时应该及时应用上述新的产程处理理念,在母儿安全的前提下,密切观察产程的进展,以促进阴道分娩,降低剖宫产率,最大程度为孕产妇的安全提供保障。同时提出,鉴于临床和基础研究的发展日新月异,本《共识》相关内容将在今后广泛深入的临床实践和研究中加以完善和修订。

产程异常(abnormal stage of labor)可分为产程延缓和产程停滞,两者的治疗和预后不尽相同。低于正常进度为产程延缓 / 延长(protracted labor),在母儿状态良好的情况下,可继续试产。进展完全停止为产程停滞(arrested labor),可作为剖宫产的指征。发生产程异常时,需要仔细评估母儿情况,并除外头盆不称,才可继续试产。常见的产程异常包括:

(1) 潜伏期延长(prolonged latent phase):初产妇 >20 小时,经产妇 >14 小时,单纯的潜伏期延长不是剖宫产指征。

(2) 活跃期停滞(active-phase arrest):破膜后且宫口扩张≥6cm,宫缩良好而宫口停滞扩张≥4 小时可诊断活跃期停滞;如宫缩欠佳,宫口停滞扩张≥6 小时可诊断活跃期停滞。活跃期停滞可作为剖宫产的指征。

(3) 活 跃 期 延 缓(protracted active-phase dilation):活跃期宫口扩张的下限为 0.5cm/h,而非原先的 1.0cm/h 或 1.2cm/h。缓慢但有进展的活跃期,母儿情况良好者,可继续观察,酌情进行人工破膜和(或)缩宫素催产。

(4) 胎头下降延缓(protracted descent):第二产程胎头下降初产妇 <1.0cm/h,经产妇 <2.0cm/h。

(5) 胎头下降停滞(arrest of descent):第二产程胎头下降停止 >1 小时。

(6) 第 二 产 程 延 长(prolonged second-stage labor)

1) 对于初产妇,如行硬膜外阻滞,第二产程超过 4 小时,如无硬膜外麻醉,第二产程超过 3 小时,产程无进展可诊断;

2) 对于经产妇,如行硬膜外麻醉,第二产程超过 3 小时,如无硬膜外麻醉,第二产程超过 2 小

表 4-2-5　新产程标准及处理的修订
(中华医学会妇产科分会产科学组,2014 年)

类别		诊断标准及处理
第一产程		
	潜伏期	潜伏期延长(初产妇 >20 小时,经产妇 14 小时)不作为剖宫产的指征
		破膜后且至少给予缩宫素滴注 12~18 小时,方可诊断引产失败
		在除外头盆不称及可疑胎儿窘迫的前提下,缓慢但仍然有进展(包括宫口扩张及胎先露下降的评估)的第一产程不作为剖宫产的指征
	活跃期	以宫口扩大 6cm 为活跃期的标志
		活跃期停滞的诊断标准:当破膜且宫口扩张≥6cm 后,如宫缩正常,而宫口停止扩张≥4 小时可诊断活跃期停滞;如宫缩欠佳,宫口停止扩张≥6 小时可诊断活跃期停滞。活跃期停滞可作为剖宫产的指征
第二产程		第二产程延长的诊断标准:①对于初产妇,如行硬脊膜外阻滞,第二产程超过 4 小时,产程无进展(包括胎头下降、旋转)可诊断第二产程延长;如无硬脊膜外阻滞,第二产程超过 3 小时,产程无进展可诊断;②对于经产妇,如行硬脊膜外阻滞,第二产程超过 3 小时,产程无进展(包括胎头下降、旋转)可诊断第二产程延长;如无硬脊膜外阻滞,第二产程超过 2 小时,产程无进展可诊断
		由经验丰富的医师和助产士进行的阴道助产是安全的,鼓励对阴道助产技术进行培训
		当胎头下降异常时,在考虑阴道助产或剖宫产之前,应对胎方位进行评估,必要时进行手转胎头到合适的胎方位

时,产程无进展可诊断。

(7)滞产:总产程≥24 小时。为旧产程中的定义,新产程中对滞产没有定义。研究显示,在母儿条件良好时,产程超过 24 小时并不是剖宫产指征。

鉴于新产程与传统的 Friedman 产程图明显不同,对新产程的使用,目前还存在着一些争议。为了降低剖宫产率,部分国家的妇产科学会,尤其是剖宫产率过高的美国和中国,快速采纳了新产程。Friedman 于 2015 年发表综述,认为:①以往对旧产程存在误读,应根据患者的个体情况,从 3~6cm 的不同时期进入活跃期,而用人为的切割值虽然方便但却导致了不必要的误诊,从潜伏期到活跃期过度的准确判断,应基于对每个患者的产程进行序列的临床检查才能确定。其分析间接支持了新产程活跃期起点为 6cm 的界定,即 6cm 后所有患者都进入了活跃期。②新产程图的研究可能存在选择性偏移(如:部分产妇因进展过快而未能入组,从而降低了总体人群的平均扩张速度,同时还剔除了因为进展缓慢诊断为难产而行剖宫产的孕妇),且未对其他混杂因素进行校正(如是否使用缩宫素等),从而影响到对结果的解读。③新产程在使用过程中应小心,新产程对产程观察时间明显久于以往,尤其是第二产程,需要考虑胎儿暴露于过长强烈宫缩下的风险,以及对母儿远期(如盆底功能)的可能影响,因此对第二产程时间的延长需持谨慎态度。《威廉姆斯产科学》也指出:第二产程 >3 小时者新生儿的不良结局升高,尽管其绝对发生率并不高,此外,母体感染、出血、重度会阴撕裂的风险增加。因此对第二产程新标准的安全性需要谨慎对待,直到有更多的研究结果发表。

目前,采用新产程管理产程的临床实践刚刚开始,还缺乏相应的产程处理规范,需要进一步的研究及临床实践来验证其安全性。因此,在临床工作中,应用新产程处理产程时,应加强对母儿的监测,提高对头盆不称的临床识别能力,防止不必要的过度试产对母儿产生的伤害;此外,对于进展缓慢的产程,在母儿情况良好、除外头盆不称的前提下,给予充分试产的机会,可提高阴道分娩的成功率,有效降低剖宫产率。最近国内外一些小样本的研究报道了使用新产程的结果,结果提示,在密切监测母儿安全的前提下,新产程能有效降低不必要的产科干预(如催产、助

产及剖宫产),新生儿及产妇的不良结局无明显升高。

在产程各阶段,应关注的要点及处理包括:

第一产程潜伏期

(1)避免过度干预,以观察和支持治疗为主。

(2)潜伏期以宫口扩张为主,胎头下降不明显。

(3)建议每 4 小时进行阴道检查评估产程进展。

(4)当潜伏期延长时,要进行四步触诊,判断胎头入盆情况、跨耻征、阴道检查判断头盆关系。在排除明显的头盆不称,母儿状况良好的情况下,可给予镇静、人工破膜及缩宫素催产,如缩宫素催产(或结合人工破膜)12~18 小时产程无进展,可诊断引产失败。

(5)有头盆不称者,如胎头高浮规律宫缩 4~6 小时无进展,建议剖宫产结束分娩。

(6)加强胎儿监测,胎心异常者,及时剖宫产结束分娩。

第一产程活跃期

(1)多数产妇的活跃期出现在宫口扩张 6cm 以后,因此以宫口扩张 6cm 作为活跃期的起点。经产妇活跃期进展快于初产妇。

(2)活跃期除了宫口扩张增快外,胎头下降也增快。

(3)建议每 2 小时进行阴道检查评估产程进展。

(4)活跃期延缓(宫口扩张 <1cm/2h)或 2 小时无进展,需仔细评估胎心情况、有无头盆不称及胎位情况,有明显头盆不称者应及时剖宫产,除外头盆不称者,加强宫缩,纠正胎位,观察产程进展,多数患者 4 小时会见效。

(5)缓慢而有进展的第一产程不作为剖宫产指征。

(6)宫缩良好者 4 小时无进展,宫缩欠佳者 6 小时无进展,可诊断活跃期停滞,构成剖宫产指征。

(7)加强胎儿监测,胎心异常者及时结束分娩。

第二产程

(1)第二产程以胎头下降为主要表现,并伴随胎头旋转。

（2）进入第二产程时，注意观察产妇主动屏气时间，如不需要加速产程，产妇可先休息1~2小时，除非孕妇不由自主向下用力。

（3）建议每1小时进行阴道检查评估产程进展。

（4）胎头下降缓慢或停滞时，需仔细评估，除外头盆不称及胎位异常，如存在头盆不称，则及时剖宫产。在考虑阴道助产或剖宫产之前，应对胎方位进行评估，必要时进行手转胎头到合适的胎方位。

（5）对第二产程延长者（初产妇3小时经产妇2小时，有硬脊膜外阻滞麻醉时分别为4小时和3小时），可由经验丰富的医师或助产士进行阴道助产，如助产不适合，则尽快剖宫产。

（6）第二产程时宫缩更为强烈、胎儿经历第一产程后储备能力下降、胎头在产道内受压，因此，第二产程更需要加强母儿监测，一旦发现母儿异常，需评估并尽快结束分娩。

总之，在以新产程共识处理产程的过程中，并不是简单地通过产程时间来决定是否剖宫产，仍然要强调评估胎位、理解分娩机转和头盆不称的必要性，不能忽视既往的产科实践经验。在新产程标准中应重视个体化原则的跟进，在充分试产争取阴道分娩的过程中，及时发现母儿异常或头盆不称，并相应改变分娩方式，避免一味试产而对母亲和胎儿造成伤害。

（高劲松）

五、正常产程中入量管理临床研究

世界卫生组织明确指出分娩（delivery）过程中及时补充能量（energy）和液体，是降低剖宫产的技术措施之一，但又建议不要常规静脉补液。因此，在分娩过程中应该如何补充能量？如何指导产妇进食、进水，管理入量（intake）存在不少困惑。分娩过程究竟需要消耗多少能量也不确切。2015年中华妇产科杂志刊登了相关文章，人民卫生出版社出版的《难产》（刘兴会、漆洪波主编，2015年出版）一书中也编入"正常产程中入量管理"的内容，本章节将国外文献有关报道做重点介绍。

（一）国际上关于正常产程中饮食、进水的建议

20世纪30年代发达国家对受过教育的产妇使用吗啡和莨菪碱麻醉，以减轻阴道分娩疼痛。

1946年Mendelson对44 016名使用麻醉药产妇资料进行分析，66人误吸，其中40人误吸液体，5人误吸食物。尽管只有2名孕妇死亡，Mendelson还是建议在美国实施产程中禁食的管理政策，此后美国等发达国家相继采取产程中禁食的管理措施。随着麻醉技术提高，因插管困难造成的孕产妇死亡非常少见，人们对产程中禁食的规定提出质疑。

WHO明确推荐：在没有高危因素情况下，在产程中不应该干扰孕妇饮食。近20~30年来国际上陆续有文献报道产程中饮食水的相关研究，不赞成产程中禁食。

我国虽然没有经历过产程中禁食的阶段，但近30年来不断增高的剖宫产率使得有些医院存在不成文的规定，在产房不鼓励产妇根据意愿进食，甚至为随时剖宫产准备，不允许产妇进食水，这些问题值得注意。

（二）孕产妇心脏与血容量的生理变化

妊娠期增大的子宫使膈肌升高，心脏向左、上、前方移动，心脏沿纵轴顺时针方向扭转，加之血流量增加及血流速度加快，心浊音界稍扩大，心尖搏动左移1~2cm。心脏容量至妊娠末期约增加10%，心率休息时每分钟增加10~15次。

血容量于妊娠6~8周开始增加，至32~34周达高峰，增加35%~40%。

针对妊娠期孕产妇心血管负担明显增加的特点，产程中补充入量要充分注意补充的数量和种类。目前文献的观点，产程中静脉点滴一般每小时200ml，注意补充电解质。对于无合并症与并发症的产妇鼓励口服进食或补液。口服补液每小时200~300ml，产程中持续补充十分重要。

（三）正常产程特点

分娩是指从规律宫缩到胎儿、胎盘娩出的过程。这一医学定义是明确的，然而是不全面的，没有涉及分娩的主体和特点。分娩也是母亲艰苦的体力劳动和母亲与胎儿的共同运动。一位名为Gould的助产士指出："运动和重体力劳动的观点对于助产学正常产程的理解至关重要"。

（四）产程中能量消耗及适宜的食物

产程中消耗多少能量目前还没有相关研究。据美国1992年一家陆军医疗中心报道：产程中代

谢需求相当于持续中等有氧运动的代谢，运动医学研究证实，无论是在高强度、中等强度或是间断运动中，摄入碳水化合物不仅可以增强运动效能，还可以延缓疲劳。产程中是持续消耗能量的过程，推断补充固体食物有益处。然而荷兰海牙一家医院做了产程中口服碳水化合物随机对照双盲研究结论恰恰相反，研究显示在分娩过程中根据孕妇意愿进食特别在活跃期吃固体食物引起产程延长、剖宫产率升高。分析认为进食后由于血流重新分配集中到消化道，造成子宫血流下降，影响子宫肌收缩。

因此，提倡产程产妇根据自己意愿进食，但医护人员可以建议产妇吃易于消化的食物，活跃期尽量吃流食或半流食。

（五）警惕发生产程中低钠血症

Kubli 等 2002 年对 60 名伦敦孕妇进行前瞻随机研究，试验组是在第一产程末喝等张运动饮料，对照组喝水，发现对照组出现酮体、血糖下降的情况较试验组增多。产程中喝等张运动饮料减少酮体发生，且不增加胃负担，没有副作用。

研究发现饮水量过多可以造成低钠血症。血钠≤130mmol/L 诊断为低钠血症。妊娠晚期血容量增加大约 30%~40%，产程中对于水负荷的耐受力减少，中等量的液体量就可能引起低钠血症，包括口服过多量的白开水，有报道口服 >2000ml 的白开水就可能发生低血钙。低钠血症影响子宫收缩可造成第二产程延长、器械助产以及紧急剖宫产增加。低钠血症可以危及母亲生命，同时增加胎儿呼吸窘迫和高胆红素血症风险。产程中应警惕发生低钠血症，不鼓励过度进白开水。不鼓励对低危产妇静脉输液，过量补液。

鉴于葡萄糖 + 催产素静脉点滴可以引起低钠血症，主张用生理盐水或林格液 + 催产素静点。

（六）产程输液的注意事项

不赞成产程中对所有产妇给予输液，需要静脉补液要考虑输液量及液体种类。理论上讲无论是口服还是静脉输入葡萄糖，都会引起母儿乳酸盐浓度升高，进而影响母儿的酸碱平衡。文献报道：100g/h 葡萄糖静点可引起胎儿酸中毒，WHO 自然分娩教材指出：25g/h 葡萄糖静点可造成高胰岛素血症，导致低血糖。

文献报道有单纯输入 5% 葡萄糖或生理盐水的比较，也有 5% 葡萄糖与生理盐水交替输入的

比较，输入量为：125ml/h，175ml/h，250ml/h。结论：葡萄糖、生理盐水交替静点比单纯静点生理盐水缩短产程，催产素使用率低，而且试验组新生儿血 pH 高于对照组。建议产程中输液应糖、盐交替既不要造成高胰岛素血症又可以维持能量，点滴速度以 200ml/h 为宜。

（七）产程中出现尿酮症不需要积极干预

2012 年考克兰图书馆（Cochrane Library）发表"产程中酮体干预"的综述。比较全面论述了产程中出现酮体的原因、干预方法及利弊，也提出了不干预的观点。

产程中出现酮症很普遍，归咎于增加身体消耗及经口摄入液体减少。产程中酮症对母亲及胎儿的影响不明确，是否需要进行干预（比如静脉输液或增加经口的液体入量）不确定。

正常情况下，出现尿酮体被认为是增加的能量需求的正常生理反应，提示有必要增加热量摄入。产程中注意入量的补充，但不要为纠正尿酮体而过度积极输液干预。

（八）中国正常产程中入量管理课题研究

"中国正常产程中入量管理"课题于 2015 年底开始，2017 年初结束，全国 9 家医疗机构共收集 1988 份病例进行了足月、单胎、初产妇正常产程入量的研究。研究分为两组：口服液体组、自由饮食组。

口服液体组： 自临产开始到分娩始终靠液体维持，经过预实验发现仅饮用运动型饮料不能满足产程中能量需求，需要适当增加能量液体。课题研究配制了能够满足产程能量需要的矿物质能量液体。临产开始 1 小时内，饮用 300~500ml 矿物质饮料，作为水和电解质的预备，第 2 小时开始每半小时至 1 小时饮用 50~100ml 能量矿物质液体，直至分娩，分娩后建议继续间断饮用 500ml 矿物质饮料。

自由饮食组： 对饮食没有限制。需要说明：伴随近年产程中入量管理的专业培训及在社会层面的宣传，产妇及家属也有一定的了解，自觉地不吃大量的固体食物，因此，课题组无法设定固体食物组。随着研究的深入大家对矿物质饮料的界定也逐步准确，澄清了"红牛"饮料不属于运动型饮料，因含有咖啡因属于运动员禁用饮料，含有葡萄醛酸酯、牛磺酸不适于产妇产程中饮用。为防止腹胀不提倡喝豆浆，鲜牛奶存在乳糖不耐受问题，这一问题在亚洲人群比较普遍，

为预防腹泻不建议产程中饮用鲜牛奶(低乳糖除外)。

口服液体保持能量供给的重要经验是持续供给,按照规定时间间隔饮用能量矿物质液体,不能一次饮用过多,间隔时间过长。

口服液体组与自由饮食组年龄、身高、孕前体重、产前体重、孕周、产程、产后出血、产程时间、新生儿体重、新生儿 Apgar 评分、脐血血气分析 pH、BE 值无统计学差异。血常规、血糖、电解质某些数值有统计学差异但无法明确临床意义。

分娩方式:纳入研究的 1988 例产妇,阴道自然分娩为 93.6%、产钳分娩为 2.5%,胎吸分娩为 0.2%,中转剖宫产分娩仅占 3.7%。口服液体组与自由饮食组两组间比较剖宫产率、胎吸率均无统计学差异,自由饮食组产钳助产率高于口服液体组,差异有统计学意义。

呕吐情况:口服液体组呕吐者占 1.04%,自由饮食组呕吐者占 2.88%,两组间存在统计学差异($X^2=5.33$, $P=0.02$)。课题开始前问卷调查呕吐高达 8.3%,分析与食用固体食物有关。减少食用固体食物能减少呕吐发生对产妇平安度过产程减少产妇的不适感起到很好的作用。

尿酮体:将临产后尿酮体≥(++)病例排除研究组。口服液体组与自由饮食组临产后大约 1/4 均出现尿酮体,分娩前酮体阳性率高达 58.6%~59.38%。这一结果使我们更加认同国外文献的观点,产程中出现酮症很普遍,归咎于增加身体消耗及经口摄入液体减少。我们的研究表明产妇出现 <++ 尿酮体,并没有出现母婴不良结局。口服液体组尿酮体发生率低于自由饮食组,且有统计学差异。

我们研究证明:饮用课题配制的电解质能量液体,可以满足产程中能量供给。口服液体组取得优于自由饮食组的效果。特别有意义的是口服液体组酮体的发生率低于自由饮食组,表明我们设计的液体种类与数量能够满足产程中能量与液体量的需求。口服液体还明显减少了呕吐的发生,使产程中中转剖宫产麻醉更加安全,增加产妇的舒适感。

综上所述,"中国产程中入量管理"课题研究提示:课题研究配制的矿物质能量液体能够维持产程中能量供给,希望将来能在临床推广应用。

【注意事项】

本章是产科领域新的关注点,文献与临床研究均比较少。希望大家用探讨的态度学习,用研究的精神开拓。

【关键点】

美国提出产程中禁止进食的规定,至今仍有争论,世界卫生组织不赞成对低风险产妇禁食。文献和临床研究表明:产程中不适宜进食固体食物,可食用流食、半流食。清华大学第二附属医院临床研究提示:单纯口服电解质能量液体能满足产程中能量需求,取得优于食用流食、半流食的效果。

【临床案例】

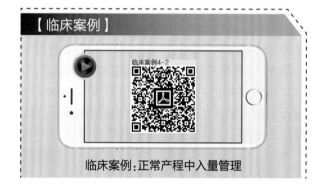

临床案例:正常产程中入量管理

(马彦彦)

参考文献

1. Zhang J, Landy HJ, Branch DW, et al. Contemporary patterns of spontaneous labor with normal neonatal outcomes. Obstet Gynecol, 2010, 116: 1281-1287.

2. Laughon SK, Branch DW, Beaver J, et al. Changes in labor patterns over 50 years. Am J ObstetGynecol, 2012, 206: 419: 1-9.

3. Lavender T, Hart A, Smyth RMD. Effect of partogram use on outcomes for women in spontaneous labour at term. Cochrane Database of Systematic Reviews, 2013.

4. World Health Organization. WHO Standards for improving quality of maternal and newborn care in health facilities. Geneva: WHO, 2016.

5. World Health Organization. WHO recommendations for augmentation of labour. Geneva：WHO，2014.

6. National Institute for Health and Care Excellence. NICE guidelines CG190：Intrapartum care：care of healthy women and their babies during childbirth.National Institute for Health and Care Excellence，2014，updated 2017.

7. American College of Obstetricians and Gynecologists，Society for Maternal-Fetal Medicine. Obstetric care consensus no.1：Safe prevention of the primary cesarean delivery. Obstet Gynecol，2014，123：693-711.

8. American College of Obstetricians and Gynecologists. Committee Opinion No. 687：Approaches to Limit Intervention During Labor and Birth. Obstet Gynecol，2017 Feb，129（2）：e20-e28.

9. RC Wayne，EA Friedman. Perils of the new labor management guidelines. Am J Obstet. Gynecol，2015，212（40）：420-427.

10. Bhutta ZA，Das JK，Bahl R，et al. Can available interventions end preventable deaths in mothers，newborn babies，and stillbirths，and at what cost? Lancet，2014，384：347-370.

11. Cunningham F，Leveno K，Bloom S，et al. Williams Obstetrics.24th edition. New York：McGraw-Hill Education，2014.

12. Gimovsky AC，Berghella V. Randomized controlled trial of prolonged second stage：extending the time limit vs usual guidelines. Am J Obstet. Gynecol，2016，214（3）：361：1-6.

13. 杨玲，许碧云，胡雅莉．产程时限变化的荟萃分析．中华妇产科杂志，2012，47（6）：431-435.

14. 中华医学会妇产科学分会产科学组．新产程标准及处理的专家共识（2014）．中华妇产科杂志，2014，49（7）：486.

15. 申南，范玲．产程管理新模式下总产程超过24小时孕妇的分娩结局探讨．中华围产医学杂志，2016，19（3）：194-199.

16. Dawood F，Dowsweel T，Quenby B. Intravenous fluids for reducing the duration of labour in low risk nulliparous women.Cochrane Database of Systematic Reviews，2013，6（6）：CD007715

17. Toohill J，Soong B，Flenady V. Interventions for ketosis during labour. John Wiley & Sons，2003，16（3）．

18. Nancy C. Sharts-Hopko. Oral Intake During Labor—A Review of the Evidence.Lippincott Williams & Wilkins，2010.

19. 马彦彦，庞汝彦．正常产程中的入量管理．中华妇产科杂志，2015，50（4）：316-317.

20. 刘兴会，漆洪波．难产．北京：人民卫生出版社，2015.

21. Vincenzo Berghella，Jason K.Baxter，et al. Evidence-based labor and Delivery management. American Journal of Obstetrics and Gynecology ，2008 Nov：445-454.

22. Stentebjerg M，Bor P. There is not evidence for restricting eating and drinking during labour. Cochrane Database Syst Rev，2010，1：CD003930.

23. Parsons M，Bidewell J，Nagy S. Natural eating behavior in latent labor and its effect on outcomes in active labor. J Midwifery Womens Health，2006 Jan-Feb，51（1）：1-6.

24. Hubertina CJ Scheepersa，Marion CJ Thansa，Pieter A de Jonga，et al. Double-blind，randomised，placebo controlled study on the in fluence of carbohydrate solution intake during labour.International Journal of Obstetrics and Gynaecology，2002 Feb，109：178-181.

25. Kubli MI，Scrutton MJ，Seed PT，et al. An evaluation of isotonic "sport drinks" during labor. Anesth Analg，2002 Feb，94（2）：404-408.

26. V Moen，L Brudin，M Rundgren，et al. Hyponatremia complicating labour—rare or unrecognised? A prospective observational study.BJOG，2009 Mar，116（4）：552-561.

27. Ophir E，Solt I，Odeh M，et al. Water in toxication a dangerous condition in labor and delivery rooms. Obstet Gynecol Surv，2007 Nov，62（11）：731-738.

28. WHO.Care in Normal Birth：a Practical guide.Geneva：WHO，1996，9.

29. L Eslamian，V Marsoosi，Y Pakneeyat. Increased intravenous fluid intake and the course of labor in nulliparous women. International Journal of Gynecology and Obstetrics，2006，93：102-105.

30. F Tabassomi. Interapatum maternal glucose infusion and fatal acid-base status. International Journal of Gynecology and Obstetrics，2007，97：187-189.

第三节　产时胎心监护

【导读】

　　胎心监护是评估产时胎儿宫内安危的重要手段。掌握和合理应用产时胎心监护技术对减少围产儿的不良结局有重要意义。本节内容在参考加拿大、美国和英国等国家的胎儿监护指南以及中华医学会的相关专家共识等的基础上，重点阐述产时胎心监护的方法、指征、电子胎心监护图形的判读等，旨在规范和指导妇产科医护人员正确运用胎儿监护手段，科学客观评价胎儿宫内的安危状况，对高危胎儿采取相应的干预措施以降低围产儿的发病率和死亡率。

一、产时胎心监护的方法与指征

(一)方法

胎心监护可以分为内监护和外监护两种形式。外监护可使用木制听筒、听诊器、多普勒胎心听诊仪等获取胎心率,而内监护是利用一个直接放置在胎儿头皮或其他先露部的电极来获取胎心率。国内主要采用外监护。

1. 木制听筒 木制听筒(pinard stethoscope)如图 4-3-1 所示一般高 17.5cm,直径 4.7cm。使用时大口朝向孕妇腹壁,小口对外朝着听诊者耳朵。优点是经济;缺点是只能获取瞬时的胎心音,胎心率的数值相对不准确,尤其是当孕妇腹壁肥厚、孕周较小或胎位不佳时难以闻及。目前临床已极少使用。

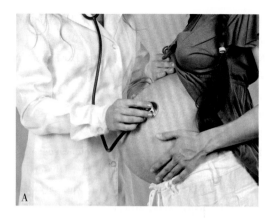

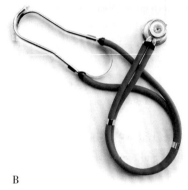

图 4-3-2 听诊器及听诊
A. 听诊;B. 听诊器

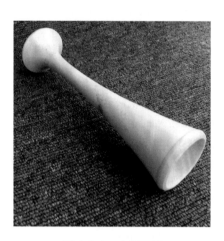

图 4-3-1 木制听筒

2. 听诊器 妊娠 18~20 周后用听诊器能够听到胎心音,胎心率的数值也相对不准确,优点是经济、使用方便;缺点同木制听筒。目前临床也很少使用(图 4-3-2)。

3. 多普勒胎心听诊仪 将多普勒探头直接置于孕妇腹壁胎背的对应部位,可以获取清晰的胎心音,并能将胎心率准确显示在屏幕上。其优点是直观、准确,价格适宜,孕妇和医护均可闻及胎心音,是目前临床上进行胎心率听诊的主要手段。缺点是只能获取短时的胎心率,进行间断听诊,不能连续监护。现有数据并没有显示出使用持续胎心监护比使用间断听诊有明显的好处,因此没有并发症的低危孕妇,其中任意一个选择都是可以接受的。高风险产妇(如胎儿生长受限、子痫前期和 1 型糖尿病等)临产,应当用连续的胎心监护仪监测。尚无可比较的数据表明在不存在

危险因素的情况下,间断听诊的最佳频率是多少。我国《电子胎心监护应用专家共识》中推荐:在第一产程的潜伏期,每 30~60 分钟听诊一次胎心并记录,在活跃期,每 30 分钟听诊一次胎心并记录,在第二产程至少每 10 分钟一次(图 4-3-3)。

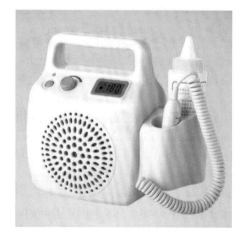

图 4-3-3 多普勒胎心仪

4. 持续胎心监护仪 是将胎心率曲线和宫缩压力波形持续记录下来供临床分析的仪器。

（1）单机胎心监护仪：该类型胎心监护仪为独立操作，需床边分析或将结果打印出来进行判读。多数可移动，根据需要推至孕妇床边(图4-3-4)。

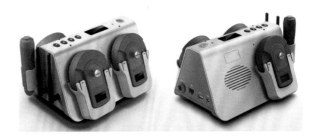

图 4-3-6　无绳胎心监护仪

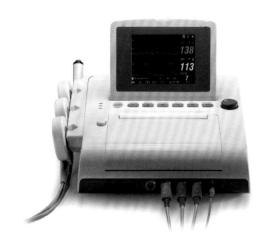

图 4-3-4　单机胎心监护仪

（2）胎监中心监护系统：该类型胎心监护为多机系统，有主屏幕，可同时显示多台胎心监护仪的实时结果并报警，为远程监护(图4-3-5)。

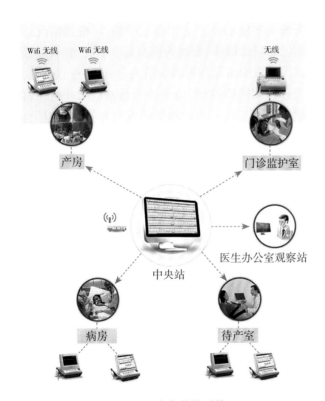

图 4-3-5　中心监护系统

（3）无绳胎心监护仪：该类型胎心监护仪可独立操作也可多机操作，主要特征是无绳，孕妇监护时可在一定距离内自由活动，不受传统胎心仪连接线的约束(图4-3-6)。

（4）远程监护：通过手机的软件，利用超声多普勒探头可实现远程监护，孕妇在医院或者院外可自行监护，孕妇可从手机闻及胎心音，胎心监护图形也可显示在手机屏幕上，并可输出到计算机终端打印监护图纸(图4-3-7)。

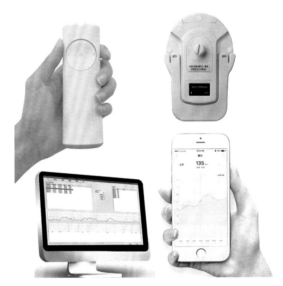

图 4-3-7　远程监护

（二）产程中间断或持续胎心监护的指征

目前国内外大多数权威指南均有详细阐述产时胎心监护的指征和建议，但各个指南的推荐略有不同，本章将主要的内容进行总结供临床参考。

1. **英国国家卫生与临床优化研究所（NICE）指南**　低危孕妇第一产程中可使用间断胎心听诊（用听诊器或多普勒胎心仪），在宫缩之后听诊1分钟，至少每15分钟听一次，并记录。如果闻及加速或减速都要记录。若发现胎心率异常，需要检查孕妇的脉搏以作鉴别，并区分是否为如图4-3-8的正弦波形。在产程中如伴有下列高危因素，则建议持续胎心监护：可疑感染（绒毛膜羊膜炎或败血症，体温超过38℃）、血压≥150/100mmHg、使用缩宫素、胎粪污染、伴活动性的阴道流血、破膜

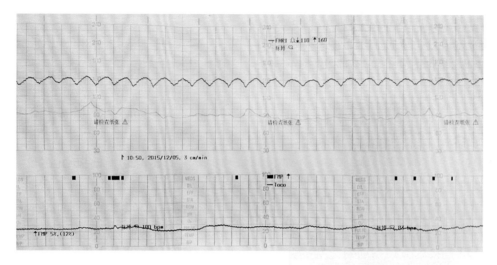

图 4-3-8　正弦波形

≥24 小时、产程延缓或停滞等。

2. 澳大利亚昆士兰卫生组织（QLD）指南　该指南中非常详细地阐述了产程中胎心监护模式的选择依据,如果存在可能影响胎儿宫内安全的各种高危因素时,应采取持续胎心监护,详见流程图（图 4-3-9）。

3. 国际妇产科联盟（FIGO）指南　该指南推荐符合以下条件者可实施产程中的间断监护:产前无严重的母体疾病、无糖尿病和子痫前期、无产前出血、适于胎龄儿、产前羊水量和脐血流多普勒正常、NST 正常、无子宫瘢痕、破膜未达 24 小时、单胎、足月、头先露、宫缩频率正常、无催引产、无硬膜外麻醉、无不正常阴道流血、无胎粪污染、母亲体温未达 38℃、无产程延缓或停滞等。如不符合上述条件应持续胎心监护。

4. 中国中华医学会围产医学分会指南　2015 年中华医学会围产医学分会组织全国专家在广泛征求意见的基础上编写了《电子胎心监护应用专家共识》,其中提到产时胎心监护的指征是:对于低危孕妇,推荐间断胎心听诊。第一产程潜伏期每 30~60 分钟听诊一次胎心率;第一产程活跃期每 30 分钟听诊一次胎心率;第二产程每 10 分钟听诊一次胎心率。对于高危孕妇,可根据情况适当增加听诊频率,而是否进行持续胎心监护,应根据医疗机构情况及患者病情决定。值得注意的是,当进行间断听诊时,应至少听诊 60 秒,并包括宫缩的前、中、后。如间断听诊发现异常,应立即行持续的胎心监护。

综上所述,建议各医疗单位根据自身情况因地制宜,选择合适的监护方法和频率。

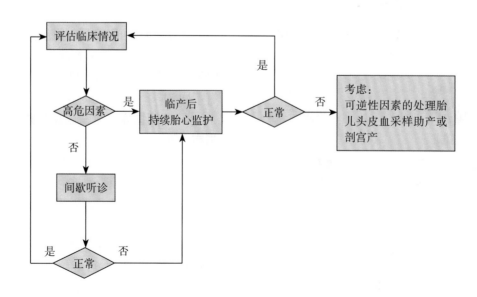

图 4-3-9　昆士兰临床指南产时胎儿监护（胎心间歇听诊和持续监护）流程图

二、电子胎心监护图形的评价指标

胎心监护图形的评价指标有:基线、基线变异、加速、减速及宫缩。其定义如下:

1. **基线** 基线(baseline)是指在 10 分钟内胎心波动范围在 5 次/分内的平均胎心率,并除外胎心加速、减速和显著变异的部分。正常胎心基线范围是:110~160 次/分。基线必须是在任何 10 分钟内持续 2 分钟以上的图形,该图形可以是不连续的(图 4-3-10)。当胎心基线 >160 次/分且持续≥10 分钟称之为胎儿心动过速;而胎心率基线 <110 次/分且持续≥10 分钟称之为胎儿心动过缓。

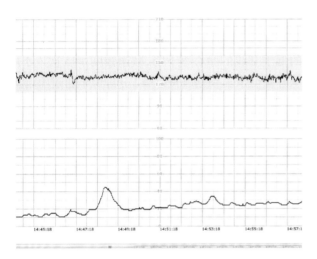

图 4-3-10 胎心基线 135 次/分

2. **基线变异** 基线变异(baseline variability)指每分钟胎心率自波峰到波谷的振幅改变(图 4-3-11)。根据振幅的不同可分为以下几种基线变异类型:

(1)变异缺失:指振幅波动消失。

(2)微小变异:指振幅波动≤5 次/分。

(3)正常变异(中等变异):指振幅波动 6~25 次/分。

(4)显著变异:指振幅波动 >25 次/分。

(5)短变异:指每一次胎心搏动至下一次胎心搏动瞬时的胎心率改变,即每一搏胎心率数值与下一搏胎心率数值之差,这种变异估测的是 2 次心脏收缩时间的间隔。

(6)长变异:指 1 分钟内胎心率基线肉眼可见的上下摆动的波形,此波形由振幅和频率组成。振幅是波形上下摆动的高度,以"次/分"显示,频率指 1 分钟内肉眼可见的波动的频数,以"周期/分"表示,正常波形的频率为 3~5 周期/分。

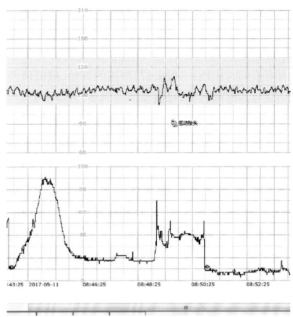

图 4-3-11 基线中等变异

3. **加速** 加速(acceleration)指基线胎心率突然显著增加,开始到波峰时间 <30 秒。从胎心率开始加速至恢复到基线胎心率水平的时间为加速时间(图 4-3-12)。

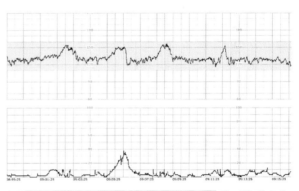

图 4-3-12 胎心率加速

孕 32 周及以上的胎心加速标准:胎心加速≥15 次/分,持续时间 >15 秒,但不超过 2 分钟;孕 32 周以下的胎心加速标准:胎心加速≥10 次/分,持续时间 >10 秒,但不超过 2 分钟。延长加速:胎心加速持续 2~10 分钟。胎心加速≥10 分钟则考虑胎心率基线变化。

4. **减速**

(1)早期减速(early deceleration):指伴随宫缩

出现的减速(deceleration),通常是对称性地、缓慢地下降到最低点再恢复到基线,开始减速到胎心率最低点的时间≥30秒,减速的最低点常与宫缩的峰值同时出现;一般来说,减速的开始、最低值及恢复与宫缩的起始、峰值及结束同步(图4-3-13)。

(2) 晚期减速(late deceleration):指伴随宫缩出现的减速,通常是对称性地、缓慢地下降到最低点再恢复到基线,但其开始到胎心率最低点的时

间≥30秒,减速的最低点通常延迟于宫缩峰值;一般来说,减速的开始、最低值及恢复分别落后于宫缩的起始、峰值及结束(图4-3-14)。

(3) 变异减速(variable deceleration):指突发的显著的胎心率急速下降,从开始到最低点的时间<30秒,胎心率下降≥15次/分,持续时间≥15秒,但<2分钟。当变异减速伴随宫缩,减速的起始、深度和持续时间与宫缩之间无规律。典型的变异减速是先有一初始加速的肩峰,紧接一快速的减速,之后快速恢复到正常基线伴有一继发性加速,常与部分或完全的脐带受压有关(图4-3-15)。非典型的变异减速往往有以下一个或几个特点:肩峰消失、肩峰过宽或过于突出、延迟恢复、减速期间没有变异、双减速波等;非典型的变异减速与脐带血 pH 低值有关。

(4) 延长减速(prolonged deceleration):指明显的低于基线的胎心率下降,减速幅度≥15次/分,从开始至恢复到基线持续≥2分钟但不超过10分钟,胎心减速≥10分钟则考虑胎心率基线变化。

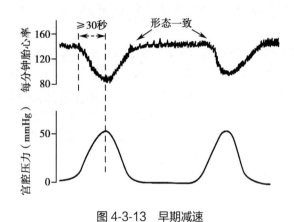

图 4-3-13　早期减速

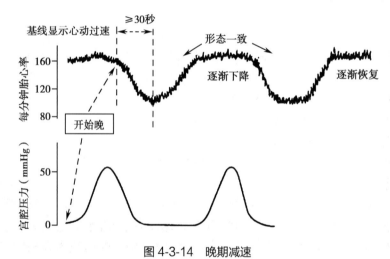

图 4-3-14　晚期减速

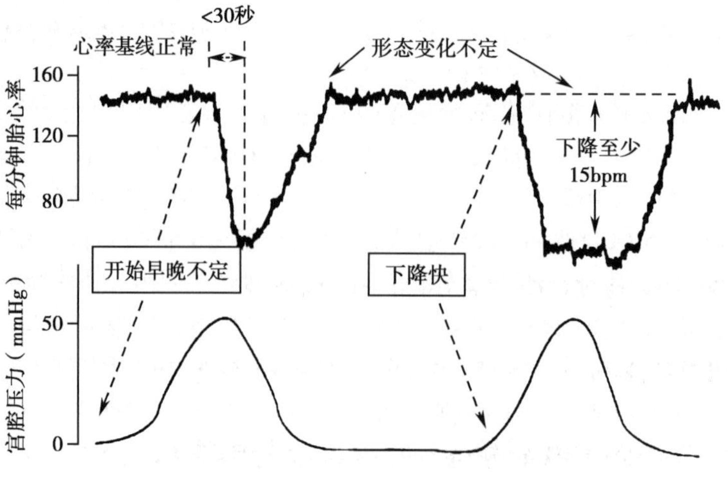

图 4-3-15　变异减速

（5）反复性减速（recurrent decelerations）：指 20 分钟观察时间内 ≥50% 的宫缩均伴发减速。

（6）间歇性减速（intermittent decelerations）：指 20 分钟观察时间内 <50% 的宫缩伴发减速。

5. **宫缩**

（1）正常宫缩：观察 30 分钟，10 分钟内有 5 次或者 5 次以下宫缩。

（2）宫缩过频：观察 30 分钟，10 分钟内有 5 次以上宫缩。当宫缩过频时应记录有无伴随胎心率变化（图 4-3-16）。

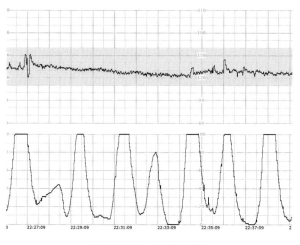

图 4-3-16　宫缩过频

6. **正弦波形**　正弦波形（sinusoidal pattern）是明显可见的、平滑的、类似正弦波的图形，长变异 3~5 次 / 分，持续 ≥20 分钟（见图 4-3-8）。

三、产时电子胎心监护的评价系统

目前国际上存在多种产时电子胎心监护的评价系统。结合各评价方法的科学性及实用性，中华医学会围产医学分会目前推荐使用 2008 年由 NICHD、ACOG 和母胎医学会（Society for Maternal-Fetal Medicine，SMFM）共同组成的工作组所提出的产时电子胎心监护的三级评价系统（表 4-3-1）。

Ⅰ级为正常监护图形，对于胎儿正常血氧状态的预测价值极高，不需特殊干预；Ⅲ级为异常监护图形，对于预测胎儿正在或即将出现窒息、神经系统损伤、胎死宫内有很高的预测价值，因此一旦出现，需要立即宫内复苏，尽快分娩。而在这上述两种情况之间的图形被定义为Ⅱ级，是可疑的监护图形。对于这一类图形需要后期进一步的评估、监测、必要的临床干预以及再评估，直至转为Ⅰ级监护图形。在各种Ⅱ级监护图形中，存在胎心加速（包括自发加速及声震刺激引起的加速）或

表 4-3-1　产时胎监评价系统

结果判读	胎监特征	临床意义
Ⅰ级胎监	**同时满足以下条件：** ● 基线：110~160 次 / 分 ● 变异：正常变异（6~25 次 / 分） ● 加速：有或无 ● 早期减速：有或无 ● 晚期或变异减速：无	**正常的类型**，提示胎儿酸碱平衡状态良好，定期监护即可，无需特殊干预（图 4-3-17、图 4-3-18）
Ⅱ级胎监	**除Ⅰ级或Ⅲ级以外的图形，包括以下任一项：** ● 基线：胎儿心动过缓但不伴变异缺失 　　　胎儿心动过速 ● 变异：微小变异 　　　或显著变异 　　　变异缺失不伴反复性减速 ● 加速：刺激胎儿后仍缺失 ● 周期性或偶发性减速： ● 频发变异减速伴微小变异或正常变异 ● 延长减速 ● 频发晚期减速伴正常变异	**可疑的类型**，需要持续监护和再评估。评估时需充分考虑产程、孕周，必要时给予实施宫内复苏措施，如仍无改善或发展为Ⅲ级胎监，则应立即分娩（图 4-3-19~ 图 4-3-26）
Ⅲ级胎监	**出现以下任何一项：** 1. 胎心基线变异缺失伴下列任何一种情况： ● 频发晚期减速 ● 频发变异减速 ● 胎儿心动过缓 2. 正弦波形	**异常的类型**，提示胎儿出现异常的酸碱平衡状态，必须立即宫内复苏，同时尽快终止妊娠（图 4-3-27~ 图 4-3-29）

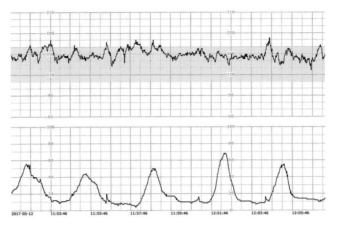

图 4-3-17　Ⅰ级胎监

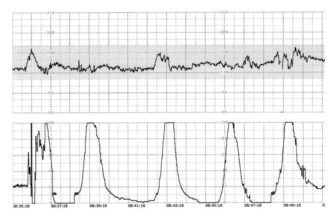

图 4-3-18　Ⅰ级胎监

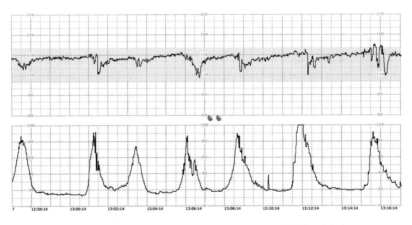

图 4-3-19　Ⅱ级胎监　基线变异正常伴反复性变异减速

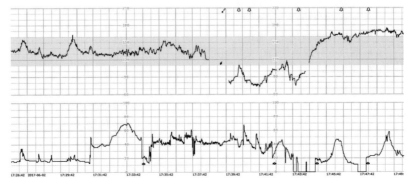

图 4-3-20　Ⅱ级胎监　基线变异正常伴延长减速

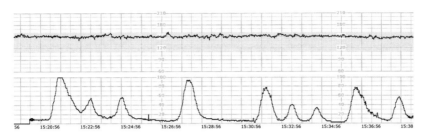

图 4-3-21　Ⅱ级胎监　微小变异不伴减速

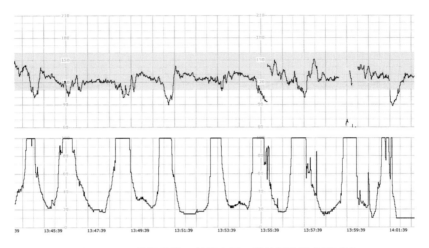

图 4-3-22　Ⅱ级胎监　基线变异正常伴间歇性变异减速

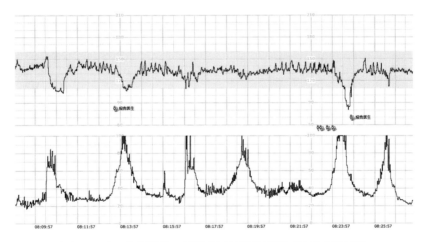

图 4-3-23　Ⅱ级胎监　基线变异正常伴早期减速及变异减速

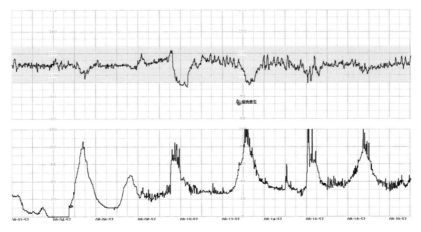

图 4-3-24　Ⅱ级胎监　基线变异正常伴间歇性变异减速及早期减速

117

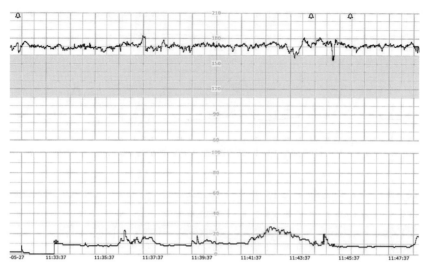

图 4-3-25　Ⅱ级胎监　正常变异伴心动过速

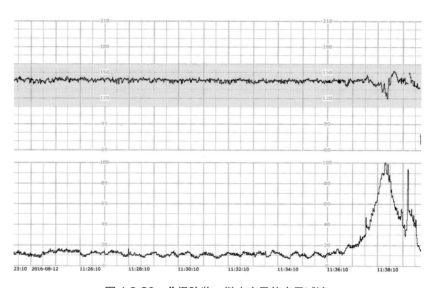

图 4-3-26　Ⅱ级胎监　微小变异伴变异减速

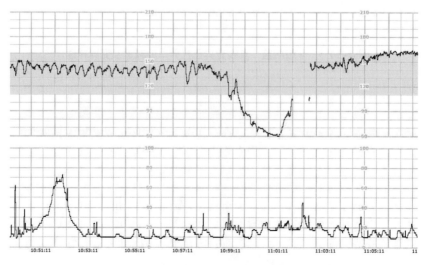

图 4-3-27　Ⅲ级胎监　正弦波形伴延长减速

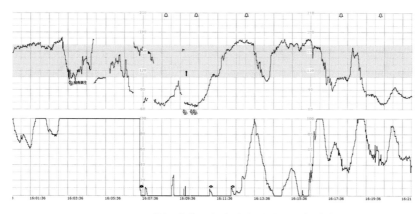

图 4-3-28　Ⅲ级胎监　频发晚期减速及延长减速

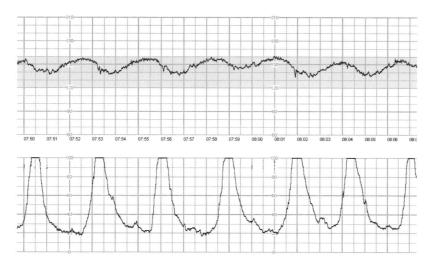

图 4-3-29　Ⅲ级胎监　基线变异缺失伴反复性晚期减速

正常变异,对于胎儿正常酸碱平衡的预测价值较高,提示胎儿宫内状态良好。总的来讲,胎心监护图形对预测胎儿正常酸碱平衡有极高的灵敏度,而对胎儿酸中毒和神经系统损伤的预测缺乏特异性。

四、处理流程

1. 各级胎心监护的处理流程　由于胎心监护图形反映的是胎儿在监护时间内的酸碱平衡状态,故常需要对其进行动态观察,以随时了解胎儿宫内情况。例如,当出现Ⅱ级监护图形时,随着宫内复苏措施的实施或产程的进展,Ⅱ级监护图形可能转变为Ⅰ级或Ⅲ级图形。临床工作中,还应该结合患者个体情况、产妇和胎儿是否存在高危因素及产程进展等因素进行综合分析和处理。流程可参考图 4-3-30。

Ⅱ级和Ⅲ级图形的鉴别:一般来讲,出现Ⅱ级或Ⅲ级图形,应采取一些辅助手段来确定是否存在胎儿宫内缺氧或酸中毒。刺激胎儿是常用的手段,以下 4 种方法可用于刺激胎儿:胎儿头皮取样、皮钳刺激胎头、震动和声音刺激、数码头头颅刺激,后两者因创伤小而更受欢迎。如刺激后有加速则酸中毒可能性小,可以继续试产。如Ⅲ级胎心监护图形持续存在,可考虑行胎儿头皮血 pH或乳酸测定,然而,由于技术方法和操作创伤性等限制,该方法并无广泛使用。

2. 产时电子胎心监护特殊情况的处理

(1) 间歇性变异减速的评估与处理:≤50%的宫缩伴有变异减速,是产时最常见的异常胎监图形(图 4-3-31),但不影响围产儿预后,所以通常不需要特殊处理。

(2) 频发变异减速的评估与处理:≥50%的宫缩伴有变异减速(图 4-3-32),此时要特别注意减速出现的频率、减速的幅度、持续时间、宫缩以及胎心率基线等,若频发变异减速伴有胎心加速(自发或外界刺激后出现)或基线的中度变异(也可两者同时存在)提示胎儿酸碱平衡正常。但如果变异减速渐频发、幅度渐深、持续时间渐长,而

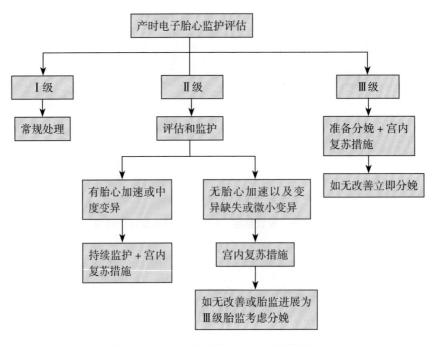

图 4-3-30　产时电子胎心监护处置流程图

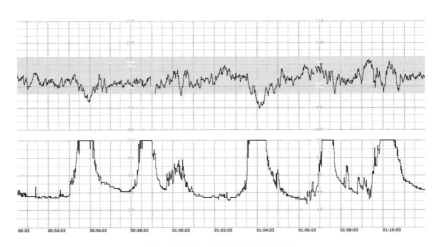

图 4-3-31　间歇性变异减速

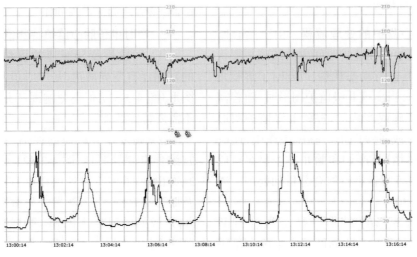

图 4-3-32　频发变异减速

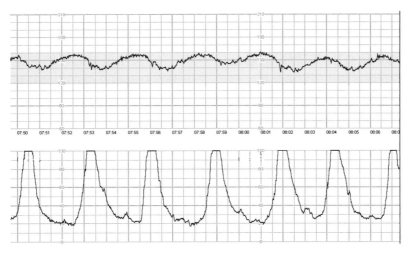

图 4-3-33 频发晚期减速

胎心加速和基线变异渐弱则要高度警惕胎儿酸中毒。变异减速往往是由于脐带的受压，因此出现频发变异减速需要缓解脐带受压的情况，最简单和直接的措施是改变体位，其次是羊膜腔灌注，大量的临床数据表明羊膜腔灌注可减少频发的变异减速，减少因"可疑胎儿窘迫"而实施的剖宫产率，但由于技术操作的难度，临床少开展。

（3）频发晚期减速的评估与处理：≥50% 的宫缩伴有晚期减速（图 4-3-33）。晚期减速往往提示子宫胎盘灌注不良，与胎儿酸中毒关系密切。引起晚期减速的常见原因包括母亲低血压、母亲低氧血症或子宫收缩过频等，必须采取宫内复苏措施包括母亲侧卧位、补液、吸氧、缓解宫缩等，同时边处理边评估，评估时要特别关注有无胎心加速或基线的中度变异，这两个指标对评估胎儿酸中毒有重要的参考价值。如果频发晚期减速持续存在、无胎心加速并伴有基线微小变异要高度警惕胎儿酸中毒；若频发晚期减速持续存在、无胎心加速并伴有基线变异缺失则提示胎儿严重的酸中毒，需尽快终止妊娠。

（4）胎儿心动过速的评估与处理：产时胎心率基线 >160 次 / 分并持续至少 10 分钟以上称之为胎儿心动过速（图 4-3-34）。需要查找导致胎心过速的原因，常见的原因有感染、药物、母亲合并症（如甲亢）、产科并发症如胎盘早剥、各种原因导致的胎儿失血、胎儿心脏传导系统异常所致心动过速（多数情况下心率 >200 次 / 分）等。胎儿心动过速本身不能预测胎儿低氧血症和酸中毒，但如果合并胎心率基线微小变异、变异缺失或频发晚减，则是重要的提示。

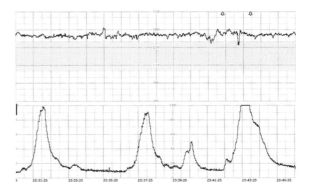

图 4-3-34 胎儿心动过速

（5）胎儿心动过缓和延长减速的评估与处理：胎心率基线 <110 次 / 分并持续至少 10 分钟以上称之为胎儿心动过缓（图 4-3-35）。虽然产前的胎儿心动过缓往往与胎儿先天性心脏疾患有关，但产时出现的胎儿心动过缓则多是突发事件，与心脏发育异常无明显关系。延长减速是指胎心

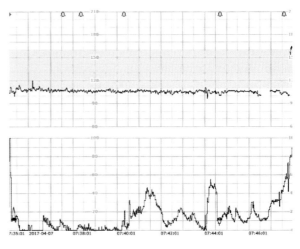

图 4-3-35 胎儿心动过缓

率比基线减慢≥15 次 / 分,持续时间≥2 分钟,但不超过 10 分钟(图 4-3-36)。出现这两种情况最常见的原因包括母亲低血压、脐带脱垂、胎盘早剥、胎头下降过速、宫缩过频或子宫破裂等。但需强调的是临床上胎监一旦显示这两种图形,尤其是在Ⅱ级胎监的基础上出现心动过缓或延长减速并伴有基线微小变异或变异缺失,必须立即采取措施,甚至在还没有找寻出引起心动过缓或延长

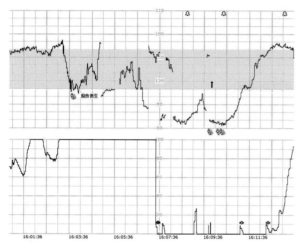

图 4-3-36　延长减速

减速的原因之前就必须做出及时有效的终止妊娠的处理。

(6) 微小变异的评估与处理:胎心率基线的变异在产时也会受产程的长短、宫缩的频率和强度、母亲用药(阿片类药物、硫酸镁)、胎儿睡眠 - 觉醒周期、胎儿酸中毒等多种因素的影响,因此在出现微小变异(图 4-3-37) 时需评估并排查可能的原因,同时必须做好密切监护。一般情况下使用阿片类药物 1~2 小时后对胎心率基线的影响会逐渐消退;胎儿睡眠 - 觉醒周期一般约 20 分钟,偶尔可长达 60 分钟,但觉醒后基线应转为中度变异;如果怀疑微小变异可能与胎儿缺氧有关,则应予以改变体位、补液、吸氧等处理,处理后基线仍未转为中度变异,也没有胎心加速,则需刺激胎儿诱发加速。经排查可能原因和实施各种宫内复苏措施后基线微小变异仍未改善,需高度怀疑胎儿宫内缺氧,应采取措施终止妊娠。

(7) 宫缩过频的评估与处理:宫缩过频是指在 30 分钟的区段内宫缩>5 次 /10 分钟(图 4-3-38)。是否需要干预取决于有无伴随胎监的异常,特别要辨别有无胎心率的加速和基线变异的情况。自

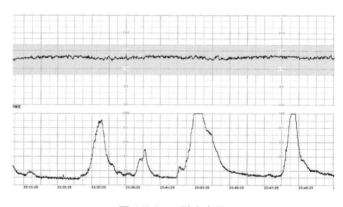

图 4-3-37　微小变异

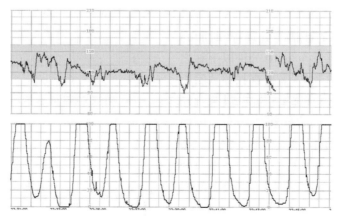

图 4-3-38　宫缩过频

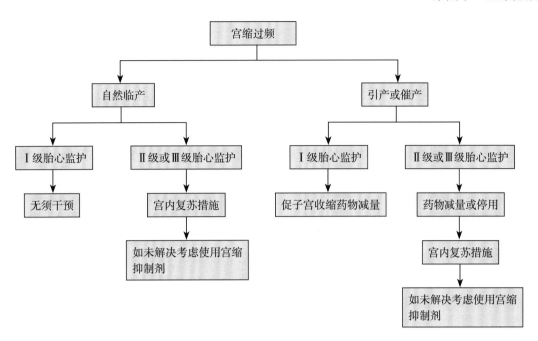

图 4-3-39　宫缩过频处置流程图

然临产出现宫缩过频伴有频发的减速需要评估和处理,而使用缩宫素进行催引产者即使是在Ⅰ级胎监的情况下出现宫缩过频也需减少缩宫素的剂量,伴有Ⅱ级或Ⅲ级胎监的情况下必须停用缩宫素,并实施宫内复苏。若上述措施还不能改善异常胎监,则需应用宫缩抑制药物。图 4-3-39 为宫缩过频的处置流程图。

（8）Ⅲ级胎监的评估与处理:Ⅲ级胎监为异常胎监(图 4-3-40),持续时间越长,胎儿缺氧酸中毒的风险越高,出生后伴发新生儿窒息、新生儿脑病和脑瘫等风险也越高。因此在采取宫内复苏措

施的同时要做好迅速终止妊娠的准备,需要训练有素的产科医护、儿科和麻醉团队的良好配合;从"出现Ⅲ级胎监——决定终止妊娠——胎儿娩出"的最佳时间段并未被确认,长期以来"从决定终止妊娠——手术开始"的"30 分钟原则"被广为接受,但缺乏高质量的循证证据。终止妊娠的方式也需要根据当时的临床具体情况决定,同时还要兼顾母亲的内外科合并症和麻醉风险等。总之,出现Ⅲ级胎监到胎儿娩出的时间越短,新生儿预后不良的风险越低。

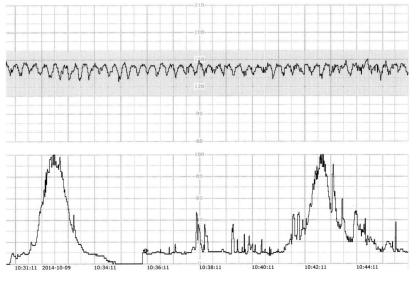

图 4-3-40　Ⅲ级胎监

五、产程中各种复苏措施的选择

产时胎心监护异常时需采取宫内复苏措施，应根据个体情况选择以下具体的复苏措施。

1. 可给予口服或静脉补液维持母亲充足的血容量，以保证胎盘的血供。

2. 停用任何可以引发宫缩的药物，如缩宫素或促宫颈成熟药物或其他可能因素。

3. 胎监有异常表现时应及时行阴道检查以了解有无脐带脱垂、宫口扩张过快或胎头下降过快，并评估头盆情况、予头皮刺激等。

4. 改变体位，如左侧卧或右侧卧，减少对下腔静脉的压迫和改善子宫胎盘血流。

5. 监测母亲血压，尤其是使用区域麻醉者（如果出现扩容或麻黄碱或两者兼用治疗，或者可能需要去甲肾上腺素）。

6. 评估是否存在宫缩过频，在宫缩过频导致胎心监护持续异常而对体位改变和吸氧无反应的孕妇中，可建议使用宫缩抑制剂以减少宫缩和缓解脐带受压。

7. 吸氧是临床最常用的复苏措施，但是并没有数据对吸氧有效性和安全性进行研究。不建议应用面罩吸氧（对胎儿有害），但孕妇低氧血症或麻醉前准备除外。

8. 母亲产时发热，推荐使用退热剂以快速降温。不建议使用温水或乙醇擦浴，因为这些措施降温效果并不确切。

9. 胎心监护出现复发性变异减速时，可考虑羊膜腔灌注减轻脐带受压。但此方法国内极少使用。

六、产程中胎监图形的描述及记录

产时胎心监护过程中出现异常图形时，应该及时撰写病情记录，将监护图形的实际情况如实客观进行文字描述，具体内容应该包括：胎心率基线是多少、有无变异、有无加速、有无减速以及宫缩的情况等。如果出现减速图形，则需要描述以下内容：减速的幅度（深度）、持续的时间、与宫缩峰值的关系、能否恢复到原基线水平、减速已经存在多长时间（什么时候开始出现的）、是否有≥50%的宫缩都伴有减速（频发减速），以及减速的分类：早期、变异、晚期（不用典型或非典型来描述）。

产时的持续监护应每小时评估一次并记录，如果有异常的图形则缩短评估的间歇；同时需确定胎监图上的时间正确；分娩后应保留监护图纸或存盘。如图 4-3-41，可在病历中记录如下：目前胎监基线为 148 次/分，正常变异（或中等变异），无明显胎心加速，出现胎心频发变异减速，最低达 120 次/分，持续 10 秒后恢复到原基线水平，宫缩时出现，无早期减速和晚期减速，宫缩 2~3 分钟一次，每次持续 30~40 秒；该胎监为Ⅱ级胎监，需持续监护密切观察，30 分钟后再评估监护图形。

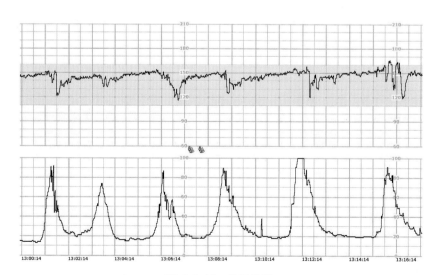

图 4-3-41　Ⅱ级胎监

【注意事项】

1. 药物对胎心监护结果的影响　产时用药有可能影响胎儿心率。大部分情况下,这些改变是暂时的,尽管其中一些会需要产科干预。硬膜外麻醉中局麻药的使用(如利多卡因和布比卡因)会引起交感阻滞,母亲低血压,暂时子宫胎盘灌注不足以及胎心改变。肠外镇静药的使用也可能影响胎心率。表4-3-2列举了几种常见药物对胎心率的影响。

表4-3-2　几种常见药物对胎心率的影响

药物	影响
麻醉镇静药	相当剂量的麻醉镇静药有相似的影响: ● 变异减少和加速频率减少 ● 75mg 哌替啶 =10mg 吗啡 = 0.1mg 芬太尼 =10mg 纳布啡
布托啡诺(鸦片类)	短暂的正弦曲线,使胎心率轻微上升(与哌替啶相比)
可卡因	长时间变异减少
糖皮质激素	● 倍他米松可引起胎心基线变异减少,地塞米松不会引起胎心节律消失 ● 孕 29 周或以上影响更明显
硫酸镁	● 短时间变异明显减少 ● 胎心率下降不明显 ● 随孕周增加,对胎心加速增加幅度的抑制更明显
特布他林	● 胎心基线上升 ● 胎儿心动过速发生率增加
齐多夫定	胎心基线、变异、加速和减速的次数无改变

2. 极早早产的监护　28 周以前的极早早产是否进行监护,一直缺乏高质量的文献支持,应该由产科医生、儿科医生和父母亲讨论后共同决定,必须考虑分娩方式、早产儿存活可能性以及存活后可能发生的严重并发症。产时应该选择持续监护。极早早产当中最常见的表现是减速和胎儿心动过缓,然后才是胎儿心动过速和微小变异或变异缺失。早产监护中变异减速也更常见(早产为 55%~70%,足月 20%~30%)。如果这种异常持续存在,应行宫内复苏或辅助检查进一步确定胎儿情况,必要时终止妊娠。

3. 胎心监护的诠释　对胎心监护的诠释有很大的主观性。当胎监正常时对图形的评价较为一致。在回顾研究中,新生儿结局会左右观察者对胎监的最初判断。对同一份产时监护图形,如果存在不良结局,复习胎监者更倾向于寻找胎儿缺氧的证据和指责产科医生的处理。因此,对胎心监护图纸的再分析并不可靠,特别是在新生儿结局已知的情况下。不过从另一角度讲,产科医护人员正确诠释胎监图形结果很重要,尤其是对可疑的胎监结果一定要及时采取措施,尽量减少新生儿不良结局的发生。

4. 胎儿头皮血采样检测 pH 和乳酸　目前该方法用于产时评估胎儿的酸碱平衡状态。相关数据显示头皮血的 pH 和乳酸与出生后脐动脉及脐静脉的结果相近。然而,这些数值与新生儿预后之间的关系取决于取样和分娩之间的时间间隔。此外,仍有争议的是胎儿缺氧时血循环会重新分布,因此外周的毛细血管(如头皮血)的情况可能并不足以反映中心循环的状态。而且对比胎儿头皮血采样,胎心监护能更早的发现胎儿缺氧。鉴于该检测有创,且仍有争议,国内未常规开展。

5. 产后脐血 pH 测定　新生儿出生后尽快(30 分钟内)取脐血进行血气分析,该结果能直接了解胎儿有无呼吸性或代谢性酸中毒的情况,并提供剩余碱、乳酸等多种信息。其中,脐动脉血能提供胎儿或新生儿酸碱平衡最准确的信息,而脐静脉血则反映母亲的酸碱平衡和胎盘功能;因此,建议同时检测脐动脉血和脐静脉血的 pH。

1. 掌握电子胎心监护图形的评价指标。

2. 掌握产时电子胎心监护的三级评价系统。

3. 熟悉产时的各种宫内复苏措施。

4. 熟悉常见的产时异常胎心监护图形的临床处理流程。

（王子莲）

参考文献

1. American College of Obstetricians and Gynecologists. ACOG Practice Bulletin: Intrapartum Fetal Heart Rate Monitoring: Nomenclature, Interpretation, and General Management Principles. Obstet Gynecol, 2009, 114: 192-202.

2. American College of Obstetricians and Gynecologists. ACOG Practice Bulletin NO. 116: Management of intrapartum fetal heart rate tracings. Obstet Gynecol, 2010, 116: 1232-1240.

3. American College of Obstetricians and Gynecologists. ACOG Practice Bulletin NO. 145: Antepartum fetal surveillance. Obstet Gynecol, 2014, 124: 182-192.

4. The National Institute for Health and Care Excellence No.190: Intrapartum Care: Care of healthy women and their babies during child birth: Monitoring during labor. National Collaborating Centre for Women's and Children's Health, 2014, CG190: 381-532.

5. 中华医学会围产医学分会. 电子胎心监护应用专家共识. 中华围产医学杂志, 2015, 18(7): 486-490.

6. Queensland Clinical Guideline. Maternity and neonatal Clinical Guidelines: Intrapartum fetal surveillance. Queensland Health, 2015, 05: 1-31.

7. Lewis D, Downe S. FIGO Intrapartum Fetal Monitoring Expert Consensus Panel. FIGO consensus guidelines on intrapartum fetal monitoring: Intermittent auscultation. Int J Gynaecol Obstet, 2015, 131(1): 9-12.

8. Ayres-de-Campos D, Arul kumaran S. FIGO Intrapartum Fetal Monitoring Expert Consensus Panel. FIGO consensus guidelines on intrapartum fetal monitoring: Introduction. Int J Gynaecol Obstet, 2015, 131(1): 3-4.

第四节 正常接生

【导读】

分娩本身是一个正常、健康、自然的生理过程，绝大多数产妇和胎儿都具有潜力主动参与并完成分娩过程，无需给予不必要的干预。美国妇产科医师学会（ACOG）于2017年发布《分娩过程中限制干预的措施》的建议，呼吁对低风险孕妇减少干预，为孕产妇提供更为舒适的分娩体验。让产妇回归自然的"人性化分娩"是国际助产服务的趋势，如何在保障母婴安全的同时，又能促进自然分娩、减少产妇疼痛，并提高产妇的分娩幸福感已然成为了当前产科学界的热点课题。近年来随着分娩期管理、连续性助产服务模式以及助产适宜技术等新理念、新技术的日益发展和推广，人们不断探索、寻找对女性提供安全有效的分娩方法，建立正常分娩的医学实践服务规范，减少分娩期的干预措施以确保母婴健康的自然分娩目标。助产士作为妇女产时分娩服务的最基本提供者和关键人员，提高自身能力和素质、加强助产技术和促进自然分娩适宜技术，尤其是第二产程中的接生技术，是母婴回归自然分娩的必要前提。

一、概述

正常接生是助产人员协助产妇选择适宜的分娩体位，在产妇分娩时适时地控制胎头的娩出速度，采取适度保护会阴的方法，必要时选择合适的会阴切开方式，使胎儿按照分娩机制安全娩出，胎盘等附属物也顺利娩出，并确保母婴安全、避免产妇会阴发生严重裂伤的产科技术手法。

二、正常分娩机制

分娩机制（mechanism of labor）是指在分娩过程中，胎儿先露部通过产道时，为适应骨盆各个平面的不同形态而被动地进行的一系列适应性转动，以最小径线通过产道的全过程。临床上枕先露占95.55%~97.55%，以枕左前位最多见，故以枕左前位为例说明分娩机转，包括衔接、下降、俯屈、内旋转、仰伸、复位及外旋转等动作。

(一) 枕先露分娩机制

临床上以枕左前位(LOA)最为常见,现以此为例进行说明(图 4-4-1)。

1. **衔接**　胎头双顶径进入骨盆入口平面,胎头颅骨的最低点接近或达到坐骨棘水平称为衔接(engagement),此时胎儿呈半俯屈状态以枕额径进入骨盆入口,胎头矢状缝落于骨盆入口右斜径上,胎头枕骨在骨盆左前方。部分初产妇可在预产期前的 1~2 周内胎头衔接,经产妇则多在分娩开始后衔接。如初产妇临产后胎头仍未衔接,应警惕是否存在头盆不称(图 4-4-2)。

2. **下降**　胎头沿骨盆轴前进的动作称为下降(descent),贯穿于分娩的全过程,并与其他动作相伴随。宫缩是胎头下降的主要动力,因此胎头下降呈间歇性,即宫缩时胎头下降,宫缩间歇期胎头稍回缩,以减少骨盆与胎头间的相互挤压,对母婴有利。临床上将胎头下降程度作为判断产程进展的重要标志。促使胎头下降的因素有:①宫缩时压力通过羊水传导,经胎轴传至胎头;②宫缩时宫底直接压迫胎臀;③宫缩时胎体伸直伸长;④腹肌收缩增加腹压。

3. **俯屈**　当胎头以枕额径进入骨盆腔降至骨盆底时,原处于半俯屈状态的胎头枕部遇到肛提肌阻力,借助杠杆作用进一步俯屈(flexion),使胎儿下颏靠近胸部,以最小的枕下前囟径取代枕额径,以适应产道形态,有利于胎头继续下降(图 4-4-3)。

4. **内旋转**　当胎头到达中骨盆时,为使胎儿能继续顺利下降,在产力的作用下,枕左前位的胎头向前向中线旋转 45°,后囟转至耻骨弓下,使胎

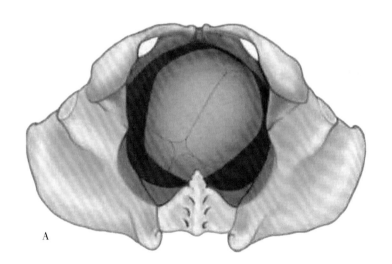

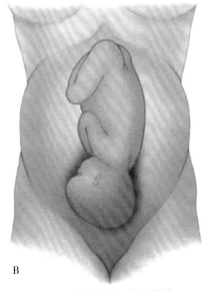

图 4-4-1　枕左前位
A. 切面观;B. 正面观

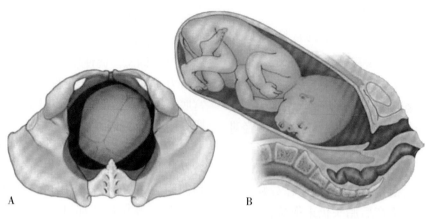

图 4-4-2　枕左前位胎头衔接
A. 切面观；B. 侧面观

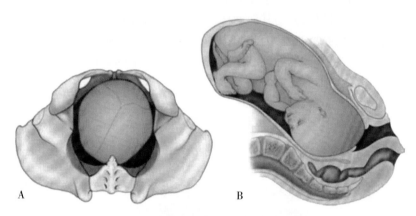

图 4-4-3　枕左前位胎头俯屈
A. 切面观；B. 侧面观

头矢状缝与骨盆前后径一致的旋转动作称为内旋转（internal rotation）。一般胎头于第一产程末完成内旋转动作，而与此同时，胎儿肩部仍处于左前位（图 4-4-4）。

5. 仰伸　完成内旋转后，宫缩和腹压迫使胎头继续下降，当胎头到达阴道外口时，肛提肌的收缩力使胎头向前推进，两者共同作用的合力使胎头沿骨盆轴下段向下向前的方向转向前，胎头枕骨下部达到耻骨联合下缘时，以耻骨弓为支点，胎头逐渐仰伸（extention），胎儿头顶、额、鼻、口、颏依次由会阴前缘娩出。此时，胎儿双肩径沿左斜径进入骨盆入口（图 4-4-5）。

6. 复位　胎头娩出后，胎儿双肩径沿骨盆入口左斜径下降。胎头娩出后，为使胎头与胎肩

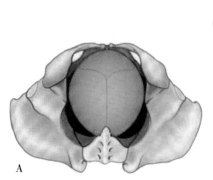
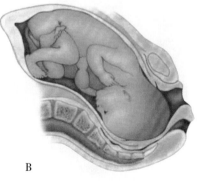
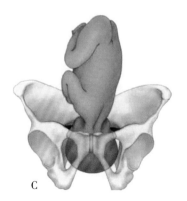

图 4-4-4　枕左前位胎头内旋转
A. 切面观；B. 侧面观；C. 正面观

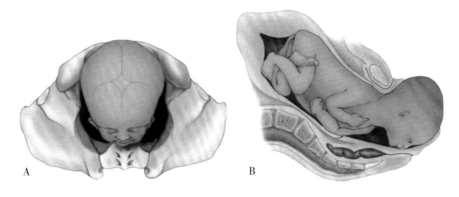

图 4-4-5 枕左前位胎头仰伸
A. 切面观；B. 侧面观

恢复正常关系，胎头枕部向左旋转 45°，称为复位（restitution）（图 4-4-6）。

7. 外旋转 复位后，胎肩继续在骨盆腔内下降，前肩向前向中线旋转 45°，胎儿双肩径转成与骨盆出口前后径相一致的方向，胎头枕部则需在外继续向左旋转 45° 以保持胎头与胎肩的垂直关系，称为外旋转（external rotation）（图 4-4-7）。

（二）胎肩及胎儿娩出

当胎头位于骨盆出口平面时，其胎肩则位于骨盆入口平面，并且胎肩衔接的方位与胎头衔接的方位相反。例如，胎方位为 LOA 时，胎头与骨盆入口平面的右斜径衔接，而胎肩则与骨盆入口平面的左斜径衔接。宫缩和腹压迫使胎儿下降，前肩在耻骨弓下旋转至耻骨联合下方，至此胎肩与胎头重新处于垂直的关系，随后胎儿前肩从耻骨联合下方娩出，后肩从会阴前面娩出。胎儿双肩娩出后，胎体及下肢随之娩出（图 4-4-8）。

（三）胎盘娩出

胎儿娩出后，宫腔容积明显缩小，胎盘不能相应缩小，而与子宫壁发生错位剥离，剥离面出血形

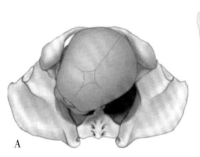 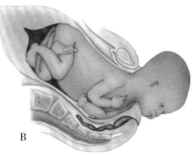 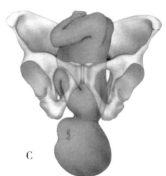

图 4-4-6 枕左前位胎头复位
A. 切面观；B. 侧面观；C. 正面观

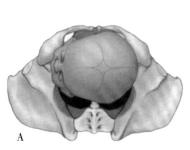 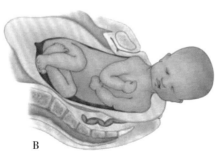 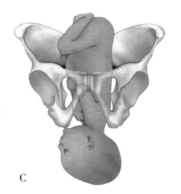

图 4-4-7 枕左前位胎头外旋转
A. 切面观；B. 侧面观；C. 正面观

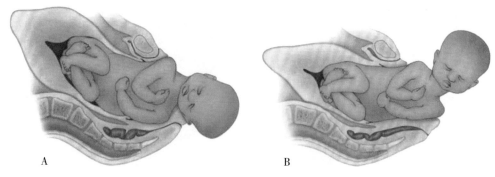

图 4-4-8　枕左前位胎肩及胎儿娩出
A. 胎肩娩出；B. 胎儿娩出

表 4-4-1　枕左前位分娩机制

机制	骨盆平面	骨盆形态特点	胎头与骨盆关系	胎头径线（变化）
衔接	入口平面	横径＞斜径＞前后径	矢状缝落在右斜径	枕额径
下降	三个平面		沿骨盆轴下降	
俯屈内旋转	中骨盆平面	前后径＞横径	内旋转完成，矢状缝与前后径一致	枕下前囟径
仰伸	出口平面	前后径＞横径	矢状缝与前后径一致，枕骨以耻骨弓为支点仰伸	顶—额—鼻—颏
复位及外旋转	骨盆腔外		胎头与胎肩恢复正常关系	
胎肩娩出	三个平面		● 入口平面：双肩径与左斜径一致； ● 中骨盆：双肩径与前后径一致； ● 出口平面：双肩径与前后径一致	

成胎盘后血肿，在子宫收缩的作用下，剥离面不断扩大，直至完全剥离娩出。在此过程中，接生者能观察到的胎盘剥离征象有：①宫体变硬呈球形，下段被扩张，宫体呈狭长形被推向上，宫底升高达脐上；②剥离的胎盘降至子宫下段，外露于阴道口的一段脐带自行延长；③阴道少量流血；④接生者用手掌尺侧在产妇耻骨联合上方轻压子宫下段时，外露的脐带不再回缩。胎盘剥离及排出的方式有两种：①胎儿面娩出式，即胎盘从中央开始剥离而后向周围剥离，胎盘胎儿面先行娩出，随后见少量阴道流血，较常见；②母体面娩出式，即胎盘从边缘开始剥离，血液沿剥离面流出，胎盘母体面先行娩出，胎盘娩出前可见较多阴道流血，较少见。

三、正常接生的方法及分类

（一）按照是否进行会阴保护来分类

正常接生技术主要有传统会阴保护接生法、延迟会阴保护接生法和无保护会阴或适度会阴保护接生法。具体方法详述如下：

1. 传统会阴保护接生法 是教科书经典接产方法（图 4-4-9），目的在于保护会阴，防止会阴

严重裂伤，多配合会阴切开术使用。

接生要点：

（1）当胎头拨露使会阴后联合紧张时，按常规会阴冲洗、消毒、铺巾。

（2）接生者左手轻按胎头，帮助胎头俯屈，同时也控制胎头过快娩出。

（3）当胎头枕部在耻骨弓下露出时，接生者利用右手的大鱼际肌及手掌按于会阴体随宫缩起伏自然向上并托起，宫缩间歇时放松，以免压迫过久引起会阴水肿。

（4）左手于胎头拨露时帮助胎头俯屈，着冠后帮助胎头仰伸，并控制胎头娩出速度直至胎头娩出。此时若宫缩过强，应嘱产妇哈气消除腹压，让产妇在宫缩间歇时稍向下屏气，使胎头娩出。

（5）当胎头娩出后不急于娩出胎肩，待胎头进行复位及外旋转，使胎儿双肩径与骨盆前后径一致，接生者左手示指和中指放于胎儿颈部两侧，轻轻向下向外牵拉协助胎儿前肩从耻骨弓下娩出，再托起胎颈向上轻轻牵拉使后肩从会阴前缘缓慢娩出。

（6）右手托会阴保护动作持续到胎儿娩出。

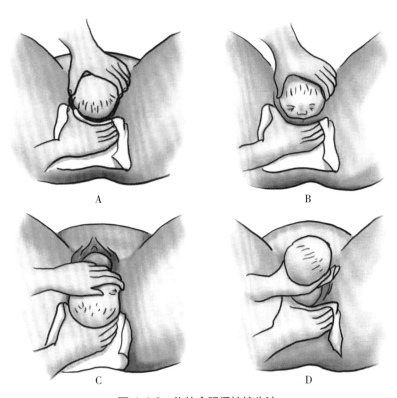

图 4-4-9　传统会阴保护接生法
A. 协助胎俯屈及控制娩出速度；B. 协助胎头仰伸；C. 娩前肩；D. 娩后肩

（7）双肩娩出后，保护会阴的右手方可放松，然后双手协助胎体及下肢相继以侧位娩出。

缺点：该方法在胎头拨露时即开始保护，保护会阴过早。保护时间过长，对会阴造成的压迫时间过久，可致会阴局部缺血加重，会阴弹性下降，从而更易导致Ⅲ度以上裂伤。同时过早地会阴保护可影响对会阴状态的正确评估，易致更多的会阴切开术。有研究表明，会阴切开等助产技术是导致会阴严重裂伤的独立相关因素。尤其是肛门括约肌断裂与会阴侧切密切相关。

2. 延迟会阴保护接生法　即右手托起保护会阴的时机延迟，选择胎头着冠不再回缩时保护会阴，目的在于减少对会阴的压迫时间，是针对传统会阴保护接生法提出的一种改良技术措施。

接生要点：

（1）当胎头拨露使会阴后联合紧张时，按常规会阴冲洗、消毒、铺巾。

（2）接生者左手轻按胎头，帮助胎头俯屈，同时控制胎头，避免过快娩出，但不进行会阴保护。

（3）当胎头着冠不再回缩时，右手托会阴保护动作持续到胎儿娩出，左手帮助胎头仰伸，并控制胎头娩出速度直至胎头娩出。

（4）娩出胎肩及胎体的方法同会阴保接生法。

3. 无保护会阴或适度保护会阴接生法　即不保护或必要时托起会阴后联合保护会阴。目的在于让会阴体在分娩过程中逐步扩张伸展，减少会阴部损伤。

接生要点：

（1）当胎头拨露使会阴后联合紧张时，按常规会阴冲洗、消毒、铺巾。

（2）接生者以一手于胎头上方，当胎头拨露5cm×4cm接近着冠、使会阴后联合紧张时，以单手或双手均匀控制胎头娩出速度，每次用力时以胎头露出阴道外口直径<1cm为宜。

（3）控制胎头娩出速度的同时，不要有协助胎头俯屈的动作，不干预胎头娩出的角度和方向。

（4）胎头双顶径到达外口时，可稍作停留，避免用力，指导产妇张口哈气，让会阴充分扩张。

（5）双顶径娩出时不要刻意协助胎头仰伸，否则容易造成小阴唇内侧及前庭裂伤，对于产力好的产妇则于宫缩间歇期用力让胎头缓慢娩出。

（6）待胎头完全娩出后不急于娩出胎肩，等待下一次宫缩，宫缩时双手托住胎头，嘱产妇均匀用力娩出前肩，娩肩时注意不要用力下压，以免增加会阴裂伤程度，前肩娩出后，双手托住胎头轻轻上抬缓慢娩出后肩。

（7）待双肩娩出，接生者双手协助胎体及下肢相继以侧位娩出。

优点：在不增加产妇和新生儿风险的前提下，降低会阴侧切率，减少了产妇出血、感染和产后会阴不适感的发生几率，并让助产变得更轻松，使分娩回归自然。

难点：无保护会阴或适度保护会阴接生法的实施需要产妇和助产人员共同配合完成，助产人员需具备丰富熟练的接生经验，能够准确把握产程的变化，并具备良好的沟通能力，能正确指导产妇配合的要点、选择合适的方式顺利分娩。

（二）按照是否拆台来分类

正常接生技术主要有传统平卧产床接生法和拆台正面接生法。

1. 传统平卧产床接生法　产妇仰卧于产床上，接生者站立于产妇右侧，右肘支在产床上，当胎头拨露时会阴联合紧张时开始实施会阴保护法接生。

2. 拆台正面接生法　产妇取仰卧位于前半部分产床上，双脚蹬于脚架上，大腿贴近腹部，膝关节外展，双手握住床栏，屏气向下用力，将产床后半部拆除，即"拆台"，当胎头拨露时，助产人员正面面对产妇会阴，当会阴联合紧张时开始选择实施无保护会阴或适度保护会阴法接生。

（三）按照有无利用到重力优势来分类

正常接生时产妇分娩体位可分为卧位和直立体位。不同的分娩体位有不同的优缺点。在分娩过程中，如何选择合适产妇个体、增加产妇舒适度又利于促进产程的分娩体位，一直是国内外助产技术讨论的课题之一。在西方国家，鼓励产妇根据自主意愿选择分娩体位，助产士评估环境因素、助产士自身对每种体位接生方法的熟悉程度和孕妇及胎儿等情况做适当调整。以下将常用分娩体位叙述如下：

1. 卧位　主要包括仰卧位和侧卧位。

（1）仰卧位（图4-4-10）

1）体位指导：仰卧位可分为臀部和膝盖弯曲仰卧位、床头稍微升起仰卧位、支撑双腿仰卧位。产妇仰面平卧或上身微微抬起（<45°），双腿屈曲放松，双脚平放于床面或蹬于脚架，大腿贴近腹部，膝关节外展，臀下垫一次性使用护理垫，双手紧握产床两侧的扶手，向下用力。

2）体位选择的时机：该体位目前仍是接生中

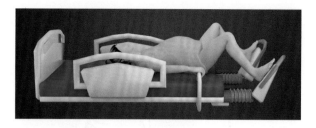

图4-4-10　仰卧位

最常用的体位。对于有急产倾向、子宫收缩较强和胎儿较小的产妇，为避免产程进展过快所致产道损伤，宜采用仰卧位分娩。

3）可选用合适的会阴保护法接生（具体方法详见上文）。

优点：有利于经阴道助产手术操作，如会阴切开术等，且对新生儿处理较为便利。该体位更便于助产人员观察产程进展、胎心监护和接生，也是最有利于会阴保护的接生方式，大多数助产士在产妇使用该体位时技术操作娴熟。

缺点：①妊娠子宫压迫下腔静脉，产妇可出现仰卧位低血压，减少胎儿血氧供应，造成胎儿窘迫；②仰卧位使骨盆可塑性受限，骨盆径线缩小，容易造成头盆不称的假象；③胎儿重力失去应用作用，并导致产程延长；④增加产妇不安与分娩疼痛；⑤妨碍枕后位或枕横位胎头转至枕前位等。

（2）侧卧位（图4-4-11）

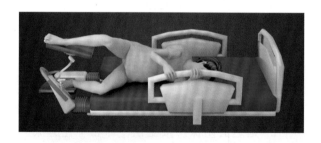

图4-4-11　侧卧位

1）体位指导：产妇侧卧，双手握住产床扶手，屈曲双腿，双脚着力于脚架处，臀下垫一次性使用护理垫。宫缩高峰期时指导产妇屏气用力数秒钟，宫缩间歇时可指导产妇双腿合拢休息，此过程应注意聆听产妇的感受。

2）体位选择的时机：①产程进展过快；②并发妊娠期高血压疾病；③产妇使用镇静药物或椎管内阻滞麻醉镇痛；④第二产程痔疮痛；⑤胎心减速的产妇；⑥产妇感觉舒服，愿意选择；⑦髋部外展有困难的产妇。

3）接生要点：实施侧卧位分娩铺无菌台，助产人员用左手或右手（取决于产妇的左、右侧位，助产人员的手与产妇侧卧是同侧的），协助胎头俯屈，控制胎头以均匀的速度娩出，宫缩间歇期产妇可将双腿闭合休息，宫缩时助产人员可采用合适的方法保护会阴，协助胎头娩出。胎头娩出后协助进行复位（外旋转），使胎肩旋转至骨盆出口前后径（胎儿面部朝向产妇一侧大腿），当宫缩再次来临，协助前肩、后肩娩出，胎儿娩出后协助产妇取平卧位，其余步骤同仰卧位接生。

优点：①有利于使用过麻醉剂产妇的胎头仰伸；②有利于产妇休息，促进舒适；③使会阴放松，减少撕裂伤；④可解除下腔静脉受压和阻塞，减少仰卧位低血压的发生；⑤有助于降低高血压；⑥对抗重力作用；⑦避免压迫骶尾骨；⑧促进枕后位胎头旋转；⑨能缓解脐带受压造成的胎心率的变化问题；⑩缓解痔疮；⑪采用该体位使用镇痛药物较为安全。

缺点：医护人员在接生时操作较不方便。

注意事项：通过母体体位的改变，并利用胎儿重力和羊水浮力，能促进胎头旋转，以最适合的径线通过骨盆。因此使用该体位时应明确胎方位。

2.直立体位 直立体位下，可以更好地利用重力作用，有利于胎头下降，缩短产程。常用的直立位分娩体位有站立位、蹲位、坐位和支撑式前倾跪位。

（1）站立位（图4-4-12）

1）体位指导：地面上垫一次性护理垫（防止分泌物过多引起地面打滑），备用一张垫有消毒巾的椅子供产妇休息时使用。助手协助产妇下床，让产妇面向分娩床站立在地面上，双脚分开站立，

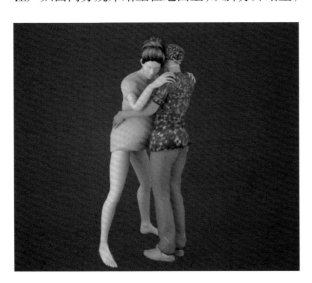

图4-4-12 站立位

双手握住把手，宫缩来临时双膝微曲使用腹压，宫缩间歇期时让产妇坐在有消毒巾的椅子上休息。

2）体位选择的时机：①产程进展缓慢；②宫缩乏力；③产妇骶部疼痛。

优点：①有利于借助重力作用；②调整胎体纵轴及骨盆轴之间的角度；③增大骨盆入口（与仰卧位和坐位比较）；④促进胎头俯屈；⑤减轻骶部疼痛；⑥增加产妇向下屏气的力量，缩短产程。

缺点：硬膜外麻醉等镇痛方式干扰产妇身体平衡时不适用。

（2）蹲位

1）体位指导：产妇可取在地面或产床上进行该体位。产妇双脚平放于地板或床上，双手拉住床栏等支撑物，助手在一旁协助，维持产妇身体平衡，并备有一张垫有消毒巾的椅子供产妇休息时使用。产妇如选择在地面上进行蹲位时，在地面上放置一张一次性护理垫（防止分泌物过多引起地面打滑），让产妇在宫缩时下蹲使用腹压；宫缩间歇时产妇坐在椅子上休息。产妇如选择在床上进行蹲位时，则床尾部分略放低，在床上放置一张一次性护理垫，宫缩来临时，产妇手握栏杆，双膝打开，臀部离开床体使用腹压。宫缩间歇时，产妇放松身体，臀部坐回床上稍作休息。采用蹲位分娩时，一两次宫缩后，必须让产妇站立或伸直双腿休息一会儿，避免发生神经性麻木。

2）体位选择的时机：①产程缓慢，胎头下降无进展时；②胎头较大，头盆倾势不均、枕后位或枕横位，骨盆关节需要更多可变性时。

优点：①借助重力作用，促进胎头下降；②骨盆关节具备更多的可变性，有助于缓解头盆倾势不均，增大骨盆出口径线（研究显示蹲位时骨盆出口后矢状径、坐骨棘间径、坐骨结节间径较平卧位时均有增加）；③减少腰骶部压迫和缓解腰骶部酸痛。

缺点：①较难保持产妇身体平衡；②下蹲时间长时，容易双腿麻木；③产妇有髋关节、膝关节畸形或损伤时不应使用；④硬膜外麻醉等镇痛方式干扰产妇身体平衡时不适用。

（3）坐位

1）体位指导：产妇坐于分娩床上或分娩凳上，双手握住产床把手或分娩凳拉手，双脚着力于产床脚架处或地面。

2）体位选择的时机：①采取其他体位使用腹压而产程无进展；②产妇疲惫，骶部疼痛；③产妇觉得舒服，愿意选择该体位。

3) 不适宜采用该体位的:①采取该体位 6~8 次宫缩之后产程仍无进展;②采取硬膜外麻醉镇痛或镇静药减弱了产妇维持该体位的能力,或者本身产妇的体力不足以维持该体位;③急产及产程进展较快的产妇不宜采用此体位。

优点:①可提高宫缩效率,缩短产程。由于胎儿纵轴与产轴一致,故能充分发挥胎儿的重力作用,可使胎头对宫颈压力增加;②可减轻子宫压迫腹主动脉及下腔静脉,使子宫-胎盘的血供改善,也可使宫缩加强,胎儿窘迫和新生儿窒息的发生率降低;③可减少骨盆倾斜度,有利于胎头入盆和分娩机制完成;④X 线表明,由平卧位改为坐位时,可使坐骨棘间距平均增加 0.76cm,骨盆出口前后径增加 1~2cm,骨盆出口面积平均增加 28%;⑤产妇分娩时感觉较舒适,可减轻其不安和紧张情绪。

缺点:①分娩时间不宜过长,否则易发生阴部水肿;②坐位分娩时胎头娩出过快,易造成新生儿颅内出血及阴道、会阴裂伤;③接生人员保护会阴和处理新生儿不便;④有研究显示会增加产后出血的风险。

上述三种体位接生要点:根据上述三种体位指导方法协助产妇摆好体位。助产人员可坐在小凳子上,让助手协助产妇保持平衡,也可让产妇手握产床的床栏、把手或其他支撑性工具,双膝略曲,臀部微翘,助产人员用单手或双手控制胎头娩出的速度,并告诉产妇宫缩来临时均匀用力,胎头接近着冠时,让产妇在宫缩时停止使用腹压,做"吹蜡烛"样呼吸,宫缩间歇时稍稍用力,让胎头徐徐娩出。胎头娩出后,在宫缩间歇时,让产妇再次用力,使胎肩顺势娩出。胎肩娩出时助产人员右手握住胎颈,左手顺势握住胎儿双足。

(4) 支撑式前倾跪位(图 4-4-13)

1) 体位指导:产妇双膝跪在床上或者有软垫的地面,身体前倾趴在陪伴产人员、床头、椅背、分娩球或者其他支撑物上,两腿分开,向下用力。助手在一旁协助,维持产妇身体平衡,并进行监护胎心。

2) 体位选择的时机:①胎头位置较高时,可促使胎头下降;②侧卧位或者仰卧位发生胎儿窘迫时;③枕后位;④产妇骶部疼痛;⑤产妇愿意使用该体位。

3) 接生要点:当胎头着冠时,助产人员右手掌向上,手指放在胎儿枕骨处,指尖朝向产妇的腹部。当有宫缩时,手指运用轻微的力量放在胎儿枕骨处,以维持胎儿俯屈(注意不要碰触到阴蒂),

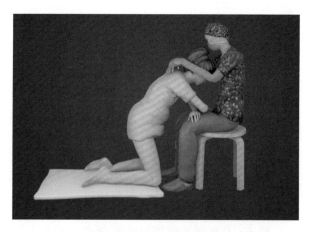

图 4-4-13 支撑式前倾跪位

轻轻控制胎头缓慢下降,维持一个温和而稳定的反压力,此时指导产妇在宫缩时哈气,宫缩间歇期用力,直至胎儿双顶径娩出并可以看到耳朵,维持俯屈直至枕骨通过耻骨联合,从而减少会阴损伤。娩肩时,手法同仰卧位手法相同,尽管产妇背部朝上,可先娩前肩,即先娩出靠近耻骨联合的肩膀,若有阻力,也可先娩出靠近肛门的后肩。当胎儿一半身体娩出、肘部和手可以看到时,手法与仰卧位手法一致,直至胎儿完全娩出。

优点:①有利于借助重力作用,促使胎体纵轴与母体骨盆轴一致,利于胎头下降;②可缓解脐带受压;③与其他卧位及直立位等体位比较,较大程度增大了骨盆入口;④促进枕后位的胎头旋转;⑤能明显缓解产妇背部疼痛。

缺点:①压迫膝盖,产妇可能无法长久支撑;②若使用硬膜外麻醉等镇痛影响产妇运动神经的控制;③产妇易感疲惫。

四、正常接生操作步骤

(一) 接生前准备

1. 保持产房温度在 25~28℃,新生儿辐射台提前预热,温度 32~34℃,关闭门窗,确保分娩室内无空气流动。

2. 准备产包(无菌敷料包和无菌器械包)、新生儿复苏区域和新生儿复苏用物,并检查复苏气囊、面罩和吸引装置是否在功能状态。准备产包及助产相应的器械和物品。准备产后肌注缩宫素,抽取 10U 备用。

3. 助产人员着装规范、鞋帽整洁,仪表大方,举止端庄,语言柔和恰当,态度和蔼可亲、戴口罩,用流动清洁水和洗手液洗手。

4. 核对产妇身份,并向其做好解释,以取得配合。

5. 评估产前检查病史,产程进展情况,宫缩、胎心、胎方位、羊水,胎儿大小、会阴条件,产妇的分娩计划及配合程度等。

6. 指导正确使用腹压。协助产妇取舒适且适宜产程进展的体位,并备好相关支持性用具,如多功能产床、护栏、分娩凳等,当产妇有自发性用力欲望时,鼓励产妇使用腹压。在宫缩来临时,指导产妇屏气向下用力,提倡产妇自主用力的方式。每次使用腹压时的持续时间5~7秒不超过10秒,避免每次使用腹压过长致使胎血中的酸碱度降低。

7. 根据评估结果协助产妇选择并摆放适宜的分娩体位,如仰卧位、侧卧位、坐位、站立位、蹲位、跪位等(具体方法详见上文),观察产程进展情况,当胎头拨露时,暴露会阴部,再次给予会阴清洁、消毒,把握接生时机。

8. 备好肩难产、新生儿复苏、防跌倒等应急措施。

9. 接生者做好自我防护,必要时备防护目镜、鞋套等。

(二) 接生

1. 助产人员上台前接生行外科洗手,穿无菌衣、戴无菌手套。

2. 铺设产台,准备接生物品,与巡回助产士仔细核对接生器械、纱布,并做好记录;助产人员整理产台,将接生器械放置于自己随手可以取用的一侧。

3. 助产人员根据评估结果选择合适的分娩体位接生并与产妇做好有效沟通,告知产妇配合的要领及方法。以无保护会阴或适度保护会阴接生法为例:

(1) 根据情况,选择接生时机消毒会阴、铺巾,助产人员外科洗手,穿消毒隔离衣、戴消毒手套、取正位面对产妇准备接生;

(2) 当胎头拨露5cm×4cm接近着冠、会阴后联合紧张时,开始控制胎头娩出速度,根据评估情况,行适度会阴保护(右手持一接生巾,内垫纱布,适度会阴保护,但无需过早将手放在会阴体部,压迫时间长可导致组织水肿,更易造成裂伤)或不保护会阴,宫缩时以单手或双手控制胎头,宫缩间歇时放松,同时和产妇沟通使其配合用力。

(3) 控制胎头娩出的速度以每次宫缩时胎头直径增大不超过1cm为宜。控制胎头娩出速度时注意不要有协助胎头俯屈的动作,不干预胎头娩出的方向和角度。

(4) 胎头双顶径娩出时,指导产妇均匀用力,对产力过强的产妇,则于宫缩间歇时期缓缓娩出。

(5) 待胎儿双顶径娩出时,不要刻意协助胎头仰伸,否则容易造成小阴唇内侧及前庭裂伤。

(6) 待胎儿双顶径娩出后,则顺序娩出额、鼻、口、颏。待胎头完全娩出后,不要急于娩肩,等待下一次宫缩。羊水清,新生儿活力好,无需挤净口鼻黏液。

(7) 宫缩时,双手托住胎头,嘱产妇均匀用力顺势先娩前肩,再娩后肩,娩出后一手托住胎儿头颈后背部,一手托住胎儿的臀部缓慢娩出,注意娩胎肩时不要用力下压或上抬胎肩,以免增加会阴裂伤程度和新生儿锁骨骨折的发生。

4. 新生儿娩出后大声说出新生儿出生时间和新生儿性别。立即将新生儿放置于预先铺好干毛巾的母亲腹部,如羊水清或羊水混新生儿有活力,在5秒钟内开始彻底擦干新生儿,擦干时间约20~30秒。擦干顺序为眼睛、面部、头、躯干、四肢及背部。擦干的过程中快速评估呼吸状况,彻底擦干撤除湿巾,刺激后,若新生儿有呼吸或哭声,将婴儿腹部向下头偏向一侧,取另一清洁已预热的干毛巾覆盖婴儿,给婴儿戴上帽子。

注意:出生30秒内不要常规进行口鼻吸引,除非有胎粪污染且新生儿无活力时才进行气管内插管吸引胎粪(详见《中国新生儿复苏指南(2016年版)》)。

5. 更换消毒手套,等待脐带搏动停止后(约生后1~3分钟),在距脐带根部2cm的位置一次断脐。建议在医院内分娩的条件下,经评估脐带未被污染或无感染迹象时,无需在脐带周围使用任何消毒剂,不包扎脐带,保持脐带开放、清洁和干燥。

6. 与母亲开始持续皮肤接触90分钟,完成第一次母乳喂养后,接生者进行新生儿体格检查等护理。

7. 将贮血器放置于产妇臀下以计量出血。

8. 观察胎盘有无剥离征象,避免过度牵拉脐带,如胎盘已剥离,可一手轻压腹部子宫底处,同时另一手轻轻牵拉脐带,协助胎盘娩出。当胎盘娩出至阴道口时,接生者用双手捧住胎盘,向一个方向旋转并缓慢向外牵拉,协助胎盘胎膜完整剥离排出。如发现胎膜部分断裂,用血管钳夹住断裂上端的胎膜,再继续向原方向旋转,直至胎膜完全排出。

9. 胎盘胎膜排出后,按摩子宫刺激其收缩以减少出血,同时了解子宫收缩的强度,准确评估阴道流血量,注意流血的时间、颜色和有无血凝块,常用的评估方法有称重法、容积法、面积法和休克指数法。

10. 胎盘娩出后,将胎盘铺平,先检查胎盘母体面胎盘小叶有无缺损。然后将胎盘提起,检查胎膜是否完整,再检查胎盘胎儿面边缘有无血管断裂,及时发现有无副胎盘。

11. 仔细检查软产道,注意有无宫颈裂伤、阴道裂伤及会阴裂伤,按解剖组织进行修复。

12. 助产人员下台前,再次与巡回助产士核对、清点所用的器械和纱布,并做好记录。

外阴静脉曲张阴道分娩见视频4-4-1。

视频 4-4-1　外阴静脉曲张阴道分娩

五、可能引起的并发症

1. **胎儿娩出过快**　由于直立位较卧位或前倾跪位而言,增大了骨盆出口的径线,再加之重力的作用,使得宫缩增强,产程进展改善。故第二产程进展顺利、宫缩强而有力的产妇使用蹲位、站立位会使胎儿娩出过快,故第二产程使用蹲位、站立位前,应对产妇的会阴条件、胎儿大小、宫缩强弱、产妇的配合程度、家属的支持程度做充分的评估,避免胎儿娩出过快。

2. **软产道严重撕裂**　站立位接生时,由于体位受限,相对于其他体位增加了助产人员对于控制胎头娩出和会阴保护的难度;对于蹲位而言,由于提供了机械向的优势作用,躯体对于盆底的压力比其他体位更大,故采用蹲位分娩极易造成软产道的严重撕裂伤。

3. **新生儿坠地**　由于有效地利用重力,与其他体位相比能减轻产妇宫缩疼痛的痛觉,但又能使宫缩加强,促进胎儿下降的速度,如助产人员控制胎儿娩出的技术不熟练,极易发生新生儿坠地。因此,实施直立体位接生前,应对助产人员进行培训,产程进展观察应更加严密,不得离开产妇,应提早做好接生准备,避免发生此类现象。

【注意事项】

1. 正常接生过程中注意减少不必要的操作和医疗干预。

2. 接生过程中严密监测母胎情况。

3. 选择分娩体位时,在保证安全的前提下,尊重自然及产妇的意愿,当一种体位无效或产妇感觉不舒适时,需更换体位,每种体位持续时间一般不超过30分钟。

4. 产妇分娩时,尤其是取自由体位分娩时,陪伴的助产人员不能离开,分娩时应及时呼叫助手协助。

5. 若产妇宫缩强、产程进展快、会阴条件不理想、估计胎儿体重≥3500g,助产人员认为难以控制胎头娩出速度时,助产人员应协助产妇取仰卧位或侧卧位等体位完成分娩。

【关键点】

1. 提供温馨的环境。

2. 始终陪伴产妇。

3. 正确掌握分娩机制和正常接生的方法。

4. 明确各种体位的优缺点,尊重产妇的意愿,选择使用合适的分娩体位。

5. 助产人员熟悉各种分娩体位的接生技巧,最大程度地减少母儿损伤。

6. 第二产程成功的五个秘诀:耐心、耐心、再耐心、控制胎头、顺势旋转及控制胎儿娩出速度。

7. 具备肩难产及新生儿复苏抢救的应急流程。

8. 分娩后应每隔15分钟评估、观察产妇及新生儿状况。

【临床案例】

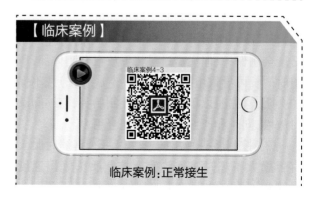

临床案例:正常接生

（徐鑫芬）

参考文献

1. 单楠,黄冬妮,漆洪波.美国妇产科医师学会(2017)"分娩过程中限制干预措施的建议"要点解读.中国实用妇科与产科杂志,2017,33(7):705-708.

2. 刘兴会,漆洪波.难产.北京:人民卫生出版社,2015.

3. 谢幸,苟文丽.妇产科学.第8版.北京:人民卫生出版社,2013.

4. 胡静,肖红,邹颖,等.无保护会阴分娩技术用于初产妇会阴分娩效果的Meta分析.中华护理杂志,2016,51(4):413-419.

5. 厉坤鹏,周茹珍,乔钧,等.中国无保护会阴分娩临床效果的Meta分析.循证护理,2017,3(1):25-30.

6. Petrocnik P,Jayne E. Hands-poised technique:the future tech-nique for perineal management of second stage of labour?A modified systematic literature review. Midwifery,2015,31(2):274-279.

7. Foroughipour A,Firuzeh F,Ghahiri A. The effect of perineal control with hands-on and hand-poised methods on perineal trauma and delivery outcome.J Res Med Sci,2011,16(8):1040-1046.

8. Rozita R,Sussan S,Chan YH,et al. A Comparison of the "Hands-Off" and "Hands-On" Methods to Reduce Perineal Lac-erations:A Randomised Clinical Trial.J Obstet and Gynecol India,2014,64(6):425-429.

9. Azam F,Farah F,Ataolah G,et al. The effect of perineal control with hands-on and hand-poised methods on perineal trauma and delivery outcome. Journal of Research in Medical Sciences,2011,16(8):1040-1046.

10. 江紫妍,黄美凌,夏华安.自由体位分娩在临床中的应用进展.中国实用护理杂志,2016,32(22):1756-1760.

11. Technical Working Group World Health Organization. Care in Normal Birth:a practical guide. Birth,1997,24(2):121-123

12. Dahlen HG,Dowling H,Tracy M,et al. Maternal and perinatal outcomes amongst low risk women giving birth in water compared to six birth positions on land. A descriptive cross sectional study in a birth centre over 12 years. Midwifery,2013,29(7):759-764.

13. Pridjian G. Safe maternal positioning during labor and delivery. Obstetrics & Gynecology,2011,118(2 Pt 2):413.

14. Priddis H,Dahlen H,Schmied V. What are the facilitators,inhibitors,and implications of birth positioning? A review of the literature. Women Birth,2012,25(3):100-106.

15. 中华医学会围产医学分会.新生儿早期基本保健技术的临床实施建议(2017年,北京).中华围产医学杂志,2017,20(9):625-629.

16. 叶鸿瑁,虞人杰,王丹华,等.中国新生儿复苏指南(2016年北京修订).中国新生儿科杂志,2016,19(4):241-246.

第五节　新生儿状况评估及观察

【导读】

新生儿(newborn infants)指从脐带结扎到出生后28天内的婴儿。新生儿是胎儿的继续,新生儿期,特别是新生儿早期是从宫内向宫外环境的转换阶段。新生儿是胎儿(fetus)的继续,与产科密切相关,新生儿具有与年长儿不同的特点,临床评估和观察具有特殊性。

一、新生儿分类

新生儿出生后有不同的分类方法,根据胎龄(gestational age,GA)、出生体重(birth weight)、出生体重和胎龄的关系、出生后周龄等,新生儿可有五种分类方法。

(一)按胎龄分类

2012年WHO公布的《Born Too Soon:The Global Action Report on Preterm Birth》中根据胎龄,可将新生儿分为足月儿(term infants),早产儿(preterm infants)和过期产儿(post-term infants)。足月儿是指胎龄≥37周并<42周(胎龄在259~293天之间)的新生儿;早产儿是指胎龄<37周的新生儿(胎龄<259天),其中胎龄≥32周者称为轻型或晚期早产儿(moderate or late preterm infants),胎龄≥28周并<32周者称为极早产儿(very preterm infants),胎龄<28周者称为超早产儿(extremely preterm infants);过期产儿是指胎龄≥42周(胎龄≥294天)的新生儿。

(二)按出生体重分类

出生体重是指出生1小时内的体重。按照出生体重,新生儿可分为超低出生体重儿(extremely low birth weight infants,ELBWI)、极低出生体重儿(very low birth weight infants,VLBWI)、低出生体重儿(low birth weight infants,LBWI)、正常出生体重儿(normal birth weight infants,NBWI)和巨大

儿（macrosomia）。超低出生体重儿是指出生体重<1000g 的新生儿；极低出生体重儿是指出生体重 <1500g 并≥1000g 的新生儿；低出生体重儿是指出生体重 <2500g 并≥1500g 的新生儿；正常出生体重儿是指出生体重≥2500g 并 <4000g 的新生儿；巨大儿是指出生体重≥4000g 的新生儿。

（三）按出生体重和胎龄分类

按照出生体重和胎龄，新生儿可分为小于胎龄（small for gestational age，SGA）儿、适于胎龄（appropriate for gestational age，AGA）儿和大于胎龄（large for gestational age，LGA）儿。小于胎龄儿是指出生体重在同胎龄儿体重的第 10 百分位数以下的新生儿；适于胎龄儿是指出生体重在同胎龄儿体重的第 10 至第 90 百分位数之间的新生儿；大于胎龄儿是指出生体重在同胎龄儿体重的第 90 百分位数以上的新生儿。

（四）按出生后的周龄分类

可分为早期新生儿（early newborn infants）：是指出生后 1 周内的新生儿；晚期新生儿（late newborn infants）：是指出生后第 2 周开始至第 4 周末的新生儿。

（五）高危儿

高危儿（high risk infants）是指已经发生或可能发生疾病而需要密切监护的新生儿。常见于以下情况：

1. 母亲因素

（1）母亲年龄：<16 岁或 >40 岁。

（2）母亲疾病史：如糖尿病、心脏病、泌尿系统疾病、感染性疾病或性传播疾病史等。

（3）母孕期异常：如妊娠期高血压疾病、先兆子痫、子痫、胎膜早破、羊水污染、胎盘早剥、前置胎盘、脐带异常，既往有死胎、死产史等。

（4）异常分娩史：如各种难产、阴道手术助产、剖宫产、分娩过程中使用镇静和止痛药物史等。

2. 新生儿因素

（1）出生在非正常范围内的新生儿：如早产儿、低出生体重儿、小于胎龄儿、巨大儿、多胎等。

（2）出生时有疾病：如新生儿窒息、宫内感染、先天畸形等。

二、正常新生儿特点及体格检查要点

新生儿娩出后应常规在产房内对新生儿进行评估及体格检查。儿童是处于不断生长发育的特殊群体，疾病种类与成年人具有较大差别，新生儿期是人生的特殊阶段，早期新生儿疾病往往和母亲、宫内状况及遗传等因素有关，新生儿期体格检查、对疾病的分析均有别于年长儿和成年人。

（一）一般测量

包括体温、心率、呼吸、血压、体重、头围、胸围及身长。正常新生儿体温为 36~37℃，心率正常范围为 120~160 次 / 分，呼吸为 40~60 次 / 分。血压、体重、头围、胸围及身长的正常范围与胎龄相关，临床上往往采用生长曲线对新生儿体格生长情况，包括身长、体重及头围进行评估生长是否正常或有异常。

（二）外观及一般情况

正常新生儿外观特点为头大，躯干长，头部占全身的 25%，胸廓为圆柱形，腹部呈桶状。四肢呈屈曲状。对新生儿进行评估及体格检查时应注意观察外观有无特殊面容、有无呻吟及呼吸困难、面色是否苍白、神志、反应、精神状况、体位、有无异常姿势等。

一些先天性疾病，如 21- 三体综合征（Down's syndrome）往往外观呈特殊面容，患儿眼距宽、眼裂小、眼球突出、内眦赘皮、耳位低、鼻梁扁平、伸舌，双手往往有"通贯掌"，脚踇趾与第二趾之间间距增宽，形成"草鞋脚"，四肢肌张力降低；合并严重的新生儿溶血病（hemolytic disease of the newborn）患儿往往出生时面色苍白，常合并水肿；合并双胎输血综合征（twin-twin transfusion syndrome，TTTS）者出生时供血者往往面色苍白伴水肿，受血者面色呈绛红色。

（三）皮肤黏膜

体格检查时重点观察皮肤颜色是否苍白、黄染、发绀，皮肤有无胎粪污染，有无瘀斑、瘀点及皮下出血，有无皮疹，有无花斑及色素沉着，皮肤温度及弹性如何，皮下脂肪，有无硬肿，毛发情况。

正常新生儿皮肤红润，刚生下来的新生儿皮肤上有一层白色的油腻的物质，称为胎脂（图 4-5-1），早产儿多见，在胎儿期主要是保护胎儿皮肤不受羊水浸润的影响，出生后胎脂有减少身体热量的散发，维持体温的恒定的作用，一般生后 1~2 天内消退。在早产婴儿中，由于血管收缩不稳定，皮肤可出现大理石样花斑、局部毛细血管扩张和手足发绀,健康足月婴儿出生后第一天也可以观察到手足轻微发绀。过期婴儿经常有脱皮,皮肤如羊皮般。骶尾部如发现毛丛,患儿可能合并脊髓缺损。

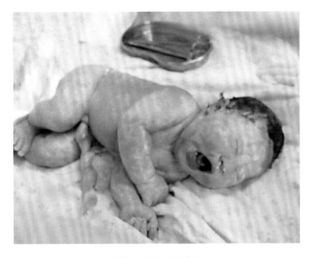

图 4-5-1 胎脂

新生儿期常见的皮疹及色斑包括:①蒙古斑:常见于亚洲婴儿,为深蓝色或黑色斑疹,多见于腰部、臀部及背部多为左右对称且大多是单数,呈圆形、椭圆形或方形者居多,通常可自行消退。②橙红色斑或称鲑鱼色斑(salmon patch):多见于初生婴儿的颈部、前额、上眼睑、眉间,为淡红色的斑块,不高出皮肤表面,手指压之可褪色,系局部毛细血管扩张,可自行消退。③鲜红斑痣:有称为葡萄酒色斑,通常在出生时或出生后不久出现,系毛细血管壁薄弱,皮肤表面的毛细血管扩张所致,好发于面、颈和头皮部,最初表现为境界清楚的淡紫红色、淡紫色和红色的斑块;大小不等,不高出皮肤,压之易褪色,如面部发现鲜红斑痣应警惕Sturge-Weber综合征(又称为三叉神经血管瘤、头-面血管瘤综合征,为一种累及面和脑的血管的先天性疾病,以面部血管痣、癫痫发作、颅内钙化、脑部血管畸形和智力障碍为其临床特征)。④毛细血管瘤(图 4-5-2):是先天性血管畸形,多见于出生时或出生后不久,大多数发生于颜面皮肤、皮下组织及口腔黏膜,如舌、唇、口底等组织,少数发生于颌骨内或深部组织。颜色更深,蓝色团块状,可在出生后出现,进行性长大,1~4 岁时可自然消退。⑤巨大先天性色素痣:出生时即可发现,颜色较深,常呈棕黑或黑色,有浸润感,高出皮面,可损害覆盖整个头发、肩部、肢体或躯干的大部分,常

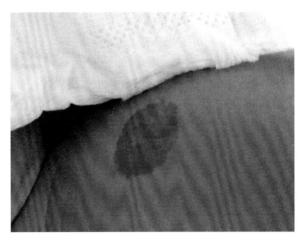

图 4-5-2 血管瘤

有毛发,有恶变潜能,需密切随访观察。⑥新生儿红斑(图 4-5-3):通常出现在出生后 1~2 天,皮疹可为红色斑疹、丘疹及风团样皮疹,以肩、背及臀部多见,可自行消退。

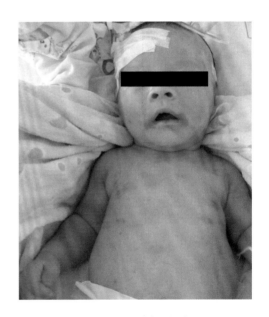

图 4-5-3 新生儿红斑

(四) 头面部

新生儿出生时颅骨在自然分娩过程中颅骨可能会拉长或塑形,在出生后 2~3 天自然好转。出生时应该评估患儿头颅大小、形状,头围;前囟大小及紧张度;有无凹陷或隆起;骨缝有无闭合,骨缝宽度;枕秃和颅骨软化、血肿或颅骨缺损等。出生时正常新生儿前囟一般为 1.5~2cm,在出生后 1.5~2 岁时闭合,后囟一般在出生后 6 个月闭合。骨缝一般在出生后 3~4 个月闭合。发现前囟增大应注意警惕脑积水。

面部检查应注意有无特殊的畸形,如内眦赘皮、副耳或鼻窦、低耳、人中长、有无唇裂或腭裂。面部不对称可能合并第七脑神经麻痹,头部歪斜可能合并斜颈。胎龄<28周的新生儿眼睑可能是融合状态。眼部查体如发现眼组织缺损、眼球小,往往提示患儿有先天畸形或宫内感染;如发现角膜混浊提示可能合并先天性青光眼、葡萄膜发育不全或贮积症(storage disease)。新生儿出生后可见结膜出血,通常不需要特殊处理。耳部检查应注意有无耳郭畸形,有无外耳道闭锁,耳内有无分泌物等。鼻部检查注意有无鼻翼扇动,鼻梁是否对称;口腔应检查是否存在乳牙早萌,唇裂或腭裂,是否存在小颌畸形。口腔内如发现有白色分泌物,不易拭去,往往提示口腔念珠菌感染(鹅口疮)。

(五)颈部

新生儿颈部通常较短,查体时应注意颈部活动度,颈部有无斜颈,有无胸锁乳突肌血肿。

(六)胸部

胸廓查体应注意有无胸壁缺损,有无锁骨骨折,双侧乳腺有无肿大,触诊时患儿有无痛苦表情,乳腺有无分泌物。肺部查体应注意呼吸频率、呼吸深度及呼吸节律。双侧肺部听诊呼吸音是否对称,是否闻及啰音。如果双肺呼吸音不对称,应该考虑气胸、肺不张或胸腔积液,或先天性膈疝。如合并气胸时,可合并颈部或胸部的皮下积气,如在胸部闻及肠鸣应该考虑先天性膈疝。新生儿心脏位置一般比年长儿更接近中线,第一心音一般正常。在生后数天心脏可闻及杂音,一般无意义。大多数杂音是一过性的。上肢和下肢可扪及动脉搏动(肱动脉和股动脉)。在有杂音或心衰患儿中,应该常规测量四肢血压。上下肢血压如差值超过10~20mmHg往往提示主动脉缩窄。

(七)腹部

出生时肝脏在肋下2cm可扪及,脾脏可在肋下刚刚扪及,如在左侧扪及肝脏,提示内脏反位和无脾脏综合征。在出生后第一天,可于腹部扪及肾脏,正常足月儿大多数在生后24小时内排出胎尿。如果在腹部扪及包块,往往提示患儿合并肾积水或多囊肾,少数情况下,包块为卵巢囊肿、肠重复畸形、神经母细胞瘤或肾脏肿瘤。如发现包块应进行相应辅助检查,如腹部超声及CT检测。查体发现腹胀应注意警惕消化道发育畸形,

如肠梗阻、中肠扭转、肛门闭锁、先天性巨结肠症等。正常新生儿在出生后不久排出墨绿色胎粪,3~4天内转为过渡性大便,如出生后24小时未解胎粪排出应行相应的检查排除先天性巨结肠或肛门闭锁等。脐带一般出生后脱落,腹部查体应注意脐部有无渗血、渗液或分泌物,脐周有无红肿等。

(八)外阴、生殖器及肛门

正常男性足月儿出生时睾丸已降至阴囊内,阴囊通常有色素沉着。早产儿出生时睾丸可于腹股沟扪及。查体时发现阴囊肿大,应注意是否合并疝气、睾丸鞘膜积液、睾丸炎症或睾丸扭转,可行透光实验,如阴囊内含液体则透光,为肠管则不透光。新生儿睾丸扭转可出现无痛性睾丸肿胀,伴皮肤颜色发黑发暗,应立即行B超检查明确诊断。正常男性新生儿尿道口开口于龟头顶端中央,如尿道开口于正常位置的下端、阴茎腹侧的任何部位,应考虑尿道下裂。如同时存在阴囊内无睾丸及尿道下裂,应警惕两性畸形。

(九)四肢及脊柱

新生儿四肢检查包括评估四肢长度的对称性,是否存在偏侧肥大,多指(趾)、并指(趾)、手指(趾)缺损、交叉手指(趾)等,是否存在马蹄内翻足,新生儿刚出生时四肢姿势异常可能与胎位有关,部分可逐渐恢复。臀部检查如发现臀部皱褶不对称或双侧大腿长度存在差异,应注意有无先天性髋关节脱位。脊柱检查应注意有无脊柱侧弯及先天性脊柱裂,有无脊膜膨出。

(十)神经系统检查

新生儿神经系统检查应首先注意患儿精神状况的评估,是否存在嗜睡、激惹及昏迷等。新生儿期特有的原始反射如觅食反射、吸吮反射、拥抱反射及握持反射是否存在。正常新生儿提睾及腹壁反射较弱或不能引出;新生儿期双侧Babinski征可呈阳性,但如果一侧阳性,另一侧阴性则有临床意义;新生儿期以屈肌张力为主,正常新生儿Kernig征和Brudzinski征可为阳性。

三、胎龄评估

新生儿出生后一定时间范围内(通常48小时内)可根据外表特征和神经系统检查估计胎儿的胎龄称为胎龄评估(assessment of gestational age)。胎龄评估对于新生儿评估非常关键,不同胎龄新

生儿具有不同特点,评估和处理要点也有区别。如果孕母月经(menstruation)规律,通常以末次月经(last menstrual period)的第一天算起至新生儿娩出时的一段时间作为胎龄,但如果母亲月经不规律或末次月经记录有误,则需通过胎龄评估确定新生儿胎龄。

胎龄评估方法众多,国外通常采用 Dubowitz 法及 Expanded New Ballard Score 法,将外貌特征及神经肌肉成熟程度指标相结合评估胎龄,这两种评估法较为准确,缺点是检查项目多,评分操作对新生儿骚扰大,不易执行。国内多采用简易胎龄评分法,根据新生儿外观特征进行评估,可在 2~3 分钟内完成,对新生儿影响小,评估误差多在 1~2 周内,便于操作,但该评分法仅针对 27 周后的早产儿,对于超早产儿不能进行评估。简易胎龄评分法应在出生后 12~48 小时进行,具体评估法见表 4-5-1。

四、不同类型的新生儿特点及评估要点

(一) 足月儿和早产儿外观特点

由于发育成熟度的影响,足月儿(图 4-5-4)和早产儿(图 4-5-5)具有不同的外观体格特征和神经发育成熟度,可以此来判断新生儿是否足月。

1. **皮肤**　足月儿皮肤红润,皮下脂肪丰富,皮肤毳毛少,指(趾)甲超过指(趾)端,足底纹理遍及整个足底(图 4-5-6);早产儿皮肤大多呈现为绛红色,皮肤薄嫩,水肿,毳毛较多,皮下脂肪少,指(趾)甲软,不超过指(趾)端,足底纹理少(图 4-5-7)。

2. **头部**　足月儿头部占全身比例约为 25%,头发分条清楚,耳软骨发育好,耳廓直挺,耳舟成

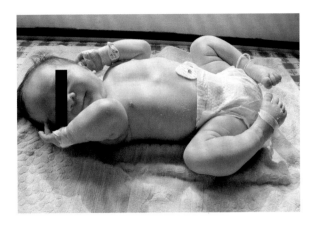

图 4-5-4　足月儿

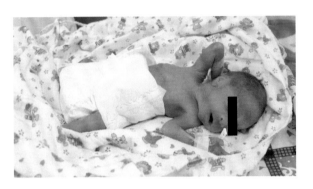

图 4-5-5　早产儿

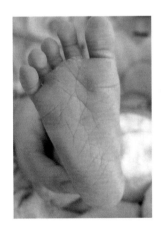

图 4-5-6　足月儿足底纹理

表 4-5-1　简易胎龄评估法(胎龄周数 =27+ 总分)

体征	0分	1分	2分	3分	4分
足底纹理	无	前半部红痕不明显	红痕 >前半部,褶痕 <前 1/3	褶痕 >前 2/3	褶痕深,明显,>前 2/3
乳头	难认,无乳晕	明显可见,乳晕淡平,直径 <0.75cm	乳晕呈点状,边缘突起,直径 <0.75cm	乳晕呈点状,边缘突起,直径 >0.75cm	
指(趾)甲		未达指尖	已达指尖	超过指尖	
皮肤组织	很薄,胶冻状	薄而光滑	光滑,中等厚度,可见皮疹或表皮翘起	稍厚,表皮皱裂翘起,以手足为最明显	厚,羊皮纸样,皱裂深浅不一

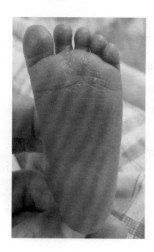

图 4-5-7　早产儿足底纹理

形;早产儿约为全身比例的 1/3,头发呈短绒样,耳软骨发育差,耳舟不清楚。

3. 乳腺　足月儿乳腺结节一般 >4mm,平均 7mm;早产儿乳腺结节小,一般 <4mm。

4. 外生殖器　足月女婴大阴唇覆盖小阴唇,男婴睾丸已降至阴囊;早产女婴大阴唇不能覆盖小阴唇,男婴睾丸未降或未完全下降。

(二)早产儿特点及评估要点

早产儿由于各脏器发育不成熟,易发生多种合并症。胎龄愈小,体重愈低,并发症发生率愈高,死亡率也愈高。早产儿常见的并发症包括:

(1)低体温:早产儿皮下脂肪少,体表面积大,出生后如不注意保暖可导致低体温及硬肿症,保暖过度可导致体温过高。

(2)呼吸系统:由于肺发育不成熟,肺表面活性物质少,早产儿出生时易并发新生儿呼吸窘迫综合征(neonatal respiratory distress syndrome,NRDS),胎龄愈小,发生率愈高;由于呼吸中枢和肺发育不成熟,早产儿易发生呼吸暂停,临床表现为呼吸停止超过 20 秒,伴心动过缓(心率 <100 次 /分),发绀;早产儿肺泡数目少,呼吸肌发育不全,肋骨活动度差,咳嗽反射弱,易发生肺不张或肺炎;早产儿由于肺发育不成熟,特别是合并宫内感染、生后机械通气、高浓度吸氧及生后感染等可导致支气管肺发育不良。

(3)循环系统:足月新生儿出生后随着脐带结扎,自主呼吸建立,肺膨胀,肺动脉压力和阻力下降,动脉血氧分压升高,动脉导管通常在生后 10~15 小时内发生功能性关闭。早产儿由于动脉导管血管壁发育不成熟,动脉导管关闭常发生延迟,可引起心肺负荷增加,导致心功能不全、坏死性小肠结肠炎及肾脏损害等。

(4)消化系统:早产儿由于消化系统发育不成熟,容易并发胃食管反流,坏死性小肠结肠炎及喂养不耐受等;由于肝功能不成熟可导致维生素 K 依赖因子少,容易并发新生儿出血症。

(5)神经系统:早产儿由于脑血管发育不成熟,出生后易并发颅内出血;宫内感染及缺氧缺血可导致脑室周围白质软化;早产儿血脑屏障发育不成熟,血浆白蛋白少,胆红素即使在生理性黄疸(jaundice)范围内也可导致胆红素脑病。

(6)血液系统:早产儿体内铁储备低,红细胞生成素水平低下,生后血容量迅速增加等均可导致生理性贫血出现时间早,程度重,另外生后频繁采血化验也可导致贫血。

(7)泌尿系统:早产儿肾小球和肾小管发育不成熟,容易发生水、酸碱及电解质失衡或紊乱。

(8)免疫系统:早产儿由于免疫系统发育不成熟,容易并发感染。

(9)糖代谢紊乱:由于肝脏糖原储备少,脂肪储存不足,内分泌系统发育不成熟,早产儿易发生低血糖或高血糖。

(10)早产儿视网膜病:由于视网膜发育不成熟,出生后暴露于高浓度氧气、血氧饱和度波动较大及宫内感染都可导致早产儿视网膜病,严重时影响视力。

对刚出生的早产儿进行评估时应注意保暖,诊疗操作最好在预热的辐射台或暖箱中进行。评估时重点观察早产儿面色,有无黄疸、发绀或面色苍白,精神状态,呼吸节律,有无呼吸暂停,有无呼吸困难等,特别是小胎龄及体重小的早产儿应注意全面查体,警惕早产儿并发症发生。临床对早产儿进行监护时除了注意监测生命体征外,还应注意监测血糖、血电解质及酸碱平衡情况,定期行头颅 B 超检查及眼底检查。

(三)大于胎龄儿特点及评估要点

导致大于胎龄(large for gestational age,LGA)儿(图 4-5-8)的原因包括生理性因素,如遗传因素、母亲孕期蛋白质摄入量过多、胎儿生长巨大;病理性因素包括母亲为糖尿病患者,特别是血糖控制较差者,胎儿合并症,包括 Rh 溶血病(Rh hemolytic disease)、Beckwith 综合征或先天性大动

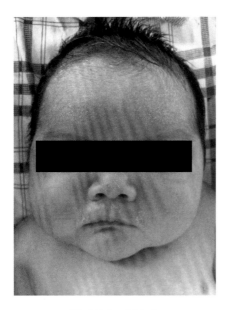

图 4-5-8　巨大儿

脉转位,这些合并症可导致胎儿宫内胰岛素大量分泌,胰岛素可促进蛋白质合成,防止脂肪分解,促进胎儿生长。

由于生理性原因所导致的 LGA 儿,患儿往往是健康新生儿,出生后予以新生儿常规评估即可。由于病理因素所致的 LGA 儿,往往有合并症,生后需进行仔细评估及处理。病理因素导致的 LGA 儿可出现以下合并症:

(1) 低血糖症:LGA 儿往往在胎儿期胰岛素处于高分泌状态,出生后容易合并低血糖,大多数为暂时性低血糖,出生后应尽早哺乳,密切监测血糖情况,必要时予以补糖治疗。新生儿低血糖症临床可表现为嗜睡、反应差、拒乳、阵发性发绀、惊厥、呼吸暂停等,LGA 儿出生时应重点监测血糖情况及神经系统的症状体征。

(2) 产伤(birth injury):LGA 儿容易并发难产及产伤,应注意评估患儿双侧肌张力、原始反射的对称情况,注意警惕臂丛神经损伤、锁骨骨折、颅内出血等。

(3) 糖尿病母亲分娩的 LGA 儿并发症包括:新生儿呼吸窘迫综合征,主要表现是新生儿出生后进行性呼吸困难、呻吟和发绀,出现相应症状时应行胸片检查;电解质紊乱,主要是低钙血症;红细胞增多症(polycythemia),如查体发现患儿皮肤颜色明显发红,应注意警惕,红细胞增多症可导致血液黏稠度高,易并发血栓;先天畸形等。

(4) Rh 溶血病患儿出生后突出表现为贫血,部分患儿可出现胎儿水肿,心功能不全等。

(5) Beckwith 综合征患儿出生后主要表现是突眼、巨舌、半侧肥大、内脏肿大及半侧肥大等,可合并其他畸形。

(四) 小于胎龄儿特点及评估要点

小于胎龄(small for gestational age infants, SGA)儿(图 4-5-9)是出生体重小于同胎龄平均体重第 10 百分位的新生儿,或低于平均体重 2 个标准差的新生儿,其中足月出生体重 <2500g 者称为足月小样儿。SGA 儿可能是生理性因素,如性别、种族及遗传等原因所致,属于健康的新生儿;也可为病理性因素所致,包括母亲、胎盘(placental)及胎儿因素导致的胎儿生长受限(fetal growth restriction,FGR)所致。

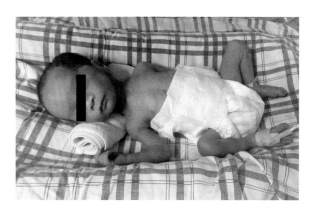

图 4-5-9　小于胎龄儿

根据体质指数[出生体重(g)×100/ 出生身长(cm)³]和身长头围之比,SGA 儿可分为匀称型和非匀称型。

(1) 匀称型 SGA 儿出生时体型匀称,体重、头围和身长成比例下降。胎龄 ≤37 周时体质指数 >2.00,胎龄 >37 周时,体质指数 >2.20;身长与头围比 >1.36。匀称型 SGA 胎儿生长受限通常发生于孕早期,常由于先天性感染、染色体异常及遗传性疾病等影响细胞增殖,阻碍胎儿生长所致。

(2) 非匀称型 SGA 儿身长及头围受影响小,但胎儿期营养缺乏,皮下脂肪少,导致体重增长差,体型不匀称,体重、头围和身长不成比例下降。胎龄 ≤37 周时体质指数 <2.00,胎龄 >37 周时,体质指数 <2.20;身长与头围比 <1.36。非匀称型 SGA 儿通常由于母亲营养不良或合并高血压、先兆子痫所致,生长发育迟滞通常发生于孕晚期,胎盘功能下降或胎儿营养缺乏阻碍胎儿生长所致。

出生时,SGA 儿外观特点为:脐带细,皮下脂肪减少,四肢瘦小,非匀称型 SGA 儿头部相对较大,前囟通常较大,颅骨骨缝可增宽或重叠,皮肤松弛、干燥、舟状腹。SGA 儿常合并新生儿窒息、先天畸形、低血糖症、红细胞增多症及胎粪吸入综合征(meconium aspiration syndrome,MAS)。出生时针对新生儿评估应注意检查新生儿外观是否有明显异常,注意监测血糖、血红蛋白及黄疸情况;注意观察患儿皮肤有无胎粪污染,有无呼吸困难;感染所致 SGA 儿出生时可合并皮疹及肝脾肿大。

(五) 过期产儿特点及评估要点

过期产儿指的是胎龄≥42 周的新生儿。过期妊娠胎盘多有衰老、功能低下及变性现象,可导致胎儿宫内缺氧及宫内营养不良。

过期产儿出生时的特征是体重轻,皮下脂肪少,皮肤松弛如老人,皱纹多,指(趾)甲长。因宫内缺氧可导致羊水粪染,可见胎盘、胎膜、脐带及胎儿皮肤胎粪污染。过期产儿出生时易发生新生儿窒息,出生后合并包括低血糖、胎粪吸入综合征、颅内出血及缺氧缺血性脑病。临床对过期产儿进行评估是重点检查神经系统症状体征,注意监测血糖,监测呼吸状况。

(六) 糖尿病母亲分娩新生儿特点及评估要点

妊娠合并糖尿病是母亲妊娠期常见的并发症,妊娠合并糖尿病对胎儿及新生儿各脏器发育具有较大影响,妊娠合并糖尿病母亲分娩的新生儿(infants of diabetic mothers,IDMs)往往具有较多的围产期合并症,影响患儿新生儿期及远期的预后。母妊娠合并糖尿病时,高浓度的血糖可通过胎盘达胎儿血循环,导致胎儿高血糖,促使胎儿胰岛 β 细胞增生,胰岛素分泌增多而产生高胰岛素血症。高血糖及高胰岛素血症是围产儿并发症的主要病因。围产儿并发症的发生率及程度与母孕期血糖控制的时间及程度有关。母亲血糖开始控制的时间越早,血糖水平控制越好,围产儿其合并症越少。母亲妊娠合并糖尿病并同时合并以下高危因素:肥胖、家庭糖尿病病史、既往妊娠糖尿病史、既往有巨大儿、死胎及胎儿畸形史以及其他妊娠并发症如妊娠期高血压疾病等,则围产儿并发症增多。

IDMs 常见的并发症包括:

(1) 大于胎龄儿,或胎儿巨体症:胰岛素可促进组织合成代谢,使蛋白质合成加快,脂肪分解降低,母体高血糖可通过胎盘导致胎儿高血糖,刺激胎儿胰岛素分泌,导致巨大儿。研究显示,IDMs 大多数是不均衡性生长,体内脂肪含量过多,体重/身长比例高于非糖尿病的巨大儿,称为胎儿巨体症,其围产期死亡率及并发症均高于均衡性生长的巨大儿。皮下脂肪是对胰岛素敏感的组织,脂肪增厚能很好地反映出胎儿高胰岛素血症,故 IDMs 不论体重大小,均有皮下脂肪增厚的倾向。

(2) 先天畸形:糖尿病母亲分娩的新生儿先天畸形发生率是正常孕妇分娩新生儿的 3~5 倍,包括先天性心脏病、神经管缺损、颅面畸形、脊柱缺损、唇腭裂及消化道畸形等。

(3) 低血糖:新生儿血糖水平≤2.2mmol/L,临床诊断为低血糖。IDMs 出生后母亲供给的糖中断,胎儿期的高胰岛素血症可引起新生儿低血糖。新生儿出生后的低血糖与母分娩时的血糖水平有关。有症状的低血糖 IDMs 患儿临床可有反应差、阵发性发绀、惊厥、呼吸暂停、嗜睡等症状。葡萄糖是脑细胞代谢的主要供能物质,严重的低血糖可引起低血糖脑病,影响婴儿的远期预后。

(4) 先天性心脏病:母亲糖尿病可导致先天性心脏病,最常见的先天性心脏病为动脉导管未闭、室间隔肥厚、房间隔缺损、室间隔缺损等。

(5) 新生儿呼吸窘迫综合征:胎儿存在高胰岛素血症,可降低胎儿体内皮质激素分泌,肺表面活性物质合成减少,导致新生儿呼吸窘迫综合征发生。

(6) 低血钙:IDMs 早期低血钙发生率可达 30%~50%。低血钙的发生及严重程度与母亲糖尿病程度有关。新生儿低血钙临床症状主要为神经肌肉的兴奋性增高,表现为手足搐搦、惊厥等,严重的可引起喉痉挛和呼吸暂停。低钙血症诊断与治疗及时,一般预后良好,对远期智力发育无明显影响。

(7) 红细胞增多症:IDMs 高胰岛素血症及高血糖使胎儿代谢率增加,组织缺氧、酸中毒,刺激胎儿骨髓外造血,促红细胞生成素增加,而引起红细胞增多症。红细胞的增加使血流缓慢,氧气的交换及转运减少,更加剧组织缺氧和酸中毒,当红细胞压积(HCT)≥70% 时血液更加黏稠而导致血栓形成,可致心、脑、肾的栓塞。

(8) 新生儿高胆红素血症:IDMs 患儿高胆红素血症发病率为 20%~30%,导致黄疸的原因包括新生儿红细胞增多症、难产、肝功能不成熟等。

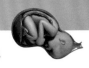

针对IDMs,出生后评估要点首先注意监测患儿有无低血糖症状和体征,密切监测血糖情况;出生时注意观察患儿呼吸状况,如患儿出生后合并进行性呼吸困难、呻吟及发绀,应高度警惕新生儿呼吸窘迫综合征,必要时予胸片检查明确诊断,早期补充肺表面活性物质及呼吸机辅助通气治疗;IDMs巨大儿发病率高,阴道分娩儿查体应注意有无产伤,有无头颅血肿(cephalohematoma)、帽状腱膜下出血(subgaleal hemorrhage,SGH)、锁骨骨折(clavicular fracture)及臂丛神经麻痹(brachial plexus paralysis);注意监测新生儿血常规及电解质情况。

五、正常新生儿常见的特殊生理状况

1. 生理性黄疸　新生儿由于具有特殊的胆红素代谢特点,包括胆红素生成较成年人多、血浆白蛋白联结胆红素能力不足、肝功能不成熟及胆红素肠肝循环多等,约50%~60%的足月儿及80%的早产儿在生后2~3天可出现黄疸,通常在生后4~5天达高峰,新生儿一般状况好,足月儿血清胆红素<221μmol/L(12.9mg/dl),早产儿<256μmol/L(15mg/dl),足月儿常用于生后2周内,早产儿于生后4周内消退,称为生理性黄疸。

2. 马牙　由上皮细胞堆积或黏液腺分泌物积留而成的黄白色、米粒大小的颗粒,位于口腔上腭中线和齿龈部位,俗称"马牙"(图4-5-10),出生后数周可自然消退。

3. "螳螂嘴"　新生儿两侧颊部各有一块较厚的脂肪垫,自口腔内隆起,哺乳时口腔内可产生

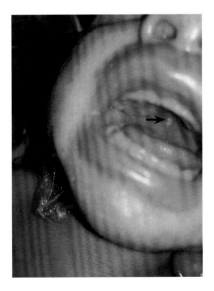

图4-5-10　马牙

负压,有利于乳汁吸吮。

4. 乳腺肿大　新生儿出生后由于来自母体的雌激素中断,男女婴儿于生后4~7天可有乳腺增大,一般持续2~3周自然消退。

5. 假月经　部分女婴于生后5~7天,阴道流出少许的血性分泌物,俗称"假月经"(图4-5-11),也是雌激素中断所致,可持续1周左右。

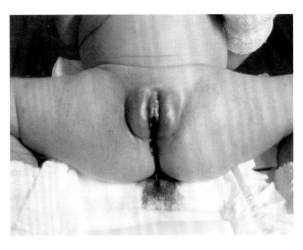

图4-5-11　假月经

6. 粟粒疹　新生儿因鼻尖、鼻翼及颜面部可见小米粒大小黄白色皮疹,系皮脂腺堆积所致,数天后自然消退(图4-5-12)。

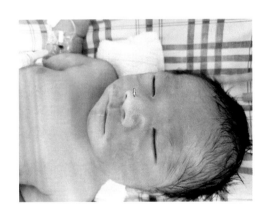

图4-5-12　粟粒疹

六、新生儿期常见症状的临床评估

1. 发绀　新生儿血液中去氧血红蛋白超过3g/dl时临床上可观察到发绀症状。发绀可以是心脏、呼吸或神经系统疾病的表现。临床上对发绀患儿进行评估时应注意观察患儿有无呼吸困难,呼吸节律是否规整,有无呼吸暂停,有无双眼凝视、四肢抽动等。查体时应注意心脏有无杂音,

双肺呼吸音是否对称,呼吸是否增快,听诊是否闻及啰音,神经系统查体有无意识、肌张力及原始反射改变等。辅助检查应注意有无血糖及电解质紊乱,必要时需行胸片、心脏超声及头颅影像学检查。

2. **黄疸**　新生儿血清中胆红素超过 5mg/dl 时,肉眼可见黄疸。临床发现新生儿黄疸是应注意区分是否为生理性黄疸或病理性黄疸。生理性黄疸特点见本节"六、正常新生儿常见的特殊生理状况"部分。病理性黄疸(图 4-5-13)与各种病理因素有关,特点为生后黄疸出现早,在 24 小时内即可出现;血清总胆红素值足月儿 >221μmol/L (12.9mg/dl),早产儿 >257μmol/L(15mg/dl)或每天上升超过 85μmol/L(5mg/dl);黄疸持续时间长,足月儿 >2 周,早产儿 >4 周;黄疸退而复现;血清结合胆红素 >34μmol/L(2mg/dl)。具备其中任何一项者即可诊断病理性黄疸。临床评估黄疸患儿时应注意重点询问患儿黄疸发现的时间,黄疸加重情况,大便颜色,有无发热、精神差及抽搐等合并症,父母血型,家族遗传病及传染性疾病病史等。查体时注意观察黄疸范围和程度,黄疸性状,是"阴黄"还是"阳黄",有无合并肝脾肿大,有无异常的神经系统体征,辅助检查注意检查肝功能及血常规情况。

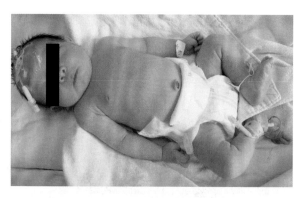

图 4-5-13　新生儿病理性黄疸

3. **呼吸困难**　呼吸困难是新生儿期常见的临床症状,临床上常见呼吸急促、费力、鼻翼扇动、点头状呼吸、呻吟及吸气性三凹征(胸骨上窝、肋间隙及剑突下吸气时凹陷)。导致呼吸困难原因可以是呼吸道梗阻、肺部疾病、先天性心脏病及中枢神经系统疾病。临床上对呼吸困难患儿进行评估是首先详细询问病史,特别是母亲孕期状况、患儿孕周、羊水情况、分娩方式、出生时情况,了解呼

吸困难发生时间,变化情况,有无伴随症状等。临床查体时注意观察患儿呼吸频率、节律和深度,查体注意检查上气道是否通畅,重点进行心、肺和神经系统查体。

4. **惊厥**　新生儿惊厥是新生儿期神经元过度去极化及同步异常放电,引起的运动、行为和自主神经系统功能的异常。新生儿惊厥是新生儿期间常见的症状,多数新生儿惊厥是各种急性病变合并的一过性症状,常见于中枢神经系统疾病、代谢紊乱、胆红素脑病及先天性代谢性疾病等。新生儿惊厥的临床表现可分为微小发作、阵挛发作、强直发作及肌阵挛发作 4 个基本类型。微小发作型是新生儿期最常见,最具特征性的发作类型,临床常表现为眼部异常运动,如持续睁眼或眨眼;口 - 面 - 舌的运动,如吸吮、咀嚼及流涎样动作;上肢划船样动作,下肢蹬踏样动作等;呼吸暂停及血压增高等。阵挛发作通常表现为频率较慢的肌肉节律运动。强直发作分为全身性强直及局灶性强直发作。肌阵挛发作是频率更快倾向于屈肌群的发作。临床对怀疑惊厥的患儿进行评估时应首先判定是否为惊厥发作,新生儿早期局部肌肉容易出现"颤抖"症状,为正常现象,需与新生儿惊厥相鉴别。"颤抖"通常由声、光等刺激诱发,局部抑制可终止发作,神经系统查体及脑电图检查无异常。临床考虑惊厥患儿评估时应了解孕母围产期情况,有无新生儿窒息复苏史,家族中有无惊厥病史,患儿惊厥发生时间,发作情况,持续时间等,临床重点进行神经系统查体,结合血生化、脑电图及头颅影像学检查明确诊断。

5. **发热及低体温**　正常新生儿核心温度为 36.5~37.5℃,体表温度为 36~37℃,新生儿核心温度高于 37.5℃定义为发热。新生儿体温中枢发育不成熟,体温调节功能差,容易受周围环境影响,体温容易波动,易发生发热及低体温。新生儿期有一种特殊的发热,通常发生在生后 3~4 天母乳喂养儿,体温可突然升高至 39~40℃,发热原因为出生后 3~4 天母乳少,水分摄入不足所致,充分补充水分后可缓解。当发现新生儿体温异常时,应注意判断是否为环境因素所致体温异常,警惕感染所致发热及低体温,应详细询问病史,仔细查体。

6. **呕血和便血**　呕血和便血是新生儿期常见的临床症状,病因可为全身性出血性疾病或局部消化道疾病,包括胃肠炎、反流性食管炎、坏死

性小肠结肠炎、急性胃黏膜病变、肠梗阻及血管畸形等。临床对呕血和便血患儿进行评估时首先应判定是否为真性呕血和便血。假性呕血的原因包括新生儿咽下综合征,气管插管致鼻咽部或气道损伤吞入新生儿消化道,假月经污染粪便等。临床上对呕血和便血患儿进行评估时应注意在出生后48小时内发生的呕血应与咽下综合征进行鉴别,可行新生儿Apt实验判定血液是否来自于母亲;出血部位判定方法:如果呕血与黑便同时存在考虑为上消化道出血,呕血同时伴胆汁考虑下消化道上段出血,果酱样大便提示小肠或右半结肠出血,鲜红色大便考虑为左半结肠出血,血液与粪便不相混合考虑直肠出血,大便中混有黏液脓血考虑肠道炎症。对原因不明的呕血和便血患儿可行凝血功能筛查、腹部X线检查及内镜检查明确诊断。

7. **新生儿呕吐**　呕吐也是新生儿期的主要症状,呕吐原因可以是生理性原因,新生儿由于胃容量小、胃呈水平位、食管下段括约肌压力低、贲门括约肌发育差等,易出现呕吐症状;病理性原因也可以导致呕吐,如颅内压增高、先天性幽门肥厚性狭窄、胃扭转等疾病,临床应注意鉴别。临床上对呕吐患儿进行评估时,应特别注意询问母亲孕期有无羊水过多,患儿呕吐发生的时间,呕吐与进食关系,呕吐及呕吐物的性状,有无其他症状等,进行仔细查体,注意前囟张力情况、有无腹胀、腹部是否可见肠型、肠鸣音情况,腹部是否有压痛等。如呕吐为喷射状,呕吐物含有胆汁或粪汁样物,腹部查体可见肠形,可扪及包块,应警惕肠梗阻或先天性消化道发育畸形,及时行腹部X片检查,必要时行消化道造影或腹部CT检查。

8. **反应低下**　新生儿反应低下主要表现为吃奶减少、嗜睡、少哭、四肢活动减少,临床查体表现为四肢肌张力降低,生理反应减弱。新生儿反应低下病因可为感染、中枢神经系统疾病、低血糖、低体温、甲状腺功能低下、遗传代谢性疾病及药物因素等。临床上应仔细询问病史,对患儿做全面体格检查,结合血生化、血常规、血培养及头颅影像学检查等明确诊断。

9. **新生儿哭闹**　新生儿哭闹原因可以为生理性哭闹和病理性哭闹。生理性哭闹一般与饥饿、情感需求、过冷或过热及需更换尿不湿等有关,一般哭声声调不高,程度不剧烈,安慰或满足新生儿需要后哭闹自行停止。病理性哭闹是对不舒适和疼痛的表达和反映,包括皮肤瘙痒和破溃、肠绞痛、头痛、中耳炎导致的耳痛、肠套叠、乳糖不耐受、牛奶蛋白过敏等。病理性哭闹通常哭声声调高,剧烈,时间持续长,不易安抚。临床考虑病理性哭闹时应注意检查患儿有无皮疹或皮肤溃破,鼻腔是否堵塞,腹部有无包块,有无压痛及反跳痛,神经系统检查有无异常等,积极寻找哭闹原因。

【注意事项】

1. 新生儿期是胎儿期的延续,早期新生儿疾病往往与围产期状况有关,对早期新生儿进行评估前应详细了解母亲孕期状况,有无合并可能导致新生儿异常的疾病,如糖尿病、母亲孕期感染等。

2. 对于刚分娩的新生儿进行评估和操作时应将新生儿放于预热好的辐射台上进行保暖,医护人员应做好手卫生,戴无菌手套进行评估、查体和操作。

3. 新生儿,特别是早产儿免疫力低下,临床查体前应注意手卫生,必要时需戴无菌手套进行检查和操作。新生儿检查和评估的器械应"一人一用一消毒",避免交叉感染。

4. 新生儿病情变化快,特别是小孕周和低出生体重儿应密切监测病情变化。

【关键点】

1. 采集病史时详细了解家族史,特别是母亲孕期病史、用药和治疗情况。

2. 熟练掌握新生儿体格检查方法和技巧。

3. 熟悉不同类型新生儿临床特点,新生特殊的生理状况,熟悉新生儿期常见症状的病因及评估要点。

【临床案例】

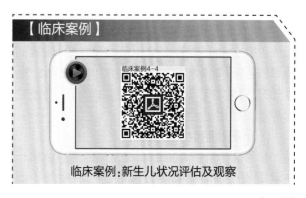

临床案例:新生儿状况评估及观察

(石晶)

参考文献

1. 江载芳,申昆玲,沈颖.诸福棠实用儿科学.第8版.北京:人民卫生出版社,2015:421-442.

2. Marcdante KJ,Kliegman RM. Nelson essentials of pediatrics.7th Edition. Philadelphia,PA: Elsevier Saunders,2015:186-233.

3. Kc K,Shakya S,Zhang H. Gestational diabetes mellitus and macrosomia: a literature review. Ann Nutr Metab,2015,66 Suppl 2:14-20.

4. 中华医学会儿科学分会新生儿学组.新生儿高胆红素血症诊断和治疗专家共识.中华儿科杂志,2014,52(10):745-748.

5. 王卫平.儿科学.第8版.北京:人民卫生出版社,2013:93-102.

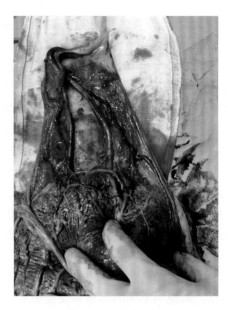

图 4-6-1　帆状胎盘

第六节　胎儿附属物检查及评估

【导读】

胎盘(placenta)、脐带(umbilical cord)是胎儿的生命线,为妊娠维持和胎儿生长发育提供保障。胎盘、脐带异常可能导致严重母儿并发症,增加产后出血、胎儿宫内窘迫、新生儿窒息,甚至胎死宫内等风险,围产期进行胎儿附属物检查及评估极为重要。

一、胎盘

胎盘是重要的胎儿附属器官,由羊膜、叶状绒毛膜及母体部分的底蜕膜构成。妊娠足月胎盘呈圆形或卵圆形盘状,直径约16~20cm,厚约1~3cm,重约450~650g,中央厚,边缘薄。胎盘分胎儿面和母体面,胎儿面表面覆盖一层半透明光滑的羊膜,正常情况下脐带附着于胎盘的偏心或中心部位,脐带动静脉经附着处进入胎盘后向四周放射状分布。母体面呈粗糙的暗红色,蜕膜间隔形成若干浅沟将其分成15~20个胎盘小叶。胎盘具有气体交换、营养供应、代谢、内分泌、免疫功能等重要作用。

(一)帆状胎盘及前置血管

1. 帆状胎盘(velamentous placenta)亦称脐带帆状附着,是指脐带附着于胎膜上,脐血管沿胎膜走行后进入胎盘实质(图4-6-1)。双叶胎盘或

双胎盘时,部分脐血管走行于2个分离的胎盘叶之间,也可称为帆状。脐血管在进入胎盘前已经发生分支,血管外周无华通胶保护,易破裂或受压。当脐带血管沿胎膜走行,经胎先露前方跨越宫颈内口或接近宫颈内口后进入胎盘实质,称为前置血管。据报道,帆状胎盘发生率为1:2500,帆状胎盘合并前置血管(velamentous insertion and vasa previa)发生率为1:6000,其高危因素包括前置或低置胎盘、双叶或副胎盘、多胎妊娠和人类辅助生殖技术后妊娠者。帆状胎盘在单胎发生率约1:100,而在单绒毛膜双胎妊娠发生率约1:6.67。

通常认为妊娠16~28周为超声筛查脐带附着与胎盘关系的最佳时期,此时期胎儿大小及羊水量适中,胎盘全貌易于显示,有利于观察脐带附着点与胎盘的关系,同时可观察胎盘血管走行。前置血管彩超下可在胎先露前方探及典型胎儿脐动脉频谱。对存在脐带帆状附着和前置血管高危因素的孕妇,推荐使用经阴道彩超协助排查前置血管。孕晚期特别是后壁胎盘显示不清,容易漏诊。

帆状胎盘常与胎儿生长受限、早产、先天异常、低Apgar评分、死产、胎儿出血并急性胎儿窘迫、胎盘滞留等产科并发症相关。其可导致胎盘延迟剥离,第三产程延长,人工剥离胎盘风险增加5.6%,而非帆状胎盘者风险值仅为1.1%,同时清宫及产后出血风险也增加。处理第三产程时避免暴力牵拉脐带,胎盘娩出后仔细检查胎儿面边缘有无血管断裂口,除外副胎盘。

2. 前置血管破裂(图4-6-2)是妊娠晚期或临产后阴道流血及新生儿窒息死亡的罕见原因,因缺乏特异性症状和体征,误诊率高,对胎儿危害极大。由于胎儿足月妊娠时的血容量约250ml,如失血超过20%~25%,大约60ml,即可发生失血性休克,如失血更多而未能及时发现、终止妊娠,胎儿死亡率高达50%~90%。因此,如可疑前置血管破裂,为抢救胎儿生命,应紧急行剖宫产术。

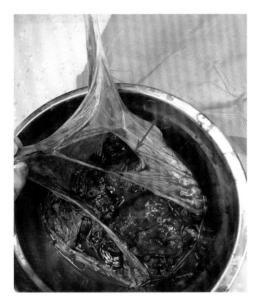

图4-6-2　前置血管破裂(红色箭头处)

(二)球拍状胎盘

球拍状胎盘(battledore placenta)特点为脐带表面被完整的华通胶包裹,直接附着于胎盘实质,且脐带附着点距离胎盘边缘≤2cm,超过2cm则不属于球拍状胎盘范围(图4-6-3)。球拍状胎盘需与帆状胎盘鉴别。球拍状胎盘发生率较低,其

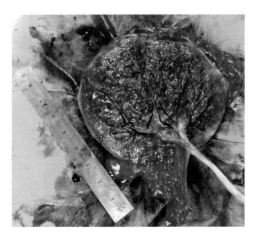

图4-6-3　球拍状胎盘

本身无临床意义。在分娩过程中,脐带边缘附着一般不影响母体和胎儿生命,但若脐带附着点位于胎盘下缘,在分娩过程中可能因胎先露压迫而发生胎儿窘迫。胎盘娩出过程中过分牵拉脐带可致脐带断裂。

(三)膜状胎盘

膜状胎盘(membranaceous placenta)彩超表现为轮廓巨大的胎盘回声,占据宫腔壁2/3以上,可延伸到子宫下段形成前置胎盘,胎盘极薄,厚约0.5~2.0cm,绒毛间隙大量充血。膜状胎盘据病变范围可分为全部膜状胎盘和部分膜状胎盘。另外报道有两种特殊类型的膜状胎盘,即有窗胎盘(fenestrated placenta)、环状胎盘(ring-shaped placenta)。前者表现为胎盘实质内见部分区域缺损,仅有胎膜,无胎盘组织;后者表现为胎盘呈环状,有时候胎盘组织完全呈环状,更常见的是部分胎盘组织萎缩形成马蹄形。膜状胎盘甚为罕见,其发生率约为1:3300。目前认为膜状胎盘系早期囊胚在子宫内膜种植过深,本应萎缩的包蜕膜持续存在,胎膜形成异常,孕囊周围被功能性绒毛所包围,形成面积大而薄的胎盘。此外也有研究认为母体因素也是膜状胎盘形成原因之一。子宫内膜炎症、多产或多次刮宫等破坏子宫内膜功能层,为获得足够营养支持,妊娠囊扩大胎盘在宫腔内的覆盖面积,形成大而薄膜状胎盘。

膜状胎盘主要的临床特征性表现为反复的阴道流血,发生在妊娠早中晚各期,出血量多少不定。妊娠期反复无痛性阴道出血,除了前置胎盘、胎盘边缘蜕膜血肿,还应考虑有膜状胎盘存在可能,对于小胎盘、多叶胎盘、环状胎盘等特殊形态的胎盘,不应忽视膜状胎盘存在的可能。膜状胎盘因大部分绒毛缺如,绒毛间隙充血明显,胎盘交换功能异常,胎儿胎盘间有效循环血量减少,易导致胎儿生长受限、胎儿死亡、流产或早产。胎盘过薄和母体面异常亦增加胎盘植入倾向。

膜状胎盘在处理第三产程时可能突发大量阴道流血,量可达2000ml以上,系因胎盘绒毛间隙大量充血或胎盘未完全剥离发生大出血所致,导致严重的产后出血。故产前需备血,做好输血准备。胎盘娩出后,检查胎盘薄而轻,胎盘实质组织厚薄不均,胎盘最薄处如纸,无绒毛,最厚处<1cm,大部分缺乏绒毛组织。

(四)轮状胎盘

轮状胎盘(circumvallate placenta),又称轮廓

胎盘,是指胎盘的胎儿面边缘灰白色环状结构(图4-6-4)。该结构为羊膜和绒毛膜双层折叠形成的环形皱褶,表面未见明显血管结构,其间有退化的蜕膜及纤维,可合并胎盘出血和梗死。环内胎盘轻度内凹,胎儿面外观多正常,脐带附着其上,可见大血管中断于环的边缘。而环外周绒毛组织缺乏绒毛膜板覆盖,胎盘的绒毛膜板较基底板小,故称绒毛膜外胎盘(extrachorial placentation)。Benirschke 等认为轮状胎盘常伴胎盘边缘静脉出血,血肿使绒毛膜和它下面的胎盘组织分离,可能是轮状胎盘形成的机制。若此环紧靠胎盘边缘,平坦或略高起,则称有缘胎盘(marginate placenta)(图 4-6-5)。有缘胎盘更为常见,其环状结构较轮状胎盘薄,可能没有明确临床意义,偶与胎儿畸形风险增加有关。

轮状胎盘可分为完全型与部分型两种,区别在于环状结构是否完整。完全型轮状胎盘少见,

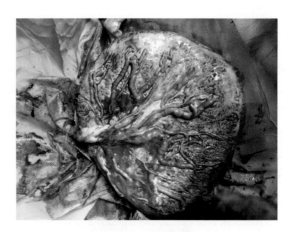

图 4-6-5 有缘胎盘

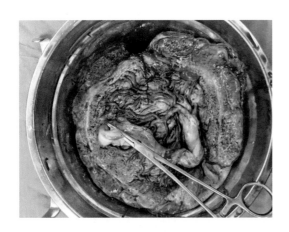

图 4-6-4 轮状胎盘

与围产期并发症如胎盘早剥、羊水过少、FGR、胎儿畸形、早产、围产儿病死率增高有关。其超声特征表现为胎盘边缘呈环状或片状突向羊膜腔,内部回声与胎盘实质回声相似,有出血或梗死时内部可见低或无回声区。除典型环状结构外,胎盘增厚和胎盘边缘血肿可能也是轮状胎盘超声表现之一。部分型轮状胎盘多不引起母儿异常。

由于胎盘边缘及其附近的蜕膜、绒毛膜不正常,胎盘边缘血窦薄弱易破裂,轮状胎盘常导致反复无痛性阴道流血,临床表现同前置胎盘,如合并感染可发展为绒毛膜羊膜炎。因胎盘发育不全、边缘梗死、出血和含铁血黄素沉积造成胎盘功能不全,轮状胎盘亦可增加胎儿生长受限几率,足月儿可能有轻度 FGR,神经系统损伤风险亦增加。

（五）副胎盘和假叶胎盘

副胎盘(succenturiate lobe)(图 4-6-6)为独立

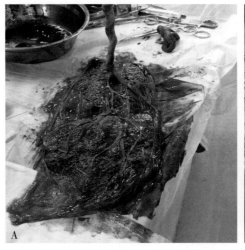
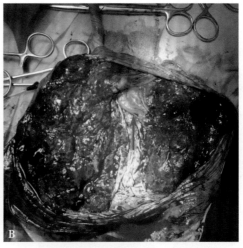

图 4-6-6 副胎盘

A. 副胎盘面积大于主胎盘;B. 主副胎盘间见血管连接(绿色箭头处)

位于主胎盘周边胎膜内的 1 个或多个胎盘小叶,与主胎盘边缘距离 >2cm,两者之间通常有胎儿来源的血管连接。如果中间无血管相连,即为假叶胎盘。

连接主、副胎盘的血管可位于胎先露前方跨过宫颈内口形成前置血管,妊娠期或分娩期可能发生血管破裂出血,导致胎儿急性窘迫甚至死亡。合并副胎盘者因胎盘面积增大,增加胎盘前置几率,副胎盘亦可到达子宫下段或覆盖宫颈内口,形成各种前置胎盘,而正常位置仍有胎盘存在。如副胎盘出现早剥现象,根据剥离程度不同,患者表现出不同程度的腹痛伴阴道流血,严重时亦可导致胎儿宫内窘迫,产妇休克甚至危及生命。

主胎盘娩出后应仔细查看胎儿面边缘有无断裂的血管或大块胎膜残缺,避免副胎盘或假叶胎盘残留于宫腔内,导致产后出血或产褥感染。副胎盘偶有植入可能,当第三产程出现子宫收缩乏力,阴道流血增多,胎盘残留宫腔,徒手剥离胎盘困难、无明显界限感等表现,应警惕副胎盘植入可能。

(六)单胎多叶胎盘

孕卵着床后,因底脱膜血管供应呈局灶状分布,部分灌注不足,仅血管丰富的底脱膜处才有叶状绒毛膜发育,故形成的胎盘可呈多叶状,为单胎多叶胎盘(multilobed placentass)。通常单胎只有一个胎盘,若单胎双胎盘称为分叶胎盘,最常见的胎盘分叶分为两叶。若两叶完全分离,且血管至临入脐带处才合并为脐带血管,称双叶胎盘(图 4-6-7);若两叶胎盘分离不完全,且胎儿血管在未

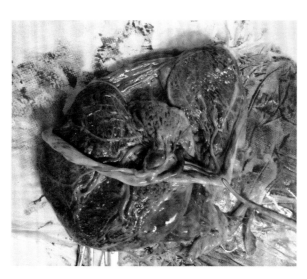

图 4-6-7　双叶胎盘(两叶胎盘完全分离,血管至临入脐带处才合并为脐带血管)

汇合形成脐带血管前由一叶伸展到另一叶者,称为复胎盘;胎盘完全分离大于等于三叶,称为多叶胎盘。这类胎盘在剥离娩出时易造成胎盘残留,引起产后出血及感染,如合并脐带帆状附着时需警惕前置血管可能。胎盘娩出后注意胎盘边缘有无断裂的血管,胎膜上有无圆形的绒毛膜缺损区,避免发生多叶胎盘部分胎盘残留。

(七)双胎妊娠

随着辅助生殖技术广泛开展,多胎妊娠发生率明显增加,以双胎妊娠(twin gestations)多见。双胎妊娠具有更高的围产期风险,包括子痫前期、早产、产后出血,以及单绒毛膜双胎特有并发症如双胎输血综合征、选择性生长受限等风险,同时双胎妊娠围产儿的发病率和死亡率较单胎也明显增加。大部分的并发症都直接或间接与胎盘、脐带异常相关,多数异常可以产前通过超声诊断,正确和早期诊断对双胎妊娠的管理非常重要,而确定双胎绒毛膜性、羊膜性和胎盘异常是双胎孕期管理的关键问题。

双卵双胎多为两个胎盘,有时胎盘融合成一个,胎儿面可见两个羊膜腔,中间隔两层羊膜和两层绒毛膜,双胎儿循环系统各自独立,称为双绒毛膜双羊膜囊双胎(DCDA)(图 4-6-8A)。如为融合胎盘,其胎儿面血管在融合区域互相接近,但不交叉,与单绒毛膜胎盘不同。

单卵双胎系由一个受精卵分裂形成的双胎妊娠,根据早期卵裂时间的不同其表现亦不同。卵裂发生于桑葚期(早期胚泡,相当于受精后 3 天内),胎盘表现同双卵双胎。卵裂发生于胚泡期(相当于受精后第 4~8 天),形成单绒毛膜双羊膜囊双胎,胎盘多为一个,胎儿面见两个羊膜腔,中间仅隔 2 层羊膜。卵裂发生于羊膜腔形成后(相当于受精后第 9~13 天),两胎儿共存于同一个羊膜腔,共用一个胎盘,称为单绒毛膜单羊膜囊双胎(图 4-6-8B)。彩超了解绒毛膜性的最佳窗口期在妊娠 6~10 周之间,一般在孕 14 周前确定,可通过宫腔内孕囊数目进行绒毛膜性判断,准确率达 98%。如宫腔内见两个孕囊,则为双卵双胎;见一个孕囊,则单绒毛膜性双胎可能性大。妊娠 11~13 周时彩超检查联合胎盘数目,λ 和 T 的迹象和双胎间隔膜厚度也可较准确地提示绒毛膜性。两个独立的胎盘和不同的胎儿性别提示双绒毛膜性。仅有一个胎盘时,超声下查看双胎间隔膜插入口,如为 λ 征象提示为双绒毛膜性,T 征为单绒毛膜性。

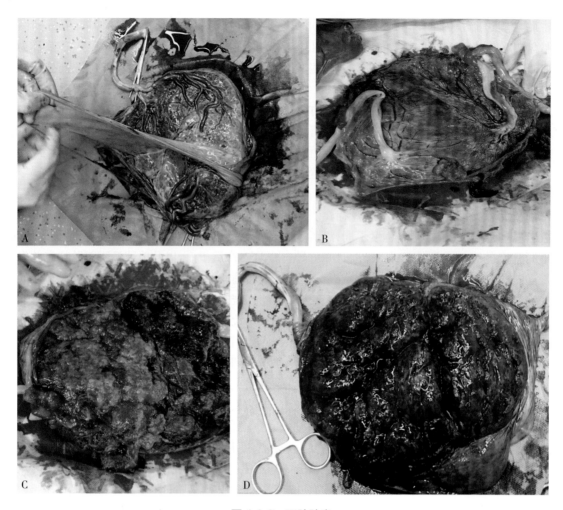

图 4-6-8 双胎胎盘

A. 双绒毛膜双羊膜囊双胎;B. 单绒毛膜单羊膜囊双胎;C. 双胎输血综合征胎盘表现;D. 单绒毛膜双胎 2 个胎盘份额不均

当孕中期双胎间插入口不太清晰时,仅靠双胎间隔膜厚度测定和膜的层数具有较低敏感度和特异度。

几乎所有的单绒毛膜胎盘在两个脐带 - 胎盘循环间均存在血管连接或吻合。产后胎盘注射显色剂表明血管吻合可以存在于胎盘表面或者胎盘实体内部深处。双胎胎盘血管吻合有 3 种形式:动脉 - 动脉吻合(A-A),动脉 - 静脉吻合(A-V)和静脉 - 静脉吻合(V-V)。A-A 吻合和 V-V 吻合血管一般位于胎盘的浅表部位,具有双向血流。目前研究表明 A-A 吻合可能对单绒双胎特有的并发症具有保护作用,可降低早期发生双胎输血综合征的风险。95% 的单绒毛膜性胎盘中可见动静脉吻合,多位于胎盘深部,血流单向流动。当 A-V 吻合不平衡时,血液从供血儿动脉流入受血儿静脉增多,双胎间血液分布不均,可导致包括双胎输血综合征(TTTS)(图 4-6-8C),双胎贫血 - 红细胞

增多序列征(TAPS)和严重的选择性生长受限等并发症发生。由于它们位于胎盘内部,直视下它们的准确数量难以评估,这可能是激光凝固治疗在某些病例治疗失败的原因。V-V 吻合血管研究报道较少,可能与 V-V 吻合的发生率较低有关。

产后检查胎盘包括对胎盘重量、胎盘份额(图 4-6-8D)、胎膜、双胎间隔膜结构、每根脐带附着部位和血管的数目、单绒毛膜双胎浅表吻合血管等评估。双胎妊娠的一些胎盘和脐带异常是非特异性的,如前置胎盘、胎盘早剥、单脐动脉、脐带帆状附着、血管前置等。然而,有些异常是双胎妊娠特有的,包括胎盘融合、血管吻合和脐带缠绕等。单绒毛膜双胎 2 个胎儿的胎盘份额不均,可能导致营养和氧气供给不均,发生选择性生长受限。

(八) 胎盘后血肿与胎盘早剥

胎盘后血肿(retroplacental hematomas)是指位于胎盘板和子宫肌壁之间蜕膜层中的凝血块,

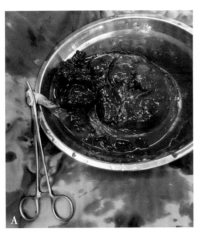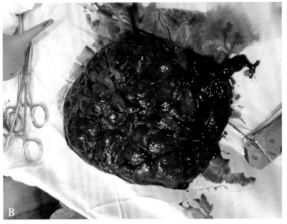

图 4-6-9　胎盘早剥表现

A.胎盘母体面见凝血块;B.胎盘边缘见长条状凝血块

可引起胎盘特征性凹陷。沿着胎盘和子宫肌壁之间蜕膜走行的动脉破裂急性出血常导致胎盘的完全剥离,此时胎盘可无明显凹陷。胎盘后血肿的诱发因素和胎盘早剥(placental abruption)相似,包括子痫前期、外伤、慢性高血压、吸烟和绒毛膜羊膜炎等,最近研究提示还包括血栓形成倾向。蜕膜层小血肿可发生于分娩前几天或几周,有时合并轮状胎盘,这种情况通常被称为慢性早剥。

与胎盘后血肿相关,但不尽相同的是胎盘早剥(图 4-6-9)。65% 的胎盘后血肿并未发生胎盘早剥。妊娠 20 周后或分娩时,正常位置的胎盘于胎儿娩出前,全部或部分从子宫壁剥离,称胎盘早剥。胎盘早剥是一种临床急症。

产后查看胎盘后方可见凝血块附着,特别是粘连于胎盘中央的血块,附着牢固,可伴有胎盘变形(凹陷),提示可能是胎盘早剥。新鲜血块多位于胎盘边缘,胎盘形状无改变。胎盘边缘出血,若凝血块很小,则缺乏典型临床表现。但要强调的是,胎盘早剥是一种临床诊断。

(九) 胎盘梗死

母体血流流经螺旋动脉受阻于血栓或胎盘后血肿时可出现胎盘梗死(placental infarction)(图 4-6-10)。大部分胎盘梗死位于胎盘的中央部,少部分也可发生于胎盘底部。病灶呈圆形或卵圆形,单个或多个,大小不等,形成时间不一,如为苍白或灰色质硬区域多为陈旧性梗死,如为黑色区域多为新鲜梗死。小的胎盘梗死,最大直径多<3cm,在 25% 的正常胎盘中可见,考虑是母体子宫胎盘循环闭塞所致,提示一种正常的胎盘老化。复杂而大的梗死,特别是梗死位于胎盘中心部位

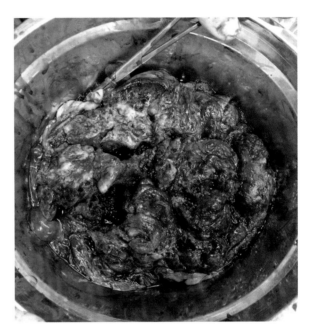

图 4-6-10　胎盘梗死

和发生在孕早、中期,临床症状显著,可能引起,低出生体重、胎儿死亡和新生儿窒息。大的胎盘梗死可能与母体血栓形成呈正相关,目前认为系统性红斑狼疮、高龄产妇等是胎盘梗死高危因素。

母体面梗死的特点是纤维素样沉积在底蜕膜,通常局限于母体面,并可延伸至绒毛间隙内包裹绒毛致其萎缩。据报道其发生率约 0.09%~5%,并与胎儿高死亡率(17%~40%)及胎儿宫内生长受限、流产、死产相关,同时也增加胎儿中枢神经系统损伤风险。

(十) 巨大胎盘

从病理学观点来看,巨大胎盘(giant placenta)是指胎盘重量超过 600g,经超声探测胎盘厚度超

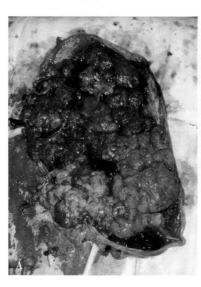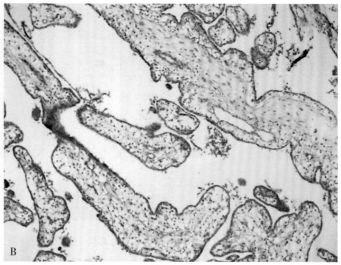

图 4-6-11　胎盘水肿

A. 胎盘水肿大体表现；B. 镜下绒毛水肿改变

过 5cm 的情况。其发生的病因学包括：妊娠合并糖尿病、孕妇贫血、母儿血型不合（ABO 及 Rh 致敏反应）、胎儿水肿、梅毒感染、胎儿肺发育异常、双胎输血综合征、先天性肿瘤形成（如成神经细胞瘤、绒毛膜血管瘤）及 α 地中海贫血等。

（十一）胎盘水肿

胎儿水肿（fetal hydrops）是一种广义的胎儿水肿状态，表现为彩超下胎儿皮下组织明显增厚及多发体腔积液，可伴有胎盘肥厚（图 4-6-11A）。它代表了各种胎儿疾病的终末阶段，包括遗传异常、严重贫血、低蛋白血症、心力衰竭等。胎儿水肿的同时也伴有胎盘和脐带的水肿。胎盘绒毛水肿时胎盘多弥漫性增大，质软、糟脆。胎盘外观不一定有明显水肿表现，但显微镜下明显可见绒毛水肿改变（图 4-6-11B）。

（十二）胎盘纤维素沉积

胎盘纤维素沉积（placental fibrin deposition）表现为胎盘局部质硬、灰白块样组织，界限清楚，多位于胎盘边缘，也可发生于胎盘中央。没有明确临床意义，如广泛纤维蛋白沉积，可能出现胎盘功能不全合并胎儿生长受限或其他胎儿不良结局。

（十三）胎盘钙化

胎盘退行性病变可能是由于滋养细胞老化或子宫胎盘循环梗死所致。典型表现为钙盐沉积在母体面基底板，进一步钙盐可沉积在蜕膜隔板，并随妊娠进展而加重（图 4-6-12）。Spirt 等（1982）报道了在孕 33 周孕妇，半数以上的胎盘可以看到不

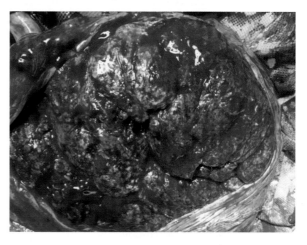

图 4-6-12　胎盘钙化

同程度的钙化。目前还比较难以判断钙盐沉积和妊娠结局之间的关系。

（十四）胎盘肿瘤

1. 绒毛膜血管瘤　胎盘绒毛膜血管瘤（chorangioma）是发生于绒毛间胚叶组织的良性肿瘤，其发生率为 0.5%~1%，外观呈肉色，圆形或类圆形，可生于胎盘及脐带的任何位置。因为具有血管和绒毛基质等相似成分，故被命名为绒毛膜血管瘤（图 4-6-13）。绒毛膜血管瘤常单发且体积较小，无明显临床症状。瘤体较大者往往可引起多种临床并发症，如羊水过多、胎儿生长受限。临床上应注意观察有无胎儿其他并发症，如胎儿水肿、胎儿宫内窘迫、贫血、心衰等。孕期彩超发现直径 >5cm 以上的血管瘤，需严密随访羊水量、胎儿心脏彩超和脐血流等相关指标，选择合适时机

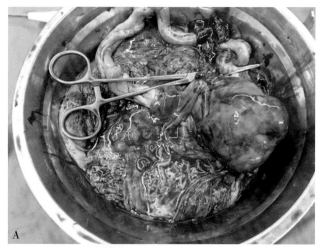

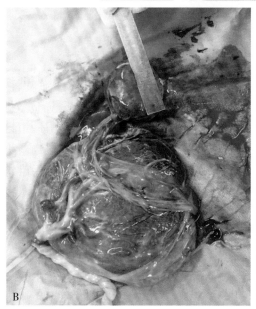

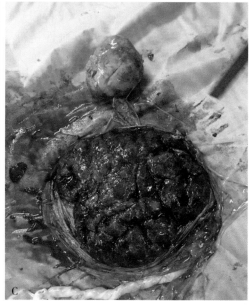

图 4-6-13　胎盘绒毛膜血管瘤

A. 肿瘤位于胎儿面,接近脐带根部;B、C. 肿瘤游离于主胎盘旁,通过游离血管蒂与脐带相连

终止妊娠。

2. 畸胎瘤　胎盘畸胎瘤(placental teratoma, PT)是一种罕见的胎盘原发性非滋养细胞肿瘤。其临床特点、诊断及确切的组织发生均未得到充分阐述。自 1925 年 Morville 报告了第一例,到目前为止全世界文献报告仍极有限。胎盘畸胎瘤通常为单个结节,直径多为 3~8cm,偶有直径可达 14~16cm 者,表面光滑,位于胎儿面的羊膜和绒毛膜之间,部分肿瘤可借短蒂与胎盘相连。显微镜下肿瘤由多个胚层或单胚层构成,以皮肤及附属器为主,也可见到其他分化成熟的组织成分,如消化道上皮、软骨、骨组织等。目前认为胎盘畸胎瘤是良性肿瘤,与胎儿先天性畸形几乎没有关系。因为无明显的临床症状,对孕妇及胎儿发育亦无

影响,临床检查不易发现,建议分娩后胎盘送病理检查以明确诊断。

3. 转移瘤　恶性肿瘤很少转移至胎盘。胎盘转移瘤(tumors metastatic to the placenta)中以恶性黑色素瘤最为常见,约占 30%,其次分别为白血病和淋巴瘤。转移瘤多局限于胎盘绒毛间隙,约 25% 可能累及胎儿。即便如此,恶性细胞很少增殖引起临床疾病。

二、胎膜

胎膜由外层的平滑绒毛膜和内层的羊膜组成。参与羊水平衡的维持,合成血管活性肽、生长因子和细胞因子,参与血管张力的调节,维持羊膜腔的完整性,对胎儿起到保护作用,且在分娩发动

上有一定作用。

（一）宫内感染

正常的生殖道菌群可大量繁殖，而后感染胎膜、脐带、最终感染胎儿。胎膜早破或产程时间长可导致细菌上行性感染。微生物开始感染宫颈内口的绒毛膜及其附近的蜕膜，而后上行感染全层，导致绒毛膜羊膜炎。微生物在感染的胎膜上蔓延、大量繁殖并释放至羊水中，导致绒毛膜板、脐带感染即脐带炎。急性绒毛膜羊膜炎多由细菌引起，包括正常的阴道菌群如B族溶血性链球菌、解脲支原体、人型支原体、梭杆菌等，罕见时候为念珠菌。胎儿感染可能是母体发生菌血症后血行感染导致，但更大的可能是通过呼吸、吞咽或者跟感染的羊水直接接触，通常是由B族溶血性链球菌、大肠杆菌、流感嗜血杆菌引起的，可能发展为支气管肺炎、胃炎、肠炎、腹膜炎和脓毒症或胃肠穿孔。

胎盘炎症的临床意义包括早产和新生儿感染。绒毛膜羊膜炎是早产的主要原因。多数情况下，胎盘大体外观无明显异常，胎膜可失去正常光泽，严重的感染可看到羊膜脏污，根据菌群不同可闻及不同臭味。

血源性母体感染可导致胎盘急慢性绒毛实质炎症。这种通常为慢性炎性浸润，包括淋巴细胞、组织细胞、浆细胞等。主要为肉芽肿性炎症，很少为嗜中性粒细胞。炎症也可能扩展到周围的绒毛和绒毛间隙。慢性绒毛炎多数病例（95%）病因不明，可能为巨细胞病毒（CMV）、单纯疱疹病毒（HPV）、带状疱疹（herpes zoster）、梅毒螺旋体、HIV等病原体感染，临床上可导致流产、胎儿先天性异常、死胎、早产、新生儿败血症、新生儿神经系统损害等并发症。

（二）羊膜粪染

羊膜粪染（meconium staining of the amnion）（图4-6-14）在临床上很常见，有明确的证据表明12%~20%的胎儿在分娩前或产程中排出胎粪，过期妊娠时其发生率可高达25%~30%。目前认为胎儿肠蠕动和肛门括约肌松弛后排出胎粪，提示胎儿宫内窘迫可能。羊膜粪染应区别于胎盘表面附着黏糊糊的绿色胎粪，后者可经清水去除。真实的羊膜粪染是胎膜暴露于胎粪中数小时，通常1~3小时内，羊膜就会有明显的黄染，很难根据粪染程度推测胎粪排出的确切时间，但随着时间的推移胎儿损伤加重。可溶性胎粪成分扩散到胎盘

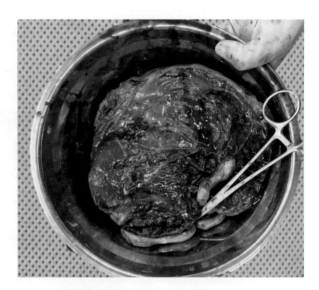

图4-6-14 羊膜粪染

和脐带，引起血管收缩，导致胎儿低灌注，同时胎粪污染可引起胎粪吸入综合征，导致急性呼吸道阻塞、化学性肺炎、肺表面活性物质功能障碍、肺动脉高压，严重时，低氧血症可导致新生儿死亡或远期脑损害。研究表明无胎粪污染组的新生儿死亡率为1.7%，而胎粪污染的新生儿死亡率为3.3%。

（三）羊膜带综合征

羊膜带综合征（amniotic band sequence）是指羊膜部分破裂产生纤维束或纤维鞘，使胚胎或胎儿与羊膜粘连或束缚、压迫、缠绕胎儿，导致胎儿受累器官出现分离或发育畸形。常见于头部、躯干和四肢，可见肢体完全离断、产生环形缩窄、手脚及指（趾）等小畸形，亦可见复杂的全身多发性畸形。其发生率与出生活婴之比为7.8∶10 000，而自发流产者可高达178/10 000。

羊膜带综合征的病因尚不清楚，有些学者认为断肢及缩窄环是原始肢芽异常，但多数学者同意1965年Torphin提出的假说：妊娠早期不明原因的羊膜破裂而绒毛膜完整，胎儿通过羊膜破裂处到达绒毛膜腔中，由于绒毛膜渗透性较好，羊水外渗、一过性羊水过少使胎儿与绒毛膜贴近。羊膜表面的中胚叶绒毛组织产生纤维带缠绕胎儿肢体导致肢体畸形、皮肤缺损等，如果中胚叶纤维带继续与缺损的皮肤粘连则会引起裂畸形，如腹裂、脑膨出等。如果胎儿咀嚼、吞咽羊膜带，则会引起非对称性唇、腭、面裂畸形。

羊膜带综合征的诊断主要结合流行病学进行，在排除了胎儿染色体异常后，77%的羊膜带

综合征胎儿四肢末端有带状缩窄环。胎儿在宫内活动受限,常合并羊水过少。超声下可见漂浮的带状回声,或由绒毛膜板发生或黏附于胎儿身上。羊膜带粘连处的胎儿肢体部分可出现畸形。

(四)羊膜结节

羊膜结节(amnion nodosum)是指羊膜上多个微小的白色、灰色或黄色结节,多与羊水过少、肾发育不全、肺发育不全相关。

三、脐带

脐带是妊娠期胎儿胎盘与母体连接的重要纽带,主要负责营养物质输送、气体交换、代谢产物排泄等,是影响胎儿生长发育及宫内状况的重要因素之一。随着对脐带异常认识的提高和技术的发展,脐带异常产前检出率不断提高,但目前产前难以预防和及时发现、处理,脐带异常仍是妊娠不良结局的重要原因。

(一)脐带长度异常

脐带长度通常为 30~100cm,平均为 50cm,一般认为脐带的安全长度必须大于脐带胎盘插入点至母体外阴的长度,若胎盘附着于宫底,则至少要 >32cm 才能正常分娩。脐带的长短受羊水量和胎儿活动的影响。

1. **脐带过短**　脐带过短(excessive short cords)指脐带长度 <30cm,发生率约为 0.4%~0.9%,常见于一些限制胎儿活动的病理妊娠情况,比如羊水过少、多胎妊娠导致宫腔拥挤、胎儿活动空间小,也常见于 21-三体患儿。临产后可能出现胎儿宫内窘迫,甚至胎盘早剥;也可影响胎先露下降,引起第二产程延长。脐带过短胎儿的死亡率高达脐带长度正常胎儿的 2 倍。极少情况下出现脐带极短甚至完全缺失,致使胎盘与胎儿腹壁直接相连,合并内脏外翻,又称无脐带综合征,这常常是致死的。

2. **脐带过长**　脐带过长(excessive long cords)指脐带长度超过 100cm,发生率约为 0.5%,有些文献认为是 >80cm,发生率约为 3.7%,易造成脐带缠绕、打结、脱垂、受压、脐血管阻塞等,导致胎儿宫内窘迫甚至死胎、死产。

(二)脐带缠绕

由于胎儿活动导致脐带缠绕胎儿颈部、四肢或躯干,称为脐带缠绕(cord entanglement)(图4-6-15),常见于脐带过长,约 90% 为脐带绕颈,以绕颈 1 周者居多,占分娩总数的 20%~34%,绕颈

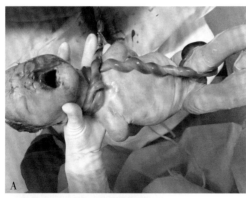

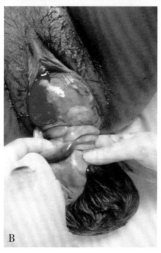

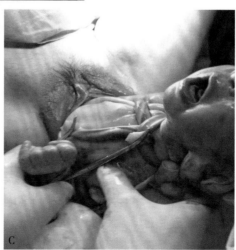

图 4-6-15　脐带缠绕
A.脐带绕颈、绕腿;B.脐带绕颈 3 周;C.脐带缠绕躯干

2 周约为 2.5%~5%、绕颈 3 周约为 0.2%~0.5%。脐带绕颈在产程中常导致宫缩时胎心减速,高达 20% 出现中重度变异减速,导致低脐动脉 pH。无妊娠并发症的孕妇即使存在脐带缠绕,其妊娠结局通常良好。脐带缠绕与围产儿的发病率及死亡率暂无明确关系,脐带绕颈是否显著增加不良妊娠结局仍存在较多争议,有相当一部分学者认为尽管脐带绕颈发生率高,但较少导致不良妊娠结局。

(三)脐带螺旋与扭转

1. 脐带螺旋 正常脐带顺其纵轴呈顺时针螺旋、扭转,平均螺旋 12 圈左右,大部分的学者认为脐带螺旋(cord coiling)是胎儿运动所致。有研究证实:如果脐带螺旋稀少甚至缺如、脐带过于平直提示可能存在 21- 三体、单脐动脉、主动脉缩窄等胎儿异常和脐带附着异常,可导致胎儿生长受限、早产、胎儿宫内窘迫、死胎。因此有学者通过螺旋指数(umbilical coiling index,UCI)即每厘米脐带内的螺旋数来描述脐带的螺旋情况。De Laat 等认为:正常脐带 UCI 为 0.17 ± 0.009;若 UCI<0.07 则为螺旋稀少,发生死胎、产时胎心减速、染色体异常的风险增加;若 UCI>0.30 为脐带过度螺旋,发生胎儿生长受限、血管栓塞和脐带缩窄的风险增加。推测其发生可能与螺旋卷曲异常,影响脐带血流及胎儿血供有关。但由于脐带螺旋指数产前测定受到脐带检查部位的影响,且可能随孕周增加而改变,故建议动态观察脐带螺旋情况并结合其他检查,包括脐动脉 S/D 值、脐静脉血流信号、胎心监测和其他胎儿生物学参数来评估胎儿宫内情况及出现不良妊娠结局的风险。

2. 脐带扭转 如果脐带过度螺旋、扭转呈绳索样、弹簧样,则称为脐带扭转(cord torsion),可能与脐带发育不良、局部华通胶较薄弱有关(图 4-6-16)。脐血管顺纵轴扭转,血管随之变窄,造成脐血流迟缓甚至阻断,导致胎儿宫内慢性缺氧,影响母儿营养及代谢物质交换,轻者造成胎儿生长受限,重者胎儿宫内窘迫甚至胎死宫内。脐带若在脐轮处完全或部分扭转,可使胎儿脐轮部逐渐变细呈绳索状坏死,造成血管闭塞、血栓等,因血运中断最终导致胎儿死亡。脐带扭转所致胎儿死亡常发生在妊娠晚期,大部分存在胎儿生长受限。如孕晚期发生不明原因的胎儿生长受限需考虑可能存在脐带扭转,应定期监测胎儿大小和脐血流并行胎心监护,适时终止妊娠,不能因胎儿小而盲目延长孕周。

(四)脐带真结和假结

1. 脐带真结 脐带真结(true knots)是由于脐带缠绕胎体,随后胎儿活动、穿过脐带套环而形成(图 4-6-17),其发生率在活产数中接近 1%。如套结较松,不影响血流,则对胎儿无明显影响;一旦套结拉紧,影响胎儿血液循环,则可引起胎儿生长受限,产程中常可见胎心异常,死产率增加 4~10 倍,但剖宫产率无明显增加,脐血 pH 多正常。如发生于单羊膜囊双胎,危险性极大。目前几乎所有的产前检查方法都无法确诊脐带真结,多数在分娩后确诊。超声下表现为等信号或麻花状的脐带集中成团,CDFI 显示紊乱的脐带血流,但无法与脐带假结鉴别,因此难以预防,可嘱孕妇加强产检、胎心监护检查及胎动计数。

2. 脐带假结 当脐静脉较脐动脉长时,形成

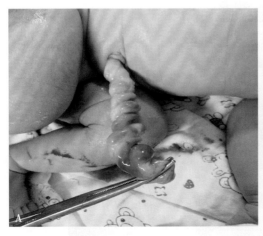
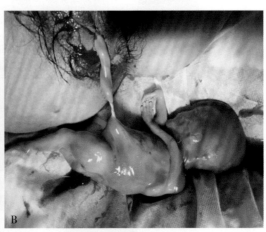

图 4-6-16 脐带扭转
A. 脐带扭转;B. 脐带根部扭转

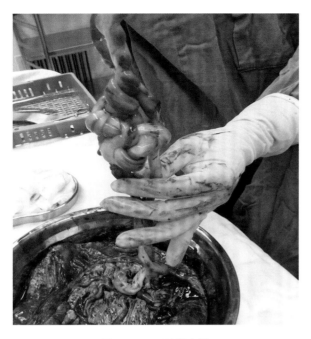

图 4-6-17　脐带真结

迂曲似结或由于脐血管较脐带长,血管卷曲似结,称为脐带假结(false knots)(图 4-6-18)。一般不影响胎儿血液循环,对胎儿危害不大。

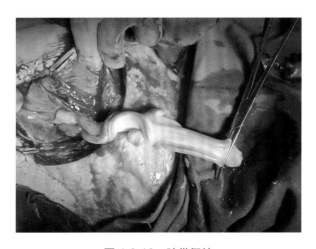

图 4-6-18　脐带假结

(五)脐带缩窄

脐带缩窄(cord stricture)是指脐带局部缩窄,常见于胎盘脐带插入部位,其典型的病理特征为脐带狭窄段局部华通胶缺失或脐血管狭窄、闭合,常导致死胎。极少数病例是由羊膜带所致。

(六)脐带囊肿

据起源的不同,脐带囊肿(cord cyst)(图 4-6-19)分为真性囊肿和假性囊肿,临床多见假性囊肿。

1. 真性囊肿　真性囊肿(true cyst)体积常较小,是胚胎时期尿囊管或卵黄囊管残迹覆盖上皮

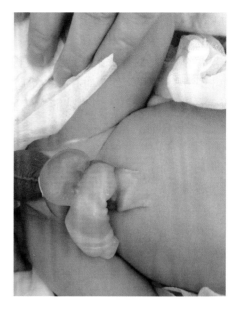

图 4-6-19　脐带囊肿

细胞形成,可伴有分泌功能,常位于接近胚胎种植的部位。囊肿呈圆形或椭圆形,有一定张力,单发多见,其中以脐尿管囊肿较常见。如脐尿管未闭,膀胱会与脐带内的尿囊远端相通,尿液可经脐尿管进入脐带内的尿囊,超声动态观察可见囊肿出现大小变化。因此,提高对脐带根部囊肿的认识,特别是提高对膀胱尿囊囊肿的认识,可早诊断、早手术,避免发展成为脐尿管瘘等。

2. 假性囊肿　假性囊肿(pseudocyst)体积常较大,多为包绕脐带的华通胶局部水肿所致,囊内有黏液,无上皮,可发生于脐带的任何部位。囊肿边界欠清楚,无张力,内有稀疏点状回声。

脐带囊肿可合并多种复杂畸形,包括心血管系统、神经系统、泌尿系统、骨骼系统等,影响胎儿预后。如在系统胎儿筛查过程中发现脐带囊肿,应仔细扫查胎儿各器官结构以免漏诊。有报道称20% 以上脐带囊肿合并染色体异常,尤其 18- 三体综合征。临床发现脐带囊肿同时合并其他畸形,特别是心脏畸形时,应注意染色体检查。

研究表明孕早期超声发现的单个脐带囊肿往往可以完全消退,预后良好;但如为多发囊肿,常预示着流产及非整倍体异常,孕中、晚期持续存在的脐带囊肿也提示胎儿结构和染色体异常可能。

(七)单脐动脉

通常情况下,脐带内含有 2 条管壁较厚的动脉和 1 条管腔大但管壁薄的静脉。如果只有 1 条动脉 1 条静脉则称为单脐动脉(single umbilical artery,SUA)。它的发生率约为 0.31%,在活产儿

中约为 0.63%,在死胎中约为 1.92%,在双胎中约为 3%。单脐动脉的发生有两种学说,一种学说是先天未发育,从胚胎发育开始就只有 1 条脐动脉;另一种学说是胚胎开始发育时存在 2 条脐动脉,但在以后的发育中有 1 条脐动脉继发性萎缩并逐渐消失,也许两种可能都同时存在。因为显微镜观察脐带中常常只见 1 条脐动脉,完全看不到第 2 条脐动脉,而少数单脐动脉病例(约 1.5%)脐带中则可在显微镜下观察到 1 条细小而萎缩的血管,其管腔闭锁。根据缺如血管不同,将单脐动脉分为 4 型:I 型是指来自髂内动脉的一条脐动脉缺如,通常为左侧脐动脉缺如;II 型指脐带中含有一条卵黄动脉和一条脐静脉;III 型指脐带中有一条脐动脉和两条脐静脉;IV 型指脐带中含有一条固定的右脐静脉和一条卵黄动脉或者脐动脉。

由于单脐动脉可能干扰了早期胚胎下半部血液供应,可致胎儿多发畸形,特别是中枢神经系统、生殖系统、心血管系统畸形多见。I 型 SUA 常见的胎儿畸形为肾脏发育不全、肛门闭锁、脊柱异常和心脏畸形;II 型 SUA 常合并并指畸形和尾部退化序列征。在国内刘伯宁的研究中单脐动脉胎儿伴畸形的发生率高达 25%~50%。单脐动脉也常提示胎儿非整倍体异常,文献报道的发生率为 33%~74%,最常见的为 18- 三体和 13- 三体,因此孕期超声检查应常规筛查脐血管的数目,如果检查到单脐动脉应进一步详细筛查胎儿是否存在异常。如果只是单纯的单脐动脉而没有其他明显胎儿异常,且为低危妊娠人群,单脐动脉不增加非整倍体异常风险,但如合并其他胎儿异常,特别是心血管系统及泌尿生殖系统异常,其非整倍体异常的风险大大增加,应建议进行羊膜腔穿刺。另外,一部分研究表明单脐动脉常常合并胎儿生长受限,但并非所有研究都支持。

(八)脐带血肿

脐带血肿(cord hematoma)较少见。可能跟脐带长度异常、脐动脉瘤、外伤、脐带缠绕、脐静脉穿刺、脐带炎有关,也可能由脐静脉曲张破裂所致(图 4-6-20)。超声下表现为血流减少的高回声区。

(九)脐血管血栓

脐血管血栓(cord vessel thrombosis)(图 4-6-21)发生于宫内,在分娩孕妇中发生率约为 0.08%,产后尸检中发生率约为 0.1%,高危妊娠孕妇中发生率约为 0.4%。70% 为脐静脉血栓,20% 为脐带动静脉血栓,10% 为脐动脉血栓。与静脉血栓相比,

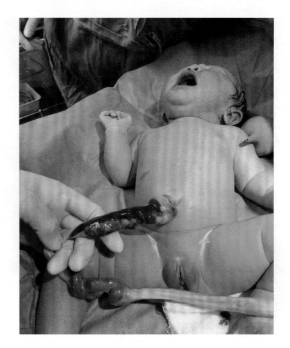

图 4-6-20 脐带血肿

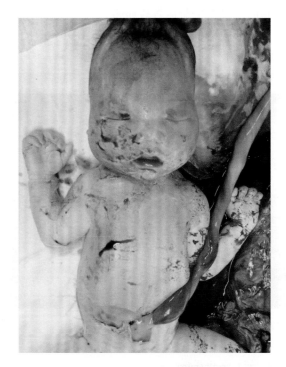

图 4-6-21 脐血管血栓

动脉血栓的围产发病率及病死率更高。脐血管栓塞可能与其解剖结构异常有关,如脐带过长或过短、脐带胎盘相连处异常、脐带缠绕及狭窄等,也有研究认为与脐带的机械性损伤有关,如脐带受压、打结及过度扭转等,还有可能与感染、胎儿凝血异常及孕妇血糖异常、吸烟等有关。

脐血管血栓可分为闭塞性血栓和非闭塞性血栓两种。闭塞性血栓对胎儿的影响更严重,而非

闭塞性血栓如附壁血栓等日后也可发展为闭塞性血栓。目前对脐血管栓塞的诊断仍主要依靠病理组织学检查，表现为脐血管轻度扩张呈黄褐色或白色，不像正常血管的蓝色和有光泽，其内可见凝血块，而产前应用超声技术发现脐血管栓塞及确诊的病例几乎没有报道。有部分学者提出，因脐动脉沿胎盘表面分布并逐渐分支，到胎盘外周突然转向母面，继续反复分支形成绒毛的毛细血管，胎儿血液从毛细血管袢经静脉汇合回流到脐静脉，胎盘内血管血栓的形成可间接提示脐血管、胎儿体内血循环中亦存在血栓的可能。脐血管血栓的形成可造成胎儿生长受限、胎儿酸中毒、死产、新生脑瘫、各器官梗死、胎母输血等。

（十）脐静脉曲张

脐静脉曲张（umbilical vein varix）少见，是脐静脉局部显著扩张所致。可发生在脐静脉的羊膜内段和胎儿腹内段，胎儿腹内段脐静脉曲张可能与胎儿结构及非整倍体异常有关。脐静脉曲张的并发症包括血栓形成、脱落、脐动脉受压、胎儿心衰。超声下表现为脐静脉的囊性扩张，彩超能更好确诊。

（十一）脐动脉瘤

脐动脉瘤（umbilical artery aneurysm）是由先天性血管壁薄且又缺少华通胶保护所致，通常位于或接近脐带胎盘插入口，因此处缺少华通胶保护。脐动脉瘤超声下常表现为高回声囊性轮廓，内可见丰富的低流速或杂乱的搏动性血流信号。理论上，动脉瘤可压迫脐静脉导致胎儿损害甚至死亡。脐动脉瘤常与单脐动脉、18-三体、羊水量异常、胎儿生长受限、死产有关。

（十二）脐动脉吻合

脐动脉吻合（umbilical artery fusion）常出现于靠近胎盘入口处，易误诊为单脐动脉，超声下表现为近脐带胎盘入口处仅见 1 条脐动脉血流信号，在脐带胎儿腹部入口及膀胱水平切面可见 2 条脐动脉血流信号，产后通过病理检查可确诊。目前国内外未发现其与不良妊娠结局有关。另外，研究发现，在同一脐带内可有血管吻合与分离共存，吻合长度在 0.5~1.0cm。

四、第三产程胎盘、脐带检查

第三产程正确处理胎盘，可减少产后出血及感染的发生率。正常胎盘通常位于子宫前壁、后壁或侧壁。分娩时应避免暴力牵拉脐带，导致脐带断裂、子宫内翻等并发症。胎盘娩出后将胎盘铺平，测量胎盘大小，先检查母体面，查看胎盘小叶有无缺损，有无副叶、胎盘梗死、出血、肿瘤及结节等异常存在，注意胎盘形态、一致性和完整性。然后将胎盘提起，检查胎膜是否完整，仔细查看胎儿面边缘有无血管断裂，及时发现副胎盘。如有副胎盘或大块胎盘残留时，则需严格消毒下行徒手宫腔探查或产后刮宫术去除残留组织。观察并测量脐带的长度，注意脐带附着点位置，查看脐带横断面血管数量，注意脐带有无缠绕、扭转、出血、血栓、真结及假结，华通胶有无异常，除外单脐动脉存在。对胎膜的检查应注意其颜色及韧度，有无异味，是否存在胎粪污染或感染征象。如发现胎盘异常，必要时可行胎盘病理检查。胎盘的情况应详细记录在分娩记录中。

（张雪芹）

参考文献

1. Cunningham F，Leveno K，Bloom S，et al. Williams Obstetrics.24th edition. New York：McGraw-Hill Education，2014：116-126.

2. Reece EA，Hobbins JC. Clinical Obstetrics：The Fetus & Mother.3[rd]Edition. Blackwell Publishing Ltd，2007：35-58.

3. Ernst L. The Placenta from Development to Disease. Pediatric & Developmental Pathology，2012：114-121.

4. Hobbins JC. Obstetric Ultrasound：Artistry in Practice，2008：7-19.

5. 王学举，魏瑗，原鹏波，等 . 双胎输血综合征胎盘特点分析 . 中华医学杂志，2015，95（17）：1323-1327.

6. Hubinont C，Lewi L，Bernard P，et al. Anomalies of the placenta and umbilical cord in twin gestations. American Journal of Obstetrics & Gynecology，2015，213（4 Suppl）：91.

7. 吴琴 . 脐带异常的产前超声诊断 . 中华医学超声杂志电子版，2012，09（6）：484-486.

8. Sinkey RG，Odibo AO，DasheJS.Diagnosis and management of vasa previa. American Journal of Obstetrics & Gynecology，2015，213（5）：615-619.

9. 吴青青，陈焰 . 羊膜带综合征的研究进展 . 中华妇产科杂志，2002，37（3）：187-188.

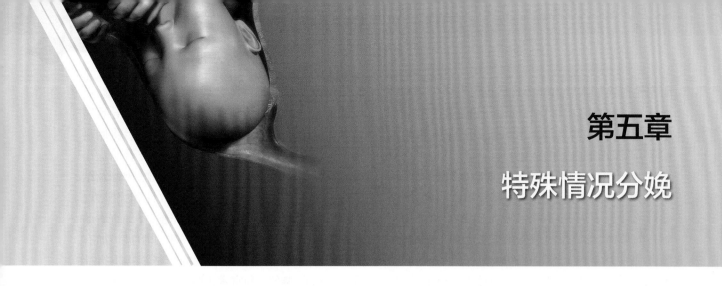

第一节　双胎妊娠阴道分娩

【导读】

双胎妊娠分娩方式较为复杂,建议结合双胎妊娠的绒毛膜性、第一胎儿的胎方位、胎儿体重、母体情况、接生者经验和家庭意愿等综合选择。阴道分娩过程中应加强监护,尤其注意第二产程的管理,以降低第二胎儿宫内窘迫和新生儿窒息发生的风险。

一、概述

随着高龄及辅助生殖技术的提高,双胎妊娠在全球的发生率逐年增高,其分娩相关问题也备受关注。关于双胎阴道分娩时机及分娩方式选择的诊治规范在世界范围内依然存在争议。临床实践中应根据双胎妊娠孕周、当地医疗条件、孕妇有无并发症或合并症、是否为复杂性双胎,以及复杂性双胎妊娠相关并发症发生后孕期曾经采取的治疗方法等综合分析,制定针对不同类型双胎妊娠个体化分娩时机及分娩方式的选择方案,其最终目标是确保母婴平安并将双胎妊娠阴道分娩母儿并发症发生的风险降至最低。

二、双胎妊娠分娩时机

(一) 绒毛膜性与分娩时机选择

双胎绒毛膜性分为双绒毛膜双羊膜囊

(dichorionic diamniotic twin, DCDA) 双胎、单绒毛膜双羊膜囊 (monochorionic diamniotic, MCDA) 双胎,以及单绒毛膜单羊膜囊 (monochorionic monoamniotic, MCMA) 双胎,由于不同绒毛膜性胎盘存在吻合血管类型、共存羊膜囊,以及胎盘分割比例等的不同,决定其分娩时机选择不同。临床上分娩时机选择应以胎儿已成熟或子宫内环境不再适应胎儿继续生长,母胎围产期并发症发生风险最低为依据选择最适宜的分娩时机。中华围产医学会胎儿学组根据国内外大量循证医学依据提出双胎妊娠分娩时机的专家观点或推荐:①建议对于无并发症及合并症的双绒毛膜双胎可期待至 38 孕周时再考虑分娩(推荐等级 B);②无并发症及合并症的单绒毛膜双羊膜双胎可以在严密监测下至妊娠 37 周分娩(推荐等级 B);③建议单绒毛膜单羊膜双胎的分娩孕周为 32~34 周,也可根据母胎情况适当延长分娩孕周(推荐等级 C);④对于复杂性双胎如双胎输血综合征(twin-twin transfusion syndrome, TTTS)、选择性胎儿生长受限(selective fetal growth restriction, sFGR)及双胎贫血 - 红细胞增多序列征(twin anemia-polycythemia sequence, TAPS)等需要结合每个孕妇及胎儿的具体情况制定个体化的分娩方案(推荐等级 C)。

(二) 充分医患沟通

双胎妊娠阴道分娩按高危妊娠进行管理。充分医患沟通,制定个体化的治疗方案。在与孕妇家庭沟通过程中要告知终止妊娠时机及方式的利弊风险,阴道分娩过程中可能发生的包括孕妇及胎儿在内的相关风险以及防范措施,尤其是第二胎儿发生窘迫及新生儿窒息的风险,甚至可能产程中转为急诊剖宫产的可能性等。同时也要鼓励孕妇阴道成功分娩的信心,让孕妇家庭成员鼓励孕妇并充分配合产程过程,以提高阴道分娩的成功率。

（三）综合评估终止妊娠时机

再次核实孕周及双胎绒毛膜性,充分评估孕妇及胎儿情况,包括孕妇的受孕方式（自然受孕或辅助生殖助孕）、有无并发症及合并症、宫颈成熟度、双胎儿胎方位及胎产式,尤其是第一个胎儿的胎位是决定是否采取阴道试产的重要因素。同时分娩医院的产科及儿科等医疗水平也需要进行综合评估。

三、双胎妊娠阴道分娩评估

双胎妊娠的分娩方式应根据双胎的绒毛膜性、胎方位、胎儿体重、母体合并症、宫颈成熟度及胎儿宫内情况等综合判断,应在分娩发动之前与患者及家属充分沟通交流,使其了解阴道分娩过程中可能发生的风险及处理方案,权衡利弊,共同决定分娩方式。

（一）双胎的绒毛膜性

对于无合并症的双绒毛膜双羊膜囊（DCDA）双胎及单绒毛膜双羊膜囊（MCDA）双胎,其分娩方式的选择主要根据胎方位。但需要注意阴道分娩过程中大约有 10% 的 MCDA 双胎会出现产时的急性胎 - 胎输血,充分知情告知,产程中严密监护、产程中适当放宽剖宫产（图 5-1-1）。而对于单绒毛膜单羊膜囊双胎（MCMA）,由于其发生率更低,缺乏大样本量的对照研究,其分娩方式仍有争议。基于现有文献,由于两胎儿脐带缠绕的发生率较高（可高达 88.6%）,其在整个孕期包括围产期均可能因脐带缠绕打结而导致突发的胎死宫内,故一般建议在 32~34 周选择剖宫产终止妊娠。

（二）胎方位

1. 第一胎儿或靠近宫颈胎儿的胎位　2013年由加拿大双胎分娩研究协作组发表在 *The New England Journal of Medicine*（NEJM）的多中心随机对照研究对 2804 例第一胎儿是头位的双胎孕妇随机分为计划剖宫产（37^{+5}~38^{+6} 周手术）和计划阴道分娩的两组,对两组胎儿及新生儿死亡情况进行分析,结果发现两组的围产儿不良结局无显著差异（2.2% vs.1.9%,$P=0.49$）。2016 年该协作组更新了对新生儿远期神经系统发育的随访,结果显示,两组婴儿随访至 2 岁时的神经运动发育迟缓的总体发生率无显著差异（4.6% vs.4.87%,$P=0.76$）。来自香港的研究也表明,双胎孕妇阴道分娩率的升高并未增加新生儿或母体病率。双胎分娩过程中的主要风险在于第二胎儿,既往文献表明,第二胎儿约有 24.8% 的机会可能发生胎位改变,因此无论第二胎儿初始胎方位如何,产科医师均需要具备良好的阴道助产能力,并做好能在紧急情况下快速剖宫产的准备。2014 年发表的多中心研究表明,第二胎儿为非头位的双胎在第一胎儿阴道分娩后转为剖宫产率为 6.2%,而双头位的孕妇阴道分娩联合剖宫产的比例为 0.9%,但两组的新生儿死亡率、死产率、NICU 入住率均无显著差异。因此第二胎儿的胎方位不作为分娩方式选择的主要依据,当第一胎儿为头位时,无论第二胎儿的胎方位如何,如无产科并发症时,均可尝试阴道分娩。

2. 第一胎儿非头位　如第一胎儿非头位,目

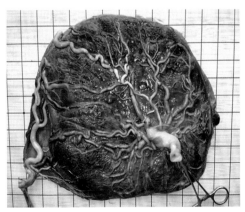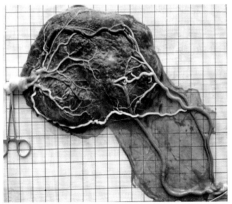

图 5-1-1　单绒毛膜双胎胎盘（图片来自北京大学第三医院）
两胎盘间存在血管交通吻合支,一胎儿娩出后应建议尽早结扎脐带,以免第二胎儿失血

前尚无循证医学证据证明剖宫产可比阴道分娩获得更多益处,尚需要更大样本量的随机对照研究来比较两者的利弊。但就临床经验而言,如双胎的第一胎儿为臀位或横位时,需考虑到两个问题:首先,与单胎妊娠类似,臀位阴道分娩面临着由于宫颈扩张不充分而导致后出头困难的窘境,而且一旦臀位胎儿发生胎膜破裂,容易出现脐带脱垂而引起胎儿窘迫、严重时胎儿死亡;其次,如果一胎儿臀位,第二胎儿为头位时,两胎儿可能发生胎头交锁而难产。基于以上两点,虽然在各国指南中并未给出明确建议,但大多数产科医师通常会建议此类孕妇直接选择剖宫产分娩,而对于经产妇、来院时宫口已开全,则可酌情阴道试产。

3. **胎儿体重** 根据以往文献,如果第一胎儿是头位,第二胎儿估计体重均在 1500~4000g 之间,两胎儿体重的差异并不影响双胎的阴道分娩成功率,即使体重较大的是第二个胎儿。但也有学者提出第二胎出生胎儿若体重大于第一个先露胎儿体重的 20%,则不良围产结局(围产儿死亡、出生窒息、呼吸窘迫综合征、新生儿感染、产伤等)明显增加。而对于估计体重 <1500g 的早产儿,剖宫产和阴道分娩仍存争议。以色列学者 2015 年的研究指出,如果第二胎儿为极低出生体重儿时,阴道分娩组的新生儿虽然发生呼吸窘迫综合征的风险较剖宫产组略有降低(66.7% vs. 69%,$P=0.042$),但脑室内出血的风险明显高于剖宫产组(29.4% vs. 8.5%,$P=0.013$,校正 OR=3.65)。因此,对于第二胎儿估计体重 <1500g 以下者,采取何种分娩方式仍有待研究。

4. **双胎妊娠的引产** 由于双胎孕妇发生妊娠期糖尿病及妊娠期高血压疾病等并发症的风险远高于单胎,因而增加了其孕晚期需引产的风险。瑞典 2015 年进行的一项研究比较了 34 周以上双胎孕妇引产和促宫颈成熟(220 例)与自然发动(242 例)两组的妊娠结局,发现引产组双胎孕妇比对照组的剖宫产率增加了 90%(AOR 1.9,95% CI 1.1-3.5),而促宫颈成熟组(包括水囊和前列腺素)的剖宫产风险则增加 1.5 倍(AOR 2.5,95% CI 1.2-5.3),引产成功率接近 80%。当孕妇身材矮小、胎儿体重总和较大时,可能中转剖宫产的风险较高。双胎妊娠引产或促宫颈成熟不是禁忌,但尚缺乏足够循证医学依据,需要严密观察宫缩情况,警惕由于宫缩过强而导致的胎儿窘迫、羊水栓塞或胎盘早剥等并发症。

5. **其他因素** 复杂性双胎(如双胎输血综合征、选择性胎儿生长受限及反向动脉灌注序列等)在孕晚期也可能出现胎儿丢失,医源性早产率较高,围产儿预后较差,激光凝固治疗或选择性减胎术等宫内治疗技术的应用可改善此类患者妊娠结局。目前这类患者如何选择分娩方式尚缺乏大样本的研究,需要根据具体情况制定个体化的分娩方案。

四、双胎妊娠产程中处理

双胎的阴道分娩应在二级或三级医院实施,并且由有丰富经验的产科专家及助产士共同观察产程。分娩时需有新生儿科医师在场处理新生儿。建议根据母体及胎儿情况制定相应的分娩计划,产时应同时监测两个胎儿的胎心率变化。产房应具备床旁超声设备,临产后需对每个胎儿的胎产式和先露做进一步评估。

1. **第一产程** 与单胎类似,孕妇可适当活动、合理饮食以保存体力。双胎孕妇的第一产程可能较单胎有所延长,应注意保证孕妇能量及水分的补充。若宫缩乏力致产程延长,可使用常规剂量缩宫素静脉滴注加强宫缩,若催产效果不佳或有其他产科指征,宜改行剖宫产结束分娩。

2. **第一个胎儿的娩出** 如果第一个胎儿为头位,其分娩过程基本同单胎妊娠。但应注意娩出第一个胎儿时不宜过快,以免发生胎盘早剥。对于单绒毛膜双胎可能因胎盘之间的交通血管导致急性的胎-胎输血,分娩时更应注意尽快断脐,以防第二个胎儿失血。

3. **第二个胎儿的娩出** 文献报道,在双头位的双胎分娩过程中,第二个胎儿需要借助臀牵引分娩的比例为 0.8%~3.9%。先露异常尤其是横位胎儿胎膜破裂会增加脐带脱垂的风险,因此第一个胎儿娩出后需要有专人于孕妇腹部固定第二个胎儿尽可能地为纵式式,以防第二个胎儿转成横位,同时需密切观察胎心及宫缩情况。阴道检查或床旁超声确定为头或臀先露且胎心正常者可耐心等待。目前两胎儿分娩的时间间隔尚存争议。如间隔时间太久,宫口回缩可能导致第二胎儿难产。大多数文献认为,为避免第二胎儿发生宫内窘迫及新生儿窒息,双胎分娩的合理间隔时间应该控制在 15~20 分钟。因此,第一个胎儿娩出后超过 15 分钟仍无有效宫缩,可行静点缩宫素促进子宫收缩,待先露入盆后可行人工破膜。如第一个胎儿娩出后30分钟仍不能娩出者,第二个胎儿为头位,可尝试产钳助产,如助产困难,则转为剖宫产终止妊娠。

如果第二个胎儿为横位,其分娩方式也存在争议。无论是行臀牵引术,还是外倒转为头位分娩均有风险。如发现脐带脱垂、胎盘早剥及胎心率异常时应立即行阴道助产,可以产钳助产或臀牵引迅速娩出胎儿。如胎头高浮,短期内不能结束分娩,立即剖宫产。总之,对第二个胎儿横位者,应根据孕周和胎儿状况,根据接生者的经验综合处理,如果尝试纠正横位困难,应尽快剖宫产终止。

4. 第三产程的处理 第三产程应于产妇腹部置砂袋压迫,以防回心血量的突然迅速增加导致产妇心衰。在第二个胎儿前肩娩出时,给予缩宫素20U肌内注射,并加速缩宫素滴注,以防产后出血。胎盘娩出后,仔细检查胎盘、胎膜是否完整,脐带的插入位置与胎盘份额的比例,并根据胎盘、胎膜的组成情况进一步判断双胎的膜性、卵性。

5. 不能忽略双胎孕妇并发症发生的风险 双胎妊娠期发生妊娠期高血压疾病、妊娠期糖尿病、贫血、胎膜早破、早产、前置胎盘、胎盘早剥、妊娠期急性脂肪肝等风险高于单胎妊娠,需要严密监测孕妇症状体征及相关辅助检查,早期发现并制定个体化防治措施。产程中容易发生子宫收缩乏力、胎盘早剥及产后出血等严重并发症,需要提高警惕,严密监测,制定早期预警及防治策略。双胎妊娠阴道分娩不能只关注胎儿问题而忽略母体发生并发症的相关风险。

五、双胎妊娠产程中特殊问题处理

1. 胎头嵌顿 双头位分娩时,如孕妇的骨盆较宽而两胎头均较小,两胎头可同时进入骨盆从而发生胎头嵌顿,表现为产程延长、胎头俯屈不良、胎先露下降缓慢,甚至宫口开全胎先露仍位于坐骨棘平面上或者位于坐骨棘平面。一旦诊断胎头嵌顿,可行床旁超声检查,如第二胎头最宽的部分已位于耻骨联合下,应由经验丰富的产科医师采取一手向宫体一侧推移胎体,另一手在宫体另一侧上推第二胎头的方法,使第一胎头得以下降。如上推胎头失败或出现胎儿宫内窘迫,应立即改行剖宫产术。

2. 胎头交锁 仅出现于第一个胎儿为臀位、第二个胎儿为头位时。多表现为臀位胎儿出头困

难。需要床旁超声进行诊断,如怀疑胎头交锁,有经验的医师可尝试手法松解,胎儿情况良好者可行剖宫产终止,如第一胎已死,则行断头术以利第二个胎儿顺利娩出。因此,如果双胎妊娠胎方位为一臀二头时,通常建议剖宫产终止妊娠。

3. 脐带脱垂 如第一个胎儿发生脐带脱垂,处理原则同单胎妊娠的脐带脱垂,若不能尽快分娩应抬高臀部,一名医护人员手入阴道托住脐带,尽量避免脐带在先露部和骨盆之间受压,尽快进行剖宫产术。双胎妊娠的脐带脱垂更容易发生在第二个胎儿。若发现脐带脱垂,应尽快娩出胎儿:如为头先露,胎头已衔接,则行产钳或胎头负压吸引术助产,同时做好新生儿抢救准备;如胎头浮动或为其他胎位,应做内倒转或臀牵引术娩出胎儿,不宜做脐带还纳手术以免延误胎儿娩出。

4. 双胎第二胎儿忽略性横位 双胎分娩时台下应该由有经验的医师将第二胎儿固定于纵产式,但有时第二胎儿胎膜已经破裂甚至一手臂脱出于阴道内,此时如果胎儿存活应短时间内尽快剖宫产结束分娩。如果确认胎心已经消失,原则上尽量经阴道娩出,可以选择毁胎术。笔者曾处理一双胎孕妇,第一胎儿外院分娩,转诊来院时第二胎儿阴道内可及胎儿手臂,胎心已经消失,子宫收缩将胎儿紧紧裹住,消毒下试行还纳胎儿,但因宫腔内已经没有羊水,宫腔内无空间,胎儿紧紧固定无法推动,采取的方式是在抗生素预防感染,输液及严密监测生命体征前提下,自宫颈口置入一无菌引流管,向宫腔内灌注盐水,虽然仍然有部分盐水流出但试推胎儿可以滑动,最后采取内倒转牵拉胎儿脚部以臀牵引娩出胎儿,其操作过程不复杂,但仅适用于胎心已经消失的情况。

5. 双胎的延迟分娩 延迟分娩指在胎儿和母亲没有其他分娩指征时,对双胎之一流产或早产后(24~28周早产)的剩余胎儿进行保胎,将第二个胎儿保留在子宫内继续维持妊娠数天至数周后出生,以提高第二个胎儿的生存机会。

在第一胎分娩后,应该在宫颈处用可吸收线将脐带尽可能高位结扎,残端留在宫颈内口上方。一般认为首次妊娠、早产或者流产发生于中孕后期或晚孕早期是延迟分娩的相对适应证,一般用于双绒毛膜双胎。有学者报道,在第一个胎儿娩出后高位结扎宫颈管内的脐带并行宫颈环扎手术,绝对卧床,预防性应用抗生素并在孕24周后应用糖皮质激素,新生儿存活率可达40%~57%。

但在延迟分娩过程中存在发生严重母胎感染的风险,产科医师需向患者及其家属详细告知风险利弊,慎重决定。

【注意事项】

1. 双胎妊娠分娩方式选择应该依据绒毛膜性、第一胎儿的胎方位、胎儿体重、母体情况、接生者经验和家庭意愿等综合选择。阴道分娩过程中应加强监护,尤其注意第二产程的管理,以降低第二胎儿宫内窘迫和新生儿窒息发生的风险。

2. 临床上分娩时机的选择应该以胎儿已成熟或子宫内环境不再适应胎儿继续生长,母胎围产期并发症发生风险最低为依据选择最适宜的分娩时机。

【关键点】

1. 双胎绒毛膜性决定其分娩时机选择不同。

2. 第一胎儿或靠近宫颈胎儿的胎位决定分娩方式,为头位者可以选择阴道试产,第二胎儿胎位不作为分娩方式选择的依据。

3. 阴道分娩过程中应加强监护,尤其注意第二产程的管理,以降低第二胎儿宫内窘迫和新生儿窒息发生的风险。

(赵扬玉)

参考文献

Cunningham F, Leveno K, Bloom S, et al. Williams Obstetrics.24th edition. New York: McGraw-Hill Education, 2014.

第二节 剖宫产后阴道分娩

【导读】

剖宫产后阴道分娩(vaginal birth after cesarean section, VBAC)在国外已经开展了近40年的时间,被学术界认为是剖宫产术后(尤其一次子宫下段剖宫史)再次妊娠妇女一种较为安全可行的分娩方式。

一、VBAC 概述

世界卫生组织 2010 年初在 *Lancet* 杂志发布一项调查报告显示中国剖宫产率高达 46.2%,是世界卫生组织推荐上限的 3 倍以上。随着 2015 年底中国全面放开"二孩"政策,过去高剖宫产率遗留下的大量瘢痕子宫再次妊娠的问题显得尤为突出,其分娩方式备受关注。

1981 年美国国立卫生研究院(National Institutes of Health,NIH)推荐既往有一次剖宫产史的孕妇可以尝试阴道分娩,之后美国妇产科医师学会(The American College of Obstetricians and Gynecologists,ACOG)也推荐经过仔细挑选的瘢痕子宫孕妇允许选择阴道分娩,也第一次提出了剖宫产后阴道分娩(vaginal birth after cesarean section,VBAC)的专用名称。经过多年的临床实践研究,2010 年 NIH 共识认为:VBAC 是一种安全可行的降低剖宫产率的有效手段,成功率为 60%~80%,与选择性重复剖宫产(elective repeat cesarean section,ERCS)相比,VBAC 产妇死亡率下降,并且减少手术副损伤、产后静脉血栓、产后感染、产后出血以及产后输血量等并发症的风险,缩短住院时间,减少再次妊娠并发胎盘植入的几率,同时也降低了新生儿呼吸系统并发症的发生及其死亡风险。但 VBAC 最棘手的问题就是灾难性的子宫破裂,导致严重的母儿不良结局,尤其新生儿的缺氧缺血性脑病、窒息甚至死亡。因此,对 VBAC 可能发生的子宫破裂的担忧使得美国的 VBAC 率也从 1996 年最高的 28.3% 降至近 10 年的 10% 以下。1999 年 ACOG 指南要求要在有紧急剖宫产手术条件的医院才可开展 VBAC,要求从决定剖宫产到胎儿娩出,时间要短于 30 分钟,最好能在 18 分钟内取出胎儿,以保证母儿的安全。但总体而言,对于既往一次子宫下段横切口剖宫产史的孕妇,阴道试产子宫破裂率通常低于 1%,而且如果 VBAC 病例选择得当,加强监测,还可进一步降低子宫破裂率。

二、VBAC 适应证

(一) 适应证

1. 既往一次子宫下段横切口剖宫产史、术后切口愈合良好。

2. 产前超声检查提示子宫下段前壁连续性完整、无缺损。

3. 前次剖宫产指征不复存在。

4. 本次妊娠无剖宫产指征,具备阴道分娩条件。

5. 孕妇及家属充分明白瘢痕子宫阴道试产的风险后,自行选择阴道试产。

(二) 其他情况

在下列情况下,如果产科条件良好,也可以尝试 VBAC,但试产成功率下降,风险会增加,应与孕妇及家属充分沟通,谨慎试产。包括:

1. 两次剖宫产史。

2. 剖宫产术后再次受孕间隔时间 <12 个月或分娩间隔时间 <18 个月。

3. 双胎妊娠。

4. 可疑巨大儿。

5. 前次未足月剖宫产尤其是孕 30 周以前,子宫下段形成不佳,切口位置常常偏高。

三、VBAC 禁忌证

1. 既往术式为古典式剖宫产术,子宫体部纵切口剖宫产术,既往子宫切口为倒 "T" 或 "J" 形切口。

2. ≥3 次子宫下段剖宫产史。

3. 既往有子宫破裂史。

4. 本次妊娠有新的剖宫产指征,不具备阴道分娩条件。

四、瘢痕子宫妇女孕前和孕期管理

1. 瘢痕子宫妇女孕前管理 剖宫产史不但降低了妇女随后的生育能力,而且再次妊娠时瘢痕处妊娠、自然流产、胎盘位置和种植异常、子宫破裂、严重产后出血、产时子宫切除以及手术损伤、胎死宫内、早产、低出生体重儿等风险显著增加。因此,针对剖宫产史的瘢痕子宫妇女在备孕时,应进行专业的孕前咨询,建立基本信息档案,具体内容包括:

(1) 详细了解前次剖宫产的时间、剖宫产指征、剖宫产类型、宫口开大情况、子宫切口是否为子宫下段横切口、子宫切口的缝合层数、是否有手术相关并发症(切口撕裂、倒 "T" 形切口、切口愈合不良、产后出血、输血、发热、住院天数等)以及新生儿的体重、性别、存活、健康情况。妊娠间隔时间与再次妊娠阴道试产子宫破裂相关,子宫瘢痕的愈合在术后 2~3 年为最佳时期,考虑到目前生育年龄普遍后延,因此建议剖宫产术后 2 年左

右即可以怀孕,但若间隔期短于 1 年,也不应以间隔时间过短而终止妊娠。计划妊娠前,可进行阴道超声检查,了解子宫瘢痕的愈合情况,观察瘢痕是否完整、是否有憩室,即使有憩室,也不是妊娠的禁忌证。对有子宫肌瘤剔除病史者,应了解子宫肌瘤的位置、大小,剔除时是否穿透宫腔等。

(2) 根据患者身高、体重、既往病史等相关情况,指导孕前饮食,适度锻炼控制体重,服用叶酸片,做好受孕准备。

2. 瘢痕子宫妇女孕期管理

(1) 首诊建册:在孕期首诊时,建立详细的信息档案,记录患者前次剖宫产的相关信息,尤其注意前次剖宫产指征是否为头盆不称或产程停滞,对本次妊娠阴道试产的成功率有影响。

(2) 孕早期宣教,告知并非"一次剖宫产,永远剖宫产",同时进行瘢痕子宫妇女再生育认知度调查,了解瘢痕子宫妇女对再生育相关问题的认知情况,告知瘢痕子宫阴道分娩的相关知识,对其进行一对一的详细讲解。根据孕妇的年龄、体质指数、既往是否有阴道分娩史,以及前次剖宫产的指征等情况进行个体化评估,让孕妇在早孕期就初步建立 VBAC 的概念。

(3) 孕期进行饮食指导,加强运动锻炼,严格控制体重增加。以控制碳水化合物为主,以粗粮代替细粮减少热量,加餐吃干果或酸奶,适度摄入蛋白质,蔬菜可不限量,水果适量,晚餐低盐饮食,为阴道分娩创造有利条件。

(4) 孕期定期产检,进行相关检查,监测是否有妊娠期并发症或合并症,及时诊断、有效控制。分娩前 B 超监测子宫下段瘢痕的连续性,排查患者是否有阴道分娩的禁忌证,为 VBAC 的开展做好准备。

3. 瘢痕子宫妇女孕晚期评估

(1) 通常在孕 36 周再次进行阴道分娩成功率的评估,本次评估的内容包括:孕妇年龄、体质指数、既往是否有阴道分娩史、孕期是否有妊娠期高血压疾病等并发症、前次剖宫产指征是否再次出现、估计分娩孕周、宫颈条件、是否需要诱导分娩等,根据孕妇情况再次进行个性化评估,对其进行指导、有效沟通。

(2) 孕晚期监测母亲、胎儿情况、估计胎儿体重、羊水指数等。若无异常,尽量等待自然临产,提高 VBAC 成功率,减少子宫破裂发生率。不需提前诱导分娩,因引产的子宫破裂率是自然临产

的 2~3 倍。

（3）入院后，再次充分告知 VBAC 与选择重复剖宫产的近期、远期风险，以及医院能为 VBAC 提供的安全措施，让孕妇及家属在充分了解相关风险的基础上签署知情同意书，明确表示其进行 VBAC 的意愿。

五、VBAC 分娩期管理

1. 分娩发动后 嘱产妇暂禁食，开放静脉输液（平衡液 125ml/h），备血，做好术前准备，在待产床头标示出"VBAC"字样，引起医护人员重视。产程中给予全程胎心电子监护，因为胎心监护图异常，特别是胎心变异减速或心动过缓是子宫破裂最早也最常见的征象之一，高达 70% 的 VBAC 子宫破裂出现胎心监护异常。子宫破裂的其他表现包括产妇持续腹痛、异常阴道流血、血尿、休克或低血容量表现、胎头位置升高等。产程中，重视患者的主诉，瘢痕压痛，严密监测产程进展情况，当产程尤其是活跃期进展不良时，应放宽剖宫产指征。第二产程时间不宜过长，不宜超过 2 小时，必要时可行阴道手术助产。

2. 发现子宫破裂征象 应迅速启动院内急救绿色通道及急救预案。据 ACOG、RCOG 的急诊剖宫产的分类指南，子宫破裂属于第一类急诊剖宫产术范畴，从决定手术至胎儿娩出时间应 ≤30 分钟。

3. 有条件地开展分娩镇痛下的 VBAC 分娩镇痛不掩盖子宫破裂的征象，但能大大缩短子宫破裂急救的时间。实践证明行 VBAC 时进行分娩镇痛是安全可行的。

4. 瘢痕子宫妊娠引产 缩宫素引产及加速产程略增加子宫破裂的风险，谨慎使用；前列腺素类物质会增加子宫破裂的风险，不建议使用；机械性方法如水囊促宫颈成熟还没有证据证实其与子宫破裂有关，目前支持使用。为安全起见，宜尽量等待自然临产，减少引产干预，增加 VBAC 的成功率，降低子宫破裂风险。

5. VBAC 产后管理

（1）VBAC 后不必常规检查宫腔，目前认为 VBAC 后徒手探查宫腔以确认子宫是否破裂的准确性低，且有损伤子宫和穿孔的风险，必要时行 B 超检查子宫下段肌层的连续性情况。

（2）对瘢痕子宫阴道分娩后的产后出血应给予高度重视，排查产后出血原因，如宫缩乏力、胎盘因素，特别要重点排查是否有子宫破裂导致的出血。胎盘位于前壁，胎盘下行人工剥离胎盘术时，应警惕子宫破裂的可能性，严密监测生命体征和血红蛋白情况，若发生产妇烦躁、心率增快、血压下降、子宫轮廓不清、阴道流血较多、明显下腹部压痛等情况，应除外子宫破裂的可能，必要时进行阴道检查或盆腔超声检查，及时诊断并积极开展抢救工作。

六、VBAC 并发症

VBAC 的子宫破裂率要高于重复剖宫产，完全性子宫破裂是 VBAC 少见但极为严重的并发症，但发生率通常在 1% 以下，而自然临产的子宫破裂率仅为 0.4%。即使子宫破裂发生，母亲死亡率也仅为 1/500，约 14% 的产妇发生严重并发症，包括：产后出血、需输血、子宫切除等，围产儿病死率约 6%，新生儿发生缺氧缺血性脑损伤并遗留远期并发症的发生率为 0.5%~19%，缩短从发现子宫破裂到胎儿分娩的时间间隔可明显改善新生儿的结局。VBAC 发生完全性子宫破裂时，新生儿不良结局主要与以下 3 个因素有关：①子宫破裂严重程度，即胎体和（或）胎盘是否进入母体腹腔内；②脐带受压程度；③从临床诊断或从胎心率减速至胎儿娩出的时间间隔。

【关键点】

1. 充分建立瘢痕子宫患者的 VBAC 信心，对 VBAC 的开展和成功至关重要。

2. 由有经验的医生做好 VBAC 的孕期和产前评估，加强 VBAC 产程监测和产后管理。

3. 具备开展急诊剖宫产的条件、良好的助产和新生儿复苏抢救技术，保障 VBAC 的安全性。

（马润玫　屈在卿）

参考文献

1. Rossi AC, Vincenzo DA. Maternal morbidity following a trial of labor after cesarean section vs elective repeat cesarean delivery: a systematic review with meta-analysis. Am J Obstet Gynecol, 2008, 199(3): 224-231.

2. Hansen AK，Wisborg K，Uldbjerg N，et al．Risk of respiratory morbidity in term infants delivered by elective caesarean section：Cohort study．BMJ，2008，336（7635）：85-87．

3. Zwart JJ，Richters JM，Ory F，et al. Uterine rupture in The Netherlands：a nationwide population-based cohort study. BJOG. 2009，116：1069-1078；discussion 1078-1080.

4. Mac Dorman MF，Menacker F，Declercq E. Cesarean birth in the United States：epidemiology，trends，and outcomes. Clin Perinatol，2008，35：293-307．

5. Holmgren C，Scott JR，Porter TF，et al. Uterine rupture with attempted vaginal birth after cesarean delivery：decision-to-delivery time and neonatal outcome. Obstet Gynecol，2012，119：725-731.

6. Holmgren C. Uterine Rupture Associated With VBAC. Clinical Obstetrics and Gynecology，2012，（55）4：978-987.

7. Bonanno C，Clausing M，Berkowitz R. VBAC：a medicolegal perspective. Clin Perinatol，2011，38（2）：217-225.

8. Leung TY，Lao TT. Timing of caesarean section according to urgency. Best Pract Res Clin Obstet Gynaecol，2013，27（2）：251-267.

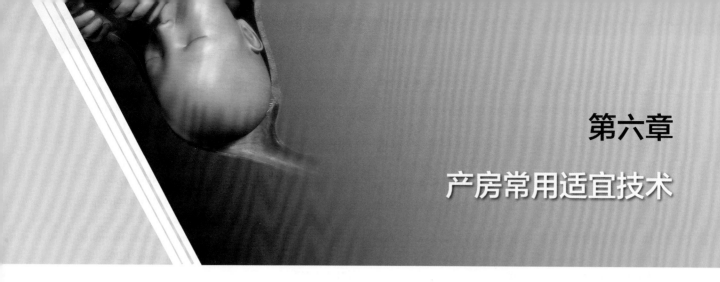

第一节　催产／引产

【导读】

催产／引产是产科的常见手段，可以缓解或解除母体的严重并发症，降低围生儿死亡率，但不当的催产／引产会出现严重并发症，因此必须严格掌握指征，选择合适的方法。

一、引产的基本概念及指征

引产（induction of labor，IOL）是在自然临产前通过药物和（或）机械的手段诱发宫缩，使产程发动，达到分娩的目的。根据引产时的孕周分为妊娠晚期引产（≥28 周）和中孕引产（<28 周）。催产（augmentation of labor）是指正式临产后，在发生原发性或继发性的低张性宫缩乏力，出现产程延缓或停滞时，以药物和（或）机械的方法促进宫缩，加速分娩进程。

据报道，全球引产比率逐年升高。2011 年世界卫生组织（World Health Organization，WHO）资料显示，目前发达国家足月分娩超过 25% 经历引产，发展中国家略低一些，而催产的比例比引产更高。催引产在降低母儿患病率、解除和缓解母儿的严重并发症、使胎儿脱离不良的宫内环境、降低围产儿死亡率等方面有积极作用；但亦应认识催引产不当会出现各种并发症且增加剖宫产率。WHO 提出了引产的基本原则，归纳起来包括：

①引产要有明确的医学指征，引产的益处要超过其潜在的风险；②引产前要全面评估母儿的情况，特别是评估宫颈的情况以决定引产的方式；③引产时要警惕风险，尤其是子宫过度刺激、子宫破裂和胎儿窘迫等；④引产时要加强监护，运用现有一切手段确定母儿安全，并尽可能在有急诊剖宫产条件的医疗机构实施引产。

因此，临床上应严格掌握催引产的适应证，并进行正确的管理。常见引产指征如下：

1. 延期妊娠（≥41 周）和过期妊娠（≥42 周） 这是比较公认的低危孕妇引产时机，但要注意：2013 年英国皇家妇产科医师学会（Royal College of Obstetricians & Gynaecologists，RCOG）针对高龄孕妇引产专项指南指出：足月后死胎死产发生率低，但高龄孕妇该风险增加；≥40 岁的孕妇在 39 周时发生死胎死产的风险与 25~29 岁孕妇在 41 周时风险相当；因此建议≥40 岁的孕妇在 39~40 周实施引产，可以减少胎儿死亡和孕妇发生并发症如子痫前期等的风险。

2. 妊娠期糖尿病 ①妊娠期糖尿病（gestational diabetes mellitus，GDM）A1 级≥40 周；②GDM A2 级和孕前糖尿病（pre-gestational diabetes mellitus，PGDM）≥39 周。

3. 胎膜早破 ≥34~35 周，尤其足月胎膜早破 >2 小时未临产者可考虑引产。

4. 妊娠期高血压疾病 ①妊娠期高血压、非重度子痫前期、慢性高血压并发非重度子痫前期≥37 周；②慢性高血压 38~39 周；③重度子痫前期、慢性高血压并发重度子痫前期≥34 周；

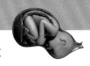

④子痫控制后无产兆,并具备阴道分娩条件者。

5. 妊娠期肝内胆汁淤积症 轻度妊娠期肝内胆汁淤积症(intrahepatic cholestasis of pregnancy, ICP):38~39 周。

6. 胎儿生长受限 ①单纯的胎儿生长受限(fetal growth restriction, FGR):38~39^{+6} 周;②FGR 合并有其他高危因素(如羊水过少、脐血流异常、其他合并症或并发症等):34~37^{+6} 周。

7. 羊水过少或胎盘功能不良。

8. 死胎和胎儿严重畸形。

引产是否成功取决于宫颈成熟度、产次、子宫的基础状况及对缩宫素的敏感程度等,其中最重要的是宫颈成熟度,目前宫颈成熟度仍然沿用改良的宫颈 Bishop 评分法(modified Bishop score, MBS)来评价(表 6-1-1)。五项指标分数相加为总评分,总分:0~3 分,引产不易成功;4~6 分,引产成功率约 50%;7~8 分,引产成功率约 80%;≥9 分,引产 100% 成功。根据目前大多数临床指南及随机对照研究的建议,把宫颈 Bishop 评分≥7 分定义为宫颈成熟(cervical ripening)。宫颈 Bishop 评分≤6 分则为宫颈不成熟,宫颈不成熟时引产,不仅引产容易失败,而且使产程延长,增加缩宫素的使用和滥用,增加剖宫产率,增加孕产妇和围产儿病率,并使住院时间延长,因此引产前准备宫颈条件即促宫颈成熟非常重要。临床上要特别注意,因 Bishop 评分主观性强,不同医师评分差异大,故评分应由经培训的高年资医师进行。

二、妊娠晚期促宫颈成熟

当宫颈 Bishop 评分≤6 分时,引产前应先促宫颈成熟,其目的是促进宫颈软化、变薄、扩张,降低引产失败率和缩短从引产到分娩的时间。促宫颈成熟的方法包括药物性方法和机械性方法(表 6-1-2)。

(一) 地诺前列酮栓

地诺前列酮(dinoprostone)栓是一种可控释的前列腺素(prostaglandin, PG)阴道栓剂,需 –10~ –20℃冷冻保存,每枚栓剂含 10mg 地诺前列酮,24 小时内以大约 0.3mg/h 的速度持续稳定释放。其促宫颈成熟的原理为:①提高胶原蛋白酶活性,胶原纤维降解,软化宫颈;②提高弹性蛋白酶活性,弹性纤维降解,宫颈扩张;③促进子宫平滑肌细胞间缝隙连接的形成,诱发宫缩,牵拉宫颈;④外源性 PGE2 可刺激内源性 PGE2 的释放。

1. 适应证 单胎,头先露,有引产指征且无禁忌证者,当宫颈 Bishop 评分≤6 分时促宫颈成熟。

2. 禁忌证 ①有急产史及前列腺类药物使用禁忌者(如哮喘、青光眼等);②不宜出现过频过强宫缩的情况:如瘢痕子宫、三次以上足月产、有宫颈手术史等;③羊水过少和 FGR 等对宫缩耐受差,临床上应谨慎使用并充分知情告知。

3. 应用方法 孕妇排空膀胱,外阴消毒后,戴消毒手套,示、中两指夹持从冰箱冷冻室取出的药栓,直接放置至阴道后穹隆深处,旋转 90°,使栓剂横置于阴道后穹隆,终止带在阴道外留 2~3cm。嘱孕妇平卧 20~30 分钟让栓剂吸水膨胀,2 小时后复查药栓仍在原位方可下床活动。

4. 取出时机 ①规律宫缩(每 10 分钟 3 次宫缩)伴宫颈成熟;②应用 24 小时后;③出现子宫

表 6-1-1 改良宫颈 Bishop 评分表

分数	宫口开大(cm)	宫颈位置	宫颈容受(%)	宫颈质地	先露位置
0	未开	后	0~30	硬	–3
1	1~2	中	40~50	中	–2
2	3~4	前	60~70	软	–1~0
3	5~6		80 及以上		+1~+2

表 6-1-2 促宫颈成熟方法

药物性方法	机械性方法
地诺前列酮栓(PGE2,常用)	双球囊导管(常用)
米索前列醇(PGE1,可以用)	单球囊导管(Foleys 管,可以用)
小剂量缩宫素静滴(效果差,少用)	

过度刺激、过敏反应或胎心异常时。

5. 效果评价　临床医生对于地诺前列酮栓有效性判定标准可能存在误解，地诺前列酮栓的效果在于 Bishop 评分的提高，而不在于是否诱发宫缩阴道分娩。地诺前列酮栓效果不好的可能原因包括：

（1）放置方法的问题：①没有放置到阴道后穹隆或栓剂没有横置；②孕妇卧床时间不足使药栓移位（说明书上建议卧床 20~30 分钟，临床上为保证药栓充分膨胀可以卧床 2 小时）；③因终止带过长而在活动后将栓剂位置带浅（说明书上为方便药栓取出建议终止带在阴道外留 2~3cm，临床上为了避免活动时带出药栓，终止带可以放于阴道内）；④孕妇阴道太干无法吸水膨胀释放药物（放置时可以使用少量注射用水或生理盐水浸润药栓）；⑤放置时间太短（如果没有临产或出现副作用，放置时间为 24 小时）。

（2）个别孕妇对 PGE2 不敏感。

（3）Bishop 评分的误差：放置前后是否同一个人评估。

6. 使用地诺前列酮栓后的结局　①进入产程，阴道分娩或急诊剖宫产；②宫颈成熟，后续采用人工破膜或（和）缩宫素静滴引产；③宫颈仍不够成熟，可再次应用地诺前列酮栓或换用其他方法促宫颈成熟。

7. 注意事项　安全应用地诺前列酮栓的关键是规范流程，防范风险。

（1）放置前 1 天或当天 B 超了解羊水情况，阴道检查 Bishop 评分。

（2）放置当天上午尽早（8 点）做胎心电子监护，NST 反应型且无规律宫缩才考虑放置。

（3）尽量在上午 9 点之前放药，加强胎动和胎心监护。

（4）出现规律宫缩时，随时胎监；如无明显宫缩，建议至少下午和晚上各做一次胎监，并注意交接班；胎监时关注有无晚期减速、中重度可变减速、反复出现的延长减速等情况。

（5）胎膜早破者可以使用地诺前列酮栓促宫颈成熟，但药物的释放速度可能增快，故应加强监护。用药期间胎膜自然破裂时，要防止内源性前列腺素的叠加效应，引起过频过强宫缩，应密切监护，必要时需取出药物甚至抑制宫缩。

8. 子宫过度刺激的处理　地诺前列酮栓主要副反应是子宫过度刺激（uterine hyperstimulation），

即过频过强宫缩，定义为：连续两个 10 分钟都出现 10 分钟内宫缩 ≥5 次，或一次宫缩持续时间 ≥2 分钟，伴或不伴胎心改变。出现子宫过度刺激时，首先阴道检查评估宫颈情况，处理方法如下：

（1）宫颈不成熟，根据母儿情况进行处理：①若胎心正常，孕妇无不适，继续放置或下移药栓至阴道中下段，并持续胎监；②若胎心不正常或孕妇出现不适，及时撤药，持续胎监，必要时硫酸镁或盐酸利托君抑制宫缩。

（2）宫颈成熟，立即撤药，可能出现三种情况：①过度刺激缓解，进入产程；②过度刺激不缓解或胎心异常，给予硫酸镁或盐酸利托君抑制宫缩，持续胎监；③宫缩消失，考虑后续人工破膜或缩宫素静滴引产。

（二）双球囊导管

双球囊导管（double balloon catheter）主要是通过机械压力缩短扩张宫颈管，尚可能通过刺激宫颈局部内源性 PG 合成与释放而促进宫颈软化成熟。

1. 适应证　宫颈 Bishop 评分 ≤6 分有引产指征且无禁忌证者，尤其适合宫颈评分较高（5~6 分）者。

2. 禁忌证　阴道或宫腔感染、胎膜早破等。

3. 放置方法　①检查双球囊导管是否完好，空针充气检查球囊有无破损和泄漏；②孕妇排空膀胱后取膀胱截石位，会阴常规消毒铺洞巾，放置窥阴器，严格消毒阴道、宫颈；③宫颈钳夹持宫颈前唇或后唇起牵拉和固定作用，经宫颈轻柔插入双球囊导管并保证两个球囊都通过宫颈内口；④先逐渐往子宫球囊导管内（红色且标记 U）注入 40ml 生理盐水，向外牵拉导管，使膨胀的子宫球囊紧贴宫颈内口，阴道球囊露出宫颈外口，向阴道球囊导管（绿色并标记 V）逐渐注入 20ml 生理盐水，此时膨胀后的两球囊已分别位于宫颈内外口，取出窥阴器；⑤继续按每次 20ml 向两球囊导管注水至均达 80ml，用胶布将导管固定在孕妇大腿内侧，无需限制活动；⑥次晨取出球囊（如有疼痛不适或过强过频宫缩，可随时取出球囊），并再次进行宫颈 Bishop 评分，根据宫颈成熟情况酌情采用人工破膜引产术和（或）缩宫素静滴引产。

4. 如何提高双球囊导管应用后的引产成功率

（1）放置球囊的指征：虽然双球囊导管的应

用指征是促宫颈成熟,但研究表明其促宫颈成熟的效果与放置球囊前宫颈 Bishop 评分相关,尤其是与宫颈的质地和宫颈管的容受情况密切相关,分析其原因:由于双球囊导管的机制主要是通过分别位于宫颈内外口的两个球囊的机械压力对宫颈管进行挤压以达到缩短和扩张宫颈管的目的,也就是说双球囊导管相当于通过机械作用让宫颈这个物体发生形变,短而软的宫颈肯定比长而硬的宫颈容易在外力作用下发生形变。张力等对 586 例应用双球囊导管孕妇的研究表明,宫颈管消退低于 60% 伴宫颈质地中~硬的孕妇,取出球囊后宫颈情况的改善往往不够理想,也不利于后续的人工破膜引产和缩宫素静滴引产,使引产成功率受到较大影响;而宫颈的位置和先露的高低对双球囊导管促宫颈成熟的效果影响不大。故在初产妇宫颈极不成熟时应用双球囊导管将增加剖宫产率。

(2) 放置球囊的技巧:①放置球囊前必须检查白带常规,如有阴道炎症应先治疗;②操作前后多给孕妇解释,增强信心,消除孕妇紧张情绪;③反复彻底地外阴、阴道和宫颈消毒,严格无菌操作;④放置球囊时,导管插入方位应在胎盘附着面的对侧(如前壁胎盘应紧贴宫颈后唇,沿子宫后壁轻柔插入,以此类推),避免诱发胎盘早剥;⑤动作轻柔,注水的过程要缓慢,尤其对初产妇;⑥注水量:双球囊导管说明书上建议两个球囊的注水量均是 80ml,实际操作过程中发现,事实上 80ml 的注水量偏小,存在球囊脱出现象,特别是在经产妇中较为常见,有些孕妇在安置球囊后 2~3 小时即发生球囊脱落,导致效果降低或失败;有研究表明,相同宫颈条件者,注水 120ml 的效果优于注水 80ml 者,因此可以根据实际情况酌情增加注水量。

(3) 取出球囊后的后续处理:球囊一般晚上 6~9 点放置,次晨 8~9 点取出,取出球囊后应立即再次阴道检查 Bishop 评分决定后续处理:宫颈成熟者(Bishop 评分≥7 分)应尽快人工破膜,了解羊水性状,短期观察(30 分钟内)无宫缩或宫缩不规律者,应尽快缩宫素静滴诱发规律宫缩,处理的间隔时间越短越好。因为球囊相当于通过机械作用让宫颈发生类似弹性形变,取出球囊后如果没有后续的规律宫缩的继续作用,缩短的宫颈和扩大的宫口会不同程度地回缩,影响引产效果。但是取出球囊后宫颈仍不成熟者不要勉强人工破

膜,既不符合处理原则,又增加感染机会。因此,人工破膜一定要有指征即宫颈成熟,一旦破膜,务必当天结束分娩。故切忌不要在宫颈不成熟时盲目采取人工破膜,且由于宫颈不成熟,后续往往会应用缩宫素静滴数天引产,感染几率大大增加,甚至发生败血症,也并不能增加引产成功率和阴道分娩率。

(三) 米索前列醇

米索前列醇(misoprostol)是天然 PGE1 的类似物,片剂剂量 200μg,口服后 15~30 分钟血药浓度达高峰,半衰期为 20~40 分钟,有软化宫颈、增强子宫张力及宫内压作用。一般用于与米非司酮序贯使用,终止停经 49 天内的早期妊娠,在严密监护下也可以用于妊娠晚期促宫颈成熟。该药优点是价格低廉,常温保存,适合基层医疗机构。

1. **适应证** 单胎,头先露,有引产指征且无禁忌证者,当宫颈 Bishop 评分≤6 分且未破膜时促宫颈成熟。

2. **禁忌证** ①严重心、肝、肾疾病及肾上腺皮质功能不全者;②有使用前列腺类药物禁忌者,如青光眼、哮喘及过敏体质者等。

3. **应用方法** 经阴道检查宫颈 Bishop 评分后,阴道后穹隆放置米索前列醇 25μg,6 小时后无宫缩者,再次阴道检查宫颈 Bishop 评分后,可谨慎再次放置 25μg 并加强监护,每天总量不超过 50μg。

4. **注意事项** ①由于该药说明书上无用于妊娠晚期促宫颈成熟适应证,故应让孕妇及家属充分知情并告知风险;②本药片剂 1 片剂量为 200μg,每次用量为 25μg 即 1/8 片,切分片剂难度较大,且不要将药片压成碎末使用;③在重复使用前应再次行阴道检查,重新评价宫颈成熟度,了解原放置的药物是否溶化、吸收等后,方能再次放置;④如需加用缩宫素静滴,应在最后 1 次放置米索前列醇后 4 小时以上,并行阴道检查证实药物已经吸收后才可以加用;⑤一旦出现子宫过度刺激等副作用,应立即进行阴道检查,彻底清理阴道内残留药物。

(四) 促宫颈成熟方法的选择

目前临床上最常用的两种促宫颈成熟方法是地诺前列酮栓和双球囊导管,它们也分别是药物性和机械性方法的代表,应根据母儿情况和宫颈情况进行选择:①地诺前列酮栓在促宫颈成熟中占有重要地位,其对宫颈极不成熟者的效果优于

机械方法,故宫颈 Bishop 评分越低,越应选择地诺前列酮栓;宫颈越接近成熟,可考虑选择双球囊导管。②地诺前列酮栓易导致子宫过度刺激,增加胎盘早剥和胎儿窘迫风险;而双球囊导管几乎无子宫过度刺激的副作用,尤其适用于胎盘功能不良、FGR、羊水过少或偏少、ICP 等孕妇。

三、妊娠晚期引产

妊娠晚期引产的方法包括药物性方法(缩宫素静滴)和机械性方法(人工破膜术),其前提均是宫颈成熟,即 Bishop 评分≥7 分。

(一)小剂量缩宫素静滴引产

1. **缩宫素概述及机制** 缩宫素(oxytocin),通过与受体结合选择性促进子宫平滑肌及乳腺管肌上皮收缩,具有引发及加强宫缩的作用,外源性与内源性缩宫素的作用机制相同,但比后者的作用强数倍。由于血液及许多组织中含有破坏缩宫素的酶,因此采用静脉注射后,代谢迅速,作用持续时间很短,半衰期仅约 1~6 分钟。缩宫素引起的子宫收缩强度及其性质取决于子宫的生理状态和用药剂量:①子宫对缩宫素的敏感性与子宫肌组织中缩宫素受体含量有关:子宫肌组织中缩宫素受体随妊娠月份增大而增加,临产后(不论早产或足月产)达高峰,产后又逐渐下降;受体浓度:宫底和宫体 > 子宫下段 > 宫颈。②小剂量缩宫素能使子宫平滑肌张力增高,收缩力加强,收缩频率增加,但仍然保持着节律性、对称性和极性;如剂量增大,将引起肌张力持续增高,乃至舒张不完全,最后发生强直性收缩。

2. **缩宫素静滴引产方案** 国外文献推荐两种缩宫素静滴引产方案即低剂量方案和高剂量方案(表 6-1-3),低剂量方案减少子宫过度刺激和胎心异常;高剂量方案缩短产程、减少绒毛膜羊膜炎和难产所致剖宫产,但增加子宫过度刺激和相关的胎心异常。

3. **具体方法** 介绍目前我国临床常用的两种缩宫素静滴引产具体方法。

(1)根据我国 2014 年版《妊娠晚期促宫颈成熟和引产指南》:用乳酸钠林格注射液 500ml,加入 2.5U 缩宫素,从每分钟 8 滴开始,根据宫缩、胎心情况调整滴速,一般每隔 20 分钟调整 1 次。应用等差法,即从每分钟 8 滴(2.7mU/min)调整至 16 滴(5.4mU/min),再增至 24 滴(8.4mU/min);为安全起见也可从每分钟 8 滴开始,每次增加 4 滴,直至出现有效宫缩;最大滴速不得超过每分钟 40 滴(13.2mU/min)。达到最大滴速仍无有效宫缩时,可增加缩宫素浓度,即 500ml 乳酸钠林格注射液中加入 5U 缩宫素,先将滴数减半,再根据宫缩逐渐调整,最大滴数 40 滴(26.4mU/min),至此不再增加滴数和浓度。

(2)根据我国缩宫素药物说明书用法换算的方法(与国外文献低剂量方案类似):缩宫素 2U 加入 500ml 晶体液中(浓度为 4mU/ml),以 1~2mU/min(15~30ml/h 即 5~10 滴/分)开始静滴或泵入,根据宫缩调整滴速,每 15~30 分钟调整 1 次,每次增加 1~2mU/min(15~30ml/h 即 5~10 滴/分),直到出现有效宫缩(10 分钟内 3 次宫缩,每次持续 30~60 秒)为止,通常滴速为 2~5mU/min(30~75ml/h 即 10~25 滴/分),最大用量不超过 20mU/min。

4. **注意事项**

(1)应用缩宫素引产前应全面评估孕妇及胎儿情况,如:孕妇体重、血压、脉搏、心肺情况、骨盆测量、宫颈 Bishop 评分、估计胎儿体重、了解胎位及先露情况(有条件的可做头盆评分)、了解羊水量和性状、了解胎盘功能和胎儿储备等,排除禁忌证;履行告知义务,签署《缩宫素催引产知情同意书》。

(2)缩宫素用于催产时应注意:一旦发生协调性子宫收缩乏力,不论原发性还是继发性,应先寻找原因,消除产妇紧张情绪,鼓励自由活动(未破膜者)和进食,避免过多使用镇静剂和过早使用麻醉剂,及时排空膀胱和直肠;检查有无头盆不称或胎位异常,了解宫颈扩张和先露下降情况,排除缩宫素使用禁忌证后,方可应用缩宫素加强宫缩。

(3)缩宫素在体内呈脉冲式释放,因而模拟

表 6-1-3 缩宫素静滴引产低剂量和高剂量方案比较

方案	起始剂量(mU/min)	增加剂量(mU/min)	时间间隔(min)
低剂量方案	0.5~2	1~2	15~40
高剂量方案	6	3~6	15~40

内源性缩宫素的体内释放,采用输液泵脉冲式给药更接近于生理状况,由此提高缩宫素引产的安全性;与普通持续性给药相比,不但总产程有缩短,而且还提高了引产的成功率。

(4) 缩宫素催引产时,静脉滴注瓶上应作醒目标记;并有专人监护:每 15~30 分钟记录一次血压、脉搏、呼吸,宫缩的频率、强度及持续时间,胎心的频率和节律,羊水的量、质、色等,同时密切观察产程进展。

(5) 宫缩一般以 10 分钟有 3 次为适度,<3 次为宫缩乏力,>5 次为宫缩过频;宫缩强度以持续 45~60 秒为强,30~45 秒为中,<30 秒为弱。在潜伏期以 3~4 分钟有一次宫缩,活跃期以 2~3 分钟一次宫缩,宫口近开全或进入第二产程以 1~2 分钟一次宫缩为宜,一定要防止宫缩过强或过频。

(6) 引产时宫口开大达 5cm 时,即可逐渐减少缩宫素用量,因此时子宫往往已有自律的规则宫缩,以最小有效量维持至产后 1~2 小时,以减少宫缩乏力性产后出血。

(7) 缩宫素应用不当可致宫缩过强、强直性宫缩或不协调宫缩、子宫破裂、胎儿窘迫、羊水栓塞等,导致母儿预后不良。如果有异常征象,应减量或立即停药,为迅速缓解过强的宫缩可采用硝酸甘油 0.6mg 舌下含化或 25% $MgSO_4$ 20ml+ 晶体液 20ml 缓慢静推(>5 分钟)或 β 肾上腺能受体兴奋剂静滴,还可采用吸入麻醉,后者对胎儿可能产生抑制作用。

(8) 警惕过敏反应:即使是常用量甚至更小剂量缩宫素也可发生过敏反应(表现为胸闷、气紧、寒战甚至休克),一旦出现应立即停用并给予抗过敏和抗休克处理。

(9) 剂量个体化:个体对缩宫素的敏感性不同,用量应因人而异,最初静滴时用量宜保守,一般最大滴速不超过 20mU/min。有个别病例对缩宫素反应极不敏感,即使增大剂量也未必奏效,反而增加副反应,需考虑换用其他方法。

(10) 妊娠期高血压疾病发病初期与正常孕妇内源性缩宫素水平无差异,而妊娠晚期或临产后,其缩宫素水平明显高于正常妊娠,且与病情的严重程度成正相关,提示该类孕产妇在使用缩宫素时,剂量应与常规有别,或许应减少用量。

(11) 产前严禁使用肌内注射、穴位注射及滴鼻给药,因上述方法均难以掌握实际进入体内的剂量。

(12) 宫口开大 2~3cm 发现产程延长,需应用缩宫素催产时,最好先行人工破膜,观察 30 分钟后再行缩宫素静滴,其优点为:①破膜后多数病例宫缩加强,产程进展,不需再用缩宫素催产;②人工破膜后能了解羊水的性状,并能再次更准确评估骨盆、宫颈和先露情况,以决定是否继续试产;③可降低或避免缩宫素引起的高张性宫缩;④人工破膜后,由于子宫环境的改变,使子宫对缩宫素的敏感性增强,宫缩更协调有效,并可减少缩宫素用量。

(13) 催引产时出现有效宫缩后,潜伏期持续滴注缩宫素 6~8 小时,活跃期持续滴注 2~4 小时,产程无进展,原则上应停用缩宫素,重新评估有无头盆不称及是否存在胎位异常,必要时阴道助产或剖宫产结束分娩。

(14) 宫口扩张速度不但与宫缩有关,也取决于宫颈本身条件。当宫颈质硬而长时,仅仅增加缩宫素是无效的,应配合应用降低宫颈肌张力及痉挛的药物,才有利于宫口的扩张。如安定 10mg 缓慢静推(不需稀释,约需 2 分钟),产妇可入睡约 30 分钟,但需有专人观察产程及胎心率的变化,缩宫素和安定对产程进展有协同作用,一次用药安全,用药时有短暂的胎心率加速,一般 15~20 分钟后可恢复正常。

(15) 缩宫素催引产液体量一般不超过 1000ml,由于缩宫素有抗利尿作用,水的重吸收增加,可出现尿少,需警惕水中毒的发生。

(16) 若当天引产至晚上 8~10 点仍未进入产程,应停止缩宫素静滴让产妇休息,必要时给予杜非合剂(哌替啶即杜冷丁 100mg,异丙嗪即非那根 25mg)肌注镇静镇痛。

(17) 一次缩宫素引产不成功,次日要重新评估孕妇及胎儿情况,再次排除禁忌证后方可继续引产,最多连续引产 3 次。

(二)人工破膜引产术

1. 人工破膜(artificial rupture of membranes, ARM)引产的主要原理　破膜后可引起内源性前列腺素和缩宫素释放,诱发宫缩。

2. **方法**　排空膀胱后取膀胱截石位,严格外阴、阴道和宫颈消毒,术者双手戴无菌手套,铺洞巾,左手示指和中指进入阴道,扪清宫口位置,右手持无菌小棉签,沿左手示、中两指指引到达宫口,刺破胎膜,让羊水缓慢流出。

3. 注意事项　①破膜前后常规听胎心。②单纯人工破膜效果不佳者,往往需要外源性缩宫素静滴,故一般不推荐单独使用人工破膜引产,常使用"人工破膜 + 缩宫素静滴"方案。③人工破膜可能导致脐带脱垂、胎盘早剥、羊水栓塞等,预防的方法包括:破膜前确定胎头已入盆,避免胎头高浮者人工破膜;破膜前仔细阴道检查触摸宫口有无脐带;在宫缩间歇期破膜,破口不宜过大,避免羊水快速流出;操作轻柔,避免使胎头异位。④人工破膜尚存在感染的风险,施术前应排除阴道感染,破膜后及时行抗生素皮试,最迟不超过 12 小时开始使用广谱抗生素预防感染。

四、瘢痕子宫的催引产

大样本研究表明引产和催产增加瘢痕子宫孕妇子宫破裂的风险:一项纳入 20 095 例瘢痕子宫孕妇的研究中,完全性子宫破裂率分别为:自然临产者 0.52%,非前列腺素类药物引产者 0.77%,前列腺素类药物引产者 2.24%。另一项纳入 33 699 例瘢痕子宫孕妇的多中心研究,完全性子宫破裂率分别为:自然临产者 0.4%,催引产者 0.9%,单用缩宫素者 1.1%,应用前列腺素类药物且不论是否加用缩宫素者 1.4%。最近一篇系统评价纳入 2000 年 1 月 ~2013 年 2 月的 8 篇文献,涉及瘢痕子宫孕妇包括自然临产者 13 374 例(76.8%)和引产者 4038 例(23.3%),结果表明:引产者阴道分娩率降低(OR 0.66)、剖宫产率增高(OR 1.52)、子宫破裂率增高(OR 1.62)、产后出血率增高(OR 1.57),两组子宫切除率和新生儿发病率无差异;表明瘢痕子宫者实施引产增加子宫破裂和重复剖宫产。

(一) 前列腺素制剂

不同类型的前列腺素制剂发生子宫破裂的风险不同:

1. PGE1 类(米索前列醇)　多项研究表明米索前列醇明显增加瘢痕子宫者子宫破裂的风险,所以各国指南均指出,米索前列醇不能用于瘢痕子宫孕妇孕晚期促宫颈成熟或引产。

2. PGE2 类(如地诺前列酮栓)　近年文献逐渐增多,普遍认为较米索前列醇相对安全;各国指南不建议常规应用,必要时需同行专家会诊并充分医患沟通后谨慎使用;我国《欣普贝生临床应用规范专家共识》和地诺前列酮栓药品说明书均指出瘢痕子宫妊娠禁忌使用。

(二) 缩宫素

多数研究和指南认为瘢痕子宫符合阴道试产条件者,可以谨慎使用缩宫素加强宫缩。研究表明,缩宫素所致的子宫破裂风险增加是剂量依赖性的,故不宜采用高剂量方案,且目前未确定缩宫素剂量的上限。临床上应用的要点是避免子宫过度刺激。

(三) 机械方法

瘢痕子宫应用机械方法促宫颈成熟的研究,有的认为不增加子宫破裂风险,也有的认为会增加,但不能区分风险增加的原因是由于宫颈本身不成熟造成的,还是由于促宫颈成熟这个机械方式造成的。美国和加拿大指南均指出,鉴于没有增加子宫破裂的确切证据,瘢痕子宫符合阴道试产条件者可以选择应用宫颈双球囊导管或 Foley 管促宫颈成熟。

五、妊娠晚期促宫颈成熟和引产总结

妊娠晚期促宫颈成熟和引产的流程为:首先应反复核实孕周和明确有无妊娠并发症与合并症,以确定引产指征,并排除头盆不称和胎位异常;然后由有经验的医师进行阴道检查宫颈 Bishop 评分,以确定宫颈成熟度,再结合是否瘢痕子宫、胎膜是否完整、并发症和合并症情况等,决定促宫颈成熟和引产的具体方案(图 6-1-1)。

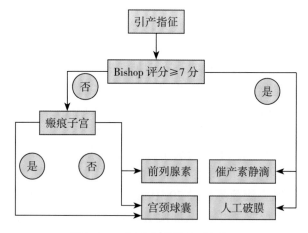

图 6-1-1　促宫颈成熟和引产流程

六、中孕引产

(一) 注意事项

1. 引产前应仔细检查有无引产禁忌证,妇科检查排除炎症和生殖道畸形,辅助检查包括:B 超、血常规、尿常规、凝血功能、肝肾功、ABO 及 Rh

血型、输血免疫全套、心电图等。

2. 凡中孕引产均应住院实施，且必须在具备抢救失血性休克和过敏性休克条件的医疗单位实施，所有引产措施实施前必须签署知情同意书。

3. 引产者一般均需要清宫，产后应给予抗生素预防感染，避免遗留盆腔炎。

4. 产后应给予回奶治疗，回奶措施包括：维生素 B_6 200mg 每日 3 次，使用 5 天（一定要尽早应用，用晚了效果差）；生麦芽泡水喝；芒硝外敷（奶胀后）。应注意，目前溴隐亭和大剂量雌激素都不主张应用于回奶。原因在于，Cochrane 系统评价结果显示：与不用药相比，溴隐亭、雌激素类（戊酸雌二醇、己烯雌酚、炔雌醇）、维生素 B_6 均可有效抑制泌乳；但在安全性上，溴隐亭有极少数心肌梗死、癫痫发作、脑卒中等严重不良事件报告，雌激素类可能增加血栓、肺水肿等风险，而维生素 B_6 尚未观察到严重不良反应。

（二）中孕引产常用方案

1. 经腹利凡诺（乳酸依沙吖啶注射液）羊膜腔内注射

（1）原理：依沙吖啶（ethacridine）为黄色结晶粉末，是一种强力杀菌剂，用于中孕引产是因为利凡诺能引起子宫节律性收缩，药物被胎儿吸收后可损害胎儿心、肝、肾致胎儿中毒死亡，并能致胎盘变性坏死。

（2）适应证：妊娠 16~27[+6] 周要求终止妊娠者，妊娠 28 周后发现胎儿严重畸形者。

（3）禁忌证：急、慢性肝肾疾患或肝肾功能异常者，凝血功能障碍或有出血倾向者，各种急性感染性疾病，术前两次体温 ≥37.5℃，胎膜早破。

（4）方法：孕妇排空膀胱后取平卧位，消毒后铺洞巾，取耻骨联合和宫底连线中点，垂直进针，回抽空针见羊水后，注入利凡诺 100mg，退针后无菌敷贴覆盖；必要时需要 B 超监测下操作，如羊水较少、孕周过大、操作不熟练者。

（5）注意事项：①严格无菌操作。②如果孕周较大（超过 28 周）或瘢痕子宫等，可以在术前一天或当天开始加用米非司酮口服（50mg，口服，每天 2 次，一共 4 次），以软化宫颈，提高引产成功率；国内大量文献表明，利凡诺经腹羊膜腔内注射用于瘢痕子宫妊娠中孕引产是一种安全有效的方法，若同时配伍米非司酮，可以缩短引产时间、减少并发症、提高引产效率。③密切观察体温、宫缩、阴道流血等情况，利凡诺引产发热较常见，但一般

不超过 37.5℃，且呈一过性，一般不需特殊处理。④胎盘娩出后应仔细检查，常有绒毛膜缺损，应及时行清宫术。⑤产时宫缩强或流血多者，产后应仔细检查宫颈、阴道有无裂伤。⑥一般在注射药物后 12~24 小时开始宫缩，多在 48 小时内流产或分娩，若用药 5 天尚未发动宫缩者，考虑再次注射给药或换用其他引产方法。⑦决不可将药物注入子宫肌壁或腹壁，否则可致局部坏死感染，甚至休克。

2. 米非司酮配伍米索前列醇

（1）原理：米非司酮（mifepristone）是孕酮阻滞剂，作用于子宫蜕膜的孕激素受体，导致蜕膜细胞水肿、变性和坏死，并干扰 PG 的分解，使内源性 PG 升高，子宫肌张力增强，宫颈扩张。

（2）适应证：适用于孕周较小（13~24 周，最好 16 周以内）或无羊水或胎膜已破，以及经腹羊膜腔穿刺困难者。

（3）禁忌证：①急、慢性肝肾疾患或肝肾功能异常者；②肾上腺皮质疾病；③血液疾病或血栓性疾病；④有使用前列腺类药物禁忌者，如心血管疾病（如二尖瓣狭窄、高血压等）、青光眼、哮喘及过敏体质者等。

（4）方法：米非司酮 50mg，每天 2 次，一共 4 次（一般是早、晚 10 点服药，服药前后 2 小时禁食），总剂量 200mg；第 3 天早上阴道后穹隆放置米索前列醇（用药量与孕周成反比，剂量可以 25μg、50μg、100μg、200μg、400μg 和 600μg）或口服米索前列醇（200~600μg），必要时每 4~6 小时重复给药，直至规律宫缩，总剂量不超过 1600μg。

（5）注意事项：①注意观察体温、脉搏、恶心、呕吐及腹痛腹泻等副作用；②仔细检查胎盘胎膜，若有缺损，应及时行清宫术；③最后一次应用米索前列醇 24 小时后仍未流产者，改用其他方法引产；④国内外研究表明，瘢痕子宫在中孕期应用前列腺素类药物（包括米索前列醇）引产，其结局（从引产到分娩的时间、引产失败率和并发症发生率）与非瘢痕子宫孕妇比较并无统计学差异，而且这些研究中报道的子宫破裂发生风险均 <1%，故瘢痕子宫中孕期引产可以选择前列腺素类药物。

3. 水囊引产

（1）原理：水囊置于宫颈内口上方宫壁与胎膜之间，机械压迫子宫下段和宫颈，使宫颈缩短，并反射性引起子宫收缩达到引产的目的。

（2）适应证：妊娠 13~27^6 周要求终止妊娠者，妊娠 28 周后发现胎儿严重畸形者，尤其适合于肝肾功能明显异常从而上述两种方法禁忌的患者。

（3）禁忌证：①明确为前置胎盘者；②胎膜早破。

（4）方法：①准备特制水囊或自制简易水囊，可以采用橡皮尿管和避孕套或乳胶指套制备，消毒后备用；②取膀胱截石位，严格消毒外阴、阴道、宫颈，宫颈钳夹持宫颈前唇或后唇，长妇科钳夹持住水囊前端徐徐送入宫颈内口上方，并沿宫壁送达宫腔；③注入无菌生理盐水，注水量与孕周成正比，一般为 200~500ml；④注水完毕，尿管末端折叠后用丝线扎紧，纱布包裹后留置阴道内。

（5）注意事项：①术前必须查白带常规，有阴道炎症者先用药治疗；②严格无菌操作，放置时水囊直接送入宫颈管，不得触碰阴道壁；③术前 B 超检查胎盘位置，术中沿胎盘附着面对侧放入水囊，避免诱发胎盘早剥；④术后密切观察感染征象，如体温、脉搏，必要时查血常规和应用抗生素预防感染；⑤一般在水囊放置后 10~24 小时内发动宫缩，若无宫缩，水囊最长放置 24 小时必须取出，根据宫颈情况加用缩宫素静滴或人工破膜引产。

（张力）

参考文献

1. 中华医学会妇产科学分会产科学组.妊娠晚期促子宫颈成熟与引产指南(2014).中华妇产科杂志,2014,49(12):881-885.
2. 欣普贝生临床应用规范专家组.欣普贝生临床应用规范专家共识.中国实用妇产与产科杂志,2013,29(12):996-998.
3. Queensland Health (QLD).Queensland Clinical Guideline: Induction of labour,2017
4. SOGC. SOGC Clinical Practice Guideline:Induction of labour. J Obstet Gynaecol Can,2013,35(9):840-857.
5. Royal college of obstetricians & gynaecologists.Induction of Labour at Term in older Mothers. Scientific Impact Paper No.34,2013:1-8.
6. NICE.NICE clinical guideline:Inducing labour. National Institute for Health and Care Excellence,2014:1-27.
7. NICE. NICE clinical guideline:Insertion of a double balloon catheter for induction of labour in pregnant women without previous caesarean section. Health and Care Excellence,2015:1-9.
8. NICE.NICE clinical guideline.Induction of labour: misoprostol vaginal delivery system. Health and Care Excellence,2014:1-19.
9. WHO.WHO recommendations for induction of labour. Geneva,Switzerland:WHO,2011:1-36.
10. American College of Obstetricians and Gynecologists. ACOG Practice Bulletin No.107:Induction of labor. Obstet Gynecol,2009,114(2Pt1):386-397.
11. 张力,刘兴会,卫蔷,等.双球囊导管在足月妊娠促宫颈成熟和引产中的应用.四川大学学报(医学版),2013,44(3):497-501.
12. American College of Obstetricians and Gynecologists. Practice Bulletin No. 184:Vaginal Birth After Cesarean Delivery. Obstet Gynecol. 2017 Nov;130(5):e217-e233.
13. CNGOF. Delivery for women with a previous cesarean: guidelines for clinical practice from the French College of Gynecologists and Obstetricians (CNGOF). European Journal of Obstetrics & Gynecology and Reproductive Biology,2013,170:25-32.
14. Rossi AC1,Prefumo F. Pregnancy outcomes of induced labor in women with previous cesarean section:a systematic review and meta-analysis. Arch Gynecol Obstet,2015,291(2):273-280.
15. Royal college of obstetricians & gynaecologists. Birth After Previous Caesarean Birth. Green-top Guideline,2015,45:1-31.
16. Queensland Health (QLD).Vaginal birth after caesarean section (VBAC). Queensland Clinical Guidelines,2015:1-16.
17. Haas J,Barzilay E,Chayen B,et al. Safety of low-dose prostaglandin E2 induction in grand multiparous women with previous cesarean delivery. J Matern Fetal Neonatal Med,2014,27(5):445-448.

第二节 阴道检查

【导读】

产程评估可以通过多方面的指标，比如腹部触诊、宫缩质量及母体的自觉症状等，但通过阴道检查（vaginal examination, VE）获得的宫口扩张情况与胎先露下降情况是判断产程进展的"金标准"，尽管其存在主观性偏差和侵入性不适等一些缺点，但目前临床上尚未发现其他可替代的检查手段来评估产程进展。

一、概述

阴道检查是每一位临产产妇个体化护理和评估的重要组成内容。应该意识到每一次阴道检查对产妇来说都具有侵入性，在没有充分沟通取得产妇理解同意以前，粗暴或草率地阴道检查将会对产妇带来生理和情感上的伤害，因此在当今人文助产理念的指导下，结合分娩的个体差异性，常规的定期阴道检查已经不被推荐。

二、检查指征

由于阴道检查的侵入性可能带来潜在的感染几率增加、不适感、尴尬和情感伤害等，阴道检查应具有严格的检查指征，每次阴道检查应充分了解产程相关信息，以便尽可能准确地协助产程。

（一）阴道检查指征和时机

1. 初次接触临产产妇，应行阴道检查获取产妇基础信息，包括内骨盆情况，以利于头盆关系及随后的产程判断。

2. 产程进展的相关指标，如胎膜破裂、排便感、宫缩变频变强时，可通过阴道检查判断产程进展程度、了解是否出现脐带脱垂等情况。

3. 进入活跃期后，宫缩强度、母体全身反应等没有明显变化达 4 小时以上者怀疑产程有异常时可行阴道检查。

4. 采用产程干预措施，如人工破膜、缩宫素滴注后一段时间判断是否有效时可行阴道检查。

5. 有胎心改变、阴道出血增多、宫缩异常、母体一般状况变差等表现时可行阴道检查。

6. 其他如根据助产士对产程和个体的认识和经验，结合产妇的需求进行检查。

（二）阴道检查的内容

1. **观察**　先观察会阴部是否有下列情况：会阴部基本情况（会阴条件、生殖器疱疹、既往的会阴裂伤及愈合情况）；有无胎儿的部分脱出；阴道流出的血迹；羊水外流（如果有，是否胎粪污染及异味）。

2. **头盆关系**　包括判断是否入盆，初次检查时了解骶岬、坐骨棘、骶尾关节、耻骨联合及耻骨弓角度等情况。

3. **辨识胎先露**　判断胎先露及其位置，以及宫缩时下降情况、胎方位、胎头是否塑形、是否存在产瘤等。胎儿先露部在产道中的水平以其与坐骨棘的关系来描述，坐骨棘位于骨盆入口与出口

之间的 1/2 处。当胎儿先露部最低部位在坐骨棘水平，它被称为在 0 位置。1988 年美国妇产科学会开始用位置分类将坐骨棘之上和坐骨棘之下分为 5 份，即代表坐骨棘上下的厘米数，这样胎儿先露部从骨盆入口向坐骨棘下降，被称做 −5，−4，−3，−2，−1，然后 0。坐骨棘之下，胎儿先露部通过 +1，+2，+3，+4，+5 到娩出。先露 +5 时，在阴道口可以见到胎头。

4. **了解宫颈条件**　了解宫颈容受情况、软硬度、开口朝向、扩张情况、水肿与否等。宫颈扩张程度，以宫颈口张开的平均直径表示。用手指从宫颈边缘一侧滑到对侧，宫颈横径用厘米表示，当宫颈扩张 10cm，称为宫颈开全，因为足月胎先露常能通过这个足够扩张的宫颈。

5. **判断胎膜状态是否完整**　如已破裂则需了解羊水性状、是否存在脐带脱垂等。

6. **阴道检查频率**　在世界卫生组织（WHO）2015 年发布的《妊娠、分娩、产褥期和新生儿基础护理实践指南》里提出，"在第一产程里，不论潜伏期还是活跃期，除非有必要，阴道检查频率不应高于每 4 小时 1 次"，以了解宫颈扩张及先露下降情况。

（三）步骤

1. 检查前必须告知产妇此次检查的目的、方法并征得其理解和同意，让产妇排空膀胱，取仰卧位，无需备皮。

2. 检查前后检查者必须用肥皂水洗净并温暖双手，站在产妇的右侧，先行四步触诊法，了解胎先露和胎方位的基本信息。

3. 产妇双腿屈曲分开，臀下铺产褥垫和消毒巾，必要时可加垫枕头增加舒适感，观察会阴部情况，行会阴消毒。

4. 戴无菌手套，检查者用辅助手的拇指和示指将大小阴唇分开，充分地暴露阴道口，在进入阴道前尽可能防止检查手指接触到阴唇内侧而被污染（图 6-2-1）。

5. 在宫缩间歇期，检查手的示指或中指中的一只手指先插入阴道，然后增加一指，紧贴阴道后壁缓缓进入，并嘱产妇尽可能地放松肌肉配合检查。

6. 手指进入 3~4cm 后，手指向上翻转，评估宫颈、阴道、先露及骨盆的情况（图 6-2-2、图 6-2-3）。阴道检查应按照本章前面所述的常规项目进行评估。检查手在阴道内不需进出，直到检

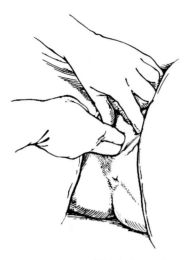

图 6-2-1　阴道检查分开大小阴唇

(引自：Wayne R. Cohen，et al. Labor and Delivery Care：A practice guide. WILEY-BLACKWELL：A John Wiley & Sons，Ltd，Publication，2011)

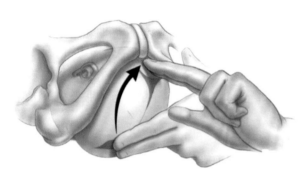

图 6-2-2　阴道检查确定胎方位

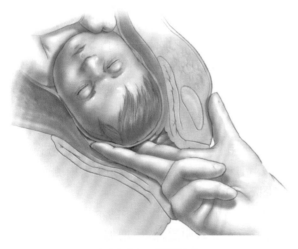

图 6-2-3　阴道检查

查完毕。避免肛门区域污染非常重要，临产中阴道检查次数与感染发病率有关，尤其是对于胎膜早破的病例。

7. 根据检查结果，记录相关信息。

（四）操作要点

1. 医务人员每次检查患者前后一定要清洁洗手，接触患者的手一定要干净、干燥和温暖。

2. 首次接触产妇，必须介绍自己，并行语言和眼神交流，尽可能地消除产妇对检查的抵抗性。

3. 观察产妇对检查的反应，并做相应调整。

4. 要细心观察产妇的外在表现，耐心听取产妇感受，以帮助决定检查时机。

5. 可选择其他体位检查，但需要坚持无菌原则并由经验丰富的检查者进行。

6. 检查完毕后应详细、客观地记录相关信息，恰当分析产程。

7. 未确诊的阴道流血是阴道指检的禁忌。前置胎盘时阴道指检会造成危及生命的大出血。

8. 由于阴道检查存在难以克服的主观认识的偏差，比如对同样大小的宫口扩张情况，不同的检查者判断存在差距。有研究发现以经验丰富的检查者为"标准"，临床医师或助产士的符合度仅为 49.2%，而此处的"标准"仍为人为判断，缺乏客观的准确性，这俨然已成为产程研究和判断的难点。

【关键点】

1. 对产程的判断应该是综合性判断，但宫口扩张和胎先露下降是主要参数。

2. 临床上主要通过阴道检查获得宫口扩张和胎先露下降情况，但阴道检查需了解的内容不仅限于此两项。

3. 不推荐常规、定期行阴道检查，应根据产妇的产程状况及需求决定阴道检查的时机。

4. 严格把握阴道检查指征，尽可能避免不必要的阴道检查。

5. 每次检查前需取得产妇同意，严格无菌操作，轻柔、规范进行。

(高岩)

参考文献

1. World Health Organization.Pregnancy，childbirth，postpartum and newborn care：a guide for essential practice. Integrated Management of Pregnancy and Childbirth.3rd. Geneva，Switzerland：WHO，2015.

2. Cunningham F, Leveno K, Bloom S, et al. Williams Obstetrics.24th edition. New York：McGraw-Hill Education, 2014：448-449.

3. 刘兴会，漆洪波. 难产. 北京：人民卫生出版社，2015：193-196.

第三节　人工破膜术

【导读】

人工破膜（artificial rupture of membranes, ARM）术是在产程处理和引产中常用的产科操作技术，又称人工破水，是用人工方法使胎膜破裂，刺激内源性前列腺素和缩宫素释放，诱发宫缩，促进临产和产程处理而采用的一种方法。

【概述】　该操作在 200 多年前即有文献报道。人工破膜可单独用于引产。但单纯破膜术最大的缺点是无法预计破膜到宫缩发动的时间，而且偶有临产发作间隔时间过长的现象。为了缩短人工破膜和分娩之间的间隔，在胎膜破裂时或间隔几小时后未自然临产者，给予缩宫素引产。

【指征及时机】

1. **引产**　妊娠晚期因母儿因素需要终止妊娠时。

2. **加速产程**　产程中宫缩不协调致产程停滞时、产程延长时或前羊水囊阻挡先露下降时。Garite 于 1993 年发现在产程中早期行人工破膜可减少缩宫素用量，而且更为重要的是对胎儿、新生儿均无不良影响。

3. **胎膜未破**　第二产程胎膜未破时。

4. **胎儿监护**　产程中需要进行胎儿监护，行胎儿内置电子监护仪时；或胎儿监护异常需要进行胎儿头皮血样本采集时。

5. **了解羊水情况**　产程中或分娩前胎心监护异常或超声提示羊水量处于临界值以下，并且已有人工破膜的条件，破膜后了解羊水情况，包括羊水量和颜色，以确定胎儿宫内状况及分娩方式。

6. **宫腔内减压**　产程中不协调宫缩引起的，或准备自然分娩羊水过多的孕妇，可以行人工破膜，减轻宫腔内压力时。

7. **胎盘早期剥离处理**　临床上认为人工破膜在胎盘早剥处理过程中应尽可能早实施。基本

原理为羊水的流出可以增加子宫收缩，减少继续剥离；有可能减轻剥离处的压力，以减少促凝物质进入母体血液的循环，然而没有足够的证据表明破膜可以达到这两个目的。

【操作前评估】

1. 具备阴道试产的条件：骨盆内、外测量均为正常，胎位及胎儿大小正常。

2. 宫颈条件成熟，宫颈可容 1 指以上。

3. 无人工破膜禁忌证，包括明显头盆不称、先露异常、脐带先露或脱垂或生殖道严重感染等。

4. 术前告知病情并取得知情同意。

【手术步骤】

1. 手术前排空膀胱，听取胎心，取膀胱截石位，常规消毒外阴及阴道、铺巾，做阴道检查，了解骨盆情况，宫颈扩张情况，先露部为头位，未扪及脐带、血管和胎盘，在宫缩间歇破膜。

2. 先用手指进入扩张的宫颈内触到前羊水囊，然后用弯血管钳在手指引导下，置于羊膜囊表面，在宫缩间歇时钳破或戳破胎膜，让羊水缓慢流出，检查的手指暂时停留在阴道，以免羊水流出过速。如羊水流出不多，可用手指扩大胎膜破口或将先露部稍向上推，使羊水流出。羊水过多者，在破膜时宜用长针头于高位穿刺破膜，穿刺点应略高于子宫颈内口水平，使羊水沿针头流出。羊水大量涌出时，应将手堵住宫口，使羊水缓慢流出，防止急骤流出而引起的腹压骤降性休克、胎盘早期剥离、脐带脱垂或胎儿肢体脱出等。

3. 破膜后了解羊水情况，根据胎儿矢状缝和囟门确认胎方位，以及宫缩时先露的下降状况。破膜后仔细听胎心或胎儿监护。

4. 操作前应该清洁洗手并戴无菌手套，并注意无菌操作。

【术后处理】

1. 保持外阴清洁，定时消毒护理。

2. 严密观察产妇的一般情况、体温、宫缩及胎心音等，先露未完全入盆者，禁止下地活动。

3. 羊水过多行人工破膜者，应收集流出的羊水，测量羊水量及观察羊水颜色，如有血性羊水应检查有无胎盘早期剥离征象。

4. 一般破膜引产者，在破膜后 1~2 小时内即可有宫缩，如 1 小时后宫缩无加强，再使用小剂量缩宫素。

5. 破膜后 12 小时尚未结束分娩者，必须用

抗生素预防感染。

【并发症】

1. 胎儿头皮损伤，常见于无前羊膜囊的人工破膜，应注意操作前鉴别是否胎膜已破。出生后注意新生儿检查，局部消毒。

2. 脐带隐形脱垂　人工破膜后可引起脐带脱垂。

3. 羊水流出过急过多，会发生腹压骤降性休克、胎盘早剥。

4. 早期破膜会导致胎膜破裂时间较长，潜在地增加绒毛膜羊膜炎、新生儿败血症及新生儿重症监护室（NICU）入院率，限制了初产妇引产实践中的应用，然而尚缺乏Ⅰ级证据的支持。

5. 在宫缩时破膜或同时行剥膜的，极少数可发生羊水栓塞，人工破膜时应避免剥膜。有文献应用15项回顾研究，涉及5583名妇女，得出如下结论：人工破膜与无人工破膜的自然分娩在第一产程、剖宫产和新生儿情况没有明显的统计学差异，不建议人工破膜术引入常规标准产程管理和护理，应是有指征情况下的产科处理。

6. 子宫破裂是子宫过度刺激后少见的并发症，常发生于有子宫手术史的患者，如剖宫产等。

【关键点】

1. 人工破膜是处理产程的一个有效辅助手段，但必须恰当合理地应用，严格掌握其操作指征和禁忌证，术前应告知并取得知情同意。

2. 破膜前后听取胎心，于宫缩间歇期破膜，破膜后观察羊水性状，避免羊水流出过快。

3. 破膜后1小时后宫缩无加强，可使用小剂量缩宫素。

4. 手术应注意无菌操作，动作轻柔。

5. 仍然需要高质量的随机对照研究来评估人工破膜常规应用抗生素预防母儿感染的效用。然而在资源有限的环境中，人工破膜引产后，抗生素的使用可能有利于预防感染母亲和婴儿。破膜后12小时如仍未分娩，需用抗生素预防感染。

（高岩）

参考文献

1. 中华医学会妇产科分会产科学组. 妊娠晚期出宫颈成熟与引产指南（2014）. 中华妇产科杂志，2014，49（12）：881-885.

2. Amita Ray，Sujoy Ray. Antibiotics prior to amniotomy for reducing infectious morbidity in mother and infant. Cochrane Database Syst Rev，2014，Issue 10. Art. No：CD010626.

3. 刘兴会，漆洪波. 难产. 北京：人民卫生出版社，2015：193-196.

第四节　会阴阻滞麻醉术

【导读】

会阴阻滞麻醉（perineal block anesthesia）是阴道分娩最常用的镇痛技术，适用于产程晚期的镇痛。阴道分娩疼痛是来自下生殖道的刺激。这些主要是通过阴部神经来传递，其外周感觉神经末梢分布于会阴、肛门、外阴及阴蒂。骶棘韧带附着于坐骨棘，阴部神经在其后下方穿过。阴部神经的感觉神经纤维来自$S_{2\sim4}$神经的腹侧支。第二产程中，当阴道和会阴的组织延展时可产生锐痛，并刺激$S_{2\sim4}$神经根，通过阴部神经的感觉纤维将伤害性刺激的信息传递至脊髓。附件区的压力，膀胱、尿道、直肠和腹膜受到的牵扯也参与了分娩疼痛。

【概述】　阴部神经阻滞（pudendal nerve block）麻醉提供阴道口和会阴的镇痛，是一种相对安全、简单易行的自然分娩镇痛方法。这种方法有以下优点：因为注射和分娩之间的时间很短暂，只存在极少的全身吸收，因此药物直接作用于胎儿的机会也小。阴部神经阻滞容易操作，只有会阴的镇痛，不抑制宫缩的疼痛。

【手术指征及时机】

1. 会阴侧切及分娩时。

2. 阴道助产前。

3. 分娩后会阴裂伤修补。

4. 会阴伤口补充镇痛。

5. 无会阴阻滞麻醉禁忌证，如麻醉药物过敏、穿刺部位严重皮肤感染等。

【手术步骤】

1. **阴部神经阻滞麻醉** 使用 15cm 22 号带管状导针进行阴部神经阻滞。首先要手指伸入阴道确定坐骨棘的顶端并作为指示点,导针末端对准坐骨棘下方的阴道黏膜,将针头刺入阴道黏膜,边进针边注射,用 1% 利多卡因 1ml 或相当剂量的其他局麻药进行沿途阻滞。为避免麻醉药入血,所有注射之前均应回抽注射器。针头继续进入达骶棘韧带处注入 3ml 利多卡因。穿过韧带,进入其后方疏松组织处,阻力感会降低。到达此部位后再注入 3ml 麻醉药。然后,将穿刺针抽回入导针管腔中,到达坐骨棘外侧上方水平时,穿刺针进入黏膜,回吸无血液反流,使用 3ml 麻醉药进行麻醉。对侧也同此法麻醉。成功阴部神经阻滞后 3~4 分钟,针刺阴道下端,双侧阴唇下端应无痛感(图 6-4-1)。

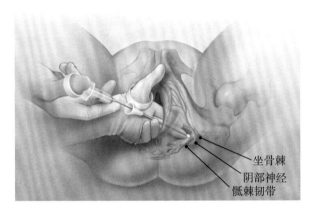

坐骨棘
阴部神经
骶棘韧带

图 6-4-1 经阴道的阴部神经阻滞麻醉

2. **会阴的局部浸润麻醉** 在阴部神经阻滞前对会阴后联合及附近阴道使用 5~10ml 利多卡因(1%)沿拟切开的切口做扇形注射进行局部阻滞,可以在侧切时使效果更好。特别是如果在阴部神经阻滞起效前胎儿分娩,可以在会阴侧切时达到一定局部麻醉效果,而进行会阴侧切修补时,阴部神经阻滞已经起效。

【技术难点】

1. **缺点** 局部进入血管可能引起全身中毒症状,如脑皮质受刺激引起抽搐。穿破血管引起血肿,更常见于合并凝血功能异常的患者。罕见的也有由穿刺部位引起感染,感染可以扩散至髋关节后方,进入臀大肌或者腰大肌间隙。

2. 局麻药通常选择为 1% 利多卡因溶液,也可用 1%~2% 氯普鲁卡因溶液,但持续时间不到 1 个小时,而利多卡因持续时间较长。

3. 当产时需要额外的操作时,此方法并不能提供足够的镇痛。此外,当需要充分暴露宫颈、阴道上段,以及徒手探查宫腔时,此法镇痛效果会很差。

【处理技巧】

1. 局麻药进入血管,可引起全身中毒症状,如脑皮质受刺激所致抽搐。穿破血管可能引起血肿,罕见地,也有由穿刺部位引起的感染。为了减少意外的血管内注射,在每次注射前都应小心回抽。注射应该是缓慢的、递增的,局麻药每次不超过 5ml,以减少血浆浓度突然增加。

2. 局部麻醉的全身并发症包括药物中毒、过敏反应。利多卡因的常用剂量为 200~300mg,氯普鲁卡常用剂量为 400~600mg。应在产房做好抢救应急准备。

(高岩)

参考文献

1. Cunningham F,Leveno K,Bloom S,et al. Williams Obstetrics.24th edition. New York:McGraw-Hill Education,2014:504-509.

2. Steven D. Schrock,Carolyn Harraway. Labor Analgesia. American Family Physician,2012,85(50):447-450.

第五节 会阴切开及缝合

【导读】

会阴切开术(episiotomy)既往常规用于初产妇,旨在增加软产道出口而易于娩出胎儿,避免严重的会阴阴道裂伤及获得易于修补的外科切口,并缩短胎儿娩出的时间。然而,自 20 世纪 80 年代开始此操作受到质疑,特别是围绕着它的讨论已经超越了科学领域,而成为分娩的"人性化指标"。现有证据支持采用限制性会阴切开术,而不是常规会阴切开术。会阴切开术包括会阴正中切开术和会阴斜侧切开术,术者在严格把握会阴切开术指征的前提下,充分评估患者的具体情况,正确选择会阴切开的术式,在正确的时机行会阴切开是至关重要的。

【概述】 会阴切开术是指分娩时由产科医生或者助产士进行的女性会阴部外科切开,在第二产程末胎头即将着冠之前、会阴拉伸扩张之时将会阴剪开。近年来,随着对会阴切开术的深入研究,越来越多的研究表明会阴切开术能够为产科操作提供更多空间,减少肛门括约肌张力,但增加了Ⅲ度及Ⅳ度会阴阴道裂伤即肛门括约肌损伤的风险。多篇系统评价指出常规行会阴切开术并无益处。限制性会阴切开较常规会阴切开术能获得更多益处,限制性会阴切开组的严重会阴阴道裂伤发生率、会阴阴道后壁裂伤发生率、手术修补率和愈合后并发症发生率(7天内)均低于常规会阴切开组,限制性会阴切开不会增加产后疼痛、尿失禁及性交困难的发生率,但有更高的会阴阴道前壁裂伤发生率。1996年,美国爱母分娩行动即得到WHO及UNICEF的支持,倡导会阴切开率≤20%,争取≤5%。目前根据临床证据及经验不推荐常规应用会阴切开术,应当用于有指征的情况下,严格把握会阴切开指征,并进行临床判断。

【术前评估】 经阴道分娩者应动态评估孕妇盆底及会阴条件,尤其在第二产程,根据胎儿情况、产程进展、头盆关系、盆底及会阴条件等,在发生严重会阴撕裂伤的风险高、明显软组织性难产,或是需要协助胎儿娩出的时候,经知情同意酌情考虑行会阴切开术。

1. **母体因素** 母体软产道因素(会阴坚韧、既往会阴有裂伤史、估计会阴阴道裂伤不可避免或不进行会阴切开可能导致更严重会阴阴道裂伤);第二产程延长、产妇疲乏、产妇存在合并症或并发症(如妊娠期高血压疾病合并心脏病等)须尽快娩出胎儿或终止妊娠者。

2. **胎儿因素** 不可靠胎心曲线、胎儿异常(巨大儿)、胎位异常(持续性枕后位、面先露和臀位)。

3. **阴道助产** 胎吸助产、产钳助产和肩难产等。

4. **其他** 会阴切开术的重要问题包括何时切开、切开的类型及修补的技术。如过早进行会阴切开,可能导致不必要的失血。如切开过晚,盆底的肌肉可能已经过度扩张,无法保护盆底及避免会阴阴道裂伤。通常的经验是当宫缩时可看到胎头露出直径3~4cm或接下来的3~4次宫缩后胎头着冠时切开。此时能够避免会阴阴道裂伤、

盆底过分拉伸和失血过多。当使用产钳助产时,可在上产钳后做会阴切开。

目前使用的会阴切开术包括会阴正中切开术(图6-5-1)及会阴斜侧切开术。会阴正中切开术失血较少且更易操作及修补,术后疼痛轻,性交困难少见,但如果发生切口延伸,Ⅲ度或Ⅳ度会阴阴道撕裂伤的发生率更高。应合理选择病例,在会阴体较短、胎儿过大、胎位或胎先露异常及困难手术分娩中避免使用,以发挥正中切开的优点,避免其缺点。会阴侧切开术修补困难,较常发生愈合不良,术后疼痛常见,偶有解剖复位不良及性交困难,出血较多,切口延长少见。多应用于不宜进行正中切开的情况下,能够获得更大的切口,直肠损伤的风险较低。

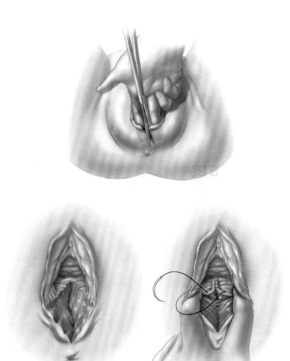

图6-5-1 会阴正中切开缝合术

【手术步骤】

1. 取仰卧屈膝位或膀胱截石位,常规消毒外阴阴道、导尿、铺无菌巾。

2. 外科洗手、穿手术衣、戴手套;进行阴部神经阻滞或局部浸润麻醉。

3. 会阴正中切开术

(1) 手术助产、胎儿大或接产技术不够熟练者均不宜采用。

(2) 切开:左手中、示指伸入阴道,内置于胎头与会阴体之间,撑起后侧阴道壁并推开胎儿先

露部,避免损伤胎儿。右手持会阴切开剪刀或钝头直剪刀,剪刀一叶置于阴道内,另一叶置于阴道外,沿会阴后联合中线,于胎头拨露后、着冠前、会阴高度扩张变薄后、宫缩开始时,由阴唇系带开始剪开会阴,直达肛门括约肌外部纤维处为止,注意不剪开肛门外括约肌。如有出血,立即纱布压迫或 1 号丝线结扎止血。切开组织为会阴中心腱,包括球海绵体肌、会阴浅横肌和部分肛提肌以及肛门括约肌外部纤维,是一个良好的解剖学切口。其优点在于不切断肌腹,切口两侧解剖学对称使手术修补更为容易,出血量较会阴侧切术少,但切口可能经肛门外括约肌延伸进入直肠。

4. 会阴斜侧切开术　左手中、示指伸入阴道内,撑起拟切开侧阴道壁并推开胎儿先露部,右手持会阴切开剪刀或钝头直剪刀,剪刀一叶置于阴道内,另一叶置于阴道外,使剪刀切线与会阴后联合中线呈旁侧 45°,切口从阴唇系带后缘向坐骨结节方向以避免损伤肛门外括约肌,于胎头拨露后、着冠前、会阴高度扩张变薄后,宫缩开始时,剪开会阴 4~5cm,切口向左侧或右侧由操作者习惯决定。切开组织包括球海绵体肌、会阴浅横肌和耻骨直肠肌。如有出血,立即纱布压迫或 1 号丝线结扎止血。

5. 宫缩时保护会阴,协助胎头俯屈,使胎头以最小径线在宫缩间歇期缓慢通过阴道口。

6. 缝合　子宫收缩良好,胎盘娩出且检查完整性后,消毒外阴阴道,暴露宫颈及阴道下段,仔细检查产道有无裂伤、血肿、肛门括约肌的完整性,必要时肛门检查。会阴切开后的缝合应在常规检查处理宫颈、会阴阴道裂伤后进行。随后阴道纱条填塞阴道后穹隆及阴道上段,上推子宫。

(1) 缝合阴道黏膜:用中、示指撑开阴道壁,暴露阴道黏膜切口顶端及整个切口,用 2-0 可吸收线,自切口超出顶端上方 0.5cm 处开始,间断或连续缝合阴道黏膜及黏膜下组织,直到处女膜缘。应对齐创缘。如组织血管丰富采用连续锁边缝合,连续缝合至阴唇系带并拉紧缝线。缝合过程中每一针都应包括阴道黏膜及黏膜下阴道及直肠间组织,以减少出血、死腔形成,有助于更好地愈合。最后的两针应包括会阴切开处的黏膜下组织,但不应经过皮肤。

(2) 2-0 可吸收线间断缝合会阴体肌层、会阴皮下组织。

(3) 3-0 可吸收线皮内缝合会阴皮肤,应避免缝合过紧以防术后水肿。

(4) 检查:取出阴道内纱条,仔细检查缝合处有无出血或血肿。常规肛诊检查有无肠线穿透直肠黏膜,如有,应立即拆除,重新消毒缝合。

(5) 术后注意与巡回护士清点纱布器械无误,再次核实出血量,并完成相关记录。

会阴切开及缝合术见视频 6-5-1。

视频 6-5-1　会阴切开及缝合术

【并发症防治】　会阴切开缝合术最常见的并发症是感染、水肿、裂开等。接产、缝合时清洁消毒创面,仔细止血,缝合不留死腔,对合组织结构,术后保持外阴局部清洁消毒,是防治并发症的重要措施。除非有感染高危因素,不常规用抗菌药物。如会阴水肿,术后 24 小时内,可用湿敷或冷敷,24 小时后可用 50% 硫酸镁纱布湿热敷或进行超短波或红外线照射,保持大便通畅。

【技术难点】　把握会阴切开术的指征、时机和深刻领会接产要领,是减少会阴切开创伤、防止软产道撕裂和手术并发症的关键。会阴切开术用于第二产程延长、肩难产、臀位分娩、胎吸助产、产钳助产、持续性枕后位和其他不进行会阴切开可能导致会阴阴道裂伤的情况下。

【处理技巧】

1. 常规会阴切开术不保护会阴体,可能导致Ⅲ度及Ⅳ度会阴阴道裂伤的风险增加,不推荐常规应用于阴道分娩中。

2. 会阴切开术包括正中切开和侧切开,应个体化选择切开方式,正中切开可能导致Ⅲ度及Ⅳ度会阴撕裂伤的风险增加,谨慎使用。

3. 会阴切开应在胎头拨露后、着冠前、会阴高度扩张变薄后、宫缩开始时剪开会阴,宫缩时保护会阴,协助胎头俯屈,使胎头以最小径线在宫缩间歇期缓慢通过阴道口。

4. 把握会阴切开时机和深刻领会接产要领，是减少会阴切开创伤、防止软产道撕裂和手术并发症的关键。

【经验分享】

1. 阴道分娩是一个自然过程，应尽量避免不必要的干预。

2. 循证医学证据表明限制性会阴切开术较常规会阴切开术能获得更多益处，包括减少严重会阴阴道裂伤发生率、会阴阴道后壁撕裂伤发生率、手术修补率和愈合后并发症发生率，不增加产后疼痛、尿失禁及性交困难的发生率，但可能增加会阴阴道前壁撕裂伤发生率。

3. 严格把握会阴切开的手术指征，提倡限制性会阴切开术，倡导会阴切开率≤20%，争取≤5%。合理选择病例，个体化选择会阴切开方式，发挥其优点，避免其缺点，在宫缩时可看到胎头露出直径 3~4cm 时进行。

4. 会阴切开修复在胎盘娩出后，并在常规检查宫颈阴道后进行。

【关键点】

1. 第二产程根据胎儿情况、产程进展、头盆关系、盆底及会阴条件等，严格把握会阴切开术指征，经知情同意行会阴切开术。

2. 会阴切开术应在胎头拨露后、着冠前，会阴高度扩张变薄后，宫缩开始时进行。

3. 深刻领会接产要领，是减少会阴切开术、防止软产道撕裂的关键。

4. 会阴切开缝合应仔细止血，缝合不留死腔，组织结构对合良好。

（高岩）

参考文献

1. 刘兴会，徐先明，段涛，等．实用产科手术学．北京：人民卫生出版社，2014：33-34.

2. Cunningham F，Leveno K，Bloom S，et al. Williams Obstetrics.24th edition. New York：McGraw-Hill Education，2014：504-509.

第六节　宫颈撕伤缝合手术

【导读】

宫颈撕裂（cervical laceration）为分娩期并发症，是阴道分娩中最常见的软产道损伤之一。一般出血不多，但有部分严重者可出现大出血危及产妇生命。第三产程应注意预防及仔细检查宫颈，发现宫颈裂伤且伴有活动性出血，应立即修补。

【概述】 宫颈撕裂几乎每个产妇都有可能发生，特别是初产妇分娩后宫颈两侧常有轻度撕裂，长度 <1cm，因胎头的压迫，常伴有水肿，很少出血，一般均自然愈合；但若长度 >1cm，并有出血称为宫颈撕裂，初产妇的发生率约为 10%，经产妇约为 5%，撕裂伤常呈纵行，发生在子宫颈两侧 3、9 点钟方向，可以是单侧、双侧或多处裂伤，轻者长度约 2~3cm，严重的可延至阴道穹隆部，阴道上 1/3 或子宫下段，因伴有大量出血、盆腔血肿可危及产妇生命。还有一种类型的宫颈裂伤发生在宫颈前唇上，甚至是整个子宫颈阴道部的环形撕脱，这种撕裂罕有大血管的损伤，所以一般出血量不多。

【病因及分类】

1. **自发性撕裂** 产力过强、产程过快或宫颈未开全产妇屏气用力；头盆不称时，宫缩过强宫颈未充分扩张时胎儿娩出过快；产程特别是第二产程过长，子宫颈长时间受压发生宫颈水肿，局部缺血，因组织坏死而造成宫颈前唇甚至宫颈阴道部的环状脱落。宫颈瘢痕或宫颈先天发育异常，可以造成自发性不完全破裂或撕脱。

2. **损伤性撕裂** 宫口未开全使用助产手术，如臀位或足先露分娩时，因后出头困难强力向下牵拉；产钳助产时误将产钳置于宫颈外侧；或上中位产钳或旋转头的方法不当；第一产程时人为强力扩张宫颈；使用缩宫素加强宫缩时，速度过快造成宫缩过强，急产导致宫颈撕裂。如原已有宫颈陈旧性撕裂，以上情况可加重原有撕裂，甚至延及子宫下段。

【适应证】

1. 宫颈撕裂深度不超过 1cm，无明显出血，无需特殊处理。

2. 宫颈撕裂较深并伴有活动性出血应立即

缝合。

3. 宫颈撕裂深达穹隆超过宫颈阴道部不能暴露撕裂顶端,裂伤达子宫下段、甚至子宫破裂,腹膜后的裂伤伤及子宫动静脉分支,引起严重出血或阔韧带血肿时应剖腹探查。

4. 宫颈环形撕裂或撕脱,即使出血不多,也应缝合。

【禁忌证】 若同时有全身重要脏器损伤或休克时,应先抗休克及处理关键性脏器损伤,宫颈撕裂先用纱布压迫止血,待重要脏器损伤处理之后,再行宫颈撕裂修补。

【术前评估及术前准备】 第三产程后,子宫收缩良好但有持续性阴道出血(可呈鲜红色,伴有血块)检查会阴无裂伤,可考虑宫颈撕裂。用阴道拉钩扩开阴道,暴露阴道顶端,用两把无齿卵圆钳交替依次钳住子宫颈检查,如发现撕裂,应注意其深度是否达穹隆。术前准备包括:建立静脉通道,备血。

【麻醉】 一般情况下不用麻醉药,当患者过度紧张、阴道壁过紧不易暴露,必要时可用硬膜外麻醉或全身麻醉。

【手术步骤】

1. 产妇取膀胱截石位,排空膀胱。

2. 严重的宫颈撕裂手术应由经验丰富的医师实施,并且有助手协助操作。术者用阴道拉钩扩开阴道后将阴道拉钩交由助手固定,术者用两把无齿卵圆钳钳夹并向下牵拉宫颈两侧裂缘,暴露裂伤的顶端。

3. 用2-0可吸收线于撕裂顶端0.5~1cm缝合第1针,间断全层缝合撕裂的宫颈,最后1针至宫颈游离缘0.5cm(图6-6-1)。

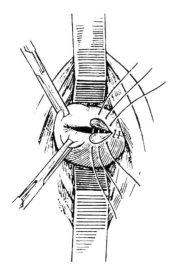

图6-6-1 宫颈撕裂缝合

4. 宫颈环形撕裂或撕脱者,横向缝合止血。

5. 宫颈撕裂深达穹隆超过宫颈阴道部不能暴露撕裂顶端,撕裂达子宫下段,甚至子宫破裂等,应剖腹探查,在直视下处理撕裂伤。

6. 术毕给予抗生素预防感染,发生休克者应同时积极抗休克治疗。

宫颈撕裂缝合修补见视频6-6-1。

视频6-6-1 宫颈裂伤修补

【术后并发症】

1. 出血、感染 缝合宫颈撕裂于裂伤顶端0.5~1cm缝合第1针,避免断裂血管回缩继续出血,术后使用有效广谱抗生素。

2. 宫颈狭窄 宫颈撕裂缝合至宫颈游离缘0.5cm止,不能缝合至宫颈边缘,且缝合要整齐,以防止宫颈缩复及瘢痕形成导致宫颈管狭窄。

【关键点】

1. 分娩前有效预防。

2. 第三产程后常规进行宫颈检查,循序检查宫颈一周,避免遗漏。

3. 宫颈撕裂缝合时熟练掌握第1针及最末针原则。

4. 严重宫颈撕裂者必要时行剖腹探查术。

(朱启英)

参考文献

1. 刘兴会,徐先明,段涛,等.实用产科手术学.北京:人民卫生出版社,2014:37-38.
2. 张为远.中华围产医学.北京:人民卫生出版社,2012:1058-1059.

第七节　人工剥离胎盘

【导读】

　　人工剥离胎盘术(manual removal of placenta)又名徒手剥离胎盘术,是用手剥离,取出滞留于宫腔内胎盘组织的手术。正确及时地实施人工剥离胎盘术是预防和减少产后出血的重要环节。

【适应证】

　　1. 胎儿娩出后不足 30 分钟,胎盘部分剥离引起子宫出血(>200ml),经按摩子宫及应用缩宫剂等处理,胎盘仍不能完全剥离排出者。

　　2. 阴道分娩胎儿娩出后 30 分钟、剖宫产胎儿娩出后 5~10 分钟,胎盘仍未剥离排出者。

　　3. 既往有胎盘粘连史,或此次为全麻下阴道手术分娩者,可在胎儿娩出后即行徒手剥离术。

【禁忌证】　胎盘植入者,切勿强行剥离。

【术前评估及术前准备】　绝大多数产妇的第三产程在 3~5 分钟结束,如 30 分钟尚未娩出称胎盘滞留。人工剥离胎盘前严格把握适应证,术前准备包括:建立静脉通道,备血或输血,给予促宫缩药物加强宫缩。

【麻醉】　一般情况下不用麻醉药,当子宫颈内口过紧或关闭时,可给予哌替啶 50~100mg 及阿托品 0.5mg 肌注,必要时可用全身麻醉。

【手术步骤】

　　1. 产妇取膀胱截石位,导尿。重新消毒外阴并重新铺巾,术者更换手术衣及手套。

　　2. 术者一手放在腹壁上,依次沿骨盆轴方向向下推压子宫体,另一手涂抹碘伏,五指并拢呈圆锥形,循脐带经过阴道、宫颈,进入宫腔(图 6-7-1)。

　　3. 伸入宫腔的一手,循脐带找到胎盘边缘,如胎盘为已剥离但被宫颈嵌顿者,可将胎盘握住,顺一个方向,旋转取出。若胎盘尚未剥离,术者手指展平并拢,手背紧贴宫壁,掌面向胎盘的母体面,以手指尖和手掌的尺侧缘慢慢将胎盘自宫壁分离,固定子宫体的手与宫腔操作的手要注意配合动作(图 6-7-2)。如胎盘附着于子宫前壁,手掌朝向胎盘,操作困难时,亦可手掌朝向子宫前壁贴宫壁剥离胎盘(图 6-7-3)。

　　4. 待全部胎盘剥离后握住全部胎盘,在宫缩时用手牵引脐带协助胎盘娩出。

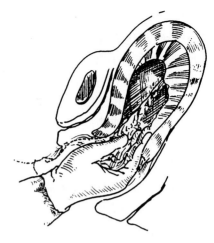

图 6-7-1　五指并拢呈圆锥形,循脐带经过阴道、宫颈,进入宫腔

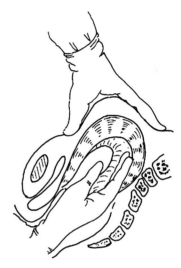

图 6-7-2　手指展平并拢,手背紧贴宫壁,掌面向胎盘的母体面,以手指尖和手掌的尺侧缘慢慢将胎盘自宫壁分离,固定子宫体的手与宫腔操作的手要注意配合动作

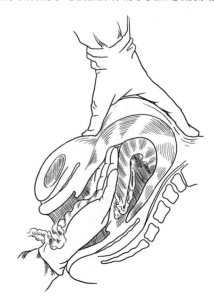

图 6-7-3　胎盘附着于子宫前壁,手掌朝向子宫前壁,贴宫壁剥离胎盘

5. 立即检查胎盘胎膜是否完整,如有残留,再次伸手进入宫腔寻找并剥离残留部分并取出(图 6-7-4)。

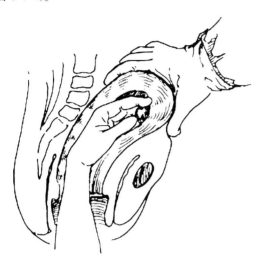

图 6-7-4　胎盘娩出后如有残留,剥离残留部分

6. 残留的小块胎盘组织如用手指难以剥离时,可用卵圆钳或大刮匙轻轻进行钳除或刮除。

7. 术毕继续给予缩宫素加强宫缩,必要时给予前列腺素制剂,同时给予抗生素预防感染。

人工剥离胎盘术见视频 6-7-1。

视频 6-7-1　人工剥离胎盘术

【术后并发症】

1. **出血**　注意产妇一般情况,术前应备血,建立静脉通道。如因失血多导致一般情况差,应在抗休克的同时尽快取出胎盘。但也应注意手术指征,胎儿娩出后不出血者,应耐心等待胎盘自然剥离,切忌在胎儿刚娩出而子宫尚未收缩处于松弛状态时进行操作,以免造成人为的大出血。操作中应待整个胎盘剥离后,将胎盘握在手掌中取出,切忌抓住部分胎盘牵扯,人为造成胎盘破碎,出血多。植入性胎盘,切勿强行剥离,以免造成不可控制的大出血。

2. **子宫穿孔**　在操作时应给予缩宫素让子宫收缩,手法要正确轻柔,勿强行撕拉,勿用手指抓挖子宫壁。尤其是当胎盘位于子宫角部时,该部肌层较菲薄,胎盘与宫壁界限常不清,操作时应特别小心,以免用力不当穿破宫壁。子宫下段及宫颈已收缩时,动作粗暴易造成子宫下段及宫颈上段不全破裂,此时最好在麻醉下实施手术。

3. **子宫内翻**　要注意手术的适应证,切忌在胎儿刚娩出子宫尚未收缩处于松弛状态时,用力向阴道方向按压子宫底部或用力牵拉脐带;操作时手法要正确轻柔,勿强行撕拉,以免子宫内翻。

4. **感染**　要严格无菌操作,应尽量一次完成操作,不可反复进出宫腔,增加感染机会,术毕给予抗生素预防感染。

【胎盘植入的识别】　人工剥离胎盘时发现胎盘与子宫壁之间界限不清,找不到疏松的剥离面不能分离,应考虑为植入性胎盘,切不可强行剥离,以免损伤子宫壁或发生不可控制的出血。此时应停止操作行 B 超检查,在 B 超引导下操作,如 B 超监测发现胎盘与宫壁间无间隙,牵拉胎盘宫壁随之运动,应高度怀疑胎盘植入,如不出血,考虑保守性药物治疗如甲氨蝶呤和(或)米非司酮,出血多者考虑急诊介入治疗,必要时行子宫切除术。对部分植入性胎盘,可将已剥离的部分胎盘取出,植入部分胎盘暂行保守治疗。经药物或介入等治疗后,留在宫壁上的残留胎盘组织可因血运不良而自行脱落,或因组织自溶自愈,也可在保守治疗后择日行钳夹术。

【关键点】

1. 把握指征,严格无菌操作。
2. 操作轻柔,勿强行抓挖。
3. 及早识别胎盘植入。
4. 术中、术毕加强宫缩。

(朱启英)

参考文献

1. 刘兴会,徐先明,段涛,等.实用产科手术学.北京:人民卫生出版社,2014:146-148.
2. Baskett TF,Calder AA,Arulkumaran S. 产科手术学.第 12 版.段涛,杨慧霞,主译.北京:人民卫生出版社,2016:204-207.
3. 张为远.中华围产医学.北京:人民卫生出版社,2012:1076.

第八节 清宫术

【导读】

清宫术(complete curettage of uterine cavity)用于清除宫内残留妊娠组织,帮助子宫修复,减少出血或感染的可能。适用于不全流产、人工流产所致吸宫不全、中期妊娠引产后或阴道分娩后患者,常为人工剥离胎盘的后续手段,运用得当可有效减少因宫腔残留所致的并发症及产后出血的发生。

【适应证】

1. 不全流产。

2. 吸宫不全。

3. 中孕引产或者阴道分娩胎盘娩出后仍有部分妊娠组织残留。

4. 产后出血及晚期产后出血考虑宫内妊娠组织残留。

【禁忌证】

1. 急性生殖道及盆腔炎症。

2. 滴虫及霉菌性阴道炎。

3. 合并严重的内科疾病不能耐受手术者。

【术前评估及术前准备】

1. 术前建立有效静脉通道,备血。

2. 监测患者生命体征,必要时心电监护。

3. 准备促宫缩药物如缩宫素、卡前列素氨丁三醇、麦角新碱、米索前列醇等。

4. 手术应由经验丰富的医师实施,并且有助手协助操作。手术医师及助手应掌握人工流产综合征及产后出血抢救流程。

5. 有条件者应该在超声监测下完成操作。

【麻醉】 通常不需要麻醉,如果患者不配合可选择宫颈浸润麻醉或者吸入麻醉。

【手术步骤】

1. **体位** 取膀胱截石位。

2. **消毒** 常规消毒外阴、阴道并铺巾。

3. **探宫** 用宫颈钳固定宫颈上唇,沿子宫体方向将探针送至子宫底部,了解子宫大小及子宫位置。如为产后即刻清宫也可不用探针探测宫腔深度(图6-8-1)。

4. **扩宫** 用宫颈扩张器扩张宫颈管,直至可通过宫腔吸引器(图6-8-2)。

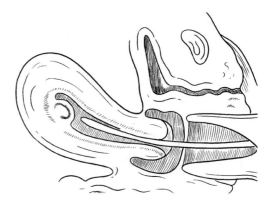

图 6-8-1 探宫

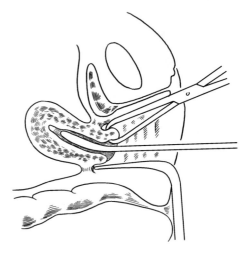

图 6-8-2 扩宫

5. **清宫** 选择合适的卵圆钳探入宫腔,深度不应超过探针所探查的宫腔深度,然后轻柔钳夹出妊娠组织,切勿动作粗暴,以防子宫穿孔(图6-8-3)。

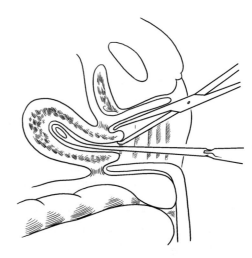

图 6-8-3 清宫

6. **吸宫** 如自觉已将大部分妊娠组织钳夹出来,可行负压吸引。在无负压下,将宫腔吸引器送入宫腔。然后维持负压,进行刮吸,整个过程动作要轻柔。吸宫时如遇组织堵塞吸头,应迅速将组织夹取后再继续吸宫(图6-8-4)。吸宫时要特别注意两侧宫角及宫底部,如感觉仍有组织,可用刮匙搔刮一遍(图6-8-5)。如感觉到子宫壁已变粗糙,检查子宫显著缩小,表明妊娠组织已清出,可结束手术。

清宫术见视频6-8-1。

视频6-8-1 清宫术

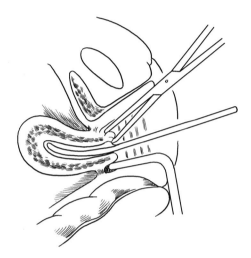

图6-8-4 吸宫

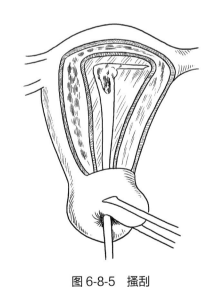

图6-8-5 搔刮

7. **监测** 手术过程应注意监测患者生命体征、注意询问患者有无特殊不适,注意子宫收缩及阴道流血情况,清宫时可静脉滴注缩宫素10~20U,必要时给予宫颈注射缩宫素10U,尽量准确估计阴道失血量。

【手术并发症】

1. **出血** 中期妊娠引产或者产后子宫大而软,甚至器械无法探及宫底,清宫过程中已合并子宫收缩乏力,常导致产后出血,因此在手术过程中应该关注子宫收缩情况,准确估计阴道流血量,及时按摩子宫,并使用宫缩剂。发生产后出血时应按照产后出血流程进行抢救。

2. **子宫损伤** 发生子宫损伤与手术者经验不足、暴力操作、未明确子宫大小及子宫体与宫颈关系、产后子宫大而软、瘢痕子宫、胎盘粘连或者植入等因素有一定关系。为避免子宫损伤应由经验丰富的医师实施,并有助手在台下协助按摩子宫并确定宫底位置;推荐超声下监测完成手术操作;如果清宫时感觉妊娠组织与宫壁致密粘连,不应暴力牵拉,如出血不多可待产后3~7天加强宫缩后再行处理。①子宫穿孔:妊娠和肿瘤(如葡萄胎)均可使子宫壁变得脆弱,清宫术时易造成子宫穿孔。对出血较少的子宫穿孔,可行抗炎、止血等保守治疗;若穿孔较大,并发大出血,则需剖腹探查止血,行穿孔创面的修补,或行子宫切除。②子宫腔粘连:如清宫时搔刮过度,会出现宫腔粘连,其后果为不孕、流产、闭经、痛经等。可在宫腔镜下分离粘连。

3. **人工流产综合征** 人工流产综合征与手术时疼痛或者局部刺激使患者在术中术毕出现心动过缓、心律不齐、恶心、呕吐、胸闷、头昏、面色苍白、大汗等症状,严重者出现血压下降、晕厥、抽搐等迷走神经兴奋症状。常与患者情绪、身体状况及手术操作有关。术前重视精神安慰,手术动作轻柔,避免反复吸刮,可降低其发生率。发现症状后立即停止操作,给予吸氧,多可自行恢复,严重时给予阿托品0.5~1.0mg肌内注射或者静脉滴注。

4. 感染　注意无菌技术操作,对于有感染危险因素如胎膜早破超过 12 小时、人工剥离胎盘等可预防性使用抗生素。

【关键点】

1. 清宫术应由经验丰富的医师实施,配备助手台下协助,推荐超声监测下手术。

2. 术前建立有效静脉通道,准备促宫缩剂。

3. 术中监测患者生命体征,子宫收缩情况及病情变化情况,准确估计失血量;若产后出血导致患者出现休克征象应在抗休克、促宫缩同时行清宫术。

4. 术中轻柔操作,如清宫过程中感觉妊娠组织与子宫壁粘连紧密,应警惕胎盘植入可能,切勿动作粗暴造成子宫损伤。

5. 如患者发生产后出血或晚期产后出血,建议超声检查明确诊断以便指导清宫操作。

6. 剖宫产后短期内超声提示"宫腔残留"应谨慎对待,因剖宫产时为直视下娩出胎盘,发生胎盘胎膜残留几率小,不要盲目清宫。

(朱启英)

参考文献

1. 刘兴会,徐先明,段涛,等.实用产科手术学.北京:人民卫生出版社,2014:148-150

2. 曹泽毅.中华妇产科学.第 3 版.北京:人民卫生出版社,2014.

第九节　毁胎术

【导读】

毁胎术(destructive operation)是实施在胎儿身上的一种破坏性手术,目的是为了缩小胎儿的体积便于通过产道由阴道娩出,同时减少母体损伤风险。产科医师必需熟练掌握手术技巧及手术原则。

19 世纪中叶,梗阻性分娩常常导致胎死宫内,剖宫产术不仅挽救不了胎儿生命,还可导致产妇死亡。当确认已不可能娩出胎儿时,就会让助产士来实施毁胎术以缩小胎儿的体积,使其可以经阴道娩出,从而挽救母亲的生命。

毁胎术实施的目的在于缩小胎儿体积,从而使其易于经产道娩出,一般仅用于胎儿存在致死性畸形或胎儿已经死亡等情况。毁胎术的种类较多,需结合临床具体情况决定施行手术的方式。常用的有穿颅术(craniotomy)、断头术(decapitation)、除脏术(evisceration)和脊柱切断术(spinal amputation)等。用的器械有长剪刀、穿颅器(diaclast)、碎颅器(basiotribe)和断头钩等(图6-9-1)。在医疗条件发达的国家,此手术除用于引流脑积水的胎儿之外,在现代产科中几乎不被采用。但在某些医疗欠发达的地区,由于临床条件有限或因当地社会及风俗习惯而拒绝行剖宫产手术的缘故,必须实施毁胎术以挽救母亲生命。

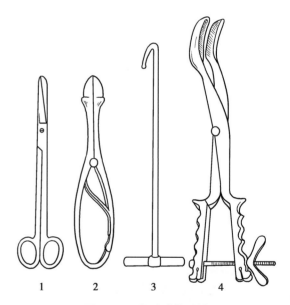

图 6-9-1　毁胎术的器械
1. 长剪刀;2. 穿颅器;3. 断头钩;4. 碎颅器

毁胎术的应用取决于临床情况和产科水平,尤其是能否安全地实施剖宫产术是前提。在实施手术前,产科医师必需熟练掌握手术技巧及手术原则。若为头盆不称引起的梗阻性分娩且胎儿存活,则应行剖宫产术;如果是横产式,肩先露或复合先露引起的梗阻性分娩且胎儿存活,剖宫产术较内倒转术和臀牵引术对母儿危险更小,后两者不但易致子宫破裂,而且引起母儿死亡的可能性大。如果胎儿已经死亡,且不具备安全实施剖宫产的条件,若为头盆不称需实施穿颅术,而横产式可实施断头术。

一、穿颅术

【概述】 穿颅术(craniotomy)是用器械穿破胎儿头颅,排出颅内组织,使头颅组织缩小,从阴道分娩的手术。

【适应证】

1. 各种头位异常的死胎,胎头不能娩出或避免阴道会阴裂伤者。

2. 胎儿脑积水。

3. 臀位死胎后出头困难。

【禁忌证】

1. 骨盆入口前后径 <5.5cm,穿颅后亦不能经阴道娩出者。

2. 有先兆子宫破裂征象或子宫破裂者。

【术前评估及术前准备】

1. 宫口开全或近开全。

2. 胎头固定或用手固定于入口平面。

3. 导尿排空膀胱。

4. 将穿颅器、碎颅器、长剪刀、组织钳、长针头、单叶宽阴道拉钩等消毒备用。

【麻醉】 一般不用麻醉,必要时加用镇静剂或全身麻醉。

【手术步骤】

1. **体位** 选择膀胱截石位,外阴消毒,铺巾,导尿。

2. **阴道检查** 检查确定胎头囟门及矢状缝的位置、先露部的高低等情况,如胎膜未破,应先施行人工破膜术。

3. **固定胎头** 胎头未固定者,由助手在下腹部将胎头向盆腔内推压,并用手固定。

4. **切开头皮** 用单叶宽阴道拉钩扩开阴道,因头皮质韧直接用穿颅器不易刺入,且容易滑脱误伤阴道,故以组织钳钳夹囟门或颅缝处的头皮,并向下牵引,再剪开钳夹旁的头皮 2~3cm(图 6-9-2)。

5. **穿颅** 穿破胎颅,排出颅内脑组织。右手握住闭合的穿颅器,关紧钳扣,在左手掌与示、中指护盖下送入阴道,放入头皮切口内,用压力与钻力使穿颅器尖端穿透囟门或颅缝,垂直刺入颅腔(图 6-9-3)。从胎头的大小囟门和颅缝穿入最为安全。穿破胎头的原则为应取距阴道口最近,最易穿透的部位为穿刺点。若为面先露颏后位应从眼眶穿入(图 6-9-4),颏前位时可从口腔上腭穿入(图6-9-5)。若为臀位死胎后出头不能娩出时,可用穿颅器经颞囟或枕骨大孔穿入颅内(图 6-9-6),并转

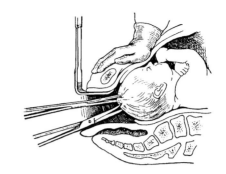

图 6-9-2 剪开皮肤

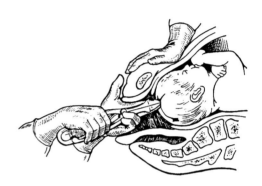

图 6-9-3 穿破胎颅

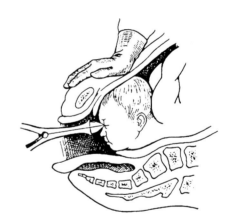

图 6-9-4 经眼眶穿刺

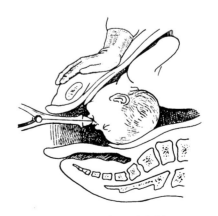

图 6-9-5 经口腔穿刺

动破坏脑组织,使胎头缩小后牵出。若为脑积水亦可用长针头刺入囟门或颅缝放水。

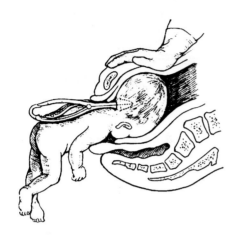

图 6-9-6　经枕骨大孔穿刺

6. 扩大穿孔　当穿颅器的尖端进入颅腔后,松开钳扣,张开穿颅器,向不同方向旋转,并多次地张开和闭合,以扩大穿孔(图 6-9-7)。

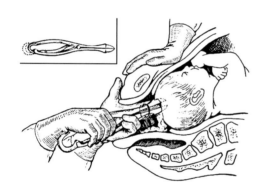

图 6-9-7　张开穿颅器扩大穿孔

7. 破坏和排出脑组织　将穿颅器刃部全部放入颅腔内,反复开闭并左右转动破坏脑组织(图 6-9-8),随着穿颅器的转动,脑组织或液体可由切口流出。亦可用负压吸引管放入颅腔内,向

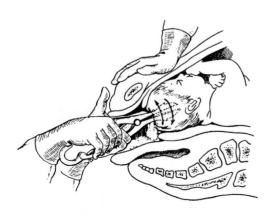

图 6-9-8　破坏脑组织

不同方向转动吸出脑组织或液体。脑组织排出后,胎头缩小。将穿颅器合拢,在左手示、中指护盖下由阴道取出。如宫缩好,胎儿可在短期内自然娩出。

8. 碎颅与牵引　脑组织排出后,如胎头不能迅速娩出,可用碎颅器夹住并压轧颅骨,使胎头的体积更加缩小,再牵出胎头。先用右手持碎颅器内叶(实心匙),在左手掌和示、中指的护盖下,插入穿颅孔直达颅底,该叶凸面朝向面部(图 6-9-9),由助手固定,再将外叶(空心匙)在左手的护盖下置于阴道壁与胎儿面部之间(图 6-9-10),外叶的凹面与内叶的凸面对合,将颅骨夹住并压轧胎头。经阴道检查确无宫颈、阴道壁夹在两叶之间,即将两叶扣合,拧紧柄部的螺旋(图 6-9-11)。然后持碎颅器柄沿产道轴方向渐渐牵出胎头(图 6-9-12),牵引过程中,应将左手伸入阴道护盖穿孔部周围,以防颅骨骨片伤及阴道壁。当胎头牵至阴道口后,先取下外叶碎颅器,再取下内叶,胎儿按正常分娩方式娩出。

【手术并发症】　软产道损伤及膀胱、直肠损伤是穿颅术最常见的并发症。

1. 宫口未开全或骨盆极度狭窄而强行穿颅术,所有器械活动受限可伤及阴道及外阴。断骨、碎骨牵拉时划伤阴道及外阴。外阴、阴道有炎症、

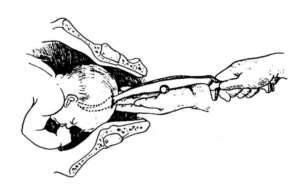

图 6-9-9　置钳颅器内叶

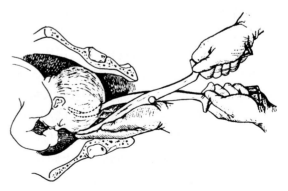

图 6-9-10　置钳颅器外叶

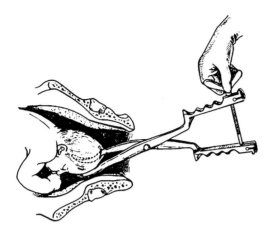

图 6-9-11 固定钳颅器

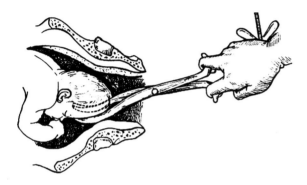

图 6-9-12 牵拉钳颅器娩出胎儿

瘢痕、毁胎术时易受损。骨盆狭窄或宫颈未开全时行毁胎术,造成宫颈裂伤,并上延至宫体造成子宫破裂。

2. 器械进入阴道必须在手的保护下进行。穿颅前用剪刀或刀,剪或割开准备穿刺的头皮,防止穿刺时遇头皮打滑、失控损伤母体。

3. 剪开头皮,置穿颅器应在直视下进行,器械进出阴道时必须在手的护盖下。

4. 穿刺时一定固定好胎头。穿颅器放入颅内应直达颅底,并将颅骨夹牢,以免滑脱损伤宫颈。

5. 应用宫缩剂促进宫缩预防产后出血。

6. 给抗生素预防感染。

二、断头术

【概述】 断头术(decapitation)是将死胎切断胎颈部并将其分成胎头及躯干两部分,逐一将其娩出的手术。

【适应证】

1. 横位死胎不能行内倒转术。

2. 双头畸形。

3. 双胎双头绞锁,第一胎已死。

【关键点】

1. 宫口未开全或骨盆极度狭窄而不能强行穿颅术。

2. 不同的胎位所取的穿刺部位也不同;穿破胎头的原则应取距阴道口最近,最易穿透的部位为穿刺点。

3. 手术操作需轻柔准确,器械在阴道中操作必须用手保护,防止软产道损伤。

4. 穿刺时一定固定好胎头。穿颅器放入颅内应直达颅底,并将颅骨夹牢,以免滑脱损伤宫颈。

【禁忌证】

1. 横位胎儿存活。

2. 有先兆子宫破裂征象。

【术前评估及术前准备】

1. 宫口开全或近开全,胎臂脱出,胎肩嵌于骨盆腔,胎颈接近宫口。

2. 无先兆子宫破裂。

3. 导尿排空膀胱。

4. 将线锯(图 6-9-13)、长剪刀、断头钩、长组织钳、单叶宽阴道拉钩等消毒备用。

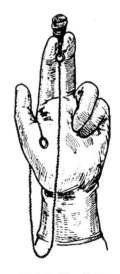

图 6-9-13 线锯

【麻醉】 一般不用麻醉,忽略性横位或宫缩较强时用全身麻醉。

【手术步骤】

1. 取膀胱截石位,消毒外阴及脱出物,铺巾。

2. 阴道检查 检查宫颈口扩张情况,胎胸嵌入阴道程度,胎头及胎颈位置,了解有无子宫

195

破裂。

3. 断头　三种方法：

(1) 线锯断头法：用纱布条系住胎儿脱出的腕部，由助手将上肢向胎臀侧牵拉，以利于胎颈下降便于操作。术者手掌向上(胎头在右侧用左手、在左侧用右手)，用示、中两指夹住系在线锯上的纱布球(图6-9-14)，沿阴道后壁送入宫腔，直达胎颈后方，再向上推送，绕过胎颈，使纱布球在胎颈前上方显露。右手持长弯钳慢慢推进到胎颈前上缘夹住纱布球，向下轻轻拉出(图6-9-15)，此时线锯亦随之绕过胎颈。仔细检查线锯位置，证实放置正确，将两根消毒塑料管套在线锯两端(图6-9-16)，以防损伤阴道壁。最后装好线锯拉柄，将两端前后交叉、拉紧，来回拉动，锯断胎颈(图6-9-17)。必要时可用单叶宽阴道拉钩拉开阴道或用手在线锯周围进行保护。如能将颈椎锯断而保留该处部分皮肤，更为理想，这样就便于娩出胎头。

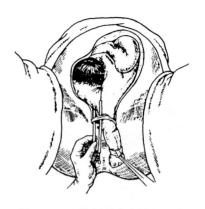

图 6-9-16　塑料管套在线锯两端

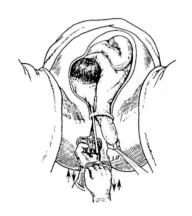

图 6-9-17　来回拉动线锯

(2) 长剪刀断头法：助手牵拉脱出的上肢同线锯法，术者左手进入宫腔钩住胎颈，并在手指保护下剪开胎颈部的皮肤、肌肉及颈椎(图6-9-18)，胎头与胎体即断离。亦可保留部分皮肤以利娩出胎头。

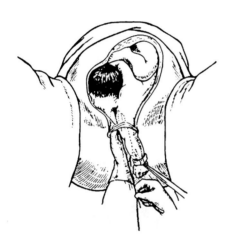

图 6-9-14　送入线锯

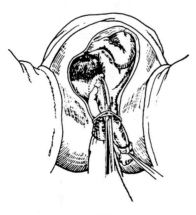

图 6-9-15　线锯套过胎颈

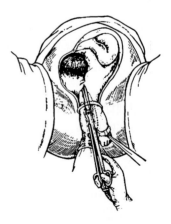

图 6-9-18　长剪刀断头法

(3) 钩断法：助手牵拉脱出的上肢同线锯法，术者右手持断头钩，在左手的引导和护盖下放入宫腔，从胎颈的前方送到胎颈的上缘，拇指在前护盖断头钩,其余手指在后钩住胎颈将断头钩向后旋转钩在胎颈上,向下牵引(图6-9-19)。然后仍在左手的护盖下,以胎颈为支点,左右反复旋转钩柄,使颈椎脱节(图6-9-20)。助手牵引脱出的上肢,术者在左手指保护下用长剪刀剪断颈部软组织,使胎头与胎颈断离。

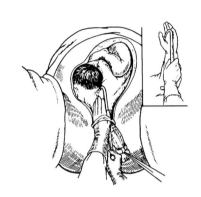

图 6-9-19　断头钩钩于胎颈

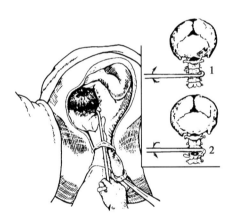

图 6-9-20　旋转钩柄使颈椎脱节

4. 牵出胎体　左手护盖胎颈断端,防止骨断面损伤软产道,右手牵拉已脱出的手臂,胎体随之易被牵出(图6-9-21)。

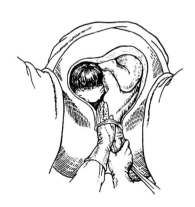

图 6-9-21　牵出胎体

5. 牵出胎头　胎体娩出后,立即将右手伸入宫腔,示、中指放在胎儿口内,使面部向下,其他手指与手掌遮盖并握住颈部断端,向外牵引胎头,当枕骨抵耻骨联合下缘时,逐渐向上旋转,同时另一手于下腹部向下压迫,协助胎头娩出(图6-9-22)。

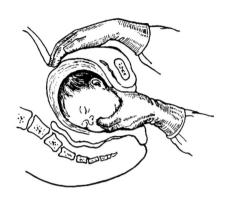

图 6-9-22　牵出胎头

6. 检查宫腔胎头娩出后,立即检查宫腔,特别注意子宫下段及胎头所在侧,如有破口,应立即按子宫破裂处理。再检查宫颈、阴道,发现损伤,立即修补。必要时导尿观察有无血尿,以鉴别膀胱有无损伤。

【手术并发症】

1. 软产道损伤为常见并发症,切断胎颈后牵出胎头或胎体时要用手护住颈椎断端,以免损伤软产道。

2. 子宫破裂,术中操作需轻柔,术中术后严密监测产妇血压、脉搏,术后常规检查阴道、宫颈及宫腔,若发现损伤及时处理。

3. 应用抗生素预防感染。

【关键点】

1. 放置器械进宫腔时,动作必须轻柔,并且要在手的指引和护盖下进行,防止软产道损伤。

2. 拉线锯时应保护好其周围组织。

3. 牵拉胎体与胎头时,必须用手护盖断端。

三、除脏术

【概述】　除脏术(evisceration)是将胎儿胸腔或腹腔器官移除,以缩小胎体从阴道娩出胎儿。此术式仅适用于死胎、胎儿畸形及极少数特殊情况者。

【适应证】

1. 忽略性横位,羊水流尽,宫缩甚紧,胎头位置较高,胸腹部挤入阴道内,行断头术困难者。

2. 胎儿胸、腹部有肿瘤,器官发育异常或有腹水等阻碍分娩者。

3. 胎儿连体畸形。

【禁忌证】

1. 先兆子宫破裂征象者。

2. 骨盆明显狭窄或畸形。

3. 宫口未接近开全或未开全。

【术前评估及术前准备】

1. 无先兆子宫破裂。

2. 导尿排空膀胱。

3. 将长剪刀、卵圆钳、单叶宽阴道拉钩等消毒备用。

【麻醉】　一般不用麻醉,必要时加用镇静剂或全身麻醉。

【手术步骤】

1. 取膀胱截石位,消毒外阴及脱出物,铺巾。

2. 阴道检查骨盆是否狭窄,宫颈口扩张情况,先露部位高低,胎儿胸、腹部位置。

3. 剪开胸腔　助手将脱出的手向胎头侧牵引,术者右手持长剪刀,在左手引导及护盖下放入宫腔,剪开肋间隙皮肤、肌肉(图6-9-23)。如胸部已嵌入阴道内,则可用单叶宽阴道拉钩牵拉阴道前、后壁,暴露下部,在直视下操作。

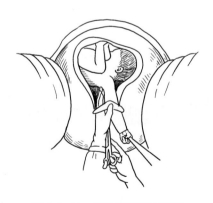

图 6-9-23　沿肋间隙剪开胸腔

4. 剜除内脏扩大肋间隙切口,用卵圆钳从切口伸入胸腔,夹出胸腔器官,必要时可穿经横膈直达腹腔,夹出腹腔内脏器官(图6-9-24)。

5. 牵出胎儿　胎儿内脏剜除后,胎体缩小,牵拉脱出的上肢,胎体即可折叠娩出。亦可用手指伸入切口,钩住腹部向下牵拉,使位于低处的下肢脱出,即可按臀位牵引术娩出胎儿。

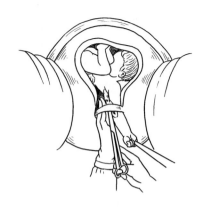

图 6-9-24　夹除胸腹腔内脏器

6. 检查子宫、宫颈、阴道胎盘娩出后,应检查子宫、宫颈、阴道,如有损伤,立即处理。

【手术并发症】

1. 操作过程中动作要轻柔,防止损伤产道或子宫破裂,剪刀操作以手指引导,以免损伤软产道,术后常规检查阴道、宫颈及宫腔,若发现损伤及时处理。

2. 注意子宫收缩情况,使用缩宫素促进子宫收缩,防止产后出血。

3. 应用抗生素预防感染。

【关键点】

1. 操作过程中动作要轻柔。

2. 剪开肋间隙时,必须在左手引导及护盖下或直视下操作,防止产道损伤。

四、脊柱切断术

【概述】　脊柱切断术(spinal amputation)是切断脊柱,使胎儿(死胎)分离成两部各自娩出的手术。应用机会极少。

【适应证】

1. 忽略性横位无肢体脱出。

2. 触不到胎颈,以腰椎为先露部。这种情况罕见。

【禁忌证】

1. 有先兆子宫破裂征象者。

2. 骨盆明显狭窄或畸形。

3. 宫口未接近开全或未开全。

【术前评估及术前准备】

1. 无先兆子宫破裂。

2. 导尿排空膀胱。

3. 线锯及两根塑料管消毒备用。

【麻醉】 全身麻醉。

【手术步骤】

1. 取膀胱截石位,消毒外阴,铺巾。

2. 阴道检查证实为胎儿腰椎先露。

3. 用线锯在手指的引导和护盖下,从宫腔后壁绕过胎儿的躯干送往宫腔前方,紧贴胎儿皮肤拉出,将两根消毒塑料管套在线锯两端,装好线锯拉柄,前后交叉,锯断脊柱(图6-9-25),分别牵出胎儿的两个部分。

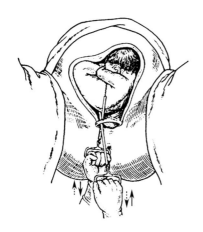

图6-9-25 断脊术

4. 如取出时困难,可将胸、腹腔的内脏剜除,再牵出胎儿;亦可先施行内脏剜除术,再用剪刀进入胎儿腹腔切断脊柱。

5. 检查子宫、宫颈、阴道胎盘娩出后,应检查子宫、宫颈、阴道,如有损伤,立即处理。

【手术并发症】

1. 操作过程中动作要轻柔,防止损伤产道或子宫破裂,牵拉线锯时,必须保护周围组织,以免损伤软产道,术后常规检查阴道、宫颈及宫腔,若发现损伤及时处理。

2. 注意子宫收缩情况,使用缩宫素促进子宫收缩,防止产后出血。

3. 应用抗生素预防感染。

【关键点】

1. 操作过程中动作要轻柔。

2. 牵拉线锯时,必须保护周围组织。

五、锁骨切断术

【概述】 锁骨切断术(cleidotomy)是切断胎儿锁骨,缩短胎肩峰间径以利于胎儿娩出的手术。

【适应证】

1. 穿颅术后胎肩娩出困难者。

2. 无脑儿畸形肩娩出困难者。

3. 正常活胎娩出胎肩困难时。

4. 在穿颅术或胎头吸引术时牵出胎头后娩肩困难者。

【禁忌证】

1. 有先兆子宫破裂征象者。

2. 骨盆明显狭窄或畸形。

3. 宫口未接近开全或未开全。

【术前评估及术前准备】

1. 宫口开全或近开全。

2. 骨盆真结合径 >5.5cm,估计缩小胎肩颈后能经阴道娩出。

【麻醉】 会阴阻滞麻醉,紧急情况下无需麻醉。

【手术步骤】

1. 取膀胱截石位。

2. 其锁骨已暴露在外阴口,直接用剪刀切断锁骨。

3. 锁骨在阴道内,需伸手在阴道内查清胎肩及锁骨之位置,而另一手持弯剪刀在前手的引导下剪断锁骨中部,使肩带塌陷,肩围缩小,胎儿容易通过产道(图6-9-26)。

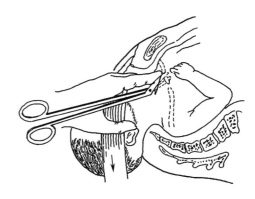

图6-9-26 锁骨切断术

4. 如仍有娩出困难,可做另一侧锁骨切断。

【手术并发症】

1. 如果锁骨在阴道内位置较高,常在非直视下操作,必须扪清锁骨位置,在用手保护和引导下操作,勿伤及母体组织。

2. 如系正常活胎,在娩出后行锁骨固定术,包括外科处理、皮肤切口进行缝合包扎。

【关键点】
1. 扪清锁骨与胎肩的位置。
2. 正常活胎,操作过程中要注意保护胎儿其他部位。
3. 注意保护阴道组织。

六、头皮牵引术

【概述】 头皮牵引术(scalp traction with willette forceps)是用头皮钳钳夹胎儿头皮,并向外持续牵引,使先露部下降压迫胎盘,起到止血作用,并能诱发或加强宫缩,促使宫颈扩张。但这种方法可危及胎儿,有时可引起宫颈撕裂。随着剖宫产技术及安全性的提高,此类操作目前已极少采用。只用于低置胎盘或边缘性前置胎盘、胎死宫内、阴道出血不多、产妇一般情况好者。

【适应证】
1. 低置胎盘,产妇一般情况好。
2. 经产妇边缘性或部分性前置胎盘,阴道出血不多,一般情况尚好,胎儿头位,宫口已扩张且胎儿已死亡,估计胎儿能在短期内娩出者。

【禁忌证】
1. 病情较严重者。
2. 估计不能在短期内结束分娩、胎儿尚能存活者。

【术前评估及术前准备】
1. 术前必须输液、备血,同时作好随时剖宫产手术准备。
2. 准备消毒的头皮钳(图 6-9-27),2m 长的绷带及 0.5kg 的重物。

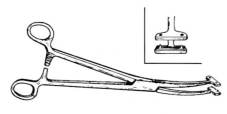

图 6-9-27　头皮钳

【麻醉】 无需麻醉。
【手术步骤】
1. 取膀胱截石位。
2. 检查宫口扩张情况,先露部位置等。先行人工破膜术。由助手在腹部向下压胎头,术者左

手示、中指抵住胎头,右手持闭合钳叶的头皮钳,在左手引导下,伸入宫颈直达胎儿头顶的头皮处(图 6-9-28),充分张开钳叶(图 6-9-29),夹住头皮(图 6-9-30)。

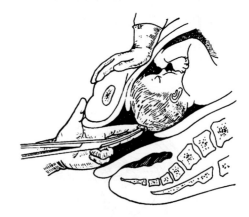

图 6-9-28　左手引导下伸入头皮钳至胎儿头顶

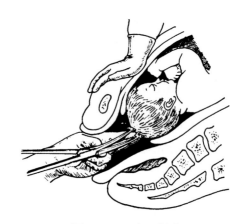

图 6-9-29　张开钳叶

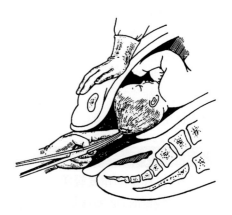

图 6-9-30　夹住头皮

3. 向下试牵,如无滑脱现象,即用绷带连接 0.5kg 重物进行持续牵引(图 6-9-31)。
4. 当胎头下降到阴道口时,取下头皮钳。

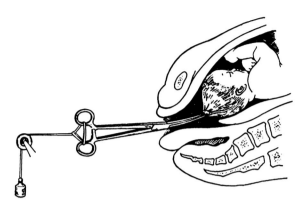

图 6-9-31 牵引重物

【手术并发症】

1. 牵引过程中应严密观察产程，进展顺利可按正常分娩处理；如有宫缩乏力，应加用缩宫素静脉点滴；一旦阴道出血增多，甚至有出血性休克，应立即停止牵引，取下头皮钳，施行剖宫产术。

2. 头皮钳钳夹要准确，勿将软产道当做头皮钳夹，避免软产道损伤。

3. 牵引时勿用强力，防止宫颈撕裂伤，严重出血。

【关键点】

1. 钳夹头皮时尽量多夹些头皮，一次上好，以免滑脱。

2. 牵引时勿用强力，防止宫颈裂伤。

3. 必须在输液、备血，同时作好随时剖宫产手术准备下进行。

(朱启英)

参考文献

1. 刘兴会，徐先明，段涛，等．实用产科手术学．北京：人民卫生出版社，2014：82-91.

2. Baskett TF，Calder AA，Arulkumaran S. 产科手术学．第12版．段涛，杨慧霞，主译．北京：人民卫生出版社，2016：271-275.

3. 张为远．中华围产医学．北京：人民卫生出版社，2012：1046-1051.

4. 王淑贞．中国医学百科全书妇产科学．上海：上海科学技术出版社，1987：245-246.

5. 高企贤．产科手术技术图解．沈阳：辽宁科学技术出版社，2009：27.

第十节 肩难产

【导读】

肩难产（shoulder dystocia，SD）是一种发病率低，但产科医师和助产士都极为恐惧的产科急症之一。肩难产处理不当或处理不及时不仅可导致产妇并发症，更严重的是导致新生儿严重并发症，如新生儿臂丛神经损伤、锁骨及肱骨骨折、围产期窒息、缺血缺氧性脑病以及围产期死亡。加之肩难产不能预测，所以要求每个产科医师和助产士都必须熟练掌握肩难产处理流程，减少母婴并发症的发生。

【概述】

1. **定义** 肩难产指的是头位阴道分娩时胎头娩出后，胎儿前肩嵌顿于母体耻骨联合后上方，用常规手法不能娩出胎儿双肩的急性难产。当胎儿双肩径（肩的宽度）大于骨盆入口平面横径时即可发生肩难产。Spong 等针对胎头和胎肩娩出的间隔时间进行系列研究后建议将肩难产定义为胎头和胎肩娩出时间间隔超过 60 秒，和（或）需要辅助手法协助胎肩娩出者。

2. **发病率** 肩难产发生率低（0.6%~1.4%），总的发病率因胎儿体重不同而异。胎儿体重 2500~4000g 时发病率约 0.3%~1%，胎儿体重 4000~4500g 时发病率则升高至 5%~7%，但其中一半以上的肩难产发生在正常体重的新生儿，并难以预测。50%~70% 的肩难产病例都不存在肩难产病史和巨大儿情况，同时多数存在肩难产史或巨大儿的分娩也未出现肩难产。

3. **高危因素及预防** 多种因素被认为与肩难产相关，部分产前和产时的因素会增加肩难产的发生率。产前因素包括既往有肩难产病史、妊娠期糖尿病或糖尿病合并妊娠、巨大胎儿、男胎、高龄孕妇、经产妇、过期妊娠、孕妇骨盆解剖结构异常、孕期体重增长过快等。其中大多数危险因素并不互相独立，并且具有以上危险因素的产妇并不总是会发生肩难产。根据文献，以上风险因素中只有两个是肩难产的独立危险因素：既往有肩难产史（风险增加 10~20 倍）和巨大胎儿（风险增加 6~20 倍）。糖尿病和母亲肥胖也被认为会增加肩难产风险（风险增加 2~4 倍）。但是从某种角

201

度上可以用增加了巨大胎儿风险来解释,糖尿病和肥胖对肩难产独立于巨大胎儿以外的直接影响尚待阐明。但即使这些因素与肩难产有持续并独立的关联,也无法可靠地预测肩难产的发生,因为它们并不是充分条件。所以肩难产仍然是产科无法预测的急症。虽然如此,充分认识它的危险因素是非常重要的,这有助于提高对高危情况的预警和处理能力。

肩难产产时高风险因素包括第一产程活跃期进展缓慢、第二产程延长伴"胎头原地拨露",以及第二产程使用胎头吸引器或产钳助产。如对以上风险因素进行有效干预或许能够在一定程度上预防并减少肩难产的发生。然而,尚无直接证据表明针对除妊娠期糖尿病以外的其他风险因素的干预能够降低肩难产风险。同时也没有充分证据说明如何应用宫高或者超声检查来准确报告糖尿病和非糖尿病孕妇合并巨大胎儿。

在普通人群中,孕前的规律运动能够降低妊娠期糖尿病的发生,减少孕期增重,尤其是孕晚期。但其对于巨大胎儿影响的研究结果并不一致,目前虽未制定最适宜孕前运动量的标准,但也建议每周 3~5 次 30 分钟的锻炼,因为体力活动既可减少孕期体重增长又降低巨大儿发生风险。

不推荐正常 BMI 女性通过高纤维或低升糖指数的饮食来预防妊娠期糖尿病或巨大胎儿;虽然对预防妊娠期糖尿病无效,但仍建议超重或肥胖女性(BMI≥25kg/m²)运动与饮食方法结合,有助于降低巨大胎儿的发生和适当减少孕晚期体重增长。建议妊娠期糖尿病患者采用标准糖尿病饮食[25~35kcal/(kg·d),包含40%~50%的碳水化合物,3 次主餐,2~3 次加餐],也有利于预防巨大胎儿的发生。

在普通人群中,建议产后 6 个月内恢复体重至孕前水平,有利于降低再次怀孕时巨大胎儿和妊娠期糖尿病的风险。孕前 BMI≥25kg/m² 或孕期体重增长过多或产后 6 个月减重不足(如没能恢复至 18~25kg/m² 的 BMI 水平)的产妇应当咨询产科医师或有营养和健康教育背景的专业人员以安排体力活动,争取达到健康的 BMI 水平。应当告知女性产后超过 6 个月仍超过正常体重的短期及长期风险。建议正常 BMI 女性孕期遵循 2009 年美国医学研究院(Institute of Medicine,IOM)的建议(增重 11.5~16kg)来减少巨大胎儿的风险,建议肥胖患者更应重视控制孕期体重增长。

4. 有肩难产高危因素孕妇分娩期管理　当临床疑有巨大胎儿时,推荐超声核实后决定分娩方式。由于假阳性率高且剖宫产风险大,结合法国国家妇产科医生协会(French College of Gynecologists and Obstetricians,CNGOF) 在 2016 年发布的肩难产指南,不建议对怀疑巨大儿的产妇进行 X 线骨盆内测量。因此,对于可疑巨大胎儿不建议胎儿和骨盆测量的比较。然而,为了避免肩难产的合并症,尤其是新生儿不可逆的臂丛神经损伤,糖尿病孕妇的胎儿预计体重 >4500g 或无糖尿病孕妇胎儿预计体重 >5000g 时,建议行剖宫产终止妊娠。我国巨大胎儿定义指胎儿体重达到或超过 4000g,若无糖尿病者,可阴道试产,但需放宽剖宫产指征,我国《剖宫产手术的专家共识(2014)》中指出,妊娠期糖尿病孕妇胎儿体重估计 >4250g 时建议剖宫产终止妊娠。

先露未衔接或胎头较高时,建议疑有巨大儿或产程无进展的孕妇行剖宫产术。由于胎头入盆后改行剖宫产时母亲可能出现严重的合并症,胎头衔接于出口平面或更低而后产程无进展时,建议器械助产。

既往有肩难产史并且发生与之相关的严重母儿合并症者,再次怀孕可行剖宫产终止妊娠,其他肩难产者可阴道试产。

【诊断】　经阴道分娩胎头娩出后,胎儿前肩嵌顿于母体耻骨联合后上方,用常规手法不能娩出胎儿双肩即可诊断。肩难产属于难以预测的产科急诊,部分正常体重胎儿也可能发生肩难产。胎头娩出后胎颈回缩,呈"乌龟征"即可诊断。

【处理】　肩难产很难预测,所以需要紧急情况下每个参与肩难产抢救的人员都清楚抢救流程,都能在紧急情况下准确无误地做好每一项操作。这需要平时对所有人员进行常规培训、复训以及考核,使所有医务人员能各尽其职,在真正抢救肩难产时为抢救赢得时间。

1. 肩难产处理流程　美国妇产科学会介绍处理肩难产的口诀——"HELPERR":

Help:请求帮助,分娩时一旦出现肩难产,应尽快呼叫高年资产科医师、助产士、麻醉医师、新生儿科医师到位,导尿排空膀胱。

Evaluate for Episiotomy:评估是否需要会阴侧切,以利手术操作及减少软组织阻力。因肩难产是骨性难产,会阴侧切不能预防和解决肩难产,仅为方便阴道操作而施行。

Legs：McRoberts 手法,协助孕妇大腿向腹壁屈曲。

Pressure：耻骨联合上方加压配合接生者牵引胎头。

Enter：旋肩法。

Remove：牵后臂娩后肩法。

Roll：如以上方法失败,采用 Gasbin 法,孕妇翻身,取双手掌和双膝着床呈跪式。

每项操作时间为 30~60 秒。虽然口诀有先后顺序,但操作不一定按照口诀先后顺序进行,可以同时应用多项操作,有效且合理地使用每项操作比按部就班地完成口诀重要。

2. 肩难产处理方法

(1) McRoberts 法:处理肩难产的首选方法,1985 年由 Gonik 等首先提出,方法简单有效。

孕妇大腿极度屈曲,并压向腹部。此方法可使骶骨连同腰椎展平,胎儿脊柱弯曲,胎儿后肩越过骶岬,进一步下降到骶骨窝内(图 6-10-1)。同时因缩小了骨盆倾斜度,使母体用力方向与骨盆入口平面垂直。因孕妇耻骨向其头部方向靠拢,使受压胎儿前肩松解。McRoberts 法在处理肩难产的成功率为 42%~85%。但疑似巨大胎儿的情况下,不推荐预防性使用 McRoberts 法预防肩难产。而且在严重肩难产时反复尝试会增加臂丛神经损伤的风险。另外有 McRoberts 法导致孕妇耻骨联合分离和暂时股神经病损的个案报道。因此,在操作过程中要警惕屈曲过度和孕妇大腿在腹部过度外展。

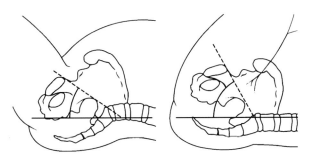

图 6-10-1　McRoberts 法使骶骨连同腰椎展平

(2) 压前肩法:助手在孕妇耻骨联合后方触及胎儿前肩,以心肺复苏手型持续或间断按压胎肩使胎肩内收,或向前压下使胎肩通过孕妇耻骨联合(图 6-10-2)。实施该方法前孕妇膀胱需排空。压前肩法常与 McRoberts 法同时应用(图 6-10-3)。应注意避免在实施处理肩难产的时候加腹压。因

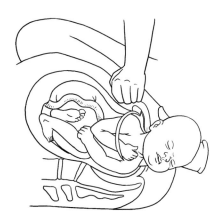

图 6-10-2　压前肩法

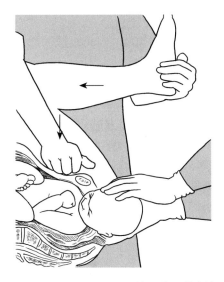

图 6-10-3　McRoberts 法配合压前肩法

为孕妇直接用力已经不能娩出胎肩,增加腹压只会冲击耻骨联合后的胎肩,加剧胎肩嵌顿。

(3) 旋肩法:包括 Rubin 法和 Woods 法。

Rubin 法由 Rubin 于 1964 年首次报道并命名。术者将手指伸入孕妇阴道后置于胎儿前肩背侧,着力点在胎儿肩胛骨,将胎肩向胎儿胸侧推动令胎肩内收(图 6-10-4)。

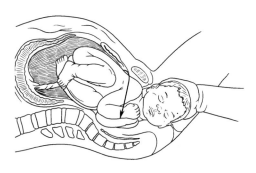

图 6-10-4　Rubin 法

Woods 法由 Woods 于 1963 年首次报道并命名。术者将手从胎儿前方进入胎儿后肩前部,向胎儿后肩前表面施压外展后肩(图 6-10-5)。

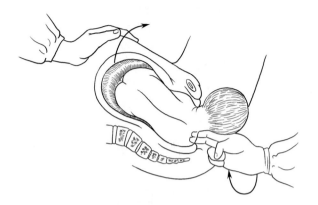

图 6-10-5　Woods 法

如未能起效,可以尝试以上两种方法联用。术者一只手在胎儿前肩背侧向胸侧压前肩(Rubin 法),另一只手从胎儿前方进入胎儿后肩前侧,向前压后肩(Woods 法)。两手协同用力,使胎肩在耻骨联合下转动旋转,解除嵌顿。在旋转过程中注意不要转动胎儿颈部和头部,也不宜牵拉胎头,以免造成胎儿损伤,特别是臂丛神经损伤。

当肩难产胎肩嵌顿在耻骨联合下,胎体占据阴道内大部分空间,将手指插入阴道困难时,可对未行会阴侧切的孕妇给予会阴侧切,方便阴道操作。但肩难产是骨性难产,会阴切开术不能解决也不能预防肩难产发生。

(4)牵后臂法:1945 年 Barnum 首次报道。该操作是将胎儿后臂牵出,以腋间径代替双肩峰径,使胎儿降到骨盆凹陷内,使胎肩内收从而解脱嵌顿的手法。术者一手掌心朝向胎儿面部方向进阴道,找到胎儿后臂,在肘部使胎儿肘关节屈曲,牵胎儿后臂掠过胎儿胸部,以洗脸的方式使后臂从胸前娩出。娩出顺序是胎儿手部、胳膊,最后是肩膀。当手臂被拉出时,胎儿呈螺旋样旋转。有时胎儿后臂已移至胎儿背后,必须轻推至前方,术者着力点应在胎儿肘窝处,使肘关节屈曲于胸前,胎臂才能从胎儿胸前滑出。不能紧握和直接牵拉胎儿上肢,以免造成胎儿骨折(图 6-10-6)。

(5)四肢着地法(Gasbin 法):又称"四肢着床"法或手膝位法,以美国助产士 Gasbin 名字命名,是处理肩难产的一种安全、有效而又快速的操作法。产妇膀胱截石位时骨盆径线最不利于分娩,转为"四肢着床"位后,产科真结合径可增加

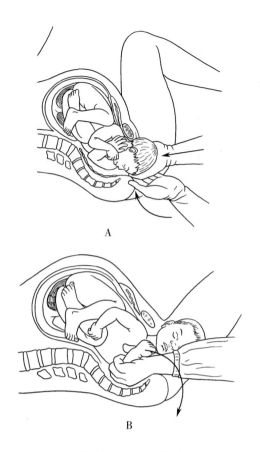

图 6-10-6　牵后臂法
A. 找到胎儿后臂;B. 牵拉胎儿后臂,洗脸方式娩出后臂

10mm,同时骨盆出口的后矢状径可增加 20mm。

该方法实施时需迅速指导孕妇将体位调整为双手掌和双膝着床,趴在分娩床上(图 6-10-7)。此时动作本身足以使骨盆产生足够的变化以解脱嵌顿的胎肩,胎肩经常自动移出。另外体位改变完成后,向下的重力作用也有利于胎肩解脱。如果自然娩肩失败,可借助重力轻轻向下牵拉胎头,娩出靠近尾骨的后肩。如果胎肩娩出再次失败,

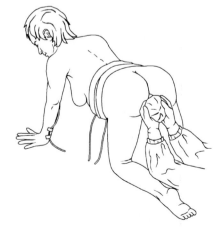

图 6-10-7　四肢着床体位

此体位除了不做压前肩法以外,可以和其他任何肩难产的阴道操作相结合实施,其中最常使用的是 Gasbin 法联合牵后臂法(图 6-10-8)。正确的手法是:不再行会阴保护,术者伸手使手掌与胎儿面部相对,将手进入阴道,经胎儿胸部找到位于孕妇尾骨下方的手臂(调整体位之前的后臂,此时的前臂),使胎儿手臂肘关节屈曲,经胎儿后臂掠过胎儿胸部呈"洗脸式"通过会阴娩出。娩出顺序与截石位牵后臂法相同。该方法成功率高,建议助产人员熟练掌握。但当孕妇体位翻转调整后,后肩变前肩,术者可能不适应孕妇体位变化容易慌乱,所以建议以此体位接平产练习,以熟悉体位变换,应对紧急情况。

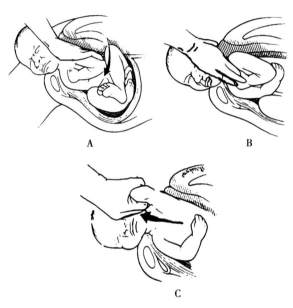

图 6-10-8　四肢着床+牵后臂法

(6) 胎儿锁骨切断法:此方法在久远的文献中提及较多,即在临近孕妇耻骨支方向折断锁骨。尽管这样可以缩短胎儿双肩周径,但损伤臂丛神经和肺脉管系统的风险明显增加。国外尚有文献报道锁骨切断术,用刀或剪刀将锁骨切断,这将在胎儿皮肤留下永久性疤痕,且可能导致胎儿死亡。因此,国内不提倡用器械断锁骨,建议在万不得已情况下,可用三根手指将锁骨压断。

(7) Zavaneli 法:即头位复位后剖宫产法。对于处理困难的肩难产,使胎头复位。Zavaneli 法是一种分娩过程的逆转,操作过程与胎头娩出正好相反。将胎儿颈部俯屈,胎头旋转恢复到枕前位,推回到产道内。应用手指维持对胎头的持续向上压力,直到剖宫产娩出胎儿。宫缩抑制剂可与其他麻醉剂联合应用协同手法成功完成。美国妇产科医师协会强调 Zavaneli 法与明显增加的胎儿发病率、死亡率及母亲死亡率相关,只有在严重的肩难产而其他常规方法无效时才能运用。

(8) 经腹子宫切开术:有报道严重肩难产时,全身麻醉后行子宫切开术,术者经腹部在子宫切口下以类似 Woods 旋转手法转动胎肩,另一位医师经阴道牵拉娩出胎儿。

(9) 耻骨联合切开术:在局麻下或在已有分娩镇痛基础上切开耻骨联合的纤维软骨而获得成功。耻骨联合切开术与膀胱颈损伤、感染等产妇并发症明显相关,因此,只能在抢救胎儿生命时才能使用。要实施耻骨联合切开术,孕妇应采取过度外展的膀胱截石位,并留置尿管。局麻成功后,切开或剪开耻骨联合。由于决策后至实施该项操作至少需要两分钟时间,因此如果需要,必须在胎头娩出后 5~6 分钟、其他操作均失败而不可能实行剖宫产时应用。

3. **产后处理**　肩难产会增加产后出血及严重会阴裂伤风险。产后必须常规检查软产道,特别是肛门括约肌的完整性。考虑到可能会出现的新生儿并发症,新生儿必须常规由新生儿科医师详细查体。产后应当向患者及其配偶说明产时情况,产后再住院时应该告知医师产时情况。

肩难产发生突然,处理时限性强,处理手法多,所以在肩难产的医疗文书方面既要包含胎儿娩出后的脐动脉和脐静脉血气结果又要包含处理流程信息,如肩难产诊断的时间及方法、产程(活跃期和第二产程)胎头位置及旋转、会阴切开的记录、麻醉方式、所使用手法的顺序、持续时间和结果、肩难产持续时间、新生儿评分等。对于已经发生或可能发生神经损伤者,记录中还应包括哪只手臂嵌顿于耻骨下,操作着力点在具体的手臂位置。

肩难产处理见视频 6-10-1。

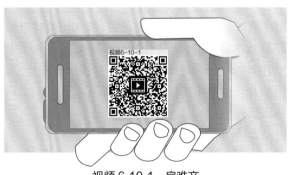

视频 6-10-1　肩难产

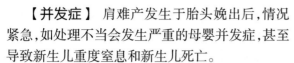

【并发症】 肩难产发生于胎头娩出后,情况紧急,如处理不当会发生严重的母婴并发症,甚至导致新生儿重度窒息和新生儿死亡。

1. 肩难产引起的母体并发症 严重会阴裂伤、阴道血肿、产后出血、子宫破裂、泌尿道损伤和生殖道瘘是母体常见并发症。

(1)严重的会阴裂伤:肩难产发生后往往需要多种阴道操作助产,虽然行会阴侧切,但阴道空间仍然狭窄,容易导致会阴裂伤。会阴正中切开后行阴道内操作更容易导致严重裂伤,所以分娩后需仔细检查软产道,特别是肛门括约肌的完整性。会阴严重裂伤者应在彻底清洗伤口和良好缝合基础上加强抗感染治疗,并注意保持伤口清洁干燥,加强随访。

(2)泌尿生殖道损伤和肠道损伤:待产时间长容易导致尿瘘和粪瘘,所以如果产程长应及时留置尿管,根据具体情况决定留置尿管时间,如有泌尿道或肠道损伤需请相关科室会诊,发现损伤尽早处理。

(3)子宫破裂:胎肩嵌顿于母体耻骨联合上导致胎儿下降受阻,发生梗阻性难产。在宫缩作用下子宫下段过度拉长、变薄,子宫上下段之间形成病理性缩复环。此时在宫腔内旋转胎肩、牵拉后臂、上推胎肩等助产操作容易导致子宫破裂,特别是 Zavanelli 法更易导致子宫破裂。

子宫破裂早期表现为急性腹痛及胎心的变化,常伴有低血容量性休克症状。查体可发现孕妇下腹部有压痛,尤其是耻骨联合上方,子宫下段形态不规则,或出现病理性缩复环。胎心变化可表现为胎心率加快、减慢或听诊不清。随病情进展,出现全腹痛,全腹压痛、反跳痛、肌紧张和肠鸣音消失等。孕妇出现贫血及休克体征,脉搏增快和血压进行性下降,休克症状往往与阴道流血量不相符。子宫破裂累及膀胱时则会出现血尿。

一旦考虑子宫破裂应立即建立静脉通道,抑制子宫收缩,严密监测生命体征,通知相关科室做好抢救准备,如麻醉科、输血科、新生儿科和手术室,同时备血和做好术前准备。尽快剖腹探查,取出胎儿。注意术中探查邻近脏器有无损伤。术后积极抗感染。

2. 肩难产引起的新生儿并发症

(1)新生儿窒息:尽管肩难产很难预测,但一旦估计可能发生肩难产就应做好新生儿复苏的一切准备,包括药品、器械和人员准备,并联系新生儿科及麻醉科医师参加抢救,尽量做到高质量复苏。当胎头和胎体娩出间隔时间超过 10 分钟容易发生新生儿缺血缺氧性脑病,发生率约 0.3%。

(2)新生儿骨折:肩难产所致新生儿骨折中锁骨骨折最常见,肱骨骨折较少见,肱骨骨折在后臂娩出时容易发生。骨折可完全恢复正常,一般不会导致远期并发症。

(3)新生儿臂丛神经损伤:新生儿臂丛神经损伤又称产瘫,指在分娩过程中胎儿一侧或者双侧臂丛神经因受到头肩分离牵引力作用而发生牵拉性损伤,其中上臂麻痹最常见,通常因为 $C_{5\sim7}$ 段神经损伤,下臂麻痹则主要是 $C_8\sim T_1$ 段神经损伤。大多数臂丛神经损伤是短暂性的,88% 的患儿需要一年以上的时间康复,大约 10% 的臂丛神经损伤为永久性的。所以,对疑有臂丛神经损伤的患儿应该早认识、早诊断,加强随访,予以适当处理。新生儿要由新生儿科医师进行详细查体,并请 NICU、骨科、康复科医师会诊,协助诊断,制定详细的婴儿康复锻炼计划,尽快恢复神经功能。

【处理技巧】

1. 由在场经验最丰富医生或助产士操作并计时,加强平时演练。肩难产处理时效性强,每项操作时间为 30~60 秒,操作流程可参照"HELPERR"先后顺序进行(图 6-10-9),但不一定完全按照此顺序,可以同时应用多项操作,也可跳过某项操作。时间效果控制有赖于日常肩难产模拟演练,与理论教学和视频教学相比,利用模拟人甚至高端智能模拟人进行教学能更好地预防并发症发生,减少母儿发病率的影响。

2. 预测困难,往往一种方法不能奏效,每种方法只能尝试 1~2 次,无效则迅速改变方法。目前尚无处理肩难产绝对有效手法,但 McRoberts 法具有简单、有效且并发症少的优点,推荐作为一线治疗方法,有无压前肩法均可。四肢着地法(Gasbin 法)是处理肩难产的另一种安全、有效而又快速的操作,在 McRoberts 法失败的情况下,可以试用。每个助产人员都应熟练掌握这两种处理方法。

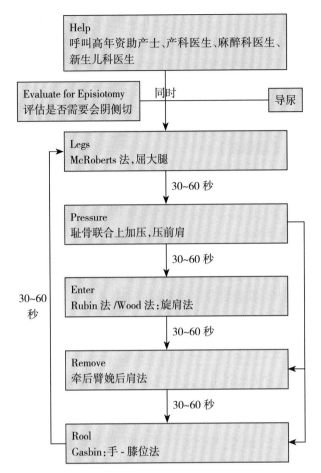

图 6-10-9 肩难产"HELPERR"顺序

【关键点】

处理肩难产的关键是快速判断、按规范流程处理。 肩难产预测困难,但处理速度决定了新生儿窒息的危险程度,所以一旦怀疑肩难产可能,应尽快启动肩难产的相关急救预案。

(常青　王丹)

参考文献

1. Royal College of Obstetricians and Gynaecologists(RCOG). Shoulder Dystocia.2nd edition.Green-top Guideline No. 42, 2012

2. ACOG.Practice Bulletin No. 137:Gestational diabetes mellitus. Obstet Gynecol,2013,122(2 Pt 1):406-416.

3. 中华医学会妇产科学分会产科学组.剖宫产手术的专家共识(2014).中华妇产科杂志,2014,49(10):721-724.

4. CNGOF.Shoulder dystocia:guidelines for clinical practice from the French College of Gynecologists and Obstetricians (CNGOF). Eur J ObstetGynecolReprodBiol,2016 May 30, 203:156-161.

5. ACOG.Practice Bulletin No. 173:Fetal Macrosomia. ObstetGynecol,2016 Nov,128(5):e195-e209.

6. ACOG.Practice Bulletin No 178:Shoulder Dystocia.Obstet Gynecol,2017 May,129(5):e123-e133.

7. 张为远.中华围产医学.北京:人民卫生出版社,2012: 1033-1039.

8. Saada-Lejeune V,Senat MV,Sentilhes L. Shoulder dystocia:guidelines for clinical practice-introduction. J GynecolObstetBiolReprod,2014,43:931-932.

9. Sentilhes L,Saada-Lejeune V,Vayssie're C. Shoulder dystocia:guidelines for clinical practice-method and organization. J GynecolObstetBiolReprod,2014,43:933-935.

10. Le Ray C,Oury JF. Management of shoulder dystocia. J GynecolObstetBiolReprod,2014,43:998-1008.

11. Loic S,Marie-Victoire S,Anne-Isabelle B,et al.Shoulder dystocia:guidelines for clinical practice from the French College of Gynecologists and Obstetricians (CNGOF), European Journal of Obstetrics ＆ Gynecology and Reproductive Biology,2016,203:156-161.

【注意事项】

　　注意孕妇应不加腹压、选择最熟悉手法,做好新生儿复苏准备。

　　肩难产操作过程中对孕妇实施加腹压会进一步压迫胎儿、增加宫腔内压力,加重嵌顿,会增加胎儿永久性神经损伤和骨折风险。在宫底加腹压可加重肩部的嵌顿,可能导致子宫破裂。因此,在肩难产时应告知孕妇避免增加腹压,医护人员也不得宫底加压,避免造成严重母儿并发症。

　　即使面对伴有脐带绕颈的肩难产,仍有一些脐带血液循环会继续,而一旦剪断脐带,胎儿不能顺利娩出,或娩出的胎儿无法建立有效的呼吸,均会加重胎儿缺氧和低血压。所以无论胎儿脐带如何缠绕都不能剪断或钳夹脐带,且产后常规检查脐带血气。考虑到多数肩难产伴有新生儿合并症,所以一旦进入肩难产处理流程,必须呼叫新生儿科医生,主导分娩后新生儿处理。

第十一节　臀助产 / 臀牵引

【导读】

臀先露(breech presentation)是较常见的胎位异常,占足月妊娠分娩胎儿的3%~4%。妊娠足月时臀先露多数可经阴道分娩,但难产率和胎儿围产期死亡率较头位胎儿明显增高3~8倍。臀位阴道助产术包括臀助产和臀牵引术。臀助产是指助产者协助完成臀位胎儿部分机转后经阴道分娩;臀牵引术是指从胎儿双足娩出开始完全由术者帮助分娩的手术,现代产科中已极少实行。本章节分别讲解臀助产和臀位牵引术。

一、臀助产

【概述】　2000年一项多中心随机对照研究发现,对于妊娠足月、单纯性臀位进行选择性剖宫产可明显降低围产儿死亡率及新生儿并发症发病率。但臀位剖宫产时后出胎头,仍然需要与阴道分娩类似的分娩机制及熟练的操作手法。臀助产是指助产者协助完成臀位胎儿部分机转后经阴道娩出,根据臀先露的类型,可分为两种方法:压迫法和扶持法。

【术前评估及术前准备】

1. **临产前**　核算孕周,评估胎儿大小,了解产妇有无合并症及并发症,与产妇及家属就分娩方式进行沟通,告知经阴道试产及剖宫产的近期风险及远期影响。

2. **临产后**　持续胎心监护;再次与产妇及家属沟通,确定选择经阴道试产;建立静脉通道,准备阴道助产器械(尤其是后出头产钳)及新生儿复苏抢救设备,联系血库备血。

3. **接产时**　产妇以膀胱截石位卧于产床上,常规消毒外阴,导尿、会阴阻滞麻醉和会阴体局部浸润麻醉。阴道检查了解骨产道情况、宫口是否开全、胎方位及有无脐带脱垂。臀位初产或会阴较紧时,需行会阴切开术。在指导产妇用力前必须确认宫口开全才可进行助产。

【适应证】

1. 死胎或胎儿先天畸形、估计胎儿出生后不能存活。

2. 具备以下条件者　单胎妊娠满34周、单臀先露或完全臀先露、估计胎儿体重<3500g、胎头俯屈良好、骨产道及软产道无异常、无其他剖宫产指征。

3. 双胎妊娠经阴道分娩,第二胎儿为臀位。

4. 既往无不良生产史。

5. 无禁忌证,告知孕妇及家属围产期分娩风险的情况下坚持经阴道分娩。

【禁忌证】

1. 足先露。

2. 骨盆狭窄、畸形或软产道异常。

3. 胎儿过大,妊娠满34周且估计胎儿体重>3500g。

4. B超见胎头仰伸者。

5. B超提示脐带先露或隐性脐带脱垂。

6. 妊娠合并症或并发症如重度子痫前期、心脏病等,无法耐受阴道分娩。

【操作步骤】

1. **压迫法**　主要用于单臀先露或完全臀先露。它是指利用一定的力量阻止胎足自阴道口娩出,迫使宫缩反射性增强、胎臀进一步下降,使胎臀与下肢同时位于盆底,充分扩张宫口和软产道。

(1) 堵臀:当阴道口可见胎儿下肢时,即用无菌巾盖住阴道口并用手掌堵住。每次宫缩时以手掌抵住,防止胎足早期脱出。待胎臀下降、阴道充分扩张后,产妇向下屏气强烈,手掌感到相当冲力时,确认宫口开全即准备助产(图6-11-1)。

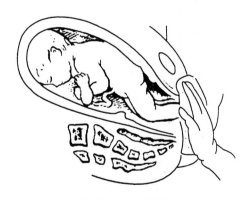

图6-11-1　堵臀

(2) 娩出臀部:待宫口开全,会阴隆起,胎儿粗隆间径已达坐骨棘以下,用手指探查会阴扩张程度,在将要宫缩时行会阴切开术。然后在一个完整宫缩期间嘱产妇尽量用力,助产者放手后,胎臀及下肢即可顺利娩出。

(3) 娩出肩部:助产者用无菌巾裹住胎儿下肢及臀部,避免胎儿受冷空气刺激而引起呼吸以致吸入羊水及黏液,同时帮助握持正确位置,防止滑脱。助产者将双手拇指放在胎儿背部髂骨边缘上,其余四指放在臀部侧方髂嵴处,将胎儿臀部握于两手中,避免握持胎儿腹部损伤腹腔脏器,徐徐转动胎臀,骶左前向左侧,骶右前向右转动45°,使双肩径落于骨盆前后径上(图6-11-2)。

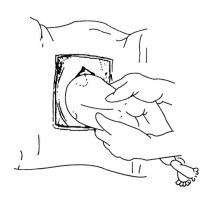

图6-11-2　扶臀旋转

通常仅靠产妇用力即可娩出胎儿腹部及下胸部,助产者可向下顺势牵引,直至胎儿脐部露于阴道口外,将脐带轻轻下拉数厘米,以免脐带过度牵拉并确保其在后续分娩中没有张力(图6-11-3)。

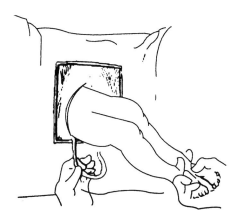

图6-11-3　牵出脐带

在产妇屏气用力时,继续顺势向外、向下轻轻牵引胎儿躯干,使胎儿前肩部分暴露于耻骨联合下(图6-11-4)。在没有过度牵拉胎儿时,胎儿上肢屈曲,位于胸前。

助产者的示指和中指顺胎肩沿肱骨下滑至胎儿肘关节,使上肢紧贴胎儿胸部,外展后顺势牵拉拔出肘部和前肩(图6-11-5)。切勿勾住肱骨、尺骨和桡骨,以免造成前臂或上臂骨折。

助产者用右手三指握住胎儿双足并提起胎体,将胎体尽量提举,使胎头后肩显露于阴道口,再依法取出后臂(图6-11-6)。

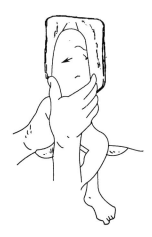

图6-11-4　向下向外牵引胎体,部分前肩暴露于耻骨联合下

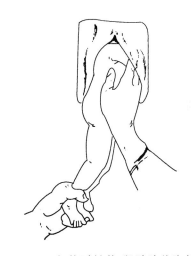

图6-11-5　勾住肘关节,紧贴胎儿胸部牵拉出前肩

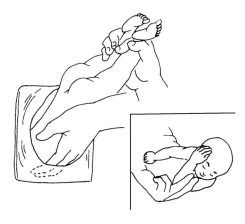

图6-11-6　提举胎体,显露后肩,取出后臂

(4)娩出胎头:上肢娩出后,助产士辅助胎体处于垂直悬挂位,将胎背转至前方,使胎头矢状缝与骨盆出口前后径一致,助手迅速在母体耻骨联合上方加压,使胎头下降俯屈入盆(图6-11-7),然后用下述方法之一娩出胎头:

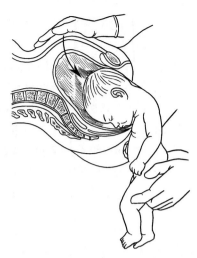

图 6-11-7 胎儿置于垂直悬挂位,耻骨联合上加压,帮助胎头下降和俯屈

1）当耻骨弓下可见到胎头后部发际线时,将胎体向产妇腹部方向上举,甚至可翻至耻骨联合上,胎头即可娩出。应保护颈椎避免过度牵拉,保护胎头避免经会阴娩出时骤然减压而导致小脑幕撕裂和颅内出血。

2）Mauriceau-Smellie-Veit 法（后出头法）：将胎体骑跨在术者左前臂上,术者左手中指伸入胎儿口中,轻柔地屈曲下颌以触及上颌骨,示指及无名指附于两侧上颌骨;右手中指按压胎头枕部使其俯屈,示指及无名指置于胎儿颈部两侧,轻柔向下牵拉,助手在产妇下腹正中向下施以适当压力,使胎儿保持俯屈。当耻骨弓下见到胎儿枕部时,逐渐上举胎体,以枕部为支点,使胎儿下颌、口、鼻、眼、额相继娩出（图 6-11-8）。

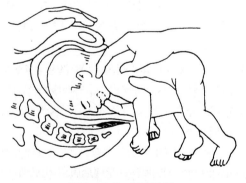

图 6-11-8 后出头法

2. **扶持法** 即 Bracht 法,只应用于单臀先露,即腿直臀先露。其要点为"拔"。由于胎儿小腿伸直折叠于胎体上,压住并保持两臂交叉在胸

前,使之不致上举,同时压住胎儿颏部使胎头不致仰伸。因此单臀先露时胎儿下肢与臀部能较好扩张软产道,不应过早干预,尽量指导孕妇屏气用力使胎臀自然娩出（图 6-11-9）。

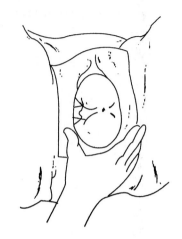

图 6-11-9 单臀先露时胎臀自然娩出

当胎臀及双侧大腿显露后,助产者双手拇指压在胎儿大腿后面,其余四指在骶部,紧握胎臀的两侧。使胎背朝上略斜向一侧,让股骨粗隆间径适应骨盆出口平面的斜径（图 6-11-10）。

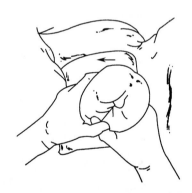

图 6-11-10 紧握胎臀使胎背朝上并斜向一侧

宫缩时助产者向上抽拔胎体及双腿,宫缩间歇期顺着胎腿及胎体将拇指及其他四指下滑至阴道口,避免双腿离开胎体脱出至阴道口外（图 6-11-11、图 6-11-12）。

由于胎儿双上肢被压在大腿下保持交叉于胸前,提拔肢体与双腿时,上肢可同时拔出（图 6-11-13）。

胎肩娩出后,可按压迫法娩出胎头。

若在提举胎体过程中下肢或上肢脱出,则为扶持法失败,则改为压迫法继续娩出胎体、胎肩及胎头。

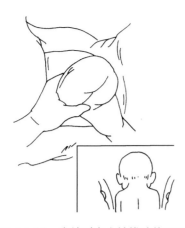

图 6-11-11 宫缩时向上抽拔胎体及双腿

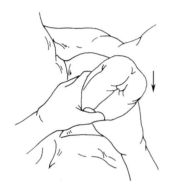

图 6-11-12 宫缩间歇期顺胎腿及胎体双手下滑至阴道口

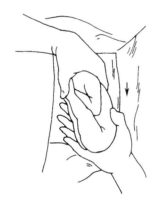

图 6-11-13 同时提拔出双腿、肢体和上肢

臀助产术视频见视频 6-11-1。

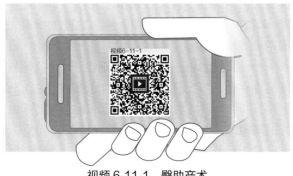

视频 6-11-1 臀助产术

【术后并发症】

1. 母体并发症

（1）产道损伤：多与以下因素有关：①宫口未开全而强行阴道助产、牵引或使用后出头产钳术；②堵臀时间不够或过长；③操作不规范，手法粗暴。胎儿胎盘娩出后，应常规检查软产道有无损伤。疑有子宫破裂应行宫腔探查，必要时立即剖腹探查。

（2）产后出血：多与以下因素有关：①子宫收缩乏力：臀先露不能有效压迫子宫下段，诱发良好的子宫收缩；②手术操作多，增加了软产道损伤性出血的机会。应及时发现并积极处理，可有效预防产后出血。

（3）产褥感染：软产道损伤及产后出血、子宫收缩乏力均增加了产褥感染的机会。因此产后应给予抗生素预防感染。

2. 围产儿并发症

（1）颅脑损伤：多为机械性损伤，胎头仰伸未能入盆时，强行牵拉胎体造成小脑幕撕裂、颅内出血。应设法使胎头俯屈，并使胎头旋转适当的径线（以枕横位）入盆。

（2）脊柱损伤：多发生在第七颈椎和第二胸椎之间，严重时可造成新生儿死亡或遗留永久性损害。

（3）臂丛神经损伤：其发生率为头位分娩的17倍。当臀位胎头未入盆强行牵拉胎体可造成臂丛神经损伤。臂丛神经损伤重在预防，损伤严重者往往需要6个月甚至更长的时间恢复，严重者可造成前臂瘫痪。

（4）骨折：是最常见的并发症。胎臂上举最易造成锁骨或肱骨骨折，反向旋转或牵引胎体可导致下肢骨折。应顺势而为，根据臀位分娩机制助娩，切忌使用暴力。

（5）胎儿及新生儿窒息：臀位阴道分娩新生儿窒息率明显高于头位分娩，因此需做好新生儿复苏准备。

【注意事项】

1. 正确掌握手术指征及禁忌证。

2. 压迫法可使软产道充分扩张，当胎臀到达阴道口时，宫缩时助产者感到较大冲击力，阴道外口可见或触及胎儿的外生殖器、肛门或臀部。应及时进行助产。

3. 采用扶持法助娩时，胎臀及胎体娩出之前，切忌先取出下肢，以免造成宫颈阴道扩张不全或脐带受压。

4. 娩出胎头应按分娩机制进行,后出头困难可由多种失误造成:①宫颈口未开全;②胎头仰伸;③胎头枕直位或枕后位;胎臂上举。应针对不同的原因进行相应的技术处理。

5. 做好新生儿复苏流程及准备。

【技术难点】

1. **掌握压迫法"堵臀"时间**　时间不够,胎足或胎臀虽已位于阴道口,但软产道未充分扩张,臀部未降至盆底,此时臀助产可造成胎儿损伤及后出胎头娩出困难;堵臀时间过长,宫颈及阴道早已充分扩张,继续下去则导致宫缩过强,胎盘缺血、缺氧、胎儿窒息,严重时可发生胎盘早剥及子宫破裂。

2. **掌握扶持法"拔"的技巧**　采用扶持法臀助产时应尽量利用两腿上翘,按照骨产道的轴向操作,增加臀部及大腿间周径,有利于充分扩张宫颈及阴道,还保护脐带免受压迫。因此,胎臀及胎体余部娩出之前,切忌先取出下肢,以免造成宫颈阴道扩张不全、阻碍胎儿顺利娩出或脐带受压。

3. **臀助产分娩成功的关键在于后出头是否顺利**　后出头困难可由多种失误造成,其原因可能为以下几点,应针对性地进行处理:

(1) 宫颈口未开全:在胎臀娩出前应确认宫口已充分扩张,若胎头娩出困难是由于宫口未开全即牵出胎体所致,宫颈包绕胎头和颈部形成一痉挛性缩窄环。此时切忌继续牵拉胎体,即刻宫颈注射利多卡因,若仍不能松弛,可立即全身麻醉,必要时使用特制的臀位后出头产钳(Piper 产钳)娩出胎头(图 6-11-14)。如果宫颈质地硬无法扩张,则可在 4 点和 7 点处切开,使其充分扩张,胎头娩出,但容易发生切口延裂和子宫血管破裂。

(2) 胎头仰伸:胎臀娩出后,应在宫缩时逐渐娩出胎体和胎肩,若牵拉过急则造成胎头仰伸;或

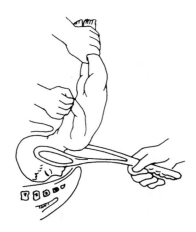

图 6-11-14　Piper 产钳娩出胎头

胎头未达耻骨联合下方时,过早将胎体上翻造成胎头过度仰伸。仰伸的胎头以枕颏径入盆,内旋转困难,胎头难于娩出。此时应将手在阴道内压住胎儿上颌,使胎儿额部向胸部俯屈靠拢,同时助手在母体耻骨联合上下压胎头枕部,两者配合使胎头俯屈即可使胎头顺利娩出。

(3) 胎头成枕直位:胎肩内旋转尚未完成时急于向外下牵引胎体,此时胎头将以枕直位嵌顿于入口前后径上而不能入盆。这时应在宫缩间歇期将胎背恢复至侧方,使双肩位于骨盆入口前后径上,术者用在阴道内协助胎头额部与胎肩配合转动,保证胎头以双顶径衔接于骨盆入口前后径上。

(4) 胎头成枕后位:当胎头处于枕后位时,若胎头俯屈良好,可按 Prague 手法助娩,即一手向后下方牵拉胎肩,另一手抬高足部,将胎体举过耻骨联合上方,使胎头按枕、顶、额的次序娩出(图 6-11-15)。

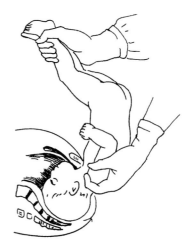

图 6-11-15　Prague 助娩手法

若胎头俯屈不良,应先上提胎体,保持胎体前屈。术者将手伸入阴道,上推胎枕部使胎头俯屈,再向下牵引,使胎儿额部移向耻骨联合下,继续向下牵引胎体,再按 Prague 手法助娩。

(5) 胎臂上举:与牵引胎体过急、牵引方向错误有关。因胎儿上肢与头被阻于骨盆入口不能下降,牵拉胎体难以暴露肩胛下缘。胎臂上举可采取两种方法处理:

1) 旋转胎体法:其理论基础在于,骨盆倾斜度的存在使后肩比前肩先入盆。如左骶前位右上肢上举,逆时针旋体,右肩胛、右上臂和前臂在转至前方的同时下降至骨盆出口下缘并保持在这个水平,此时易于触及胎肩使肱骨紧贴前胸滑出,再顺时针旋转胎体 180°,即可娩出另一上肢(图 6-11-16)。

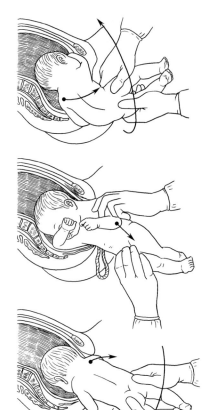

图 6-11-16　旋转胎体法

2）牵拉上肢法：需要在全身麻醉或充分的局部麻醉下进行。如右骶前位右臂上举，术者以右手经胎儿前肩背侧伸入阴道内，沿肱骨压上臂，使之自胎儿面部及胸前滑向阴道内，同样滑动胎儿的左上臂，两肩及两上肢就可娩出。旋转胎体法较易掌握，也不会发生上肢骨折，牵拉上肢法较为困难（图 6-11-17）。

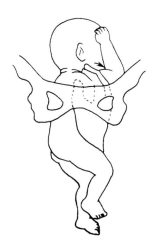

图 6-11-17　牵拉上肢法

如遇两臂环抱于颈后，可将两法结合使用，即先将胎体向一侧旋转 180° 使一臂脱离枕部，术者伸手帮助娩出后再反向转 180° 以解脱另一胎臂。

（6）手抱胎颈：常由于牵拉或旋转不当导致肩部外展而肘部屈曲，使前臂嵌顿于胎儿枕骨后方。如强行勾住并下拉嵌顿的前臂，易造成肱骨骨折。此时应将胎儿向胎手所指的方向旋转，枕部滑过前臂，旋转的摩擦力使肘部屈曲易于娩出（图 6-11-18A、B）。

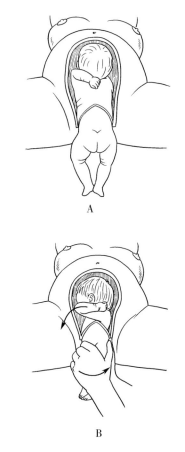

图 6-11-18
A. 手抱颈；B. 旋转胎体 90° 使前臂脱离枕部

二、臀牵引

【概述】　臀牵引是指臀位分娩时，胎儿由下肢直至胎头全部由术者牵引完成。在现代产科学中，除双胎妊娠第二胎儿娩出、第二产程停滞且有剖宫产禁忌证或胎儿已经死亡时才应用臀牵引。在某些地区，也应用于经产妇宫口开全时突然发生脐带脱垂时。

【术前评估及术前准备】　同臀助产，为了母婴安全，尤其强调助产者具备臀牵引的经验。同时，需告知产妇及家属，采用臀牵引术的指征及对产妇及胎儿的风险。

【适应证】　臀牵引术常在紧急情况下施行，母胎风险较高，因此需明确指征才可使用。

1. 双胎妊娠第二胎儿臀位。

2. 臀位分娩第二产程停滞且有剖宫产禁忌证。

3. 死胎或估计胎儿出生后不能存活。

4. 持续胎心监护提示胎儿窘迫。

5. 脐带脱垂。

6. 产妇合并严重合并症，如心力衰竭，须立即结束分娩且存在剖宫产禁忌证。

7. 无立即剖宫产条件。

8. 横位内倒转术后。

【禁忌证】

1. 骨盆狭窄、畸形或头盆不称。

2. 软产道异常。

3. 宫口未开全。

【操作步骤】

1. **牵引下肢**　根据臀先露的类型采取不同牵引方法牵引下肢。

(1) 足先露：胎儿单足或双足已滑落至阴道口外或阴道内，助产者可用无菌巾包裹胎儿膝部及以下，握持后进行牵引（图6-11-19）。

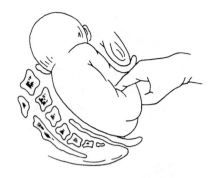

图 6-11-20　牵引前腹股沟

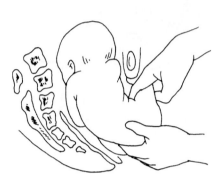

图 6-11-21　牵引后腹股沟

2. **牵出胎臀**　胎儿双下肢娩出后，当前臀置于阴道口时，稍向前牵引，则胎臀娩出（图6-11-22）。

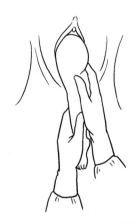

图 6-11-19　握持并牵引胎足

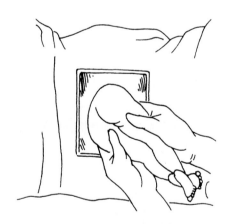

图 6-11-22　牵出胎臀

(2) 混合臀先露：当胎臀与胎足一起降至阴道口，直接握住胎足进行臀牵引。

(3) 单纯臀先露：当胎臀和外阴露于阴道口时，说明宫口已开全，助产者可以一手示指勾住腹股沟向下牵引（图6-11-20）。

当另一只手可以勾到后腹股沟时，双手同时牵引，双下肢可伴随胎臀下降而娩出（图6-11-21）。

3. **牵出胎肩**　同臀助产压迫法。

4. **牵出胎头**　可采用后出头法。

【术后并发症】　同臀助产。臀牵引常常是在软产道未充分扩张时将胎儿娩出，增加了并发症发生机会，臀牵引对胎儿危害极大，可出现严重并发症甚至死产，因此需严格掌握指征，只有在胎儿宫内窘迫、脐带脱垂、母体危急或宫口已开全时方能实施。

【经验分享】

牵引下肢困难时的处理：

1. 若胎臀在盆腔内停滞的位置较高，宫口近开全，助产者可将一手伸入阴道，若仅能触到前腹股沟，则以示指勾住，向躯干相反的方向牵拉。如牵引困难，可用另一只手抓住腕部增加牵引的力量（图6-11-23）。

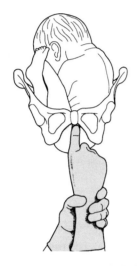

图6-11-23　握持腕部协助牵拉前腹股沟

2. 若胎臀在盆腔内的位置较高，无法行腹股沟牵引触及腿部，则需下拉一侧或双侧下肢。给予麻醉后子宫充分松弛时，助产者一手沿前侧大腿进入宫腔，沿弯曲的膝关节抓住胫骨下部和足部（图6-11-24）。

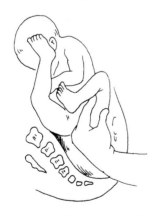

图6-11-24　手伸入宫腔下拉前侧下肢

3. Pinard 助产法　伸入宫腔的手沿前侧大腿到达腘窝，用手按压腘窝使其向腹部及颏部方向屈膝，握住胎足后向下牵引（图6-11-25、图6-11-26）。

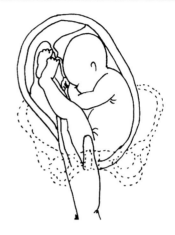

图6-11-25　Pinard 助产法按压腘窝

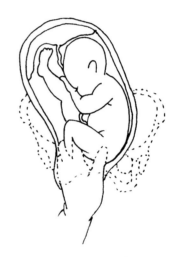

图6-11-26　Pinard 助产法娩出胎儿下肢

4. 一旦牵拉出胎足，则以示指和中指夹住胎足向下牵引（图6-11-27）。

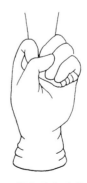

图6-11-27　示指和中指夹住胎足向下牵引

5. 若位于前方的下肢屈曲困难，可先牵引后方胎足，待取出另一胎足后，牵引双足向下，注意在牵引过程中将胎臀旋转至骶前位。

1. 严格掌握手术指征及禁忌证。

2. 宫缩乏力时可适当使用小剂量缩宫素静脉滴注以加强宫缩。

3. 行较大的会阴切开术,并在宫缩时进行牵引。

4. 从胎儿脐部娩出至胎头娩出时间应控制在 8 分钟内。

5. 避免挤压胎儿腹部,防止内脏损伤。

6. 避免胎头娩出时骤然减压,防止小脑幕撕裂及颅内出血。

7. 施行臀牵引前必须做好急诊剖宫产准备,助产失败应果断改行急诊剖宫产。

【关键点】

1. 臀位阴道助产术包括臀助产和臀牵引。

2. 术前严格掌握手术适应证及禁忌证。

3. 臀助产有压迫法(完全及不完全臀先露)和扶持法(单臀先露)两种方法,注意根据不同的原因处理后出头困难。

4. 臀牵引应根据臀先露类型进行牵引,注意处理困难的下肢牵引。

【临床案例】

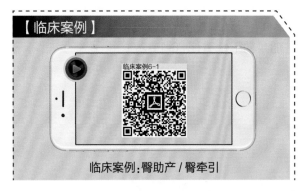

临床案例:臀助产 / 臀牵引

(冯玲 吴媛媛)

参考文献

1. Baskett TF,Calder AA,Arulkumaran S.产科手术学.第 12 版.段涛,杨慧霞,主译.北京:人民卫生出版社, 2016.

2. 高企贤.产科手术技术图解.沈阳:辽宁科学技术出版社,2009:67-77.

3. 刘兴会,漆洪波.难产.北京:人民卫生出版社,2015.

4. Cunningham F,Leveno K,Bloom S,et al. Williams Obstetrics.24th edition. New York:McGraw-Hill Education, 2014:558-573.

5. 刘新民.妇产科手术学.第 3 版.北京:人民卫生出版社,2003:829-838.

第十二节 胎头吸引术

【导读】

胎头吸引助产术(vacuum extraction or vacuum-assisted vaginal delivery)是指在产妇进入第二产程后,因子宫收缩乏力、第二产程延长、母亲合并其他疾病需要短期内终止妊娠、胎儿宫内窘迫等原因,由产科医师借助胎头吸引器对胎头进行牵引或旋转而帮助胎儿娩出的助产手术。

【概述】 胎头吸引助产术最初是由 James Yong 尝试通过一个空气泵将杯状玻璃器皿吸附在胎儿头皮上来助产。在 1953 年由 Malstrom 改进后进行了临床的推广。目前仍在临床中应用广泛。

【胎儿吸引器构造】 胎头吸引器基本构造均是由胎头端、牵引柄、吸引管三部分组成。吸杯的材质包括金属、塑料、橡胶、硅胶等。常用的胎头吸引器有金属型及硅胶型(图 6-12-1A~C)。金属杯的使用导致母体阴道损伤和胎头皮肤、颅骨的损伤率增加。吸引杯材质的不断改进,有效降低了助产失败率、母体阴道损伤率、胎头皮肤和颅骨的损伤率。Kiwi Omni 胎头吸引器是最新研制的一次性使用胎头吸引器由吸杯及主干两个部分组成,其中主干部分包括牵引装置、手动真空泵手柄及牵引力指示器;吸杯是由软硅胶材料制成,其背

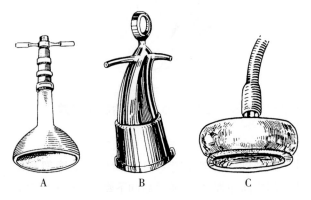

图 6-12-1 A. 硅胶喇叭形胎头吸引器;B. 金属牛角形胎头吸引器;C. 金属杯状胎头吸引器

面有一凹槽,与主干部分相连接(图6-12-2)。与传统胎头吸引器相比,Kiwi Omni 胎头吸引器具有更容易操作的主干部分,主干与杯体在同一水平面连接,接生者单人就可以完成操作。Kiwi Omni 胎头吸引器是近年来国外应用比较广泛的阴道助产分娩技术。

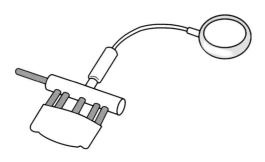

图6-12-2　Kiwi Omni 胎头吸引器

【术前评估及术前准备】

1. 施行胎头吸引助产术应具备的条件

(1) 宫口必须开全或接近开全、胎心存在、阴道检查产道无异常、明确胎方位。

(2) 胎膜已破。

(3) 无明显头盆不称。

(4) 胎儿最大横径应达坐骨棘水平以下。

(5) 胎头位置异常应矫正后,将胎头吸引器置于胎头顶先露部位。

(6) 术时取膀胱截石位,助产前导尿排空膀胱,行双侧会阴阻滞麻醉,为避免会阴撕伤,可行会阴切开术。同期开放静脉通道。

(7) 术前与产妇及其委托人充分沟通,告知实施胎头吸引助产术的原因及可能导致的母胎并发症,征得患方的知情同意选择及签字后方能实施。

(8) 所在单位具备新生儿复苏的人员及设备的支持。

(9) 实施者具备胎吸助产的熟练技能。

2. 胎头吸引助产术适应证

(1) 因持续性枕横位或枕后位、宫缩乏力致第二产程延长者。

(2) 母体患有某些疾病,如心脏病、高血压、妊娠期高血压疾病、肺结核、严重贫血或哮喘等,需要缩短第二产程者。

(3) 有剖宫产史或子宫手术史,不宜在分娩时增加腹压用力屏气者。

(4) 轻度头盆不称,胎头内旋转受阻者。

(5) 胎儿宫内窘迫需要尽快结束分娩者。

3. 胎头吸引助产术禁忌证

(1) 胎儿不宜从产道分娩者:如严重的头盆不称、产道畸形、产道阻塞、子宫颈癌、子宫脱垂手术后、尿瘘修补术后等。

(2) 异常胎位:颜面位、额位、横位。

(3) 臀位后出头。

(4) 胎头未衔接。

(5) 胎膜未破。

(6) 确诊巨大儿。

(7) 极早早产,疑胎儿凝血功能异常,最近进行过头皮采血者。

【手术方法】

1. 常用胎头吸引器方法

(1) 产妇取膀胱截石位。

(2) 常规消毒外阴,铺消毒巾,导尿。

(3) 阴道检查:再次阴道检查,确定宫口情况,触摸囟门位置和产瘤大小、胎方位及先露下降平面,再次排除禁忌证。

(4) 确认抢救新生儿人员、窒息药物、用品准备到位。

(5) 检查吸引器有否损坏、漏气,橡皮套有否松动,接橡皮接管至吸引器空心管柄上,并涂以滑润剂。

(6) 开放静脉通道,行双侧阴部神经阻滞麻醉。可行会阴侧切。

(7) 放置吸引器:吸引器大端外面涂以润滑油,用左手分开两侧小阴唇,暴露阴道口,以中示指掌侧向下,撑开阴道后壁,右手持吸引器将大端下缘向下压入阴道后壁前方。随后左手中、示指掌侧向上,撑开阴道右侧壁,使吸引器大端右侧缘滑入阴道内,继而右手指转向上,提拉阴道前壁,将大端上缘滑入阴道内。最后以右手示指撑开阴道左侧壁,使大端完全滑入阴道内并与胎头顶部紧贴。(图6-12-3、图6-12-4)。

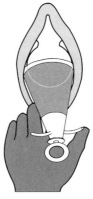

图6-12-3　胎头吸引器放置(正面观)

217

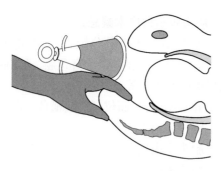

图 6-12-4 胎头吸引器放置(侧面观)

放置时胎头吸引器的中心应位于胎头的"俯屈点"。胎头俯屈点是指矢状缝上,后囟前方两横指(约 3cm)处。胎头吸引器的中心应位于这个俯屈点上,在牵引时才能让胎头更好地俯屈并沿骨盆轴方向娩出(图 6-12-5)。

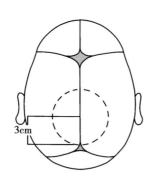

图 6-12-5 俯屈点

放置位置:大多数负压杯直径为 5~6cm,负压杯应放置在胎儿的俯屈点,这样在该点进行牵引胎头将以最短的枕下前囟径(9.5cm)娩出。前囟和俯屈点的距离估计为 6cm,俯屈点位于后囟前方 3cm 左右,故将放置负压杯后缘达到后囟,并超过了俯屈点,负压杯前缘和前囟之间应该有 3cm 的间隔。将吸引器放置在正确的俯屈正中点,头皮损伤的几率最小。

(8)检查吸引器:一手扶持吸引器并稍向内推压,另一手示、中指伸入阴道沿吸引器大端口与胎头衔接处摸一周,以排除有阴道组织或宫颈组织嵌入。同时调整吸引器小端的两柄方向与矢状缝相一致,以作旋转胎头的标记。

(9)在 2~3 分钟内逐渐缓慢形成所需负压,使胎头在由小到大的负压作用下,逐渐形成一产瘤。如用电动吸引器抽气法,将吸引器牵引柄气管上的橡皮接管与吸引器的橡皮接管相接,然后开动吸引器抽气,所需负压为 40~66.7kPa(300~500mmHg)。若用注射器抽气法,则用 50ml

或 100ml 注射器逐渐缓慢抽吸,金属吸引器抽吸 150~180ml,硅胶吸引器抽吸 60~80ml 即可达所需负压。负压形成后以血管钳夹紧橡皮接管。

(10)牵引与旋转吸引器:牵引前轻轻缓慢适当用力试牵,了解牵引器与胎头是否衔接或漏气后,以握式或拉式根据先露所在平面,遵循产道轴方向在宫缩时进行。宫缩间歇期停止牵引。以枕左横位胎头位于坐骨棘水平为例,先向下向外稍向逆时针方向旋转牵引,先露部到达会阴部时则向外牵引,双顶着冠时则逐渐向上牵引,直至双顶径娩出(图 6-12-6)。用力不能太大,牵力不超过

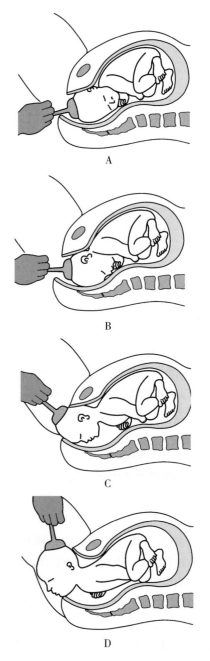

A

B

C

D

图 6-12-6 胎头吸引器牵引

3~4kg。持续性枕后位最好用手旋转至枕前位后施行吸引术。

（11）取下胎头吸引器：胎头娩出后，应拔开橡皮管或放开夹橡皮管的血管钳，取下吸引器。按正常分娩机转分娩胎儿。

（12）胎儿、胎盘娩出后，依次检查子宫颈、阴道有无裂伤以及会阴切口，然后逐层缝合。

整个实施过程中负压形成不宜过快过大，吸引时间以不超过 10 分钟为佳，如滑脱要仔细检查是否不适于经阴道分娩，经检查无明显禁忌证，可第二次重新放置吸引器，一般不超过两次，否则改用产钳或剖宫产结束妊娠。

2. **Kiwi Omni 胎头吸引器方法** 产妇取截石位，导尿排空膀胱，再次行阴道检查，排除头盆不称并确定子宫颈口已开全，确定胎方位及胎先露的高低。消毒石蜡油润滑吸杯，将其放置于胎头俯屈点，并检查吸杯内有无嵌顿其他软组织，确定无其他软组织嵌顿后使用手动真空泵，将压力调至 39.9~66.5kPa，当孕妇子宫收缩时，主力手沿骨盆轴方向持续地、缓慢地牵拉真空泵手柄，另一只手轻轻固定吸杯，直至胎头娩出。

胎头吸引术见视频 6-12-1。

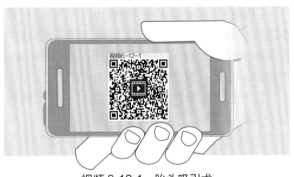

视频 6-12-1　胎头吸引术

【并发症防治】

1. **新生儿并发症**

（1）头皮下血肿：负压过大或牵引力过大，牵引时间过长所致。

（2）头皮擦伤：牵引时间过长可发生头皮水泡，吸引器粗糙致使头皮擦伤。

（3）颅内出血：发生于吸引术多次滑脱失败或再改用产钳术者，文献报道胎吸术新生儿颅内出血率为 1∶860。

（4）头皮坏死：吸引时间过长，或多次牵引，或旋转过急过大所致。

（5）颅骨损伤：吸引负压过大或牵引力过大所致。

2. **母体并发症**

（1）颈裂伤：宫口未开全牵引所致。

（2）外阴阴道裂伤。

（3）阴道血肿：由于阴道壁置入吸引器所致。

【手术难点及技巧】 胎头吸引助产术要求施术者具备一定的经验和技术操作技巧，同时要熟悉其所用器械的适应性、安全性和有效性以及恰当的应用时机。掌握好适应证，熟练而正确地施行胎头吸引助产术，是比较安全而实用的助产方法，在一定程度上可降低剖宫产率，并在降低母儿发病率和新生儿病死率方面起一定的作用。在具体实施过程中应注意：

1. 施行胎吸助产术前应进行严格的术前评估，包括手术的必备条件、适应证、禁忌证等，确定施术的必要性和合理性。

2. 杯体应该放置于胎头俯屈点，这样才能使胎头以最小径线娩出，并且可以使胎头吸引器的轴线与母体骨盆轴保持一致，减少牵引所需的力量。

3. 胎头吸引器负压不宜过高，负压愈大，胎头损伤愈重。带有负压的杯体吸附于胎头上，建议时间控制在 10 分钟以内，最长不应该超过 20 分钟，以免对胎儿头皮造成严重损伤。

4. 牵引应在阵缩时进行，宜持续缓慢加力，方向要遵循骨盆轴方向，避免旋转或左右移动正在施力的胎吸装置，以免造成杯体滑脱。

5. 对于牵引困难或牵引时滑脱次数超过 2 次者，应该进一步细致临床评估，确定阴道分娩是否安全或需要进行剖宫产，以改用产钳助产术或紧急剖宫产术。

6. 一旦胎头娩出，应立即去除负压并移去杯子。

7. 胎儿娩出后仔细检查软产道有无裂伤，新生儿科医师密切关注新生儿有无损伤相关症状和体征。

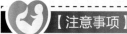

【注意事项】

1. 胎头吸引术和产钳术是解决困难分娩的重要产科助产手术。两者在临床中的应用广泛,但不能完全相互代替,应根据具体情况选择实施。在实施助产时,要充分考虑使用助产器械的先决条件,综合评价产妇的一般情况、骨盆情况、胎儿的一般情况、大小、胎位、颅骨重叠程度等以及在实施过程中所能得到的设备及人员的支持、施术者使用助产器械的熟练度。使用时需严格掌握适应证,按操作规范进行,从而减少手术并发症的发生。

2. 胎头吸引器不占据骨盆侧壁空间位置,不易造成产道软组织损伤,实施时将杯体置放于胎头上,不会造成胎儿面部损伤。胎头吸引器的旋转不受限制,对于枕横位者尤其适用。该法操作简便,容易掌握。Kiwi Omni 胎头吸引器带有牵引力指示器,可以将牵引触感与可视刻度相互关联起来,有助于提高阴道助产的安全性。但是,胎头吸引器是将负压牵引力直接作用于胎儿头皮,故对于牵引困难、牵引时间长者,容易出现新生儿头皮下血肿、头皮擦伤等风险。与胎吸助产术相比,产钳术操作手术技巧要求较高,对母体软产道的损伤明显高于胎吸助产。

【关键点】

1. 严格掌握产钳助产术适应证和必备条件。

2. 放置胎头吸引器时,其中心应位于胎头的"俯屈点",即矢状缝上后囟前方约3cm 处。

3. 牵引应在宫缩时进行,持续缓慢加力,切忌暴力牵引及左右摇摆。

(余海燕)

参考文献

1. 中华医学会妇产科学分会产科学组.阴道手术助产指南(2016).中华妇产科杂志,2016,51(8):565-567.

2. Kiwi Omni.胎头吸引器在阴道助产分娩中的应用.新医学,2016,47(9):600-603.

3. 刘兴会,漆洪波.难产.北京:人民卫生出版社,2015:224-227.

4. 刘兴会,徐先明,段涛,等.实用产科手术学.北京:人民卫生出版社,2014:60-65.

5. 李海英,石媛,王忠民.产钳术与胎头吸引器助产对女性盆底功能的近期影响.中华临床医师杂志(电子版)2012,6(24):8340-8342.

6. Baskett TF,Calder AA,Arulkumaran S.产科手术学.第12版.段涛,杨慧霞,译.北京:人民卫生出版社,2016.

7. Owner D,Castro MA,Eby-Wilkens E,et al. Effect of mode of delivery in nulliparous women on neonatal intracranial injury. N Engl J Med,1999,341:1709.

第十三节　产钳术

【导读】

产钳术(forceps delivery)是指在产妇进入第二产程后,因子宫收缩乏力、第二产程延长、母亲合并其他疾病需要短期内终止妊娠、胎儿宫内窘迫等原因,由产科医师借助产钳对胎头进行牵引或旋转而帮助胎儿娩出的助产手术。

【概述】 Chamberlen 家族于 1600 年左右首次发明并使用产钳。直到 18 世纪,产钳及其应用才被世人广泛知晓。目前临床常用产钳有 Simpson 产钳、Kielland 产钳、Piper 产钳和剖宫产产钳。

【产钳结构及功能】 产钳由相互交叉的两部分(即左、右叶)组成,每部分包括:钳叶、胫、锁扣及柄四部分。钳叶具有两个弯曲,头弯与胎头的形状相一致,骨盆弯基本上与产道的轴相匹配。钳叶通过胫与钳柄相连。在 Simpson 产钳,左、右叶产钳的胫是平行的。左、右叶产钳叶间的连接常见的方法为英式扣锁,但在 Kielland 产钳中为滑动扣锁。

1. **Simpson 产钳** 具有胎头弯曲和母体骨盆弯曲,左、右叶产钳的胫是平行的(图 6-13-1),钳叶交叉处为英式扣锁(图 6-13-2)。最常用于出口产钳术及低位旋转产钳术。

2. **Kielland 产钳** 具有胎头的钳叶弯曲,无向上的骨盆轴弯曲,钳叶瘦长而薄,对产道及胎儿损伤较小,左叶的钳锁可以与右叶钳胫的任何一点扣合,上下滑动(图 6-13-3),放置骨盆任何径线

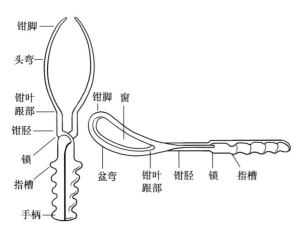

图 6-13-1 Simpson 产钳

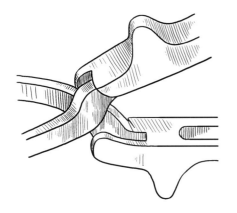

图 6-13-2 扣锁

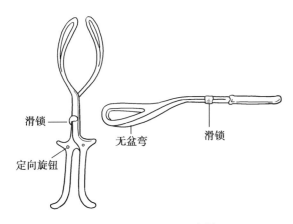

图 6-13-3 Kielland 产钳

可以旋转,适应胎头大小不致使胎头过于受压,钳尖间距离可大可小,可以交叉,故对胎头位置较高或倾势不均时具有特殊作用。当放置呈不均倾时,仍能扣合而夹持胎头,适用于旋转胎头。

3. **Piper 产钳** 由 Edmund B. Piper 于 1924年设计问世。其特点是产钳的钳柄比较长,钳柄的弯曲与骨盆弯曲方向相反,独特的结构给钳叶提供了较大的扩展空间,从而减少了胎头所受的压力(图 6-13-4)。

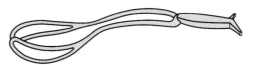

图 6-13-4 Piper 产钳

适用于臀位分娩后进胎头娩出困难或手法娩出胎头失败者。使用前提条件是胎儿上肢已经娩出,胎头已经入盆并转正。其优点在于实施过程中 Piper 产钳下垂的钳柄使得产钳可以直接放置于胎头两侧而不必过高地上举胎体,以避免损伤胎儿颈部。缺点在于 Piper 产钳钳叶的骨盆弯曲曲度小,在实施过程中容易引起会阴部的损伤。

4. **剖宫产产钳** 该产钳柄短,钳叶仅有胎头弯曲(图 6-13-5),现主要用于剖宫产手术当中。胎头高浮或胎头较深入盆腔时,用手娩出胎头遇到困难者。通常是用双叶产钳娩出胎头,也有使用单叶产钳者。

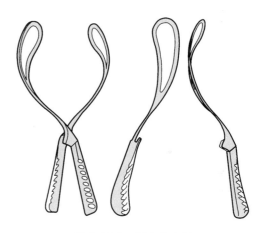

图 6-13-5 剖宫产产钳

【产钳助产分类】 根据需要助产时胎头骨质最低部在骨盆内位置,中华医学会妇产科学分会产科学组给出的《阴道手术助产指南(2016)》参照美国妇产科协会(ACOG)2001 年、2015 年指南做出的产钳助产术的分类标准如下:

1. **出口产钳** ①不需要分开阴唇即可见到胎儿头皮;②胎儿颅骨骨质部最低点已达到骨盆底;③胎头达到会阴体部;④矢状缝位于骨盆前后径上,或为左枕前、右枕前,或为左枕后、右枕后;⑤胎头旋转不超过 45°,旋转至枕前位或枕后位均可实施,不必强求枕前位。

2. **低位产钳** ①胎头颅骨骨质部最低点位于 +2cm 或以下,但未达骨盆底;②胎方位应旋转至枕前位,包括旋转≤45°至枕前位或枕后位,以及旋转≥45°至枕前位。

3. 中位产钳　①胎儿颅骨骨质部最低点在+2cm以上,但在坐骨棘以下;②胎方位应旋转至枕前位,包括旋转≤45°至枕前位或枕后位,以及旋转≥45°至枕前位;③中位产钳风险较大,技术要求高,容易失败,只在紧急情况下使用。

4. 高位产钳　①腹部可打及2/5或以上的胎头,且颅骨骨质部最低点位于坐骨棘水平以上;②高位产钳已经废弃。

产钳助产术需要产科医师的经验和临床操作。

【术前评估及术前准备】

1. 施行产钳助产术应具备的条件

(1)宫口必须开全、胎心存在、阴道检查产道无异常、明确胎方位、胎头双顶径平面已通过宫颈口,确定所需用助产产钳的种类。

(2)胎膜已破。

(3)胎头已经衔接,无明显头盆不称,即胎头已降入骨盆腔达到盆底,在耻骨联合上方打不到胎头,阴道检查胎头颅骨无明显重叠,其矢状缝已与骨盆出口前后径平行或接近。

(4)胎先露已达S+2或以下(即胎头骨质部达坐骨棘平面以下2cm),胎头无明显变形。

(5)胎方位明确,先露部应是枕先露、面先露的颏前位或者用于臀位后出头。

(6)术时取膀胱截石位,置放钳叶前导尿排空膀胱,行双侧会阴阻滞麻醉或持续性硬膜外麻醉,为避免会阴撕伤,可行会阴切开术。同期开放静脉。

(7)术前与产妇及其委托人充分沟通,告知实施产钳术的原因及可能导致的母胎并发症,征得患方的知情同意选择及签字后方能实施。

(8)所在单位具备新生儿复苏的人员及设备的支持。

(9)实施者具备产钳助产的熟练技能。

2. 产钳助产术适应证

(1)产妇患有各种合并症及并发症,需缩短第二产程,如心脏病心功能Ⅰ~Ⅱ级、哮喘、急性或慢性肺部疾病或其他疾病导致肺功能减退、妊娠期高血压疾病等。

(2)第二产程延长。

(3)胎儿窘迫。

(4)剖宫产胎头娩出困难者、臀位后出头困难者。

(5)胎头吸引术失败者,经检查可行产钳者

用产钳助娩,否则改行剖宫产。

(6)早产第二产程需要助产时。

3. 产钳助产术禁忌证

(1)骨盆狭窄或头盆不称。胎头最大横径未达坐骨棘水平,胎先露在+2cm以上。

(2)颏后位、额先露、高直位或前不均倾等其他异常胎位。

(3)严重胎儿窘迫,估计产钳术不能立即结束分娩者。

(4)宫口未开全者。

【手术方法】

1. Simpson产钳使用方法

(1)产妇取膀胱截石位。

(2)常规消毒外阴,铺消毒巾,导尿。

(3)阴道检查:再次阴道检查,确定宫口已开全,触摸囟门位置和产瘤大小、胎方位及先露下降平面,再次排除头盆不称。

(4)确认抢救新生儿人员、窒息药物、用品准备到位事宜;检查产钳,并涂以滑润剂。

(5)开放静脉通道,酌情行会阴侧切。

(6)放置产钳左叶(以OA位为例):左手以握毛笔方式握左叶钳柄,钳叶垂直向下,右手伸入胎头与阴道壁之间做引导,使左叶产钳沿右手掌慢慢进入胎头与阴道壁之间,直至到达胎头左侧顶颞部,钳叶与钳柄在同一水平位,钳柄内面正向产妇左侧,将左钳柄交助手握住并保持原位不变(图6-13-6)。

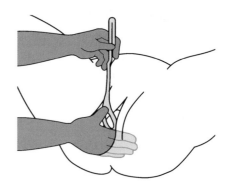

图6-13-6　放置产钳左叶

(7)放置产钳右叶:右手垂直握右钳柄如前述,以左手中、示指伸入阴道后壁与胎头之间诱导右钳叶(在左产钳上面)缓慢滑向胎头右侧方到达与左侧对称的位置(图6-13-7)。

(8)合拢钳柄,两个产钳放置在正确位置后,左右产钳锁扣恰好吻合,左右钳柄内面自然对合。

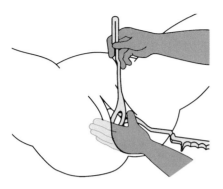

图 6-13-7 放置产钳右叶

（9）检查钳叶位置：再次检查产钳位置，钳叶与胎头之间有无夹持宫颈组织。

（10）扣合锁扣，宫缩来临时指导产妇屏气，并用右手保护会阴，左手向外向下牵引胎头，当先露部拨露时，应逐渐将钳柄向上提使胎头逐渐仰伸而娩出（图 6-13-8、图 6-13-9）

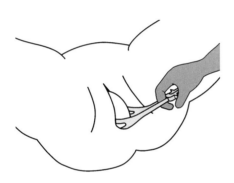

图 6-13-8 产钳试牵引

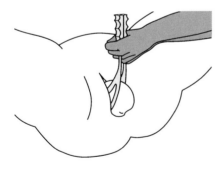

图 6-13-9 产钳牵引

（11）取出产钳：当胎头双顶径露出会阴口时应取出产钳。按照放置产钳的相反方向先取出右叶产钳，再取出左叶产钳，随后娩出胎体。

（12）胎盘娩出后，行宫颈阴道探查术，查看宫颈、阴道有无撕裂伤以及会阴切口，然后逐层缝合。

2. Kielland 产钳使用方法 Kielland 产钳操作方法共有五个步骤：上钳、合锁、旋转、牵引、下钳。

（1）上钳：最常用的 Kielland 产钳，上钳方法为迂回法上钳，以枕左横位为例：

1）上前叶：左手的拇、示、中三指握产钳的左叶柄，右手示、中二指伸入阴道内的左侧作钳叶前进的引导，且手指应沿胎头呈弧形，保护阴道壁，直至钳叶完全进入阴道内位于胎头枕部，然后将钳柄徐徐向下方及中央移动，使钳叶沿胎头滑向耻骨联合下方，胎头的侧方颞顶部，同时右手两指轻推钳叶的下缘使钳叶滑行。如耻骨后空隙小，钳叶滑行紧时，可考虑将胎头稍向上推，前叶产钳安放正确时，钳柄应与水平面成 60°。

2）上后叶：右手握后叶产钳自前叶的内侧向骨盆后侧插入，以左手的示、中二指或全部手掌放入阴道后壁作引导，使后叶产钳顺胎头与手掌之间轻轻插入，使钳叶达胎头的另一侧颞顶部，钳柄逐渐向下。

（2）合锁：由于 Kielland 产钳锁扣的特殊性，只要两叶均位于骨盆中线，钳肩即使不在同一高度（胎头不均倾入盆时），两叶也很容易合拢。但要当心不要夹住会阴组织，锁合拢后，钳锁一般均指向下方。与水平线成 60°。

如果产钳两肩不在同一高度，表示胎头有不均倾，应给予纠正。方法是将高一侧的钳肩往下拉，拉到与另一钳肩同一高度为止。而不应将低的向上推。

（3）旋转：胎头降至骨盆最宽平面，为旋转胎头最好条件。先核对一下产钳放置是否准妥。如不正确，应予调整或重新置钳，转头一般无困难，拇指推产钳前肩，示、中指勾后肩。使胎头向着所需方向旋转 90°。一般一次即可完成。旋转时动作要轻柔，使阴道壁有机会自产钳和胎头的表面滑移，否则容易造成阴道壁撕裂。在旋转时若遇到阻力，可将产钳柄稍稍抬高或压低，然后再做旋转，如果仍不成功，应放弃使用这种产钳。

（4）牵引：牵引前重新查看胎头是否转正，核对是否系双叶握头。如果都正确即可做试牵。证实产钳与胎头牢固吻合不会滑钳即可。做旋转和牵引时，应绝对避免紧握钳柄，否则会损伤胎儿。术者取低坐位，两脚蹬在产床的脚上，手持产钳。其方法是用一只手的示指和中指分别放在产钳的两肩上施力，如果一只手的力不够时，可将另一只手的中指和示指叠在该手的手指上，但决不能用其他方法。牵引按产轴方向进行，先沿水平线下 60° 方向牵引，当胎头拨露时则改为作水平方向牵引,缓慢用力直至胎头娩出。

（5）下钳:当胎头被牵引至着冠时,应将产钳取出。下钳顺序是先下右侧的一叶,待胎头右顶骨外露后,钳柄向对侧倾斜有助于该叶取下。然后,以同样方法取出另一叶。

使用 Kielland 产钳时,需完成旋转胎头后再行牵引,不可同时进行,Kielland 产钳两钳间距较大,会阴切口范围需适当增加。Kielland 产钳有旋转胎头及牵引胎头的双重功能,适用于持续性枕后位及持续性枕横位时旋转胎头,或胎头位置较高或者是倾势不均时使用。

3. 臀位后出胎头产钳使用方法 臀位(助产及牵引术)后出胎头分娩困难时,可用臀位后出头产钳助产,即 Piper 产钳助产,使用前提条件是胎儿上肢已经娩出,胎头已经入盆并转正。

（1）胎儿上肢及胎肩娩出后,胎头已经入盆且为颏后位时,方能使用 Piper 产钳。放置产钳前,应再次确定胎头的方位。

（2）施术时助手使用手术巾包裹并提起胎体,同时将胎体移向母体的右侧,移动过程中胎体保持成水平位,术者采取跪式或低坐位,左手执产钳左叶,沿骨盆左侧上置产钳左叶于胎儿右耳上（图 6-13-10）。

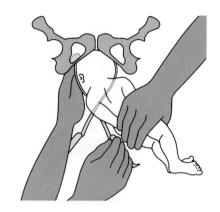

图 6-13-11 上置产钳右叶

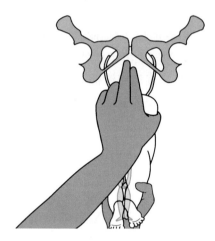

图 6-13-12 臀位后出头产钳牵引方法

儿枕骨下区域,固定胎儿颈部（图 6-13-12）。

（5）向上抬高钳柄接近水平位,俯屈牵引娩出胎头（图 6-13-13）。

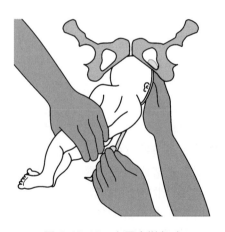

图 6-13-10 上置产钳左叶

（3）助手将胎体移向母体的左侧,移动过程中胎体保持成水平位,术者以右手沿骨盆右侧壁置入产钳右叶至胎儿右耳上（图 6-13-11）。

（4）合拢锁扣,钳柄置于术者右手手掌上,中指放于钳胫之间的空隙中,向下牵引,至会阴口显现颏部,后边牵引边向上抬高钳柄以顺应骨盆轴的弯曲弧度。牵引的同时,术者右手的拇指在钳柄上方要抓住胎儿的股部,左手的示、中指下压胎

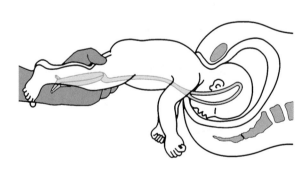

图 6-13-13 臀位后出头产钳牵引时侧面观

4. 面先露产钳术手术方法 产钳适用于颏前位的手术助产。

钳叶沿枕颏径方向置于胎头侧,此时盆弯指向胎儿颈部,向下牵引,待颏部出现在耻骨联合下时,钳柄向上牵引,随后鼻、眼、眉及枕部顺序娩出。在颏后位,不能应用产钳助产,该种胎方位无法行阴道分娩。

5. **剖宫产术中产钳助产术** 通常是用双叶产钳娩出胎头,也有单叶产钳。

(1)双叶产钳术

1)用右手检查确定胎头方位,如为持续性枕后位时,以右手示指伸入胎儿口内,使胎面转向宫壁切口,拭去胎儿鼻腔内羊水。

2)产钳放置在胎头两侧枕颏径上,产钳的弯面朝向骨盆,先向上牵引产钳使胎头仰伸,直至颏部完全显露于子宫切口外,然后将产钳柄向母体腹部方向压,使胎头屈曲,便于牵出胎头。

(2)单叶产钳术:当胎头双顶径在子宫切口稍上方或胎头双顶径已达切口,可选用单叶产钳滑在胎儿顶额部或面额部与子宫壁之间,直至产钳滑到其头弯位于胎头的一侧后,于宫缩时轻轻将胎头撬出,助手可推压宫底以协助。

6. **瘢痕子宫产钳助产术** 对于有剖宫产史的孕妇试产应特别注意了解上次剖宫产术指征、术式、胎儿体重、胎儿是否健存、胎儿或新生儿死亡原因以及术后是否有异常发热、感染等情况。如上次剖宫产原因为绝对指征如骨盆明显狭窄、畸形、软产道异常,或上次手术指征此次又复存在,或此次又有新的剖宫产适应证,或妊娠晚期、临产后原手术瘢痕处有明显压痛或有子宫先兆破裂征兆者均应再次剖宫产。

如产妇无以上情况,本次孕期产前检查正常,距上次手术时间 >2 年,估计本次胎儿体重不超过上次,且胎位正常者可考虑阴道试产,产程中需认真观察产妇和胎儿的情况,尤应注意瘢痕部有无压痛,如产程进展顺利亦应缩短第二产程应用低位产钳助产是比较妥当的分娩方式。

产钳术见视频 6-13-1。

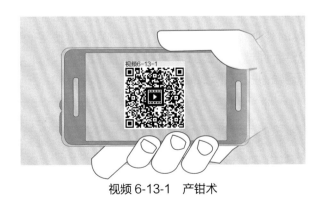

视频 6-13-1 产钳术

【并发症防治】

1. **母体并发症**

(1)产道损伤:常见,主要是软产道的撕裂伤,如会阴裂伤、阴道壁裂伤、宫颈裂伤。严重时发生会阴Ⅲ度及以上裂伤,会阴Ⅲ度及Ⅳ度裂伤可达 8%~12%。大部分情况下实施产钳术都行会阴侧切术,会阴部裂伤除与保护会阴部技术有关外,也和助产时会阴切开口过小、产钳牵引时未按产道轴方向而行暴力牵引、产钳牵引速度过快有关。

阴道壁裂伤多为沿会阴侧切口黏膜向上延伸,而在中位产钳时可深达穹窿部,因此术后常规的软产道检查和处理是十分重要的,特别是瘢痕子宫的产钳助产术,一定要检查子宫瘢痕的情况,防止瘢痕破裂导致产妇严重的并发症。Hagadorn-Freathy 等人报道,13% 的出口产钳发生Ⅲ~Ⅳ度的会阴撕伤,低位产钳旋转 <45° 者中的发生率为 22%,旋转 >45° 者中的发生率为 44%,而在中位产钳者中的发生率为 37%。

(2)阴道壁血肿:由裂伤出血所致,向上可达阔韧带及腹膜后,向下可达会阴深部。

(3)感染:由于阴道检查、会阴切开、产钳放置、牵引时损伤产道等,均可增加感染机会。

(4)产后出血:产道的损伤增加了产后的出血量。

(5)伤口裂开:多与术前多次阴道检查及切口裂伤较深、缝合时间过长等有关。

(6)远期后遗症:术时盆底软组织损伤,可有膀胱、直肠膨出或子宫脱垂等后遗症。严重的损伤还可以有生殖道瘘及骨产道的损伤。目前已废弃高中位产钳,这种损伤已少见。

2. **新生儿并发症**

(1)头皮血肿:较常见,发生率可达 1%~12%。

(2)头面部皮肤擦伤:常见,发生率达 10%。

(3)新生儿窒息:文献报道发生率达 10.88%,低位产钳和出口产钳的新生儿窒息率与正常分娩比较差异无显著性,而中位产钳的新生儿窒息率与正常分娩比较差异有显著性。

(4)颅内出血:胎头位置较高的中位产钳术或产钳旋转不当,均可造成颅内出血,严重者可致新生儿死亡,存活者可发生瘫痪、行为异常、智能低下、脑积水等后遗症。文献报道产钳术新生儿颅内出血率为 1∶664。

(5)其他:面瘫、臂丛神经损伤、颅骨骨折、锁骨骨折、新生儿死亡等。

【手术难点及技巧】 产钳术技术要求高,较难掌握,要求施术者具备一定的经验和技术操作技巧,同时要熟悉其所用标准器械的适应性、安全性和有效性以及恰当的应用时机。掌握好适应证,熟练而正确地施行产钳助产术,是比较安全而实用的助产方法,在一定程度上可降低剖宫产率,并在降低母儿发病率和新生儿病死率方面起一定的作用。产钳助产不当则可导致母儿严重创伤。在具体实施过程中应注意:

1. 根据不同情况选择适宜的产钳 Simpson产钳适用于枕前位牵引娩出;Piper产钳则适用于臀位后出头的助产;Kielland产钳具有旋转胎头及牵引胎头的双重功能,适用于枕横位、枕后位的牵引及旋转。Kielland产钳较普通产钳(Simpson产钳)优势在于不用手转胎头、不易发生脐带脱垂、对产妇软产道损伤小、伤口延裂血肿少、胎儿损伤小及不易伤及眼。但在使用Kielland产钳时,需完成旋转胎头后再行牵引,不可同时进行;由于两钳间距较大,助产时会阴切口要适当增大。

2. 施行产钳助产术前应进行严格的术前评估 包括手术的必备条件、适应证、禁忌证等,确定施术的必要性和合理性。经评估是属出口产钳或低位产钳可行产钳术;同时,在产程中如出现危及母儿情况,选择产钳不能增加母儿危险性,否则应选择剖宫产术。

3. 放置钳叶后发现钳柄难于合拢或易滑脱 此时应取出产钳,行内诊复查,无明显异常者,重新放置产钳,试行牵引,如再次失败应及时改行剖宫产术。

4. 牵引 应在阵缩时进行,宜持续缓慢加力,方向要遵循骨盆轴方向,切忌暴力牵引及左右摇摆钳柄。

5. 胎头娩出时 注意保护会阴,缓慢娩出胎头,避免严重会阴撕伤。

6. 胎儿娩出后 仔细检查会阴、阴道、子宫颈等处有无裂伤;胎儿有无损伤;并再次导尿和肛诊,观察有无膀胱、尿道、直肠损伤,如有损伤立即处理。

7. 产后 酌情使用抗生素预防感染。

 【注意事项】

1. 产钳术的优势　与胎吸助产术相比,产钳术所引致的新生儿并发症如头皮血肿、视网膜出血等明显减少,助产成功率高,适用于早产分娩的助产,但对母体软产道的损伤及盆底损伤明显高于胎吸助产。与胎吸助产术相比,产钳术操作手术技巧要求较高。胎吸助产未成功再改用产钳术者,其新生儿头颅血肿、面神经损伤、颅内出血、出生后机械通气及视网膜出血发生率较自然分娩、仅产钳助产及仅胎吸助产均明显增加。

2. 以下特殊情况不宜行产钳助产　①施术者无实施产钳的经验。②胎位不明确,胎头未入盆、胎方位异常,如面先露、额先露等。③腹部及盆腔检查疑为头盆不称。④胎儿存在某些病理情况时,选择产钳助产应慎重:胎儿存在骨折的潜在因素,如患有成骨不全症等;胎儿已被诊断或疑患有出血性疾病如血友病、免疫性血小板减少症等。

3. 针对不同个体情况做出个性化的治疗选择,充分评估实施产钳助产的利弊,施术前征得产妇及监护人的书面同意。

4. 实施产钳助产前,要充分考虑使用产钳的先决条件,综合评估产妇及胎儿情况、在实施过程中所能得到的产科及新生儿医护人员的支持、施术者使用产钳的熟练度、实施产钳术失败后有无条件改行急诊剖宫产术、对并发症如肩难产、软产道撕伤的修补、产后出血等的处理能力等。评价可行性后宜谨慎使用产钳,并选用最适宜产妇状态的产钳类型,将母婴的并发症降到最低程度。

 【关键点】

1. 严格掌握产钳助产术适应证和必备条件。

2. 放置钳叶后发现钳柄难于合拢或易滑脱时,应取出产钳,行内诊复查,重新放置后试行牵引,如再次失败应及时改行剖宫产术。

3. 牵引应在宫缩时进行,持续缓慢加力,切忌暴力牵引及左右摇摆钳柄。

(余海燕)

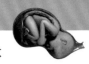

参考文献

1. 中华医学会妇产科学分会产科学组.阴道手术助产指南(2016).中华妇产科杂志,2016,51(8):565-567.

2. 刘兴会,漆洪波.难产.北京:人民卫生出版社,2015:218-224.

3. 刘兴会,徐先明,段涛,等.实用产科手术学.北京:人民卫生出版社,2014:60-65.

4. 李海英,石媛,王忠民.产钳术与胎头吸引器助产对女性盆底功能的近期影响.中华临床医师杂志(电子版),2012,6(24):8340-8342.

5. 金镇,吴彬.分娩助产技术选择.中国实用妇科与产科杂志,2005,21(5):271.

6. F. Gary Cunningham,John C. Hauth,Kenneth J.Leveno, et al. Williams Obstetrics,22th ed. New York:McGraw-Hill Education,2005:547.

7. Dupuis O,Dubuisson J,Moreau R,et al. Decision-to-deliver interval for Forceps delivery and cesarean section:137 Extractions for abnormal fetal heart rhythm during labor. Gynecal Obstet Biol Reprod,2005,34(8):789.

8. Bailey PE. The disappearing art of instrumental delivery:Time to reverse the trend. International Journal of Gynecology and Obstetrics,2005,91(1):89.

9. Roshni R Patel,Deirdre J Murphy. Forceps delivery in modern obstetric practice. BMJ,2004,328:1302.

10. Demissie K,Rhoads GG,Smulian JC,et al. Operative vaginal delivery and neonatal and infant adverse outcomes:population based retrospective analysis. BMJ,2004,329:24.

11. 刘新民.妇产科手术学.第3版.北京:人民卫生出版社,2003:852-871.

12. 钟玲,杨锡蒂.产钳助产术与胎头吸引助产术的评估.中国实用妇科与产科杂志,2002,18(5):311.

13. 王历,黄维新,曹小荣,等.Kielland产钳的临床应用.实用妇科杂志,1999,15(1):18.

14. Towner D,Castro MA,Eby-Wilkens E,et al. Effect of mode of delivery in nulliparous women on neonatal intracranial injury. N Engl J Med,1999,341:1709.

第十四节 外倒转术

【导读】

外倒转术(external cephalic version,ECV)是将胎儿由臀位或横位经孕妇腹壁转成头位的一种产科手术操作。循证证据证实,外倒转术可以降低臀位相关的分娩并发症,并降低剖宫产手术的相关风险。在当前剖宫产分娩过多的形势下,如何矫正臀位或横位达到阴道分娩的目的,再次引发大家关注,但外倒转手术存在的一些潜在风险让很多产科医生望而却步。本节通过对外倒转文献证据的梳理和更新,旨在指导产科临床实践。

【概述】

1. 定义 足月妊娠臀位的发生率为3%~4%,是最常见的一种胎位异常。由于臀位阴道分娩造成的难产率、围产儿死亡率以及病率高于头先露的3~8倍,因此,近年来证据更倾向于臀位剖宫产分娩。外倒转术是术者通过向孕妇腹壁施加压力,用手向前或向后旋转胎儿,使其由臀位或横位变成头位的一种产科手术,可以降低臀位阴道分娩的并发症以及剖宫产的相关风险。不同文献报道的ECV成功率不同,波动于16%~100%,平均为58%。虽然ECV存在潜在风险,包括胎盘早剥、胎儿窘迫、母胎出血及早产等,甚至有子宫破裂、死胎等严重不良预后的个别报道,但ECV仍然是一项有价值的技术,选择合适人群实施ECV对母儿是安全的。因此,全面、充分评估母儿风险,做好充分剖宫产准备,保障紧急剖宫产随时可以实施至关重要。

2. 适应证

(1) 单胎。

(2) 无阴道分娩禁忌证。

(3) 无ECV禁忌证。

(4) 充分知情同意。

3. 绝对禁忌证

(1) 剖宫产指征。

(2) 近7天内有产前出血,可疑前置胎盘、胎盘早剥。

(3) 异常胎心监护图形。

(4) 严重子宫畸形。

(5) 胎膜早破。

(6) 多胎妊娠(除外第一个胎儿已娩出,第二个胎位异常需要ECV时)。

4. 相对禁忌证

(1) 多普勒参数异常的小于胎龄儿。

(2) 妊娠期高血压疾病。

(3) 羊水过少。

(4) 严重胎儿畸形。

（5）瘢痕子宫。

（6）胎位易变。

【手术时机】 既往多主张于妊娠 32~34 周实施手术,目前国内外学者更主张 36 周及以后进行,亦有指南建议至少达到 37 周再考虑 ECV,基于的原因如下:首先,37 周前仍有自然回转为头位的可能性;其次,虽然 37 周前 ECV 有更高的成功率,但自然回转为臀位的风险也更高;再者,术中一旦出现并发症需要紧急剖宫产,37 周及之后的 ECV 可以降低早产率,围产儿预后更好,因此,建议妊娠 36~37 周再实施 ECV。若孕周超过 37 周,经过充分评估亦可以尝试外倒转术。

【手术流程】 外倒转术前,必须充分、全面评估,排除 ECV 禁忌证。首先超声检查以确定胎位,了解臀位类型、羊水量、胎盘位置、脐带绕颈情况等,个体化评估 ECV 的手术风险及获益,然后给孕妇提供充分咨询。充分咨询包括告知手术可能存在的风险、获益、大致成功率、自然回转为臀位的可能性,以及术前或术中使用宫缩抑制剂和(或)区域麻醉的可能性。术前需要通过胎心监护和(或)生物物理评分,评估胎儿健康状况以及宫缩情况,并必须在做好剖宫产准备的前提下进行(图 6-14-1)。

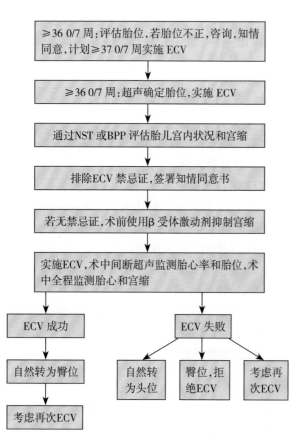

图 6-14-1　ECV 流程图

【术前准备】

1. 签署《知情同意书》。

2. 术前使用宫缩抑制剂(首选 β 肾上腺素受体激动剂,例如特布他林或利托君)或区域麻醉,协助子宫松弛。

3. 排空膀胱。

4. 术前 1~2 小时禁食。

5. 建立静脉通道,做好紧急剖宫产准备。

【手术步骤】

1. 孕妇取仰卧位,略向左或向右倾斜,可头低臀高位,双腿略屈曲。

2. 超声再次确定胎位和胎盘位置,并了解胎儿脊柱方向及脐带缠绕情况,动态监测胎儿,并同时胎心监护,确定胎心良好。

3. 操作前查清胎先露是否入盆。若胎臀已经入盆,术者可以面向孕妇足部,将两手置于先露部下方,再向上提拉,使得先露上移至骨盆入口之上(图 6-14-2)。若先露较低,上述方法不能奏效时,也可让助手协助,一手示、中两指伸入阴道,沿阴道前穹隆或后穹隆将先露部轻轻向上托起,尽量协助胎臀上移至骨盆入口之上。

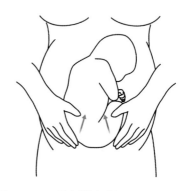

图 6-14-2　外倒转术(自盆腔上推胎臀)

4. 术者立于易顺势转胎位的一侧,在孕妇腹部涂抹润滑凝胶后开始操作。一手轻握胎头,通过向腹壁施压将使得胎头轻轻沿胎儿腹侧方向转动,并向骨盆入口处转移;另一手轻握胎臀,将胎臀向反方向推动,两手相互配合,使得胎儿整体向前倒转(图 6-14-3)。手术可由 1~2 人完成,如果向前倒转失败,亦可尝试向后倒转。操作时动作尽量轻柔、连续,用超声和胎心监护仪间断、密切监测胎心和胎位。一旦出现胎心异常或者孕妇明显不适时,应该立即停止操作,必要时恢复胎儿原来位置。若按照上述手法难以完成时,切忌强行操作以免发生意外。最好于 10 分钟内完成操作。

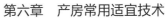

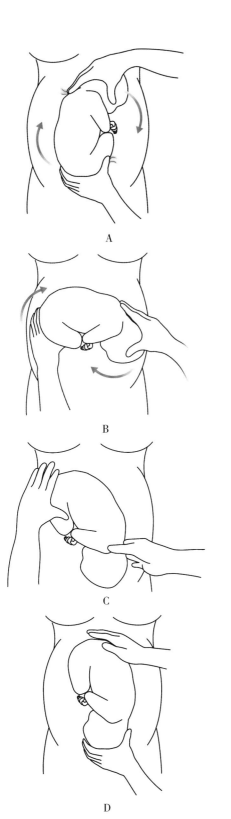

图 6-14-3　外倒转术

下腹带。对接受外倒转的 Rh 阴性孕妇,不管成功与否,均建议注射 Rh 免疫球蛋白,除非已经明确胎儿血型为 Rh 阴性,已经致敏,或将于 72 小时内分娩并已经充分评估致敏风险。没有证据支持成功外倒转后立即引产以防止胎位自然回转为臀位。

外倒转术见视频 6-14-1。

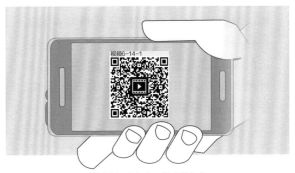

视频 6-14-1　外倒转术

【手术并发症】　研究所报道的可能并发症包括死胎、胎盘早剥、紧急剖宫产、脐带脱垂、一过性胎心改变、阴道出血和胎膜破裂等,并可能引起或加重同种免疫,但发生率低。所有不良事件的汇总发生率约为 6.1%,胎盘早剥的发生率约为 0.18%,紧急剖宫产的几率约为 0.5%,甚至更低。虽有 ECV 后死胎病例的报道,但研究并没有发现死胎与 ECV 存在着直接的因果关系。ECV 期间胎心率变化并不十分少见,但停止操作后,胎心率通常恢复正常。尽管 ECV 的手术并发症低,但是确实存在。因此,需要术者及时评估母儿情况,做好随时剖宫产的充分准备,必要时可随时终止妊娠。一般情况下,ECV 术中孕妇感到轻微疼痛或不适,少数孕妇在整个手术过程中无任何不适,疼痛难耐者约占 5%。

【影响因素】　影响 ECV 成功与否的因素存在争议,比较一致的观点认为产次、胎盘位置、羊水量、先露是否衔接以及胎头是否可及,是预测 ECV 成功与否的重要因素。产次往往是最重要的影响因素,经产妇由于腹壁和子宫张力低,而明显提高手术成功率。羊水量正常或羊水量适量增多、横位或斜位亦可增加成功率。对于孕妇肥胖、胎儿体重 <2500g、前壁胎盘、足先露可能降低 ECV 成功率,但存在争议。目前国外探讨比较多的 ECV 预测模型虽然有一定的预测价值,但尚不能据此确定是否可以尝试 ECV,无法很好地指导临床实践,需要更多的临床验证。

5. 术毕,不管手术是否成功,需对胎儿再次评估,连续胎心监护 40~60 分钟,并观察孕妇至少 30 分钟,必要时可延长监测时间。胎心监护和超声检查均正常后,可用腹带包裹腹部,从而相对固定胎位,之后每周检查 1 次,直到胎头入盆衔接取

1. 术前　需要充分、全面评估母儿情况,包括:①回顾病史,整体把握病情,排除ECV 禁忌证;②胎心电子监护,至少持续20 分钟,必要时超声下生物物理评分,以除外胎儿窘迫;③超声检查,了解胎位、胎儿脊柱方向、胎盘位置、羊水、脐带缠绕情况等;④提供充分咨询并签署《知情同意书》,告知孕妇 ECV 利弊、可能成功率、手术相关风险及实施紧急剖宫产的可能性,并告知外倒转成功后自然回转为臀位的可能性、手术前后注意事项等。

2. 术中　建议:①在具备手术条件的产房或手术室进行,以便于实施紧急剖宫产术;②产房或手术室内备超声仪及胎心监护仪,术中进行监测胎儿情况;③每 2 分钟监测一次胎心,最好于 10 分钟内完成ECV 操作;④切忌粗暴操作,若孕妇感到极度不适或胎心减慢持续低于 110 次 / 分,应立即停止手术;⑤详细记录术中情况。

3. 术后　无论 ECV 是否成功,需要再次评估母儿情况,进行 40~60 分钟胎心监护,了解胎儿宫内状况,评估有无发生胎盘早剥等并发症。若手术成功,评估母儿状况良好后可按计划出院,宣教孕妇注意事项,每周复查胎心监护,必要时结合超声加强监测。若手术失败,则评估再次实施 ECV 的可能性,以及讨论实施剖宫产终止妊娠的时机。

【关键点】

1. 术前给予全面病情评估、充分知情同意,尊重孕妇决定。

2. 手术时机,一般建议于妊娠 36~37 周进行。

3. 手术需在具备紧急剖宫产设施的产房或手术室进行,做好随时紧急手术准备。

4. 术中应加强监测和轻柔操作,一旦出现胎心异常或孕妇不耐受,应立即停止操作。

5. 术后加强监测,及时发现并处理ECV 的可能并发症,谨防严重不良结局。

(刘铭)

参考文献

1. 刘兴会,漆洪波. 难产. 北京:人民卫生出版社,2015:142-143.
2. Cunningham FG,Leveno KJ,Bloom SL,et al. Williams obstetrics. 24th ed. New York:McGraw-Hill Education,2014:558-573.
3. American College of Obstetricians and Gynecologists. Practice Bulletin No. 161:External Cephalic Version. ObstetGynecol,2016 Feb,127(2):e54-61.
4. Royal College of Obstetricians and Gynaecologists. Management of Breech Presentation. Green-top Guideline No. 20a,2010.
5. Hofmeyr GJ,Kulier R. External cephalic version for breech presentation at term. Cochrane Database of Systematic Reviews,2012.
6. Grootscholten K,Kok M,Oei SG,et al. External cephalic version-related risks:a meta-analysis. ObstetGynecol,2008,112:1143-1151.
7. Tong Leung VK1,Suen SS,Singh Sahota D,et al. External cephalic version does not increase the risk of intra-uterine death:a 17-year experience and literature review. J Matern Fetal Neonatal Med,2012,25:1774-1778.

第十五节　内倒转术

【导读】

内倒转术(internal podalic version,IPV)是通过宫腔内操作将胎位变为臀位的一种手术方式,旨在将胎位转变为利于胎儿娩出的体位。由于围产保健知识的普及和剖宫产的安全性提高,目前该手术在产科临床实践中已经较少使用,主要在可以实施紧急剖宫产的条件下,经阴道分娩双胎第二个胎儿分娩困难时,可用内倒转术将胎位转为臀位,然后以臀位牵引的方式快速娩出胎儿。此手术对术者的临床经验和手术技能要求高,且对母儿风险相对较大,故应该严格掌握适应证。

【概述】

1. **定义**　内倒转术是指术者用手进入子宫腔内握住胎儿的单足或双足牵出子宫颈口,促使胎位转变为臀位的手术。经阴道行内倒转术容易造成子宫破裂和胎儿死亡,故一度被认为是最危险的产科手术之一。另外,近年来,随着围产保健知识的普及和剖宫产的安全性不断提高,内倒转的使用范围已经大大缩小,现代产科已经很少采用,尤其对单胎妊娠、忽略性横位或肩先露。但在医疗资源匮乏无法立即实施剖宫产的地区,内倒转术是挽救母胎生命快捷而有效的手段之一。

2. 适应证

(1) 双胎经阴道分娩,第一个胎儿娩出后,第二个胎儿为横位或胎儿宫内窘迫需尽快娩出第二个胎儿时。

(2) 子宫下段横切口剖宫产术胎头高浮,急需娩出胎儿者。

(3) 横位活胎无条件转院或剖宫产者。

(4) 在不具备剖宫产条件下某些头位异常者,如额位、后位、高直位等。

(5) 横位胎儿已死亡,但断头困难者。

(6) 偶用于处理脐带脱垂。

3. 手术必需条件

(1) 充分地镇痛与子宫松弛。

(2) 宫颈口开全或近开全,能够容纳术者一只手进入宫腔内。

(3) 无明显的产道狭窄或头盆不称,内倒转成功后可以经阴道牵出者。

(4) 无论胎膜是否破裂,子宫腔内需存在足量羊水。

4. 禁忌证

(1) 明显的骨产道狭窄或头盆不称者。

(2) 先兆子宫破裂。

(3) 宫腔内无充足羊水,胎儿在宫内活动受限,已无转动胎位的余地。

【手术步骤】

1. **术前全面评估** 全面评估孕妇一般情况,排除手术禁忌证后充分知情同意,做好紧急手术准备,由经验丰富的高年资医师操作。在术前建立静脉通道,并严密监测母儿情况。

2. **麻醉和体位** 实施内倒转术必需的条件是充分镇痛和子宫松弛。良好的子宫松弛对于成功实施内倒转术和随后的臀牵引术至关重要。因此,建议硬膜外或脊椎麻醉镇痛,结合子宫松弛剂松解子宫,常用的药物为硝酸甘油。

3. **检查** 产妇取膀胱截石位,常规消毒、导尿排空膀胱。再次阴道检查明确宫颈口是否开全,有无明显的产道狭窄,并查明胎位及先露部位。

明确无手术禁忌证后人工破膜。

4. **操作方法** 术者一手戴无菌长手套,润滑手和前臂后轻柔进入阴道和宫腔内,另一手在腹壁外配合。沿胎儿背部探知胎儿下肢,寻找并握住单或双胎足,向下持续而轻柔地牵引胎足,置于腹壁的手协助这一过程。辨别不清胎儿左右手时可通过"握手法"区分胎儿的手和足(图6-15-1)。待胎足拉至宫颈口近阴道时,经孕妇腹壁保持胎位呈纵产式,继续牵引胎足,直至膝关节露出阴道口,即完成内倒转术(图6-15-2)。如果宫口已开全,立即按臀牵引分娩机转娩出胎儿。

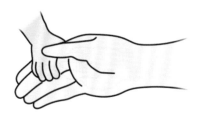

图6-15-1 "握手法"辨别胎儿手

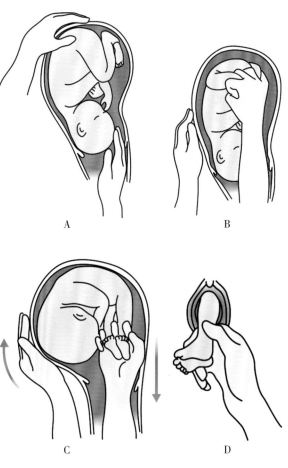

A B

C D

图6-15-2 内倒转术

5. 胎手和胎足的辨别(图 6-15-3) 胎足和胎手的区别包括:①胎足有明显的足后跟,而手没有;②胎足趾较手指短而齐;③胎足姆趾稍长于或平行于其余四趾,而手拇指较其他四指短;④胎足大姆趾和其他脚趾的分界不太清晰,而手大拇指和其他手指分界明显。

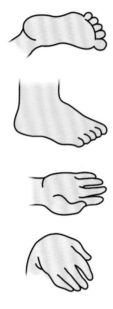

图 6-15-3 胎手和胎足的辨别

6. 术毕 待胎盘娩出后,常规检查有无软产道损伤、撕裂,并同时予以缩宫素加强子宫收缩。术后应用抗生素预防感染,并观察血压、脉搏、呼吸等生命体征,尤其应警惕和观察有无子宫破裂的症状。

内倒转术见视频 6-15-1。

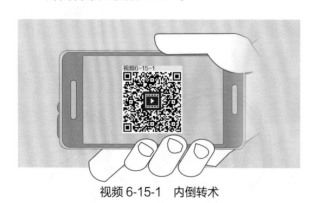

视频 6-15-1 内倒转术

【注意事项】

1. **术前** 需要充分、全面评估母儿情况及手术风险,排除手术禁忌证,在做好充分准备的前提下由经验丰富的医师操作,包括在术前做好新生儿复苏抢救的充足准备。

2. **术中** 严密监测产妇情况,及时发现可能的子宫破裂征象,保持静脉通道通畅以备抢救时使用。切记轻柔操作,力量持续而缓慢,避免因粗暴用力而造成严重不良预后。

3. **术后** 严密监测生命体征,及时给予缩宫素加强宫缩,防治产后出血;常规检查软产道,了解有无软产道撕裂,及时进行对症处理;给予抗生素预防感染。

【关键点】

1. 严格掌握内倒转术的适应证,充分知情同意。

2. 掌握内倒转术的手术步骤,切忌粗暴用力,及早防治子宫破裂的发生。

3. 充分的镇痛和子宫松弛是外倒转术成功的关键。

(刘铭)

参考文献

1. 刘兴会,漆洪波. 难产. 北京:人民卫生出版社,2015:142-143.

2. 刘新民. 妇产科手术学. 第 3 版. 北京:人民卫生出版社,2003:818-823.

3. Cunningham FG, Leveno KJ, Bloom SL, et al. Williams obstetrics. 24th ed. New York:McGraw-Hill Education, 2014:558-573.

4. Baskett TF, Calder AA, Arulkumaran S. 产科手术学. 第 12 版. 段涛,杨慧霞,主译. 北京:人民卫生出版社,2016.

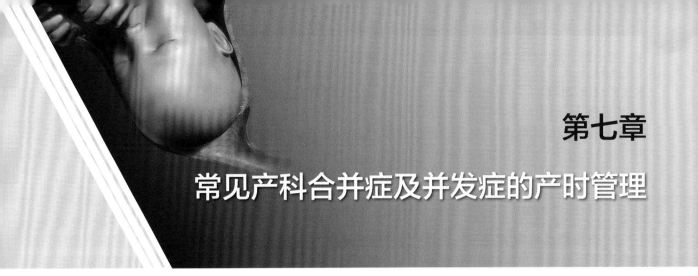

第一节　早产

【导读】

　　早产定义的上限国内外是一致的，即妊娠不满 37 孕周分娩；下限设置与新生儿治疗水平有关，美国妇产科医师学会（The American College of Obstetricians and Gynecologists，ACOG）采用妊娠满 20 周，我国目前沿用妊娠满 28 周或新生儿出生体重≥1000g。导致自发性早产的原因尚不明确，尚无有效方法进行预防。对于早产的监测，临床主要依靠早产史及宫颈长度的动态观察。已被证实能够改善早产儿结局的治疗性药物是产前应用糖皮质激素和有指征地使用硫酸镁，保护胎儿脑神经。其他用于延长孕周的药物治疗方法包括：使用保胎药物抑制宫缩和抗生素预防宫内感染。推荐早产儿延迟脐带结扎。

【概述】　早产（preterm labor）是导致新生儿死亡和病残的主要原因，给家庭、社会带来巨大的经济和精神负担。每年约有 1300 万例早产发生（占出生总数的 9.6%），其中约 5% 发生在 28 孕周前；12% 在 28~31 孕周；13% 在 32~33 孕周；70% 在 34~36 孕周。据估计，全世界每年发生的 400 万例新生儿死亡中，有 28% 是由早产及其相关并发症引起的。早产发生率由于定义的差异，不同国家存在不同。美国的早产发生率为 12%~13%，欧洲 5%~9%，我国孕妇早产的发生率为 7.1%。我国早产新生儿死亡率为 3.3%，其中 57.9% 发生于 28~32 周的早产儿。

　　70%~80% 的早产可归因于自发性早产，其中急性早产约占 2/3，足月前胎膜早破约占 1/3，很少有宫颈机能不全导致自发早产。导致自发性早产的原因尚不明确，已经确定的风险因素包括：产妇年龄（低龄和高龄）、早产史、种族、多胎妊娠、妊娠间隔短、感染、疾病、营养不良、心理因素和遗传易感性。研究发现，妊娠 23~26 周，妊娠每延长 1 天，可使早产儿的存活率提高 3%。因此，延迟早产分娩可以提供降低新生儿发病率和死亡率的潜在机会。

【诊断】　根据临床表现，即规律宫缩伴宫颈扩张、宫颈管消失或两者都具备，或主要表现为规律宫缩和宫颈扩张至少 2cm，即可诊断为早产临产。实际上，不到 10% 的孕妇会在诊断为先兆早产后 7 天内分娩。

【监测】　胎儿纤维连接蛋白（fFN）阳性和宫颈管长度缩短与早产相关，所以临床上对于有症状的孕妇常用这两项指标来预测早产。但是这两种检测方法均不能作为处理未足月分娩发作的唯一标准，能否降低不必要的临床资源浪费尚需进一步研究证实。2016 年 ACOG 指南提出：胎儿纤维连接蛋白和宫颈长度测定可提高诊断及预测早产的能力，但是预测效果不好，不作为需要紧急处理的依据（B 级证据）。

　　目前对于早产的监测，临床主要依靠早产史及宫颈长度的动态观察。针对宫颈缩短者的孕激素预防性治疗或被认为可以改善预后。

【处理】 用于延长孕周的药物治疗方法包括：使用保胎药物抑制宫缩和抗生素预防宫内感染。迄今为止，已被证实能够改善早产儿结局的治疗性药物有两种：一是产前应用糖皮质激素，促进胎肺；二是有指征地使用硫酸镁，保护胎儿脑神经。

1. 产前糖皮质激素应用 关于产前糖皮质激素使用前提和指征：2015 年世界卫生组织（WHO）提出，强调需满足以下前提条件：准确评估孕周；早产即将发生、难以避免；排除孕妇感染；保证早产分娩的产时处理条件；确保必要时进行早产儿治疗（包括新生儿复苏、保温、喂养支持、抗感染治疗和吸氧等）。2016 年 ACOG 早产指南（*Management of Preterm Labor*）推荐对妊娠 24~34 周 1 周内可能分娩的孕妇，给予单疗程糖皮质激素治疗。重复糖皮质激素适用于前次使用间隔时间 14 天以及在 34 周以前仍然存在早产风险的孕妇（B 级证据）。不推荐常规安排重复或超过两个疗程治疗。糖皮质激素应用时间即使少于24 小时，也与新生儿患病率和死亡率降低显著相关。

关于妊娠 34 周及以后糖皮质激素的使用，目前尚无共识。母胎医学会（Society for Maternal-Fetal Medicine, SMFM）建议对 34~36^{+6} 周在 1 周内有早产风险者使用，但需要早产证据。英国皇家妇产科医师学院（Royal College of Obstetricians and Gynaecologists, RCOG）不仅建议对所有 35 周前有早产风险的孕妇使用，亦建议 39 周前择期剖宫产的孕妇使用糖皮质激素。2016 年 *The New England Journal of Medicine*（简称 NEJM）上发表了一项随机对照研究，结论认为 34~35^{+6} 周使用糖皮质激素可以降低新生儿近期并发症。但是，有动物研究显示，此阶段是脑细胞分裂的活跃期，为大脑发育的关键时期，糖皮质激素的使用可能会抑制神经系统的发育。目前的证据无法证实其对新生儿的远期安全性。

2. 硫酸镁的使用与新生儿神经保护 对于预计 32 周分娩的孕妇，使用硫酸镁可以降低新生儿脑瘫的发病风险和严重程度。选择硫酸镁保护胎儿神经系统的医院应制定统一和特定的纳入标准。

硫酸镁使用时机和方法：2016 年 ACOG 指南建议硫酸镁使用时间控制在 48 小时之内。硫酸镁使用过程中，24 小时总量不应超过 30g，需密切监测孕妇呼吸、膝反射和尿量。治疗时间达到 24 小时尚未分娩者，目前尚无证据支持重复硫酸镁治疗对胎儿神经系统的保护作用。加拿大妇产科医师学会（Society of Gynecologists and Obstetricians of Canada, SOGC）指南推荐早期早产临产，宫口扩张 ≥4cm 开始用药，负荷剂量 4g 静脉点滴，30 分钟滴完，然后以 1g/h 维持，治疗时间同前。治疗过程中需给予持续胎心监护，并注意硫酸镁引起的胎儿肌张力降低和窒息等风险。

3. 宫缩抑制剂的使用 宫缩抑制剂治疗的主要目的：争取时间给予糖皮质激素促胎肺成熟；争取时间给予硫酸镁保护胎儿神经系统；同时保证有时间向三级医疗机构转诊。由于没有足够的证据表明持续应用宫缩抑制剂对改善孕产妇及新生儿不良结局有切实益处，应用宫缩抑制剂与安慰剂及不做治疗比较，并无明显差异，因此不推荐长时间应用。

2016 年 ACOG 指南指出，对有宫缩但无宫颈改变的孕妇，尤其是宫颈扩张 <2cm 的孕妇，不应使用宫缩抑制剂。硫酸镁不是首选的保胎药物，不推荐用于抑制宫缩的维持治疗。但可在母胎风险小于早产风险之前，于 24~34 周之间短期（48小时）使用，争取糖皮质激素治疗的时机。

宫缩抑制剂的禁忌证：胎死宫内；致死性畸形；胎儿宫内窘迫；重度子痫前期或子痫；产前出血伴血流动力学不稳定；绒毛膜羊膜炎；未足月胎膜早破（在没有感染的情况下，可考虑抑制宫缩治疗以争取宫内转运或使用糖皮质激素的时间）；孕妇有使用宫缩抑制剂的禁忌证。

对常用宫缩抑制剂的评价：有效性、安全性和成本效益的平衡，是选择一线宫缩抑制剂的核心。尽管有其他的副作用，与安慰剂相比，β_2 受体激动剂、硝苯地平、吲哚美辛和阿托西班均能有效抑制子宫收缩。β_2 受体激动剂对于胎儿来说相对较安全，但有潜在严重母体不良反应。吲哚美辛对胎儿和新生儿具有潜在的严重副作用，对母体副作用轻。吲哚美辛和阿托西班是唯一与严重药物不良反应无关的药物。联合用药增加药品严重不良反应的发生率。

在英国和西欧，硝苯地平和阿托西班通常是一线选择。虽然阿托西班未经许可在美国和澳大利亚使用，但其安全性是毋庸置疑的。由于 β 受体激动剂使用受到质疑，硝苯地平廉价、口服给药,作为宫缩抑制剂的使用量有所增加,出现了越来越多的孕产妇问题。β₂ 受体激动剂和 PGSIs 仍然是最常使用的二线选择。利托君是 FDA 最早批准的宫缩抑制剂,但是因为较多的母体不良反应,在美国停止使用。越来越多的人建议,要恢复 β₂ 激动剂的临床应用。目前国外的一些医疗中心治疗早产已不再使用硫酸镁。我国,经过多年的临床实践证明,硫酸镁在抑制宫缩、延长孕周上有一定的效果,且经济、安全,在今后一定时期内仍然是基层医院治疗早产的常规用药。

宫缩抑制剂的维持治疗:2016 年 ACOG 指南认为,宫缩抑制剂的维持使用对于预防早产和改善新生儿结局并无效果,因此,不推荐宫缩抑制剂的维持使用。阿托西班在维持治疗延长孕周方面是唯一优于安慰剂的宫缩抑制剂。初次治疗先兆早产后用硫酸镁维持治疗与用安慰剂或 β 肾上腺素受体激动剂预防早产的效果相同。β 肾上腺素受体激动剂的维持治疗也未见可以延长孕周或预防早产。与安慰剂相比,硝苯地平维持治疗抑制宫缩并未减少早产的发生或改善新生儿预后。

孕酮预防早产:妊娠期应用阴道孕激素的安全性和有效性得到了广泛的流行病学研究和临床试验的支持。OPPTIMUM 研究表明,孕激素补充治疗早产不会增加后代在两岁时发生任何重大并发症的风险。

4. 抗生素的使用　2016 年 ACOG 指南不建议未足月分娩发作但胎膜完整的孕妇使用抗生素来延长孕周或改善新生儿结局(A 级证据)。需要注意这有别于对未足月胎膜早破(preterm premature rupture of membrane,PPROM)者和妊娠期 B 族链球菌(GBS)携带者需要使用抗生素的推荐。

常见的与早产有关的泌尿生殖道感染:细菌性阴道病(bacterial vaginosis,BV);妊娠期滴虫阴道炎(trichomonal vaginitis,TV);妊娠期外阴阴道假丝酵母菌病(vulvovaginal candidiasis,VVC);妊娠期沙眼衣原体(chlamydia trachomatis,CT)感染;妊娠期淋病(gonorrhea);妊娠期 B 族链球菌(GBS)感染;妊娠期泌尿系统感染(urinary tract infections,UTIs)

目前不推荐对无症状孕妇进行 BV、TV 及 VVC 筛查。高危早产孕妇(有早产史、胎膜早破史)进行筛查及治疗 BV 能否改善早产并发症尚无定论,推荐对高危孕妇应进行 TV、VVC、淋病奈瑟菌、CT 的筛查,尤其是妊娠晚期,并应进行积极治疗。

美国疾病控制中心《围产期 GBS 预防指南》建议,所有孕妇在妊娠 35~37 周进行直肠阴道部 B 族链球菌培养筛查,既往婴儿患 B 族链球菌感染、先前确定为 B 族链球菌菌尿和 GBS 筛查阳性的孕妇均应于产程中预防性应用抗生素。

妊娠期泌尿系统感染(UTIs)包括无症状菌尿(ASB)、膀胱炎和肾盂肾炎。尚缺乏大型的多中心研究来表明早期感染筛查有助于早产的一级预防。推荐个体化的孕期评估,对早产高危人群进行泌尿生殖道感染的筛查和及早治疗。

5. 早产的非药物治疗　2016 年 ACOG 指南:目前没有证据表明卧床休息和水疗可以预防早产,不应常规推荐(B 级证据)。没有证据表明对无症状但有早产高风险的孕妇进行预防性治疗(如宫缩抑制剂、卧床休息、水疗和镇静)有效。尽管建议有早产症状的孕妇卧床休息和水疗,但是并不代表这些方法可以预防早产,因此不应常规建议。并且无法评估潜在的风险如静脉血栓形成、骨质疏松、乏力和丧失劳动力等不良影响。

6. 早产分娩方式的选择　不推荐为改善早产儿结局而选择剖宫产手术,不论是头位或臀位,没有足够的证据支持剖宫产可以减少或改善早产新生儿的妊娠结局。基于英国、美国、新加坡等 4 个国家的研究指出,比较阴道分娩和剖宫产,不论在孕产妇产后发热、感染以及新生儿窒息、呼吸窘迫综合征、低 Apgar 评分、肺炎、黄疸、感染等方面差异均无统计学意义。剖宫产应在有明确的产科指征的情况下实施。

我国指南指出,可根据当地早产儿治疗和护理条件,权衡臀先露和足先露早产儿分娩方式的选择。有条件者,转运早产(尤其是早期早产)患者到有早产儿救治能力的医院分娩;分娩镇痛以连续硬膜外麻醉相对安全;产程中加强胎心监护;早产儿出生后适当延长 30~120 秒后断脐,可减少新生儿输血需要,减少新生儿脑室内出血。

7. 多胎妊娠早产的治疗　多胎妊娠使用宫缩抑制剂孕妇风险更大,如肺水肿等。没有证据证实预防性使用宫缩抑制剂能够降低多胎妊娠早产的发生率或者改善新生儿结局。由于在单胎妊娠早产中,产前糖皮质激素和硫酸镁的使用可以改善新生儿结局,所以大部分专家也推荐在多胎妊娠中使用这两种药物来改善早产儿结局。

8. 宫颈环扎术在早产中的应用　2014 年《ACOG 宫颈环扎术治疗宫颈机能不全指南》建议：尽管孕妇本次单胎妊娠且宫颈 <25mm，且曾 34 孕周前有自发早产病史，并不足以诊断宫颈机能不全，但有效的研究证据提示，对于出现上述情况的患者，宫颈环扎术有效。环扎术使早产的比例明显下降，从而改善了新生儿的发病率及死亡率。因此，宫颈环扎术在结合患者病史及超声检查结果后，应予以考虑。对于没有自发性早产病史，以及孕周 16~24 周宫颈长度 <25mm 的患者，行宫颈环扎后其早产率没有显著下降。双胎妊娠且 B 超检查宫颈长度 <25mm 时，宫颈环扎可能增加早产的风险，因此不推荐使用。抗生素或者预防性使用宫缩抑制剂，无论何种时机、何种指征均不能增加环扎术的疗效。

9. 早产儿的延迟断脐　延迟脐带结扎（delayed cord clamping，DCC）指新生儿出生 60 秒以后或脐带搏动停止后完成脐带结扎。

目前较多研究显示，延迟断脐对新生儿是有益的，如可以提高新生儿血红蛋白浓度，增加铁储备，降低贫血发生率，且可以降低早产儿的输血率以及脑室内出血、坏死性小肠结肠炎等的发生风险。有关延迟断脐的最佳时间及延迟断脐的其他潜在益处、风险等问题仍在进一步探讨。

加拿大妇产科医师协会（SOGC）2009 年提出，早产儿应至少延迟 60 秒断脐。2010 年国际复苏联盟提出，对不需要复苏的新生儿，应至少延迟 60 秒断脐。美国妇产科医师学会（ACOG）2012 年提出，有足够的证据表明，早产儿延迟 30~60 秒断脐是有益的。世界卫生组织（World Health Organization，WHO）2013 年推荐，胎儿娩出后 1~3 分钟完成脐带结扎，这是新生儿护理必不可少的。由此可见，目前推荐新生儿出生后至少延迟断脐 60 秒，但延迟断脐的最佳时间尚无定论。

（连岩　王谢桐）

参考文献

1. American College of Obstetricians and Gynecologists' Committee on Practice Bulletins—Obstetrics. Practice Bulletin No. 171：Management of Preterm Labor. Obstetrics & Gynecology，2016，128（4）：e155

2. ITC De，JM Ngbichi，K Unfried，et al. WHO Recommendations on Interventions to Improve Preterm Birth Outcomes. Geneva，Switzerland：WHO，2015 Aug，19（1）：234-243.

3. K Lim，K Butt，JM Crane.SOGC Clinical Practice Guideline. Ultrasonographic cervical length assessment in predicting preterm birth in singleton pregnancies. J Obstet Gynaecol Can.，2011，33（5）：486-499.

4. American College of Obstetricians and Gynecologists' Committee on Obstetric Practice.Committee Opinion No.677：Antenatal Corticosteroid Therapy for Fetal Maturation. Obstetrics & Gynecology，2016，128（4）：e187

5. American College of Obstetricians and Gynecologists. ACOG committee opinion no. 560：Medically indicated late-preterm and early-term deliveries. Obstetrics and gynecology，2013，121（4）：908-910

6. SP Committee. SMFM Statement：The choice of progestogen for the prevention of preterm birth in women with singleton pregnancy and prior preterm birth. American Journal of Obstetrics & Gynecology，2017，DOI：10.1016/j.ajog.2017.01.022

7. SP Committee.SMFM：Statement on the role of cervical pessary placement to prevent preterm birth in clinical practice. American Journal of Obstetrics & Gynecology，2017

8. American College of Obstetricians and Gynecologists Committee on Obstetric Practice. Committee Opinion No. 455：Magnesium sulfate before anticipated preterm birth for neuroprotection. Obstetrics & Gynecology，2010，115（3）：669.

9. J Cummings，COFA Newborn. Antenatal Counseling Regarding Resuscitation and Intensive Care Before 25 Weeks of Gestation. Pediatrics，2015，136（3）：588-595

第二节　胎膜早破

【导读】

胎膜早破（premature rupture of membrane，PROM）是指胎膜在临产前发生自发性破裂。未足月胎膜早破（preterm premature rupture of membrane，PPROM）指妊娠未满 37 周的胎膜早破。具有高危因素者更容易发生胎膜早破，但往往胎膜早破的发生缺乏明确的原因。基于病史和专科检查大多数胎膜早破能被诊断。胎膜早破潜伏期与胎膜早破发生孕周、剩余羊水量、双胎、子宫底部肌层厚度有关。未足月胎膜早破的并发症：绒毛膜羊膜炎、早产、胎儿窘迫及胎盘早剥。产前干预包括产前使用类固醇、潜伏期使用抗生素、使用硫酸镁保护神经

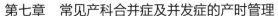

及使用宫缩抑制剂、适时终止妊娠。特殊类型包括子宫颈环扎术后及羊膜腔穿刺术后PPROM。双胎之一未足月胎膜早破的非常规处理包括选择性减胎、延迟分娩。

一、概述

胎膜早破是指胎膜在临产前发生自发性破裂。足月胎膜早破是指妊娠满37周,胎膜在临产前发生破裂,发生率为8%;未足月胎膜早破指妊娠未满37周,胎膜在临产前发生破裂,发生率为2%~4%。PPROM多数在破膜后1周内分娩,占单胎早产分娩1/3。在早产中的比例随孕龄的增加而减少,在24~26周为45%,32~34周为27%。PPROM发生胎盘早剥的概率为4%~12%,28周前PPROM胎盘早剥风险更大。前次正常分娩发生PPROM是4%,前次妊娠PPROM者,再发风险为16%~32%。

双胎妊娠足月胎膜早破发生率为1.12%,未足月胎膜早破发生率为7%~20%。单绒毛膜双胎与双绒毛膜双胎胎膜早破发生率差异无统计学意义。关于双胎PPROM的临床特点及结局的研究很少,现有报道的资料大多来自回顾性研究。2013年国内多中心研究双胎胎膜早破发生率为13.99%,其中未足月胎膜早破占92.09%,32~36周双胎发生胎膜早破比率较高。PPROM占双胎早产分娩的1/10。

二、病因及高危因素

(一)胎膜早破的病因

足月胎膜早破与妊娠晚期生理性宫缩所致的胎膜薄弱有一定的关系。

未足月胎膜早破,可能是一系列单独或者协同的病理机制引起的,更多是由于亚临床绒毛膜羊膜炎所致。

双胎胎膜早破可能与宫腔内压力增高有关:双胎妊娠子宫容量大,宫腔压力增高,覆盖于宫颈内口处的胎膜成为薄弱环节易发生胎膜早破。宫腔压力增高,盆腔血管受压,诱发宫缩易发生胎膜早破。双胎胎膜早破是否也与感染相关,有待进一步证实。

(二)胎膜早破的高危因素

尽管胎膜早破的发生常缺乏明确的原因,但具有下述高危因素者更容易发生胎膜早破。

1. **母体因素**　反复阴道流血;阴道炎;长期应用糖皮质激素;腹部创伤;腹腔内压力突然增加(剧烈咳嗽、排便困难);吸烟;药物滥用;营养不良;前次妊娠发生早产PROM史;妊娠晚期性生活等。

2. **子宫及胎盘因素**　子宫畸形;子宫颈机能不全;子宫颈环扎术后;子宫颈锥切术后;子宫颈缩短;先兆早产;子宫过度膨胀(羊水过多、多胎妊娠);头盆不称;胎位异常(臀位、横位);胎盘早剥;绒毛膜羊膜炎;亚临床宫内感染等。

三、诊断

(一)临床症状和体征

基于病史和专科检查大多数胎膜早破能被诊断:孕妇主诉突然出现阴道流液或无控制的"漏尿";少数孕妇仅感觉到外阴较平时湿润;窥阴器检查见有稀薄液体自子宫颈口流出。

使用消毒窥阴器检查注意流水量及性状、有无脐带脱垂或者胎儿脱出、评估宫颈管扩张和消失程度,以及获取用于检查的分泌物。指检可造成阴道内细菌的上行性感染,可增加绒毛膜羊膜炎及产后子宫内膜炎、胎儿感染及新生儿感染的风险,得到的可用信息比窥阴器检查少,一般不建议,除非患者有明显宫缩。

(二)辅助检查

1. **阴道酸碱度测定**　pH诊断PROM的敏感度为90%,假阳性率为17%。

2. **阴道液涂片**　诊断PROM的敏感度为51%~98%,假阳性率为6%。

3. **生化指标检测**　胰岛素样生长因子结合蛋白-1(IGFBP-1)、胎盘α微球蛋白-1(PAMG-1)、甲胎蛋白(AFP)、胎儿纤维连接(fFN)、催乳素、β人绒毛膜促性腺激素(β-hCG)、肌酐、尿素、乳酸盐、天冬氨基转移酶(AST)等。其中应用最多的是IGFBP-1和PAMG-1。但在有规律宫缩且胎膜完整者中有高达19%~30%的假阳性率。

4. **超声检查**　如果超声提示羊水量明显减少,同时孕妇还有过阴道排液的病史,在排除其他原因导致的羊水过少的前提下,应高度怀疑PROM。

四、胎膜早破潜伏期

胎膜早破潜伏期(PROM latency periods)是指胎膜破裂到分娩启动的时间。

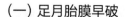

（一）足月胎膜早破

胎膜早破常常是即将临产的先兆。在一项大型的随机试验中，在胎膜早破的患者中约一半的孕妇在胎膜破裂 5 小时内临产，大约 95% 的孕妇在胎膜破裂 28 小时内临产。足月胎膜早破最严重的并发症是宫内感染，并且宫内感染的风险随胎膜破裂的时间增加而增加。

（二）未足月胎膜早破

胎膜破裂时的孕周越小，潜伏期越长；其长短关系到 PPROM 期待治疗的最终结局。22 周前的胎膜早破：40%~50% 在 1 周内临产；70%~80% 在 2~5 周内临产；24~28 周的胎膜早破，在没有产科干预的情况下，50% 在 24~48 小时内临产，70%~90% 在 7 天内临产。

双胎妊娠自 PPROM 发生时间到分娩时间的间隔（潜伏期）似乎比单胎妊娠短。Hsieh 等发现双胎妊娠中，50% 的患者在破膜之后期待时间 <48 小时，而有 91.7% 的患者在破膜之后 7 天内分娩。当 PPROM 发生于妊娠 30 周前时，潜伏期有延长倾向但仍比单胎妊娠短。如果给予恰当的产科干预，潜伏期可以延长更长的时间。

（三）影响潜伏期长短的其他因素

1. **剩余羊水量** PPROM 后羊水过少发生率为 29%。PPROM 剩余羊水过少时，容易出现绒毛膜羊膜炎和胎儿窘迫。如果羊水过少持续 10~14 天，胎儿骨骼发育异常、胎体粘连、胎肺发育不全、机械损伤和新生儿死亡的发生率明显增加。剩余的羊水量越少，提示潜伏期越短。羊水外流的停止及羊水量的恢复是预后良好的征兆。

2. **子宫底部肌层厚度** 未临产时子宫底部肌层厚 <12mm，提示潜伏期缩短。

五、未足月胎膜早破的并发症

1. **绒毛膜羊膜炎** 15%~25% 合并有临床症状的绒毛膜羊膜炎，孕周越早绒毛膜羊膜炎的风险越大。产后感染的发生率大约为 15%~20%。

2. **早产** 尽管积极保胎等处理，仍有约 50% 的足月前胎膜早破在破膜后 1 周内分娩，是早产的主要原因。由于早产儿不成熟及宫内感染可导致各种并发症，包括新生儿呼吸窘迫综合征、脑室内出血和坏死性小肠结肠炎、败血症等。

3. **胎儿窘迫** 胎膜早破导致羊水过少、脐带受压甚至脐带脱垂，从而发生胎儿窘迫甚至胎死宫内。

4. **胎盘早剥** 胎膜破裂发生后宫腔压力的改变，约 2%~5% 的 PPROM 者发生胎盘早剥。

六、绒毛膜羊膜炎的监测

胎膜早破后孕妇出现发热（>38℃），心率加快至 100~120 次 / 分，子宫有压痛，胎心过速、持续在 160 次 / 分，外周血白细胞计数 >15×10⁹/L、中性粒细胞 >90%，应考虑绒毛膜羊膜炎的可能，羊水呈脓性或有臭味使病情严重。一旦出现这些症状，病情可能迅速加重，应引起临床重视。但多数绒毛膜羊膜炎呈亚临床经过，症状不典型，给早期诊断带来困难。通过羊水培养、羊水革兰染色检测细菌、羊水葡萄糖定量、羊水乳酸脱氢酶定量等可较准确地诊断绒毛膜羊膜炎，但需穿刺取羊水，是侵入性操作，且需几天才有结果；胎盘胎膜病理学检查则需在终止妊娠后方能实施，不能用于预测，使患者失去早期诊断、早期处理的时机。因此寻找间接的、非侵入性的检查方法预测宫腔感染具有重要的临床意义。国内外学者试图在母血中找到合适的因子预测绒毛膜羊膜炎，如炎性细胞因子、CRP、WBC、嗜中性粒细胞计数、基质金属蛋白酶及其抑制因子、细胞因子、细胞间黏附因子 21、粒细胞集落刺激因子（G2CSF）、胎儿纤维连接蛋白（fFN）等，但目前尚无理想结果。

七、无生机的未足月胎膜早破

无生机的未足月胎膜早破，单胎妊娠发生率约为 0.5%，双胎妊娠发生率约为 1.5%。22 周之后胎膜破裂与 22 周之前胎膜破裂相比经期待治疗胎儿的生存力有所提高（57.7% vs. 14.4%）。回顾分析数据差异较大，可能高估了存活率。

严重的孕产妇并发症包括：羊膜腔内的感染、子宫内膜炎、胎盘早剥和胎盘滞留。尽管这些并发症不常发生，致命的母体感染可能使无法存活的胎膜早破的期待治疗复杂化。孕产妇的败血症发生率大约为 1% 左右，由于感染而导致的孕产妇死亡已经有报道。羊水多少是影响胎儿发育的主要因素，胎儿肺发育不全的发生率为 10%~20%。持续性的羊水减少可以导致胎儿畸形，包括 Potter 脸（耳朵位置低下和内眦赘皮），肢体痉挛或者其他部位的畸形。报道最常见的是骨骼畸形（1.5%~38%）但是这些变形大多在出生后的生长发育中以及经物理治疗得以改善。

双胎妊娠并发 PPROM 中,15%~20% 发生于胎儿有存活力之前。两个小的回顾性研究报道,在 24 周之前所有 PPROM 中,双胎妊娠占 14%~21%,这意味着每 5~6 个并发早期 PPROM 的病例中有 1 个是双胎妊娠。在期待治疗的过程中,胎儿死亡率高达 75%。存活率取决于发生 PPROM 的孕周,发生于 22 周之前的 PPROM 胎儿存活率减低。对于行期待疗法的 24 周之前发生 PPROM 的病例,双胎妊娠新生儿存活率和单胎妊娠相似(25% vs. 24%)。存活儿严重后遗症的发生较为常见,但在双胎和单胎妊娠中却没有明显的差别(37% vs.38%)。

八、对 PPROM 孕妇和胎儿状况进行全面评估具体流程

1. 确定诊断。

2. **确定孕周**　依据月经周期、受孕时间、早中孕期超声测量数据等准确核对孕周。

3. **确定胎儿宫内状况**

(1) 评估有无感染。

(2) 评估胎儿状况:胎儿大小,胎方位,羊水指数,有无胎儿窘迫,有无胎儿畸形。

(3) 评估母体有无其他合并症或并发症如胎盘早剥等。

4. 确定分娩方式。

九、胎膜早破的处理

1. **分娩时机**　孕 37 周及以后的胎膜早破妇女,如果短时间内没有自然宫缩,也没有分娩禁忌证,应当采取引产措施。孕 34 周及以后的胎膜早破患者,建议分娩。小于孕 34 周的胎膜早破患者,如果没有母儿禁忌证,应当期待治疗。

孕周大小是决定 PPROM 处理方案的第一要素。大多数文献不支持对 PPROM 的患者使用宫缩抑制剂时限超过 48 小时,认为可能增加感染几率。研究发现新生儿并发症主要是由于胎儿不成熟造成的,而非感染。若感染的风险超过早产并发症的风险,应考虑终止妊娠。需要注意的是由于国内各地区的早产儿治疗水平不一,应根据孕周大小、有无感染和胎肺成熟度等母儿情况,结合当地 NICU 水平,权衡期待治疗和早产的风险,制定对母儿最佳的处理方案或

及时转诊。

2. **期待过程中的监测**　高臀位卧床休息;避免不必要的肛门检查和阴道检查;动态监测羊水量、胎儿情况、有无胎盘早剥及定期监测绒毛膜羊膜炎和临产的征象。注意预防孕妇卧床过久可能导致的一些并发症,如血栓形成、肌肉萎缩等。若保守治疗中出现感染、胎儿窘迫、胎盘早剥、羊水持续过少时,应考虑终止妊娠。病情稳定者可期待至孕≥34 周后终止妊娠。

3. **促肺成熟**　对于孕 24~34 周的胎膜早破患者,推荐使用单疗程的糖皮质激素。孕 23 周以上,且 7 天内有早产风险的患者,也可以考虑使用单疗程糖皮质激素。小于孕 32 周、有随时分娩风险的胎膜早破患者,应当考虑应用硫酸镁保护胎儿神经系统。

具体用法:地塞米松 6mg,肌内注射(国内常用剂量为 5mg),每 12 小时 1 次,共 4 次;倍他米松 12mg,肌内注射,每天 1 次,共 2 次。给予首剂后,24~48 小时内起效并能持续发挥作用至少 7 天。即使估计不能完成 1 个疗程的孕妇也建议使用,能有一定的作用,但不宜缩短使用间隔时间。孕 32 周前使用了单疗程糖皮质激素治疗,孕妇尚未分娩,在应用 1 个疗程 2 周后,孕周仍不足 34 周,估计短期内终止妊娠者可再应用 1 个疗程,但总疗程不能超过 2 次。对于糖尿病合并妊娠或妊娠期糖尿病孕妇处理上无特殊,但要注意监测血糖水平,防治血糖过高而引起酮症。

对于妊娠 24~34 周双胎 PPROM 的患者,推荐使用产前皮质激素。一个包含近 500 例的极低出生体重双胎(<1500g)的病例对照研究表明,在单胎及双胎妊娠中应用产前类固醇能明显降低新生儿死亡率、支气管肺发育不良及 IVH 发生率。虽然目前有些证据证明倍他米松的半衰期在双胎妊娠中要短于单胎妊娠,但是已有研究报道了对于多胎妊娠应用标准剂量类固醇后仍能降低呼吸窘迫综合征及 IVH 的发生率,这也为美国目前对于双胎妊娠类固醇的临床使用提供了进一步的支持。

4. **抗生素的应用**　小于孕 34 周的胎膜早破患者,为减少母亲及新生儿感染,并降低孕龄相关发病率,在期待治疗的过程中,推荐静脉联合使用氨苄西林和红霉素,而后改为口服阿莫西林及红霉素,共 7 天。足月前胎膜早破、胎儿可存活的患者,无论先前有无治疗,都应当预防 GBS 的垂直

传播。

ACOG 推荐的有循证医学证据的有效抗生素，主要为氨苄西林联合红霉素静脉滴注 48 小时，其后改为口服阿莫西林联合肠溶红霉素连续 5 天。具体用量为：氨苄西林 2g + 红霉素 250mg，每 6 小时 1 次，静脉点滴 48 小时；阿莫西林 250mg+ 肠溶红霉素 333mg，每 8 小时 1 次，口服连续 5 天。青霉素过敏的孕妇，可单独口服红霉素 10 天。应避免使用氨苄西林联合克拉维酸钾类抗生素，因其有增加新生儿发生坏死性小肠结肠炎的风险。我国抗生素耐药非常严重，在参考推荐的抗生素方案的前提下要依据个体情况选择用药和方案。需要长时间期待治疗的 PPROM 孕妇，能否缩短抗生素的使用时间，还需要循证医学的证据支持。

双胎妊娠 PPROM 潜伏期应用抗生素的研究很有限，缺乏对双胎妊娠 PPROM 潜伏期应用抗生素的支持或者反对的确切证据。

5. 宫缩抑制剂　对于进入产程的胎膜早破患者，抑制宫缩治疗并不会延长潜伏期或者改善新生儿结局。因此，不推荐抑制宫缩治疗。回顾性研究表明子宫收缩抑制剂不能减少早产发生率，不能显著降低围产儿病率和死亡率。由于缺乏足够的证据，双胎妊娠 PPROM 宫缩抑制剂的使用应根据母儿情况、孕周、产前类固醇的需求及宫缩情况个体化。

孕激素：17- 己酸羟孕酮预防早产，在双胎妊娠中未证实其有益。

硫酸镁：当出现早产先兆并排除应用硫酸镁的禁忌证时，对于双胎妊娠 PPROM 应用硫酸镁进行神经保护以降低脑瘫发生的风险是合理的。一个包含 3 项研究的人群分析表明，应用硫酸镁的单胎妊娠与多胎妊娠在胎儿、新生儿及母体的近期预后方面没有明显的区别。一篇近期的没有将多胎与单胎分别分析的见解性文章总结出早期早产前应用硫酸镁能降低存活婴儿脑瘫的风险。

6. 双胎妊娠足月前胎膜早破的处理　PPROM 的临床处理指南中并没有对单胎和多胎做出区别。因研究有限，双胎 PPROM 最佳临床处理尚不清晰，临床上的决定因为存在其他胎膜仍完整的胎儿而变得复杂了。对于双胎 PPROM 处理的大部分建议是由单胎研究的结论中延伸而来。产前类固醇、潜伏期抗生素、硫酸镁的神经保护及宫缩抑制剂在双胎妊娠 PPROM 中都是

合理的。对于双胎 PPROM 的处理应根据母体情况、胎儿情况及产科因素而个体化并征得患者知情同意。对胎膜早破的无生机儿（<24 周）的处理，多胎妊娠没有单胎妊娠那么规范，目前没有特殊的建议来处理这种情况，应对该类患者进行个体化治疗，可选择期待疗法或选择性减灭已破膜的胎儿或终止全部妊娠。由于期待疗法的流产率高，孕妇卧床时间长，感染等并发症多，在一些情况下，终止所有的妊娠可能是最好的选择。

十、特殊类型 PPROM 的处理

（一）子宫颈环扎术后 PPROM 的处理

子宫颈环扎术是 PPROM 的高危因素，约 38% 发生 PPROM。环扎术后发生足月前胎膜早破，是否需要拆除环扎线？回顾性研究发现，保留环扎线可以显著延长孕周 48 小时以上，但可显著增加孕妇绒毛膜羊膜炎、新生儿感染和新生儿败血症的发生率。尚缺乏前瞻性的随机对照研究证据，因此，建议个体化处理：对于孕周 <24 周的 PPROM 孕妇可拆线放弃胎儿；孕 $24\sim27^{+6}$ 周的 PPROM，依据患者的知情同意和个体情况决定是否期待治疗并给予促胎肺成熟；孕 $28\sim31^{+6}$ 周的 PPROM，在无禁忌证的前提下促胎肺成熟完成后，依据个体情况可以考虑拆线或保留；≥32 孕周，一旦诊断 PROM 后应考虑拆线。如果足月前胎膜早破保留宫颈环扎术也不推荐长期预防性使用抗生素超过 7 天。

（二）羊膜腔穿刺术后 PPROM

中期妊娠羊膜腔穿刺术发生 PPROM 风险率为 1.0%~1.2%，与之相关的妊娠丢失是 0.06%~0.2%，预计在双胞胎中 PPROM 风险可能更高。关于双胎妊娠羊膜腔穿刺术后发生早期 PPROM 的数据很少。荟萃分析报告，双胎妊娠的羊膜腔穿刺术增加了 20~24 周之前的胎儿丢失率，每 64 例羊膜腔穿刺术会引起一个额外的不良结局（1 个或 2 个胎儿丢失）。最近一项包括羊膜腔穿刺术及绒毛取样术的研究发现，进行这些操作的双胎妊娠在 34 周前发生 PPROM 的比率为 9.1%。与自发胎膜早破相比，羊膜腔穿刺术后 PPROM 后续羊水量的恢复以及良好的结局是可期待的。双胎妊娠羊膜腔穿刺术后发生 PPROM 的处理方式与单胎相似，就是在等待羊膜腔穿刺结果的同时行期待疗法，如果羊水渗漏停止

并且羊水量重新增加,预计将是一个乐观的预后。

有几项人工封堵胎膜的技术可以阻止羊水漏出。羊膜腔注射血小板和冷沉淀(amniopatch)、封堵宫颈管、胎儿镜电凝,但到目前为止还没有安全有效的方法。

(三) 双胎之一未足月胎膜早破的非常规处理

1. 选择性减胎　选择性减胎是指选择性减去胎膜早破胎,因此也称为治疗性减胎。选择性减胎术减去胎膜早破胎后能终止阴道流液,减少宫内感染几率,提高胎膜完整的第二胎的生存率。在无减胎禁忌证下应尽早进行减胎,可增加减胎成功率。双绒毛膜双胎的选择性减胎可通过心内注射氯化钾完成。在单绒毛膜双胎中个通过射频消融来完成。虽然数据有限,但是选择性减胎能改善另一胎儿的预后,尤其是当 PPROM 发生于先露的胎儿时。

2. 延迟分娩　延迟分娩(delayed interval delivery of the twin,DIDT)是指在胎儿和母亲没有其他分娩指征时,对多胎妊娠中发生一胎流产或早产后的剩余胎儿进行保胎,以延长分娩间歇(≥1 天)。其目的是通过延迟宫内胎儿的孕周,从而提高新生儿的存活率。自 1990 年始,国外陆续报道了很多关于双胎或三胎延迟分娩的病例。多数局限于个案报道和病例回顾性研究。

十一、后续问题

表 7-2-1　不同孕周的 PPROM 的处理
(已排除感染、胎儿宫内窘迫和胎盘早剥等)

分类	孕周	处理
无生机的 PPROM	<24 周	● 告知期待治疗的风险和不良预后 ● 终止妊娠或期待治疗(特殊情况) ● 不推荐使用糖皮质激素 ● 如期待治疗,需密切监测母儿状况
远离足月的 PPROM	24~31^{+6} 周	● 期待治疗 ● 单程糖皮质激素治疗 ● 宫缩抑制剂 ● 预防性使用抗生素 ● 密切监测母儿状况
接近足月的 PPROM	32~33^{+6} 周	● 期待治疗(除非有胎肺成熟证据) ● 糖皮质激素的使用未达成共识,国内专家推荐使用 ● 宫缩抑制剂 ● 预防性使用抗生素
	34~36 周	● 终止妊娠

【处理流程图】　胎膜早破处理流程见图 7-2-1。

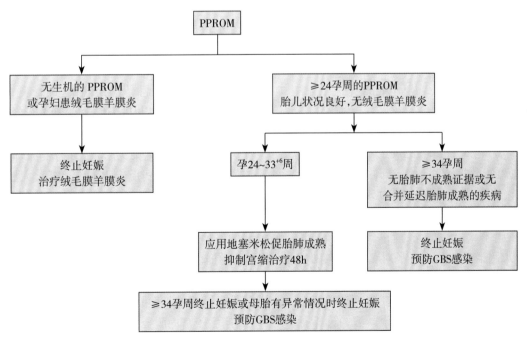

图 7-2-1　PPROM 的处理流程图

(连岩　王谢桐)

参考文献

1. BM Mercer.Practice Bulletin No. 160：Premature Rupture of Membranes. Obstetrics & Gynecology,2016,127(1)：e39.

2. American College of Obstetricians and Gynecologists' Committee on Practice Bulletins—Obstetrics. Practice Bulletin No. 172：Premature Rupture of Membranes. Obstetrics & Gynecology,2016,128(4)：e165.

3. Hanke K,Hartz A,Manz M,et al. Preterm Prelabor Rupture of Membranes and Outcome of Very-Low-Birth-Weight Infants in the German Neonatal Network. PLoS ONE,2015,10(4)：e0122564. DOI：10.1371/journal.pone.0122564.

4. Drassinower D,et al. Prolonged latency of preterm premature rupture of membranes and risk of neonatal sepsis. Am J Obstet Gynecol,2016,214：743.e1-6.

5. ACOG Committee on Practice Bulletins —Obstetrics. ACOG Practice Bulletin No. 107：Induction of labor. Obstet Gynecol. 2009,114：386. Reaffirmed 2016.

6. Committee on Obstetric Practice. Committee Opinion No. 688：Management of Suboptimally Dated Pregnancies. Obstet Gynecol,2017；129：e29.

7. Hofmeyr GJ,Eke AC,Lawrie TA. Amnioinfusion for third trimester preterm premature rupture of membranes. Cochrane Database of Systematic Reviews,2014,3(3)：DOI：10.1002/14651858.CD000942.pub3

8. Abou El Senoun G,Dowswell T,Mousa HA. Planned home versus hospital care for preterm prelabour rupture of the membranes(PPROM)prior to 37 weeks' gestation. Cochrane Database of Systematic Reviews,2014；DOI：10.1002/14651858.CD008053.pub3

第三节 宫内感染

> 宫内感染(intra-amniotic infection,IAI)指病原微生物进入羊膜腔引起羊水、胎盘(蜕膜、绒毛膜和羊膜)及胎儿的感染,也称羊膜腔感染综合征。宫内感染与流产、早产、胎膜早破、胎儿生长受限、死胎、胎儿及新生儿感染密切相关。早期发现、早期治疗尤为重要。下生殖道上行感染是羊膜腔感染的最常见途径。胎盘病理绒毛膜羊膜炎(chorioamnionitis,CAM)是诊断宫内感染的金标准。羊水培养及相关检查有助于宫内感染的诊断。推荐抗生素治疗及对症处理。

【概述】 宫内感染的发生率为4%~10%,且胎龄越小的新生儿,IAI的发生率越大。因此,IAI是诱发早产的重要原因之一,约占早产原因的30%。宫内感染可以发生在妊娠的任何阶段,对妊娠进展、胚胎发育和母婴安全均会带来重大影响。胚胎期致病菌及其毒素可以损伤胚胎细胞、干扰器官分化,造成畸胎、死胎、以致流产;孕中期则导致胎儿生长受限或胎膜早破;孕晚期感染多引起器官炎症、死产和新生儿感染等。因此,细菌性宫内感染是产科临床上应该注意防范的重要疾患之一。早期发现、早期治疗尤为重要。

【感染途径】

1. **病原体** IAI的病原体种类繁多,细菌、真菌、病毒、支原体、衣原体、螺旋体及原虫等引起IAI,并以细菌和支原体感染最为常见,包括脲原体、人支原体、葡萄球菌、B族链球菌、阴道加德纳菌、大肠杆菌、无乳链球菌、李斯特菌、梭形杆菌、纤毛菌等。Romero等通过羊水培养和PCR/ESI-MS分子生物技术发现,约30%的IAI病例有多种微生物侵入。

2. **病原微生物感染途径** 正常情况下,通过微生物培养和分子微生物技术证实羊膜腔是无菌的。微生物进入羊膜腔有四个途径：

(1)下生殖道上行感染：下生殖道上行感染是羊膜腔感染的最常见途径。虽然所有孕妇在下生殖道都有微生物,但大多数没有羊膜内感染。黏液栓是妊娠期阻止上行感染的解剖和功能屏障。生殖道炎症特别是下生殖道的炎症或行为,如细菌性阴道病、性传播疾病、宫颈管炎、孕期性生活等,致病菌可以从阴道、宫颈管上行经胎膜或绒毛滋养细胞裂隙引起宫内感染。多数为需氧菌和厌氧菌的混合感染,亦常合并有支原体或衣原体感染。常见致病菌有B族链球菌、大肠杆菌、淋病双球菌、类大肠杆菌、金黄色葡萄球菌、脆弱类杆菌、梭形杆菌属以及加德纳菌等细菌性阴道病的多种厌氧菌。

阴道内病原体的致病性与母婴结局密切相关,如革兰阴性菌感染较革兰阳性菌(包括引起细菌性阴道病的细菌)更易引起胎膜早破、自发性早产、产后子宫内膜炎。

Romero等将上行性IAI分为4期：

Ⅰ期:阴道或宫颈微生物群紊乱或宫颈管内出现病原微生物。细菌性阴道炎可能是该期的早期表现。

Ⅱ期:微生物进入宫腔,定植在蜕膜组织而引起蜕膜炎症,进而发展为绒毛膜炎。

Ⅲ期:微生物继续入侵,在绒毛膜及羊膜中定植。之后,感染有可能侵入胎儿血循环引起绒毛膜血管炎和(或)脐静脉炎或穿透羊膜(羊膜炎)进入羊膜腔(羊膜腔内感染)。

Ⅳ期:胎儿直接接触或吸入、吞入受污染的羊水而被感染,导致耳炎、结膜炎、脐炎、先天性肺炎等。以上部位的细菌播散到血循环后将可能进一步引发菌血症及败血症。

也有学者提出在此基础上将胎儿的系统性感染(如败血症、脑膜炎)归为Ⅴ期。

(2)经血液垂直传播给胎儿:血行性感染的病原体多为病毒,细菌相对较少,常见者有葡萄球菌、链球菌、肺炎双球菌、李斯特菌等。可通过母体循环进入到侵入绒毛和绒毛间隙,牙周病的细菌可能由此途径达到羊膜腔。

(3)腹腔病原微生物经输卵管的逆行播散:现有证据并不充足。

(4)医源性侵入性操作,如羊水穿刺、脐血穿刺、胎儿镜或其他侵入性手术的偶然带入。

【临床表现】

1. 宫内感染孕妇的临床表现　宫内感染孕妇主要表现为发热(体温≥37.8 ℃),脉搏增快(≥100 次/分),胎心率增快(≥160 次/分),宫底压痛,阴道分泌物有异味,外周静脉血白细胞计数升高(WBC≥$15×10^9$/L 或核左移)。当孕妇发热并伴有以上其他两项或两项以上表现时,即可诊断为临床绒毛膜羊膜炎。

据文献资料显示,表现为临床绒毛膜羊膜炎者仅占 IAI 患者约 12.5%,其余大部分表现为亚临床感染,仅凭临床表现难以识别。以上指标也可能出现在其他情况,缺乏特异性,当出现临床症状时往往需要仔细的评估排除其他可能的病因。

例如母体脱水或其他器官系统的感染、硬膜外阻滞麻醉无痛分娩也会发热;早产、药物、心律不齐、缺氧、宫缩等都会导致胎心过速;分娩时产妇的血液中白细胞数也会增高,但一般不高于$20×10^9$/L,尤其当白细胞计数明显升高并出现"核左移"时应怀疑感染;促胎肺成熟应用糖皮质激素可引起白细胞计数升高;胎盘早剥可引起子宫压痛,宫内缺氧可引起胎心率增快,以及某

些药物及其他情况引起的脉搏增快或胎心率增快等。子宫紧张及羊水臭味仅出现在 4%~25% 的病例中,且多出现在 IAI 晚期,缺乏敏感性,出现症状时往往妊娠结局不良。IAI 可诱发胎膜早破,而对于尚未发生 IAI 的胎膜早破者,各病原体又可通过生殖道上行性感染引起 IAI,两者常互为因果,因此,对于胎膜早破的孕妇,应高度警惕 IAI。

2. 胎儿或新生儿的临床表现　IAI 的胎儿早期感染可导致流产、胎死宫内及先天畸形;晚期感染常为亚临床感染,难以被发觉,但易发生早产,在其娩出后常并发多种新生儿疾病。各病原体导致 IAI 的患儿临床表现相似且不典型,难以依靠临床表现进行诊断及鉴别其病原体,故临床表现常只起辅助诊断作用。

【诊断】

1. 胎盘病理检查　宫内感染的诊断包括临床诊断和实验室诊断,胎盘病理检查提示绒毛膜羊膜炎和(或)脐带炎。胎盘病理绒毛膜羊膜炎(chorioamnionitis,CAM)是诊断宫内感染的金标准。对符合临床诊断标准且胎盘病理阳性者称为临床 CAM;对未完全符合临床诊断标准,甚至无临床症状,但依据胎盘病理而诊断的病例称为亚临床 CAM 或者组织学绒毛膜羊膜炎(histological chorioamnionitis,HCA)。研究显示亚临床 CAM 或 HCA 也与新生儿的不良预后密切相关。值得重视的是,临床 CAM 虽容易诊断,但发生率相对较低,更常见的是亚临床 CAM 或者 HCA,由于这两种类型无临床表现或临床表现轻微,仅靠胎盘病理检查发现,易被临床漏诊。因此对早产、胎膜早破等可疑宫内感染的孕妇应加强胎盘病理的检查,并加强对新生儿的观察,以避免新生儿早发败血症的漏诊。

2. 羊水或绒毛膜羊膜病原体培养　目前普遍认为,羊水培养也是诊断 IAI 的可靠依据,但羊水标本需经羊膜腔穿刺术采集才能避免污染,而羊膜腔穿刺术对胎儿有一定的风险,导致送检率较低。此外,胎盘娩出送检后,绒毛膜羊膜培养出致病菌也有一定的诊断价值,但其阳性率较低,即使胎盘病检提示绒毛膜羊膜炎也难以培养出致病菌,且胎盘娩出经过产道时可能被阴道菌群污染而出现假阳性。

3. 炎性标志物检测　羊水及血清的白细胞、中性粒细胞、C-反应蛋白(C-reactive protein,

CRP)、降钙素原(procalcitonin,PCT)及 IL-6 均是早期检测 IAI 的敏感指标。此外,细胞因子 IL-8、IL-1α、IL-1β、MMP-8、TNF-α、巨噬细胞炎症蛋白 -1β(macrophage inflammatory protein-1β,MIP-1β)等及羊水蛋白生化标记物钙粒蛋白 A(calgranulins A,S100A8)、钙粒蛋白 C(calgranulins C,S100A12)、人中性粒细胞防御素 -1(human neutrophil defensins,HNP-1)、HNP-2 均有助于早期诊断 IAI。

母血 C- 反应蛋白(CRP),是由肝脏产生的一种急性时相蛋白。当细菌感染引发炎症、组织损伤和术后几小时内合成和分泌增加,并在 48~72 小时达高峰。病毒感染时不增高或轻度增高。C- 反应蛋白在健康人浓度很低,对于感染比白细胞反应快,是早期诊断宫内感染的有效指标。CRP 一天内可降 50%,能很好地判断抗生素疗效。许多临床因素可导致血清 CRP 呈假阳性。例如出现子宫收缩 6 小时以上及其他任何类型的炎症或感染。尽管 CRP 在 PPROM 患者血清中的浓度显著升高,但它在组织学绒毛膜羊膜炎患者及非组织学绒毛膜羊膜炎患者中的浓度无显著差异。CRP 对诊断组织学绒毛膜羊膜炎的敏感性、特异性、阳性预测值及阴性预测值分别为 57.14%、50.00%、66.67%、40.00%。CRP 对组织学绒毛膜羊膜炎的预测并无优势。

4. 羊水的相关检测 多数绒毛膜羊膜炎呈亚临床经过,症状不典型,给早期诊断带来困难。胎膜破裂并不是细菌进入羊膜腔的必备条件,实验表明细菌可以通过完整胎膜。急性绒毛膜羊膜炎多为亚临床感染,没有临床绒毛膜羊膜炎的症状。除非羊水分析,否则难以发现。

(1)羊水培养:羊水培养是诊断宫腔内感染的金标准,尤其对无感染症状者。国内羊水病原体检测阳性率差异较大,为 20%~79.2%,可能与收集羊水途径及检测方法不同有关。而国外研究中,羊水收集多采用经腹羊膜腔穿刺,病原体检测阳性率差异较小,为 30%~40%。

(2)羊水革兰染色:用于了解羊水中有无白细胞及细菌,特异度高达 97.6%~98.5%,敏感度仅为 50%。

(3)羊水絮状物 / 沉积物:是指羊水中沉积在宫颈内口附近的致密微粒物质。羊水絮状物 / 沉积物在早孕期及中孕早期发生率约 4%,随孕周增加而增高,在早产孕妇中接近 22.6%。以前认为

与胎儿畸形、羊膜内出血或胎粪有关。目前认为,羊水出现絮状物是早产、组织学绒毛膜羊膜炎和微生物入侵羊膜腔(自发性早产、胎膜完整)的独立危险。羊水絮状物革兰染色:较多革兰阳性菌、中性粒细胞。羊水絮状物组与对照组比较,羊水培养阳性(33.3% vs. 2.5%)及组织学绒毛膜羊膜炎(77.8% vs. 19.0%)发生率更高。羊水絮状物微生物包括解脲支原体、具核梭杆菌、白色念珠菌、消化链球菌、GBS 和阴道加德纳菌。

(4)羊水白介素 -6(IL-6):由子宫蜕膜产生,在中、晚期妊娠妇女羊水中均可检出。胎膜破裂前后,病原体首先逆行感染宫颈内口处蜕膜及胎膜,刺激蜕膜细胞产生和释放高于正常量的 IL-6,并使白细胞聚集;随着病原体侵入宫腔,感染加重,白细胞聚集增多,产生更多的 IL-6。

(5)羊水中葡萄糖:主要来自母体,部分来自胎儿尿液。病原体侵入羊膜腔后可能参与羊水中葡萄糖的代谢,使其在羊水中含量下降,葡萄糖浓度 <16mg/dl。可以用阴道中的羊水而不必行羊膜腔穿刺。

(6)羊水白细胞计数:羊水检查能直接反映羊膜腔内的微生物及炎症状态,但由于羊水微生物培养及涂片革兰染色分析假阴性率高,故对羊水中炎性介质的检测更有意义。由于羊水中的中性粒细胞主要来自胎儿,所以羊水的白细胞计数被认为是胎儿炎症反应的间接指标,但对 IAI 的早期阶段(如蜕膜炎)没有预测价值。研究发现,胎盘炎症反应只局限在绒毛膜蜕膜时,羊水中白细胞数量与无炎症反应的羊水中白细胞数相近;发生自发性早产但羊水白细胞计数正常的患者,仍有 25% 在产后胎盘病理检查证实存在绒毛膜蜕膜炎症。仅依靠羊水白细胞计数诊断羊膜腔内炎症是不可靠的,应推荐与其他快速检测方法联合使用。

【监测及治疗】

1. 宫内感染的监测 建议每 4~8 小时监测孕妇的体温、脉搏,按常规和个体情况行血常规的检测和胎心率监测及行胎儿电子监护,同时严密观察羊水性状、子宫有无压痛等宫内感染征象,及早发现和处理。

2. 宫内感染的处理 临床诊断绒毛膜羊膜炎或可疑绒毛膜羊膜炎时,应及时应用抗生素,诊断绒毛膜羊膜炎尽快终止妊娠,不能短时间内阴道分娩者应选择剖宫产术终止妊娠。新生儿按高

危儿处理。

（1）抗生素使用：阴道内病原体的致病性与母婴结局密切相关，如革兰阴性菌感染较革兰阳性菌（包括引起细菌性阴道病的细菌）更易引起胎膜早破、自发性早产、产后子宫内膜炎。因此，预防用药的原则是依不同的致病菌使用敏感的抗生素治疗以减少 IAI 的发生。一旦进展到 II 期，原则上应立即给予抗生素治疗直至分娩。围产期母体抗生素治疗优于产后治疗，可降低新生儿感染发生率并改善母体结局。目前没有足够的证据表明哪种抗生素治疗方案疗效最佳，一般推荐联合使用 β 内酰胺类和氨基糖苷类。对选择剖宫产结束妊娠的产妇要注意加用抗厌氧菌的药物以降低产后子宫内膜炎的风险。对青霉素过敏的孕产妇也可选用第 2、3 代头孢菌素类抗生素。母体急性炎症可不伴有胎儿的炎症，但胎儿受侵则通常是母儿感染，并且提示感染可能已经存在了较长时间。因此，早期发现 IAI 对提高新生儿存活率及降低新生儿患病率具有重要意义。然而，临床上缺乏有效手段明确 IAI，不易在出现临床症状前做出母儿的风险评估，使得临床的早期诊断及决策十分困难。

Arboleya 等通过质谱分析检测微生物区 16S rRNA 基因序列发现，围产期使用抗生素将影响早产儿正常微生物菌群的建立，为此可能影响早产儿今后的健康。因此，目前 IAI 母亲产前、产时使用抗生素对新生儿预后的临床疗效评价尚不十分清楚，其对新生儿近远期预后的具体影响仍需进一步探究。

（2）支持治疗：支持治疗包括使用退热药物。发热导致胎儿酸中毒使新生儿脑病的发生率增加。同时，退热可以改善胎儿心动过速。

【术语的改变】　2015 年 NICHD 绒毛膜羊膜炎指南提出：目前使用的"绒毛膜羊膜炎"这一诊断往往指向病原微生物的感染，然而感染并不一定发生。甚至有时产妇发热为唯一症状时，也使用"绒毛膜羊膜炎"这一诊断。产妇发热这一独立症状并不等同于感染或绒毛膜羊膜炎，并且不应使用抗生素治疗。需要一个新的术语来更好地描述围产期发热或感染的多种情况，来区别感染、炎症或两者兼具导致的发热。并且说明，在无病原微生物感染的情况下，炎症也可发生。因此指南提出：停止使用"绒毛膜羊膜炎（chorioamnionitis）"这一诊断术语，改用"宫内炎症或感染或两者兼具（intrauterine inflammation or infection or both）"或使用"Triple I"。

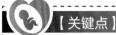

【关键点】

1. 宫内感染与流产、早产、胎膜早破、胎儿生长受限、死胎、胎儿及新生儿感染密切相关，是产科临床上应该注意防范的重要疾患之一。早期发现、早期治疗尤为重要。

2. 下生殖道上行感染是羊膜腔感染的最常见途径。

3. 胎盘病理绒毛膜羊膜炎（chorioamnionitis，CAM）是诊断宫内感染的金标准。羊水培养及相关检查有助于宫内感染的诊断。

4. 推荐抗生素治疗及对症处理。

【临床案例】

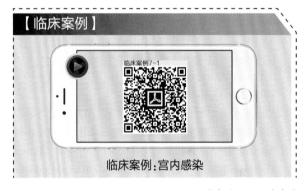

临床案例：宫内感染

（连岩　王谢桐）

参考文献

1. Kim CJ，Romero R，Chaemsaithong P，et al. Acute chorioamnionitis and funisitis：definition，pathologic features，and clinical significance. Am J Obstet Gynecol，2015，213（4 Suppl）：29-52.

2. Lu HY，Zhang Q，Wang QX，et al. Contribution of histologic chorioamnionitis and fetal inflammatory response syndrome to increased risk of brain injury in infants with preterm premature rupture of membranes. PediatrNeurol，2016，61：94-98.e1.

3. Pugni L，Pietrasanta C，Acaia B，et al. Chorioamnionitis and neonatal outcome in preterm infants：a clinical overview. J Matern Fetal Neonatal Med，2016，29（9）：1525-1529.

4. Keelan JA，Payne MS，Kemp MW，et al. A new，potent，and placenta-permeable macrolide antibiotic，solithromycin，for the prevention and treatment of bacterial infections in pregnancy. Front Immunol，2016，7：111.

5. Romero R, Miranda J, Kusanovic J P, et al. Clinical chorioamnionitis at term I: microbiology of the amniotic cavity using cultivation and molecular techniques. J Perinat Med, 2015, 43 (1): 19-36.

6. Sweeney EL, Kallapur SG, Gisslen T, et al. Placental infection with ureaplasma species is associated with histologic chorioamnionitis and adverse outcomes in moderately preterm and late-preterm infants. J Infect Dis, 2016, 213 (8): 1340-1347.

7. Paramel Jayaprakash T, Wagner EC, van Schalkwyk J, et al. High diversity and variability in the vaginal microbiome in women following preterm premature rupture of membranes (pprom): a prospective cohort study. PLoS One, 2016, 11 (11): e0166794.

8. Romero R, Miranda J, Chaemsaithong P, et al. Sterile and microbial-associated intra-amniotic inflammation in preterm prelabor rupture of membranes. J Matern Fetal Neonatal Med, 2015, 28 (12): 1394-1409.

9. Martinez-Varea A, Romero R, Xu Y, et al. Clinical chorioamnionitis at term VII: the amniotic fluid cellular immune response. J Perinat Med, 2017, 45 (5): 523-538.

10. Kunze M, Klar M, Morfeld C A, et al. Cytokines in noninvasively obtained amniotic fluid as predictors of fetal inflammatory response syndrome. Am J Obstet. Gynecol., 2016, 215 (1): 96-91.

11. 中华医学会妇产科学分会产科学组. 胎膜早破的诊断与处理指南 (2015). 中华妇产科杂志, 2015, 50 (1): 3-8.

12. Romero R, Chaemsaithong P, Docheva N, et al. Clinical chorioamnionitis at term VI: acute chorioamnionitis and funisitis according to the presence or absence of microorganisms and inflammation in the amniotic cavity. J Perinat Med, 2016, 44 (1): 33-51.

13. Samejima T, Takechi K. Elevated C-reactive protein levels in histological chorioamnionitis at term: impact of funisitis on term neonates. J Matern Fetal Neonatal Med, 2017, 30 (12): 1428-1433.

14. Liu Y, Liu Y, Du C, et al. Diagnostic value of amniotic fluid inflammatory biomarkers for subclinical chorioamnionitis. Int J Gynaecol. Obstet., 2016, 134 (2): 160-164.

15. Smith A, Allen VM, Walsh J, et al. Is Preterm premature rupture of membranes latency influenced by single versus multiple agent antibiotic prophylaxis in group b streptococcus positive women delivering preterm. J Obstet. Gynaecol. Can., 2015, 37 (9): 777-783.

16. Arboleya S, Sánchez B, Solís G, et al. Impact of prematurity and perinatal antibiotics on the developing intestinal microbiota: a functional inference study. International Journal of Molecular Sciences, 2016, 17 (5): 649.

第四节　妊娠期高血压疾病

【导读】

妊娠期高血压疾病 (hypertensive disorders of pregnancy) 发病率较高且常对母婴构成严重威胁。其病因复杂、临床表现多样。迄今为止尚没有一种可靠的、成熟的预测方法能应用于临床。孕妇新发高血压伴靶器官受累即可诊断子痫前期, 并根据是否合并严重指标决定治疗方案。对妊娠期高血压疾病的管理策略仍有待进一步完善。关于解痉与降压孰重孰轻, 一直存在争议; 扩容、利尿应慎之又慎。

妊娠期高血压疾病发病率约为 10%, 是导致孕产妇与围产儿高发病率、高死亡率的主要原因之一。

【分类】　中华医学会妇产科学分会妊娠期高血压疾病学组发布的《妊娠期高血压疾病诊治指南 (2015)》将妊娠期高血压疾病分为 4 大类: ①妊娠期高血压 (gestational hypertension); ②妊娠合并慢性高血压; ③慢性高血压并发子痫前期 (chronic hypertension with superimposed preeclampsia); ④子痫前期 - 子痫 (preeclampsia-eclampsia)。

1. **妊娠期高血压**　妊娠 20 周后首次出现高血压, 收缩压 ≥ 140mmHg 和 (或) 舒张压 ≥ 90mmHg, 于产后 12 周内恢复正常; 尿蛋白检测阴性。收缩压 ≥ 160mmHg 和 (或) 舒张压 ≥ 110mmHg 为重度妊娠期高血压。

妊娠期高血压产后方可确诊。

2. **子痫前期 - 子痫**

(1) 子痫前期 (preeclampsia): 妊娠 20 周后出现收缩压 ≥ 140mmHg 和 (或) 舒张压 ≥ 90mmHg, 且伴有下列任 1 项: 尿蛋白 ≥ 0.3g/24h, 或尿蛋白 / 肌酐比值 ≥ 0.3, 或随机尿蛋白 ≥ (+) (无法进行尿蛋白定量时的检查方法); 无蛋白尿但伴有以下任何一种器官或系统受累: 心、肺、肝、肾等重要器官, 或血液系统、消化系统、神经系统的异常改变, 胎盘 - 胎儿受到累及等。血压和 (或) 尿蛋白水平持续升高, 发生母体器官功能受损或胎盘 - 胎儿并发症是子痫前期病情向重度发展的表现。

子痫前期孕妇出现下述任一表现可诊断为重度子痫前期(severe preeclampsia)：①血压持续升高：收缩压≥160mmHg 和（或）舒张压≥110mmHg。②持续性头痛、视觉障碍或其他中枢神经系统异常表现。③持续性上腹部疼痛及肝包膜下血肿或肝破裂表现。④肝酶异常：血丙氨酸转氨酶(ALT)或天冬氨酸转氨酶(AST)水平升高。⑤肾功能受损：尿蛋白 >2.0g/24h，少尿(24h 尿量 <400ml 或每小时尿量 <17ml)或血肌酐 >106μmol/L。⑥低蛋白血症伴腹水、胸水或心包积液。⑦血液系统异常：血小板计数呈持续性下降并低于 100×10^9/L；微血管内溶血(表现有贫血、黄疸或血乳酸脱氢酶水平升高)。⑧心功能衰竭。⑨肺水肿。⑩胎儿生长受限或羊水过少、胎死宫内、胎盘早剥等。

与 ACOG 2013 版指南一致，我国 2015 年指南更新了以下认识：①蛋白尿的存在是子痫前期重要诊断指标之一，而不是必需条件。并不是所有患者都会出现蛋白尿，且蛋白尿程度并不能预测妊娠结局。②子痫前期严重指标不再包含胎儿生长受限(fetal growth restriction，FGR)，而是更注重母体的临床症状与体征。但是强调排除了其他因素所致的 FGR 后，子痫前期，尤其是早发型子痫前期，并发 FGR 说明胎盘 - 胎儿受累及，是重度子痫前期的表现形式之一。③ ACOG 2013 版指南建议将子痫前期分为无严重表现的子痫前期(preeclampsia without severe features)和伴有严重表现的子痫前期(preeclampsia with severe features)。子痫前期分为"轻度"或"重度"并不科学，因为子痫前期属于一种动态性的疾病，病情呈持续性进展，"轻度子痫前期"只能代表诊断时的状态，任何形式的子痫前期都可能导致严重不良妊娠结局。我国指南意见一致，强调临床医师应重视疾病的发展，更加深入地理解该病的多样性及多变性，充分预估病情变化，预防严重并发症的发生。

(2) 子痫(eclampsia)：子痫前期基础上发生不能用其他原因解释的抽搐。可在产前、产时或产后发作。

产后子痫大部分发生在产后 48 小时以内，发生率约为 25%。若抽搐发生在产后 48~72 小时后或正在使用抗癫痫药物及硫酸镁治疗时，需要排除其他原因，如：动静脉血管畸形破裂出血、动脉瘤破裂、特发性癫痫等。

3. **妊娠合并慢性高血压**　既往存在的高血压或在妊娠 20 周前发现收缩压≥140mmHg 和（或）舒张压≥90mmHg，妊娠期无明显加重；或妊娠 20 周后首次诊断高血压并持续到产后 12 周以后。

4. **慢性高血压并发子痫前期**　慢性高血压孕妇，孕 20 周前无蛋白尿，孕 20 周后出现尿蛋白≥0.3g/24h 或随机尿蛋白≥(+)；或孕 20 周前有蛋白尿，孕 20 周后尿蛋白定量明显增加；或出现血压进一步升高等上述重度子痫前期的任何一项表现。

同子痫前期一样，确诊慢性高血压并发子痫前期，需了解患者的既往病史、目前血压水平、血压突然升高的时间以及是否伴有靶器官损害，包括脑、肾、肝、肺、心血管等脏器。

【诊断】

1. **病史**　注意询问患者妊娠前有无高血压、肾病、糖尿病及自身免疫性疾病等病史或表现，有无 HDP 史；了解患者此次妊娠后高血压、蛋白尿等症状出现的时间和严重程度；有无 HDP 家族史。

2. **高血压的诊断**　血压的测量：测量血压前被测者至少安静休息 5 分钟。测量取坐位或卧位。注意肢体放松，袖带大小合适。通常测量右上肢血压，袖带应与心脏处于同一水平。妊娠期高血压定义为同一手臂至少 2 次测量的收缩压≥140mmHg 和（或）舒张压≥90mmHg。若血压低于 140/90mmHg，但较基础血压升高达 30/15mmHg 时，虽不作为诊断依据却需要密切随访。对首次发现血压升高者，应间隔 4 小时或以上复测血压，如 2 次测量均为收缩压≥140mmHg 和（或）舒张压≥90mmHg 诊断为高血压。对严重高血压孕妇收缩压≥160mmHg 和（或）舒张压≥110mmHg 时，间隔数分钟重复测定后即可以诊断。

3. **蛋白尿的检测**　所有孕妇每次产前检查均应检测尿蛋白或尿常规。尿常规检查应选用中段尿。可疑子痫前期孕妇应检测 24 小时尿蛋白定量。尿蛋白≥0.3g/24h 或尿蛋白 / 肌酐比值≥0.3，或随机尿蛋白≥(+)定义为蛋白尿。应注意蛋白尿的进展性变化以及排查蛋白尿与孕妇肾脏疾病和自身免疫性疾病的关系。

4. **辅助检查**

(1) 妊娠期高血压：应注意进行以下常规检

查和必要时的复查：①血常规；②尿常规；③肝功能；④肾功能；⑤心电图；⑥产科超声检查。尤其是对于孕20周后才开始进行产前检查的孕妇，注意了解和排除孕妇基础疾病和慢性高血压，必要时进行血脂、甲状腺功能、凝血功能等的检查。

（2）子痫前期及子痫：视病情发展和诊治需要应酌情增加以下检查项目：①眼底检查；②血电解质；③超声等影像学检查肝、肾等脏器及胸腹水情况；④动脉血气分析；⑤心脏彩超及心功能测定；⑥超声检查胎儿生长发育指标；⑦头颅CT或MRI检查。

【预测】 近年来，大量临床研究从不同方向寻找可预测子痫前期的方法，但迄今为止尚没有一种可靠、成熟的预测方法能应用于临床。

1. **子痫前期高危因素** 流行病学调查发现以下几种情况为子痫前期高危因素：①初产；②前次妊娠并发子痫前期；③慢性高血压和（或）慢性肾脏疾病；④血栓病史；⑤多胎妊娠；⑥体外受精-胚胎移植；⑦子痫前期家族史；⑧1型糖尿病或2型糖尿病；⑨肥胖；⑩系统性红斑狼疮；⑪高龄（≥40岁）。

ACOG 2013版指南提出，利用以上临床危险因素来预测子痫前期有一定的价值，其对早发型子痫前期的检出率为37%，晚发型子痫前期的检出率为29%，假阳性率为5%。若孕产妇存在以上危险因素时，其发生子痫前期的风险将显著增加。因此，产前检查时应详细采集病史，进行子痫前期临床高危因素评估，以便早期识别高危人群，加强临床监护。但应注意部分子痫前期也可出现在无明显危险因素的首次妊娠妇女中。

2. **子宫动脉多普勒技术预测子痫前期** 关于利用子宫动脉多普勒超声来预测子痫前期已经做了大量的研究。该方法预测早发型子痫前期的价值，阳性似然比在5.0~20之间，阴性似然比在0.1~0.8之间。但是单独使用子宫动脉多普勒超声对早发型子痫前期的预测价值较低，主要的原因是此项技术存在较大的变异率，预测准确度较低。

另有学者回顾性分析了27种物理生化指标预测子痫前期，发现只有体质指数≥34kg/m²、甲胎蛋白和子宫动脉多普勒超声3项指标特异度超过90%，而敏感度超过60%的只有子宫动脉血流

阻力指数及其相关指数。

3. **生物标志物预测子痫前期** 近年来有大量关于血管生长相关生物标志物预测子痫前期的研究，其中最热门的血管生长相关生物标志物主要有可溶性血管内皮生长因子受体-1（soluble vascular endothelial growth factor receptor-1，soluble fms-like tyrosine kinase-1，sFlt-1）、胎盘生长因子（placenta growth factor，PlGF）、血管内皮生长因子（vascular endothelial growth factor，VEGF）及可溶性内皮素（soluble endoglin，sEng）等。这些生物标志物的浓度会在子痫前期临床症状出现前数周或数个月发生变化，所以它们可作为预测子痫前期的潜在生化标志物，但临床上运用其对子痫前期相关的不良妊娠结局的早期预测还有待进一步研究。

还有一些研究表明，将早孕期循环中的胎盘蛋白-13与其他预测标志物联合检测可能会提高对子痫前期的预测能力。另外，检测尿酸、循环血管生成因子以及sFlt-1与PlGF的比值等可能在预测妊娠期高血压疾病或子痫前期患者的不良预后中有价值。

所有这些生化标志物的预测作用还需要大量的前瞻性研究来评估。值得一提的是，2013年ACOG指南并没有特别强调子痫前期的筛查，而是更加关注如何准确地预测子痫前期严重不良妊娠结局的发生。

【预防】 子痫前期病因复杂，尚无有效的预测方法，所以，对子痫前期的预防较为困难。

1. ACOG 2013版指南推荐，对于有早发子痫前期且早于34孕周早产史，或有多次子痫前期病史的妇女，推荐在早孕晚期开始每日给予低剂量阿司匹林（60~80mg）。研究发现，对于有子痫前期高危因素的妇女来说，早期（<16周）使用阿司匹林有预防作用，而对于低风险的孕妇则没有太大意义。2015年指南明确推荐高危孕妇在早中孕期（妊娠12~16周）开始服用小剂量阿司匹林（50~100mg），可以维持到孕28周。

2. 补钙能在一定程度上降低子痫前期发生的风险（RR 0.45，95%CI 0.31-0.65），尤其是在基础钙摄入量不足的孕妇中有很大的作用（RR 0.36，95%CI 0.20-0.65）。应在孕期补钙，尤其是对钙摄入量低（<600mg/d）的孕妇，推荐口服钙补充量至少为每天1.0g，可降低子痫前期发生率。

3. 口服维生素C或维生素E对预防子痫前

期无效。

4. 不推荐限盐饮食预防子痫前期的发生。

5. 不推荐通过卧床休息、限制活动来预防或治疗子痫前期。

【管理】　处理妊娠期高血压疾病的治疗目的是预防重度子痫前期和子痫的发生,降低母儿围产期病率和死亡率,改善围产结局。妊娠期高血压疾病基本病理生理改变为全身小血管痉挛,因此,既往把解痉治疗作为首要手段,治疗原则为解痉、镇静、降压、利尿、扩容及适时终止妊娠。随着对疾病的认识,治疗原则及序位发生改变。水肿不再是诊断依据,并且利尿治疗可能会导致血液进一步浓缩,有效循环血容量减少,加重病情,而无指征的扩容可能导致心脏、肾脏负担加重,因此利尿及扩容治疗慎之又慎,有明确指征时方可利尿及扩容治疗。关于解痉与降压孰重孰轻,一直存在争议。ACOG 及 SOGC 指南均认为妊娠期、产后急性和严重高血压的紧急处理需要紧急降压,即收缩压≥160mmHg 和(或)舒张压≥110mmHg 时降压治疗,预防脑出血和高血压脑病的发生。也有研究显示轻、中度高血压降压治疗可以减少重度高血压及其并发症发生,对延长妊娠有利。我国 2015 年指南明确指出:对收缩压≥140mmHg 和(或)舒张压≥90mmHg 的高血压患者也可应用降压药,以避免发生母胎严重并发症,延长孕周。解痉治疗药物仍首选硫酸镁,应用时机及时限更为灵活。依据病情需要确定用药时机,评估病情决定用药时限,原则与个体化相结合,更有利于疾病的治疗,预防严重并发症的发生。

1. 妊娠期高血压及未合并严重指标子痫前期的管理

(1) 密切监护妊娠期高血压或未合并严重指标子痫前期患者的病情发展,应不断监测孕妇症状和胎动(每天记录),连续监测血压(每天 2 次),检测血小板和肝酶(每周 1 次)。

(2) 建议妊娠期高血压患者至少每周在院内测量 1 次血压,并进行尿蛋白检测。

(3) 妊娠期高血压或未合并严重指标子痫前期患者,收缩压 <160mmHg 或舒张压 <110mmHg时,酌情应用降压药物治疗。

(4) 妊娠期高血压或未合并严重指标子痫前期患者不建议绝对卧床休息。

(5) 未合并严重指标子痫前期患者,应利用

超声技术监测胎儿生长状况。

(6) 子痫前期患者一旦出现胎儿生长受限,应进行胎儿胎盘评估,包括应用脐动脉多普勒检测血流指数。FGR 被视为妊娠期高血压疾病患者分娩的指征。

(7) 妊娠期高血压或未合并严重指标子痫前期患者,妊娠 <37 周无分娩指征者,应行母胎监护。

(8) 妊娠期高血压或未合并严重指标子痫前期患者,妊娠≥37 周者建议终止妊娠。不推荐继续期待治疗。

(9) 子痫前期无自觉症状患者,且收缩压 <160mmHg、舒张压 <110mmHg,酌情给予硫酸镁解痉治疗。

2. 严重子痫前期及子痫的管理　孕妇新发高血压伴靶器官受累即可诊断子痫前期,并根据是否合并严重指标决定治疗方案,这一重要变化降低了可能因无蛋白尿症状而延误治疗所导致的孕产妇死亡风险。对于子痫前期的管理,妊娠 <34 周的严重子痫前期患者,如病情稳定、胎儿状态良好,可在适宜条件下进行期待治疗。对于早产临产、实验室检查异常、FGR、羊水过少者,应延长孕周 48 小时,以便完成产前糖皮质激素促胎肺治疗。而对于母胎状态极不稳定者,应立即启动分娩。硫酸镁只建议用于严重子痫前期及子痫患者,尤其应注意的是,严重子痫前期患者需在分娩前后及时给予硫酸镁治疗,一般首次剂量为 4~6g,维持剂量 1~2g/h,至少要维持给药 24小时。

(1) 妊娠≥34 周严重子痫前期患者,母亲病情不稳或胎儿状态不佳,应待病情稳定后立即引产。

(2) 妊娠 <34 周严重子痫前期患者,病情稳定情况下,可考虑在具备孕产妇及新生儿重症监护条件的医疗机构行期待治疗。

(3) 妊娠≤34 周严重子痫前期患者,期待治疗过程中均应接受糖皮质激素促胎肺成熟治疗。

(4) 严重子痫前期患者,血压持续升高(收缩压≥160mmHg 或舒张压≥110mmHg),建议应用降压药物治疗。

降压治疗的目的是预防心脑血管意外和胎盘早剥等严重母胎并发症。收缩压≥160mmHg和(或)舒张压≥110mmHg 的高血压孕妇应进行降压治疗;收缩压≥140mmHg 和(或)舒张

压≥90mmHg 的高血压患者也可应用降压药。目标血压:孕妇未并发器官功能损伤,收缩压应控制在 130~155mmHg 为宜,舒张压应控制在 80~105mmHg;孕妇并发器官功能损伤,则收缩压应控制在 130~139mmHg,舒张压应控制在 80~89mmHg。降压过程力求血压下降平稳,不可波动过大,且血压不可低于 130/80mmHg,以保证子宫一胎盘血流灌注。在出现严重高血压,或发生器官损害如急性左心室功能衰竭时,需要紧急降压到目标血压范围,注意降压幅度不能太大,以平均动脉压(mean arterial pressure,MAP)的 10%~25% 为宜,24~48 小时达到稳定。常用降压药物有:肾上腺素能受体阻滞剂、钙离子通道阻滞剂及中枢性肾上腺素能神经阻滞剂等药物。常用口服降压药物有拉贝洛尔、硝苯地平或硝苯地平缓释片等;如口服药物血压控制不理想,可使用静脉用药,常用有拉贝洛尔、酚妥拉明。孕期一般不使用利尿剂降压,以防血液浓缩、有效循环血量减少和高凝倾向。不推荐使用阿替洛尔和哌唑嗪。硫酸镁不作为降压药使用。妊娠中晚期禁止使用血管紧张素转换酶抑制剂(angiotensin converting enzyme inhibitor,ACEI)和血管紧张素 II 受体拮抗剂(angiotensin II receptor antagonist,ARB)。

(5)不推荐将蛋白尿或大量蛋白尿作为子痫前期患者终止妊娠的指征。

(6)严重子痫前期患者,若胎儿不能成活,应待病情稳定后立即终止妊娠,而不是继续期待治疗。

(7)妊娠≤33^{+6} 周严重子痫前期患者,病情稳定且胎儿成活,若患者存在以下情况:①早产合并胎膜早破;②临产;③血小板降低(<100×10^9/L);④持续性肝酶升高(≥2 倍);⑤FGR(胎儿体重 <第 5 百分位数);⑥羊水过少(羊水指数 <5cm);⑦脐动脉多普勒检测舒张期逆向血流;⑧新发肾功能异常或肾功能进一步损伤患者,建议应用糖皮质激素促胎肺成熟治疗,并延长孕周 48 小时。

(8)妊娠≤33^{+6} 周严重子痫前期的孕妇,病情稳定且胎儿成活,推荐给予糖皮质激素促胎肺治疗。若患者出现以下情况:①难治性高血压;②子痫;③肺水肿;④胎盘早剥;⑤弥散性血管内凝血;⑥胎儿状态不佳;⑦死产,无论胎龄多大,均应在母亲病情稳定后应立即启动分娩,不能因应用

糖皮质激素而延误。

(9)子痫前期患者分娩方式的选择应根据胎龄、胎先露、宫颈条件及母胎情况而定,有条件者可阴道试产。

(10)子痫患者应给予硫酸镁解痉治疗(详细子痫抢救技术请参见第九章第六节子痫)。硫酸镁是子痫治疗的一线药物,也是重度子痫前期预防子痫发作的预防用药。硫酸镁控制子痫再次发作的效果优于地西泮、苯巴比妥和冬眠合剂等镇静药物。除非存在硫酸镁应用禁忌证或者硫酸镁治疗效果不佳,否则不推荐使用苯巴比妥和苯二氮䓬类药物(如地西泮)用于子痫的预防或治疗。

(11)严重子痫前期患者,建议在产时及产后应用硫酸镁治疗,预防子痫前期发展为子痫。

对于非重度子痫前期的患者也可酌情考虑应用硫酸镁。

1)控制子痫抽搐:静脉用药负荷剂量为 4~6g,溶于 10% 葡萄糖溶液 20ml 静脉推注(15~20 分钟),或 5% 葡萄糖溶液 100ml 快速静脉滴注,继而 1~2g/h 静脉滴注维持。或者夜间睡眠前停用静脉给药,改用肌内注射,用法为 25% 硫酸镁 20m1+2% 利多卡因 2ml 臀部肌内注射。24 小时硫酸镁总量 25~30g。

2)预防子痫发作:适用于重度子痫前期和子痫发作后,负荷剂量 2.5~5.0g,维持剂量与控制子痫抽搐相同。用药时间长短根据病情需要调整,一般每天静脉滴注 6~12 小时,24 小时总量不超过 25g;用药期间每天评估病情变化,决定是否继续用药;引产和产时可以持续使用硫酸镁,若剖宫产术中应用要注意产妇心脏功能;产后继续使用 24~48 小时。

3)若为产后新发现高血压合并头痛或视力模糊,建议启用硫酸镁治疗。

4)硫酸镁用于重度子痫前期预防子痫发作以及重度子痫前期的期待治疗时,为避免长期应用对胎(婴)儿钙水平和骨质的影响,建议及时评估病情,病情稳定者在使用 5~7 天后停用硫酸镁;在重度子痫前期期待治疗中,必要时间歇性应用。

需要注意,血清镁离子有效治疗浓度为 1.8~3.0mmol/L,超过 3.5mmol/L 即可出现中毒症状。如孕妇同时合并肾功能不全、心肌病、重症肌无力等,或体重较轻者,则硫酸镁应慎用或减量使用。

条件许可,用药期间可监测血清镁离子浓度。

(12)子痫前期行剖宫产的患者,应在术中及术后应用硫酸镁以防子痫发作。

(13)对需要分娩镇痛或剖宫产的子痫前期患者,应留有充足的时间建立麻醉,推荐采用椎管内麻醉(腰麻或硬膜外麻醉)。

(14)有创性血流动力学监测有增加感染和血栓形成的风险,故不推荐严重子痫前期患者常规使用。

(15)妊娠期高血压、子痫前期或慢性高血压并发子痫前期患者,分娩后需继续监测血压≥72小时,并于产后7~10天复查,有自觉症状者应提前复查。

(16)应对患者(不仅仅是子痫前期患者)进行产后出院指导和健康教育,包括子痫前期的症状和体征,一旦出现此类症状和体征应及时就医。

(17)产后新发高血压伴头痛或视力模糊,或子痫前期伴严重高血压患者,建议给予硫酸镁解痉治疗。

(18)产后持续性高血压患者,收缩压≥150mmHg或舒张压≥100mmHg(2次测量时间至少相隔4~6小时),建议应用降压药物进行治疗,若收缩压≥160mmHg或舒张压≥110mmHg,应在1小时内进行降压治疗。

3. HELLP 综合征的管理　HELLP 综合征以溶血(hemolysis,H)、肝酶升高(elevated liver enzymes,EL)和血小板减少(low platelets,LP)为特点,是妊娠期高血压疾病严重并发症之一,常危及母婴生命安全,及时诊断与有效干预对改善母儿预后有重要意义。

(1)HELLP 综合征患者,若胎儿不能成活,应在病情稳定后立即终止妊娠。

(2)妊娠≥34 周 HELLP 综合征患者,待患者病情稳定后立即终止妊娠。

(3)妊娠 <33^{+6} 周 HELLP 综合征患者,若胎儿成活,可应用糖皮质激素促胎肺成熟治疗24~48 小时后分娩。

总而言之,妊娠期高血压疾病发病率较高且常对母婴构成严重威胁。由于其病因的复杂性、临床表现的多样性,对妊娠期高血压疾病的管理策略仍有待进一步完善。

【后续问题】

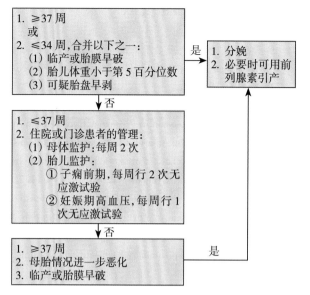

图 7-4-1　妊娠期高血压及未合并严重指标子痫前期患者的管理

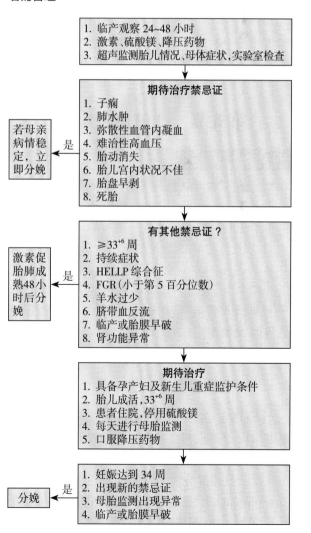

图 7-4-2　严重子痫前期患者的管理

(连岩　王谢桐)

251

参考文献

1. 中华医学会妇产科学分会妊娠期高血压疾病学组.妊娠期高血压疾病诊治指南(2015).中华围产医学杂志,2016,3(19):161-169.

2. American College of Obstetricians and Gynecologists. Task Force on Hypertension in Pregnancy.Hypertension in pregnancy Report of the American College of Obstetricians and Gynecologists' Task Force on Hypertension in Pregnancy. Obstetrics & Gynecology,2013,122(5):1122

3. Magee LA,Pels A,Helewa M,et al.Canadian Hypertensive Disorders of Pregnancy Working Group.Diagnosis, evaluation,and management of the hypertensive disorders of pregnancy:executive summary.J Obstet.Gynaecol.Can, 2014,36(5):416-441.

4. Visintin C,Mugglestone MA,Almerie MQ,et al. Management of hypertensive disorders during pregnancy:summary of NICE guidance. BMJ,2010,341:2207.

5. Lowe SA,Bowyer L,Lust K,et al. The SOMANZ Guidelines for the Management of Hypertensive Disorders of Pregnancy 2014.Australian & New Zealand Journal of Obstetrics and Gynecology,2010,49(3):242-246

第五节　产前出血疾病

【导读】

　　产前出血性疾病发病急、病情重,危及母儿生命,大多需要剖宫产终止妊娠。尽管如此,临床上还是有一些可以在保证母婴安全的前提下选择阴道分娩,以降低母体的损伤。本节主要介绍前置胎盘、胎盘血管前置、前置胎盘中孕引产、轻型胎盘早剥等的产前评估、分娩适应证、产程管理及处理关键等。

一、前置胎盘

【概述】 前置胎盘(placenta previa),是指胎盘组织覆盖或毗邻宫颈内口。前置胎盘分两类:前置胎盘(胎盘覆盖宫颈内口,包括既往的完全性前置胎盘和部分性前置胎盘)和低置胎盘(low-lying placenta,胎盘边缘距离宫颈内口2cm以内但不覆盖,包括既往的边缘性前置胎盘和低置胎盘)。低置胎盘会增加出血和其他不良妊娠结局的风险。妊娠中期胎盘前置状态常因胎盘"移行"

而发生变化,建议以临床处理前的最后一次检查来确定其分类。

Williams Obstetrics 曾建议剖宫产是适用于所有前置胎盘的分娩方式,说明各类前置胎盘均易发生严重的母儿并发症如产时、产后出血等。但在临床实践中,部分的低置胎盘若无头盆不称、产时出血少、进展快,在有条件的医疗机构、备足血源及严密监测条件下可行阴道试产。

【临床表现】 胎盘前置主要表现为孕中晚期无痛性阴道流血。70%~80% 胎盘前置患者孕期会出现至少 1 次的阴道流血。约 10%~20% 患者阴道出血前会有子宫收缩,不到 10% 至孕足月仍无症状。低置胎盘的阴道出血多发生在 36 周以后,出血量较少或中等量。

【诊断】 在妊娠的任何时期,怀疑前置胎盘,推荐使用经阴道超声进行检查,其准确性明显高于经腹超声,并具有安全性。在中孕(20 孕周左右)时超声发现胎盘前置状态者行阴道超声随访胎盘移行情况,30~32 周左右确诊,无症状的低置胎盘 36 周左右复查,同时注意有无植入及胎方位等。

【处理】

1. **阴道试产** 前置胎盘和大多低置胎盘患者均具有剖宫产指征。一部分低置胎盘患者可考虑阴道试产。

(1)指征:低置胎盘,出血少,无头盆不称者可考虑阴道分娩,尤其是胎盘边缘距宫颈内口 11~20mm 的患者。

(2)分娩前评估:产前全面而准确的超声评价,是阴道试产成功的可靠保证。

1)孕晚期进一步确诊:胎盘边缘距离宫颈内口的距离,是影响阴道试产成功的重要因素。SOGC 明确指出,35~36 周后经阴道 B 超显示胎盘边缘到宫颈内口的距离对分娩方式有指导意义。

2)临产后再次超声确诊:临产后潜伏期即发生明显的阴道流血,色鲜红者,要考虑低置胎盘。此时应进一步明确分娩方式。Bronsteen R 等人的研究发现当胎盘边缘距离宫颈内口为 10~20mm 时,阴道分娩的成功率为 76.5%,而胎盘边缘距宫颈内口为 0~10mm 时,阴道分娩的成功率仅为 27.3%。

3)产后并发症的评估:产后出血的发生率与胎盘边缘距宫颈内口的距离及胎盘厚度有关。胎盘边缘距宫颈内口 1~10mm 时,分娩前、后

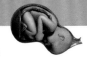

出血量和严重产后出血的比率均比距宫颈内口 11~20mm 者明显增加；2/3 以上距宫颈内口 >10mm 的低置胎盘，不会增加阴道出血风险，可建议考虑阴道试产。另外，胎盘越厚试产中发生出血的风险越高，当靠近宫颈内口的胎盘厚度 >10mm 时，阴道分娩成功率亦明显降低。

（3）分娩时机：无症状、出血少的低置胎盘患者建议≥38 周终止妊娠。

（4）注意事项

1）需在全程开放静脉通道，并备血，必要时输血。

2）加强胎儿电子监护，可采用连续胎心监护。阴道助产时胎盘受胎头及骶骨两个骨性器官的挤压，易出现胎盘血流受压的情况，从而导致胎儿缺氧。

3）减少出血及止血措施：通过人工破膜（宫口开大 2~4cm）、使用缩宫素、腹带加压等方法，加速产程进展，帮助胎头下降以压迫前置的胎盘部分而达到止血目的。

4）协助胎盘娩出：在持续性使用宫缩剂，使子宫收缩的同时行人工剥离胎盘，动作轻柔，谨防损伤子宫肌层引起出血，并注意胎盘粘连或植入的存在。

5）防止产后出血：胎盘娩出后尽快使用针对子宫下段收缩的制剂如前列腺素类、麦角新碱等，同时行子宫按压或宫腔填塞等措施。如仍不能止血，应果断开腹手术止血，或配合盆腔动脉栓塞术等。

6）胎盘植入的处理：术前已考虑到胎盘植入者，如胎盘不能自然娩出，在人工剥离胎盘时发现胎盘与子宫壁间部分或全部紧密粘连没有间隙即可诊断，马上按照胎盘植入处理。不要强行取出胎盘，容易导致大出血。

7）产后处理：仔细检查胎盘情况，并逐一探查阴道、宫颈、子宫下段等处有无裂伤，及时修复；新生儿送 NICU 观察；注意纠正孕妇贫血，预防感染。

8）急转剖宫产：临产后阴道出血量较多，短时间内不能分娩者；若人工破膜后，胎头下降不理想仍有出血者；或产程进展不顺利者，应立即改行剖宫产术。

2. 前置胎盘合并足月死胎 在阴道出血不多，母亲安全的前提下可行阴道分娩，并辅以如下手法：

（1）死胎为臀位：可将两个手指伸入宫口内抓住胎足，利用胎足和胎臀压迫前置的胎盘，另一只手放在下腹部引导胎儿臀部进入骨盆腔，以便压迫止血及促进胎儿娩出。

（2）死胎为头位：可利用头皮钳牵拉胎头，压迫止血。

3. 中孕引产

适应证：对于计划外生育、胎死宫内或胎儿畸形需要中孕引产的胎盘前置状态。引产方法的选择应根据胎盘附着的位置、有无其他合并症、有无出血及出血多少等情况综合考虑。根据不同个体选择恰当的药物剂量和给药途径。

（1）介入后引产：对于大多数胎盘前置状态引产，特别是中央性前置胎盘，合并胎盘植入，超声提示胎盘种植部位血流异常丰富者，预防性子宫动脉栓塞术可使子宫胎盘局部血流减少，避免引产过程中因胎盘剥离而出现的大出血。

方法

1）子宫动脉栓塞可用无菌明胶海绵颗粒与适量造影剂混合单纯栓塞，也可先注入甲氨蝶呤 50mg 后再注入明胶海绵颗粒的联合应用。

2）子宫动脉栓塞术后 2 小时，配伍米非司酮每天 100mg，共 300mg。

3）子宫动脉栓塞术后 6 小时，在 B 超下定位，行羊膜腔注射依沙吖啶 100mg。术后观察宫缩情况，等待胎儿及其附属物娩出。超过 72 小时无宫缩者视为依沙吖啶引产失败。

4）引产过程中孕妇出现阴道大出血，需立即转行剖宫取胎术或子宫切除术。

5）胎盘完全覆盖宫颈内口者在宫口开大 2~3cm 时行胎盘打洞，放尽羊水，钳夹胎头或胎肢行牵引，经阴道娩出。

6）胎盘娩出后常规给予宫缩剂，静脉滴注或宫颈注射，并清宫。

注意事项

1）术前查肝肾功能正常，并预防性使用抗生素 1 天。

2）术后严密观察患者生命体征，注意阴道流血、腹痛、胎儿及附属物娩出情况，着重观察足背动脉搏动、穿刺部位有无血肿形成、臀部疼痛、下肢麻木等。

3）术后 48 小时内可使用镇痛剂。

4）分娩后使用抗生素 24 小时，若体温升高者延长至 48~72 小时。

5）引产胎儿及附属物排出 24 小时后开始行促进子宫侧支循环形成的治疗。

6）胎儿娩出后 24~48 小时复查 B 超了解有无胎盘残留,若有残留行清宫术。

7）产后 30 天行 B 超复查了解子宫及附件情况;栓塞术后电话随访 6~12 个月,随访月经恢复及阴道出血情况。

8）子宫动脉栓塞术对于植入并残留的胎盘组织也有一定促进坏死吸收的作用。胎盘植入浅的病灶可以考虑在栓塞后 24 小时左右予以清除,植入深的病灶可暂不清除,经观察一段时间后植入并残留的胎盘可逐渐缩小、吸收或自行排出。

(2) 依沙吖啶配伍米非司酮引产:对于前置胎盘未合并植入者可考虑采用依沙吖啶羊膜腔注射引产。且依沙吖啶羊膜腔注射与米非司酮口服联合应用的引产效果优于单独使用依沙吖啶。

方法

口服米非司酮,首剂 100mg。此后 12 小时 1 次,每次 50mg,共 4 次,总量 300mg。每次服药前后均禁食 2 小时。服药期间,行经腹彩超监测下,向羊膜腔内注射依沙吖啶 100mg,等待胎儿排出。

注意事项

1）严格掌握依沙吖啶及米非司酮的禁忌证。

2）在引产过程中应密切观察患者有无副反应、体温及宫缩等情况,10%~20% 的孕妇在应用依沙吖啶后 24~48 小时体温一过性上升达 37.5℃,有 1% 超过 38℃ 甚至 39℃ 以上者。大多数不需处理,胎儿娩出后即可恢复正常;超过 38℃ 可对症降温治疗。

3）严密观察产程进展及阴道出血情况,仔细记录宫缩强度、宫口扩张程度。

4）如果有活动性阴道出血应该立即进行阴道检查,宫口扩张 2~3cm 者可破膜钳夹胎体使其下降压迫胎盘减少出血,并促进子宫收缩加快产程,也可胎盘打洞、助娩或钳夹帮助娩出胎儿,减少出血。

5）胎儿娩出后,应立即用前列腺素类等宫缩剂加强宫缩。若胎盘滞留或出血量 >100ml 应立即行钳夹胎盘及清宫术。若胎盘剥离面出血多,可行宫腔填塞或放置宫腔球囊压迫止血(具体产后出血处理参考第九章第五节产后出血)。

6）宫口扩张不良、产程进展不顺,或有大

量出血者须改为剖宫取胎术。若术中采取各项止血措施均无效,应向家属交代病情,果断切除子宫。

以上两种引产方法亦可联合胎儿心内注射,先致死胎儿停止胎盘循环,再行羊膜腔注射。具体方法:经腹彩超监测下,胎儿心腔内注射依沙吖啶(或 10%氯化钾)在胎儿心跳停止后再向羊膜腔内注射依沙吖啶。

(3) 米非司酮 + 米索前列醇引产

方法

晨起空腹口服复合米非司酮 50mg,间隔 12 小时,连服 3 天,第 4 天晨起口服米索前列醇 400μg,或 200μg 塞肛,间隔 2 小时,若无规律性宫缩,则加用 200μg,专人守候观察引产效果。如仍无宫缩发作者,将采用其他引产方式。胎儿娩出后予以常规清宫术,术后均使用抗生素预防感染。

注意事项

1）严格掌握米非司酮与米索前列醇的禁忌证。

2）注意观察末次服用米索到胎儿排出时间及其分娩时的出血量,胎盘娩出完整情况及药物的副反应。

3）其他注意事项同前。

【关键点】

1. 低置胎盘患者在有条件的医疗机构中行阴道试产。

2. 充分与家属及患者沟通,做好紧急剖宫产的准备。

3. 产前产时仔细评估,超声影像学检查意义重大,重点观察胎盘边缘厚度及距宫颈内口的距离。

4. 密切监护胎儿宫内情况,特别是胎儿窘迫。

5. 准备充足的血液制品,保证母子安全。

6. 引产方法选择适当,保证较高的成功率。一旦引产失败,立即行剖宫取胎术。

【处理流程图】 低置胎盘及前置胎盘处理流程见图 7-5-1、图 7-5-2。

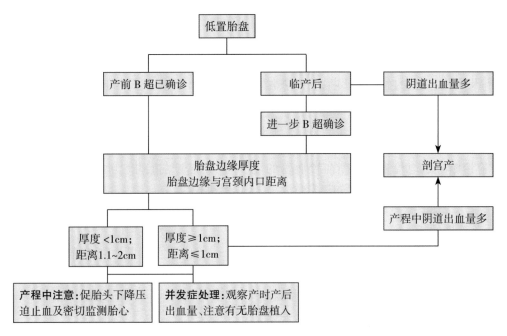

图 7-5-1　低置胎盘处理流程

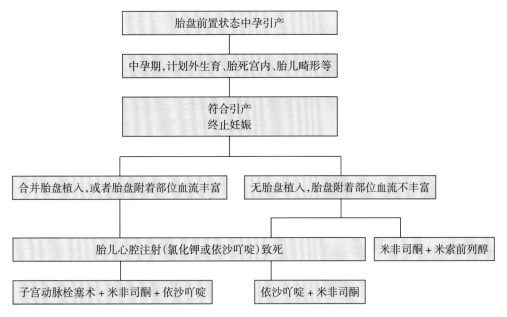

图 7-5-2　胎盘前置处理流程

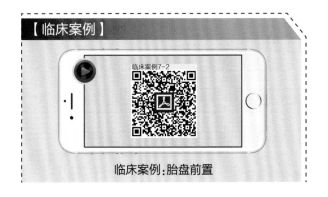

【临床案例】

临床案例：胎盘前置

二、前置血管

【概述】　前置血管（vasa previa）是指胎儿血管行走于子宫下段或宫颈内口处的胎膜及绒毛膜间，位于胎先露的前方。通常情况下，这些前置血管容易破裂受压。一旦血管破裂，就会导致胎儿失血，危及胎儿生命。血管前置的总体发病率是 1/2500。危险因素包括帆状胎盘、双叶胎盘和副胎盘、辅助生殖技术、多胎妊娠及前置胎盘病

255

史等。

【临床表现】 前置血管产前可无任何临床表现，或表现为无痛性阴道出血伴胎心异常。产时阴道检查扪及索状、搏动的血管可诊断；临产破膜后突发的胎心异常甚至消失，或伴有阴道出血则可疑前置血管。

【诊断】

1. **产前诊断** 超声检查是诊断前置血管的主要手段。产前超声诊断血管前置应遵循以下原则：

（1）注意脐带的插入部位：特别是中孕期低置胎盘者；超声难以显示脐带胎盘插入处的，高度警惕血管前置的可能性。

（2）警惕高危因素：有帆状胎盘、双叶胎盘、副胎盘等高危因素存在时，需行经阴道超声，并仔细检查宫颈内口处。

（3）注意漏诊：可疑前置血管时，需经阴道超声彩色多普勒检查，以鉴别此可疑血管来自母体还是胎儿。

（4）复查：中孕期发现有血管前置的，孕晚期需复查。

2. **产时识别前置血管** 阴道检查扪及索状、搏动的血管；胎膜破裂时伴阴道流血，同时出现胎心率变化。

【处理】

1. 孕 28~30 周后每周 2 次胎心监护评估脐带受压情况。

2. 产前已明确诊断的前置血管，应在具备母儿抢救条件的医疗机构进行待产，推荐在 34~36^{+6} 周行剖宫产终止妊娠。若产时诊断血管前置，须尽快分娩，有条件可助产。必要时抢救新生儿紧

急输血。

3. 若发生前置血管破裂，胎儿存活，应立刻剖宫产终止妊娠。有时前置血管出现在主、副胎盘之间，恰好位于子宫下段前壁，在切开子宫下段时容易切断前置的血管而导致胎死宫内，故在扩大子宫下段肌层切口后要仔细检查胎膜上有没有粗大的血管附着。

4. 若产前胎儿已死亡，则选择阴道分娩。

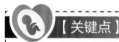

【关键点】

1. 虽发生率低，但围产儿死亡率高。

2. 产前诊断主要依靠 B 超，特别是孕中期常规超声检查发现低置胎盘或胎盘异常时，需检查脐带的插入部位。产时诊断主要依靠临床表现。

3. 处理原则是首选剖宫产终止妊娠，抢救胎儿，术中警惕医源性损伤。胎儿死亡则选择阴道分娩。

【处理流程图】 前置胎盘处理流程见图 7-5-3。

三、产时胎盘早剥

【概述】 胎盘早剥（placental abruption）是指妊娠 20 周以后正常位置的胎盘在胎儿娩出前从子宫壁剥离。产时胎盘早剥是我们要警惕的，特别是在高龄、胎膜早破、羊水过多、多胎妊娠、急产、易栓症等高危因素存在时。

【临床表现】 急性显性胎盘早剥通常表现为阴道流血、腹痛和宫缩。随着胎盘剥离加剧，可能出现子宫压痛、宫缩频繁、胎心异常、胎死宫内。慢性胎盘剥离临床表现隐匿，往往与胎盘缺血性

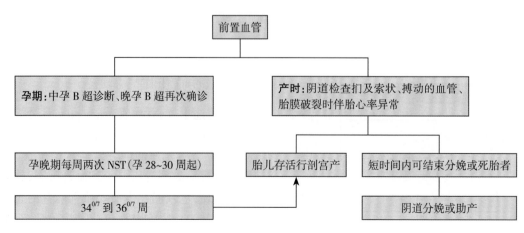

图 7-5-3　前置胎盘处理流程

病变有关。通常情况下,表现为间歇性、轻微的阴道流血,常合并有慢性胎盘炎性改变和功能障碍,如羊水过少、胎儿生长受限、未足月胎膜早破和子痫前期。产程中出现的胎盘早剥表现为阴道出血、血性羊水、胎心异常等。

【诊断】　产程中出现的胎盘早剥以临床诊断为主。产程中出现突发的阴道流血、宫缩过频、胎心异常等均有发生潜在胎盘早剥的可能。阴道出血可由轻度到重度,有时可能因胎盘隐匿出血致出血量被低估。胎盘早剥典型宫缩特点是高频低强度。

【处理】　产时胎盘早剥的处理取决于发病的严重程度、母胎状况及产程进展。

1. **分娩前处理**　一旦确诊或产时高度可疑胎盘早剥,应采取预防措施来避免不良母儿结局的出现,包括基础实验室检查(血红蛋白、红细胞压积、血小板计数、纤维蛋白原、凝血功能)、静脉穿刺、备血、持续胎心监护以判断胎儿宫内情况、与手术室和新生儿科的联系沟通。

2. **阴道分娩的选择**

(1)胎儿存活,以显性出血为主,宫口已开大,经产妇一般情况较好,估计短时间内能结束分娩者,人工破膜后可经阴道分娩。建议全程胎心监护,分娩过程中若出现胎儿窘迫或破膜后产程无进展应尽快行剖宫产术。从决策到剖宫产手术需要做出快速反应,出现胎儿心动过缓 20 分钟以内终止妊娠可改善新生儿预后。

(2)足月或未足月发生的胎盘早剥需终止妊娠时催引产不是禁忌,但是要严密监测母胎状况。

(3)若胎儿已死亡,在评价产妇生命体征前提下首选阴道分娩。严重的早剥致死胎儿且合并凝血功能异常者,抢救产妇是治疗重点。

(4)胎盘早剥合并胎死宫内属于产科急危重症,一般失血多,情况危急。应立即转诊至有救治能力的综合医院,且积极补充血容量,改善微循环;不论是剖宫产还是引产,均应先行人工破膜。

3. **产后出血的处理**　由于凝血功能障碍及子宫收缩乏力,胎盘早剥患者常发生产后出血。应及时给予宫缩剂,针对性补血制品。另外可采用压迫止血、动脉结扎、动脉栓塞、子宫切除等方法控制出血。

【注意事项】

1. 分娩过程中密切观察血压、脉搏、宫底高度、宫缩与出血情况。

2. 密切监测孕妇血流动力学和血栓各项指标必须检测以及时发现凝血功能异常。

3. 阴道分娩时建议全程行胎心电子监护及宫内压力测量,了解胎儿宫内状况,并备足血制品。

【关键点】

1. 向患者及家属充分交代病情。

2. 根据早剥的孕周、分级、有无并发症、宫口开大情况、胎儿宫内状况等综合分析,做出最恰当处理。

3. 阴道分娩过程中,密切胎心监护判断胎儿宫内状况及宫腔压力情况,并备足血制品。

4. 若胎儿死亡,在评价产妇生命体征及生命支持的前提下首选阴道分娩。如果出现明显的胎位异常、母体病情恶化等,为避免病情进一步加重,应手术终止妊娠。

5. 阴道分娩过程中的重要措施是人工破膜,以保护子宫促进产程。

6. 产后 24 小时内密切监测产妇的血常规、凝血功能的变化,注意产后出血及DIC 等并发症的出现。

(邹丽　刘晓夏)

参考文献

1. Cunningham F,Leveno K,Bloom S,et al. Williams Obstetrics.24th edition. New York:McGraw-Hill Education,2014:793-814

2. UM Reddy,AZ Abuhamad,D Levine,et al. Fetal Imaging Workshop Invited,Fetal imaging:executive summary of a joint Eunice Kennedy Shriver National Institute of Child Health and Human Development,Society for Maternal-Fetal Medicine,American Institute of Ultrasound in Medicine,American College of Obstetricians and Gynecologists,American College of Radiology,Society for Pediatric Radiology,and Society of Radiologists in Ultrasound Fetal Imaging workshop. Obstet. Gynecol,2014,123(5):1070-1082.

3. Y Oyelese, JC Smulian. Placenta Previa, Placenta Accreta, and Vasa Previa. Obstet Gynecol, 2006, 107: 927-941.

4. 中华医学会妇产科学分会产科学组. 前置胎盘的临床诊断与处理指南. 中华妇产科杂志, 2013, 48(2): 148-150.

5. SOGC. Diagnosis and Management of Placenta Previa. SOGC CLINICAL PRACTICE GUIDELINE, 2007, 189: 261-266.

6. R Bronsteen, R Valice, W Lee, et al. Effect of a low-lying placenta on delivery outcome. Ultrasound Obstet Gynecol, 2009, 33(2): 204-208.

7. P Vergani, S Ornaghi, I Pozzi, et al. Placenta previa: distance to internal os and mode of delivery. Am. J. Obstet. Gynecol, 2009, 201(3): 266, 261-265.

8. GHOURAB. Third-trimester transvaginal ultrasonography in placenta previa_ does the shape of the lower placental edge predict clinical outcome? Ultrasound Obstet Gynecol, 2001, 18: 103-108.

9. RCOG. Placenta praevia, placenta praevia accreta and vasa praevia: diagnosis and management. Green-top Guideline, 2011: 27.

10. S. Kato, A. Tanabe, K. Kanki, et al. Local injection of vasopressin reduces the blood loss during cesarean section in placenta previa. J. Obstet. Gynaecol, 2014, 40(5): 1249-1256.

11. L Huang, R Awale, H Tang, et al. Uterine artery embolization, not cesarean section, as an option for termination of pregnancy in placenta previa. Taiwanese journal of obstetrics & gynecology, 2015, 54(2): 191-193.

12. 王蕴慧. 中期妊娠引产胎盘前置的处理. 中国实用妇科与产科杂志, 2012, 8(9): 663-666.

13. 中华医学会妇产科学分会产科学组. 胎盘早剥的临床诊断与处理规范. 中华妇产科杂志, 2012, 12: 957-958.

14. R Bronsteen, A Whitten, M Balasubramanian, et al. Vasa previa: clinical presentations, outcomes, and implications for management, Obstet. Gynecol, 2013, 122(2 Pt 1): 52-357.

第六节 胎盘早剥

【导读】

胎盘早剥(placental abruption)是指妊娠20周后或分娩期,正常位置的胎盘在胎儿娩出前,部分或全部从子宫壁剥离,是妊娠期严重的并发症之一。胎盘早剥可并发死胎、弥散性血管内凝血、产后出血、羊水栓塞及急性肾衰竭。该病起病急、发展快,处理不及时可危及母儿生命。应根据胎盘早剥的孕周、分级、有无并发症、宫口扩张情况、胎儿宫内状况等综合分析,做出最恰当的处理。

【概述】 胎盘早剥国内报道发病率为0.46%~2.1%,国外为1%~2%。胎盘早剥的高危因素包括孕妇子宫胎盘血管病变、机械性因素、子宫静脉压升高、高龄多产、外伤、不良生活习惯如吸烟、酗酒、吸食可卡因等。胎盘早剥主要病理改变是底蜕膜出血并形成血肿,使胎盘从附着处分离,分为显性剥离、隐性剥离和混合性剥离。胎盘早剥可引起子宫胎盘卒中,导致产后出血,受损的胎盘及蜕膜可释放大量组织凝血活酶,进入母体血液循环从而激活凝血系统,诱发弥散性血管内凝血(disseminated intravascular coagulation, DIC),在肺、肾等器官内形成微血栓,引起器官缺氧及功能障碍。DIC继续发展可激活纤维蛋白溶解系统,产生大量纤维蛋白原降解产物,引起继发性纤溶亢进,最终导致严重的凝血功能障碍。

【临床表现】 胎盘早剥的典型临床表现为:阴道出血、腹痛、子宫收缩和子宫压痛。我国《胎盘早剥临床诊断与处理规范》(第1版)推荐使用0~Ⅲ级的临床分级,作为对病情的判断与评估(表7-6-1)。

表7-6-1 胎盘早剥的分级

分级	临床特征
0级	胎盘后有小凝血块,但无临床症状
Ⅰ级	阴道出血;可有子宫压痛和子宫强直性收缩;产妇无休克发生,无胎儿窘迫发生
Ⅱ级	可能有阴道出血;产妇无休克;有胎儿窘迫发生
Ⅲ级	可能有外出血;子宫强直性收缩明显,触诊呈板状;持续性腹痛、产妇发生失血性休克,胎儿死亡;30%的产妇有凝血功能指标异常

【诊断】

1. **高危因素** 包括产妇有血管病变、机械因素、子宫静脉压升高、高龄多产、外伤及吸烟、酗酒等,应详细询问病史。

2. **临床表现** 典型症状是阴道出血、腹痛、子宫收缩和子宫压痛。早期常表现为胎心率的变化和宫缩间歇子宫不松弛。触诊时子宫张力增大,宫底增高,严重时子宫呈板状,压痛明显,胎位触及不清,胎心率改变或消失。胎盘早剥Ⅲ级者病情凶险,可迅速发生休克、凝血功能障碍甚至多器官功能损害。胎盘早剥的严重程度可与阴道出血量不相符。后壁胎盘的剥离常多表现为腰背部疼痛,子宫压痛可不明显。部分胎盘早剥伴有宫缩,但宫缩频率高、幅度低,间歇期也不能完全松弛。

3. 辅助检查

(1) 超声检查:可协助了解胎盘的部位及胎盘早剥的类型,并可确定胎儿大小及存活情况,同时可排除前置胎盘。典型声像图显示胎盘与子宫壁之间出现边缘不清楚的液性低回声区即为胎盘后血肿、胎盘异常增厚、胎盘绒毛膜板凸入羊膜腔、羊水内出现流动的点状回声等。超声检查阴性结果不能完全排除胎盘早剥,尤其是胎盘位于子宫后壁时,应动态超声检查。

(2) 胎心监护:用于判断胎儿宫内状况,胎盘早剥时可出现基线变异消失、变异减速、晚期减速、正弦波形及胎心率缓慢等表现。

(3) 实验室检查:包括全血功能检查和凝血功能检查。主要监测贫血程度、凝血功能、肝肾功能及电解质等,Ⅱ级与Ⅲ级患者应检测二氧化碳结合力,建议做血气分析。

根据上述结果常可作出临床诊断。怀疑有胎盘早剥时,应当在腹部体表划出子宫底高度以便观察。0级与Ⅰ级临床表现不典型,应依据超声检查确诊,并与前置胎盘相鉴别。Ⅱ级与Ⅲ级胎盘早剥症状与体征比较典型,诊断多无困难,注意与先兆子宫破裂相鉴别。

【处理】　治疗原则为早期识别,积极处理,及时终止妊娠、控制DIC,减少并发症的发生。母儿预后与处理是否得当有关。

1. 纠正休克　监测产妇生命体征,积极输血、补液维持血液循环系统的稳定,有DIC表现者要尽早纠正凝血功能障碍。使血红蛋白维持在100g/L,红细胞压积>30%,尿量>30ml/h。

2. 监测胎儿宫内状况　持续电子胎心监护以判断胎儿的宫内情况。对有外伤史的产妇,疑有胎盘早剥时,应至少行4小时胎心监护,以早期发现胎盘早剥。评估胎儿是否存活时要依靠超声检查。

3. 保守治疗　对于妊娠32~34周的0~Ⅰ级胎盘早剥者,可给予保守治疗。孕34周前给予糖皮质激素促胎肺成熟。孕28~32周,以及<28周的产妇,如为显性阴道出血,子宫松弛,孕妇及胎儿状况稳定,行促胎肺成熟治疗的同时可考虑保守治疗,分娩时机应权衡产妇和胎儿的风险后再行决定。保守治疗过程中,应密切监测胎

盘早剥情况,一旦出现阴道流血增加、子宫张力增高、凝血功能障碍及胎儿窘迫等,应立即终止妊娠。

4. 终止妊娠　胎盘早剥持续时间越长出现并发症的风险越高,原则上Ⅱ级、Ⅲ级胎盘早剥一旦确诊,应及时终止妊娠。应根据胎盘剥离的严重程度、孕妇生命体征、孕周、胎儿宫内状况、胎产式、胎方位、能否短期内分娩等决定终止妊娠的方式。

(1) 阴道分娩:适用于:①胎儿存活者,以显性出血为主,宫颈口已扩张。经产妇一般情况较好,估计短时间内可结束分娩者,可先行人工破膜术,使羊水缓慢流出,逐步降低子宫压力,防止胎盘继续剥离,并可促进子宫收缩,必要时静脉滴注缩宫素促进产程。分娩过程中应密切监测孕妇的血压、脉搏、宫底高度、宫缩、阴道流血量以及胎心率等变化,建议全程电子胎心监护,备足血液制品。一旦病情加重或出现胎儿窘迫征象应剖宫产结束分娩。②胎儿已死亡者,在评价产妇生命体征的前提下酌情经阴道分娩,抢救孕妇是治疗重点。应尽快实施人工破膜减压及促进产程进展,减少出血。慎用缩宫素以防子宫破裂。如伴有其他异常如横位等可行剖宫产术。应强调根据不同情况,个体化处理。

(2) 剖宫产:适用于:①Ⅰ级胎盘早剥出现胎儿窘迫,需要抢救胎儿者;②Ⅱ、Ⅲ级胎盘早剥不能在短时间内结束分娩者;③有剖宫产指征者;④阴道分娩过程中出现胎儿窘迫征象或破膜后产程无进展者,应尽快行剖宫产术;⑤病情急剧加重,危及孕妇生命时,不论胎儿存活与否,均应立即剖宫产。建议孕32周以上,胎儿存活,胎盘早剥Ⅱ级以上,尽快行剖宫产术,以降低围产儿死亡率;近足月的胎盘早剥者,应考虑终止妊娠并建议剖宫产术分娩为宜。术前常规检查凝血功能,并备足新鲜血、血浆和血小板等。术中取出胎儿与胎盘后,立即应用宫缩剂并按摩子宫促进子宫收缩,发现有子宫胎盘卒中时,在按摩子宫的同时,可给予热盐水纱垫湿热敷子宫。若发生难以控制的大量出血,或发生DIC,应快速输入新鲜血及凝血因子、酌情行子宫切除术。

5. 并发症的处理

(1) 产后出血:胎盘早剥病人易并发产后出血,产后应密切观察子宫收缩、阴道流血量及全身

情况。胎儿娩出后立即给予促进子宫收缩药物，如缩宫素、前列腺素制剂等；胎儿娩出后人工剥离胎盘，持续按摩子宫等。另可采用压迫止血、动脉结扎、动脉栓塞、子宫切除等手段控制出血。若仍有不能控制的子宫出血，或血不凝、凝血块较软，应按凝血功能障碍处理。

（2）凝血功能障碍：迅速终止妊娠，纠正凝血功能障碍：①按比例及时补充足量的红细胞悬液、新鲜冷冻血浆、血小板，酌情输入冷沉淀、纤维蛋白原等。②尽管 DIC 高凝阶段主张尽早应用肝素阻断 DIC 发展，但实际工作中很少捕捉到高凝这一短暂过程。禁止在有显著出血倾向或纤溶亢进阶段应用肝素。③当 DIC 处于血液不凝固或出血不止的纤溶亢进阶段时，可在补充凝血因子的基础上应用抗纤溶药物。常用药物有氨基己酸、氨甲环酸、氨甲苯酸、抑肽酶等。

（3）肾衰竭：若患者尿量 <30ml/h，提示血容量不足，应及时补充血容量；若血容量已补足而尿量 <17ml/h，可给予呋塞米 20~40mg 静脉推注，必要时可重复用药。注意监测肾功能、血气分析等，记液体出入量，维持电解质及酸碱平衡。若短期内尿量不增且血清尿素氮、肌酐、血钾进行性升高，并且二氧化碳结合力下降，提示肾衰竭。出现尿毒症时，应及时血液透析治疗。

对于胎盘早剥引起的严重并发症，主张多学科联合治疗，处理 DIC 应重点补充血容量及凝血因子，在改善休克状态的同时及时终止妊娠，以阻止凝血物质继续进入血管内而发生消耗性凝血功能障碍。

【处理流程图】　胎盘早剥的诊断及处理流程见图 7-6-1。

【后续问题】　胎盘可送病理检查，可能会发现胎盘血栓形成、绒毛纤维蛋白沉积、蜕膜坏死等病理情况。应注意检测有无先天性或获得性的易栓症。进行孕期宣教，避免吸烟、酗酒等不良生活习惯。

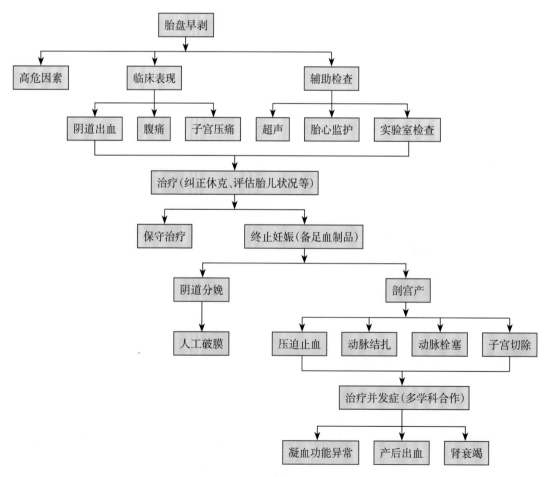

图 7-6-1　胎盘早剥的诊断及处理流程

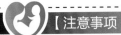
【注意事项】

　　超声检查可协助了解胎盘的部位及胎盘早剥的类型，同时排除前置胎盘，并可确定胎儿大小及存活情况，是诊断胎盘早剥的常用方法。然而，无异常时不能排除胎盘早剥的发生，应动态检查。对妊娠期高血压疾病、合并肾脏疾病等高危孕妇要加强妊娠期管理。妊娠晚期或分娩期，应鼓励孕妇适量活动，避免长时间仰卧；避免腹部外伤；对高危孕妇不主张行胎儿倒转术；应在宫缩间歇期进行人工破膜等。

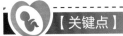
【关键点】

　　胎盘早剥治疗原则为早期识别，积极处理，及时终止妊娠、控制 DIC，减少并发症。应根据胎盘早剥的孕周、分级、有无并发症、宫口扩张情况、胎儿宫内状况等综合分析，进行处理。若胎儿死亡，在评价产妇生命体征及生命支持的情况下酌情阴道分娩，人工破膜是重要措施。如果病情恶化应尽快手术终止妊娠，同时纠正凝血功能异常，预防产后出血。对于胎盘早剥引起的严重并发症，主张多学科联合治疗。

【临床案例】

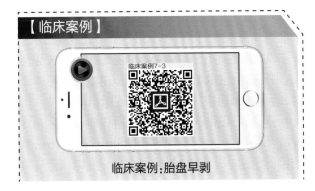

临床案例：胎盘早剥

（辛虹）

参考文献

1. Downes KL，Grantz KL，Shenassa ED. Maternal，Labor，Delivery，and Perinatal Outcomes Associated with Placental Abruption：A Systematic Review. Am J Perinatol，2017，34（10）：935-957.

2. Boisramé T，Sananès N，Fritz G，et al. Placental abruption：risk factors，management and maternal-fetal prognosis. Cohort study over 10 years. Eur J Obstet Gynecol Reprod Biol，2014，179：100-104.

3. Cunningham F，Leveno K，Bloom S，et al. Williams Obstetrics.24th edition. New York：McGraw-Hill Education，2014：793-799.

4. 谢幸，苟文丽. 妇产科学. 第 8 版. 北京：人民卫生出版社，2016：129-132.

5. 沈铿，马丁. 妇产科学. 第 3 版. 北京：人民卫生出版社，2015：159-162.

6. 中华医学会妇产科学分会产科学组. 胎盘早剥的临床诊断和处理规范. 中华妇产科杂志，2012，47（12）：957-958.

7. 中华医学会妇产科学分会产科学组. 妊娠晚期促子宫颈成熟与引产指南. 中华妇产科杂志，2014，49（12）：881-885.

第七节　死胎

【导读】

　　死胎时间长易引起凝血功能异常。确诊死胎的方法通常为超声检查。一旦确诊，应尽快终止妊娠。应详细询问病史，建议尸体解剖，尽量寻找病因，做好产后咨询。终止妊娠方法应综合判定，原则应尽量经阴道分娩，剖宫产仅在特殊情况下使用。

　　【概述】　妊娠 20 周后胎儿在子宫内死亡称为死胎（fetal death）。胎儿在分娩过程中的死亡，称为死产（stillbirth），为死胎的一种形式。死胎的病因有：①胎盘及脐带因素：前置胎盘、胎盘早剥、血管前置、急性绒毛膜羊膜炎、脐带帆状附着、脐带缠绕、脐带扭转、脐带打结、脐带脱垂等；②胎儿因素：胎儿出生缺陷（如重要脏器的结构异常、染色体异常、遗传代谢异常等）、胎儿生长受限、双胎输血综合征、胎儿感染、母儿血型不合等；③孕妇严重的妊娠合并症、并发症：妊娠期高血压疾病、心血管疾病、严重血液系统疾病、系统性红斑狼疮、糖尿病酮症酸中毒等；④子宫局部因素：子宫张力过大或收缩力过强、子宫畸形、子宫破裂等致局部缺血而影响胎盘、胎儿。胎儿死亡后，可表现浸软胎、压扁胎、纸样胎。胎儿死亡 4 周以上，退行性变的胎盘组织可释放促凝物质，激活母体凝血系统，易引发弥散性血管内凝血（DIC）。

　　【临床表现】　孕妇感觉胎动消失，腹部不再继续长大，乳房松软变小。胎儿在宫内死亡时间越长，分娩时越易发生 DIC。腹部查体发现宫底高度小于停经月份,无胎动及胎心音。

胎儿死亡后约 80% 在 2~3 周内自然娩出,若死亡后 3 周胎儿仍未排除,容易导致凝血功能障碍。胎死宫内 4 周以上者,DIC 发生机会增多,可引起分娩时严重产后出血。

【诊断】　检查时不能闻及胎心,子宫大小与孕周不符,超声检查可确诊。若胎儿死亡已久,超声可见颅骨重叠、颅板塌陷、颅内结构不清、胎儿轮廓不清、胎儿肿胀等。

【处理】

1. 一般处理　死胎一经确诊,首先应该详尽完善病史,包括家族史、既往史、本次妊娠情况。进行相关检查以帮助查找死胎原因:①羊膜腔穿刺用于细胞遗传学和感染检测;②孕妇生殖道病原学检查;③孕妇血液检查:巨细胞病毒、弓形虫、细小病毒、风疹病毒和梅毒等,肝、肾功能检查、抗磷脂抗体监测等;④建议尸检,胎盘、脐带、胎膜病理检查及染色体检查。根据上述检查结果,尽可能做好产后咨询。有报道死胎病史的孕妇再次妊娠死胎的风险增加 12 倍。特别强调根据死胎时间的长短,做好凝血功能检查。

2. 终止妊娠　凡确诊死胎,无论时间长短均应积极处理,处理前做好患者与家属的沟通。应根据孕周、胎盘位置及子宫有无瘢痕(特别注意凶险型前置胎盘状况),是否对胎儿尸检,要结合孕妇意愿,知情选择具体的终止妊娠方法。原则尽量经阴道分娩,剖宫产仅限于特殊情况下使用。

经阴道分娩引产方法有多种,包括:①前列腺素制剂:地诺前列酮凝胶或栓剂、米索前列醇引产;②机械性引产方法:球囊、Foley 导管、海藻棒等;③对肝肾功能正常且不要求胎儿尸检者,可采用依沙吖啶羊膜腔注射引产;④缩宫素引产:用缩宫素前可先口服雌烯酚 5mg 或戊酸雌二醇 3mg,每天 3 次,连用 5 天,以提高子宫平滑肌对缩宫素的敏感性;⑤妊娠 28 周前死胎,非瘢痕子宫可给予米非司酮配伍米索前列醇引产;⑥对于妊娠 28 周前死胎且有子宫瘢痕者,可酌情经阴道放置米索前列醇 200~400μg,每 6~12 小时 1 次,并不增加并发症的发生率,但尚需进一步研究来评价其疗效、安全性、最佳给药途径及剂量;⑦妊娠 28 周后的引产应参照我国《妊娠晚期促子宫颈成熟与引产指南(2014)》,国外指南可供参考,尽量阴道分娩(表 7-7-1);⑧孕妇有米索前列醇、依沙吖啶禁忌证或要求胎儿尸检者,推荐水囊引产。

表 7-7-1　2016 年《昆士兰临床指南:死产的处理》
(Queensland Clinical Guideline:Stillbirth care)

	20~28 周或同等子宫大小	28 周以上
引产前准备		地诺前列酮或宫颈置管
非瘢痕子宫	米索前列醇 400μg 每 6 小时 ×8 次	缩宫素 人工破膜术
瘢痕子宫者	米索前列醇 200μg 每 6 小时 ×8 次	宫颈置管 [在缩宫素和(或)人工破膜后由产科医师酌情应用]

3. 凝血功能异常处理　死胎行引产术前应详细询问病史,判断是否合并易导致产后出血及产褥感染的疾病,如肝炎、血液系统疾病等,及时给予治疗。胎儿死亡 4 周尚未排出者,应严密监测凝血功能。若纤维蛋白原 <1.5g/L,血小板 <100×10⁹/L,可输注纤维蛋白原及血小板,使纤维蛋白原 >1.5g/L,血小板 >75×10⁹/L 再行引产较为安全,并备新鲜血浆、冷沉淀及红细胞,防止产后出血和感染。

4. 分娩期处理

(1) 毁胎术:若死胎已近足月,为减少母体损伤,宫口开大后可考虑毁胎术。对除外骨盆明显异常及先兆子宫破裂的患者,各种头位死胎,臀先露或横位内倒转术后胎儿死亡,胎头娩出受阻时可采取穿颅术;对横位死胎无法实施内倒转者,在宫口接近开全时,可行断头术;对于宫口近开全行断头术困难、胎儿连体畸形或胸腹部过大(胸水、腹水)、肿瘤等,可行除脏术(具体见第六章第九节毁胎术)。

(2) 其他:引产过程中若出现先兆子宫破裂情况,则需行剖宫取胎术。产时可取羊水做病原体培养,胎盘娩出后应详细检查死胎、胎盘和脐带。国外指南建议死胎分娩应由围产期病理和新生儿专家或儿科医师进行细致的死胎外观检查,评估胎龄,对死胎进行耳、咽部的分泌物病原菌培养、染色体分析、胎盘病理检查等。对不明原因死胎,应争取尸检以明确死亡原因。产后严密观察子宫收缩,预防产后出血,应用抗生素预防感染。

【诊断及处理流程图】　死胎的诊断及处理流程见图 7-7-1。

【后续问题】　对于死胎患者,应详细询问家族史,建议尸检及胎盘、脐带、胎膜病理检查及染色体核型分析和(或)染色体微阵列分析提供遗传诊断,尽力寻找死胎原因,做好产后咨询。死胎孕

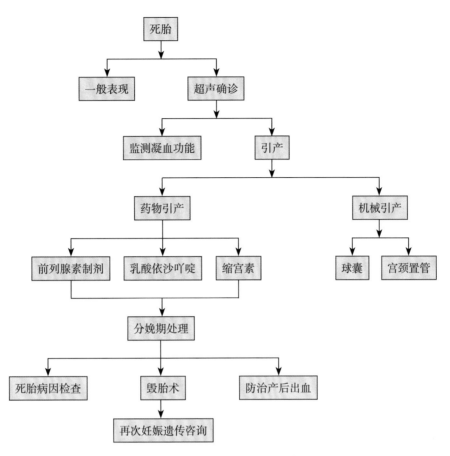

图 7-7-1　死胎的诊断及处理流程

妇再次妊娠建议遗传咨询及产前筛查及诊断,做好围产期保健工作。

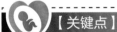【注意事项】

死胎时间较长者,终止妊娠时要注意监测凝血功能,积极防治产后出血。胎盘娩出后应详细检查胎盘和脐带,对不明原因的死胎,应争取尸检及胎盘、脐带、胎膜病理检查及染色体检查以明确死亡原因。

【关键点】

死胎处理原则是一经确诊,尽早终止妊娠。应根据孕周及子宫有无瘢痕,是否胎儿尸检,结合孕妇意愿,知情选择具体的终止妊娠方法。原则是尽量经阴道分娩,为减少母体损伤,可考虑行毁胎术。剖宫产仅限于特殊情况下使用。死胎时间较长者,终止妊娠时要注意监测凝血功能,积极防治产后出血。

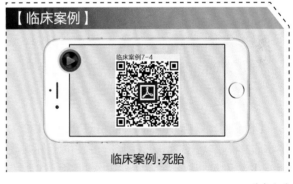

【临床案例】

临床案例:死胎

(辛虹)

参考文献

1. 谢幸,苟文丽.妇产科学.第 8 版.北京:人民卫生出版社,2016:120-121.

2. 沈铿,马丁.妇产科学.第 3 版.北京:人民卫生出版社,2015:154-155.

3. Cunningham F, Leveno K, Bloom S, et al. Williams Obstetrics.24th Edition. New York:McGraw-Hill Education, 2014:661-666.

4. Queensland Health(QLD). Queensland Clinical Guideline: Stillbirth care,2016.

5. World Health Organization. WHO recommendations for induction of labor, Geneva, Switzerland: WHO, 2011, 1212 (1): 19

6. Queensland Health (QLD).Queensland Clinical Guideline: Induction of labour, 2017.

7. American College of Obstetricians and Gynaecologists (ACOG).ACOG Practice Bulletin No. 107: Induction of labor. Obstetrics and gynecology, 2009 Aug, 114(2 Pt 1): 386-397.

8. Royal College of Obstetricians and Gynaecologists (RCOG). Late Intrauterine Fetal Death and Stillbirth. Green-top Guideline No.55, 2010 Oct.

9. 中华医学会妇产科学分会产科学组.妊娠晚期促子宫颈成熟与引产指南.中华妇产科杂志,2014,49(12):881-885.

10. 刘兴会,漆洪波.难产.北京:人民卫生出版社,2015: 157,267-271.

11. Royal College of Obstetricians and Gynaecologists (RCOG).Blood Transfusion in Obstetrics. Green-top Guideline No. 47, 2015 May.

12. 刘兴会,徐先明,段涛,等.实用产科手术学.北京:人民卫生出版社,2014:83-88.

第八节　羊水过多

【导读】

羊水过多(polyhydramnios)可导致早产、胎膜早破、脐带脱垂等并发症,临床上发现羊水过多时要根据有无胎儿畸形、孕周及孕妇症状的严重程度综合决定具体的处理方式。

【概述】　妊娠期间羊水量超过 2000ml 称为羊水过多。发病率为 0.5%~1%,多发生于妊娠晚期。少数发展迅速,称为急性羊水过多。多数发展缓慢,称为慢性羊水过多。羊水过多病因复杂,约 1/3 羊水过多病因不明,称为特发性羊水过多。2/3 羊水过多可能与胎儿畸形、妊娠合并症和并发症有关。羊水过多患者往往因宫腔内压力过高,诱发早产、胎膜早破、妊娠期高血压疾病;或因羊水量多,并发胎位异常。破膜时羊水骤然流出可引起脐带脱垂、胎盘早剥,导致胎儿缺氧,甚至胎心消失。分娩过程中存在羊水栓塞、产后出血等风险,合并胎儿畸形者要做好抢救新生儿的准备。

【临床表现】

1. **急性羊水过多临床较为少见**　常发生于妊娠 20~24 周,羊水量骤然增多,数日内子宫明显增大,产生一系列压迫症状。孕妇自觉腹部胀痛、腰酸、行动不便;因膈肌抬高引起呼吸困难、发绀,甚至不能平卧;因胃肠道受压迫而出现消化不良、呕吐、便秘等。检查见腹部明显膨隆,子宫大于妊娠月份,腹壁紧张、皮肤发亮,严重者皮肤变薄,可见皮下静脉;子宫张力大,胎位不清,胎心遥远或听不清。巨大子宫压迫下腔静脉,静脉回流受阻,可出现下肢、外阴或腹壁水肿。

2. **慢性羊水过多临床较为多见**　多发生在妊娠晚期,羊水在数周内缓慢增加,压迫症状较轻,孕妇能逐渐适应。腹部检查:子宫大于正常妊娠月份,子宫张力大,有明显液体震颤感,胎体常扪及不清或胎儿有浮动感,胎心遥远、微弱或听不清。

【诊断】

1. **超声**　是产前诊断羊水过多的主要方法。临床上发现羊水过多时要注意筛查有无合并胎儿畸形。临床羊水指数(amniotic fluid index, AFI)≥25cm 或羊水最大暗区垂直深度(amniotic fluid volume, AFV)≥8cm 可诊断羊水过多。羊水过多时超声应排除胎儿异常,如胎儿畸形(特别是消化道畸形)、双胎、巨大儿、胎儿水肿等,以及鉴别诊断于其他疾病,如腹水、卵巢囊肿、葡萄胎等。

2. **胎儿疾病检查**　羊膜腔穿刺采集羊水细胞培养或采集脐血细胞培养做染色体核型分析,排除胎儿染色体异常;羊水还可行聚合酶链式反应(polymerase chain reaction, PCR)检查了解是否感染细小病毒、巨细胞病毒、弓形虫、梅毒等。

3. **其他**　孕妇糖耐量试验排除妊娠期糖尿病、怀疑血型不合者(特别是 Rh 阴性孕妇)检测母体抗体滴度等。

【处理】　主要取决于胎儿有无畸形、孕周及羊水过多症状的严重程度。

1. **胎儿畸形**　一旦确定胎儿致死性畸形、染色体异常(主要指产前筛查目标性疾病),建议及时终止妊娠。对于多数非致死性畸形应根据其严重程度、对围产儿生命和生活质量的影响程度以及治疗效果,充分告知胎儿父母后选择是否放弃胎儿或进行治疗。放弃胎儿且一般情况较好的孕妇适于用乳酸依沙吖啶羊膜腔内引产。此外,可以选择人工破膜引产。对于要求抢救出生缺陷儿并阴道分娩的孕妇,建议最好在三级综合医院进行,分娩前尽可能争取多学科会诊,评估新生儿是否需要及时矫治,并酌情制定好新生儿畸形矫治方案,应根据不同类型的胎儿畸形采取不同的治疗措施。例如对于产前评估影响新生儿正常肺通气者,备好宽口径胃管、气管插管、喉罩等,应做好Ex utero intrapartum treatment(EXIT,子宫外产时手术)准备,必要时可同时行产房外科手术治疗。分娩过程中要严密监测胎儿状况,由经验丰富的产科医师及助产士接产,根据情况请儿科及相关学科医师在场协助新生儿复苏。应注意分娩前对产前超声及其他手段未发现的可能同时存在的出生缺陷进行告知和充分评估,并制定相应的预备方案。

2. 胎儿未见异常者

(1) 临床症状较轻者可继续妊娠,注意休息。前列腺素合成酶抑制剂如吲哚美辛可治疗羊水过多,但有促进胎儿动脉导管提前闭合的作用,其最佳给药剂量及给药时间尚未明确,有报道给予吲哚美辛25mg,每6小时口服1次或2~3mg/(kg·d),分2~3次口服,32周后停药。建议用药期间动态胎儿超声心动图检查。

(2) 压迫症状显著,有严重自觉症状,胎肺不成熟者可经腹羊膜腔穿刺放液,以缓解症状、延长孕周。放液时要注意:①超声指导下避开胎盘部位穿刺。②放羊水不宜过快,以500ml/h为宜,放水量一次不宜超过1500ml,以孕妇症状缓解为度。③密切监测孕妇血压、心率、呼吸变化;监测胎心,警惕放液过快引起胎盘早剥;预防早产。④操作应在严格消毒下进行,以防感染。⑤必要时3~4周重复放液以降低宫腔压力。⑥注意不要损伤子宫大血管,警惕羊水栓塞、胎盘早剥。

(3) 针对病因治疗,积极治疗糖尿病、妊娠期高血压疾病等合并症,母儿血型不合可酌情行宫内输血治疗。

3. 分娩期处理　羊水量反复增长,压迫症状严重,妊娠≥34周,胎肺已成熟者,可终止妊娠。胎肺未成熟者,可在羊膜腔内注入地塞米松10mg促胎肺成熟,24~48小时后考虑引产。引产及分娩过程中应注意防止脐带脱垂、胎盘早剥,警惕羊水栓塞;积极防治产后出血。若破膜后宫缩乏力,可静脉滴注缩宫素加强宫缩,严密观察产程进展。若破膜12小时后仍未分娩,应给予抗生素。分娩期常见并发症的预防及处理措施如下:

(1) 脐带脱垂的预防及处理:脐带脱垂是产房常见的危险情况,羊水过多患者一旦胎膜破裂,应立即行窥器和(或)阴道指检确诊有无脐带脱垂。除分娩期监测胎心率外,还应每次阴道检查后监测胎心率,如果出现胎心率异常,应怀疑是否存在脐带脱垂或隐性脐带脱垂,特别是胎心率异常发生在胎膜破裂(无论是自发性胎膜破裂或人工破膜)后不久,应高度警惕脐带脱垂的存在。一旦发生脐带脱垂,不建议为了延长妊娠时间,行脱垂脐带的还纳术。可使用人工操作或者充盈膀胱、改变孕妇体位等提高胎先露的位置缓解脐带压迫。如果不能很快阴道分娩,建议选择剖宫产。应在采取缓解脐带压迫方法的同时尽快行剖宫产术,争取在30分钟内娩出胎儿(具体见第九章第二节脐带脱垂)。

(2) 胎盘早剥的预防及处理:①选择高位破膜,自宫口沿颈管与胎膜之间向上15cm刺破胎膜,让羊水缓慢流出,避免腹腔内压力突然降低而引起胎盘早剥;②羊水流出后腹部置砂袋维持腹压,以防休克及胎盘早剥;③严密监测孕妇血压、心率,注意阴道流血及宫高变化;④必要时先经腹部穿刺放出部分羊水,使压力减低后再行人工破膜可避免胎盘早剥;⑤注意观察羊水性状,血性羊水出现时要警惕胎盘早剥。一旦出现胎盘早剥要立即采取相应治疗措施(具体见第七章第六节胎盘早剥)。

(3) 产后出血的预防及处理:胎儿娩出后,及时应用宫缩剂促进宫缩,预防产后出血。

(4) 羊水栓塞的预防及处理:注意必要时先经腹部穿刺放出部分羊水,使压力减低后再行人工破膜降低羊水栓塞的风险,特别是高位破膜时。一旦有羊水栓塞表现要立即进行呼吸循环复苏支持,积极防治羊水栓塞继发的难治性产后出血,推荐麻醉、呼吸、重症等多学科合作(具体见第九章第九节羊水栓塞)。

【诊断及处理流程图】　羊水过多的诊断及处理流程见图7-8-1。

【后续问题】　羊水过多合并胎儿畸形者再次妊娠要产前咨询并加强孕期保健。

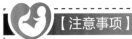

【注意事项】

分娩过程中要积极防治胎盘早剥、脐带脱垂;警惕羊水栓塞。注意预防产后出血,做好新生儿复苏的准备。

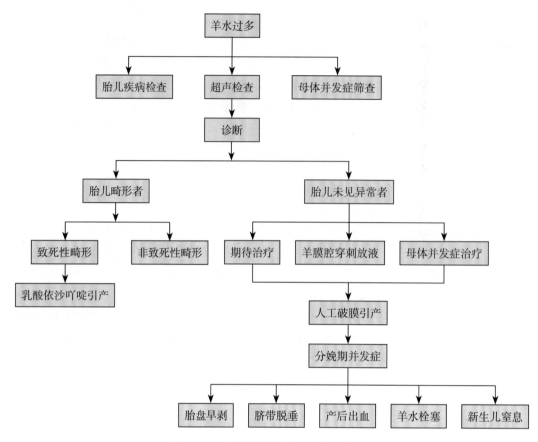

图 7-8-1　羊水过多的诊断及处理流程

【关键点】

　　羊水过多行人工破膜引产尽可能选择高位破膜,使羊水缓慢流出,但应警惕羊水栓塞。羊水过多患者一旦胎膜破裂,应立即行窥器和(或)阴道指检确诊有无脐带脱垂。分娩过程中严密监测胎心,做好新生儿复苏的准备。对于要求抢救出生缺陷儿的孕妇要分娩前多学科综合评估,制定处理方案,联系儿科医师协助抢救。

【临床案例】

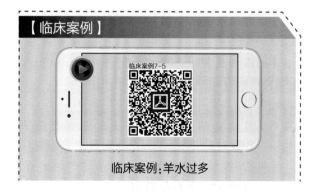

临床案例:羊水过多

（辛虹　黄静）

参考文献

1. 谢幸,苟文丽.妇产科学.第8版.北京:人民卫生出版社,2016:136-138.

2. 沈铿,马丁.妇产科学.第3版.北京:人民卫生出版社,2015:169-171.

3. 刘兴会,漆洪波.难产.北京:人民卫生出版社,2015:424-430.

4. Cunningham F,Leveno K,Bloom S,et al. Williams Obstetrics.24th edition. New York:McGraw-Hill Education,2014:233-236.

5. Queensland Health(QLD). Queensland Clinical Guideline:Neonatal resuscitation,2016.

6. Abou-Ghannam G,Usta IM,Nassar AH.Indomethacin in pregnancy:applications and safety.Am J Perinatol,2012 Mar,29(3):175-186.

7. Royal College of Obstetricians & Gynaecologists. Umbilical Cord Prolapse. Green-top Guideline No.50,2014 Nov.

8. LD Pacheco,G Saade,GD Hankins,et al. SMFM Clinical guidelines No. 9:Amniotic Fluid Embolism:Diagnosis and Management. American Journal of Obstetrics & Gynecology,2016,215(2):B16-B24

9. 周玮,漆洪波.美国母胎医学会羊水栓塞指南(2016)要点解读.中国实用妇科与产科杂志,2016,32(9):864-867.

第九节　羊水过少

【导读】

羊水过少(oligohydramnios)是胎儿危险的重要信号,胎儿对宫缩的耐受力差,易发生胎儿窘迫、新生儿窒息等,分娩时要做好新生儿复苏的准备。

【概述】　妊娠晚期羊水量少于 300ml 称为羊水过少。发生率为 0.4%~4%。羊水过少可能与羊水生成减少、羊水外漏、羊水吸收增加有关。常见于胎盘功能不全、胎儿畸形(特别是泌尿系统异常)、羊膜病变、胎膜早破、药物影响及母体脱水等。羊水过少与不良围产儿结局密切相关,如胎儿畸形,甚至肢体短缺;胎儿斜颈、曲背、手足畸形等;脐带受压,胎儿缺氧等。同时孕妇手术产率和引产率均增加。

【临床表现】　羊水过少患者临床表现多不典型。孕妇自觉腹部隆起程度小于孕龄,胎儿活动受限,胎动时可感到腹痛或不适,子宫较敏感,容易触发宫缩;胎盘功能减退者常自觉胎动减少。腹部检查发现宫高及腹围值较同期孕周小,尤以胎儿生长受限者明显。临产后易发生宫缩不协调,阴道检查发现前羊膜囊不明显,甚至紧贴胎儿先露部。产程进展缓慢,胎位异常较多。人工破膜时羊水量极少。

【诊断】

1. **超声检查**　是产前诊断羊水过少的主要方法。妊娠 28 周后,羊水指数(AFI)≤5.0cm 或羊水最大暗区垂直深度(AFV)≤2cm 提示羊水过少,AFV≤1cm 为严重羊水过少。超声发现羊水过少时,应排除胎儿异常或畸形。超声检查对胎儿生长受限以及胎儿肾缺如、肾发育不全、输尿管或尿道梗阻等畸形有较高的诊断价值。

2. **胎盘功能检测**　妊娠中、晚期羊水过少时应做电子胎心监护,了解胎盘储备力及胎儿有无缺氧表现。

3. **羊水量直接测量**　破膜时直接测量羊水量,少于 300ml 则诊断确定(剖宫产时容易测量,而阴道分娩时,后羊膜囊羊水量难以估计,破膜时前羊水量少时,应警惕羊水过少的存在)。羊水过少时,羊水外观常混浊、黏稠,可有胎粪染色。

4. **出生缺陷**　检查羊水过少时需警惕胎儿发育异常,必要时需排除胎儿染色体异常,可做羊水细胞培养或采集胎儿血细胞培养,行染色体核型分析,荧光定量 PCR 等帮助诊断。

【处理】　应根据胎儿有无畸形和孕周决定处理方案。

1. **胎儿畸形者**　对于羊水过少合并胎儿致死性畸形,一经确诊,尽早终止妊娠,多行乳酸依沙吖啶引产。对于多数非致死性畸形应根据其严重程度、对围产儿生命和生活质量的影响程度以及治疗效果,充分告知胎儿父母后选择是否放弃胎儿或进行治疗。对于要求抢救出生缺陷儿并阴道分娩的孕妇,建议最好在三级医院进行,应告知分娩过程中可能出现的风险,由经验丰富的产科医师及助产士接产,分娩过程中要严密监测胎儿状况,同时需要儿科医师协助新生儿复苏。分娩前要对产前超声及其他手段未发现的可同时存在的出生缺陷进行充分评估,并制定相应的预备方案,特别是出生后短时间内需要手术矫治的畸形,尽可能近分娩期时多学科会诊制定好矫治方案,给予患儿救治机会。

2. **胎儿未见异常者**

(1)妊娠期羊水过少:积极寻找病因,对因治疗。注意胎动,增加补液,定期复查超声监测胎儿宫内状况。对孕周小,胎肺不成熟者,国外学者指出可羊膜腔输液期待治疗以延长孕周,预防胎肺发育不良,减少胎儿神经系统并发症,同时利于超声对胎儿畸形的诊断。但也有专家指出因证据不足,不推荐羊膜腔灌注作为常规治疗手段。

(2)对胎膜早破而致羊水过少的患者,应根据孕周、母胎状况、当地医疗水平及孕妇和家属意愿综合进行决策。期待治疗患者应注意预防感染并动态监测羊水量、评估胎儿宫内状况。

(3)分娩期羊水过少:羊水过少可出现羊水粪染、黏稠,进而使得胎儿窘迫发生率增加。胎肺已成熟者,应酌情终止妊娠,分娩方式根据胎儿宫内状况而定。对胎儿储备力尚好,宫颈成熟者,可评估后在密切监测下行缩宫素滴注引产,临产后连续电子胎心监护监测胎心变化。人工破膜后发现羊水粪染,应加强胎心监测,一旦出现胎儿窘迫征象,估计短期内不能完成分娩时,在除外胎儿畸形后,征得孕妇及家属同意,选择剖宫产娩出胎儿较为安全。

分娩时羊水过少易出现脐带受压,经宫颈羊膜腔输液可解除脐带受压,改善宫内状况,稀释粪染羊水,减少胎粪吸入综合征的发生,提高新生儿存活率。但目前国内少有使用。

羊水过少时胎儿对宫缩的缓冲能力下降,是新生儿窒息的高危因素,在新生儿生后可即刻做脐动脉血气分析,结合 Apgar 评分做出新生儿窒息的诊断,尽可能胎儿娩出时儿科医师在场共同完成新生儿的早期复苏。国外学者建议羊水粪染新生儿复苏过程遵循与无羊水粪染新生儿相同的原则。我国指南推荐:当羊水胎粪污染时,仍首先评估新生儿有无活力:新生儿有活力时,继续初步复苏;新生儿无活力时,应在 20 秒内完成气管插管及用胎粪吸引管吸引胎粪。如果不具备气管插管条件,而新生儿无活力时,应快速清理口鼻后立即开始正压通气。

【处理流程图】　羊水过少的诊断及处理流程见图 7-9-1。

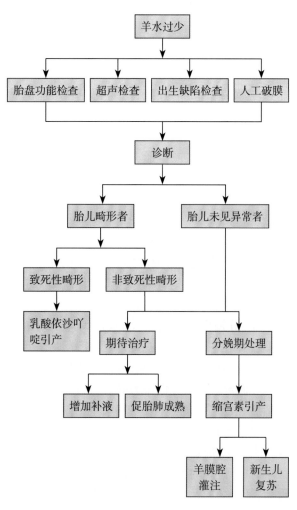

图 7-9-1　羊水过少的诊断及处理流程

【后续问题】　羊水过少合并胎儿畸形者再次妊娠要产前咨询并加强孕期保健。

【注意事项】

羊水过少易出现胎儿窘迫、新生儿窒息,要同新生儿医师做好新生儿复苏的准备。建议羊水粪染的情况下由具备专业技能(如气管插管)的医疗团队进行处理。

【关键点】

羊水过少分娩时易出现脐带受压,分娩期应加强胎心监测,及早发现胎儿异常。羊水过少可出现羊水粪染、黏稠,进而导致胎儿窘迫、新生儿窒息。要同新生儿医师做好新生儿复苏的准备。建议羊水粪染的情况下由具备专业技能(如气管插管)的医疗团队进行处理,我国指南推荐对羊水胎粪污染的新生儿进行有无活力的评估及决定是否气管插管吸引胎粪。

【临床案例】

临床案例:羊水过少

(辛虹　黄静)

参考文献

1. 谢幸,苟文丽.妇产科学.第 8 版.北京:人民卫生出版社,2016:138-139.

2. 沈铿,马丁.妇产科学.第 3 版.北京:人民卫生出版社,2015:171-172.

3. Cunningham F,Leveno K,Bloom S,et al. Williams Obstetrics.24th edition. New York:McGraw-Hill Education,2014:236-238.

4. Dad N,Abushama M,Konje JC,et al. What is the role of amnioinfusion in modern day obstetrics?J Matern Fetal Neonatal Med,2016 September,29(17):2823-2827.

5. National Institute for Health and Clinical Excellence. Interventional procedures overview of therapeutic amnioinfusion for oligohydramnios during pregnancy (excluding labour), 2006Nov.

6. 中华医学会围产医学分会新生儿复苏学组.新生儿窒息诊断的专家共识.中华围产医学杂志,2016,19(1):3-6.

7. The American College of Obstetricians and Gynecologists（ACOG）. American Academy of Pediatrics（APP）. Committee Opinion No.644：The Apgar Score. Obstet. Gynecol., 2015 Oct, 126（4）:52-55.

8. ACOG, Committee on Obstetric Practice.Committee Opinion No. 689:Delivery of a Newborn With Meconium-Stained Amniotic Fluid. Obstetrics & Gynecology, 2017 Mar, 129（3）:e33

9. 中国新生儿复苏项目专家组.中国新生儿复苏指南（2016年北京修订）.中华围产医学杂志,2016,19(7):481-486.

第十节　妊娠合并糖尿病

【导读】

妊娠期合并糖尿病包括孕前糖尿病（pregestational diabetes mellitus, PGDM）和妊娠期糖尿病（gestational diabetes mellitus, GDM）两种,90%以上为妊娠期糖尿病。大多数GDM患者产后糖代谢异常能恢复正常,但20%~50%将发展成糖尿病。妊娠期糖尿病对母儿均有较大危害,孕期应加强对PGDM或GDM血糖管理及胎儿生长发育监测,产时加强监护,监测孕妇的血糖水平,警惕肩难产,避免新生儿低血糖发生。

所有计划妊娠的糖尿病、糖耐量受损或空腹血糖受损的妇女,应进行妊娠前咨询。有GDM史者产后1年以上计划妊娠者,最好在计划妊娠前行OGTT,或至少在妊娠早期行OGTT。如血糖正常,也仍需在妊娠24~28周再行OGTT。糖尿病患者需在计划妊娠前评价是否存在并发症。已存在糖尿病严重并发症者,应避孕,若已妊娠应尽早终止。计划妊娠的糖尿病患者应尽量控制血糖,使HbA1c<6.5%,使用胰岛素者HbA1c<7%。

一、孕期管理

糖尿病孕妇孕期管理的目标是血糖控制在正常范围,保证孕妇和胎儿的合理营养摄入,减少母

儿并发症的发生。通过进行健康教育、医学营养治疗和运动指导,多数患者血糖可以控制在正常范围,部分患者需药物治疗。

1. **营养与运动**　患者每天摄入总能量应根据不同妊娠前体质量和妊娠期的体质量增长速度而定,妊娠早期应保证不低于1500kcal/d（1kcal=4.184kJ）,妊娠晚期不低于1800kcal/d,其中碳水化合物占50%~60%、蛋白质占15%~20%、脂肪占25%~30%、膳食纤维占25~30g/d。早、中、晚三餐的能量应控制在每天摄入总能量的10%~15%、30%、30%,每次加餐的能量可以占5%~10%,有助于防止餐前过度饥饿。患者每餐30分钟后进行低至中等强度的有氧运动,步行最常用。运动时间可自10分钟开始,逐步延长至30分钟,其中可有必要的间歇。适宜频率为3~4次/周。糖尿病孕妇经饮食及运动治疗3~5天后,测定24小时的末梢血糖（血糖轮廓试验）,包括夜间血糖、三餐前30分钟及三餐后2小时血糖和尿酮体。如果空腹或餐前血糖≥5.3mmol/L,或餐后2小时血糖≥6.7mmol/L,或调整饮食后出现饥饿性酮症,增加热量摄入后血糖又超过妊娠期标准者,应及时加用胰岛素治疗。

2. **药物治疗**　常用胰岛素治疗,目前常用的胰岛素制剂有超短效胰岛素类似物、短效胰岛素、中效胰岛素及长效胰岛素类似物。最符合生理要求的胰岛素治疗方案为:基础胰岛素联合餐前超短效或短效胰岛素。基础胰岛素的替代作用可持续12~24小时,而餐前胰岛素起效快,持续时间短,有利于控制餐后血糖。应根据血糖监测结果,选择个体化的胰岛素治疗方案。目前,口服降糖药物二甲双胍和格列本脲在GDM孕妇中应用的安全性和有效性不断被证实,但我国尚缺乏相关研究,且这两种口服降糖药均未纳入我国妊娠期治疗糖尿病的注册适应证。

孕期定期监测HbA1c水平、尿酮体、尿糖水平,判断血糖控制情况。注意血压、眼底、甲状腺功能及肾功能的监测。超声对胎儿进行中枢神经系统和心脏的发育的检查,妊娠晚期应每4~6周进行1次超声检查,监测胎儿发育。

二、产时处理

1. **分娩时机的选择**　妊娠合并糖尿病患者是否需要终止妊娠,需综合评估糖尿病分类、血糖控制理想与否、胎儿是否为巨大儿、孕期是否有并

发症、胎儿肺部成熟度、胎儿宫内状况等而确定。

无需胰岛素治疗而血糖控制达标的 GDM 孕妇，如果没有母儿并发症，在严密监测下可待至预产期，到预产期仍未临产者，可引产终止妊娠。PGDM 及胰岛素治疗的 GDM 孕妇，如血糖控制良好且无母儿并发症，在严密监测下，妊娠 39 周后可终止妊娠；血糖控制不满意或出现母儿并发症，应及时收入院观察，根据病情决定终止妊娠时机。糖尿病伴发微血管病变或既往有不良产史者，需严密监护，终止妊娠时机应个体化确定。

2. 分娩方式的选择　糖尿病本身不是剖宫产指征。胎儿长期处于母体高血糖所致的高胰岛素血症环境中，促进蛋白、脂肪合成和抑制脂解作用，导致躯体过度发育，患有糖尿病的孕妇更易发生巨大儿和肩难产，既往发生过肩难产或产伤，再次发生肩难产的概率大约是 15%。决定阴道分娩者，应制定分娩计划，产程中密切监测孕妇的血糖、宫缩、胎心率变化，避免产程过长。

择期剖宫产的手术指征为糖尿病伴严重微血管病变，或其他产科指征。妊娠期血糖控制不好、胎儿偏大（尤其估计胎儿体质量≥4250g）或既往有死胎、死产史者，应适当放宽剖宫产指征。

3. 产程中管理

（1）能量需求：鼓励孕妇进食，产程中可继续给予糖尿病饮食。阴道分娩消耗大量能量，GDM 患者对胰岛素的需求减少，同时对葡萄糖的需求增加，必须有足够进食或补充葡萄糖才不致出现低血糖和酮症。产程中要特别注意休息、镇静，鼓励孕妇进食、饮水，一般每千克体重需要热量 125~150kJ，其中碳水化合物 250g，蛋白质 1.5~2.0g，分 4~6 次进食。

（2）注意孕妇休息：临产后孕妇易出现紧张情绪，紧张、焦虑、疼痛等状态导致孕妇体内升血糖激素分泌增加，可使血糖水平波动增大，增加体力消耗，耗氧增加，必要时可使用镇静剂，缓解孕妇的紧张情绪。

（3）血糖监测及胰岛素应用：临产时情绪紧张及疼痛，也可使血糖水平波动增大，致使胰岛素用量不易掌握。这些均可增加控制血糖水平的难度，所以必须严密观察血糖、尿糖及尿酮的变化。产程中应每 1~2 小时监测 1 次血糖，GDM 患者产程中血糖应控制在（4.7±1.1）mmol/L，血糖 >5.6mmol/L 时监测尿酮体，根据监测结果及时调整胰岛素用量，以防发生酮症酸中毒及糖尿病

高渗性昏迷。

（4）孕妇与胎儿监护：分娩时因子宫收缩而消耗大量糖原，加上进食少，容易发生酮症酸中毒。糖尿病孕妇高血糖本身可降低胎盘对胎儿的血氧供应，胎儿高血糖和高胰岛素血症可使胎儿体内耗氧量加大而导致慢性缺氧、酸中毒，故产程延长将增加胎儿缺氧和感染的危险。因此，分娩过程中须专人守护，严密观察产程进展，孕妇在产程中应给予吸氧、左侧卧位和严密监测胎心变化。产程中严密观察胎心监护，以便及早发现胎儿宫内缺氧情况。尽量减少孕妇体力消耗，若发现产程延长，胎位异常宜及时剖宫结束分娩。糖尿病孕妇应在 12 小时内结束分娩，尤其是第二产程不宜过长，第二产程避免产妇屏气用力，必要时行会阴侧切及低位产钳或胎头吸引术以缩短产程。产程中内诊检查和接生均严格执行无菌技术操作，产后应用抗生素预防感染。胎盘娩出后应立即缝合会阴切口，及时应用缩宫素以加强子宫收缩，并注意产妇一般情况如血压、脉搏、宫缩、宫底高度、阴道出血量及血糖值的变化以预防产后出血。

（5）发生肩难产时的处理：妊娠合并糖尿病因巨大儿易发生肩难产。肩难产指在头位阴道分娩过程中，胎头娩出后经过轻牵引仍不能娩出胎儿，需要进一步的产科干预来辅助胎儿娩出。

一旦诊断肩难产，要立即召集有经验的产科医师到场，如果条件允许，需有第三个人帮助一起实施屈大腿法，孕妇取截石位，操作过程中要避免将胎头向下或向两侧过度牵拉以及按压宫底，也不要将胎头向胎背旋转，最好在麻醉状态下尽快进行这些操作。

屈大腿法操作简单又有效、并发症少，故推荐为一线操作，当与按压耻骨联合上方操作同时进行失败后，建议继续执行，而不是采取二线操作。目前并没有数据表明任何一项手法有较低的并发症。临床实际中应该依据操作者的经验进行：若后肩嵌顿，应用旋肩法；若后肩未嵌顿，用 Jacquemier 法。在屈大腿法失败后，每个助产士至少要掌握两种其他操作手法。

当以上手法均无效时，最后的方法包括胎头复位法、耻骨联合切开、断锁骨法或经腹切开子宫。

肩难产导致产后出血及会阴损伤概率增加，产后要检查肛门外括约肌的完整性，新生儿也必

须由儿科医师定期检查。分娩时也要常规跟孕妇及家属沟通,而且产后也要反复沟通。

4. 分娩期及围术期胰岛素的使用原则

(1) 使用原则:手术前后、产程中、产后非正常饮食期间应停用所有皮下注射胰岛素,改用胰岛素静脉滴注,以避免出现高血糖或低血糖。应给孕产妇提供足够的葡萄糖,以满足基础代谢需要和应激状态下的能量消耗;供给胰岛素,防止DKA 的发生、控制高血糖、利于葡萄糖的利用;保持适当血容量和电解质代谢平衡。

(2) 产程中或手术前的检查:必须检测血糖、尿酮体水平。择期手术还需检查电解质、血气分析和肝肾功能。

(3) 胰岛素使用方法:每 1~2 小时监测 1 次血糖,根据血糖值维持小剂量胰岛素静脉滴注。妊娠期应用胰岛素控制血糖者计划分娩时,引产前1 天睡前正常使用中效胰岛素;引产当天停用早餐前胰岛素,并给予 0.9% 氯化钠注射液静脉内滴注;正式临产或血糖水平 <3.9mmol/L 时,将静脉滴注的 0.9% 氯化钠注射液改为 5% 葡萄糖 / 乳酸林格液,并以 100~150ml/h 的速度滴注,以维持血糖水平在 5.6mmol/L;如血糖水平 >5.6mmol/L,则采用 5% 葡萄糖液加短效胰岛素,按 1~4U/h 的速度静脉滴注。

血糖水平采用快速血糖仪每小时监测 1 次,用于调整胰岛素或葡萄糖输液的速度。也可按照表 7-10-1 中的方法调控血糖。

5. 糖尿病酮症酸中毒处理　产程中和手术前后应激状态;未及时诊断或治疗的糖尿病;胰岛素治疗不规范;饮食控制不合理;合并感染;使用糖皮质激素等均可能诱发酮症酸中毒。治疗原则给予胰岛素降低血糖、纠正代谢和电解质紊乱、改善循环、去除诱因。

(1) 补液输液是抢救 DKA 首要、关键的措施

之一。根据脱水程度计算 24 小时补液量。如无心力衰竭,开始时补液速度应较快,在 2 小时内输入 1000~2000ml,以便较快补充血容量,之后的 22小时补充其余的液体量。密切注意患者的自觉症状及生命体征的变化。

(2) 血糖过高者(>16.6mmol/L),先予胰岛素0.2~0.4U/kg 一次性静脉注射。

(3) 胰岛素持续静脉滴注:0.9% 氯化钠注射液 + 胰岛素,按胰岛素 0.1U/(kg·h) 或 4~6U/h 的速度输入。

(4) 监测血糖:从使用胰岛素开始每小时监测 1 次血糖,根据血糖下降情况进行调整,要求平均每小时血糖下降 3.9~5.6mmol/L 或超过静脉滴注前血糖水平的 30%。达不到此标准者,可能存在胰岛素抵抗,应将胰岛素用量加倍。

(5) 当血糖降至 13.9mmol/L 时,将 0.9% 氯化钠注射液改为 5% 葡萄糖液或葡萄糖盐水,每 2.4g葡萄糖加入 1U 胰岛素,直至血糖降至 11.1mmol/L以下、尿酮体阴性,并可平稳过渡到餐前皮下注射治疗时停止补液。

(6) 注意事项:补液原则先快后慢、先盐后糖;注意出入量平衡。开始静脉胰岛素治疗且患者有尿后要及时补钾,避免出现严重低血钾。当 pH<7.1、二氧化碳结合力 <10mmol/L、HCO_3^-<10mmol/L 时可补碱,一般用 5% $NaHCO_3$100ml+ 注射用水 400ml,以 200ml/h 的速度静脉滴注,至 pH≥7.2 或二氧化碳结合力 >15mmol/L时停止补碱。

(7) 抢救期间持续心电监护,通过吸氧、左侧卧位、纠正患者代谢紊乱,能够改善胎儿宫内缺氧状况。当酸中毒不能被及时纠正或降酮纠酸后胎儿窘迫持续存在时,应尽早结束分娩,以防胎死宫内。治疗过程中严密监测血糖、酮体、电解质等变化。

表 7-10-1　产程或手术中小剂量胰岛素的应用标准

血糖水平(mmol/L)	胰岛素用量(U/h)	静脉输液种类	配伍原则(液体量 + 胰岛素用量)
<5.6	0	5% 葡萄糖 / 乳酸林格液	不加胰岛素
≥5.6~<7.8	1.0	5% 葡萄糖 / 乳酸林格液	500ml+4U
≥7.8~<10.0	1.5	0.9% 氯化钠注射液	500ml+6U
≥10.0~<12.2	2.0	0.9% 氯化钠注射液	500ml+8U
≥12.2	2.5	0.9% 氯化钠注射液	500ml+10U

注:静脉输液速度为 125ml/h

三、产后处理

1. 产后胰岛素的应用　胎盘排出体外,体内胰岛素抵抗物质急骤减少,胰岛素所需量明显下降,胰岛素用量应减少至产前的 1/3~1/2,并根据产后空腹血糖调整用量,多在产后 1~3 周胰岛素用量逐渐恢复至孕前水平。产后血糖控制目标以及胰岛素应用,参照非妊娠期血糖控制标准。妊娠期无需胰岛素治疗的 GDM 产妇,产后可恢复正常饮食,但应避免高糖及高脂饮食。

2. 产后复查　产后 FPG 反复≥7.0mmol/L,应视为 PGDM,建议转内分泌专科治疗。

3. 鼓励母乳喂养　产后母乳喂养可减少产妇胰岛素的应用,且子代发生糖尿病的风险下降。

4. 新生儿处理

(1) 新生儿均按高危儿处理,注意保暖和吸氧等。提早喂糖水、开奶,必要时以 10% 葡萄糖液缓慢静脉滴注。

(2) 新生儿出生后易发生低血糖,严密监测其血糖变化可及时发现低血糖,建议新生儿出生后 30 分钟内行末梢血糖检测。

(3) 常规检查血红蛋白、血钾、血钙及镁、胆红素。

(4) 密切注意新生儿呼吸窘迫综合征的发生。

【注意事项】

1. 注意妊娠合并糖尿病的孕前咨询及孕期筛查。

2. 控制饮食应适度,保证能量充足,营养均衡,防止酮体升高。运动应适度,评估自己身体状况,注意运动强度、方式及时间。

3. 注意胰岛素种类,剂量选择,可请内分泌科会诊共同制定方案。

4. 对分娩方式的选择,应注意妊娠期糖尿病并不是剖宫产绝对指征,应根据血糖控制程度、胎儿大小、羊水量、胎心监护情况等确定是否剖宫产。

5. 分娩过程中应密切关注血糖变化,1~2 小时测定一次血糖,根据血糖确定胰岛素用量。因巨大儿易发生肩难产,一旦发生肩难产应根据肩难产流程进行处理,应用屈大腿法、旋肩法等协助分娩。

【关键点】

1. 分娩时间及分娩方式的选择应根据血糖控制情况、胎儿预估体重、胎心监护情况等判断。

2. 阴道分娩过程中应该密切关注血糖水平,避免产程过长,若发生肩难产应按肩难产流程处理。

3. 产后应密切关注新生儿血糖及调整孕妇胰岛素用量。

（马玉燕）

参考文献

1. Cunningham F,Leveno K,Bloom S,et al. Williams Obstetrics. 24th edition. New York:McGraw-Hill Education,2014.

2. 中华医学会妇产科学分会产科学组.中华医学会围产医学分会妊娠合并糖尿病协作组.妊娠合并糖尿病诊治指南,2014.

3. America Diabetes Association. Standards of Medical Care in Diabetes. Diabetes Care,2016,39:165-167.

4. 刘兴会,漆洪波.难产.北京:人民卫生出版社,2015.

5. 杨慧霞.妊娠合并糖尿病——临床实践指南.第 2 版.北京:人民卫生出版社,2013.

6. 迟鑫姝,金镇.妊娠期糖尿病孕妇分娩及产褥期管理.中国实用妇科与产科杂志,2013,29:262-264.

第十一节　妊娠合并甲状腺功能疾病

【导读】

妊娠期甲状腺疾病包括妊娠合并甲状腺功能亢进症、妊娠合并甲状腺功能减退症及甲状腺结节等。本节主要叙述甲状腺功能亢进症、甲状腺危象以及甲状腺功能减退症的产时处理,妊娠合并甲亢及甲减患者严密观察第一产程,尽量缩短第二产程,预防产后出血,一旦甲状腺危象发生立即抢救同时尽快终止妊娠,对新生儿仔细观察,做好随访。

一、甲状腺功能亢进症

甲状腺功能亢进症(hyperthyroidism)简称甲亢,是由多种病因导致的甲状腺激素分泌过多而引起系统兴奋性增高和代谢亢进为主要表现的临床综合征。多数由自身免疫性疾病引起，其中以毒性弥漫性甲状腺肿（Graves disease）最多见。

1. **孕期管理** 当孕妇反复出现心悸、休息时心率超过 100 次/分、食欲旺盛，但体重不能按孕周增加、脉压 >50mmHg、怕热多汗、皮肤潮红、腹泻等，血清 TSH<0.1mU/L，FT_4> 妊娠特异参考值上限，排除妊娠甲亢综合征（syndrome ofgestational hyperthyroidism，SGH）后，甲状腺功能亢进诊断可以成立。应当进一步测定 FT_4、促甲状腺激素受体抗体（TRAb）和 TPOAb 及甲状腺超声，禁行 I^{131} 碘摄取率和放射性核素扫描检查。

孕期甲亢的处理原则是用适宜的药物控制甲亢，保证胎儿的正常发育。目前治疗妊娠合并甲亢最常见的药物是丙硫氧嘧啶（propylthiouracil，PTU）和甲巯咪唑（methimazole，MMI）。早孕期推荐应用 PTU，中晚孕期推荐应用 MMI。在治疗妊娠合并甲亢时，应尽量保证抗甲状腺药物的最低有效剂量。监测甲亢的控制指标首选血清 FT_4。治疗起始阶段每 2~4 周监测一次 TSH 和 FT_4，达到目标值后每 4~6 周监测一次 FT_4 以及 TSH 值，以保证血清 FT_4 仅轻微高于参考值范围。妊娠合并甲亢患者易发生胎儿生长受限（FGR），孕期应加强监护。注意有无胎儿窘迫、胎心过速，B 超监测胎儿甲状腺及体重、检查孕妇是否有心脏损害，必要时进行超声心动图检查。

2. **产时处理** 孕期有效治疗后多数患者病情控制良好，孕 38~39 周入院，监测孕妇甲状腺功能及胎盘功能，决定分娩方式。入院后除基础检查外，应完善心电图、心脏超声检查，全面评估心功能，防止心脏损害。对于重症甲亢患者，应避免产生甲状腺危象的各种刺激因素，严密监测患者心率、呼吸及胎心变化，除产科原因外，甲亢患者一般可阴道分娩。对下列妊娠合并甲亢的孕妇可放宽剖宫产指征：①超声观察胎儿甲状腺肿致胎头过度仰伸者，或产程中胎儿俯屈困难而呈高直位时；②胎位不正者；③重度甲状腺功能亢进者；④甲状腺危象者；⑤心功能不全。术前请麻醉科会诊，充分评估围术期风险。

分娩前要做好充分的准备，甲亢患者易激动、紧张多虑，担心胎儿的安危和分娩是否顺利，对疾病妊娠的利害关系认识不足，针对这些心理特点，应消除患者的顾虑、恐惧和紧张心理，鼓励家属缓解孕妇的心理压力，给予心理支持，训练自我调控能力，减少应急现象发生。

（1）第一产程：保持环境安静舒适。鼓励孕妇休息进食，补液及吸氧，给予无碘盐、高蛋白、高维生素、高热量饮食，并少量多餐，以补偿机体的过度消耗。忌食含碘量高的海产品。对于高度突眼，不能闭合者应加强对眼睛的保护，应用抗生素眼膏，防止角膜干燥，睡眠时盖纱布或眼罩，以防结合膜炎或角膜炎的发生。严密监测孕妇的生命体征及胎儿宫内情况，全程胎心监护。产程中每 2~4 小时测血压、脉搏和体温，警惕甲状腺危象的发生。

（2）第二产程：在宫口开全后指导孕妇正确屏气，必要时行会阴侧切术或产钳助产以缩短第二产程，避免加重心脏负担。胎儿娩出后在产妇腹部加压砂袋，防止回心血量骤升，发生心衰。甲亢患者新生儿窒息率较高，新生儿出生时做好新生儿复苏准备。

（3）第三产程：注射缩宫素，控制性牵拉脐带，严密观察子宫收缩，预防产后出血。

3. **新生儿处理** 新生儿娩出后应留脐带血查甲状腺激素和 TSH，如母亲是 Graves 病，需要查 TSH 受体抗体（TRAb）。注意新生儿甲状腺大小，有无甲亢或甲减的症状和体征。哺乳期可继续应用抗甲状腺药物治疗，并注意监测新生儿甲状腺功能，做好随访，及早发现异常尽早干预。

4. **产后处理** 自身免疫性甲亢产后病情可加重，因此产后应加强母体监护，复查甲状腺功能，对症处理，警惕甲状腺危象，多数患者需增加抗甲状腺药物剂量。产后 3 天内应密切监测产妇的生命体征，观察是否出现心悸、气促等情况。由于分娩后子宫收缩会使大量体液进入体循环中，可能会由于血容量增加而加重心脏负荷，一旦发生心衰应及时对症治疗。

5. **甲状腺危象的处理** 甲状腺危象表现为所有甲亢症状的急骤加重和恶化。临床表现为高热、大汗、心动过速（140 次/分以上）、烦躁、焦虑不安、谵妄、恶心、呕吐、腹泻，严重时表现为心力衰竭、休克及昏迷。常见诱因包括感染、手术、创伤、精神刺激等。甲状腺危象病死率高达 20%，一旦发生甲状腺危象应立即实施抢救。临床怀疑有甲状腺危象症状者需按甲状腺危象处理，抢救同时尽快终止妊娠。

（1）去除诱因：对症治疗高流量面罩给氧，患者取半坐卧位,头偏于一侧,及时清理呼吸道分泌物,保持气道通畅。高热时物理降温或药物降温,必要时人工冬眠。注意避免应用乙酰水杨酸类解热药,因其可使FT_3、FT_4升高。保证足够热量,纠正水、电解质紊乱及酸碱失衡。

(2) 阻断甲状腺激素的合成:抑制甲状腺素释放加倍服用丙硫氧嘧啶(PTU),一旦症状缓解应及时减量。抢救甲状腺危象时,可以短期给予碘化物对胎儿影响不大。服用PTU 1小时后,开始口服饱和碘化钾(SSKI),5滴/次,每6小时1次,每天20~30滴。或碘化钠溶液0.5~1g加入葡萄糖液500ml静脉滴注。应用氢化可的松100mg或地塞米松10~30mg静脉滴注,阻断T_4向T_3转化,并防止发生急性肾上腺皮质功能不全。地塞米松联合SSKI、PTU可以使严重甲亢患者血清T_4在24~48小时内恢复正常。

(3) β受体阻断剂:对控制甲亢时心动过速效果较好,适用于无合并心力衰竭患者。开始治疗时可以与抗甲状腺药物合并使用数周。口服普萘洛尔,每次10~20mg,控制心率在70~90次/分之间。

(4) 合并心力衰竭:处理甲亢合并充血性心力衰竭的措施与未合并甲亢患者相同,可同时应用洋地黄制剂强心及利尿剂治疗,用药量需相应增加。

(5) 及时终止妊娠:分娩时发生甲状腺危象者,应先对症治疗,病情稳定2~4小时后结束分娩,以剖宫产为宜,患者麻醉镇痛、镇静应充分,减轻刺激,避免应激反应,尽量控制心率在100次/分以下,控制血压在正常范围,手术由经验丰富的医师进行,做好新生儿出生时复苏准备,术后给予大剂量广谱抗生素防治感染,预防产后出血。产妇不宜哺乳。

二、甲状腺功能减退症

甲状腺功能减退(甲减)临床上较甲状腺功能亢进少见,甲减常见有自身免疫性疾病(如桥本甲状腺炎),也见于甲亢患者手术后或放射性同位素药物治疗后,偶见于突发性黏液性水肿。

2011年美国甲状腺协会(American Thyroid Association,ATA)发布的《妊娠及产后甲状腺疾病诊治指南》指出妊娠三期TSH参考值范围为:早孕期0.1~2.5mU/L、中孕期0.2~3.0mU/L、晚孕期0.3~3.0mU/L。2017年ATA《妊娠及产后甲状腺疾病诊治指南》中推荐建立不同人群不同妊娠时期TSH的参考值范围;建立参考值范围纳入的人群必须符合无甲状腺疾病史、碘摄入充足及甲状腺过氧化物酶抗体(thyroid peroxidase antibody,TPOAb)阴性等条件。如果无法建立TSH特异性参考值范围,建议将妊娠早期TSH的参考值上限定为4.0mU/L。

1. 孕期管理　妊娠期临床甲减首选左旋甲状腺素(LT_4)治疗,妊娠后应该将LT_4剂量增加20%~30%,即在原有服药基础上,每周额外增加2天的剂量,并尽快就医进行甲状腺功能的检测和评估,根据检测指标调整用药剂量。对于临床和亚临床甲减或者有甲减高风险的患者,应在妊娠中期之前每4周检测1次TSH,妊娠30周时再检测1次;对于妊娠期规范治疗的甲减患者,除测定孕妇甲状腺功能外,常规产前检查,对于接受碘消融或者手术治疗的弥漫性毒性甲状腺肿女性,需要监测TSH受体抗体。

2. 产时处理　妊娠期应用药物替代疗法后甲状腺功能良好者,无产科禁忌证尽量选择经阴分娩。

(1) 第一产程:应指导孕妇宫缩期的自我调节,间歇期鼓励进食及休息,必要时补液、吸氧,以保持充沛的体力和精力。同时继续观察生命体征、胎心及宫缩,每小时监测1次,产程进入活跃期,持续胎心监护,密切监测产程进展。

(2) 第二产程:指导孕妇正确屏气用力,必要时行会阴侧切术或产钳助产,缩短第二产程。分娩时做好新生儿复苏准备;产后即刻留脐带血,测甲状腺功能和TSH。

(3) 第三产程:注意使用缩宫剂预防产后出血。

妊娠合并甲减患者如妊娠期甲状腺功能控制不良,常会引起子宫收缩乏力而致产程进展缓慢,进而出现胎儿窘迫等异常,应放宽剖宫产指征,适时进行剖宫产终止妊娠。术前全面评估母胎情况,完善相关检查,做好术前准备,备好急救物品和药品,交叉配血及新生儿复苏准备等。

3. 产后处理　妊娠期临床甲减对甲状腺激素需求量增加是妊娠本身的原因所致,产后LT_4剂量应当相应减少,并于产后6周复查血清TSH水平。原发性自身免疫性甲减孕妇的子代患新生儿甲减或甲亢的风险并未增加。目前ATA和国内的指南中都没有明确指出甲减患者哺乳期的注意事项。微量的甲状腺素可通过乳汁排出,因此哺乳期须进行严密监护,以防止甲状腺功能过低或过高对婴儿造成不良影响。

4. 新生儿处理　足月新生儿先天性甲减(congenital hypothyroidism,CH)的筛查应当在出生后 48 小时至 4 天内进行,早产儿可以延缓至出生后 7 天。足跟血 TSH(滤纸干血片)的切点值是 10~20mU/L,筛查阳性者应复查血清甲状腺功能,诊断标准由各地实验室根据本实验室的参考值确定。CH 诊断确定后需进一步检查病因,CH 的治疗应在出生后 2 个月内开始,越早预后越好。治疗目标是维持血清 TSH<5mU/L。TT$_4$、FT$_4$ 在参考值的 50% 上限水平。

三、甲状腺结节

对于妊娠期甲状腺结节,禁忌甲状腺核素扫描和治疗。疑为恶性病变的甲状腺结节,可做甲状腺细针穿刺检查;如果考虑结节良性可能大,应推延到产后进行穿刺检查。妊娠期分化型甲状腺癌的预后与非妊娠期相似,因此其手术可推至产后施行,并且每 3 个月复查甲状腺 B 超,监测肿瘤的增长速度,同时给予 LT$_4$ 抑制治疗。如果在妊娠前半期肿块持续增长,或发生淋巴结转移,推荐在妊娠中期进行手术治疗。无产科禁忌证时首选经阴分娩,产时处理基本同正常孕妇。

【注意事项】

1. 妊娠合并甲亢患者分娩时要做好充分的准备,患者易激动、紧张多虑,应给予心理支持,消除患者的恐惧和紧张心理,鼓励家属缓解孕妇的心理压力。对于重症甲亢患者,应避免产生甲状腺危象的各种刺激因素,产时严密监测患者心率、呼吸及胎心变化。

2. 宫口开全后指导孕妇正确屏气,必要时行会阴侧切术或产钳助产以缩短第二产程,避免加重心脏负担。胎儿娩出后在产妇腹部加压砂袋,新生儿出生时做好新生儿复苏准备。

3. 妊娠甲状腺危象病死率高,一旦发生甲状腺危象应立即实施抢救。临床怀疑有甲状腺危象症状者需按甲状腺危象处理,抢救同时尽快终止妊娠,给予高流量面罩吸氧,物理降温或药物降温,必要时人工冬眠,纠正水、电解质紊乱及酸碱失衡。加倍服用丙硫氧嘧啶(PTU),抢救甲状腺危象时,可以短期给予碘化物,对胎儿影响不大。应用糖皮质激素阻断 T$_4$ 向 T$_3$ 转化,病情稳定 2~4 小时后结束分娩,以剖宫产为宜,患者麻醉镇痛、镇静应充分,减轻刺激,避免应激反应,尽量控制心率在 100 次 / 分以下,控制血压在正常范围,做好新生儿出生时复苏准备,术后给予大剂量广谱抗生素防治感染,预防产后出血。

4. 妊娠合并甲减患者产时持续胎心监护,第二产程必要时行会阴侧切术或产钳助产。做好新生儿复苏准备,使用缩宫剂预防产后出血。

【关键点】

1. 妊娠合并甲亢和甲减患者无产科指征可选择经阴道分娩。

2. 妊娠合并甲亢患者分娩时严密监测患者心率、呼吸及胎心变化,减少刺激,预防甲状腺危象发生。

3. 妊娠合并甲状腺危象发生时应立即实施抢救,临床怀疑有甲状腺危象症状者按甲状腺危象处理,抢救同时尽快终止妊娠。

4. 妊娠合并甲减患者产时加强胎心监护,预防产后出血。

(马玉燕)

参考文献

1. 孔北华.妇产科学.北京:高等教育出版社,2005.
2. 华克勤,丰有吉.实用妇产科学.第3版.北京:人民卫生出版社,2013.
3. Alexander EK,Pearce EN,Brent GA,et al. 2017 Guidelines of the American Thyroid Association for the Diagnosis and Management of Thyroid Disease during Pregnancy and the Postpartum. Thyroid,2017,27(3):315-389.
4. 丁榕,范建霞.美国甲状腺学会《2017年妊娠及产后甲状腺疾病诊治指南》解读.中华围产医学杂志,2017,20(3):165-169.
5. 张慧丽,杜培丽,何玉甜,等.关于"妊娠期甲状腺功能亢进症诊治指南"的解读.中国实用妇科与产科杂志,2012,08:561-565.
6. 中华医学会内分泌学分会,中华医学会围产医学分会.妊娠和产后甲状腺疾病诊治指南,2012,15(7):385-403.

第十二节　妊娠合并心脏病

【导读】

妊娠合并心脏病是导致孕产妇死亡的前3位死因之一。妊娠32~34周后、分娩期(第一产程末、第二产程)和产后3天是心脏负担最重的时期,容易发生心力衰竭,是我国孕产妇非产科因素死亡的主要原因,心功能1~2级在严密监护下可以经阴分娩,产时应加强监护,缩短第二产程,必要时助产,预防心衰。

一、概述

妊娠合并心脏病是产科严重的合并症,尤其妊娠诱发的心力衰竭,属于产科的危急重症,妊娠期应进行规范产前检查和评估,采取适当的处理方案,预防心衰的发生。该节将详细介绍妊娠合并心脏病的产时处理以及心力衰竭的防治措施。

二、妊娠合并心脏病的分类

妊娠合并心脏病分为结构异常性心脏病(先天性心脏病、瓣膜性心脏病、心肌病等)、功能异常性心脏病(快速型和缓慢型心律失常)、妊娠期特有的心脏病(妊娠期高血压疾病性心脏病和围产期心肌病)。其中先天性心脏病包括无分流型(主动脉或肺动脉狭窄、Marfan综合征及Ebstein综合征等)、左向右分流型(房间隔缺损、室间隔缺损及动脉导管未闭等)和右向左分流型(法洛四联症、艾森曼格综合征等)。快速性心律失常除了常见的室上性、室性心律失常,还包括预激综合征(pre-excitation syndrome)。预激综合征又称Wolf-Parkinson-White综合征(WPW综合征),是指心电图呈预激表现,临床上有心动过速发作,是引起阵发性室上性心动过速(paroxysmal supraventricular tachycardia,PSVT)的主要原因之一。WPW综合征可以合并各类快速心律失常,严重者可导致室颤、猝死,加上其心电图极易掩盖或误认为心肌梗死、束支传导阻滞及心室肥大等病理性改变,在临床心电图中一直受到重视。

三、孕期管理

1. 妊娠期

(1)评估能否继续妊娠:《妊娠合并心脏病的诊治专家共识(2016)》参考WHO心脏病妇女妊娠风险评估分类法,结合中国育龄期妇女心脏病疾病谱的特点,将心脏病妇女妊娠风险分级分为Ⅰ~Ⅴ级。目前临床上孕妇心功能的判断仍然以纽约心脏病协会(NYHA)的分级为标准,依据心脏病患者对一般体力活动的耐受情况,将心功能分为4级:Ⅰ级,一般体力活动不受限制;Ⅱ级,一般体力活动略受限制;Ⅲ级,一般体力活动显著受限;Ⅳ级,做任何轻微活动时均感不适,休息时仍有心慌、气急等心衰表现。

对可行矫正手术的心脏病患者,建议在孕前行手术治疗,告知妊娠风险,并做动态妊娠风险评估。心脏病妊娠风险分级Ⅳ~Ⅴ级者属妊娠高风险:孕早期建议行人工流产终止妊娠;孕中期分级Ⅳ级者,应充分告知病情,根据医疗条件、患者及家属意愿等综合考虑是否终止妊娠;分级Ⅴ级者,或者心脏病加重,出现严重心脏并发症和心功能下降者应及时终止妊娠。终止妊娠的方法根据心脏病严重程度和心功能而定,重度肺动脉高压、严重瓣膜狭窄、严重心脏泵功能减退、心功能≥Ⅲ级者剖宫产术较为安全。

(2)产前检查:产科与心内或心外科室的联合管理。妊娠风险分级增加者,应适当增加产前检查的频率。要及早发现心衰的早期征象,疾病严重者要在充分告知母儿风险的前提下严密监测心功能,促胎肺成熟,为可能发生的医源性早产做准备。

2. 终止妊娠时机的选择　心脏病妊娠风险分级Ⅰ~Ⅱ级且心功能Ⅰ级者可以妊娠至足月,如果出现严重心脏并发症或心功能下降则提前终止妊娠。

心脏病妊娠风险分级Ⅲ级且心功能Ⅰ级者可以妊娠至34~35周终止妊娠,如果有良好的监护条件,可妊娠至37周再终止妊娠;如果出现严重心脏并发症或心功能下降则提前终止妊娠。孕周不足34周者应尽量完成促胎肺成熟。

心脏病妊娠风险分级Ⅳ级但仍然选择继续妊娠者,即使心功能Ⅰ级,也建议在妊娠32~34周终止妊娠;部分患者经过临床多学科评估可能需要在孕32周前终止妊娠,如果有很好的综合监测实力,可以适当延长孕周;出现严重心脏并发症或心功能下降则及时终止妊娠。

心脏病妊娠风险分级Ⅴ级者属妊娠禁忌证,一旦诊断需要尽快终止妊娠,如果患者及家属在充分了解风险后拒绝终止妊娠,需要转诊至综合诊治和抢救实力非常强的医院进行保健,综合母儿情况适时终止妊娠。

机械瓣膜置换术后需应用口服抗凝药(如华法林)的患者,终止妊娠前3~5天应停药,更换低分子肝素或普通肝素皮下注射。国际标准化比值(international normalized ratio,INR)控制在1.0左右时剖宫产手术比较安全。应用低分子肝素者,分娩前应停药12~24小时以上;应用普通肝素者,分娩前停药4~6小时以上。若需紧急剖宫产、未停用抗凝药物者,如果有出血倾向,可以谨慎应用鱼精蛋白拮抗;若口服华法林,可应用维生素 K_1 拮抗。

3. 产时处理　原则上心功能Ⅰ~Ⅱ级、胎儿不大、胎位正常、宫颈条件良好者,可考虑在严密监护下经阴道分娩。早期可实施分娩镇痛。如无禁忌,首选硬膜外镇痛方式,也可以选择蛛网膜下腔与硬膜外联合镇痛。分娩镇痛过程中应监测孕妇心电图、血压及氧饱和度,维持血流动力学稳定,避免缺氧及心律失常。严密监测患者的自觉症状、心肺情况。推荐产程过程中行持续胎心监护。

(1) 第一产程:安慰及鼓励孕妇,消除紧张情绪。适当应用地西泮等镇静剂使患者安静,密切注意血压、脉搏、呼吸、心率,行脉搏血氧测定和连续心电监护。应取半卧位,高浓度面罩吸氧,并予以强心剂。产程开始后即应给予抗生素预防感染。临产过程中有可能出现的心血管失代偿可表现为肺水肿和低氧血症、低血压,应根据血流动力学数据和基础心脏病来选择适当的治疗方法。

早期实施分娩镇痛是有利的,如无禁忌,首选硬膜外镇痛方式。分娩镇痛过程中应监测孕妇心电图、血压及氧饱和度,维持血流动力学稳定,避免缺氧及心律失常。

(2) 第二产程:孕妇的焦虑紧张害怕等情绪以及因宫缩引起的疼痛均可引起交感神经兴奋,使其心率加快。并且每次宫缩时,营养子宫的血管受到一定程度挤压,进入体循环中的血量增加,使每一次心脏搏出血量进一步增多,此外第二产程中孕妇的骨骼肌和腹肌也参与收缩,使体循环的血管阻力增加,诸多因素的影响加重了心脏的负担。避免用力屏气、增加腹压,可行会阴侧切术,必要时可使用低位产钳或胎头吸引助娩,尽量缩短第二产程,减少心脏负荷。评估胎儿即将娩出时,必要时应尽早联系新生儿科,共同做好新生儿窒息复苏的准备。

患有严重心脏病的孕妇应采取半侧卧位,宫缩间歇应严密监测生命体征。如果心率超过110次/分或呼吸频率超过20次/分,尤其是伴有呼吸困难时,可能提示心功能衰竭即将发生。一旦出现心脏失代偿证据,应立即进行加强医疗处理。需要注意的是,分娩本身不会改善母体病情,而急诊手术助娩可能有非常大的危害。在这些情况下,需要综合考虑母体及胎儿情况,决定是否需要加快分娩过程。

(3) 第三产程:胎儿娩出后,分娩时子宫每收缩1次,回心血量增加约500ml,心排血量增加约20%,因此胎儿娩出后腹部应及时放置砂袋加压,以防腹压骤降而诱发心力衰竭。产后出血可加重心脏负担。产后2小时是发生产后出血的高危时段,应密切观察子宫收缩情况和出血量变化,并及时排空膀胱。产后2小时内每15分钟触诊检查子宫一次,必要时按摩子宫确保在不按摩时子宫同样处于收缩状态。一旦出现产后出血,应迅速建立静脉通路,及时输血、输液,注意输液速度不可过快,预防血压快速波动。

有产科手术指征者:发绀型心脏病;先心病有肺动脉高压;风湿性心脏病有二尖瓣狭窄并肺动脉高压,严重心律不齐,房颤,房室传导阻滞,风湿性联合瓣膜病;既往心衰史或心功能Ⅲ~Ⅳ级者,均应择期剖宫产。术前应做好充分准备,以择期手术为宜,预防性应用抗生素。请麻醉科会诊,选择合适的麻醉方法,一般以连续硬膜外阻滞麻醉为宜,麻醉平面不宜过高。有凝血功能障碍、严重胎儿窘迫、严重并发症如心衰、肺水肿未有效控制者,艾森曼格综合征等复杂心脏病,重度肺动脉高压,术中需抢救保证气道安全等情况时可选择全身麻醉。术中应尽量缩短手术时间。不宜妊娠者,可同时行输卵管结扎术。严密心电监护,控制输液量及输液速度,入液量一般不超过 500ml。必要时进行血流动力学有创监测。流出道梗阻性疾病如梗阻性肥厚型心肌病应维持适当的血管内容量和静脉回流,维持窦性心律下的缓慢心率,避免心肌氧供需不平衡。瓣膜狭窄为主者避免心动过速,瓣膜关闭不全者可保持轻度的心动过速,降低周围血管阻力。心律失常者主要控制心室率。

4. 分娩过程中出现严重并发症的处理

(1) 心衰处理:患者经阴分娩的过程中,一旦有心衰早期症状,立即取半卧位,高流量面罩吸氧,在心内科医师的指导下进行抢救,治疗原则为纠正血流动力学异常,改善器官灌注,提高氧饱和度,采取有效措施控制心衰,主要为强心、利尿和扩血管治疗,给予毛花苷(西地兰)、呋塞米等治疗改善患者心衰症状,其中毛花苷(西地兰)0.4mg 加于 25% 葡萄糖注射液 20ml 内缓慢静脉注射,必要时 4~6 小时重复给药 1 次。静脉给予呋塞米,可降低心脏负荷,减轻肺淤血,改善心功能。如果宫口已开全,选择产钳助产或胎头吸引加快第二产程,尽量短时间内结束分娩。如果考虑短时间内无法经阴分娩,边控制心衰边进行紧急剖宫产,减轻心脏负担,挽救孕妇生命。监测液体出入量,同时预防性使用抗生素,避免感染导致病情恶化,且可适当延长抗生素使用时间。

(2) 防治心律失常:WPW 综合征患者如无严重心律失常可在严密心电监护下经阴试产,WPW 的患者一旦发生心动过速可引起严重血流动力学紊乱。如果发生阵发性室上性心动过速,先刺激迷走神经(Valsalva 动作)或食管调搏,使用利多卡因、腺苷或 β 受体阻滞剂进行治疗,如果无效,则使用普鲁卡因胺。如果采用以上方法有效,可继续经阴试产,若出现频发心律失常,心力衰竭或药物控制欠佳时、评估短时间内无法经阴分娩时,应在抗心率失常的基础上剖宫产终止妊娠。若剖

宫产术中发生 WPW 综合征,首先要排除常见原因(如血气异常、电解质紊乱、麻醉深度等)后再对症处理。若有严重血流动力学障碍,应立即首选电复律。直流电复律是治疗 WPW 伴任何类型的快速性心律失常最快速、有效的措施,特别是在患者出现严重血流动力学障碍如严重低血压、休克、心力衰竭、剧烈胸痛,短暂性脑缺血发作时及对药物的反应不佳时,应首选同步直流电复律,一般用 100~150J 即可。需要注意的是,不推荐使用洋地黄和维拉帕米,因为它们会通过旁路加速传导,加快心室率。电复律可以而且应当用于任何引起血流动力学不稳定、威胁胎儿安全的持续心动过速。妊娠不是植入 ICD(植入式心脏复律除颤器)的禁忌证。射频消融在必要时也可用于室上性心动过速,但需注意铅衣防护,尽量用超声而避免 X 线。

5. 产后处理　产后出血、感染、贫血和血栓都是比心脏病更为严重的并发症。这些因素在患有基础心脏病的孕妇身上常与产后心动过速心衰共同出现。严重和复杂心脏病者产后应进行心电监护、CVP 和氧饱和度(SpO$_2$ 或 SaO$_2$)监测、动脉血气监测、尿量监测。限制每天的液体入量和静脉输液速度,心功能下降者尤其要关注补液问题;对无明显低血容量因素(大出血、严重脱水、大汗淋漓等)的患者,每天入量一般宜在 1000~2000ml 之间,甚至更少,保持每天出入量负平衡约 500ml/d,以减少水钠潴留,缓解症状。产后 3 天后,病情稳定逐渐过渡到出入量平衡。在负平衡下应注意防止发生低血容量、低血钾和低血钠等,维持电解质及酸碱平衡。产后若需输血或输注白蛋白等胶体液时,注意适当应用利尿剂,减轻心脏负担。患者应充分休息,心电监护,记录 24 小时出入量,腹部可继续用砂袋加压。结构异常性心脏病者术后继续使用抗生素预防感染 5~10 天。

【注意事项】

1. 对确诊或疑似妊娠合并心脏病的孕妇进行妊娠风险评估及咨询。

2. 高危患者应在专科中心接受多学科团队治疗。

3. 妊娠 32~34 周后、分娩期(第一产程末、第二产程)和产后 3 天心脏负担较重,需防治心衰。

【关键点】

1. 掌握妊娠合并心脏病的分类、诊断。

2. 掌握心衰、产后出血等的预防，重点掌握妊娠合并心脏病患者的产程管理。

（马玉燕）

参考文献

1. 谢幸,苟文丽.妇产科学.第8版.北京:人民卫生出版社,2013.

2. 中华医学会妇产科学分会产科学组.妊娠合并心脏病的诊治专家共识(2016).中华妇产科杂志,2016,51(6):401-409.

3. 林建华,傅勤.产科急性心力衰竭的诊断和救治.中国实用妇科与产科杂志,2016,32(12):1171-1174.

4. 张芳,贺梦雅,马玉燕.妊娠期高血压疾病心脏损害的诊治.中国计划生育和妇产科,2016,8(05):3-5.

5. 中华医学会心电生理和起搏分会,中国医师协会心律学专业委员会心房颤动防治专家工作委员会.心房颤动:目前的认识和治疗建议(2015).中华心律失常学杂志,2015,19(05):321-384.

6. 刘兴会,徐先明,段涛,等.实用产科手术学.北京:人民卫生出版社,2013.

7. Canobbio MM, Warnes CA, Aboulhosn J, et al. Management of Pregnancy in Patients With Complex Congenital Heart Disease: A Scientific Statement for Healthcare Professionals From the American Heart Association. Circulation, 2017, 135(8): e50-e87.

8. Greutmann M, Pieper PG. Pregnancy in women with congenital heart disease. Eur Heart J, 2015, 36(37): 2491-2499.

第十三节　妊娠合并血液系统疾病

【导读】

血液系统疾病不影响女性的生育能力，因此妊娠合并血液系统疾病较为常见，由于种类复杂、病情严重程度不一致，目前国内外尚缺乏妊娠期管理及诊疗的规范。妊娠合并血液系统疾病对母胎的影响主要表现为妊娠期高血压疾病、产前产后出血、感染等发生率增加，以及胎儿生长受限、胎儿窘迫、早产、新生儿窒息、新生儿血小板减少等。

一、妊娠合并贫血

（一）概述

1. **贫血的定义与分类**　外周血中单位容积内血红蛋白、红细胞计数和(或)血细胞比容低于正常标准值，称之为贫血(anemia)，妊娠合并贫血是孕妇最常见的临床症状之一。我国目前采用世界卫生组织(WHO)的诊断标准:妊娠期血红蛋白(hemoglobin, Hb)<110g/L，即诊断为妊娠合并贫血。WHO资料表明，50%以上孕妇合并贫血，以缺铁性贫血最常见。

根据Hb浓度，妊娠期贫血分为四度:轻度贫血100~109g/L，中度贫血70~99g/L，重度贫血40~69g/L，极重度贫血<40g/L。根据红细胞平均体积(mean corpuscular volume, MCV)及红细胞平均血红蛋白浓度(mean corpuscular hemoglobin concentration, MCHC)又可将贫血分为三类:大细胞贫血MCV>100fl，正常细胞贫血MCV=80~100fl、MCHC=32%~35%，小细胞低色素性贫血MCV<80fl、MCHC<32%。

2. **贫血对母儿的影响**

（1）贫血对孕妇的影响:贫血对孕妇的影响与贫血的程度和原因有关。贫血的病理生理学基础是血红蛋白减少，血液携氧能力减低，全身组织器官缺氧。贫血的孕妇妊娠期高血压疾病的发生率增高，可能与胎盘或子宫蜕膜缺氧、促皮质激素释放激素合成增加有关;重度贫血可因心肌缺氧导致贫血性心脏病;子宫平滑肌缺氧易造成子宫收缩不良，并发产后出血。而且严重贫血的孕产妇对失血的耐受性降低，机体抵抗力差，易发生失血性休克、产褥感染等。WHO资料显示每年约有50万孕产妇因贫血死亡。

（2）贫血对胎儿的影响:严重贫血的孕妇，胎盘供氧不足，可导致胎儿宫内缺氧。若胎儿长期处于这种慢性缺氧和营养物质不足的环境中，其生长发育将受影响，胎儿生长受限、低体重儿、胎儿窘迫、早产或死胎等的发生率增高。分娩时胎儿窘迫的发生率可高达35.6%，新生儿窒息、缺血缺氧性脑病也明显增多。巨幼细胞贫血患者，因叶酸缺乏，可引起胎儿、新生儿开放性神经管畸形、智力低下及机体免疫力下降等。

（二）缺铁性贫血

铁缺乏及缺铁性贫血是世界范围内最常见的营养性疾病。妊娠期铁缺乏(iron deficiency,

ID）指妊娠期血清铁蛋白 <20μg/L；妊娠期缺铁性贫血（iron deficiency anemia，IDA）指妊娠期因 ID 所致的贫血，是 ID 最严重阶段。根据体内储存铁水平可将妊娠期铁缺乏分为三期：①铁减少期：血清铁蛋白 <20μg/L，转铁蛋白饱和度、红细胞游离原卟啉及 Hb 正常；②缺铁性红细胞生成期：红细胞摄入铁降低，血清铁蛋白 <20μg/L，转铁蛋白饱和度 <15%，红细胞游离原卟啉增加，Hb 正常；③IDA 期：血清铁蛋白 <20μg/L，转铁蛋白饱和度 <15%，红细胞游离原卟啉增加，Hb<110g/L。

【病因】　铁是合成血红蛋白必需的元素，非孕期每天合成血红蛋白所需要的 20~25mg 铁，大部分来自衰老红细胞破坏后释放的铁，仅 1.0~1.5mg 由食物摄入，每天正常饮食中含铁约 10~15mg，其中 5%~10% 可被吸收利用。妊娠期铁需求量增加，以每毫升血液含铁 0.5mg 计算，妊娠期血容量增加需铁 650~750mg，而胎儿生长发育需铁 250~350mg，故孕期需铁 1000mg 左右，其中妊娠中期需铁 3~4mg/d，妊娠晚期 6~7mg/d。因此妊娠期尤其是妊娠后半期如果不补充铁剂，容易导致体内储备铁耗尽，造成铁缺乏，血红蛋白合成减少，最终引起缺铁性贫血。

【诊断】

1. **临床表现**　贫血症状的轻重，主要取决于贫血的程度及其发生速度，同时也与原发疾病的性质，患者年龄、心血管系统的代偿能力、有无其他合并症等有关。轻度贫血和铁缺乏患者最常见的症状是疲劳，以及易怒、注意力下降、脱发等，也可无明显症状。重度贫血患者可有乏力、头晕、心悸、气短、食欲缺乏、腹胀、腹泻、皮肤黏膜苍白、毛发干枯易脱落、指甲脆薄、口腔炎等临床表现。

2. **实验室检查**

（1）血常规：IDA 患者的 Hb、MCV、MCHC 及平均红细胞血红蛋白含量（mean corpuscular hemoglobin，MCH）均降低，网织红细胞计数正常或减少。血涂片表现为低色素小红细胞以及典型的"铅笔细胞"。

（2）血清铁蛋白：不受近期铁摄入影响，可反映体内储存铁状况。是评估 ID 最具有敏感性和特异性的指标。血清铁蛋白 <30μg/L 提示铁耗尽的早期，需及时补充；<20μg/L 则诊断 ID。有条件的医疗机构应对所有孕妇检测血清铁蛋

白，及早发现未出现贫血的 ID，患血红蛋白病的妊娠妇女也应检测血清铁蛋白。感染可使血清铁蛋白水平升高，检测 C- 反应蛋白有助于鉴别诊断。

（3）铁代谢检查：能灵敏反映缺铁的状况。ID 导致血清铁降低、总铁结合力（total iron binding capacity，TIBC）升高及转铁蛋白饱和度降低，血清铁 <10.7μmol/L，TIBC>64.44μmol/L，转铁蛋白饱和度 <15%，考虑 IDA 可能。但血清铁和 TIBC 易受近期铁摄入、昼夜变化以及感染等因素影响，转铁蛋白饱和度受昼夜变化和营养等因素影响，临床上应用上述指标评价 ID 及 IDA 的意义有限。

（4）血清锌原卟啉（zinc protoporphyrin，ZnPP）：当组织铁储存减少时，锌代替铁与原卟啉结合形成锌原卟啉，血清 ZnPP 水平升高，是重度 ID 的评价指标。血清 ZnPP 不受血液稀释影响，受炎症和感染的影响也较小。

（5）可溶性转铁蛋白受体（soluble transferring receptor，sTfR）：是重度 ID 的评价指标，仅在铁储备耗尽时血清 sTfR 水平上升。sTfR 诊断 IDA 灵敏度为 86%，特异性为 75%。由于具体阈值并未标准化，故尚未常规用于临床诊断。

（6）骨髓铁：骨髓铁染色是评估体内铁储备的金指标。该方法为有创检查，仅适用于贫血原因诊断不明的复杂病例。小细胞为低色素性贫血骨髓象。红细胞系造血呈活跃，骨髓铁染色可见细胞内外铁均减少，尤以细胞外铁减少明显，铁粒幼红细胞 <15%。

3. **铁剂治疗试验**　同时具有诊断和治疗意义。小细胞低色素的贫血患者首选铁剂治疗试验，治疗 2 周后 Hb 升高，提示为 IDA。若铁剂治疗无效，应进一步进行鉴别诊断。

4. **鉴别诊断**　铁剂治疗无效者，应进一步检查是否存在吸收障碍、依从性差、失血等情况，与巨幼细胞贫血、再生障碍性贫血相鉴别，地中海贫血高发地区需筛查地中海贫血。

【处理】

1. **妊娠期处理**　妊娠期缺铁性贫血的处理原则是补充铁剂和去除导致缺铁加重的病因：①铁缺乏和轻、中度贫血以口服铁剂为主，并改善饮食结构，进食含铁丰富的食物；②重度贫血口服或注射铁剂，临近分娩或影响到胎儿者，可少量多次输注浓缩红细胞；③极重度贫血首选输注浓缩

红细胞,待 Hb>70g/L,症状改善后改为口服或注射铁剂。

铁剂治疗疗程:Hb 恢复正常后,为预防复发,必须补足贮备铁,应继续口服铁剂 3~6 个月,或至产后 3 个月。

(1)一般治疗:虽然孕妇吸收利用铁元素的能力增强,每天仍至少需要补充元素铁 30~60mg。由于血红素铁比非血红素铁更容易吸收,食用富含血红素铁的食物,如红色肉类、鱼类及禽类等,可增加铁摄入和铁吸收。水果、土豆、绿叶蔬菜、胡萝卜等富含维生素 C 的食物可促进铁吸收,牛奶及奶制品、谷物、坚果、茶、咖啡、可可等则抑制铁吸收。

(2)补充铁剂:一旦储存铁耗尽,食物已经难以补充足够的铁元素,通常需要药物补充,以口服给药为主,口服铁剂有效、价廉且安全。

1)口服铁剂:①诊断明确的 IDA 妊娠妇女应补充元素铁 100~200mg/d,治疗 2 周后复查 Hb 评估疗效,通常 2 周后 Hb 增加 10g/L,3~4 周后增加 20g/L。非贫血孕妇如果血清铁蛋白 <30μg/L,应摄入元素铁 60mg/d,治疗 8 周后评估疗效。②常用口服铁剂:硫酸亚铁 0.3g,每天 3 次;多糖铁复合物,不含游离铁离子,不良反应较少,每次 150mg,每天 1~2 次。③建议进食前 1 小时口服铁剂,以减少食物对非血红素铁吸收的抑制作用,同时服维生素 C 可以促进铁吸收。应避免与其他药物同时服用。④口服铁剂的患者约有 1/3 出现剂量相关的不良反应,补充元素铁≥200mg/d 时容易出现恶心和上腹部不适等胃肠道症状,口服铁剂宜从小剂量开始,根据需要逐渐加量。

2)注射铁剂:能更快地恢复铁储存,升高 Hb 水平。①适应证:妊娠中后期重度缺铁性贫血,或者不能耐受口服铁剂、依从性不确定、口服铁剂无效的患者,可选择注射铁剂。②禁忌证:注射铁过敏史、急慢性感染和慢性肝病。妊娠中后期应用静脉铁剂治疗是安全的,但缺乏妊娠早期应用静脉铁剂的相关经验。③不良反应:头晕、头疼、注射部位疼痛等症状,偶有致命性过敏反应。④常用注射铁剂:右旋糖酐铁或山梨醇铁,两种制剂分别含铁 25mg/ml 及 50mg/ml,给药应从小剂量开始,第一天 50mg,若无副作用,第 2 天可增至 100mg,每天 1 次深部肌内注射;蔗糖铁为氢氧化铁蔗糖复合物,静脉滴注,100~200mg/ 次,2~3 次 / 周。相较于右旋糖酐铁

有发生严重过敏反应的风险,蔗糖铁结构与生理状态下的铁蛋白结构相似,很少引起过敏反应,生物利用度也相对更高。

(3)输血:Hb<70g/L,建议输注浓缩红细胞,输血同时可口服或注射铁剂。Hb 在 70~100g/L,根据患者分娩、手术与否和心脏功能等因素,判断是否输注浓缩红细胞。

2. 分娩期处理

(1)IDA 孕妇终止妊娠时,应采取积极措施,最大限度地减少分娩过程中失血。在胎儿娩出后应用缩宫素、前列腺素等药物减少产后失血。由于贫血产妇对失血耐受性降低,如产时出现明显失血应尽早输血。

(2)经阴道分娩者,需严密观察产程,防止产程过长,减少产妇体力消耗,中、重度贫血患者配血备用。第一产程应帮助产妇消除恐惧、焦虑心理;缩短第二产程,指导产妇正确使用腹压,必要时可阴道助产,但应避免严重产伤的发生。产程中应严格执行无菌操作,防止感染的发生。胎儿娩出后,积极预防产后出血;第三产程应仔细检查软产道及缝合伤口,及时检查宫底高度,准确估计阴道出血量。实施剖宫产手术者,术前应备血,中重度贫血患者可在术前输血纠正贫血。术中应尽量减少失血,掌握好输血、输液的总量和速度。抢救产后出血时,需警惕长期贫血患者存在心脏功能受损。

(3)储存铁减少的孕妇分娩时,延迟 60~120 秒钳夹脐带,可提高新生儿储存铁,有助于降低婴儿期和儿童期铁减少相关后遗症的风险。早产儿延迟 30~120 秒钳夹脐带,可降低输血和颅内出血的风险。

3. 产后处理

(1)指导并协助产妇在产后 4~6 小时内排尿,以免膀胱充盈影响宫缩而导致出血加重贫血。注意会阴或腹部伤口愈合情况,及时处理,预防感染。可使用抗生素预防感染。

(2)产前未纠正贫血或产后出血超过 500ml 的产妇,应在产后 24~48 小时内检测 Hb 浓度。

(3)指导患者重视产后贫血的纠正,避免长期贫血引起心血管疾病。产后复查 Hb<100g/L,补充元素铁 100~200mg/d,持续 3 个月,治疗结束时复查 Hb 和血清铁蛋白。

(三)巨幼细胞贫血

巨幼细胞贫血(megaloblastic anemia)又称营

养性巨幼红细胞贫血,是由叶酸和(或)维生素 B_{12} 缺乏引起的贫血,外周血呈大细胞高血红蛋白性。其发病率国外报道为 0.5%~2.6%,国内报道为 0.7%,约占所有贫血的 7%~8%。妊娠期巨幼细胞贫血 95% 是叶酸缺乏所致,因维生素 B_{12} 缺乏所致者较少见。

【病因】　叶酸和维生素 B_{12} 参与四氢叶酸代谢,是 DNA 合成过程中的辅酶。叶酸或维生素 B_{12} 缺乏引起 DNA 合成障碍,可累及全身多种组织和细胞,尤以造血组织为剧,特别是红细胞系统。由于红细胞核成熟障碍,细胞质中大量 RNA 聚集,细胞体积增大而核发育幼稚,这种巨幼变的细胞大部分在骨髓内被破坏,成为无效造血。

正常成年妇女每天需叶酸 50~100μg,孕妇每天约需 400μg,多胎孕妇需要量更大,孕期补充不足时易发生巨幼细胞贫血;孕妇肾血流量增加,叶酸在肾内廓清加速,肾小管再吸收减少,叶酸从尿中排泄增多,也可加重叶酸缺乏。人体内储存有相对大量的维生素 B_{12},而对其的需要量较少,因此孕期维生素 B_{12} 缺乏并不常见,多与长期素食、肠道吸收不良或慢性萎缩性胃炎、长期使用质子泵抑制剂有关,加上孕期胎儿的需要,及胃壁黏膜细胞分泌的内因子减少,影响维生素 B_{12} 吸收,可导致维生素 B_{12} 缺乏发生。

【诊断】

1. 临床表现　多发生在妊娠中晚期,临床表现包括头晕、乏力、活动后心悸等贫血症状,以及食欲缺乏、舌炎、舌痛、舌乳头萎缩、腹胀、腹泻或便秘等消化道症状,低热、水肿、脾大也较常见。维生素 B_{12} 缺乏可引起神经脱髓鞘变,出现相应神经系统表现,其中末梢神经炎常见,出现手足麻木、针刺、冰冷等感觉异常,少数病例可出现锥体束征、脊髓后侧束变性如共济失调、深感觉障碍等,以及精神症状如健忘、易怒、表情淡漠等。叶酸缺乏也可引起精神症状,叶酸水平与中晚期妊娠抑郁症相关,还与胎儿开放性神经管畸形有关。

2. 实验室检查

(1)血常规:大细胞性贫血,红细胞比容降低,MCV>100fv,红细胞平均血红 MCH>32pg,网织红细胞计数正常或减低。约有 20% 的患者伴有白细胞和(或)血小板计数降低。

(2)外周血涂片:大卵圆形红细胞增多,中性粒细胞核分叶过多。

(3)叶酸检测:血清叶酸含量低于 6.8nmol/L、红细胞叶酸含量低于 227nmol/L 提示叶酸缺乏。由于血清叶酸受近期药物和饮食影响,认为红细胞叶酸能更好地反映细胞叶酸状态,但血清叶酸更容易检测。

(4)维生素 B_{12} 检测:血清维生素 B_{12}<90pg/mL,提示维生素 B_{12} 缺乏。

(5)骨髓象:各系均呈现巨幼细胞变特征,可占骨髓细胞总数的 30%~50%。红系细胞明显增生,巨原红细胞、巨早幼红细胞明显增多;幼红细胞体积增大,细胞核发育落后于细胞质;成熟红细胞体积大小不等,细胞质中可见豪焦小体、卡波环、嗜多色性或嗜碱性点彩。

【处理】　治疗前首先需要明确是哪种物质缺乏。贫血若是因维生素 B_{12} 缺乏引起,虽然补充叶酸也可改善贫血,但由此掩盖了维生素 B_{12} 的缺乏,延误病情,导致神经系统症状加重,甚至影响胎儿神经发育。母亲维生素 B_{12} 缺乏可导致胎儿生长迟缓、婴儿肌张力下降和运动神经元功能下降。

1. 加强孕期营养,改变不良饮食习惯。富含叶酸的食物有绿叶蔬菜、豆类和柑橘类等。维生素 C 有利于叶酸还原为四氢叶酸,孕妇血清维生素 C 水平降低,可适当补充,但应注意大量摄入维生素 C 可能破坏食物中的维生素 B_{12}。

2. 确诊巨幼细胞贫血患者口服叶酸 15mg/d 或肌注 10~30mg/d,症状消失、血红蛋白恢复正常后,改用预防性剂量维持疗效。美国、加拿大等国家由于开展了全人口的叶酸强化计划,故叶酸缺乏患者每天补充 1mg 就能取得较好的治疗效果。补充叶酸 4~7 天,网织红细胞计数增加,7~10 天白细胞和血小板计数恢复正常,但血红蛋白多需数周时间逐渐恢复正常。多胎妊娠,及有溶血性疾病、叶酸代谢异常、糖尿病、癫痫需丙戊酸钠或卡马西平治疗等病史的患者则每天补充 5mg 叶酸。

3. 维生素 B_{12} 缺乏患者,给予维生素 B_{12} 100μg 肌注,每天 1 次,连续 14 天,以后每周 2 次,直至血红蛋白恢复正常。

4. 上述治疗后,贫血仍改善不佳,需注意是否合并缺铁,重症病例因大量红细胞新生,可出现相对性缺铁,要及时补充铁剂。

5. 叶酸或维生素 B_{12} 治疗开始后 48~72 小

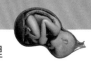

时,骨髓中巨幼红细胞系迅速转化为正常幼红细胞系,因此短期内不分娩者,即使重度贫血也可先口服治疗。血红蛋白低于60g/L,近期可能分娩者,则应当输注新鲜血或浓缩红细胞以尽快纠正贫血。

6. 分娩期处理同缺铁性贫血,应加强监护,避免产程延长,预防产后出血和产褥感染。

(四) 地中海贫血

地中海贫血(thalassemia,简称地贫)又名珠蛋白生成障碍性贫血,是一组可以导致严重小细胞低色素性贫血的遗传性溶血性疾病。地中海贫血是全世界最常见的单基因遗传病之一,全球携带者达3.5亿人,多见于地中海、中非洲、亚洲、南太平洋地区,我国西南和华南一带为高发区。

【病因】 地贫是一组常染色体隐性遗传病,由于控制珠蛋白链合成的基因异常(缺失或突变),使珠蛋白链中一种或几种合成减少或缺失,α和β珠蛋白链结构正常但比例失衡,多余的珠蛋白链形成聚集体,导致无效造血和慢性溶血。根据受累珠蛋白肽链类型分类,最常见的是α和β地中海贫血。疾病严重程度与珠蛋白链缺失程度相关,与地贫类型无明显关系。

1. α 地中海贫血 编码α类链的α珠蛋白基因定位于16号染色体短臂13区3带(16P13.3),95%以上的α地贫是由于α基因缺失引起的。根据基因缺失数量,临床上将α地中海贫血分为:静止型(携带者)(-α/αα)、轻型(标准型)(--/αα)、中间型(HbH病)(--/-α)及重型(Hb Bart)(--/--)。因为胎儿血红蛋白也需要α链,因此母亲合并α地中海贫血可累及胎儿。

2. β 地中海贫血 编码β类链的β珠蛋白基因定位于11号染色体短臂1区2带(11P1.2)。β珠蛋白基因缺陷主要是点突变,少数为基因缺失,全世界已经报道近200种突变类型。基因缺失和点突变致β链的生成完全受抑制者称为β⁰地贫,β链的生成部分受抑制者称为β⁺地贫;根据β珠蛋白基因突变个数及突变基因表达的不同,又可将其分为轻型、中间型及重型。

【诊断】

1. 临床表现 小细胞低色素性贫血,但补充铁剂后不能纠正。不伴有缺铁的小细胞性贫血应筛查地中海贫血。

2. 实验室检查

(1) 地中海贫血的筛查

1) 血常规:血红蛋白降低,MCV、MCH、MCHC降低。MCV是首选筛查指标,若MCV<80fl、MCH<27pg,应进一步筛查地中海贫血,同时排除缺铁性贫血。

2) 血红蛋白电泳:分析各血红蛋白组分的比例(A、F、A_2)。HbA_2<2.5%,α地贫可疑;出现H带,则提示HbH病可能。HbA_2>3.5%,提示β地贫可能。轻型β地贫HbF正常或轻度增加(不超过5%),中间型β地贫HbF>3.5%,重型β地贫HbF明显升高,可达30%~90%。

(2) 地中海贫血的诊断:对于地贫筛查可疑患者,需要进一步进行基因诊断。Southern印记杂交及限制性内切酶谱分析法、聚合酶链反应(PCR)技术可用于α地贫的诊断。β地贫发生主要为点突变,少数为基因缺失,常用的方法有PCR结合等位基因特异寡核苷酸探针斑点杂交、扩增不应变系统法和反向点杂交法等。采用基因芯片技术可同时完成α、β地贫基因诊断。

(3) 地中海贫血的产前诊断:产前基因诊断是控制地贫患儿出生及病理基因扩散的有效手段,若夫妇双方均为地中海贫血携带者或患者,尤其是可能孕育出重型地中海贫血儿的高危孕妇,应进行产前诊断。

1) 有创产前诊断:有创产前基因诊断的标本包括绒毛、羊水、脐血等。孕10~12周在超声引导下经宫颈或经腹获得绒毛组织用于胎儿DNA诊断。或于孕15~22周进行羊水穿刺,孕24~30周进行脐血穿刺,以获取样本明确诊断。

2) 无创产前诊断:胎儿有核红细胞(nucleated red blood cells,NRBC)被认为是进行无创产前诊断最佳的靶细胞。利用孕妇外周血分离NRBC或游离胎儿DNA进行产前诊断,可避免对胎儿的损伤。但无创产前诊断目前尚不能完全替代传统的有创产前诊。

3) 超声检查:产前超声检查发现胎儿心胸比值>0.5及胎儿头皮水肿、胸腹水等,提示Hb Bart水肿胎可能。胎儿大脑中动脉血流指标(middle cerebral artery peak systolic velocity,MCA-PSV)可作为胎儿贫血的筛查方法,MCA-PSV值1.5倍或胎儿水肿提示胎儿有重度贫血风险。

【处理】 妊娠合并地中海贫血属于高危妊娠,需有经验的产科医师进行系统管理。

1. 遗传咨询 地中海贫血为遗传性疾病，父母双方均为携带者，可能孕育出中间型或重型地贫患儿。重型β地贫患儿在出生3~6个月后贫血可进行性加重，多需要依靠输血维持生命；重型α地贫患儿则多在宫内死亡或出生时死亡。因此，地中海贫血高危孕妇及其配偶应进行遗传咨询，了解产前筛查和胎儿产前诊断的相关信息。

2. 纠正贫血

（1）妊娠期的生理性贫血可能加重地贫妇女已存在的溶血性贫血，建议常规每天补充叶酸1mg。

（2）地贫妇女妊娠期不需要常规补铁，只有存在铁缺乏时才需要补充铁剂，否则会造成铁超负荷。由于地中海贫血孕妇妊娠晚期可能较正常孕妇缺铁更严重，故孕期应监测血清铁蛋白，以确定是否需要补充铁剂，剂量依据血红蛋白浓度及血清铁蛋白水平调整。

（3）输血不是地贫的常规治疗方法。随着孕期贫血程度的进展，孕前无输血史的地贫孕妇可能需要进行输血治疗。重型与中间型地贫孕妇通过输血维持血红蛋白100g/L左右，以减少胎儿生长受限、溶血及血栓等并发症，但需要监测心功能，而且多次输血治疗可导致体内产生同种异体抗体，增加发生同种免疫性贫血的风险。

3. 预防血栓栓塞性疾病 妊娠期的血液高凝状态使血栓发生的可能性增大，而地贫妇女血循环中的异常红细胞会活化内皮细胞产生促凝作用。妊娠合并中间型β地贫孕妇发生血栓栓塞性疾病的风险较高，临床上多使用肝素或低分子肝素产后预防血栓，其中进行了脾切除术的患者，给予阿司匹林治疗，有一定预防效果。

4. 胎儿监护 定期进行超声检查和胎儿电子监护，评估胎儿生长情况及宫内安危。

5. 分娩时机和方式的选择

（1）妊娠合并地贫的孕妇，在病情稳定的情况下可延长至足月。无胎儿或母体指征而计划性提前终止妊娠对母儿结局无明显改善。

（2）地贫孕妇分娩方式的选择应个体化，剖宫产适用于有明确产科指征者。

（3）经阴道分娩者，产程中应进行连续胎儿电子监护。积极管理第三产程，尽量减少失血。

（4）Hb Bart 水肿胎是终止妊娠的指征，一旦确诊应尽快终止妊娠。可经阴道分娩，但需要严密监测产程，出现母胎并发症应果断转为剖宫产术。Hb Bart 水肿胎的母体可能存在容量依赖型高血压及低蛋白血症，围产期需严格控制液体入量，积极纠正低蛋白血症，预防心衰、肺水肿及产后出血的发生。

【注意事项】

1. 铁的需要量增加是妊娠期缺铁的主要原因。除首次产前检查时常规检测血常规外，所有孕妇每8~12周应重复血常规检查。

2. 血清铁蛋白是评估铁缺乏最敏感的指标，应每3个月检测1次。妊娠期血清铁蛋白水平<30μg/L，补充铁剂治疗。不能检测血清铁蛋白的医疗机构，若孕妇处在IDA高发地区，可在妊娠4个月开始常规补充铁剂。

3. 预防性补铁的负面效应也需重视。Hb>135g/L，孕妇并发妊娠高血压疾病、低出生体重儿、低Apgar评分等的风险也会增高。

4. 缺铁性贫血孕妇补充铁剂时间足够而血红蛋白不提高，应考虑是否存在下列情况：药量不足、吸收不良、药物含铁量不足、患者依从性差，或者有失血性疾病存在及诊断不正确。应对孕妇做进一步的评估。

5. 不能耐受口服铁剂、依从性不确定或口服铁剂无效者，有处理过敏反应经验和设施的医院可选择注射铁剂。

6. 巨幼细胞贫血治疗前一定要明确是叶酸还是维生素B_{12}缺乏。

7. 地贫孕妇可合并IDA，有实验室指标明确铁缺乏时可进行补铁治疗。不能盲目补铁，铁负荷过重的地贫患者，过量的铁离子沉积于心肌细胞，造成心肌损害和心律失常，是引起患者死亡的重要原因。

8. 夫妻双方均为地贫携带者，应进行遗传咨询和（或）产前诊断。

9. 中重度贫血的孕妇分娩前建议输注浓缩红细胞，对产后出血或在产前未纠正贫血者，产后48小时内复查Hb。

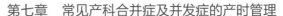

【关键点】

1. 妊娠合并贫血的患者应积极寻找贫血的原因并尽早纠正贫血。

2. 缺铁性贫血是妊娠期最常见的贫血,及时发现妊娠期铁缺乏,及时补充铁剂可有效预防缺铁性贫血的发生。IDA 孕妇口服铁剂治疗至 Hb 恢复正常后,应继续口服铁剂 3~6 个月或至产后 3 个月。

3. 贫血非剖宫产指征,经阴道分娩需严密监护产程,重度贫血孕妇分娩过程中可能出现胎儿窘迫、胎死宫内。最大限度地减少分娩过程中失血。产时出现明显失血应尽早输血。剖宫产终止妊娠,需承担手术和麻醉的风险,应在术前备血,术中注意输液输血的总量和速度。

【诊治流程图】 妊娠期贫血诊治流程见图 7-13-1。

二、妊娠合并血小板减少性疾病

(一)概述

妊娠合并血小板减少是围生期常见疾病,可导致产后出血、产褥期感染、胎死宫内、新生儿颅内出血等严重并发症。国外一般将血小板减少定义为血小板计数 $<150 \times 10^9/L$,但国内已将血小板减少的标准定为血小板计数 $<100 \times 10^9/L$。文献报道妊娠合并血小板减少的发生率约为 7%~10%,由多种内科合并症或妊娠并发症引起,其中最常见的是妊娠相关性血小板减少症,其次为子痫前期所致血小板减少、特发性血小板减少性紫癜,另外还有源于弥散性血管内凝血、血栓性微血管病、再生障碍性贫血、脾功能亢进、抗磷脂综合征等所

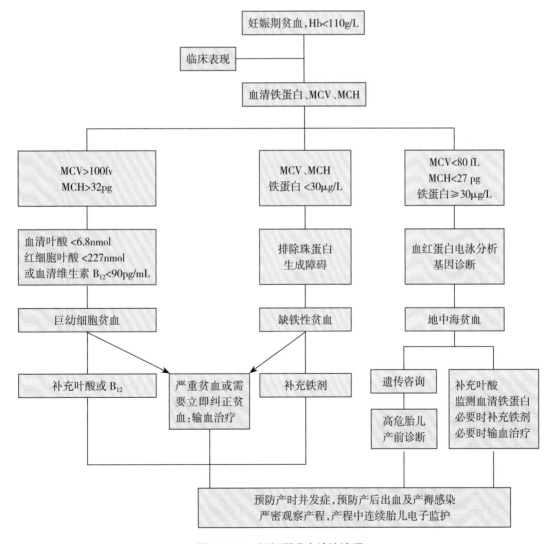

图 7-13-1　妊娠期贫血诊治流程

致的血小板减少。

(二) 妊娠相关性血小板减少症

妊娠相关性血小板减少症(pregnancy associated thrombocytopenia,PAT),又称为良性妊娠期血小板减少,表现为妊娠前无血小板减少的病史,妊娠期首次发现血小板计数低于正常值(<100×10⁹/L),凝血功能正常。约占孕期血小板减少的 75%。

【病因】　发病机制尚不明确。一般认为 PAT 属于妊娠期自限性的生理过程,非病理性改变,没有血小板质的改变,凝血因子活性水平以及数量与正常人无异。PAT 可能是由于妊娠期生理性血容量增加、血液稀释、血液处于高凝状态损耗增加、胎盘循环对血小板收集和利用增多而导致的血小板相对减少,一般不会引起孕妇、胎儿和新生儿严重的血小板减少和出血。

【诊断】

1. **临床表现**　妊娠前无血小板减少的病史,妊娠期首次发现血小板计数低于 $100×10^9/L$,多起病于妊娠中晚期,血小板轻度减少,一般不随妊娠进展而加重,孕妇无明显出血表现。胎儿或者新生儿血小板减少的风险极低,报道的发生率为 0.1%~1.7%,因此不增加胎儿及新生儿出血风险。产后 2~12 周自行恢复正常,再次妊娠时可复发。

2. **实验室检查**　血小板计数一般在(70~100)×10⁹/L 之间,少数低于 50×10⁹/L,抗血小板抗体阴性,肝肾功能及凝血功能正常,免疫全套检测、抗核抗体、狼疮全套检测阴性,骨髓象巨核细胞形态及数量均正常。

3. **鉴别诊断**　PAT 缺乏诊断性试验,需排除所有其他内外科疾病、妊娠并发症引起的血小板减少,以及药物、实验室误差引起的假性血小板减少之后才能诊断。

【处理】

1. PAT 一般不需要特殊处理,孕期以严密监测为主,定期复查血小板及凝血相关指标,建议从 34 周开始,每周检测血小板计数,以防血小板计数降低至 50×10⁹/L 以下。当发现病情变化则要再次进行鉴别诊断。

2. 美国妇产科医师学会认为 PAT 并不会增加孕妇出血及胎儿血小板减少的风险,通常不需要考虑剖宫产或者检测胎儿血小板水平,除非是存在产科指征,PAT 患者应尽量经阴道分娩。产程中注意防止产程延长或急产,尽量避免

手术助产和软产道损伤,产后应仔细检查软产道,彻底止血。英国血液学标准化委员会认为孕妇血小板计数 >50×10⁹/L,阴道分娩是安全的,若分娩前发现孕妇血小板计数 <30×10⁹/L,或胎儿血小板计数 <50×10⁹/L 时,应首选剖宫产分娩。

3. 产后检测新生儿血小板计数,定期复查产妇血小板计数,确定是否恢复正常。

(三) 特发性血小板减少性紫癜

特发性血小板减少性紫癜(idiopathic thrombocytopenic purpura,ITP)是孕期最常见的自身免疫性疾病,系指原因不明的免疫介导的血小板减少,因此又称免疫性血小板减少性紫癜。ITP 分为急性型与慢性型,急性型好发于儿童,慢性型则以成年女性多见,且不影响生育,故而是产科较常见的血液系统合并症之一。

【病因】　ITP 是自身免疫因素所致的临床综合征,80%~90%患者可以检测到血小板相关免疫球蛋白,主要发病机制是由于患者对自身抗原的免疫失耐受,导致免疫介导的血小板破坏增多和免疫介导的巨核细胞产生血小板不足。妊娠不影响 ITP 的病程及预后,但 ITP 可能在妊娠期加重,50% 的孕妇分娩时的血小板水平较孕早期减少至少 30%,可能与以下原因有关:①妊娠刺激网状内皮系统的吞噬作用,加速致敏血小板的清除;②雌激素可抑制血小板生成。

【对母儿影响】

1. **ITP 对孕妇的影响**　主要表现为妊娠期出血倾向,分娩期易发生产妇颅内出血、伤口血肿等,但若产后子宫收缩良好,产后出血并不多见;产褥期易发生恶露延长、感染等。ITP 孕妇自然流产发生率、母婴死亡率均高于正常孕妇。

2. **ITP 对胎儿的影响**　约 50% 的病例可检出抗血小板 IgG 抗体,并且此抗体能通过胎盘,故而可引起胎儿血小板减少。在血小板 <50×10⁹/L 的孕妇中,胎儿(新生儿)血小板减少的发生率为 9%~45%。这种血小板减少为一过性,新生儿脱离母体后体内的抗体多数于 1 个月内逐渐消失,偶尔持续 4~6 个月血小板才逐渐恢复正常。

【诊断】

1. **临床表现**　妊娠前有血小板减少病史,妊娠后又出现血小板减少;或者妊娠前虽无血小

减少病史,但血小板减少出现于妊娠早期,且持续存在,进行性加重。临床可有出血症状,主要表现为皮下和(或)黏膜出血。轻者仅有四肢及躯干皮肤的出血点、紫癜及瘀斑、鼻出血、牙龈出血,严重者可出现消化道、生殖道、视网膜及颅内出血。脾脏不大或轻度增大。

2. 实验室检查

(1) 血常规:多次检测血小板计数 <100×10⁹/L,且程度随妊娠进展而加重;或者孕早期血小板计数 <50×10⁹/L,支持 ITP 诊断。

(2) 外周血涂片:镜检血小板数量减少,血细胞形态无异常。如发现血小板聚集现象,应考虑假性血小板减少症的可能。

(3) 骨髓象:巨核细胞正常或增多,伴成熟障碍,成熟型血小板减少。不过除非怀疑其他血液系统疾病,国际上已不推荐将骨髓检查列为 ITP 的常规检查。

(4) 抗血小板抗体:80%~90% 抗血小板抗体阳性,血小板相关抗体阴性,则 ITP 的可能性小。血小板相关免疫球蛋白(PAIgG)缺乏特异性,敏感性也较低,其检测结果不作为 ITP 的诊断依据。血小板糖蛋白特异性抗体特异性较高,可以鉴别免疫性与非免疫性血小板减少,有助于 ITP 的诊断,但临床尚未作为常规检测。

(5) 血小板生成素(TPO):诊断困难时帮助鉴别血小板生成减少(TPO 水平升高)和血小板破坏增加(TPO 水平正常),有助于鉴别 ITP 与不典型再生障碍性贫血或低增生性骨髓增生异常综合征。

3. 鉴别诊断　ITP 亦是一种临床排除性诊断,缺乏特异性的实验室检查指标。国际血液学工作组将 ITP 定义为:获得性的免疫介导的孤立性血小板减少,且不存在其他病因或者促发因素。继发性血小板减少症主要包括由于潜在疾病或者药物暴露导致的血小板减少,如自身免疫性疾病(系统性红斑狼疮、抗磷脂抗体综合征)、甲状腺疾病、药物诱导的血小板减少、同种免疫性血小板减少、骨髓增生异常等。

【处理】　妊娠合并 ITP 处理的重点是预防严重血小板减少所致的出血并发症,保障母婴安全。

1. 妊娠期管理

(1) 妊娠期治疗指征:ITP 孕妇的血小板功能是正常的,所以不强调血小板计数维持在正常水平。对无分娩征兆的妊娠期 ITP 患者,并

没有血小板最低阈值的循证支持,一般建议孕期维持血小板计数 >30×10⁹/L 且无出血倾向。血小板计数 <10×10⁹/L,或孕中晚期血小板计数(10~30)×10⁹/L 且伴出血倾向,需要治疗。临近分娩时则需要积极治疗,以减少麻醉或分娩过程中的不良出血事件。

(2) 妊娠期治疗药物选择

1) 肾上腺皮质激素:治疗 ITP 的首选药物,可抑制抗血小板抗体的生成,减少血小板的破坏;阻断巨噬细胞破坏已被抗体结合的血小板,延长血小板的寿命;降低血管壁通透性,减少出血。常用治疗方案:口服泼尼松,起始剂量0.5~2mg/(kg·d),血小板计数达到可接受水平(通常为 >50×10⁹/L)后逐渐减量,直至最小有效剂量,建议至少维持用药 21 天再开始减量。也有专家建议孕妇采用 10~20mg/d 的低剂量初始治疗方案,然后逐渐调整到能使血小板足够增加的剂量。通常用药 3~7 天起效,2~3 周达血小板的高峰平台,治疗 4 周仍无效应逐渐减量至停药。妊娠晚期使用激素增加妊娠期高血压和妊娠期糖尿病的风险,需加强监测。

2) 免疫球蛋白:能抑制自身抗体产生,降低血小板清除率,减少血小板的破坏。由于价格昂贵,一般用于激素治疗无效者,重度血小板减少有出血倾向和子痫前期患者。常静脉滴注 γ 球蛋白,400mg/(kg·d),5~7 天为一疗程;或者 1g/(kg·d),连用 2 天。80% 的患者血小板上升,50% 可达到正常水平,但维持 2~4 周后血小板降至治疗前水平。情况紧急,或单纯激素治疗效果不佳时,也可考虑两者同时应用。

3) 血小板制剂:血小板消耗快,作用时间短,而且输注血小板能刺激体内产生抗血小板抗体,加快血小板的破坏,导致再次输注血小板无效或输注后血小板短期上升继而迅速下降甚至低于原有的水平,因此仅在血小板计数 <10×10⁹/L,且有明显出血倾向时使用。

4) 其他药物:对于难治性患者,可选用下列药物:①硫唑嘌呤:常用剂量为 100~150mg/d,分 2~3 次口服,根据患者白细胞计数调整剂量。目前认为小剂量硫唑嘌呤对孕妇及胎儿影响较小。②环孢素 A:新的共识认为环孢素 A 可以在妊娠期使用,常用剂量为 5mg/(kg·d),分 2 次口服,根据血药浓度调整剂量。由于缺乏足够的循证证据评估其孕期的安全性,需个体化选择。

（3）脾切除：糖皮质激素和免疫球蛋白治疗均无效，血小板 $<10 \times 10^9/L$，患者有严重出血倾向，可考虑脾切除。脾切除是唯一可使 ITP 患者长时间获得缓解的治疗方法，但由于技术上的困难性以及对胎儿的潜在风险，临床并不推荐应用，必要时在妊娠 4~6 个月期间进行。

2. 分娩期管理

（1）分娩时机与分娩方式

1）分娩时机：妊娠合并 ITP 的患者，原则上可等待自然临产，若患者对标准治疗无效，血小板进行性下降或存在出血倾向时，应考虑计划分娩，妊娠 34 周后可终止妊娠。

2）分娩方式原则上取决于产科指征，以阴道分娩为首选。目前认为 ITP 孕妇发生严重胎儿/新生儿出血事件的几率低，新生儿严重血小板减少性紫癜的发生率亦较低，剖宫产并不减少新生儿颅内出血的危险，新生儿颅内出血与分娩方式无关联，而且大多数母体的并发症见于剖宫产而非阴道分娩。

3）剖宫产的指征：除产科因素外，血小板 $<30 \times 10^9/L$ 和（或）有出血倾向，或胎儿头皮血、脐血证实胎儿血小板 $<50 \times 10^9/L$，有妊娠期发生胎儿颅内出血或既往有新生儿颅内出血病史者，以及有脾切除史者。

（2）分娩期处理

1）分娩前应积极处理，以增加血小板计数，尽可能维持血小板计数 $>50 \times 10^9/L$，有可能进行硬膜外或者椎管内麻醉的孕妇，血小板水平应 $>80 \times 10^9/L$。分娩前血小板计数 $<50 \times 10^9/L$，可在分娩时或剖宫产前 1 小时内一次性输注 1~2 个治疗剂量机采血小板，以预防颅内出血和手术切口出血等，必要时还可同时使用高剂量的肾上腺皮质激素或者免疫球蛋白。

2）ITP 患者分娩前应制定好分娩计划，备好浓缩红细胞和血小板。阴道试产过程中，要严密观察产程进展，避免产妇过度用力屏气诱发颅内出血；注意防止急产和滞产，禁忌使用胎头吸引器，尽量避免产钳助产；胎儿娩出后立即给予缩宫素，以加强宫缩，预防产后出血；仔细检查软产道损伤，彻底缝合止血。

3）剖宫产术前充分备血，必要时术中、术后输注血小板，预防创面渗血、子宫出血、伤口血肿等的发生。长期使用糖皮质激素导致的患者尤其需警惕术后感染的发生。

3. 产褥期管理

（1）孕期应用肾上腺皮质激素治疗者，产后应继续使用，逐渐减量。产妇常伴有贫血及抵抗力下降，应给予抗生素预防感染。

（2）产后立即检测脐血血小板，并动态监测新生儿血小板计数。新生儿血小板计数通常在出生后 48~72 小时达最低水平，但也可在出生后更长时间内发生。ITP 患者大约 10% 新生儿会出现严重的血小板减少，血小板计数 $<50 \times 10^9/L$，应进行头颅的影像学检查。若新生儿血小板计数低于 $30 \times 10^9/L$，但无出血倾向，可输注 γ 球蛋白治疗；新生儿血小板计数低于 $30 \times 10^9/L$ 且有出血倾向，应输注 γ 球蛋白同时给予输注血小板治疗。

（3）ITP 不是母乳喂养的禁忌证，但 ITP 患者乳汁中可能含有抗血小板抗体，母乳喂养有引起或加重新生儿血小板减少的风险，应视母亲病情及新生儿血小板计数酌情选择。

【注意事项】

1. PAT 和 ITP 均是临床排除性诊断，妊娠期首次出现的血小板减少，应常规进行抗磷脂综合征、系统性红斑狼疮等自身免疫性疾病的筛查。

2. 妊娠期无出血症状的 ITP 患者，血小板计数 $>30 \times 10^9/L$ 时不需要治疗，但若需进行有创操作，应通过治疗使血小板计数升高。

3. 血小板输注只适用于那些有明显出血倾向或准备进行有创操作、面临分娩或手术的患者。

4. 不建议妊娠期和哺乳期使用血小板生成素受体激动剂。

5. 分娩前尽可能升高血小板计数 $>50 \times 10^9/L$，有可能进行硬膜外或者椎管内麻醉的孕妇，血小板水平应 $>80 \times 10^9/L$。

6. 前次分娩的新生儿如果存在血小板减少，此次分娩的新生儿发生血小板减少的风险较高。ITP 患者不建议分娩前经皮脐血穿刺或胎儿头皮血采集检测胎儿血小板计数。

7. 产后新生儿血小板计数 $<150 \times 10^9/L$，应监测至正常或至少有升高趋势。

【关键点】

1. 妊娠期血小板减少可由多种妊娠合并症或并发症引起,其中最常见的是妊娠相关性血小板减少症。特发性血小板减少性紫癜是孕期最常见的自身免疫性疾病。

2. PAT 一般不需要特殊处理,孕期以严密监测为主,但需排除所有其他原因引起的血小板减少才能诊断。

3. 妊娠合并 ITP 最大的风险是分娩时出血,临近分娩时需要积极治疗,以减少麻醉或分娩过程中的不良出血事件。分娩方式原则上取决于产科指征,以阴道分娩为首选。血小板 <30×10⁹/L 和(或)有出血倾向,或胎儿头皮血、脐血证实胎儿血小板 <50×10⁹/L,有妊娠期发生胎儿颅内出血或既往有新生儿颅内出血病史者,以及有脾切除史者,可考虑剖宫产终止妊娠。

【流程图】　妊娠合并血小板减少性疾病诊疗流程见图 7-13-2。

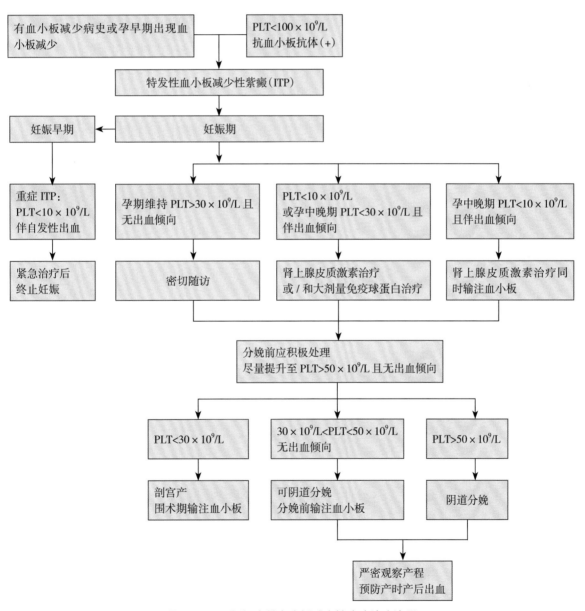

图 7-13-2　妊娠合并血小板减少性疾病诊疗流程

（丁依玲）

289

参考文献

1. 中华医学会围产医学分会.妊娠期铁缺乏和缺铁性贫血诊治指南.中华围产医学杂志,2014,17(7):451.

2. Cunningham F,Leveno K,Bloom S,et al. Williams Obstetrics. 24th edition. New York:McGraw-Hill Education,2014: 1104.

3. Royal College of Obstetricians and Gynaecologists. Green-top Guideline No. 66:Management of Beta Thalassaemia in Pregnancy. Obstetrician & Gynaecologist,2014,16(2):148.

4. Olus Api,Christian Breyman,Mustafa Çetiner,et al. Diagnosis and treatment of iron deficiency anemia during pregnancy and the postpartum period:Iron deficiency anemia working group consensus report. Turk J Obstet. Gynecol.,2015,12:173.

5. American College of Obstetricians and Gynecologists. Thrombocytopenia in Pregnancy. Springer International Publishing,2017,25(2):293.

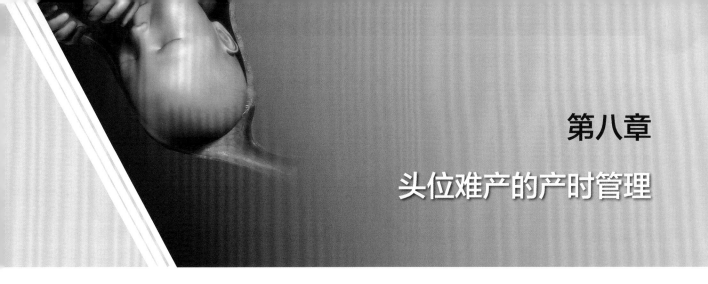

头位难产的产时管理

第一节　头位难产的分类

【导读】

　　头位难产（cephalic dystocia）由凌萝达教授1978年首先提出，指在头先露中，因产力、产道、胎儿及精神心理因素异常而造成胎头在盆腔内旋转受阻，成为持续性枕后位、枕横位；或因胎头俯屈不良，成为胎头高直位、前不均倾位或胎头呈不同程度的仰伸如面先露、额先露、顶先露等，最终以手术（剖宫产、阴道助产）结束分娩者；个别的头位分娩由于判断错误，虽勉强由阴道自然娩出，而最终导致死产、新生儿死亡、颅内出血、大脑瘫痪或严重智力障碍及母体严重产伤者，也应列在其中。头位难产占分娩总数23.98%，占难产总数的81.63%。除明显的骨盆狭窄外，头位难产很难在产前明确识别，绝大多数都需要经历一段产程后，才逐渐表现出来。如不能及时、正确处理，可危及母婴健康及生命。

　　由于头位难产是由我国学者提出，国外目前尚无相应的学术名称。从概念上近似于因影响产程的各因素出现异常或相互影响，导致异常胎方位（malposition）及俯屈异常（deflexed attitude）并呈现广义的头盆不称（cephalopelvic disproportion）的临床表现：产程延长（protraction disorders）及产程停滞（arrest disorders）或相应的不良结局。临床上按异常胎方位及俯屈程度进行了分类：

　　1. 持续性枕后位　凡临产后经过充分试产，当分娩以任何方式结束时，不论胎头在骨盆的哪一平面上，只要其枕部仍位于母体骨盆的后方者，称为持续性枕后位（persistent occiput posterior position），是头位难产最多见的一种异常胎方位。其发病率报道不一，国内为4%~12%，国外为10%~30%，其中大约60%为枕右后位（right occiput posterior, ROP），30%为枕左后位（left occiput posterior, LOP），10%为枕直后位（direct occiput posterior）。在入口平面的枕直后位易形成高直位，绝大部分需剖宫产终止妊娠；在LOP或ROP的胎头下降到盆底向后旋转45°形成低直后位，则有可能经阴道完成枕后位分娩（图8-1-1）

　　2. 胎头高直位　胎头以不屈不仰姿势衔接于骨盆入口，其矢状缝与骨盆入口前后径一致，称胎头高直位（sincipital presentation），实质上就是顶先露的胎方位。分为两种，以胎头枕骨先前

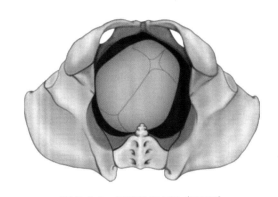

图 8-1-1　持续性枕后位（ROP）

靠近耻骨联合者为胎头高直前位,又称枕耻位(occipitopubic position);以胎头枕骨向后靠近骶骨岬者称胎头高直后位,又称枕骶位(occipitosacral position)。高直位在胎头位置异常中排第三位,国内报道为 1.08%,国外报道为 0.06%~1.6%,高直前位漏诊率较高,因为此状态在产程中可能持续时限短暂,入盆后就难以诊断是否存在高直前位了(图 8-1-2)。

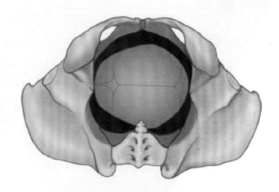

图 8-1-3 持续性枕横位(LOT)

骨先入盆位于耻骨联合后方,由于耻骨联合后面平直,没有空隙容纳前顶部继续下降,并使后顶骨无法逾越骶岬,胎头于入口平面受阻发生难产。枕横位的胎先露是否存在不均倾位需要仔细判断,一般来说均倾的枕横位其胎头矢状缝位于耻骨联合与骶骨岬之间,如靠近耻骨联合则有可能为后不均倾,如靠近骶骨岬则需警惕前不均倾(图 8-1-4)。

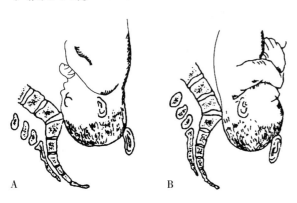

图 8-1-2 高直位
A. 高直前位枕耻位;B. 高直后位枕骶位

3. **持续性枕横位** 凡正式临产后,经充分试产至分娩结束时,无论胎头在骨盆的哪一个平面,只要胎头矢状缝与骨盆横径平行,胎头仍持续处于枕横位,均称为持续性枕横位(persistent occiput transverse position)。通常情况下约 50% 的孕妇其胎儿以枕横位入盆,到产程晚期都会自然转为枕前位娩出,仅约 5% 的胎儿最终以枕横位(OT)娩出。如何定义经过充分的试产及产程晚期,可以通过目前的产程标准进行判断,但国外也有学者给出简洁的判断:在第二产程枕横位持续 1 小时及以上时可诊断持续性枕横位,可采取相关干预措施。根据诊断难产时枕横位胎先露的位置高度(以 +2 为界),可分为高位枕横位停滞(high transverse arrest)及低位枕横位停滞(deep transverse arrest),涉及的处理措施有所差异。以上定义其实还涵盖了前不均倾及后不均倾位(图 8-1-3)。

4. **前不均倾位** 枕横位的胎头以前顶骨先入盆即称为前不均倾位(anterior asynclitism)。实际上,胎头以任何头位入盆均可能发生不均倾势,但出现在枕后位和枕前位是罕见的或很短暂的,枕横位中多数为后顶骨入盆,形成后不均倾势,此时骶骨弧面后顶骨向后移动可使前顶骨由耻骨联合上方滑下入盆,形成均倾势,在盆底完成内旋转则可经阴道分娩。然而如果发生前不均倾,前顶

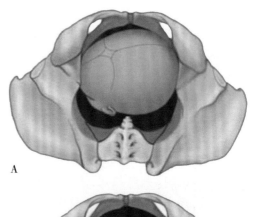

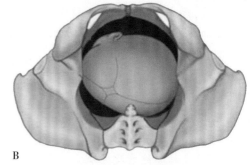

图 8-1-4 不均倾位
A. 枕横位后不均倾位;B. 枕横位前不均倾位

5. **面先露** 面先露(face presentation)又称颜面位。指分娩过程中,胎头以极度仰伸姿势通过产道,以胎儿面部为先露的一种异常胎方位。颜面位发生率不高,我国 15 所医院统计发病率为 0.8%~2.7%,国外资料显示为 1.7%~2.0%,经产妇

多于初产妇,随"二孩"政策的开放,要警惕面先露所致难产的发生。面先露时胎儿枕部与背部紧贴,下颏远离前胸,以颏部为指示点,面先露的胎方位包括颏左前(LMA)、颏右前(RMA)、颏左横(LMT)、颏右横(RMT)、颏左后(LMP)、颏右后(RMP)6种胎方位,以颏前位为主,占2/3(图8-1-5)。

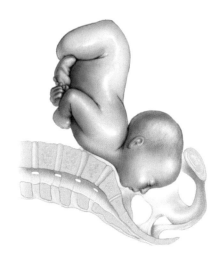

图 8-1-5 面先露

6. **额先露** 又称额位。凡胎头以额部(眼眶缘至前囟之间部位)为先露,以最大径线枕颏径通过产道称为额先露(brow presentation)。这是一种介于面先露和枕先露之间的一种暂时的、异常的俯屈程度,随产程进展若胎头进一步俯屈则形成枕先露,如进一步仰伸则形成面先露,持续性额位罕见,发生率约0.1%~0.3%,也多见于经产妇。尽管约2/3额位胎头可转为枕先露或面先露从而获得经阴道分娩的可能,但由于额位胎头以最大径线入盆,试产过程中胎头可形成特殊的三角形胎头,易发生梗阻性难产导致不良母儿结局(图8-1-6)。

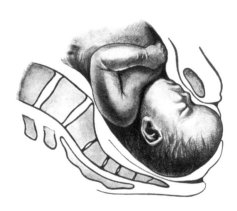

图 8-1-6 额先露

【注意事项】

胎方位异常可能是造成难产的原因,也可能是临床表现及结果。通常提及的难产大部分就是头位难产,而大部分胎方位异常都可在母儿状况良好的情况下试产,只要能阴道分娩不用过分强调胎方位异常的分类。甚至有学者认为,之所以有以枕后位或枕横位入盆并持续至分娩的情况恰恰是胎头努力适应母体骨盆存在一定形态或大小异常的结果,故不需要非常强调或坚持去纠正。虽然如此,当胎头下降异常时,在考虑阴道助产或剖宫产前,应对胎方位仔细评估。因此从产程开始严密评估胎方位非常重要。全程动态的评估有助于决策前的胎方位评定,尤其是充分试产的产程晚期,胎头解剖标志变得模糊不清,如没有前续观察,导致方位判断错误从而导致器械助产方向错误,将出现严重的产伤等不良结局。

【关键点】

实质上,头位难产很多情况下就是头盆不称所致的异常分娩。这里要强调一下"头盆不称",Friedman 曾给头盆不称下过定义:"胎头径线不能通过骨盆者为头盆不称"。这提示存在两种类型的头盆不称:一是解剖上胎头与骨盆大小不称;二是由于胎头持续俯屈不良,导致分娩机转异常,胎方位持续异常使胎头通过产道径线增加1~2cm,导致头盆不称。绝对的解剖上头盆大小异常可以在临产前做出判断,但临床上较为少见,而绝大部分头盆不称需经充分试产后才能判断,注意不能忽视胎头塑形(modeling)在分娩机转中的作用。头盆关系的评估可详见本书第四章第一节阴道分娩条件评估。

(漆洪波)

参考文献

1. 凌萝达.难产理论与实践.重庆:重庆出版社,2006:60-62.

2. 刘兴会,漆洪波.难产.北京:人民卫生出版社,2015:123-139.

3. WR Cohen, EA Friedman. Labor and delivery care: a practical guide. Wiley-Blackwell, 2011:128-150.

4. Cunningham F, Leveno K, Bloom S, et al. Williams Obstetrics. 24th edition. New York: McGraw-Hill Education, 2014:463-467.

5. American College of Obstetricians and Gynecologists (the College) and the Society for Maternal-Fetal Medicine, Caughey AB, Cahill AG, Guise JM, Rouse DJ. Safe prevention of the primary cesarean delivery. Am J Obstet. Gynecol., 2014, 210(3):179-193.

6. 谢幸,苟文丽.妇产科学.第8版.北京:人民卫生出版社,2013:197-207.

第二节　头位难产的识别

【导读】

　　大部分的头位难产在临产前难以识别,但应关注发生难产的高危因素,如身材矮小(身高<140cm)、体重过轻(<45kg)或肥胖、年龄过小(青少年或青春前期妊娠)、高龄初产(特别是>40岁初产妇);子宫张力过大、子宫纤维过度膨胀;孕期从未考虑阴道分娩者等。前次有难产史是再次分娩发生难产的独立高危因素;剖宫产后阴道试产(trial of labor after previous cesarean, TOLAC)也被视为难产的高危因素之一。实际上,全程低危的正常分娩只能行回顾性诊断,因此有学者呼吁应将每一次分娩过程均视为高危,全程警惕难产的可能。在分娩过程中能预测或及时识别难产的发生,并采取适时干预,获得良好的母儿结局和分娩体验,一直以来是达到高质量安全分娩所追求的目标。这就需要掌握发生难产时的临床特点,熟悉头盆关系的动态评估的技能,对产程进展能进行科学、适时、个体化的判断,采用循证学证据支持的干预措施,促使难产向顺产方向发展。这里涉及发生头位难产时的临床表现、体征和产程进展特点。

一、头位难产的临床表现

1. 足月胎膜早破　可能是头位难产的信号,往往提示头盆不称,胎位不正。在头位难产中,胎膜早破多伴有胎头与骨盆入口面不相适应。据统计在难产中近1/2出现胎膜早破。

2. 宫缩异常　表现为不规律宫缩,其强度和持续时间难以预测,比如2~3次宫缩连续出现,然后呈现较长时间停顿;或是进入活跃期后宫缩间隔反而延长或减慢。可出现原发性和继发性宫缩乏力。如为原发性宫缩乏力,胎头常受阻于骨盆入口平面。由于头盆不称和胎头位置异常等造成的产程停滞或延缓多表现为继发性宫缩乏力,胎头受阻于中骨盆或出口平面。

3. 腰骶部疼痛、过早屏气、宫颈阴道水肿及排尿困难　枕后位由于枕部较早的压迫直肠,产妇常常抱怨腰骶部酸胀不适,甚至伴随宫缩的腰骶部疼痛较腹痛更为显著,在第一产程中就可出现产妇不自主的屏气,国外助产人员常称之为"腰痛式分娩"预示着较长的产程,较为困难的分娩。头盆不称,胎头压迫过久易出现宫颈弥漫性水肿。前不均倾位由于前顶先嵌入骨盆,压迫阴道前壁及尿道,出现阴道前壁、宫颈前唇水肿和排尿困难。

4. 胎头未衔接或延迟衔接　临产后胎头高浮,宫口扩张6cm以上胎头仍未衔接或才衔接为衔接异常,提示入口平面存在头盆不称的可能或胎方位异常。

5. 胎位异常　胎头位置异常是导致头位难产的首要原因,也是其临床表现。有胎方位衔接异常如高直位,有内旋转受阻如持续性枕后位及枕横位,胎头姿势异常如胎头仰伸呈前顶先露、额先露及面先露,胎头侧屈呈前不均倾。

6. 母体的表现

(1)全身表现:烦躁不安、体力衰竭、进食少、脱水、口干、唇裂、电解质紊乱和酸碱平衡失调。由于分娩过程的个体差异显著,需特别重视产程中母体全身状况,母体对分娩的耐受情况一定程度上可反映出产程的进展或难产的可能。

(2)肠胀气和尿潴留。

(3)先兆子宫破裂:表现为病理缩复环、血尿及子宫下段压痛,进而出现子宫破裂。

7. 胎儿的表现　胎儿宫内窘迫、严重胎头水肿(产瘤)或血肿、明显颅骨重叠或变形。

二、异常胎头位置的体征

1. 腹部检查　腹部检查主要应用于临产前。在妊娠最后几周，根据胎背（或胎腹）的位置及方向（朝向母体前方或后方）推测诊断枕前位或枕后位，可指导产妇通过运动和变换体位促使胎儿在体内"翻滚"，在临产时胎儿更有可能以枕前位入盆。临产前评估胎方位的腹部检查方法包括观察、触诊和听诊。

视诊：产妇取仰卧位双腿微屈自然放松，当胎背朝向母体腹侧时，产妇腹部看起来凸出明显，胎动在胎背对侧的上象限显著（图 8-2-1）；当胎背朝向后方时，产妇腹部看起来较凹，胎动位置在脐周或"到处"都是，这些迹象提示可能存在枕后位（图 8-2-2）。

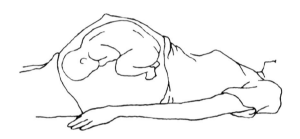

图 8-2-1　枕前位时孕妇腹形

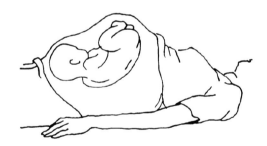

图 8-2-2　枕后位时孕妇腹形

触诊：就是经典的四步触诊法，这里不再赘述，但要注意的是，有少数情况胎背与胎头枕部朝向并不一致。当不能满意在腹部触及胎背，应警惕枕后位的发生；面先露时，耻骨联合上方可触及胎背与枕骨隆突间有明显的凹陷。注意，当孕妇腹壁脂肪较厚时，视诊与触诊变得不可靠。

听诊：大多数胎背部能听到最响亮的胎心音，因此找到胎心音最强处可有助于找到胎背方向，但是这只适用于应用传统胎心听筒（喇叭状听筒），超声多普勒却不能。当胎背朝向母体脊柱时（枕后位），胎心音最响亮处位于母体左季肋或右季肋区。

2. 阴道检查和肛门检查　阴道检查是产程中识别异常胎方位最主要的检查手段，现在欧美国家主张废弃肛门检查，产程中均采用阴道检查。但实践和研究表明肛门检查更易于了解内骨盆情况如骶骨弧度、骶尾关节活动度、坐骨棘是否突出、骶坐切迹宽度等。值得注意的是，阴道检查为侵入性检查，在产程中应尽可能降低检查次数，行有指征的检查，每一次检查均应了解足够的信息帮助临床判断。怀疑胎方位异常时阴道检查应着重了解：

（1）宫口情况：扩张程度、有无水肿、水肿程度及部位，如前唇水肿应当警惕前不均倾位。

（2）胎膜是否破裂：如未破，可行人工破膜，了解羊水的量及性状。

（3）胎头下降程度：尤其是有产瘤或颅骨重叠时，应检查胎头双顶及胎耳的位置，这样可准确了解胎头位置的高低，协助胎方位判断。

（4）胎方位的确定：通过触及胎头的骨标志、颅缝及囟门的位置加以判定。在胎头产瘤和颅骨重叠明显时，胎方位不易查清楚。菱形的大囟门缩小呈"十"字形，小囟门由于枕骨嵌入两顶骨下方形成凹陷并呈"Y"字形，应注意与大囟门鉴别，因此在活跃早期产程图一出现异常时即应及早进行阴道检查以协助诊断，由于此时胎头水肿及颅骨重叠多不明显，易于查清囟门及颅缝（图 8-2-3）。在试产一段时间后，如无进展或进展缓慢可作第二次阴道检查，以决定分娩方式。胎儿耳廓的方向也可帮助确定胎方位，耳廓的指向为枕骨的位置，不过耳廓位置较高，需要检查者的手完全进入阴道才能查清，多在宫口开全、阴道助产时使用。

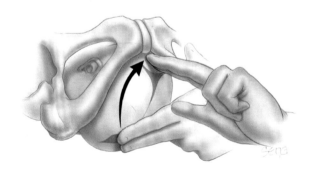

图 8-2-3　阴道检查胎方位

（5）骨盆内测量：阴道检查可以了解骨盆内部情况包括对角径、耻坐径、中骨盆及出口前后径、耻联后角、骨盆是否有内聚、坐骨棘是否突出，估计坐骨棘间径、骶骨弧度、骶尾关节活动度。头盆相称的大多数情况下，在宫缩时耻骨联合后方和胎头间可容纳1横指,如果没有空隙或嵌顿应警惕存在头盆不称。

目前,越来越多的证据表明骨盆外测量在评估头盆关系中的作用非常有限。临床上关注的是内骨盆情况,但是内骨盆的准确测量仍是个难题。近年来已经有以指尖传感器在行内诊时进行骨盆内测量的设备,但价格昂贵,且仍然为侵入性操作,临床实践上存在困难。如能通过体表骨性标志简捷地得到内径不失为一种临床实践方法,凌萝达教授曾就中骨盆的径线推测进行过总结,其关注的体表骨性标志就是米氏菱形窝。正常骨盆米氏菱形区纵径平均为10.5cm,横径为9.4cm。纵径反映的骶骨长度也就是骨盆深度;横径反映的中骨盆横径情况,也就是分娩中最为关心的内径:中骨盆横径(坐骨棘间径)的情况,凌萝达教授指出可以应用米氏菱形窝的横径加1cm来估计。笔者应用指尖传感器对以上径线关系进行了初探,得出相符的结论:处于体表可测量的径线米氏菱形窝横径的确比坐骨棘间径短约1cm左右(-1.00 ± 1.54;95%CI $-1.54--0.48$),具有一定的临床实践指导意义。此外菱形上三角高度与骨盆入口形态相关,此径越短,入口前后径也越短,入口面也越扁。以上特点可以帮助识别头位难产中的头盆关系,但其与难产的发生、产程的时长间是否存在关系尚需进一步研究。

三、辅助检查

B超检查在临产前可以测量胎头双顶径、股骨长度、腹周径、头周径等估计胎儿体重;产程中可了解胎方位——早期提示胎头位置异常,特别是胎头产瘤和颅骨重叠明显,阴道检查不满意时,B超检查可以了解胎方位。产房可专门配备一台B超用于产程观察,可以随时了解胎方位,重复进行,减少阴道检查的次数。诊断准确率可达90%以上(图8-2-4);如胎头下降位置较低,可将探头置于会阴处,以胎儿眼眶为标记判断其方位(图8-2-5)。

四、产程进展情况判断

头位难产的产程将呈现出时限的异常,因此根据产程时限的标准可以识别是否发生难产。但对产程时限的界定,近年来正发生着变化。众所周知,全球的剖宫产率均有升高的趋势,这与"难产"的过度诊断是有关系的。在宫口开大4cm前约有25%产程被诊断为难产并行剖宫产终止妊娠。

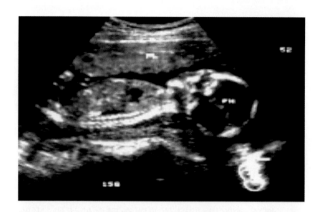

图8-2-4　胎儿仰卧位脊柱位于下方显示不清为枕后位

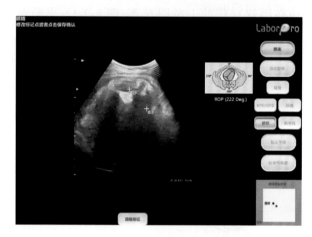

图8-2-5　通过会阴探头标记眼眶,据此判断胎方位为枕右后(ROP)

因此Zhang等的新产程研究已然成为国内外研究的热点。建立在大数据基础上的新产程研究已获得越来越多的证据支持,产程时限的判断与既往不同,在活跃期前不主张诊断为产程异常。笔者所在的重庆医科大学附属第一医院对中国女性分娩模式进行的初探,结果与Zhang等描述的产程特点基本一致。随着国际上和国内产程研究的开展,国内学界逐渐形成共识。中华医学会妇产科学分会《新产程标准及处理的专家共识》要点归纳如下:

(1)以宫口扩张6cm作为活跃期的标志。

(2)活跃期停滞的诊断标准:当破膜且宫口扩张≥6cm后,如宫缩正常,则宫口停止扩张≥4小时可诊断活跃期停滞;如宫缩欠佳,则宫口停止扩张≥6小时可以诊断。活跃期停滞可作为剖宫产的指征。

(3)第二产程延长的标准:采用分娩镇痛时,初产妇4小时,经产妇3小时;未行镇痛分娩时,初产妇3小时,经产妇2小时。

(4)潜伏期延长(初产妇>20小时,经产妇>14

小时)不作为剖宫产指征。

(5) 引产失败:破膜后且至少给予缩宫素滴注 12~18 小时,方可诊断。

(6) 在除外头盆不称及可疑胎儿窘迫的前提下,缓慢但仍然有进展(包括宫口扩张及先露下降的评估)的第一产程不作为剖宫产指征。

(7) 正常情况下,活跃期宫口扩张速度可低至 0.5cm/h。

可以发现新产程对产程时限的界定更为宽松,同时也增加了对难产识别的难度。既往产程图作为产程管理工具是进行难产识别与处理的依据,但是新产程下是否仍然绘制产程图,以及如何绘制产程图成为当下亟待解决的难题(相关内容详见本章第四节各种头位难产的处理)。另外,有学者对第一产程和第二产程间的关系进行了分析。Nelson 等在 2013 年的一项研究中纳入了 12 523 例足月分娩的初产妇,研究发现伴随第一产程的长程长程第二产程易发生延长。该分娩人群的第一产程时限的上限(第 95 百分位数)是 15.6 小时,第二产程时限上限(第 95 百分位数)是 2.9 小时,再次印证第二产程应突破既往的 2 小时常规。那些第一产程长于 15.6 小时的产妇有约 16.3% 第二产程超过 3 小时,而第一产程短于上限的产妇仅有 4.5% 第二产程长于上限,提示了产程个体化管理的重要性。因此新产程的理念是提倡在排除头盆不称及胎儿窘迫的情况下,给予更多的时间和耐心进行待产,积极促进阴道分娩。在这个前提下,如何排除头盆不称,如何严密监护胎儿宫内情况,如何应用产程标准判断、识别是否发生难产比既往更富挑战性,应在同一机构内积极开展产房团队训练,建立规范、统一的产程管理流程,同时重视个体化原则。

【注意事项】

注意:对于头盆关系的评估是实时的、动态的。实践中,凌萝达教授提出的头位评分法虽然在临产前剖宫产决策中应用有限,但在产程中仍是较为便捷的头盆关系评估方法,可辅助进行产程干预决策。因此掌握评分细则仍是助产士、产科医师的基本临床技能(表 8-2-1)。

产程进入活跃期,通过阴道检查可以确定胎方位,结合此时的产力情况,进行头位分娩 4 项评分(骨盆大小、胎儿体重、胎头位置、产力强弱):总分 <10 分以剖宫产结束分娩为宜,10 分可在严密观察下短期试产,>10 分可大胆试产,12 分以上除个别情况外不会采用剖宫产。因此头位分娩 4 项评分总分 10 分是处理头位难产的界限值。在应用头位评分法时应重视可变因素与不可变因素的分析。头位分娩评分法 4 项指标中,骨盆大小和胎儿体重是无法改变的,为不可变因素,只有产力和胎头位置通过积极处理可以改变,是可变因素,可促使分娩向顺产方向转化。假如一个产妇头位分娩评分为 10 分,其中骨盆 4 分(临界狭窄),胎儿体重 1 分(巨大儿),胎头位置 3 分(枕前位),产力 2 分(正常),由于导致评分下降的原因是 2 个不可变因素,因此应当考虑剖宫产;同样一个产妇头位分娩评分为 10 分,其中骨盆 5 分(正常),胎儿体重 3 分(3000g),胎头位置 1 分(枕后位),产力 1 分(弱),导致该产妇评分下降的原因是 2 个可变因素,因此通过改善产力及胎方位,提高总分数,那么阴道分娩的机会会显著增加。

表 8-2-1 头位分娩评分法

骨盆大小		胎儿体重		胎头位置		产力	
项目	评分	项目	评分	项目	评分	项目	评分
>正常	6	2500±250g	4	枕前位	3	强	3
正常	5	3000±250g	3	枕横位	2	中(正常)	2
临界狭窄	4	3500±250g	2	枕后位	1	弱	1
轻度狭窄	3	4000±250g	1	高直位	0		
中度狭窄	2			面位、额位	0		
重度狭窄	1			前不均倾位	0		

(漆洪波)

参考文献

1. 刘兴会,漆洪波.难产.北京:人民卫生出版社,2015:68-70.

2. 石琪,朱文平,漆洪波.产程三维导航系统在产程研究及规范产程管理中的应用价值.中国实用妇科与产科杂志,2015,31(2):132-136.

3. 漆洪波,石琪.重视难产的诊断与产程时限.中国实用妇科与产科杂志,2016,08:716-718.

4. 凌萝达.难产理论与实践.重庆:重庆出版社,2006:10-62.

5. WR Cohen,EA Friedman. Labor and delivery care:a practical guide. Wiley-Blackwell, 2011:128-150.

6. Zhang J,Landy HJ,Ware BD,et al. Contemporary patterns of spontaneous labor with normal neonatal outcomes. Obstetrics and Gynecology,2010,116(6):1281-1287.

7. Shi Q,Tan XQ,Liu XR,et al. Labour patterns in Chinese women in Chongqing. BJOG,2016,123(S3):57-63.

8. 漆洪波,杨慧霞,段涛.关注和采纳正常产程和产程异常的新标准.中华妇产科杂志,2014,49(7):487-489.

9. 石琪,漆洪波.新产程下绘制产程图的商榷.实用妇产科杂志,2017,3(33):162-165.

10. Simkin,P,Ancheta,R. 助产手册:早期预防和处理难产.第 3 版.雷慧中,涂新,主译.广州:广东科技出版社,2015:54-58.

11. Cunningham FG,Leveno KJ,Bloom SL,et al. Williams Obstetrics. 24th ed. New York:McGraw-Hill Education,2014:455-472.

12. Nelson DB,McIntire DD,Leveno KJ. Relationship of the length of the first stage of labor to the length of the second stage. Obstet Gynecol,2013,122:27.

13. Downe S,Gyte GML,Dahlen HG,et al. Routine vaginal examinations for assessing progress of labour to improve outcomes for women and babies at term. Cochrane Database of Systematic Reviews,2013,Issue 7. Art. No.:CD010088.DOI:10.1002/14651858.CD010088.pub2.

第三节　头位难产的处理流程

【导读】

头位难产一旦确诊,其处理首要是辨明发生难产的主要矛盾,根据母儿双方整体状况及产程进展情况采取有效措施进行改善或解除。及时有效地处理难产对降低母胎患病率和死亡率有重要价值。由于难产的发生是产科工作中常见的应急事件,发生急、变化快,往往存在显著的个体差异,处理起来颇为棘手。因此为保障高效、高质量的医疗干预与处理,形成较为统一的处理流程并基于此进行团队训练将提高整体的处理水平,以达到改善母儿预后的目的。

对难产的诊断现主张不宜在产程早期或潜伏期进行,但在活跃期以前同样需关注个体发生难产的高危因素,进行初始状态的评估,甚至有学者对其上次分娩及母亲分娩情况的追踪,所得的信息有可能为产程晚期怀疑难产时提供一定的证据支持。由于难产的难以预测性,每一次分娩在进行时均应视为高危,以提高警惕,为方便统一的规范化评估产妇胎儿状况,2015 年世界卫生组织(WHO)发布了《安全分娩检查清单》(*WHO Safe Childbirth Checklist*),一共 4 张表,分别在临产后入产房时、指导运用腹压或剖宫产前、分娩后 1 小时内和出院前 4 个时间节点进行填写,成为帮助统一处理流程的工具,本章节涉及前两张清单(表8-3-1、表 8-3-2)。以下各流程依据目前的产程共识及临床经验,但当应用于具体机构时,请按本机构人员、设备、资质等条件进行调整,形成机构内部统一流程以促进内部团队训练,提高机构处理难产的整体水平。

临产前和先兆临产阶段

在此阶段主要进行初始状况的评估,发现是否存在发生难产的高危因素以作为个体化资料,检查有无显著的骨盆狭窄或畸形等导致的头盆不称需剖宫产终止妊娠的情况。主要应用《WHO安全分娩检查清单 1》(表 8-3-1)及头位分娩评分法进行评估(图 8-3-1)。

1. **潜伏期**　在第一产程中怀疑头位难产的依据常常为产程时限超过了产程标准,这个标准在近年来出现了较大的变动。产程的划分也随之

表 8-3-1　《WHO 安全分娩检查清单 1》

入院时	
母亲是否需要转诊?	**检查所在机构的医疗设施标准**
□ 否	
□ 是	
是否开始绘制产程图?	
□ 否,宫口≥4cm 开始绘制	当宫口≥4cm 或每小时宫口扩张≥1cm 开始绘制产程图
□ 是	● 每 30 分钟:测心率、宫缩、胎心率
	● 每 2 小时:测体温
	● 每 4 小时:测血压
母亲是否需要开始:	
使用抗生素?	
□ 否	**询问过敏史,有下列情况之一者开始使用:**
□ 是,使用	● 母亲体温≥38℃
	● 有阴道分泌物恶臭
	● 破膜超过 18 小时
使用硫酸镁和降压治疗?	**有下列情况之一使用硫酸镁:**
□ 否	● 舒张压≥110mmHg 及尿蛋白(+++)
□ 是,使用硫酸镁	● 舒张压≥90mmHg、尿蛋白(++)以及下列任何症状:严重头痛、视物模糊、上腹部疼痛
□ 是,降压治疗	收缩压超过 160mmHg 时开始使用降压药物
	● 治疗目标为:BP<150/110mmHg
□ 确定物品保障以保证每次阴道检查能清洁双手并戴无菌手套	
□ 鼓励分娩过程中有陪护陪伴	
□ 确认产妇或陪产者能在分娩过程中及时求助	**出现下列任何情况时请求助:**
	● 出血
	● 剧烈腹痛
	● 严重头痛或视力模糊
	● 排尿困难
	● 不自主向下屏气感

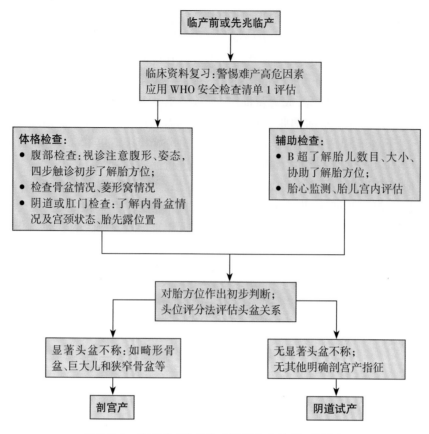

图 8-3-1　临产前或先兆临产阶段头盆关系评估流程

发生了变化。根据近年来的大数据研究,2014 年中华医学会妇产科学分会发布了《新产程标准及处理的专家共识》指出目前活跃期的起点以宫口扩张 6cm 为宜;潜伏期延长,在除外头盆不称及胎儿窘迫的前提下,缓慢但仍然有进展的情况下不作为剖宫产指征;活跃期停滞可以作为剖宫产指征。但在第一产程中除了剖宫产以外,尚有多种循证学支持的措施对有难产倾向的个体进行干预,前提是严密关注母胎双方情况及动态进行头盆关系评估,可继续运用《WHO 安全分娩检查清单 1》(见表 8-3-1)。值得注意的是,开始潜伏期处理流程前首先应除外假临产,有证据表明过早的入院与产程进展缓慢、过度干预等相关,因此入院时机的把握是孕晚期产前教育的重要内容。如确定已临产可采用以支持策略为主的措施,包括心理上与生理上的支持,"一对一"分娩支持作为循证学支持的有效措施在多个分娩期处理指南中给予提出,以此为基础的导乐助产也已经成为有效的支持措施并被广泛应用;药物方面,常见的如给予哌替啶 75~100mg 或地西泮 10mg 肌内注射,纠正不协调性子宫收缩,当宫缩协调后常可以进入活跃期(药物镇痛详见第十一章第二节药物

镇痛)(图 8-3-2)。

2. **活跃期**　目前对活跃期与潜伏期的界定仍存在一定的争议。张军(Zhang)与 Friedman 曾就此分别发文进行阐述与辩论。2014 年 Friedman 和 Cohen 在 AJOG 的综述里申明,既往对其活跃期起点存在误读,Friedman 的相关研究里并没有提示活跃期一定在 3~4cm 开始,事实上他们认为从 3~6cm,任意时间点都可以进入活跃期,因为产程进展的个体差异实在是太大了。2015 年 9 月张军(Zhang)教授在第三届正常分娩大会(CCND)上以"6cm?"为题再次解读了新产程,就界定"6cm"再次释义。正如临床上所见,个体的产程进展差异很大,统一界定一个确切的起点来划分活跃期是生硬的,研究结论是提示在"6cm"以前进入活跃期产程的分娩人群不占大多数,应该给予充分的时间试产与干预,不要轻易地做出难产的诊断进入剖宫产流程;"6cm"以后绝大部分人群已进入活跃期,这个阶段应该都按照严格的活跃期管理,积极干预甚至手术终止妊娠。大部分学者同意此观点,2016 年 Neal 等在研究符合美国产程管理实践的新版产程图时认为如果宫口在 2 小时以内开大了 1cm 则是该个体的活跃

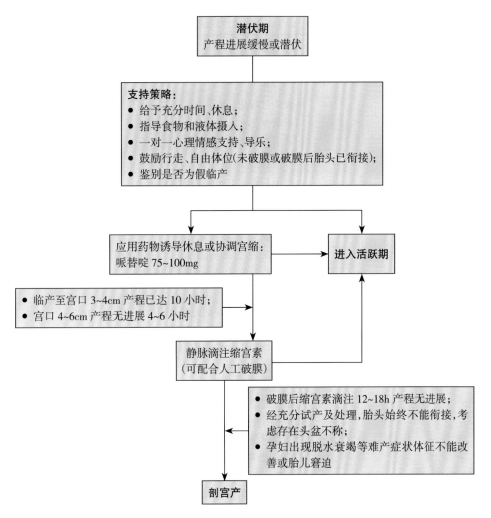

图 8-3-2　潜伏期怀疑头位难产的处理流程

期起点;如果 6cm 以上则不论宫口开大速率如何都判断为处于产程活跃期并按活跃期管理。进入活跃期后如发现存在胎方位异常应警惕活跃期延长或停滞,首先应做阴道检查详细了解骨盆情况及胎方位,如无明显头盆不称,可行人工破膜加强产力,促进产程进展。严重的胎位异常如高直后位、前不均倾位、额位及颏后位,应当立即行剖宫产术。如无头盆不称及严重的胎头位置异常,可用缩宫素静滴加强宫缩,观察 4~6 小时产程无进展或进展不满意(宫口扩张速度低于 0.5cm/h),应行剖宫产术,剖宫术前可应用《WHO 安全分娩检查清单 2》(表 8-3-2)帮助评估(图 8-3-3)。

3. 第二产程　主要表现为胎头下降延缓或阻滞。根据中华医学会妇产科学分会产科学组发布的《新产程标准及处理专家共识(2014)》,第二产程的诊断标准为:①对于初产妇,如行硬脊膜

外阻滞,第二产程超过 4 小时,产程无进展(包括胎头下降、旋转)可诊断第二产程延长;如无硬脊膜外阻滞,第二产程超过 3 小时,产程无进展可诊断。②对于经产妇,如行硬脊膜外阻滞,产程超过 3 小时,产程无进展可诊断第二产程延长;如无硬脊膜外阻滞,产程超过 2 小时,产程无进展则可诊断。当怀疑第二产程异常时,首先是做阴道检查,了解中骨盆平面或出口平面的情况,胎方位、胎头位置高低、胎头水肿或颅骨重叠情况,如无头盆不称或严重胎头位置异常,可用缩宫素加强产力,如胎头为枕横位或枕后位,可徒手旋转胎头为枕前位,待胎头下降至≥+3 水平,可行产钳或胎头吸引器助产术。如徒手旋转胎头失败,胎头位置在 +2 水平以上,应及时行剖宫产术。流程中可应用《WHO 安全分娩检查清单 2》(见表 8-3-2)进行评估(图 8-3-4)。

表 8-3-2 《WHO 安全分娩检查清单 2》

即将运用腹压屏气前或剖宫产前	
母亲是否需要开始:	
使用抗生素?	
□ 否 □ 是,使用	**询问过敏史,有下列情况之一者开始使用:** ● 母亲体温≥38℃ ● 有阴道分泌物恶臭 ● 破膜超过 18 小时
使用硫酸镁和降压治疗?	**有下列情况之一使用硫酸镁:**
□ 否 □ 是,使用硫酸镁 □ 是,降压治疗	● 舒张压≥110mmHg 及尿蛋白 3+ ● 舒张压≥90mmHg、尿蛋白 2+ 以及下列任何症状:严重头痛、视物模糊、上腹部疼痛 收缩压超过 160mmHg 时开始使用降压药物 ● 治疗目标为:BP<150/110mmHg
确认所有为分娩准备的基本物品齐全且就在床边	
母亲用品: □ 无菌手套 □ 含乙醇的洗手液或肥皂或洁净水 □ 缩宫素 10U 备用 **新生儿用品:** □ 清洁毛巾 □ 脐带夹 □ 无菌刀片(断脐) □ 负压吸引装置 □ 气囊及呼吸面罩	**母亲分娩后的即刻处理:确定为单胎** ● 分娩后 1 分钟内使用缩宫素 ● 分娩后 1~3 分钟准备娩出胎盘 ● 胎盘娩出后按摩子宫 ● 确定子宫收缩情况 **新生儿娩出后的即刻处理:** 1. 擦干、保暖 2. 如未建立呼吸,予以刺激并清理呼吸道 3. 如仍未建立呼吸: ● 断脐 ● 必要时再次清理呼吸道 ● 应用带气囊的面罩正压通气 ● 呼救
□ 确定助手并随时准备好给予帮助	

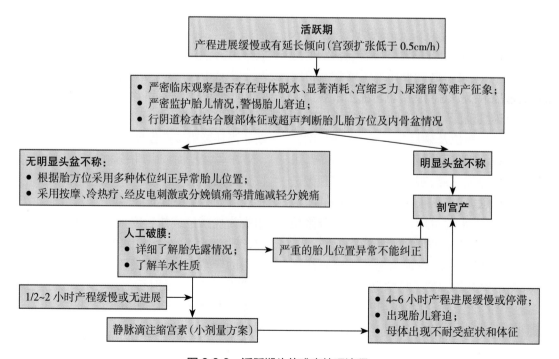

图 8-3-3 活跃期头位难产处理流程

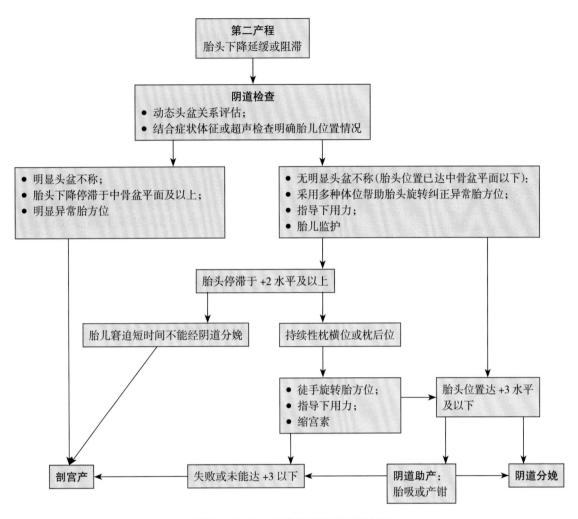

图 8-3-4　第二产程头位难产处理流程

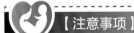【注意事项】

1. 潜伏期处理的重点在于减轻不规则、无效的宫缩疼痛,保持体力与信心。

2. 目前证据不建议在潜伏期常规早期人工破膜。

3. 缩宫素促进产程时由于国内大部分医疗机构未行安置宫内测压探头评价宫缩情况,因此在潜伏期应用缩宫素时应保持在 10 分钟 3 次宫缩视为有效宫缩。

4. 活跃期诊断产程延长或停滞后单独应用缩宫素或联合人工破膜促进产程进展是被推荐的有证据支持的产程干预措施。

5. 活跃期除关注宫口扩张外,应关注胎先露下降情况,宫口 6~10cm 时胎先露的位置应该达到坐骨棘水平或更低,一直在 0 位以上或胎头下降延缓(初产妇下降 <1cm/h,经产妇下降 <2cm/h)或胎先露下降停滞(胎先露下降 1h 无进展),应引起重视,适时干预。

6. 第二产程中当胎头下降异常时,在决定阴道助产或剖宫产前务必检查胎方位情况,必要时徒手旋转胎头至合适的胎方位。

7. 因母胎损伤大,目前已摒弃使用中高位产钳,当胎头骨质部分达到 +3 及以下时可用低位或出口产钳,以及胎吸助产。

【关键点】

　　如何判断临产和产程进展是处理头位难产的基本点和关键点。临床上可遇到出现宫缩,宫颈扩张停留在3~4cm前很长一段时间,甚至几天的情况,则临产的判断存在困难,导致对潜伏期的时限界定较为模糊。但有学者认为当产妇没有迫在眉睫的医疗问题需要立即结束分娩时,没有必要采取措施促进临产和加快潜伏期产程。在活跃期前不应做出难产或产程异常的诊断。如何判断产程进展则涉及头位难产的诊断和处理的每个步骤,因此需要更为全面的理解,除宫口扩张速度和胎先露下降情况外,宫颈口从后方移至前方,宫颈成熟变软,宫颈管消退,胎头旋转、俯屈、塑形等变化都是产程进展的各方面。

(漆洪波)

参考文献

1. Spector JM, Agrawal P, Kodkany B, et al. Improving Quality of Care for Maternal and Newborn Health: Prospective Pilot Study of the WHO Safe Childbirth Checklist Program. PLOS ONE, 2012, 7(5): e35151.

2. Downe S, Gyte GML, Dahlen HG, et al. Routine vaginal examinations for assessing progress of labour to improve outcomes for women and babies at term. *Cochrane Database of Systematic Review* 2013, Issue 7. Art. No.: CD010088. DOI: 10.1002/14651858.CD010088.pub2.

3. 中华医学会妇产科学分会产科学组.新产程标准及处理的专家共识(2014).中华妇产科杂志,2014.49(7):1.

4. Cohen WR, Friedman EA. Perils of the new labor management guidelines. Am J Obstet Gynecol, 2014: 1-8.

5. Zhang J, James Troendle J, Grantz KL, et al. Statistical aspects of modeling the labor curve. Am J Obstet Gynecol, 2015: 750-751.

6. World Health Organization. Pregnancy, Childbirth, Postpartum and Newborn Care: A Guide for Essential Practice. Geneva: World Health Organization, 2015.

7. Lee, LilyDy, JessicaAzzam, Hussam, et al. Management of Spontaneous Labour at Term in Healthy Women. Journal of Obstetrics and Gynaecology Canada, 2016, 38(9): 843-865.

8. 漆洪波,石琪.重视难产的诊断与产程时限.中国实用妇科与产科杂志,2016,32(8):716-718.

9. Neal JL, Lowe NK, Nacht AS, et al. Pilot study of physiologic pantograph use among Low-Risk, Nulliparous women with spontaneous labor onset. Journal of Midwifery & Women's Health, 2016, 61(2): 235-241.

10. 刘兴会,漆洪波.难产.北京:人民卫生出版社,2015:66-72.

11. 石琪,漆洪波.新产程下绘制产程图的商榷.实用妇产科杂志,2017,3(33):162-165.

12. Simkin P, Ancheta R.助产手册:早期预防和处理难产.第3版.雷慧中,涂新,主译.广州:广东科技出版社,2015:107-195.

13. Cunningham FG, Leveno KJ, Bloom SL, et al. Williams Obstetrics. 24th ed. New York: McGraw-Hill Education, 2014: 452-456.

第四节　各种头位难产的处理

【导读】

　　难产主要由三种异常所致,即:产道异常、胎儿异常和产力异常。这三者间联系密切,很难将其分割。凌萝达教授在实践中总结:不主张以此进行难产分类,而选择更符合临床应用的胎先露分类法,分为头位、臀位、横位及复合先露难产。而临床上最为常见、各国产程管理指南主要针对的就是胎儿头先露时发生的难产,即头位难产。从定义上头位难产即以胎头为先露的难产,并不包括以头位分娩但发生肩难产或复合头先露的情况。但是以上两类难产在产程中很难预判或鉴别,因此在头位分娩的过程中均应该警惕上述情况的发生。本节内容主要是针对以胎方位异常及俯屈异常导致的头位难产进行的处理原则与干预措施。

一、胎方位异常为主的头位难产的处理

　　这类胎儿位置异常为主的头位难产主要包括:持续性枕横位和枕后位(persistent occiput transverse, OT/posterior position, OP)以及前不均倾位(anterior asynclitism)。

(一)胎方位异常的发生

　　临产前,大约有15%~20%的足月头位胎儿呈枕后位(OP),但最终仅5%的足月新生儿以枕

后位分娩；以枕横位(OT)入盆的胎儿就更为常见，约占 50%，然而最终以枕横位娩出的也仅占 5%。因此大部分胎儿在分娩的中晚期都会自然地转到枕前位(OA)完成分娩。值得注意的是，在这 5% 最终以 OP 或 OT 娩出的新生儿中其实有 60% 左右是由临产时的 OA 旋转而来。因此产程中初始的胎方位情况并不意味着持续性 OP 或 OA 的诊断，只有在充分试产的前提下，在处于产程晚期时，通过阴道检查或辅助 B 超监测查明确胎方位为 OP 或 OT 后，才能做出持续性枕后位或枕横位的诊断予以相应干预与处理。不均倾位的胎头通常指枕横位的胎头以一侧顶骨先入盆的情况，其中前不均倾位需行剖宫产终止妊娠，发生率仅 0.68% 左右，与一般枕横位伴头盆不称难以鉴别，经常在分娩后检查产瘤位置以明确。

（二）胎方位异常的预防措施

1. 孕期保健中科学的营养和体重管理，避免胎儿过大导致头盆不称胎方位异常是可行的预防措施。

2. 在临产前是否通过体位改变将胎头转至枕前位，目前尚无良好的证据支持。但 20 世纪 90 年代由 Sutton 和 Scott 提出的"最佳胎方位"概念以被国际上助产界广泛接受。Sutton 和 Scott 指出，孕晚期要尽量避免仰卧位和半卧位，因为这些体位容易导致 OP；建议孕妇应多采用身体前倾的体位如垂直坐位、膝胸卧位、手膝位等并摆动骨盆，侧卧睡眠。同时鼓励运动，如散步、游泳、瑜伽等不鼓励长时间蹲坐或坐车旅行。可以发现以上体位、运动和姿势的确具有符合解剖学和重力原理的科学依据，实践中也增加了孕产妇的舒适度，只是在随机对照试验中目前尚未获得此类措施可以有效预防异常胎方位发生的证据。

（三）枕后位及枕横位分娩机制

1. **枕后位**　胎头以枕后位入盆，在无明显头盆不称的情况下，多数在正常产力与非狭窄骨盆里可旋转至枕前位，遵循枕前位分娩机制娩出。但临床上有约 5% 的足月新生儿以 OP 经阴道分娩，产妇往往需经历较长的产程或应用器械助产才能完成分娩，遵循枕后位分娩机制（图 8-4-1，以枕右后 ROP 为例）并据此进行产程观察及处理。

如胎头俯屈良好，以 ROP 入盆，在内旋转时向后旋转 45° 形成低枕直后位，胎儿枕部朝向骶骨弧度下降，当前囟达耻骨联合下并以此为支点胎头进一步俯屈，使胎头顶枕部相继自会阴娩出（图 8-4-2A）；当俯屈不良时，胎儿额部先露于耻骨

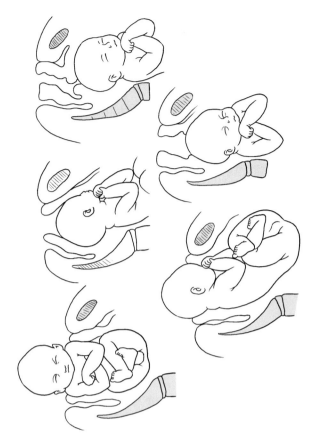

图 8-4-1　枕后位分娩机制（ROP）

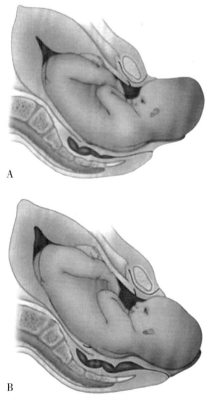

图 8-4-2　枕后位胎头娩出
A. 俯屈良好；B. 俯屈不良

联合下方,待当鼻根部抵达耻骨联合下方时则以鼻根为支点,胎头进一步俯屈,从会阴前缘相继娩出前囟、顶枕部,随后胎头再仰伸,娩出鼻、口、颏部(图8-4-2B);继而完成复位、外旋转、胎肩胎体娩出。

2. 枕横位 少数枕后位在分娩时转成低位枕横位,此时和持续性OT情况类似,大部分发生产程停滞,需进行阴道助产辅助胎头旋转至前位或后位后经阴道分娩,除非胎儿非常小,否则难以以低枕横位娩出。大部分枕横位在充分试产的过程中也将自然转至OA或OP按相应机制分娩。因此在第一产程,甚至在第二产程早期对OP或OT的分娩采用期待和支持策略时是被各国指南所推荐的。

(四)以胎方位异常为主的头位难产的处理措施

虽然有学者认为胎儿在产程中持续保持枕后位,在产程有进展、母儿状况良好的情况下恰恰是胎儿和母体相互适应的结果,不用刻意人为纠正,但证据表明OP或OT常常导致第一产程和第二产程的延长及第二产程停滞。一项研究提示OP分娩的第二产程较OA分娩者长45分钟。另一项16 000例足月单胎初产妇分娩情况的系列研究中提示OP分娩者较OA分娩者增加了大约2倍的手术助产率(44%vs.24%)和约3倍的剖宫产率(42%vs. 14%)。其他关于枕后位分娩的不良结局还包括会阴括约肌撕裂伤风险增加、产钳或胎吸助产失败率增加及剖宫产时子宫切除率增加。新生儿预后方面,以OP分娩的新生儿有更多的5分钟Apgar评分低于7分的情况、有较高的胎粪污染率、产伤发生率和NICU入院率。因此,在产程管理中应及时识别头位难产的可能,辨别胎方位情况。如何识别头位难产详见本章第二节。头位难产的共同特点几乎都是产程进展不良,或延长或停滞。因此应用以产程时限标准为基础的产程管理流程和工具,如产程图进行产程情况分析和判断是发现难产或难产倾向的重要手段(详见本章后面内容)。然而,反过来,产程进展缓慢并不意味着一定存在难产,因此需要结合临床表现和体征综合判断,并尽可能地明确胎方位,指导采取适宜的干预措施。处理流程按产程阶段进行,详见本章第三节。本节将介绍的是针对OP或OT发生产程异常时的具体处理措施。

1. 活跃期怀疑持续性枕后位或枕横位、不均倾位的处理措施 导致胎方位异常的主要原因实质上是头盆之间的相互适应异常,包括产力不足、头盆不称、胎头塑形差等因素。因此产力的维持和增强与头盆关系的判断是处理难产的基本环节。在活跃期前采取的支持策略也是保护、增强产力的有效措施,在活跃期怀疑难产时的首要措施也是在排除显著头盆不称及胎儿窘迫的情况下加强产力,有证据支持的干预措施包括继续"一对一"支持处理、静脉滴注缩宫素及联合人工破膜术的缩宫素应用。产程中如何应用缩宫素及人工破膜已有规范(见第六章产房常用适宜技术),应遵循临床指南进行,但除了改善产力促进胎头向OA旋转外,在可疑的头位难产产程中还有很多症状需要帮助产妇缓解、维持或恢复产妇的体力和信心。

(1)缓解腰骶部疼痛的措施:约有30%胎方位异常的产妇出现严重的腰骶部疼痛,实际上发生难产时,不论胎方位如何,多数产妇都将经历难以耐受的产痛。减轻产痛不但可以尽可能地保存产妇体力不过度消耗,也能保持产妇继续阴道试产的信心。缓解产痛的措施包括药物性镇痛和非药物性措施。药物性镇痛见第十一章分娩镇痛,非药物性镇痛措施则包括盆浴(或水中待产)、淋浴、腰骶部按摩、经皮电刺激、冷/热敷等,需要陪护人员耐心支持与帮助,并密切监护胎儿宫内情况。注意,有研究发现应用药物分娩镇痛的产妇更易出现持续性枕后位,但和持续性枕横位的发生却关系不大,在应用分娩镇痛的产妇中应用热敷时应警惕烫伤的可能。

(2)纠正胎方位的措施:第一产程中能有效促进胎方位转向OA的措施就是增强产力,包括改善全身状况和宫缩状况两方面。涉及产程中补液和出入量管理以及缩宫素和人工破膜等技术的应用(详见第四章第二节产程管理)。这里提出来讨论的是是否能在运用药物和操作等干预措施前采用一些方法纠正胎方位?很多学者做了相关探索。有学者相信不同的母体体位和运动能够改变重力的优势作用和骨盆径线,有助于胎儿重新置位。经常推荐的体位包括膝胸卧位、手膝位、侧卧位等,其中当枕后位选择侧卧位时,应选择同侧侧卧,例如LOP时选择左侧卧位,重力将胎儿枕骨和躯干拉向LOT。如为枕横位则可选择对侧俯卧位纠正,即如为LOT,则选择向右侧俯卧位。注意应避免仰卧位及半卧位。然而,目前尚没有循证学依据支持第一产程应用体位能有效地纠正 OP 或 OT 至 OA。2013 年的一项前瞻性随机对照研究用 2 年时间纳入 220 例产妇,随机分组,干预组根据胎先露位置不同选择相应的体位干预。胎先露位于 -3 及以上时采用体位 A(图 8-4-3)类似于手膝位;胎先露位于 -2~0 位时采用体位 B(图 8-4-4)即与胎儿脊柱同侧的侧卧位;胎先露在 0 位以下采用体位 C(图 8-4-5)仍然是同侧卧位但位于上面的腿屈曲 90° 呈弓箭步跨于腿架上,最后一个姿势从理论上讲可以改变骨盆径线。

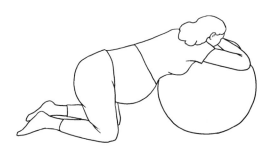

图 8-4-3　身体前倾位

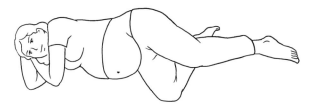

图 8-4-4　同侧卧位

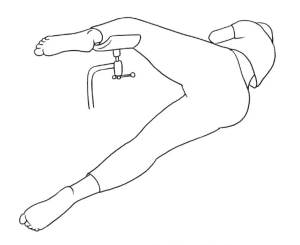

图 8-4-5　同侧卧位结合弓箭步位

研究结果提示两组转向 OA 的比例分别为 78.2% 和 76.4%,两组比较没有统计学差异;同样没有差异的是两组的器械助产率和剖宫产率。因此得出结论其研究没能发现母体体位可以作为处理策略在枕后位分娩中改善母儿结局。但在助产士团体及笔者临床经验中,帮助产妇尝试舒适待产体位的确能改善产妇的分娩体验,也有不少枕后位很快转向枕前位的情况;另外枕后位产妇常在活跃期就出现不可抑制的向下屏气感,如不加控制常导致宫颈水肿,分娩时容易发生宫颈撕伤。因此通过手膝位等体位也可减轻这些产妇向下屏气的欲望。

第一产程中有证据支持促进产程的措施是自由体位及步行或运动,其实自由体位也是一种多体位尝试。以上均可以在严密监护下辅以工具,比如分娩球、分娩凳。因此一对一的导乐支持在产程管理规范或指南界定的原则下仍可以根据机构和个人的经验采用多种个体化措施帮助产妇渡过难关。

(3)处理宫颈水肿:经常变换体位也可以减少持续存在的宫颈前唇或减轻宫颈水肿,这种情况往往是异常胎方位将宫颈不均匀压迫或宫颈前唇被挤压在胎头和耻骨弓间造成的。可鼓励产妇自由选择舒服的体位或采用开放式膝胸卧位及类似的体位。如经以上帮助,宫颈前唇持续存在,可采用徒手推前唇法(严格消毒后,经阴道将两指置于胎头和宫颈间,感觉宫缩开始时,将前唇向上推过胎头,并让产妇向下用力,帮助胎头下降确保前唇不再出现),这是侵入性操作,不做首选,并要知情同意。

2. 第二产程怀疑持续性枕后位或枕横位、不均倾位的处理措施　在第二产程发生产程异常怀疑异常胎方位时,首先还是判断头盆关系、检查胎方位,排除显著头盆不称和胎儿窘迫后加强宫缩。宫口开全后尚未破膜者可予人工破膜;宫口开全仍未入盆或胎先露在 0 位以上者,应警惕头盆不称。经评估继续阴道试产者可予以下措施促进产力和头盆间的相互适应性或协助阴道分娩。

(1)分娩体位:事实上,整个产程都主张自由体位,鼓励产妇选择自我感觉最舒适的体位待产、分娩。但必须告知产妇直立位,包括坐位、蹲位、跪立位是有利于第二产程中胎头旋转和下降的体位,不主张在怀疑枕后位和枕横位时采取仰卧位或半卧位。有学者主张以上体位为用力体位,而半卧为主的膀胱截石位为分娩体位以便于接生者保护会阴和帮助娩出新生儿。如果产妇感觉疲惫,或精疲力竭,怀疑枕后位的产妇应取侧卧位,侧卧方向仍是同侧侧卧、对侧侧俯卧位(同活跃期一致）。适当的步行、运动、骨盆摇摆及腰骶部按摩在第二产程仍适用。基本条件仍然是一对一的分娩支持。

（2）自发用力：很多学者认为第二产程也存在潜伏阶段和活跃阶段。2017 年英国的 NICE《健康母儿产时管理指南》及 2016 年加拿大的 SOGC《自然临床的处理指南》里也指出第二产程两阶段的存在，称之为被动第二产程和主动第二产程，其区分点在于产妇是否出现不自主的向下屏气感。潜伏阶段的时限最长可达 2 小时，尤其是那些胎先露在 +2 以上或非 OA 的情况，因此在此阶段让没有自发屏气感的产妇开始用力，无疑将事倍功半。与过去进入第二产程就指导产妇用力的策略相比，现在更主张延迟用力或自发用力，也就是待产妇进入活跃阶段才自发性屏气，这样可以减少用力时限，从而避免产妇过度消耗、脱水、母血二氧化碳水平升高、影响胎盘灌注导致胎儿缺氧等不良事件的发生。尤其是怀疑难产倾向时，产妇将经历更长的产程，如何有效地用力更是保存或促进产力以及提高胎儿对宫缩耐受的关键措施。然而也有学者主张潜伏阶段也不能一味地期待，如果进入第二产程 20~30 分钟宫缩仍不能呈现活跃状态，则需要采用干预措施，可以指导改变体位或应用缩宫素。枕后位的产妇由于胎儿枕骨朝后压向直肠，故可在第一产程活跃晚期出现自发的向下屏气感，此时一定要明确宫颈扩张状态，必要时需要指导其延迟用力，或通过身体前倾体位减轻这种屏气感，等待宫口开全。

（3）徒手旋转胎方位：尽管胎儿有以 OP 经阴道分娩的可能，但如前所述，OP 或 OT 却是临床上发生头位难产出现不良分娩结局的常见原因。因此，很多助产工作者都倾向多种措施帮助胎头向前旋转，以 OA 分娩。由于 50%~80% 的 OP 在第二产程开始阶段将自然转至 OA，因此在第二产程的初期或潜伏阶段，采用期待策略仍然是适宜的。但在第二产程异常胎方位持续未得纠正，应用前面所述的手段也没有帮助，产程出现了异常时，可考虑采用助产手段帮助纠正异常胎方位。更新至 2017 年 3 月的 UpToDate 关于枕后位的临床综述中指出证据支持在第一产程应用徒手旋转胎方位，母儿并无获益；在第二产程中当发现产程延长或缓慢时，只要骨盆空间足够进行徒手旋转胎方位成功率达 90%，可提高阴道分娩率且具有较少并发症，比已经发生产程停滞后再采用该措

施效果更佳。证据来源于一组队列研究，研究结论建议在进入第二产程后初产妇持续 1 小时，经产妇继续 30 分钟没有自然旋转至 OA 时可行徒手重置胎方位。Camille 等应用大样本病例对照研究了徒手旋转胎方位纠正 OP 和 OT 的作用，结论指出徒手旋转胎方位是有效降低因 OP 或 OT 导致的剖宫产率。在应用胎吸或产钳助产前应常规应用徒手旋转胎头术，术前再次评估头盆关系排除头盆不称，根据骨盆空间和胎头大小可以采用手掌法（图 8-4-6）或手指法（图 8-4-7），具体操作详见第六章产房常用适宜技术。另外，当胎头出现不均倾时也可应用胎头徒手置位，即将胎头从骨盆中推上去重新置位，但其安全性和有效性有待评估。多数情况下一旦确诊前不均倾，不宜试产，以剖宫产终止妊娠。

（4）产钳或胎吸助产：临床上对于持续性枕横位多倾向应用期待策略。但如果第二产程指导用力 2 小时后，枕横位仍未得以纠正，按胎头位置可分为高枕横位（+2 及以上）和低枕横位（+2 以下），如为高枕横位，宜采用剖宫产终止妊娠，在剖宫产前尝试一下徒手旋转胎头术也是合理的，但要警惕脐带脱垂；如为低枕横位，则行徒手旋转胎

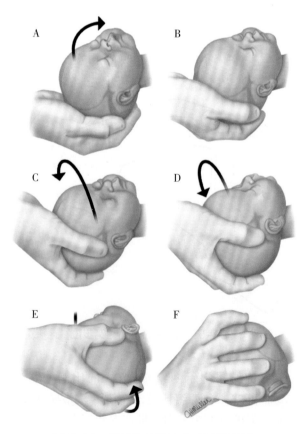

图 8-4-6 徒手旋转胎头术：手掌旋转法

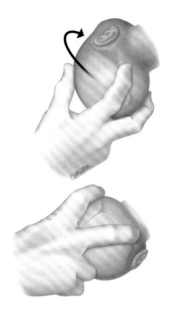

图 8-4-7　徒手旋转胎头术:手指法

头等助产术。如发生徒手旋转胎头失败、胎心监护异常、第二产程异常需要立即分娩时,可以采用 Kielland 产钳(图 8-4-8)旋转胎头至枕前位后产钳助产,也可应用胎吸助产,牵引的过程中胎头一段会自行旋转,若 2 次不成功则行剖宫产。

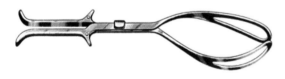

图 8-4-8　Kielland 产钳

当持续性枕后位时,发现产程进展延缓,在早期(即初产妇进入第二产程 1 小时,经产妇 1/2 小时)即可考虑行徒手旋转胎头术,如徒手旋转失败、产程停滞、胎儿监护异常、胎先露在 +3 及以下时考虑产钳助产。应用 Kielland 产钳或胎吸旋转胎方位为 OA 后立即阴道分娩或器械(Simpson 产钳或胎头吸引器)助产分娩。操作中不要被颅骨过度重叠(一顶骨翘在另一顶骨 1cm 以上者)及严重水肿(可达 3~4cm)所造成胎头已很低的假象所蒙蔽。在助产术前阴道检查时,了解胎头双顶径所在高度,判断双顶径是否能通过骨盆最窄面十分重要。由于颅骨重叠,胎头变形,胎头顶部至双顶径距离增加,即使胎先露达到 +3,双顶径仍可能未通过双顶径,可能存在头盆不称,故不能保证胎头能通过骨盆的最窄面(中骨盆 - 出口平面)。因此,产钳助产时应十分谨慎,这种产钳只能试

做,不可强行牵拉,若毫无进展即应放弃助产。枕后位产钳助产切忌将产钳向下拉、再平拉,再向上,因为产钳是一杠杆,交锁处是支点产钳柄向上提,产钳叶抱着胎头向后向下,使胎头下降。同时产妇平卧取截石位时,可减少骨盆倾斜度,使耻骨联合上旋,有利胎头娩出;骨盆后壁骶骨下端则为向上翘的弧形,要使胎头适应这种向上弯曲的产道弧形,也需要将胎头上提。假若向下拉或平拉都可被这上翘的骶骨末端阻挡,胎头无法下降(图 8-4-9)。

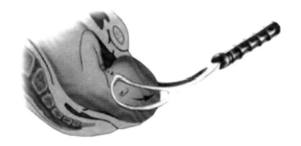

图 8-4-9　枕后位产钳助产

枕后位产钳助产失败率要显著高于枕前位,且发生潜在并发症风险高,故旋转产钳技术或枕后位产钳助产术必须由有经验并能熟练操作的医师或助产士进行,且培训此类技术时需 "精英教育",而非每人均掌握此技术,实施之前应充分医患沟通、知情同意。目前持续性枕后位也不主张中、高位产钳旋转胎头助产,S+3 以上者宜行剖宫产术。

(5) 剖宫产术:在第一产程怀疑胎儿窘迫、发现显著头盆不称时或积极处理后仍活跃期停滞可行剖宫产术;在第二产程,产程停滞时的高枕横位、充分试产后仍不能衔接的持续性枕后位,发现为前不均倾位、器械助产失败的低枕横位和枕后位,胎心监护异常经评估不能经阴道立即分娩者均应行紧急剖宫产术。第二产程剖宫产术常因为胎头深嵌易发生娩头困难;其次子宫下段肌层菲薄,如处理不当极易发生子宫切口撕裂导致术中出血。对此,临床上多用手上推胎肩,待胎头退出骨盆后娩头,或助手经阴道上推胎头后娩头。其中,上推胎肩的方法较阴道上推胎头法更易发生子宫切口撕伤、产褥感染、输血风险增加等。助产士经常面临的就是经阴道协助上推胎头,操作要点是切忌手指按压胎头囟门部位,理论上运用手掌上推较为安全,但实际操作中因空间有限而较为困难,因此也可以握拳,以较为平坦的四指近节

指节背接触胎头缓慢上推。如产钳经验丰富者，也可以应用剖宫产术中产钳（图8-4-10）协助娩头。如上述方法仍无法娩出，可行足位牵引娩出胎儿（图8-4-11）。

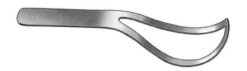

图8-4-10　Sellheim单叶产钳

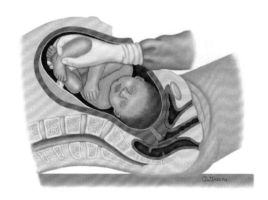

图8-4-11　反转臀位牵引术

二、胎头俯屈异常为主的头位难产的处理

处理上，与胎方位异常为主所致的头位难产稍有不同的是，对以胎头俯屈异常为主的难产处理中正确识别比助产措施更为重要，因为很多这种类型的胎儿位置异常较难纠正，以剖宫产术结束分娩的情况较为常见。此类异常胎方位包括胎头面先露（face presentation）、额先露（brow presentation）、胎头高直位（sincipital presentation）即顶先露（图8-4-12）。

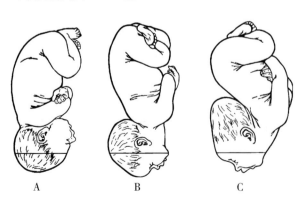

图8-4-12　胎头俯屈异常
A.胎头高直位（顶先露）；B.额先露；C.面先露

临床上胎头俯屈异常的胎儿位置中有可能经阴道分娩的情况有颏前位的面先露、高直前位；额先露由于是一个暂时性的胎位，可以俯屈为枕先露或仰伸为面先露按相应机制分娩，持续性额先露是试图以最大径线通过骨盆，足月胎儿几乎都是不可能的。高直前位如在试产的过程中，有效的产力将促进其俯屈或旋转为OA入盆则按枕前位分娩机制进行分娩，较为特殊的是面先露分娩机制，因此本节内容首先阐述颏前位的分娩机转；随后将讨论在产程中如何辨别难以经阴道分娩的胎位的技巧。

（一）面先露分娩机制

无论何种面先露均需转至颏前位，以前囟颏径才能完成阴道分娩。由于颜面位大部分为颏前位和颏横位，多数在正常产力和宽大骨盆内完成仰伸、下降、内旋转、俯屈和外旋转等步骤经阴道分娩（图8-4-13）。

仰伸与下降：胎头以仰伸姿势衔接，颏前位以颏前囟径入盆，颏横位以颏横位入盆。

内旋转：下降至中骨盆平面，前位颏部向前旋转45°，颏横位需向前旋转90°，颏后位则需向前旋转135°，使颏达耻骨弓下缘形成颏前位。

俯屈与娩出：继续下降至盆底达到阴道口，先极度仰伸使颏部自耻骨弓下娩出后，颏下部胎颈抵住耻骨弓，胎头发生俯屈，使胎头后部适应骶骨凹弧度随后口、鼻、额、顶、枕相继娩出。

复位及外旋转：胎头娩出后，颏外旋转至前胸方向，随后胎肩胎体娩出。

助产面先露时，因遵循分娩机制，在会阴可见颏部时，后推前顶部帮助仰伸后颏部自耻骨弓下缘娩出（图8-4-14A）；颏娩出（图8-4-14B）后帮助胎头俯屈使枕部至会阴娩出（图8-4-14C，D）。

从颜面位分娩机制也可以发现，如果颏后位不能转为前位，呈持续性颏后位时，胎颈比骶骨凹短，易被骶骨下段抵住，因此足月活胎将无法经阴道分娩（图8-4-15）。

（二）在产程中辨别难以经阴道分娩的胎位的技巧

临床诊断异常胎位的主要方法是通过阴道检查，胎方位持续异常一般以产程晚期的检查结果为依据，但早期的指检结果也可对判断提供一定帮助。确诊异常胎位，在指检的基础上还应结合腹部检查情况，有条件者应进行B超检查力求获得准确的胎位判断以指导进一步处理。

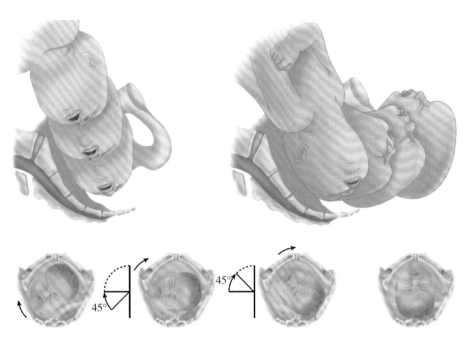

图 8-4-13 面先露分娩步骤

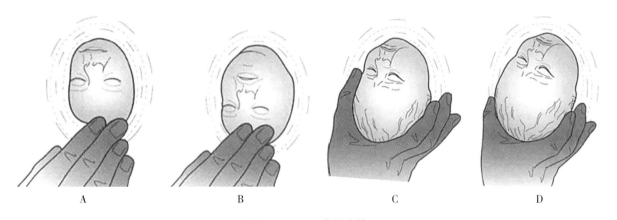

A B C D

图 8-4-14 面先露分娩

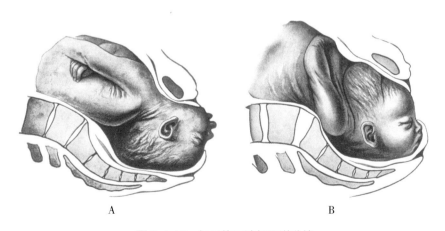

A B

图 8-4-15 颏后位无法经阴道分娩
A. 颏前位;B. 颏后位

1. 面先露的判断技巧 在临产早期确定是否为面先露非常重要。胎儿颜面位时产妇极有可能面对长产程,胎儿颜面部受压变形出现青紫肿胀,甚至发生会厌水肿影响新生儿呼吸、吞咽等。因此试产时间不宜过长,发现产程异常时要积极给予干预,适当放宽剖宫产指征。如发现呈持续性颏后位则应予剖宫产结束分娩。因此准确判断是否为颜面位或是否持续为颏后位非常重要。

(1)腹部检查:由于面先露胎儿极度仰伸,入盆受阻,宫底位置较高;颏前位时,胎儿肢体在孕妇腹侧,类似于枕后位时的腹部查体情况,但与之不同的是耻骨联合上方是胎儿过度伸展的颈部和下颌因此扪不清胎头轮廓,再结合阴道检查加以鉴别;如为颏后位,胎头枕部和胎背在同侧,耻骨联合上方可触及胎儿枕骨隆突与胎背间有明显凹陷,胎心较为遥远。

(2)阴道检查:面先露时触到的胎先露是高低不平,形态不规则的,易与枕先露、顶先露及额先露等光滑规整的胎先露鉴别;同样不规则、软硬不均的先露是臀先露,阴道检查时应注意与之鉴别(图8-4-16)。触及胎儿口部时,感觉进入一个无阻力的孔,孔内能触及上颚及齿龈;颧骨与口腔呈三角关系;臀先露时,肛门有括约肌感,两侧坐骨结节与肛门在同一直线上;如判别为颜面位,

阴道检查时还应明确是否为颏后位,可通过探口、鼻、颧骨及眼眶位置结合腹部查体(颏后位时孕妇腹侧可查及胎背,枕部与胎背同侧)特点加以判断。

(3)超声检查:超声可探及胎儿颈椎反曲、脊柱呈"S"形及枕骨与颈椎间成角等特点帮助诊断颜面位;通过确定胎儿枕部及眼眶的位置关系可以判断颏方位。

2. 高直后位的判断技巧 高直位主要表现为入盆困难,高直后难以经阴道分娩宜行剖宫产。产程中高直后位应与持续性枕后位相鉴别。

(1)腹部检查:由于入盆困难,宫底较高;高直后位的母体腹前壁完全被胎儿肢体所占据,在母体下腹正中耻骨联合上方可触及胎儿颏部,是诊断高直后位最重要的体征。

(2)阴道检查:胎先露位置高;胎头矢状缝与骨盆入口前后径一致,虽有左或右偏斜,但不超过15°,后囟门在骶骨前,前囟在耻骨联合后方为高直后位。由于胎头紧嵌,常出现胎头水肿即产瘤,其大小和宫口扩张程度一致,由于高直位的先露为顶先露,故高直后位产瘤常位于两顶骨之间,大小约3~5cm。持续性枕后位一般呈LOP或LOT,左或右偏斜>15°,当产程晚期内旋转为枕直后位时通常为低直后位;如产程晚期枕后位胎先露仍高浮,胎头不屈不伸,不下降不衔接时,应警惕高直后位,仔细检查胎头矢状缝是否与骨盆前后径一致(图8-4-17)。

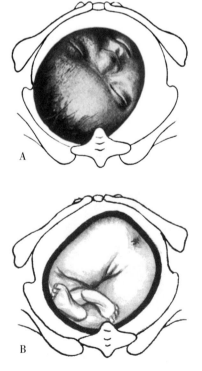

图8-4-16 阴道检查时面先露应与臀先露鉴别
A.面先露;B.臀先露

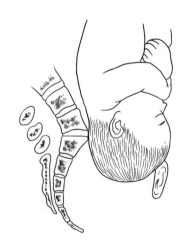

图8-4-17 高直后位

(3)超声检查:可探及胎头双顶径与骨盆入口横径一致,胎头矢状缝与骨盆入口前后径一致。

3. 额位的判断技巧 额位时的胎头过度变形可导致不可恢复的脑损伤,诊断及处理延误可

造成胎儿预后不良。

（1）腹部检查：额位时胎头入盆受阻，表现为宫底位置较高；额前位时，耻骨联合上可触及额骨，额后位时，可触及枕部，枕部与胎背间也可形成凹陷但不如面先露时明显。

（2）阴道检查：额先露时，最低点为宽平而相对软的额部易触及与额缝紧连的大囟门，但一般不能触及小囟门。向上一端可较易触及鼻根部，有时还可触及眼眶。如产力良好，胎头不入盆应想到额先露的可能（图8-4-18）。

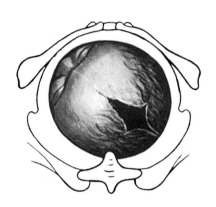

图 8-4-18　额先露的阴道检查

（3）超声检查：临产前提示额位，产程中可能转为枕先露或面先露，应密切观察产程进展。

4. 前不均倾位的判断技巧　前不均倾要与一般持续性枕横位，尤其是枕横位合并头盆不称相鉴别。前不均倾时胎头不易衔接，即使衔接也难以下降，出现产程延长、停滞；由于前顶骨紧嵌于耻骨联合后方，胎头受压可出现胎头水肿、宫颈前唇水肿，甚至阴道前壁、小阴唇上部及阴蒂水肿。一旦确诊前不均倾位后宜以剖宫产终止妊娠。

（1）腹部检查：前不均倾位胎头不易入盆。在临产早期于耻骨联合上方可扪及胎头前顶部，随产程进展，胎头侧屈使胎头与胎肩折叠于骨盆入口，因胎头折叠于胎肩之后使前肩高于耻骨联合平面，在耻骨联合上方只可触及胎肩未触及胎头，易误认为胎头入盆。

（2）阴道检查：胎头矢状缝与骨盆入口横径方向一致，平行向后靠近骶岬，同时前后囟一起后移。前顶骨紧嵌于耻骨联合后方，产瘤大部分位于前顶骨。后顶骨常位于骶岬上，盆腔后方空虚。随产程进展，矢状缝将不断后移。一般持续性枕横位时矢状缝位于骨盆横径中线位置，产瘤位于两顶骨间的矢状缝上，不显著偏向一侧（图8-4-19）。

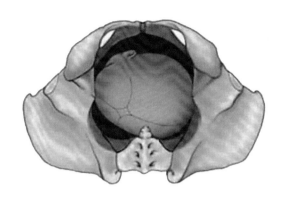

图 8-4-19　前不均倾位

（3）超声检查：根据枕骨位置容易诊断枕横位，发现胎头折叠及前顶入盆可协助诊断。

（三）以俯屈异常为主的头位难产的处理措施

以俯屈异常的胎儿位置异常，早期识别是处理的关键。

1. 产程中如发现持续性额先露及颏后位面先露、高直后位、前不均倾位时应及时行剖宫产终止妊娠。

2. 发现为颏前位面先露、高直前位、后不均倾等胎方位应在严密监护下给予试产，产程过程中综合母儿临床表现、腹部和阴道检查结果及产程时限标准进行头位难产诊断，处理流程按产程分期进行（详见本章第三节头位难产的处理流程），可采用：

（1）促进阴道分娩的相关措施，与持续性枕横位与枕后位时类似，证据支持对这些有头位难产倾向的产妇行一对一的分娩支持、帮助减轻腰骶部不适及产痛、鼓励运动及自由体位等措施。

（2）适时按指征、原则应用人工破膜及缩宫素促进产程进展，出现剖宫产指征时及时行剖宫产终止妊娠。

（3）面先露必要时也可行产钳助产但操作难度大，风险高，建议即使颏前位也应适当放宽剖宫产指征。

三、产程图

如前所述再次强调，难产的判断是一个临床的综合判断，要对母儿双方的全身状态进行仔细的观察和评估，然后结合产程进展才能进行诊断。因此产程时限并不是诊断难产的唯一指标，但由于产程时限较其他指标更为客观，因此产程时限标准的确是评估分娩情况相对准确的衡量指标。

近半个世纪以来,建立在 Friedman 产程时限标准基础上的产程管理工具是产程图(partogram),但由于近年来新产程的提出,运用产程图如何管理产程出现较大的争议。

(一)是否继续绘制产程图

1994 年在进行一项多中心研究产程图对改善母儿结局的作用后,产程图被 WHO 推荐为产程管理的工具。然而,2008 年 Lavender 等对应用产程图与否对围产结局的影响进行了系统评价,证据发现应用产程图对围产结局并没有改善,该系统评价最近更新为 2013 年,结论尚未改变。因此,WHO 在 2009 年不再推荐将产程图作为产程管理的常规工具应用。但 2014 年 WHO 在促进产程的相关建议中第一条建议重新提出应用具有 4 小时处理线的产程图管理产程,证据力度低却强烈推荐,推荐的理由在于产程图作为产房团队训练、方便转诊流程的工具,具有简单直观的特点,可能更有益于那些没有规范产程管理流程医疗资源缺乏的机构。鉴于国内医疗资源及技术配备差异较大等现状,笔者认为应用适宜的产程图作为配合产程管理流程和团队训练的工具还是应该继续绘制的。

(二)适宜产程图备选

建议继续绘制产程图是基于其简单、直观、方便团队训练和标准化管理产程等特点,但国内绘制的旧产程图与当前产程标准相去甚远,因此,笔者认为要继续绘制的产程图不是我国的旧产程图。我国的旧产程图的警戒线是从宫口 3cm 的时间点跨越 4 小时,陡峭地达到宫口 10cm 处,这样的宫口开大速率已经远大于 Friedman 产程标准(活跃期宫颈扩张率不得低于 1cm/h),按这个原理从 3cm 到 10cm,应该跨越 7 小时。因此从一开始我国的产程标准就比 WHO 推荐的产程标准更为苛刻。何况,现有证据已经表明产程时限是具有人群差异的,亚洲人群较欧美人群产程进展更为缓慢,当代人群分娩曲线较半世纪以前的人群更为平滑。继续绘制的产程图应该是符合当前产程进展规律的产程图,以期具有一定难产预测功能以改善母儿预后,同时尽可能地减少不必要的产程干预。以下几种新版产程图可做备选:

1. 张氏产程图 该图即新产程研究的代表图,是针对自然临产头位单胎初产妇分娩(经产妇的产程图可根据相似的原理制作),根据进入待产室不同的宫口状况,所用的处理线是不同的;处理线是折线,而非直线或曲线,为宫口进展 1cm 所用的时限的第 95 百分位数值制成,如图 8-4-20,A 是在宫口开大 2cm 入室,其所有检查点的宫口开大情况都位于处理线(绿线)左上方,未跨过处理线,不考虑产程异常;B 是在宫口开大 4cm 时入室,到达 6cm 时宫口停止开大,经应用缩宫素后仍然在 6cm 水平跨过了处理线(蓝线),考虑产程停滞;C 是在宫口开大 5cm 处入室,在宫口开大 9cm 越过处理线(红线),考虑产程延长。然而,将该图应用到产程管理实践还需要配合一定的产程标准或产程管理流程,否则难以达到指导当产程进展达到或跨过处理线后所应采取的措施及进行再评价时机的目的。另一种困境是:如果产程开始进展较快,位于处理线左上方距处理线较远,如出现产程异常,就时限来说已达到活跃期停滞的诊断,但仍未触及处理线时如何处理?最后,评价产程进展的另一个重要参数,胎先露下降情况在该产程图中没有体现。

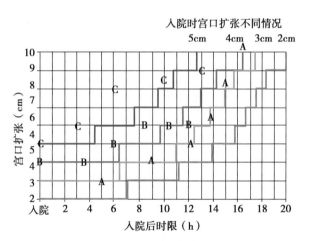

图 8-4-20 张氏产程图
不同颜色的处理线对应不同的入室宫口状态

2. Neal&Lowe 产程图 这版产程图是美国学者 Neal 等根据 Zhang 的数据及折线图原理针对美国医疗现状设计,也只针对自然临产初产妇人群。因此同张氏产程图一样只有处理线,但仅有宫口开大 4cm 入室(院)待产的处理线(图 8-4-21)。因为作者认为虽然大数据支持大部分分娩人群在 6cm 后进入活跃期,但由于活跃期的起点个体差异太大,最早者可以出现在 4cm,因此产程图应该涵盖 4cm 及以后的入室待产人群。而 4cm前产程绝少进入活跃期,甚至不一定处于临产状态,故在美国 4~5cm 是绝大部分医疗机构的分娩入院指征。该产程图还整合了胎先露下降情况,

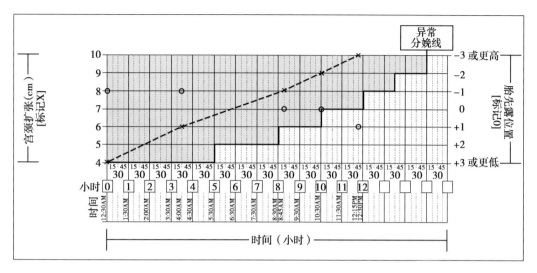

图 8-4-21　Neal & Lowe 产程图

X:描记宫口开大情况,O:描记胎先露下降情况;该产妇宫口扩张情况一直处于处理线左上方,未启动干预,顺利经阴道分娩

以交叉型产程图的形式出现。在与之配套的产程处理流程中给出了如何判断宫口处于 4~6cm 时的活跃期起点,即作者认为如果宫口在 2 小时以内开大了 1cm 则是该个体的活跃期起点;如果 6cm 以上则不论宫口开大速率如何都判断为处于产程活跃期并按活跃期管理。当描记点触及或跨越处理线时,启动干预,干预措施包括全面重新评价、支持期待处理、人工破膜、滴注缩宫素及做出剖宫产决定。不过,作者强调所有处理决定不能单单依据产程图做出,如果进入活跃期后宫口停止扩张超过 4 小时及以上则不论描记点是否触及处理线都需启动干预,也就是尚需结合产程时限标准[2014 年美国妇产科医师学会(ACOG)标准]进行管理。作者申明,该图主要适用于在美国大部分高医疗技术水平的入院分娩产程管理,旨在降低产程干预与剖宫产率,目前仅进行了初探性试验,结论推广尚需进一步扩大试验规模以效验。

3. WHO 新版产程图(2015 年)《2015 WHO 基本实践指南:妊娠、分娩、产后和新生儿护理》第 3 版中给出了新版产程图(图 8-4-22)。这版产程图针对的是所有医疗技术水平的机构,针对所有的分娩人群,不论是初产妇还是经产妇,是自然临产还是诱导引产。该产程图仍然设立警戒线及

4 小时处理线,但重点是强调 4 小时处理线的应用,认为其可减少不必要的产程干预。起点设立于宫口扩张 4~5cm 间,主要管理 5cm 后的产程,两条线的基本原理由于采用了折线的形式,提示活跃期后的宫口扩张速率是不低于 0.5~1cm/h,与之相配合应用的产程管理流程为:将活跃期分为活跃早期(宫口达到 4cm 后)及活跃晚期(经产妇在 5cm 后,初产妇在 6cm 后),进入活跃期后则要求绘制产程图,如描记点触及或跨过警戒线则需考虑转诊,通知转运系统,请示上级,同时鼓励排空膀胱、直立位待产及按意愿走动;确保补液充分,加强监护,2 小时后再评价,如果转诊耗时长则需立即转诊。如果描记点触及或跨过处理线,紧急入院除非分娩在即。可以看出,WHO 新版产程图主要针对世界范围内医疗资源较为缺乏的地区,方便及时转诊及入院,以降低不良母儿结局为目标。

因此新产程图应延续直观、便捷的工具属性,其原理需符合当代中国分娩人群产程进展的客观实际,以达到及时发现难产征象、适时干预,切实地改善分娩质量的目的。基于我国一直倡导住院分娩的政策,且大部分分娩机构具有剖宫产技术,在我国分娩大数据的基础上可借鉴仅有处理线的折线产程图进行产程管理。

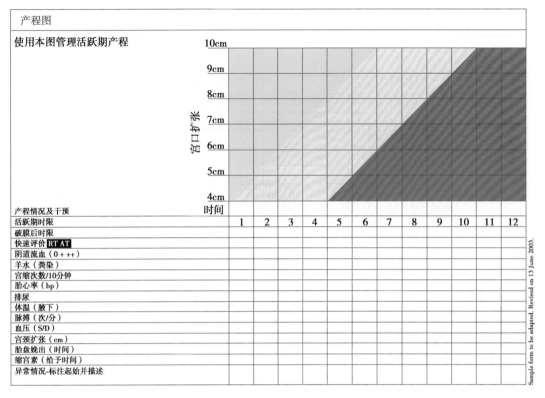

图 8-4-22　WHO 新版产程图（2015 年）

绿色模块为安全区域,黄色模块为警戒区域,红色模块为异常区域

【注意事项】

1. 分娩时大部分（约 62%）以枕后位分娩的胎儿在产程早期为枕前位。

2. 胎方位异常可并存不同程度的俯屈异常,俯屈异常也常导致胎方位异常,可以相互加剧分娩难度;而有效改善其中之一的异常也可帮助改善另一异常的情况。

3. 第一产程中促进产程的措施除了人工破膜和应用缩宫素以外还有多种措施可以帮助改善分娩体验增加舒适度。

4. 个人经验在第二产程的判断和处理中非常重要,总体原则是在权衡母儿双方所面临的风险后,评估发现有安全阴道分娩的可能时才能让试产继续。

5. 肥胖女性产程较长,并且如发生异常胎方位难以纠正。

6. 硬脊膜外麻醉进行分娩镇痛时易发生持续性 OP 但却未增加持续性 OT 的发生。

7. 产程图正处于新旧交替阶段,亟待中国分娩数据支持,在应用时要注意个体化原则。

【关键点】

1. 怀疑头位难产时排除显著头盆不称（包括显著异常胎儿位置）和胎儿窘迫后主要措施是加强产力,加强产力的方式有多种,有良好证据支持的措施是人工破膜和静脉应用缩宫素。

2. 以胎方位异常为主的异常胎儿位置如枕横位和枕后位在活跃期晚期和第二产程早期大部分将自然纠正为枕前位,宜在产程中采取期待支持策略,给予充分试产。

3. 以胎头俯屈异常为主的异常胎儿位置易出现难以纠正的异常胎位,明确诊断后或在严密监护下试产,适当放宽剖宫产指征,或及时行剖宫产结束分娩。

（石琪）

参考文献

1. 凌萝达,顾美礼.难产.第2版.重庆出版社,2000:321-347.

2. WR Cohen, EA Friedman.Labor and delivery care:a practical guide.Wiley-Blackwell, 2011:128-150.

3. 刘兴会,漆洪波.难产.北京:人民卫生出版社,2015:123-139.

4. SimkinP,AnchetaR.助产手册:早期预防和处理难产.雷慧中,涂新,译.广州:广东科技出版社,2015:141-167.

5. Desbriere R,Blanc J,Le DR,et al. Is maternal posturing during labor efficient in preventing persistent occiput posterior position? A randomized controlled trial. Am J ObstetGynecol,2013,208:60:1-8.

6. Ralph WH. Dennen's Forceps deliveries.4th. ACOG,2001:103-117.

7. Zhang J,Landy HJ,Ware BD,et al.Contemporary patterns of spontaneous labor with normal neonatal outcomes. Obstetrics and Gynecology,2010.

8. 石琪,漆洪波.新产程下绘制产程图的商榷.实用妇产科杂志,2017,3(33):162-165.

9. Shi Q,Tan X-Q,Liu X-R,et al. Labour patterns in Chinese women in Chongqing. BJOG,2016,123(S3):57-63.

10. Neal JL,Lowe NK,Nacht AS,et al. Pilot study of physiologic pantograph use among Low-Risk,Nulliparous women with spontaneous labor onset. Journal of Midwifery & Women's Health,2016,61(2):235-241.

11. World Health Organization. Pregnancy,Childbirth,Postpartum and Newborn Care:A Guide for Essential Practice. Geneva:World Health Organization,2015.

12. National Institute for Health and Care Excellence.Clinical guideline:Intrapartum care for healthy women and babies(CG190),2014.

13. Lily L,Jessica R,Hussam A,et al. SOGC clinical practice guideline:Management of Spontaneous Labour at Term in Healthy Women.JOGC,2016,336:843-865.

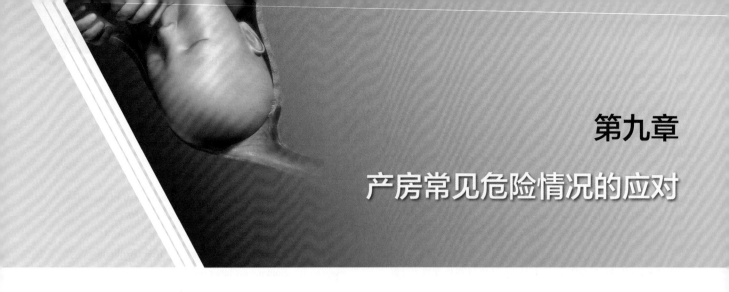

第一节　急性胎儿窘迫

【导读】

胎儿窘迫(fetal distress)是分娩期围产儿的严重并发症,发生率报道各异,约20/1000左右,是围产儿死亡的主要原因。急性胎儿窘迫常在分娩期紧急发生,或由慢性胎儿窘迫在分娩期加重所致,如不及时有效处理或处理不当,常可造成围产儿死亡或新生儿神经系统后遗症。因此,早期发现诊断急性胎儿窘迫,并实施及时规范处理,对减少围产儿发病率、病残率和死亡率具有非凡的实际意义。但临床上更应避免过度诊断增加不必要的产科干预,甚至剖宫产。

【概述】　胎儿窘迫传统意义上是指在孕妇、胎儿或胎盘等各种高危因素引起的胎儿急性或慢性缺氧、酸中毒为主要特征的症候群,常常危及胎儿的健康和生命。但2005年ACOG产科专家委员会就目前广泛使用的"胎儿窘迫",重申了该词的不准确性,认为作为产前、产时的胎儿窘迫诊断,其阳性预测值不高,容易将出生时Apgar评分或脐血血气分析结果正常的新生儿过度诊断为胎儿窘迫。因此,《国际疾病编码分类(第9版临床修订版)》中声明胎儿窘迫的诊断基于胎儿存在代谢性酸中毒,而排除了胎儿胎心率异常或节律异常、胎儿心动过速、胎儿心动过缓以及羊水胎粪污染。

临床常基于起病时间将胎儿窘迫分为急性及慢性两种(表9-1-1)。急性胎儿窘迫常发生在分娩期,常继发于产科情况(如脐带脱垂、脐带缠绕、前置胎盘大出血、胎盘早剥、产程延长或宫缩过强及不协调等)。慢性胎儿窘迫发生在妊娠期,可延续至分娩期并加重(如妊娠期高血压疾病、妊娠合并高血压、慢性肾炎、糖尿病、严重贫血、过期妊娠、心脏病、免疫系统疾病等)。事实上,简单按起病的急慢性分类是不确切的,慢性胎儿窘迫亦可在临产后加重表现为急性胎儿窘迫。

因此,临床上难于绝对区分急性胎儿窘迫抑或慢性胎儿窘迫。为方便理解请见表9-1-1。

【病因】　胎儿期的氧气及营养通过母体及胎儿血液循环实现氧气自外界至胎儿的输送,涉及的器官包括母体心、肺、血管、子宫、胎盘及脐带。胎儿供氧通路的任何环节发生异常,均可引起供氧减少或中断,从而导致胎儿低氧血症(hypoxemia,血氧含量低)、组织缺氧(hypoxia,组织含氧量低)、代谢性酸中毒(metabolic acidosis,组织乳酸堆积)、代谢性酸血症(metabolic acidemia,血液乳酸堆积),最终导致组织损伤或死亡。无论妊娠期或是分娩期的各种病理因素所致的胎儿窘迫,均可按影响胎儿氧供的环节分为母体因素、胎盘因素、脐带因素及胎儿因素(表9-1-2)。

【高危因素】　分娩期胎儿处于相对恶劣的宫内环境,宫缩、羊水减少等均影响胎儿的血供,胎儿要经受宫缩负荷下的考验。随着产程进展,孕产妇、胎儿以及胎盘的功能状态随时变化,分娩期的胎儿窘迫往往起病急、病情重。因此,产前或产

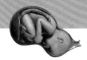

表 9-1-1　急慢性胎儿窘迫比较

	急性	慢性
发生时间	常见于分娩期,亦可因严重并发症于妊娠期紧急发生	妊娠期,可延续至分娩期并加重
病因	脐带脱垂、脐带缠绕、前置胎盘大出血、胎盘早剥、产程延长或宫缩过强及不协调等	如妊娠期高血压疾病、妊娠合并高血压、慢性肾炎、糖尿病、严重贫血、过期妊娠、心脏病、免疫系统疾病等
表现	• 胎心变化 • 胎动异常(产时不易察觉) • 羊水粪染(直接或人工破膜可见)	• 胎心变化 • 胎动异常 • 羊水粪染(羊膜镜)
常用评估手段	产前(产时)胎心监护 CST	NST、胎儿声震刺激 B 超(生物物理评分、多普勒)
少用评估手段	头皮血血气分析、胎儿头皮刺激、胎儿脉冲血氧饱和度监测、近红外分光光谱分析	

表 9-1-2　胎儿供氧途径的影响因素

供氧途径		影响因素
肺	• 氧气从外界传输到肺泡受阻:各种呼吸道梗阻,呼吸中枢抑制 • 氧气从肺泡弥散至肺毛细血管输送受阻:各种原因的通气-灌注比例失调和弥散障碍	• 呼吸抑制(麻醉剂、硫酸镁) • 惊厥(子痫发作) • 肺栓塞 • 肺水肿 • 肺炎/ARDS • 哮喘 • 肺不张 • 急性呼吸窘迫综合征 • 肺动脉高压(少见) • 慢性肺病(少见) • 感染性疾病,如肺炎、流感等导致高热,孕妇氧耗量增加
母体血液	携氧能力下降(不常见)	• 重度贫血 • 影响氧合的先天性或获得性疾病(例如血红蛋白病或高铁血红蛋白血症)
母体心脏	任一环节导致心输出量减少	• 心律失常 • 前负荷降低(低血容量或下腔静脉受压) • 心脏收缩力受损(缺血性心脏疾病、糖尿病、心肌病、充血性心力衰竭) • 后负荷增加(高血压) • 区域麻醉(交感神经阻滞) • 充血性心力衰竭(少见) • 心脏及大血管的结构异常(瓣膜狭窄、瓣膜关闭不全、肺动脉高压、主动脉缩窄)(少见)
血管血液	低血压或本身血管病变	• 低血压:低血容量、下腔静脉压迫、区域麻醉(交感神经阻滞)、药物(肼屈嗪、拉贝洛尔、硝苯地平) • 血管病变(慢性高血压、长期糖尿病、SLE、子痫前期、甲状腺疾病、肾脏疾病) • 血管收缩(可卡因、麦角新碱) • 急性血管损伤(外伤、主动脉夹层)(少见) • 血液黏稠、严重高血脂
子宫		• 宫缩过强 • 宫缩剂应用(前列腺素、缩宫素) • 子宫破裂(少见)
胎盘		• 胎盘早剥 • 前置血管(少见) • 胎母出血(少见) • 胎母输血(少见) • 胎盘梗死、感染(回顾性诊断) • 胎盘功能不全

续表

供氧途径		影响因素
脐带	妊娠期存在,分娩期脐带血循环受阻加重	• 脐带受压 • 脐带缠绕 • 脐带脱垂 • 脐带真结 • 脐带血管痉挛、血栓、粥样硬化、肥厚、出血、炎症
胎儿		• 血液系统疾病,如胎儿严重贫血、血红蛋白病 • 同种免疫引起的继发性携氧能力下降 • 部分代谢性疾病,如 G6PD 缺乏症、高铁血红蛋白血症 • 感染性疾病:如各种细菌、病毒感染 • 前置血管破裂出血所致急性严重贫血 • 慢性缺氧急性加重:胎儿病变感染、畸形、母胎血型不合等

时胎儿宫内安全性的监测对胎儿结局的改善可能是有益的。鉴于高危孕妇不良结局的增加,临床上有必要关注高危孕妇,进行重点管理,一旦发生急性胎儿窘迫及时处理。所以临产前和临产早期应对存在表 9-1-3 中的病理因素的孕妇进行识别。

【临床表现】 根据前述胎儿窘迫的定义,胎儿动脉血的血气分析是诊断胎儿窘迫最可靠的指标,但是临床很难直接宫内诊断,往往通过胎动、羊水、胎心监护等临床表现间接诊断胎儿窘迫。需强调的是,这些指标并不是胎儿窘迫特异性指标,有时在正常妊娠中也存在,诊断时应注意甄别和综合评估,避免造成临床诊断混乱。

1. 胎动　是唯一的能被孕妇感知的表示胎儿生命存在的征象,胎动频繁程度的改变能反映胎儿宫内状态,因此孕妇每天定时测定胎动的次数是一种简单且有效的自我监护方法。妊娠晚期,胎动的频繁程度受胎儿睡眠周期的影响。胎动计数还受孕妇的主观感受的敏感性影响,影响范围在 20% 左右。临床上常指导孕妇早、中、晚 3 次安静状态下计数自己胎动次数,每次持续 1 小时,相加后乘以 4,即为 12 小时胎动计数。12 小时胎动的正常值范围为 3~30 次;每次胎动计数均应 >3 次 / 小时,当然,也要告知孕妇胎动的规律一旦改变也要引起注意,胎动过频和胎动减少均是胎儿缺氧的先兆。脐带受压、胎盘早剥等胎儿急性缺氧可造成胎动异常增强、频繁,再转为胎动减弱。妊娠期高血压疾病、胎儿生长受限、胎盘功能不全等因素,使胎儿长期处于慢性缺氧中,可引起胎动减弱、次数减少。另一方面,急性缺氧胎动频繁后,若缺氧继续存在或加重,也会导致胎动减少,

表 9-1-3　与不良胎儿结局风险增加相关的产前和产时状况 *(SOGC 2007)

产前	
母体	• 妊娠期高血压疾病 • 既往糖尿病 / 妊娠糖尿病 • 产妇疾病:心脏疾病,贫血,甲亢,血管疾病和肾脏疾病 • 病态肥胖 • 母亲事故 / 外伤 • 产前出血
胎儿	• 生长受限 • 未足月 • 羊水过少 • 异常脐动脉多普勒 • 同种免疫 • 多胎妊娠 • 各种复杂性双胎 • 臀位等异常胎位
产时	
母体	• 阴道出血 • 宫内感染 / 绒毛膜羊膜炎 • 既往剖宫产 • 胎膜破裂时间 > 24 小时 • 引产 • 催产 • 早产 • 延期妊娠(> 42 周) • 产程中宫缩过强、子宫高张 • 分娩期子宫破裂或先兆破裂 • 羊水栓塞
胎儿	• 羊水粪染 • 听诊胎儿心率异常 • CST 提示晚期胎心减速或可变减速

* 注:不良胎儿结局包括脑性麻痹、新生儿脑病和围产期死亡

甚至消失。若胎动次数 <3 次 / 小时,或比平时减少 50%(每 12 小时计数 <10 次,或每 1 小时计数 <3 次),要引起高度重视。胎儿往往在胎动消失 12~24 小时后死亡。鉴于急性胎儿窘迫常发生于分娩期,存在母体应激状态、宫缩刺激等外界影响,孕妇对胎动的主观感知亦存在误差,通过计数胎动对于胎儿窘迫的提示意义较妊娠期下降。

2. 羊水粪染　既往认为,羊水粪染时,羊水呈黄褐色,质厚,呈糊状,可污染胎膜、脐带及胎盘,鲜黄色胎粪污染胎儿皮肤及指(趾)甲,厚而褐绿色的胎粪往往伴有羊水量的减少,提示严重的缺氧。近期研究表明,羊水粪染中相当一部分病例不能找到明确的原因,且绝大部分的新生儿结局良好,新生儿脐动脉血血气分析中血氧饱和度、氧分压等与羊水粪染无明显的相关性。当然,重度羊水粪染者的血氧饱和度往往有所改变,但改变幅度在正常范围。当胎粪的出现伴有胎心率图形异常,胎儿发生酸中毒等不良状况或出生时需要复苏的概率增加。

胎粪的出现不一定是病理现象,有时为成熟胎儿生理性的肠蠕动或脐带偶然受压所致。临床上单凭羊水的状态来判断胎儿是否缺氧或缺氧程度不妥,尤其是成熟胎儿,胎粪污染出现的时间、胎心率变化情况对诊断胎儿窘迫亦很重要。临产早期出现羊水胎粪污染,尤其是黏稠者,胎儿窘迫、新生儿窒息均增加;分娩时近胎儿娩出时,胎粪的排出不能完全预示胎儿窘迫,尤其无其他窘迫体征时初始羊水清,经一段产程后出现胎粪污染者,胎儿窘迫发生率增加。ACOG、美国心脏病协会、美国儿科协会及加拿大新生儿复苏计划督导委员会亦均不再推荐常规在产时对羊水粪染的新生儿进行气道清理。

3. 胎心率　胎心率改变是胎儿窘迫最常见的临床表现,正常胎心音强而有力,足月儿胎心率正常范围在 110~160 次 / 分,急性胎儿窘迫主要表现为胎心率变化。目前没有研究证据表明产程中持续电子胎儿监护(electronic fetal monitoring, EFM)在改善围产儿预后方面优于间断胎心听诊(intermittent auscultation, IA),因此各国指南均推荐对于低危孕妇行产时间断胎心听诊,临产后当间歇性胎心听诊发现异常时,应行持续胎心监护。另一方面,当胎儿存在许多高危因素,虽然胎心率在正常范围,亦应定期行胎心监护检查。胎心率听诊闻及的胎心异常,包括心动过缓、心动过速和

胎心减速,需结合临床高危情况和其他监护方法时,才能发挥其早期诊断的价值(表 9-1-4)。

表 9-1-4　间歇性听诊胎心率异常管理

心动过速	• 改变体位,增加子宫胎盘灌注或减轻脐带受压 • 排除发烧,脱水,药物作用,早产 • 如果存在,通过静脉补液纠正母体血容量不足 • 检查母体的脉搏和血压
心动过缓	• 改变体位,增加子宫胎盘灌注或减轻脐带受压 • 阴道检查以评估有无脐带脱垂或缓解脐带受压 • 以 8~10L/min 流量给氧 • 如果存在,通过静脉补液纠正母体血容量不足 • 检查母体的脉搏和血压
减速	• 改变体位 • 评估羊水粪染 • 如果存在低血压,纠正 • 以 8~10L/min 流量给氧
附加措施	• 继续听诊 FHR 来区分和记录 FHR 的组成成分 • 考虑启动持续电子胎儿监护(EFM) • 如果采取纠正措施后异常结果仍然存在,无法获得其他辅助测试,应尽快分娩

【辅助检查】

1. 产时胎儿电子监护　胎儿氧合链上任一环节异常均可能导致特征性的病理生理变化,并间接通过胎心率波形图反应,因此,产时胎心监护可以评估胎儿氧合过程是否存在障碍。产时胎心监护的目的是预防产时胎儿供氧中断引起的胎儿损伤,但事实证明其应用效果有局限性。尚无随机临床试验比较 EFM 与其他任何形式的监测在产程期间的效益。ACOG 指南指出可获得的数据表明使用 EFM 没有减少脑瘫的发生。EFM 用于预测脑瘫的假阳性率高达 99% 以上,因此 EFM 的优势在于它对预测胎儿正常酸碱平衡有极高的灵敏度,而其缺陷在于对胎儿酸中毒和神经系统损伤的预测缺乏特异性。

目前国际上存在多种产时 EFM 的评价系统。2007 年 SOGC 指南将 NST 分为正常(normal)、不典型(atypical)及异常(abnormal)NST。2014 年 RCOG 指南,将 NST 和 CST 均按 FHR 基线、变异、减速三个特征分为放心(reassuring)、不放心(non-reassuring)及异常(abnormal)三种,然后

按照这三种类型将 EFM 划分为正常（normal）、可疑（suspicious）、病理性（pathological）、需要紧急干预（need for urgent intervention）EFM。2015 年 Queensland 指南则将产时 EFM 分为正常（normal）、不太可能（low probability）、也许（may be）、可能存在（likely）胎儿窘迫四种类型。结合各评价方法的科学性及实用性，中华医学会围产医学分会目前推荐使用 2008 年由 NICHD、ACOG 和母胎医学会（Society for Maternal-Fetal Medicine，SMFM）共同组成的工作组所提出的产时 EFM 的三级评价系统（对于产时 EFM 的具体分类和意义详见第四章第三节产时胎儿监护）：Ⅰ类为正常 EFM 图形，对于胎儿正常血氧状态的预测价值极高，可按常规方式进行监护，不需要特殊的处理；Ⅲ类为异常 EFM 图形，对于预测胎儿正在或即将出现窒息、神经系统损伤、胎死宫内有很高的预测价值，因此一旦出现，需立即处理；Ⅱ类 FHR 图形是不确定的，不能预测胎儿酸碱状态的异常，但此刻还没有足够的证据将其归类为分类的Ⅰ类或Ⅲ类，需要评估和继续的监护并重新评估。

2. 胎儿刺激　一些研究报道行胎儿头皮刺激或声震刺激（vibroacoustic stimulation，VAS）后胎心率出现加速，可以预测头皮血 pH 正常。meta 分析证实了各种产时刺激胎儿方法的实用性，这些方法包括头皮穿刺、Allis 钳无创刺激、VAS 及指检刺激胎头。胎儿头皮刺激、VAS 与卤素灯光刺激可用于诱发胎心率加速，用于排除胎儿代谢性酸血症。刺激诱发的加速与自发性加速具有相同的预测意义。胎儿刺激需在胎心率位于基线率时进行，减速期或心动过缓时胎儿刺激的意义尚未明了。

3. 其他产时评价胎儿的手段　电子胎儿监护的主要缺点是假阳性率高。即使最异常的胎心率波形预测新生儿并发症的作用也很有限。因此，评估胎儿状况的其他技术也在不断地尝试，这些技术包括胎儿头皮血 pH 与乳酸的测定、电脑分析胎心率、胎儿脉冲氧和度测定、胎儿心电图（P-R 间期及 ST 段分析）、胎儿脉冲血氧饱和度监测、近红外分光光谱分析等。但这些技术或因本身操作缺陷，或临床应用意义不明、并未改善临床结局等原因导致临床应用尚不广泛。

【诊断】　胎儿动脉血的酸碱度和血气分析是判断胎儿窘迫较准确的方法，在许多临床研究中作为诊断胎儿窘迫的黄金标准。脐带血血气分析结合 Apgar 评分，用于评估新生儿分娩即刻的状况。

1. 胎儿头皮血血气分析　胎儿头皮血 pH 与胎儿全身的酸碱状态密切相关，可代表胎儿全身的酸碱状态，其对胎儿窘迫判断的准确率达 80%~90%。胎儿缺氧时，体内无氧酵解增强，大量酸性代谢产物堆积，当缓冲平衡失代偿而发生紊乱，可使血液中的 pH 下降。缺氧程度与 pH 的改变成正相关。胎儿头皮血的 pH 7.25~7.30 为正常范围；pH 7.20~7.25 为可疑缺氧；pH<7.20 应诊断胎儿缺氧，及时终止妊娠；pH<7.00 应考虑胎儿预后不良。联合应用胎心监护和胎儿头皮血的 pH，可以提高诊断的准确性。

胎儿头皮血气的应用受到很多因素的制约，采集标本要求宫口已扩张和胎膜已破，为有创操作术，需要熟练的操作水平；每次测定为即时性，不能估计预后，常常需要反复多次进行。鉴于结果分析和应用有不确定性，且此为损伤性手段、仪器昂贵以及存在一定出血感染风险，美国现很少用，但是其他国家仍然常用。综合评估其特点，结合国内医疗现状，实际应用性低，临床推广应用有一定困难。

2. 脐带血血气　脐动脉血指标反映的是胎盘内母胎血气交换前胎儿组织的代谢状态，脐静脉血反映的则是母胎血气交换后的状态。脐动脉血气正常可以排除围分娩期胎儿缺氧或酸血症（表 9-1-5）。脐动脉血 pH<7.2 时考虑酸血症，pH 过低（<7.0）时有发生胎儿损伤的潜在风险。酸血症分为呼吸性、代谢性及混合性三类，诊断标准见表 9-1-6。单纯呼吸性酸血症反映脐带受压导致的血气交换障碍，往往为短暂性的，与胎儿神经损伤无关。单纯的代谢性酸血症往往与频发或长时间的胎儿供氧障碍有关，且已进展到外周

表 9-1-5　正常脐血血气

血管	pH	PCO_2	PO_2	碱剩余
动脉	7.2~7.3	45~55	15~25	<12
静脉	7.3~7.4	35~45	25~35	<12

表 9-1-6　脐动脉酸血症分类

值	呼吸性	代谢性	混合性
pH	<7.2	<7.2	<7.2
PCO_2	升高	正常	升高
碱剩余	<12mmol/L	≥12mmol/L	≥12mmol/L

组织缺氧,无氧代谢导致的乳酸堆积超出了缓冲碱负荷。尽管多数代谢性酸血症不会导致组织损伤,但在重度的酸血症(脐动脉 pH<7.0,且碱剩余≥12mmol/L)情况下,胎儿损伤风险增加。混合性酸血症包括呼吸性和代谢性酸血症,临床意义与单纯代谢性酸血症类似。

采取血液标本时,两根脐动脉和一根脐静脉都应采血,这样可以确保留取到至少一条脐动脉血,以避免关于是否采集到脐动脉血的争议。如果无法从脐带内血管采血,则可从胎盘表面血管采血。胎盘表面血管未予钳夹,血气结果随时间变化很大,需尽快检验,分析结果时也需考虑相关因素。血液暴露于空气后 PO_2 会增加,PCO_2 降低。

【处理】　胎儿窘迫的处理原则是早期诊断,让胎儿及时脱离缺氧的宫内环境;同时提高诊断的准确性,减少不必要的早产和剖宫产。有三个关键点,可概括为:①掌握胎儿窘迫发生最可能性的原因;②了解胎儿宫内储备;③观察评估复苏后的反应并对因处理。

急性胎儿窘迫最常在分娩期发生,对急性胎儿窘迫的处理是产房必须掌握的抢救技术。当可疑发生急性胎儿窘迫时,需全面系统地评估产时胎儿电子监护波形,评估宫缩情况以及胎心率的基线、变异、加速、减速、正弦波型和变化趋势,并根据胎儿所处的产程综合评估。当胎心波形图不属于 I 类时,进一步根据实用而且系统的"ABCD"处理流程评估(表 9-1-7)。

表 9-1-7　胎心监护的"ABCD"流程

	A 评估供氧途径	B 必要时临床干预		C 清除快速分娩障碍	D 决定分娩时间
肺	□ 呼吸	□ 吸氧	医院设施	考虑: □ 手术室是否准备就绪 □ 设备是否齐全	考虑: □ 机构应急反应时间
心脏	□ 循环	□ 改变体位 □ 冲击补液 □ 纠正低血压	医务人员	考虑通知: □ 产科医师 □ 手术助手 □ 麻醉医师 □ 新生儿 ICU 医师 □ 儿科医师 □ 护士	考虑: □ 人员是否在岗 □ 人员是否需要培训 □ 人员经管
血管	□ 血压		孕妇	考虑: □ 知情同意 □ 麻醉选择 □ 实验室检查 □ 血制品 □ 静脉通道 □ 导尿管 □ 腹部准备 □ 转运至手术室	□ 手术方面考虑(以往是否有腹部和子宫手术) □ 内科疾病(肥胖、高血压、糖尿病、SLE) □ 产科情况(产次、骨盆大小、胎盘位置)
子宫	□ 宫缩强度 □ 宫缩频率 □ 宫缩持续时间 □ 子宫基础张力 □ 排除子宫破裂	□ 停用缩宫药物 □ 给予宫缩抑制剂	胎儿	考虑: □ 单胎或多胎 □ 估计胎儿体重 □ 孕周 □ 胎先露 □ 胎方位 □ 胎儿畸形	考虑: □ 单胎或多胎 □ 估计胎儿体重 □ 孕周 □ 胎先露 □ 胎方位 □ 胎儿畸形
胎盘	□ 出血				
脐带	□ 排除脐带脱垂	□ 考虑羊水灌注	产程	□ 确认胎心监护可靠,能为决断提供正确信息	考虑如下情况: □ 产程停滞 □ 曾用过子宫松弛剂 □ 短时间不能分娩 □ 用力不够

A（Assess）——评估氧输送途径（寻找原因）

快速系统地评估从外界到胎儿的供氧途径，可以确认供氧障碍的可能原因（表 9-1-7）。急性胎儿窘迫原因多可从宫缩过强过频、脐带受压、产程进展异常或难产、母亲体位、突发事件（如前置血管破裂、脐带脱垂、胎盘早剥、子宫破裂等）中寻找。母体呼吸循环系统的评估往往从生命体征开始，包括呼吸、心率及血压。通过触诊、宫缩探测仪或宫腔压力导管采集的信息，评估宫缩的情况。可疑子宫破裂或胎盘早剥需要即刻评估。视诊或阴道检查可以排除脐带脱垂。如果上述的快速评估未能发现原因，根据情况可进一步采取措施。

众多母胎因素均可能影响胎心率波形，这些因素并非直接导致胎儿供氧中断。如果认为某一因素可能导致胎心变化，包括胎儿重度贫血所致的正弦波型、胎儿房室传导阻滞引起的心动过缓，以及发热、感染、药物或心律不齐引起的心动过速等，则应针对这一具体原因进行个体化的评估和干预。

B（Begin）——启动干预措施

如果评估提示胎儿某个或多个供氧环节障碍，根据情况可以开始干预措施。针对性的干预措施见图 9-1-1。干预措施的选择基于全面系统的胎心波形分析，不主张单一评估胎心率的某一个成分，这样不足以提供全面的信息。了解胎心波形图与某些因素的关系，可以更有针对性地采取相应措施。例如，对于变异减速，起初的重点可以放在脐带受压或脐带脱垂上面；对于晚期减速，重点考虑母体心输出量、血压或子宫收缩的情况。

对Ⅱ类或Ⅲ类图形，需要采取评估和宫内复苏措施（表 9-1-8）。对待Ⅱ类图形可采取辅助检查或宫内复苏措施以确保胎儿健康，后期进一步的评估、监测、必要的临床干预以及再评估，直至转为Ⅰ类 EFM 图形。在各种Ⅱ类 EFM 图形中，存在胎心加速（包括自发加速及声震刺激引起的加速）或正常变异，对于胎儿正常酸碱平衡的预测价值很高，这对于指导临床干预非常重要。Ⅲ类 FHR 图形需要即时性评估，根据临床特征，采取迅速处理，但不仅限于此。如果Ⅲ类图形用这些措施没有得到解决，需要立即分娩。

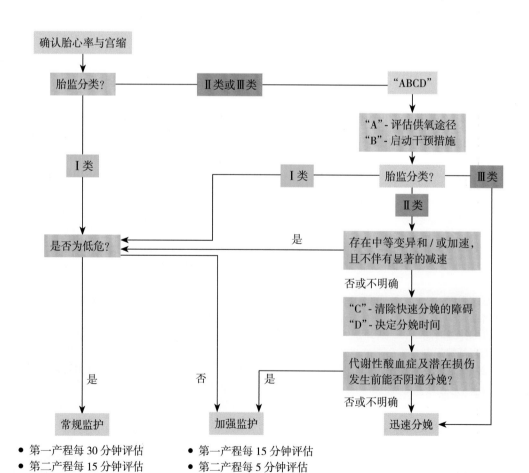

图 9-1-1　产时胎心监护的处理

表 9-1-8 宫内复苏措施

目标	相关的胎心率模式	可行的干预措施
提高胎儿血氧饱和度和子宫胎盘血供	● 反复性晚期减速、延长减速、胎儿心动过缓 ● 微小变异、变异缺失	● 改变体位 ● 吸氧 ● 静脉输液 ● 减慢宫缩频率
抑制宫缩	● 胎儿心动过速 ● 宫缩过频伴Ⅱ类或Ⅲ类图形	● 停用缩宫素或促宫颈成熟药物 ● 使用宫缩抑制剂
减少脐带受压	● 反复性变异减速 ● 延长减速、胎儿心动过缓	● 改变体位 ● 羊水灌注 ● 如果脐带脱垂在抬高先露部的同时准备立即分娩

【附1】 宫内复苏方法

(1) 吸氧:胎儿氧供依赖于弥散至胎盘绒毛间隙的母体血氧含量。吸氧可以增加吸入空气中的氧分压,同时增加母体血氧分压及与血红蛋白结合的氧含量,从而增加胎盘血-血屏障两侧的氧浓度差,最终增加胎儿血氧分压及氧含量。研究报道,母体吸氧可以消除胎心减速,改善胎心率变异,这些可以作为胎儿供氧改善的间接证据,直接证据来源于胎儿脉冲血氧度监测,显示胎儿血红蛋白饱和度增加。停止吸氧后,血氧饱和度能在较高水平维持约30分钟。因此,目前普遍认为孕妇吸氧可改善胎儿的缺氧状态。

虽然吸氧的方法和时间尚无统一标准,但必须注意给氧的方式。通常的鼻导管供氧往往不能达到提高血氧分压的效果,最好为面罩吸氧,有证据支持采用非回吸面罩(non-rebreather face mask)吸氧,速率为10L/min,持续15~30分钟较好。间断吸入氧气可改善胎儿的血氧分压,保证组织的代谢,减轻胎儿缺氧、呼吸性和代谢性酸中毒。值得注意的是不能连续给氧,因连续给氧会使子宫血管收缩,减少胎盘的血流量。有人建议:第一产程时间段吸氧,吸氧30分钟后停止10分钟,反复进行;第二产程由于孕妇屏气,停止呼吸,自然形成了分段给氧,因而可持续给氧。

(2) 改变体位:仰卧位时,妊娠子宫压迫下腔静脉影响母体静脉回流、心输出量和子宫与胎盘的血流灌注,压迫腹主动脉或髂动脉则阻碍子宫与胎盘的血液供应。从生理学角度,无论妊娠晚期或产时,均应尽量避免仰卧位较合理,右侧或左侧侧卧位对胎儿供氧更有利。怀疑脐带受压时,母体体位的改变有可能改变胎儿的体位,从而缓解脐带受压。因此,当出现胎心减速时,改变体位后观察是否能使胎心率恢复,若原来为左侧卧位可改为右侧卧位。

(3) 静脉输液:子宫胎盘灌注有赖于心输出量及血容量,血压正常不一定代表血容量、静脉回流、前负荷或心输出量正常。根据 Frank-Starling 原理,静脉给予等张液冲击治疗,可以增加有效循环量、静脉回流、左心室舒张末压、心室前负荷及每搏输出量,从而改善心输出量。因此,血容量的增加对于提高心输出量,改善子宫胎盘灌注量至关重要。即使血容量正常,静脉冲击补液500~1000ml 也可以改善胎儿供氧。产时母体补液速度无统一标准。对于容易发生容量过多及肺水肿的患者补液时需要慎重,如心功能不良、妊娠期高血压疾病、双胎多胎等。

(4) 纠正母体低血压:母体低血压可减少子宫胎盘灌注和胎儿供氧。众多因素如脱水、仰卧位导致的下腔静脉受压、静脉回流减少及心输出量下降可引起分娩孕妇低血压。区域麻醉时交感神经阻断导致外周血管扩张,也可引起低血压。通过改变体位及静脉输液往往可以纠正低血压,当这些措施无效时,可给予升压药物。常用麻黄素(ephedrine),是一种较弱的兴奋 α 和 β 受体的拟交感胺类药物,可以通过促使突触前囊泡释放去甲肾上腺素,兴奋突触后肾上腺素受体,保护子宫和胎盘血供。

(5) 抑制宫缩:过度宫缩是导致胎儿缺氧的常见原因。用于描述过度宫缩的术语文献中很多,例如过度刺激、收缩过强与强直性收缩等。2008 年 NICHD 共识推荐使用子宫收缩过频(tachysystole)这一名词。正常的宫缩频率定义为 10 分钟内宫缩次数在 5 次或 5 次以下,需要观察 30 分钟宫缩图形,取 10 分钟的平均宫缩次数。如果宫缩次数每 10 分钟超过 5 次,则定义为子宫收缩过频。

宫缩过频的处理方法参见图 9-1-2。如果认为胎心率异常与过度宫缩有关,若为催产素等宫缩剂应用引起,应立即停用宫缩剂或减少宫缩剂剂量,在宫缩减弱胎心率恢复后,再根据胎儿的状态调节宫缩。若为其他原因引起,如自发性宫缩过强,宫缩间歇人工破膜,羊水流出后可以减轻宫内压力,改善胎儿的宫内环境。当宫缩过强经以

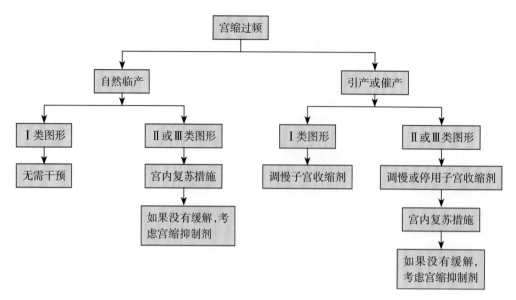

图 9-1-2　宫缩过频处理方法

上处理无效时,可考虑予以宫缩抑制剂,如硫酸镁、羟苄麻黄碱(利托君)、特布他林等。其目的为减轻宫缩对胎儿的压力和恢复绒毛间隙及脐血流量,以改善胎儿缺氧的状态。提醒注意的是宫缩不减弱,即使给氧,胎儿的血氧分压不易恢复。有时胎儿窘迫不是由于宫缩过强造成的,亦可以通过抑制宫缩的方法缓解胎儿窘迫的程度,为抢救胎儿争取时间。

(6)羊水灌注(amnioinfusion):产时羊水灌注的理论依据是将等张液体通过宫内导管缓慢灌入羊膜腔内,旨在使羊水量达到或接近正常水平。羊水灌注的目的是缓解脐带受压,减少变异减速,以及改善胎儿短暂性供氧障碍。羊水灌注对晚期减速的影响目前尚不清楚。如果仅有羊水粪染而不伴有变异减速,这种情况不推荐常规羊水灌注。

(7)改变第二产程中呼吸和用力的技巧:第二产程中,母体用力的方法可能与胎心减速有关。如果关闭声门(屏气)用力(Valsalva)可导致心率减速,建议采用放开声门的方法用力下推胎儿。每次宫缩时减少用力下推胎儿的次数,缩短用力时间,不需要每次有宫缩时都使劲用力,可以间隔一次或两次宫缩用力一次。另外,可以等到有用力的强烈欲望时才用力。

【附 2】　胎心波形的再评估

评估胎儿供氧途径及进行相关干预后,需要再次评估胎心波形。再评估的间隔时间因人而异,

ACOG 指南建议 5~30 分钟。如果胎心波形恢复为Ⅰ类而且产程正常,继续监测即可。根据临床情况,决定下一步是常规还是较为严密的胎心监护。如果采取适当的治疗措施后无效,胎心波形进一步发展为Ⅲ类,则需尽快终止妊娠。

Ⅱ类胎监范围极广,包括那些需要继续监测的胎监,亦包括部分需要准备分娩的胎监。如果Ⅱ类胎监伴有中等变异或加速,临床上无非常显著的减速时,可以继续监测(见图 9-1-1);当Ⅱ类胎监达不到这个标准,则需引起重视。如果对中等变异不伴加速和临床显著的减速存在任何疑问,可以按照"ABCD"的干预模式进行下一步处理。

C(Clear)——清除快速分娩的障碍

如果保守处理后,胎监仍达不到满意的状态,此时应该提前计划清除障碍,为快速分娩做好准备。但这并不意味着确切的分娩时间和方式已经决定。这种做法是为了系统地处理有可能导致延误的因素,避免忽视重要环节,与团队人员及时沟通,及时为决定下一步处理做好切实准备。

D(Determine)——决定分娩

"ABCD"处理流程的任何一个步骤都可以标准化,这些处理步骤代表产程中绝大多数问题的决策。如果"ABCD"里面的处理步骤用尽,此时就需要根据临床医师个人判断决定下一步处理。最终还是临床医师承担责任,从母胎安全的角度决定何时行手术分娩(阴道助产或剖宫产)。

1. 分娩时间　在权衡期待治疗与快速分娩的利弊时,同时需要预计从决定到分娩的时间

（decision-to-delivery time，DDT）。保守处理后应该客观地评估一下，如果胎心率突然恶化，需要多长时间可以娩出胎儿。这要综合考虑医疗结构、医务人员、母胎情况及产程进展。

2. **分娩方式**　第一产程的胎儿窘迫，经阴道助产较困难，一般采取即刻剖宫产结束分娩。第二产程的胎儿窘迫要根据产妇的情况以及产程进展的程度，特别是胎头下降情况决定分娩方式。若胎先露在坐骨棘 + 2 以下，可考虑应用产钳或胎头吸引器助产，至于阴道助产技术中的产钳术和胎头吸引术，两者任何一项均无明显优势。

若胎头高浮，胎先露在坐骨棘 +2 以上，经阴道分娩对母儿的损伤较大，应选择剖宫产结束分娩为宜。选择何种方式终止妊娠取决于当时的分娩条件及医务人员对手术技术的掌握度。

由于Ⅲ类胎监与围产儿不良结局相关，一旦决定手术分娩时需在短时间内完善相关准备。剖宫产终止妊娠的麻醉方式可与麻醉师沟通，一般区域麻醉优于全身麻醉，同时要求胎儿娩出的一刻新生儿科医师在场，共同完成新生儿出生后的早期复苏（表 9-1-9）。

表 9-1-9　Ⅲ类胎监准备手术分娩的相关准备

- 获得知情同意（口头或书面的）
- 汇集的手术团队（外科医师、技术员、麻醉人员）
- 评估手术分娩患者的转运时间和地点
- 保证静脉开放
- 查看实验室各项检给的状况（例如完整的血型）和评估需要的可提供的血制品
- 需要术前留置导尿管的评估
- 召集新生儿复苏人员

【注意事项】

1. 胎儿窘迫的诊断应基于胎儿存在代谢性酸中毒，而排除单纯胎儿胎心率异常或节律异常、胎儿心动过速、胎儿心动过缓以及羊水胎粪污染。

2. 急性胎儿窘迫常发生在分娩期，慢性胎儿窘迫亦可在临产后加重表现为急性胎儿窘迫。

3. 胎儿供氧通路的任何环节发生异常，均可引起供氧中断，造成代谢性酸中毒，最终导致组织损伤或死亡。

4. 产前或产时胎儿监测对高危孕妇不良胎儿结局的改善可能是有益的，临产前和临产早期应对存在高危病理因素的孕妇进行识别，并作出判断。

5. 产时胎心监护对预测胎儿正常酸碱平衡有极高的灵敏度，而其缺陷在于对胎儿酸中毒和神经系统损伤的预测缺乏特异性。

6. 胎儿动脉血的酸碱度和血气分析是判断胎儿窘迫较准确的方法，但诊断滞后，因此需依靠产时多项指标联合判断。

7. 针对非Ⅰ类图形的产时胎儿电子监护，应根据"ABCD"处理流程，其目的是早期诊断，让胎儿及时离开缺氧的宫内环境。

8. 根据造成急性胎儿窘迫的原因，选择相应的宫内复苏方法。

9. 对 EFM 规范化的定义和解读有助于在临床工作中做出正确的评估和处理。鉴于临床和基础研究的发展日新月异，这些标准和定义并不是一成不变的，应在今后广泛深入的临床实践和研究中加以完善和修订，最大程度地减少围产儿不良结局。

【关键点】

1. 传统意义上胎儿窘迫的诊断存在一定的不准确性，产前产时的胎儿窘迫存在过度诊断，胎儿窘迫的诊断基于胎儿代谢性酸中毒，但诊断容易滞后。

2. 产前和产时对胎儿窘迫的预测和诊断缺乏单一、可靠的检测指标，需连续或动态监测相关指标方能减少假阳性。

3. 产科医师处理胎儿窘迫的三个关键点在于了解胎儿宫内储备，掌握胎儿窘迫发生最可能性的原因，观察复苏后的反应并对因处理。

4. 重视多学科共同合作（如助产士、产科医师、麻醉科医师、新生儿科医师等）。

5. 对于胎儿窘迫紧急处理方法和分娩方法，需要综合快速评估。

【临床案例】

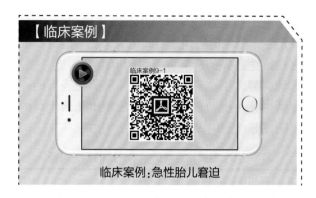

临床案例：急性胎儿窘迫

（贺晶　陈璐）

参考文献

1. 刘兴会,漆洪波.难产.北京:人民卫生出版社,2015.

2. Steven G. Gabbe, Jennifer R. Niebyl. Obstetrics : Normal and Problem Pregnancies. 7th Edition. Amsterdam : Elsevier, 2017

3. ACOG. ACOG Practice Bulletin No. 106 : Intrapartum fetal heart rate monitoring : nomenclature, interpretation, and general management principles. Obstetrics & Gynecology, 2009, 114(1) : 192-202

4. ACOG. Practice bulletin no. 116 : Management of intrapartum fetal heart rate tracings. Obstetrics & Gynecology, 2010, 116 (5) : 1232-1240

5. NICE. NICE guidelines : Intrapartum care : care of healthy women and their babies during childbirth. NICE CG, 2014.

6. SOGC. SOGC No 197 : Fetal health surveillance : antepartum and intrapartum consensus guideline. Journal of Obstetrics & Gynaecology Canada, 2007, 29(9 Suppl 4) : S3

7. Queensland Clinical Guidelines. Intrapartum fetal surveillance. Obstetrics Gynaecology & Reproductive Medicine, 2014, 24(2) : 45-55

8. 中华医学会围产医学分会.电子胎心监护应用专家共识.中华围产医学杂志,2015,7(18):486-488.

第二节　脐带脱垂

【导读】

　　脐带是胎儿与母体进行物质交换的重要通道和唯一桥梁。各种原因引起的脐带血流受阻，均可引起胎儿宫内窘迫甚至死亡。脐带脱垂（prolapse of umbilical cord）是一种发生率较低但严重危及胎儿生命的产科急症，一旦发生，其手术产率和围产儿死亡率明显升高。如能及时发现，恰当处理则可降低围产儿死亡率。

【概述】　脐带脱垂是在胎膜破裂情况下，脐带脱至子宫颈外，位于胎先露一侧（隐性脐带脱垂）或越过胎先露（显性脐带脱垂），是严重威胁围产儿生命的产科急症，发生率为 0.1%~0.6%。

【诊断】　经阴道检查发现胎先露下方或先露一侧或阴道内可触及脐带血管搏动，或直视阴道外口有脐带而确诊。

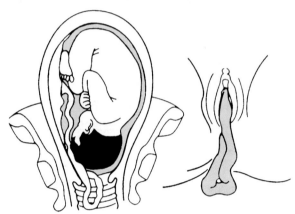

图 9-2-1　脐带脱垂

【常见病因】　任何胎先露部与骨盆不能衔接，先露与骨盆存有空隙均易引起脐带脱垂。目前把脐带脱垂的风险因素归结为：

　　1. 一般高危因素　胎先露异常、胎产式异常、经产妇、多胎妊娠、早产（<37 周）、低出生体重儿（<2500g）、胎儿畸形、羊水过多、胎膜早破、胎先露未衔接、脐带畸形、胎盘低置等。

　　2. 医源性因素　人工破膜（特别是在胎先露尚未与骨盆入口衔接固定时）、羊膜腔灌注术、使用球囊导管促宫颈成熟、放置宫内压力传感器、胎头旋转术、胎膜破裂后行外倒转术等。

【预防】　只要我们明确认识并积极应对脐带脱垂的高危因素，绝大多数的脐带脱垂是可以预防的。上述与脐带脱垂相关的一般高危因素往往是发生后才被发现，事先无法避免。产检过程中，对于合并脐带脱垂相关高危因素者应及时发现并及时纠正，对无法纠正者可予及早住院，适当放宽剖宫产指征。

　　胎产式异常易引起脐带脱垂，临产时仍无法纠正则行剖宫产终止妊娠，如果临产前出现胎膜早破则需结合孕周做进一步处理；胎先露为非头先露合并未足月胎膜早破的孕妇均需立即入院治疗。胎膜破裂是脐带脱垂的必要条件，做好人工破膜和破膜后阴道操作的管理对预防脐带脱垂有重要意义。在胎先露未固定或者胎先露高浮时应尽量避免人工破膜，若病情需要必须破膜时，需做好脐带脱垂应急准备。破膜前首先仔细阴道检查排除隐性脐带脱垂，于宫缩间歇期行小孔高位破膜，破膜后要控制羊水流出速度。如胎膜已破，对孕妇进行阴道检查或其他产科干预前，需评估胎先露是否衔接，不能随意上推胎头。合并有脐带脱垂相关风险因素的孕妇，胎膜破裂后要立即行阴道检查及电子胎心监护。脐带脱垂发生时最常见的胎心率异常是胎心率过缓和变异减速。如果这种胎心率异常发生在胎膜破裂后不久，并且反复在宫缩或胎动时出现、改变体位或抬高臀部后恢复，则需高度怀疑脐带脱垂。对于不存在脐带脱垂风险因素的孕妇，在自发胎膜破裂情况下，若胎心率正常，不建议常规阴道检查。孕晚期的常规产前超声检查对确诊脐带先露缺乏敏感性及特异性，因为这个时间段内胎位、脐带位置都会频繁发生改变，对脐带指向性不强的常规超声不能准确预测脐带脱垂风险。但是对于超声检查发现脐带先露的臀位孕妇，在妊娠36周后，每周进行1次阴道超声检查有助于预测并减少脐带脱垂的发生。因此，臀位并脐带先露孕妇若希望阴道分娩，可选择孕晚期的系列阴道超声检查，观察脐带位置。急诊床旁彩超对诊断脐带脱垂有帮助，通过彩超对宫颈内口血流信号筛查，可以减少脐带脱垂漏诊、误诊。

【处理】　脐带作为胎儿的生命线，血流阻断超过7~8分钟即可致胎死宫内。故一旦发生脐带脱垂，迅速解除脐带受压的同时尽快娩出胎儿，是处理脐带脱垂、改善新生儿预后的关键。

1. **解除脐带压迫**　解除脐带压迫的方法主要是抬高胎先露，以减少对脐带压迫，防止血管闭塞，进而改善新生儿预后。可以通过人工操作法来抬高胎先露位置：戴无菌手套后，将一只手中示指伸入阴道上推胎先露，另一只手在耻骨联合处上推胎先露部。操作过程中应避免触及脐带，以免脐带血管出现反射性痉挛，加重胎儿缺血缺氧。也可使用膀胱充盈法来抬高胎先露。具体做法为孕妇呈头低脚高位，放置导尿管至膀胱内，慢慢灌注500~700ml生理盐水充盈膀胱后夹闭导尿管。人工操作法和膀胱充盈法对抬高胎先露位置的效果近似。

使用宫缩抑制剂可以作为缓解脐带压迫的一项辅助治疗。在采用上述解除脐带压迫的措施后，加用宫缩抑制剂可以降低宫腔压力，进一步缓解脐带的压迫，同时使用宫缩抑制剂还可能会增加胎盘灌注，改善新生儿的预后。

对脐带脱垂的处理，是否采用脐带还纳术的问题，目前成功率不高，且还纳过程中因脐带受到刺激，加重脐血管收缩，进一步加重胎儿宫内缺氧情况，常在还纳过程中出现胎儿死亡，故在有条件做紧急手术的医院，不提倡采用。

2. **分娩方式**　剖宫产是并发脐带脱垂孕妇的首选分娩方式。对于初产妇、未临产者或是估计短时间内不能经阴道分娩的孕妇，建议紧急剖宫产终止妊娠；若孕妇宫口开全，有阴道试产条件且估计短时间内可以结束分娩者，立即阴道助产分娩，但是必须使用标准规范的技术，注意尽量防止对脐带的压迫。

如果被确诊为脐带脱垂，且存在可疑性或病理性胎心率异常，应列为"Ⅰ类剖宫产"（直接威胁到产妇或胎儿生命时为Ⅰ类剖宫产），争取在30分钟内娩出胎儿。孕妇确诊发生脐带脱垂，胎心率正常，但是必须行持续性胎心率监测，应列为"Ⅱ类剖宫产"（危及产妇或胎儿的安全，但并不造成直接生命威胁时为Ⅱ类剖宫产），如果胎心率或宫缩异常，则应考虑将Ⅱ类剖宫产改为Ⅰ类剖宫产。应与麻醉医生商讨最适宜的麻醉方式，尽量与经验丰富的麻醉医生讨论后，根据具体情况进行局部麻醉或者静脉全身麻醉等。

存在胎儿窘迫时，应争取在30分钟内行剖宫产，即DDI（估计从诊断明确到分娩之间的时间间隔）目标为30分钟。无胎儿窘迫时，DDI可能对新生儿预后无明显影响，但也不能因此而延误分娩时机，因为脐带脱垂者随时都可能发生胎儿窘迫等相关严重并发症。脐带脱垂患者在术前需持续胎心监护。

脐带脱垂患者无论选择哪种分娩方式，在整个分娩过程中均需要有经验丰富的新生儿科医生参与。新生儿出生后需行脐血血气分析，这项检查对排除分娩期相关缺血缺氧性脑损伤有重要参考价值。此外，如果新生儿出生后无明显异常，应考虑延迟脐带结扎（delayed cord clamping，DCC），延迟时间为1~3分钟。如果新生儿出生后情况不理想，应立即实施新生儿复苏。

短时间内迅速分娩是脐带脱垂的主要治疗原则，但对于处于临界存活孕周即妊娠23~24^{+6}周的未临产孕妇，在医院综合救治技术水平较高、胎儿预后评估较好、孕妇和家属知情同意的情况下，可选择期待治疗继续妊娠。在期待治疗过程中应采取解除脐带压迫、缓解脐带血管痉挛以及相关保胎措施，尽量将孕周延迟 3 周，以提高早产儿存活率。期待治疗成功的案例只见个案报道，目前尚无相关证据或指南来指导期待治疗的最佳终止妊娠时间，因此在胎儿达到可存活孕周或是估计该孕周胎儿妊娠结局良好，可终止妊娠。

【关键点】

1. 正确认识脐带脱垂的高危因素，规律产检可有效降低脐带脱垂发生率，因此行之有效的孕期管理对预防脐带脱垂极其必要。

2. 胎膜破裂是脐带脱垂的必要条件，做好人工破膜和破膜后阴道操作的管理对预防脐带脱垂有重要意义。怀疑存在脐带脱垂时应行窥器和（或）阴道指检确诊。

3. 一旦发生脐带脱垂，迅速解除脐带受压的同时尽快娩出胎儿，是处理脐带脱垂、改善新生儿预后的关键。使用人工操作或者充盈膀胱等提高胎先露的位置可预防脐带压迫，不建议使用脐带还纳术。

4. 剖宫产是并发脐带脱垂孕妇的首选分娩方式，若孕妇宫口开全，有阴道分娩条件且估计短时间内可以分娩者，可行阴道分娩或阴道助产。

5. 脐带脱垂患者无论选择哪种分娩方式，在整个分娩过程中均需要有经验丰富的新生儿科医生参与。

6. 一旦发生脐带脱垂，医护的快速反应和团队合作至关重要，减轻脐带压迫措施实施的快慢和终止妊娠时间的早晚是影响新生儿预后的关键。

【临床案例】

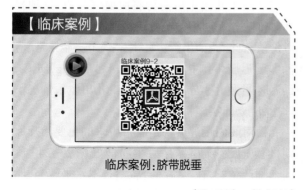

临床案例：脐带脱垂

（孙丽洲　杨娜娜）

参考文献

1. Cunningham F，Leveno K，Bloom S，et al. Williams Obstetrics.24th edition. New York：McGraw-Hill Education，2014.
2. 刘兴会，漆洪波. 难产. 北京：人民卫生出版社，2015.

第三节　子宫内翻

【导读】

子宫内翻（uterine inversion）是分娩期比较罕见的一种并发症，常造成剧烈疼痛、产后出血、休克，可危及患者的生命，经常容易误诊，B 超对诊断有较大的价值，及时的手法复位或手术复位，可改善患者的预后。

【概述】　子宫内翻虽然有一定的体质因素，但常与第三产程娩出胎盘时的过度牵拉有关。子宫内翻常造成剧烈疼痛、产后出血、休克，可危及患者的生命。阴道分娩时，不能过度牵拉胎盘，避免造成子宫内翻。子宫内翻由于发生率低，临床表现不典型，常导致助产士医师误诊。子宫内翻可采用非手术复位和手术复位。如能及时复位，可避免严重并发症的发生。

子宫内翻是指子宫底部向宫腔内凹陷，甚至子宫内膜面从宫颈口翻出。子宫内翻按与妊娠的关系，分为产褥期子宫内翻和非产褥期子宫内翻。非产褥期子宫内翻常与子宫肿瘤有关，如子宫黏膜下肌瘤、子宫肉瘤等。

本节主要讨论产褥期子宫内翻。产褥期子宫内翻最常发生在第三产程，分娩胎盘时。如果胎盘长时间不排出，或者胎盘发生了粘连甚至植入，强行牵拉脐带，可致子宫内翻。子宫内翻根据发病时间可分急性子宫内翻、亚急性子宫内翻和慢性子宫内翻。临床发生较多的是急性子宫内翻。

子宫内翻根据翻出的程度又可分不完全子宫内翻，即子宫底向下内陷，可接近宫颈口或越过但还存在部分子宫腔；完全子宫内翻，即子宫底下降于子宫颈外，但还在阴道内；子宫内翻伴脱垂，即整个内翻子宫暴露于阴道口外。

按分娩方式不同，可分为阴道分娩子宫内翻和剖宫产子宫内翻。

【高危因素】

1. **体质因素**　患者肌肉组织和结缔组织先天性发育缺陷或薄弱,既往发生过子宫内翻或有器官脱垂。这种患者常合并有肺大疱或自发性气胸等疾病。

2. **过度牵拉脐带**　第三产程,如果出血不多,应等待胎盘自然剥离,如果20分钟还未见剥离,可给予适度的子宫按摩,轻轻牵拉脐带,也可加用子宫收缩剂。如果胎盘尚未剥离时,特别是当子宫尚处于松弛状态时急于娩出胎盘,不适当地用力推压子宫底并牵拉脐带,企图娩出胎盘,易造成子宫内翻。

3. **经产妇**　多次分娩或刮宫,会导致子宫肌纤维损伤薄弱,加之第三产程处理不当时易发生。

4. **子宫体积过度膨胀**　如羊水过多、双胎、巨大儿等。

5. **脐带过短或缠绕**　胎儿娩出过程中,子宫还来不及收缩,胎盘未剥离,过短的脐带把子宫底部牵拉向下,导致子宫内翻。

6. **站立位急产**　胎儿的体重对脐带胎盘发生重力牵拉而发生子宫翻出。

7. **胎盘附着于子宫底部**　据认为也是发生子宫内翻的重要条件。子宫底部的肌纤维发育相对薄弱,两侧宫角部组织结构比较肥厚,当胎盘主要附着于子宫底部时,易发生子宫内翻。

8. **胎盘植入、粘连**　当胎盘植入、粘连时,胎盘未剥离或仅部分剥离时,强行牵拉脐带,使植入部位的宫底或宫体,一起向宫腔内凹陷而发生内翻。

【临床表现】　当子宫底部肌壁向宫腔内陷时,由于重力及子宫收缩力的作用将内陷的子宫部分作为异物向外排出,使宫体及其周围组织如圆韧带、卵巢、输卵管、骨盆漏斗韧带等一同陷入宫颈口甚至阴道内,或脱出阴道外,子宫颈环的收缩使翻出部分组织充血、水肿,局部组织缺血、缺氧,腹膜受刺激,引起剧烈疼痛;又由于内翻脱出的子宫牵拉圆韧带、输卵管、卵巢、骨盆漏斗韧带等,引起疼痛和神经反射性休克;如果胎盘完全未剥离出血可不多,如果胎盘完全剥离或部分剥离则有严重出血,甚至发生产后出血性休克。翻出时间越久,组织充血、水肿越重,子宫颈环越紧缩,使阴道手法还纳困难,而且子宫感染坏死的机会也增加。

子宫内翻时因发病急缓、个体差异不同而有不同的临床表现。

1. **典型症状**　急性子宫内翻的典型症状是剧烈疼痛、出血和休克。症状的严重程度常与子宫内翻的严重程度相平行,完全性子宫内翻或完全性子宫内翻伴脱垂的产妇,会出现下腹剧痛,胎盘已剥离者常出现严重出血,同时出现低血压休克,由于疼痛和内脏牵拉的关系,休克程度常与失血量不成比例。

2. **阴道检查**　可扪及实性组织或包块,下腹部不能触及正常形态的产后子宫或宫底,盆腔空虚;有时,可见到阴道口有肿物脱出,内翻的子宫内膜面暴露,颜色鲜红,呈天鹅绒状,广泛出血。

3. **B超检查**　无正常的子宫形态,宫底凹陷,宫腔内膜线消失。

剖宫产时如胎盘未剥离,急于牵拉脐带,如果产妇子宫肌层薄弱,胎盘又附着于子宫底部易发生子宫内翻。可剥离胎盘后,立刻复位,为防止再发生子宫内翻,可行行子宫的捆绑式缝合。

【诊断及鉴别诊断】　典型的子宫内翻或子宫内翻伴脱垂,诊断并不困难。

如果有按压子宫底、暴力牵拉脐带、强行剥离胎盘的操作病史,随后发生疼痛、出血及休克的临床表现,检查发现下腹部未扪及正常子宫形态,阴道内检查发现有肿物或包块,甚至是阴道口有肿物脱出,则容易诊断。

由于子宫内翻发病率低,有文献报道发生率为0.15‰~0.5‰,临床医务人员常缺少认识和警惕;再者,有的产妇盆腔内脏组织韧带松弛,发生子宫内翻时并不出现剧烈的腹痛或休克,或者是胎盘剥离后,子宫内翻到阴道或阴道口而不出现临床症状,医务人员常出现误诊或延迟诊断。

如我院曾有一例完全性子宫内翻伴脱垂,胎盘已娩出,产妇没有疼痛休克等临床表现,助产士见脱垂的子宫内膜表面像胎盘,报告值班的进修医师,说还有胎盘未娩出,无法剥离,值班医师要求用剪刀剪下来,结果造成子宫破裂,需要开腹复位与修补(图9-3-1)

2016年北京大学人民医院报道,一产妇产后胎膜缺失1/3,钳夹胎膜时,阴道前壁有异常包块膨出,表面紫蓝色,迅速增大呈球形。床旁B超检查提示:子宫轮廓不清,阴道内中等回声。诊断为:产后出血,软产道血肿?黏膜下肌瘤?患者血压降低,予子宫动脉栓塞。栓塞后再次行盆腔检

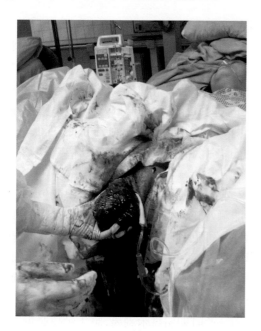

图 9-3-1 完全性子宫内翻伴脱出

查,全身麻醉后,检查过程中,阴道大量出血后,包块消失,才考虑子宫内翻。

B 超对诊断子宫内翻意义重大。除可以在床边检查外,还可以同时在 B 超的指导下,对子宫内翻进行手法复位。当然,有条件的医院,还可做磁共振检查。

子宫内翻需要与产后出血、羊水栓塞、黏膜下肌瘤、产道血肿等疾病相鉴别。

【救治】 子宫内翻是发生在产房的危急重症,积极的抢救处理非常重要。一般根据子宫内翻的严重程度、出血、低血压休克的轻重,采取相应的措施。对于急性的子宫内翻,总体的处理原则是要即刻复位。

1. **对症处理** 立刻进行液体容量复苏,及时输血,使用血管收缩剂维持血压,疼痛严重时使用麻醉或镇痛剂,减低患者痛苦和降低内脏神经牵张反射,停止使用子宫收缩剂,如宫缩过强,可选择性使用宫缩抑制剂,如硫酸镁等。

2. **呼救** 通知麻醉科、手术室及有经验的医师;增加人手,建立深静脉通道,抽血化验,通知血库备血。

3. **手法复位** 原则是越早越好,要趁宫颈未完全紧缩时,实行还纳术。在麻醉下复位,效果最好。如麻醉师未到,为了争取时间,也可给予盐酸哌替啶后,尝试手法复位。若有胎盘粘连,原则是先还纳,再处理胎盘,若胎盘附着影响手法复位,或胎盘部分剥离大出血,则应先处理胎盘,再手法

复位。

手法复位后,为了防止再次发生子宫内翻,可给予宫腔填纱或宫腔内放置注水球囊。国外有多篇文献报道,子宫内翻复位后放入 Bakri 球囊,效果良好。

4. **手术复位** 主要应用于手法复位失败者,或者是子宫颈已回缩,无法进行手法复位者。手术方法包括:①腹部子宫还纳术,即 Huntington 术,切开腹壁,两把 Allis 钳钳住凹陷的两侧宫壁并缓慢牵拉,待部分宫底引出陷凹,将 Allis 钳下移继续向上牵拉直至宫底全部整复;②Haultain 术,经腹将阴道与宫颈连接处的后部切开,牵拉子宫后壁直至内翻子宫复位,恢复正常解剖位置;③Dobin 术,经腹在宫颈与膀胱返折处做横切口,推开膀胱暴露子宫下段和宫颈,然后切开宫颈缩窄环的前壁,复位后腹膜覆盖切口;④Spinelli 术,经阴道切开宫颈缩窄环的后壁;⑤Kustner 术,指经阴道切开宫颈缩窄环的前壁(图 9-3-2)。

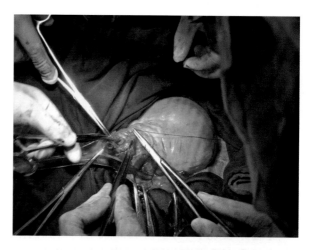

图 9-3-2 开腹手术复位加子宫破裂修补

对于手术复位后的某些易再发生内翻的患者,可对子宫进行捆绑缝合,防止复位后的子宫在关腹后,再次发生子宫内翻。

对于手术复位也未成功者,或子宫内翻时间较长、感染严重、阴道流血多者、出现 DIC 者、复位后可能出现严重产后出血者、没有生育要求者,应行子宫切除,以挽救生命或避免再次手术干预。

在各种操作过程中,要积极防治感染。

【预防】 正确处理第三产程是预防子宫内翻的关键。

据报道,50% 以上的子宫内翻是由于第三产

程处理不当。如用力牵拉脐带、按压宫底、粗暴宫腔操作、强行剥离胎盘等。

2015年中国《产后出血预防与处理指南》不推荐控制性牵拉脐带协助胎盘娩出,不推荐常规子宫按摩预防产后出血,但应触摸宫底,了解宫缩情况,故正确处理第三产程非常重要。

胎儿前肩娩出后,常规使用宫缩剂维持子宫张力,待胎盘自娩,若出现胎盘粘连应手进入宫腔行手剥胎盘术,而不是牵拉脐带按压宫底协助胎盘娩出。如手剥胎盘困难,应考虑可能有胎盘植入或粘连紧密,不得强行剥离和牵拉脐带、按压宫底。

对于有子宫内翻高危因素的产妇,要警惕发生子宫内翻。

【关键点】

1. 急性子宫内翻是产房的危急重症,发病率低,容易误诊,严重危及产妇的生命健康。

2. 正确处理第三产程,避免用力牵拉脐带、按压宫底、粗暴宫腔操作、强行剥离胎盘等,可以减少其发生。

3. 及时正确诊断,立即在镇痛麻醉下手法复位,手法复位失败改用手术复位是抢救成功的关键。

（苏放明）

参考文献

1. Pradhan M,Barwa J.Uterine inversion after an unskilled delivery-still a concern for maternal mortality:A case report and discussion of the related medico-legal issues. Med Sci Law,2016,56(1):65-69.

2. Marasinghe JP,Epitawela D.Uterine Balloon Tamponade Device and Cervical Cerclage to Correct Partial Uterine Inversion during Puerperium; Case Report. GynecolObstet Invest,2015,80(1):67-70.

3. Ihama Y,Fukasawa M.Acute puerperal uterine inversion. Forensic Sci Med Pathol,2014,10(2):272-274.

4. 高福梅,王雁.产后急性完全性子宫内翻1例.实用妇产科杂志,2016年4月,32(4),318.

5. 张为远,黄醒华.中华围产医学.北京:人民卫生出版社,2012:659-660.

6. 中华医学会妇产科分会产科学组.产后出血预防与处理指南(2014).中华妇产科杂志,2014,49(9):641-646.

第四节　子宫破裂

【导读】

子宫破裂(uterine rupture)是常见于分娩期的严重并发症,常导致围产儿死亡,甚至是孕产妇死亡。我国既往剖宫产率过高,瘢痕子宫再次妊娠后,在妊娠晚期或分娩期可能发生子宫破裂,严重威胁母儿的生命健康。了解子宫破裂的高危因素,预防和尽早识别子宫破裂,及时手术可减少孕产妇和围产儿的死亡。

【概述】 子宫破裂是指在分娩或妊娠期子宫体部或下段发生的裂伤,是产科严重并发症,不同的国家和地区发生率各不相同;总体来说,发达的、围产期保健完善的国家和地区子宫破裂发生率低;相反,贫穷落后的国家和地区子宫破裂的发生率高。子宫破裂母儿围产期死亡率极高,如未及时诊治可导致胎儿及孕产妇死亡,其发生率是衡量一个地区产科质量的指标之一。

子宫破裂从组织学来说,是指子宫肌层组织缺陷,发生裂开、断裂,胎儿部分和羊膜腔内容物进入了腹腔,常伴有急腹症和(或)失血的表现。发生在非瘢痕子宫妊娠或梗阻性难产时,子宫肌层破裂而浆膜层完整,称为不完全性子宫破裂;发生在瘢痕子宫妊娠时,常见原瘢痕处子宫肌层缺失,浆膜层完整,无胎儿部分和羊膜腔内容物进入腹腔,称子宫裂开(dehiscence of uterus)。

【流行病学】

1. 发生率 子宫破裂分为瘢痕子宫破裂与非瘢痕子宫破裂,分娩过程中超过90%的子宫破裂发生于既往有剖宫产史的妇女,瘢痕子宫破裂约占58.15%,非瘢痕妊娠子宫破裂罕见,发生率为1/15 000~1/8000。在发达国家,非瘢痕子宫破裂的发生率仅为妊娠的0.006%(<1/10 000),而瘢痕子宫妊娠破裂率<1%;在发展中国家,处于0.1%(以色列)和19%(尼日利亚)之间;在不发达国家,处于0.2%(马达加斯加)和25%(埃塞俄比亚)之间。早期妊娠子宫破裂极其罕见,仅有极少数病例报道发生于前次剖宫产瘢痕处妊娠,或前次因宫角妊娠切除宫角的孕妇。发生于尚未分娩的、中期妊娠的非瘢痕子宫破裂也非常罕见。

2. 死亡率 母亲的死亡率在0~44%之间,

总的死亡率为 15.9%。在发展中和不发达国家,子宫破裂是孕产妇死亡的一个常见原因。在印度的一项研究中,子宫破裂致 9.3% 的孕产妇死亡。在南非,1999~2001 年间,子宫破裂占直接死亡原因的 6.2%,占全部死亡的 3.7%(其中非瘢痕子宫破裂占 1.9%,瘢痕子宫破裂占 1.8%)。近来,Veena 等报道了在印度南部 32 080 次分娩中,发生子宫破裂 93 例,其发生率为 0.28%,围产儿死亡率非瘢痕子宫组为 81%,瘢痕子宫组为 55%,总的围产儿死亡率为 60.6%。

【高危因素】

1. **瘢痕子宫** 子宫手术是导致瘢痕子宫的原因。近几年剖宫产率过高,是瘢痕子宫的最主要原因;其次,高龄产妇增加,腹腔镜肌瘤剔除手术、宫腔镜黏膜下肌瘤剔除手术、宫角妊娠切除术、子宫畸形的矫正手术(如子宫纵隔切除、残角子宫切除等)都增加了瘢痕子宫的数量。值得注意的是子宫肌瘤剔除术,如果穿透了子宫内膜,特别是在子宫体部的较大肌瘤,再次妊娠易发生子宫破裂;有荟萃分析指出,腹腔镜肌瘤剔除术(图 9-4-1)相比于开腹肌瘤剔除术,再次妊娠时更易发生子宫破裂。

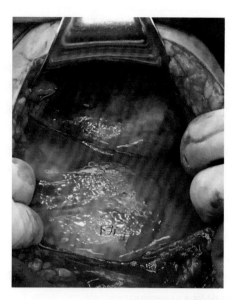

图 9-4-2 前次剖宫产子宫下段横切口位置过高,37 周下腹痛 14 小时,子宫自发破裂,羊膜囊完整,胎儿死亡

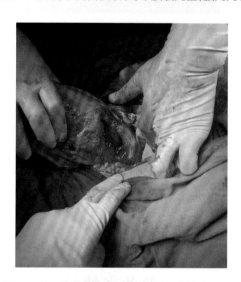

图 9-4-3 胎盘娩出后,子宫破裂口边缘无出血

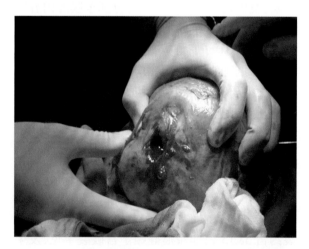

图 9-4-1 子宫肌瘤腹腔镜剔除后妊娠 34 周子宫破裂

剖宫产术后再次妊娠导致瘢痕子宫破裂,可能与以下因素有关:

(1)前次剖宫产手术切口的位置与方式:子宫体部的纵切口,即所谓古典式剖宫产;子宫下段纵切口;子宫下段倒"T"形切口;子宫下段"J"形切口;子宫下段横切口有向下延裂;子宫下段横切口位置过高(图 9-4-2~图 9-4-4)或过低等。如子宫切口选择在子宫体部或与下段交界处,缝合时

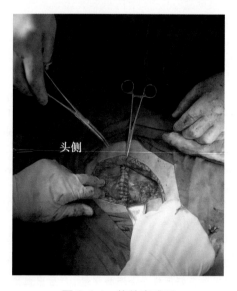

图 9-4-4 修补完成后

易出现上下切缘解剖对合不良而影响愈合,增加子宫破裂发生的风险。

(2) 与前次剖宫产术后切口愈合好坏有关:术中切口延裂,易造成切口局部血肿和感染,愈合后瘢痕组织大,再次妊娠时瘢痕会限制子宫下段形成,更易发生破裂。故瘢痕子宫再次妊娠,了解前次手术后有无发热等感染情况很重要。

(3) 与剖宫产的次数有关:既往 2 次剖宫产的孕妇再次妊娠时子宫破裂的发生率为 1.7%,而仅有 1 次剖宫产的孕妇子宫破裂的发生率为 0.6%,剖宫产次数越多发生子宫破裂的概率越大,故 2 次以上剖宫产者,不建议阴道试产(图 9-4-5)。

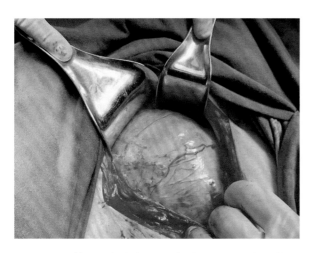

图 9-4-5 第三次剖宫产,见子宫裂开,仅剩子宫浆膜层

(4) 与两次妊娠间隔的时间长短有关:当妊娠间隔少于 6 个月时,再次妊娠发生子宫破裂的发生率为 2.7%。倘若间隔时间延长,发生率仅为 0.9%。目前普遍认为剖宫产过后 2~3 年再次妊娠是较为安全的,妊娠间隔时间再延长,反而子宫破裂的发生率升高。

关于子宫肌层是单层缝合还是双层缝合的问题,2014 的一篇荟萃分析的结论是,两者短期并发症如子宫内膜炎、伤口感染、产褥感染率、输血、住院时间和平均失血量是差不多的。再次妊娠后子宫破裂和子宫裂开也没有差异。单层缝合手术时间比双层缝合要短 6.1 分钟(95% CI-8.7--3.4;$P<0.001$)。超声测量单层缝合的肌层厚度比双层缝合要薄 2.6 mm(95% CI-3.1--2.1;$P<0.001$)。

没有剖宫产史发生的子宫破裂可能与既往的子宫肌壁损伤有关,如子宫穿孔、子宫肌瘤剥除术、子宫热损伤和梗阻性难产等。

子宫破裂外科的危险因素,依次为:子宫肌瘤剥除术、扩宫和刮宫、宫腔镜纵隔切除术、电消融术、宫腔镜粘连松解术、开放性的胎儿手术。

非外科的危险因素依次为:引产催产、多胎经产、腹部外伤等。

有证据表明,一些涉及子宫肌壁的手术,即使没有子宫收缩也可能增加子宫破裂的风险。Badial 等报道 1 例妊娠 22^{+6} 周自发子宫破裂,患者 1 年前曾接受过宫腔镜黏膜下肌瘤切除术,这是既往实施宫腔镜手术有报道以来孕周最小的子宫破裂的一个病例。

2. 滥用催产素及前列腺素等子宫收缩药物 不规范使用催产素,如浓度过高、滴速过快;不使用催产素观察表;催产素引产时,不观察子宫收缩情况,导致子宫收缩过频过强;没有做到专人专管。前列腺素引产阴道放药,易引起子宫收缩过频过强,有多篇文章报道导致子宫破裂和羊水栓塞的病例。

高龄、多产、子宫畸形或发育不良、有多次刮宫及宫腔严重感染史等的孕妇若宫缩剂应用不当,更易发生子宫破裂。

中期妊娠引产,特别是瘢痕子宫中期妊娠引产,使用前列腺素制剂如米索前列醇引产者,易导致子宫破裂、大出血。

3. 梗阻性难产 这是不发达国家和地区子宫破裂的主要原因,也是非瘢痕子宫破裂的主要原因。梗阻性难产包括骨盆出口狭窄、胎先露异常(肩先露、额先露、持续枕后位等)、巨大儿、胎儿畸形(脑积水、连体胎等)或软产道阻塞(发育畸形、瘢痕或肿瘤)等。

4. 产时手术或宫腔内操作 产后清宫、畸胎引产毁胎术容易导致子宫穿孔或子宫破裂;产后子宫壁张力低,刮匙、卵圆钳很容易穿透子宫肌壁,毁胎时由于产道狭窄,手术器械很容易损伤子宫肌层,致使子宫破裂。器械阴道助产如产钳或胎头吸引器,容易导致子宫颈裂伤或延长到子宫下段。任何扩张子宫、促使子宫肌壁薄弱的因素也可能增加子宫破裂的风险,包括被动羊膜腔灌注、多胎妊娠、脑积水、机械性扩张宫颈或臀位牵引术等。宫颈口未开全时施行产钳或臀牵引术,操作粗暴或不当可造成宫颈及子宫下段撕裂;肩先露无麻醉下施行内倒转术或碎胎术、穿颅术时,可因器械、胎儿骨片损伤子宫导致破裂;强行剥离植入性胎盘或严重粘连胎盘,也可引起子宫破裂;妊娠晚期腹部受严重撞击伤及其他外伤等。不适当地按压宫底也可引起子宫破裂,严重者可导致肝脾破裂。

【临床表现】 非瘢痕子宫破裂与瘢痕子宫破裂的临床表现有很大的不同。

非瘢痕子宫破裂的临床症状比较严重,往往发生于梗阻性难产或宫缩剂滥用,子宫收缩强烈,患者腹痛严重,大声喊叫,子宫破裂后如流入腹腔里的血液、羊水不多,腹膜刺激征不明显,患者反而觉得疼痛有所减轻;如出血多,羊水胎粪等腹膜刺激征严重也可导致患者剧烈腹痛,甚至休克。

瘢痕子宫破裂时,症状相对比较轻,少数患者甚至没有感觉。如果内出血不多,则生命体征稳定,如果羊膜囊未破裂,无羊水流入腹腔,患者没有腹膜刺激征,那么这时最常见的临床表现是胎心率的异常。

子宫破裂的症状和体征主要取决于破裂口的大小、位置,破裂后内出血的多少,是否有羊水流入腹腔;另外,与破裂时间的长短也有关系。

子宫破裂最初的症状和体征并无特异性。子宫破裂的典型症状和体征:

(1) 胎儿窘迫(最常见的是胎心率异常):这常常是最早出现的临床征象,有时也是唯一征象,特别是在瘢痕子宫破裂时。

(2) 胎心监护仪上子宫张力的基线下降,子宫变软,有压痛反跳痛。

(3) 伴随着"撕裂感",宫缩突然停止,患者疼痛反而有一过性的减轻。

(4) 腹痛或分娩过程中出现耻骨弓上方疼痛及压痛加重。

(5) 胸痛、两肩胛骨之间疼痛或吸气时疼痛,疼痛因血液刺激膈肌引起。

(6) 胎先露退回(腹腔)或消失;宫口扩张由大变小,如原来 8~10cm,变成 3~5cm。

(7) 阴道异常出血或血尿。

(8) 心率增快、血压下降,昏迷或休克。

不是每一个子宫破裂的患者,都有上述临床表现,其中一些症状和体征不多见,而且与多数生理产科过程中的表现类似,在鉴别上很不可靠。但持续的、晚期或反复性变异减速,或胎儿心动过缓通常是最早、也是唯一的子宫破裂征象。有文献报道,发现 87% 的子宫破裂患者首要的临床表现是出现异常胎心率波形。另一作者报道,在79% 的子宫破裂病例中出现胎心率持续减速。

【诊断】 根据病史结合临床表现做出综合判断。

有无瘢痕子宫、梗阻性难产、滥用宫缩剂、多孕多产、多次人流刮宫、子宫先天畸形等病史,瘢痕子宫阴道分娩的过程中,突然出现不明原因的胎心率的改变,破膜的患者,羊水清,耻骨联合上方、子宫下段有压痛反跳痛或患者出现阴道出血、血尿的临床表现,可考虑有子宫破裂。

梗阻性难产的患者,出现子宫破裂时,临床表现比较典型。

有宫缩过频过强、宫缩剂使用不规范、产程进展受阻、胎先露下降缓慢、胎方位异常的病史;患者腹痛严重,腹型异常,呈葫芦状,有狭窄性宫缩环,这是以往常描述的典型先兆子宫破裂征象,这些不难诊断。

子宫破裂的早期识别和快速剖腹探查或出现胎心异常 5 分钟剖宫产,对改善母儿的预后非常重要。

超声检查对于子宫破裂的早期诊断也是至关重要的。对于瘢痕子宫,子宫瘢痕不连贯,回声不均匀,子宫肌层有断裂,加压腹部时,瘢痕处羊膜囊向外突出,要警惕子宫破裂。有人认为,羊膜囊突破子宫薄弱处是一种疝,借助于三维彩超,显示巨大羊膜囊膨出伴脐带凸向腹腔,可准确地诊断子宫破裂。有经验的医师通过二维超声仔细观察也能诊断出子宫破裂,但三维超声对子宫后壁的缺陷显示更清楚。CT 由于有放射线,不适合用于诊断子宫破裂,而 MRI 在产科应用更加广泛,常用于胎盘植入、胎儿结构畸形、子宫切口血肿等的诊断,用于诊断子宫破裂也是一种可靠的方法。

【治疗】 子宫破裂是产科的急重症,需要及时的手术处理,但理想的手术方案没有统一的标准。必须考虑生命体征是否稳定、子宫破裂的程度、患者对生育的要求以及手术医师的技术水平。

由于母亲的死亡率 5%~15%,新生儿的死亡率高达 60% 以上,且有些存活者因缺血缺氧重度窒息而遗留有神经系统的远期并发症,因此快速而有效地处理子宫破裂非常重要。因为子宫破裂无论胎儿是否存活,均需要手术治疗,而手术的快慢关系到胎儿的存活,且尽早手术对减少母亲的危险和损伤亦有好处。对于子宫破裂者,提倡 5 分钟剖宫产,为了达到 5 分钟剖宫产的要求,平时应组织产科医师、麻醉科医师、助产士、手术室护士进行演练。

子宫破裂的手术方式有以下几种情况:

1. **紧急剖官产联合子官破裂修补术**　多见于分娩期或妊娠晚期,如出血不严重,破裂口不大,组织新鲜,患者年轻,还有生育要求;可在紧急剖宫产的基础上行子宫破裂修补术。

2. **紧急剖官产联合子官切除术**　如破裂口过大,破裂时间过长,超过24小时,组织不新鲜,对合困难或感染严重者,剖官产后应及时行子宫切除术。一般行次全子宫切除术即可。如宫颈亦有严重裂伤或损伤到达阴道穹隆、DIC出血严重,不能排除羊水栓塞的可能,则行全子宫切除。

3. **子官修补术联合择期剖官产术**　一般发生妊娠中期,子宫破裂口小,出血少,胎儿出生后不能存活,可行破裂口修补后严密观察到妊娠32~34周后,再择期行剖宫产术。这种情况一般少见。

近年来,穿透性胎盘植入导致子宫破裂腹腔内出血的患者也不少见,一般发生在妊娠晚期,很少见于妊娠中期。出现这种情况,除紧急剖宫产外,往往需行子宫切除,这种患者由于多次剖宫产、胎盘植入或穿透膀胱、盆腔粘连严重、解剖结构不清、出血凶猛、术野暴露困难,子宫不能快速切除止血,严重危及母亲的生命健康,需引起重视。

凶险型前置胎盘需做好产前保健,最好能在分娩前通过彩超、磁共振检查明确有无胎盘植入,转入三级医院待产分娩。手术前做好细致的术前准备,如纠正贫血,放置输尿管支架、血管介入、深静脉置管、动脉测血压、备足大量血,请经验丰富的医师手术,以确保孕产妇的生命安全。

【预防】　熟悉子宫破裂的高危因素,针对高危因素做好防范。

对于非瘢痕子宫妊娠破裂来说,世界卫生组织强调减少妊娠和分娩的次数来降低子宫破裂的发生率。医务人员应定期培训,完善产科技术、制定临床路径,提高产科质量,防治发生梗阻性难产,合理规范使用催产素,对于前列腺素类药物引产制定严格的适应证与禁忌证。

瘢痕子宫破裂的预防,则是要做好围产期保健,妊娠晚期可定期测量子宫下段的厚度,虽有文献报道,子宫下段的厚度并不能预测瘢痕子宫破裂的发生,对剖官产后阴道分娩的预测意义也不大,但超声特别是三维超声,能比较准确地发现子宫下段瘢痕的缺陷和子宫裂开,给子宫加压时,可见羊膜囊的膨出(图9-4-5)。

 【相关问题】

子官破裂修补术后再次妊娠

有文献报道,子宫破裂修补术后再次妊娠,有1/3的患者再次发生子宫破裂。故再次妊娠需做好产前保健,最好是修补术后2~3年再怀孕,妊娠32~34周后,严密观察子宫收缩情况,必要时给予子宫收缩抑制剂,根据前次子宫破裂的原因,破裂的部位、大小,术后有无感染等情况,决定终止妊娠的时机。如子宫体的纵行破裂,终止妊娠的孕周要早,而子宫下段横行破裂或裂口小,则终止妊娠的时间可稍晚。子宫破裂行修补术后再次妊娠的孕妇,一般不建议阴道分娩。

【关键点】

子宫破裂是产科的危急重症,接生者需了解子宫破裂的高危因素,规范使用催产素,避免发生梗阻性难产。瘢痕子宫阴道分娩时,胎心率的改变常常是子宫破裂的最早和唯一的临床表现,及时诊断子宫破裂,采用5分钟剖宫产法,能最大限度地改善母儿的不良结局。

(苏放明)

参考文献

1. Koo YJ,Lee JK,Lee YK,et al.Outcomes and Risk Factors for Uterine Rupture After Laparoscopic Myomectomy:A Single-Center Experience and Literature Review.J Minim Invasive Gynecol,2015,22(6):1022-1028.

2. Gambacorti PZ,Gimovsky AC,et al.Trial of labor after myomectomy and uterine rupture:a systematic review. Acta Obstet Gynecol Scand,2016,95(7):724-734.

3. Surico D,Amadori R,et al.Successful delivery after surgical repair of uterine rupture at 15 weeks of gestation: case report and brief review.Eur J Obstet Gynecol Reprod Biol,2016,204:5-8.

4. Sentilhes L,Vayssiere C,et al.Delivery for women with a previous cesarean:guidelines for clinical practice from the French College of Gynecologists and Obstetricians (CNGOF).Eur J Obstet Gynecol ReprodBiol,2013,170(1): 25-32.

5. Vaz SA, Dotters-Katz SK, et al. Diagnosis and Management of Congenital Uterine Anomalies in Pregnancy. Obstet Gynecol Surv, 2017, 72(3):194-201.

6. Huls CK. Cesarean Hysterectomy and Uterine-Preserving Alternatives. Obstet Gynecol Clin North Am, 2016, 43(3): 517-538.

7. 白晓霞, 王正平, 等. 子宫破裂67例临床分析. 中华妇产科杂志, 2014, 5, 49(5):331-335.

8. 王惠 江燕萍. 孕期子宫破裂的临床特点与防治策略. 实用医学杂志, 2015, 31(2):264-266.

9. 赫英东, 杨慧霞. 瘢痕子宫妊娠期间子宫破裂的早识别与处理. 中国计划生育杂志, 2016, 8(7):1-2.

第五节　产后出血

【导读】

产后出血(postpartum hemorrhage, PPH)是我国孕产妇死亡的首要原因, 约占孕产妇死亡的1/4。绝大多数产后出血所导致的孕产妇死亡是可避免的或创造条件可避免的, 其预防、早期诊断和正确处理都非常关键。产后出血的处理强调多学科团队协作。

【概述】

1. 定义　阴道分娩后出血量≥500ml或剖宫产分娩后出血量≥1000ml即为产后出血。不管是阴道分娩或手术后, 只要出血量≥1000ml即称为严重产后出血。经子宫收缩剂、持续性子宫按摩或按压等保守措施无法止血, 需要外科手术、介入治疗甚至切除子宫的严重产后出血称为难治性产后出血。由于产后出血量常常被低估, 因此报道的产后出血发生率较实际的要低, 产后出血量≥500ml的实际发生率达到11%~17%, 产后出血量≥1000ml的实际发生率达到3%~5%。

2. 病因和高危因素　产后出血的四大原因是子宫收缩乏力、产道损伤、胎盘因素和凝血功能障碍, 四大原因可以合并存在, 可以互为因果, 每种原因又包括相应的病因和高危因素。

(1) 子宫收缩乏力:子宫收缩乏力是产后出血最常见的原因。胎儿娩出之后, 子宫肌正常的收缩和缩复能有效地压迫肌束间的血管, 这是防止产后出血过多最有效的自我止血方式。任何影响子宫肌正常收缩和缩复功能的因素都有可能使得子宫肌肉不能正常挤压血管, 导致子宫收缩乏

力性产后出血, 短时间就可能发生严重的失血甚至休克。子宫收缩乏力包括以下高危因素:

1) 全身因素产妇体质虚弱、合并慢性全身性疾病或精神紧张等。

2) 药物因素过多使用麻醉剂、镇静剂或宫缩抑制剂等。

3) 产程因素急产、产程延长或滞产、试产失败等。

4) 产科并发症子痫前期等。

5) 羊膜腔感染胎膜破裂时间长、发热等。

6) 子宫过度膨胀羊水过多、多胎妊娠、巨大儿等。

7) 子宫肌壁损伤多产、剖宫产史、子宫肌瘤剔除术后等。

8) 子宫发育异常双子宫、双角子宫、残角子宫等。

(2) 软产道损伤:任何可能导致会阴、阴道、子宫颈或子宫损伤的医源性或非医源性因素都可能导致产后出血的发生, 软产道损伤形成的血肿则是一种隐性出血。各种软产道损伤的高危因素如下:

1) 宫颈、阴道或会阴裂伤急产、手术产、软产道弹性差、水肿或瘢痕等。

2) 剖宫产子宫切口延伸或裂伤胎位不正、胎头位置过低。

3) 子宫破裂子宫手术史。

4) 子宫内翻多产次、子宫底部胎盘、第三产程处理不当。

(3) 胎盘因素:胎盘因素导致产后出血的原因包括胎盘早剥、前置胎盘、胎盘植入、胎盘滞留、胎盘胎膜残留等。近年来, 由于高人工流产率和高剖宫产率, 胎盘因素导致的产后出血越来越突出。其高危因素如下:

1) 胎盘早剥:妊娠期高血压疾病、腹部外伤、仰卧位低血压综合征等。

2) 前置胎盘:多次人工流产、多产、产褥感染、瘢痕子宫等。

3) 胎盘植入:多次人工流产、剖宫产史、子宫内膜炎、蜕膜发育不良等。

4) 胎盘滞留:宫缩乏力、膀胱膨胀、胎盘剥离不全、胎盘嵌顿等。

5) 胎盘胎膜残留:胎盘小叶、副胎盘等。

(4) 凝血功能障碍:产妇发生凝血功能障碍的原因包括妊娠合并血液系统疾病、妊娠合并肝

脏疾病、产科并发症引起的弥散性血管内凝血（disseminated intravascular coagulation, DIC）、抗凝治疗等。具体病因和高危因素如下：

1）血液系统疾病遗传性凝血功能疾病、血小板减少症等。

2）产科并发症重度子痫前期、胎盘早剥、死胎、羊水栓塞、败血症等。

3）肝脏疾病重症肝炎、妊娠期急性脂肪肝等。

4）抗凝治疗心脏换瓣术后长期口服华法林等。

【诊断】 产后出血的主要临床表现是产后阴道流血过多、剖宫产时胎盘剥离面出血不止以及失血过多引起的休克表现。突然大量的产后出血易得到重视和早期诊断，而缓慢的持续少量出血和血肿易被忽视，如果产后阴道出血量虽不多，但产妇有严重失血的症状和体征时，需考虑到以上情况，应仔细检查子宫收缩情况、软产道损伤情况以及有无血肿形成。产后失血量的绝对值对不同体重者意义不同，最好能计算出失血量占总血容量的百分数，妊娠末期总血容量（L）的简易计算方法为：非孕期体重（kg）×7%×（1+40%），或非孕期体重（kg）×10%。

产后出血事实上是一个临床事件或临床过程，其诊断应建立在准确估计出血量的同时积极寻找出血原因的基础之上。一旦怀疑产妇发生产后出血，需要快速监测产妇的生命体征、回顾产程有无异常、检查软产道有无损伤、观察产妇有无焦躁不安、评估血流动力学是否稳定。诊断产后出血要做到及时、准确，诊断延误可能危及产妇生命。

1. **估计出血量** 估计产后出血量的方法包括目测法、称重法、容积法、面积法、监测生命体征、休克指数、测定血红蛋白及血细胞比容的变化等。值得注意的是，由于孕期血容量的增加使得

孕妇对出血的耐受性提高，从失血到发生失代偿休克常无明显征兆，并且失血性休克的临床表现往往滞后，容易导致诊断及处理不及时。因此，失血速度也是反映病情轻重的重要指标，重症的情况包括：失血速度 >150ml/min、3 小时内出血量超过血容量的 50%、24 小时内出血量超过全身血容量等。

（1）目测法：是产科医师最常用的估计产后出血量的方法，但其极易导致出血量被低估，利用目测法估计产后出血量所得到的产后出血发生率可能比实际产后出血发生率要低 30%~50%。因此，有学者甚至建议将目测法估计出血量的 2 倍作为产后实际的出血量来指导临床处理。

（2）称重法：是较为客观的计算产后出血量的方法，即称重分娩前后消毒巾、纱布的重量，重量的差值除以血液比重 1.05 即可换算成产后出血量。临床上还可用一次性棉垫垫于会阴处，称重分娩前后棉垫的质量来估计产后出血量。

（3）容积法：断脐后迅速置一弯盘或便盆紧贴于产妇会阴部，用量杯测量收集到的包括第三产程的所有失血量。若有条件还可使用标有刻度的一次性产后血液收集袋，可直接于收集带上读出产后出血的量。

（4）面积法：按事先测定了的血液浸湿纱布、消毒巾的面积来计算出血量，如 10cm×10cm 纱布浸湿后含血量为 10ml、15cm×15cm 纱布浸湿后含血量为 15ml 等。由于不同质地的纱布或消毒巾吸水能力的不同以及浸湿范围的不均匀等因素，此法测定的出血量只是一个大概的估计值。

（5）生命体征：可参考 Benedetti 出血程度的分级标准（表 9-5-1）。

（6）休克指数：计算休克指数可以粗略估算出血量，但产妇代偿能力较强，应注意产后出血从代偿发展为失代偿休克的变化较为迅速（表 9-5-2）。

表 9-5-1 Benedetti 出血程度分级

	Ⅰ级	Ⅱ级	Ⅲ级	Ⅳ级
出血量（%）	15	20~25	30~35	40
脉搏（次/分）	正常	100	120	140
收缩压（mmHg）	正常	正常	70~80	60
平均动脉压（mmHg）	80~90	80~90	50~70	50
组织灌注	体位性低血压	外周血管收缩	面色苍白、烦躁、少尿	虚脱、无尿、缺氧

表9-5-2 休克指数与估计失血量

休克指数	估计失血量(ml)	占血容量的比例(%)
<0.9	<500	<20
1.0	1000	20
1.5	1500	30
2.0	≥2500	≥50

(7)血红蛋白:血红蛋白每下降10g/L,失血400~500ml。但是在产后出血早期,由于血液浓缩,血红蛋白值常不能准确反映实际出血量。

2. 寻找出血原因

(1)子宫收缩乏力:胎盘娩出之后,应常规触诊子宫底检查子宫张力和子宫大小,以了解子宫收缩情况。具体方法是单手或双手置于宫底处,触诊子宫前壁,注意不要把腹壁的脂肪组织误认为子宫肌肉。如果触及子宫体积大、质地较软,结合阴道持续流血,可基本作出子宫收缩乏力的诊断,但还应排除其他原因导致的产后出血。

(2)软产道损伤:包括会阴阴道裂伤、宫颈裂伤、产后血肿、子宫内翻和子宫破裂。如果在胎儿刚娩出后即发生持续的阴道流血,检查子宫收缩良好且血液颜色鲜红,则应考虑软产道损伤的可能,尤其是使用阴道助产者。一旦怀疑软产道损伤,应仔细检查以尽早发现损伤的具体位置和损伤的程度,必要时应麻醉下进行检查并及时处理。

(3)胎盘因素:包括胎盘娩出困难和胎盘胎膜残留。前者包括胎盘部分剥离、胎盘植入、胎盘嵌顿等,后者则可能是由于副胎盘、胎盘小叶等原因导致。若胎儿娩出后10~15分钟胎盘仍未娩出,并出现阴道大量出血,颜色暗红,应考虑胎盘娩出困难,可能原因是胎盘粘连、胎盘植入甚至胎盘穿透等。胎盘娩出后应仔细检查其完整性,若发现胎盘胎膜不完整或胎盘胎儿面有残留的血管断端,则应考虑胎盘组织残留或副胎盘的存在,需进行宫腔检查。

(4)凝血功能障碍:先天性的遗传性假血友病(Von-Willebrand's disease,VWD)、血友病等凝血功能障碍常在非孕期即诊断。另外,妊娠并发症如子痫前期、胎盘早剥、死胎或者妊娠合并症如重症肝炎、急性脂肪肝等也可导致凝血功能障碍。如果产妇阴道持续流血,且血液不凝、止血困难,同时合并穿刺点渗血或全身其他部位出血,并排除了因子宫收缩乏力、胎盘因素及软产道损伤引起的出血,应考虑到凝血功能障碍或DIC的形成,

检测血小板计数、凝血时间、纤维蛋白原等指标不难作出诊断。

【预防】 产后出血的预防应从产前保健做起,分娩期的处理尤其是第三产程的积极干预是预防产后出血的关键,产后2小时或有高危因素者产后4小时是产后出血发生的高峰,因此,产后观察也非常重要。

1. 产前保健 产前积极治疗基础疾病,如纠正贫血和凝血功能障碍,充分认识产后出血的高危因素。

2. 分娩期 处理产后出血与分娩过程关系密切,积极处理第三产程(active management of third stage of labor,AMTSL)是预防产后出血的关键,其能够有效降低产后出血量和发生产后出血的风险。

(1)预防性使用宫缩剂:使用宫缩剂是积极处理第三产程以预防产后出血常规推荐的最重要的措施,一线药物是缩宫素,还可使用前列腺素类制剂或麦角新碱。

1)缩宫素:使用方法为头位胎儿前肩娩出后、胎位异常胎儿全身娩出后、多胎妊娠最后一个胎儿娩出后予缩宫素10U加入500ml液体中以100~150ml/h静脉滴注或肌内注射。

2)卡贝缩宫素:可用于产后较长时间预防产后出血用,其半衰期长(40~50分钟),起效快(2分钟),给药简便,100μg单剂静脉推注,可减少治疗性宫缩剂的用量,其安全性与缩宫素相似。

3)麦角新碱:妊娠子宫对麦角新碱非常敏感,产后少量应用即可引起显著的子宫收缩,使用方法为0.2mg肌内注射。麦角新碱的缺点在于其副作用明显,包括恶心、呕吐、出汗、血压升高等,高血压、偏头痛者禁用。

4)米索前列醇:可口服、舌下给药、直肠给药或阴道内给药,口服吸收较快、生物利用度高。米索前列醇用于预防产后出血的常用剂量为200~600μg,建议单次给药,当剂量超过600μg时,呕吐、发抖和发热等副作用的发生明显增加且具有剂量相关性。

5)卡前列素氨丁三醇:在高危孕妇如低置胎盘等,可能预防严重产后出血。

(2)钳夹脐带的时机:一般情况下,推荐在胎儿娩出后1~3分钟钳夹脐带,相比胎儿娩出后及时钳夹脐带,其能够减少新生儿贫血的发生。仅在怀疑胎儿窒息而需要及时娩出并抢救的情况下

才考虑娩出胎儿后立即钳夹并切断脐带。

（3）关于控制性牵拉脐带：控制性牵拉脐带以协助胎盘娩出并非预防产后出血的必要手段，仅在接生者熟练牵拉方法且认为确有必要时选择性使用。

（4）关于预防性子宫按摩：预防性使用宫缩剂后，不推荐常规进行预防性的子宫按摩来预防产后出血。但是，接生者应该在产后常规地触摸宫底，以适时了解子宫收缩情况。

3. 产后观察 产后 2 小时，或有高危因素者产后 4 小时，是发生产后出血的高危时段，应密切监测产妇生命体征、神志状态、阴道流血情况、宫缩情况以及会阴切口有无血肿，发现异常应及时处理。另外，鼓励产妇排空膀胱或直接导尿以减少充盈的膀胱对子宫收缩的干扰，产妇早期接触新生儿、早吸吮能反射性地诱发子宫收缩，这些措施也能从某种程度上预防产后出血的发生。

【处理】

1. 一般处理 产后出血的抢救强调多学科的团队协作。发生产后出血时，应在寻找出血原因的同时进行一般处理，包括向有经验的助产士、上级产科医师、麻醉医师等求助，通知血库和检验科做好准备。建立双静脉通道，积极补充血容量；进行呼吸管理，保持气道通畅，必要时给氧；监测出血量和生命体征，留置尿管，记录尿量；交叉配血；进行基础的实验室检查（血常规、凝血功能、肝肾功能检查等）并动态监测。

产后出血的治疗目标包括两个方面：一是采用有效方法阻止进一步的失血；二是维持正常组织灌注和氧气供应的循环血容量。因此，产后出血的抢救相应地要做到有效地针对病因进行止血，同时积极补充并维持有效的循环血容量，尽量减少出血的时间以及失血性休克的进展。

2. 止血处理

（1）子宫收缩乏力

1）子宫按摩及按压：可经腹按摩子宫或经腹和经阴道联合按压子宫，按摩或按压时间以子宫恢复正常收缩并能保持收缩状态为止，要配合应用宫缩剂。

2）使用宫缩剂：缩宫素为预防和治疗产后出血的一线药物，治疗产后出血方法为：缩宫素 10U 肌内注射或子宫肌层或宫颈注射，以后 10~20U 加入 500ml 晶体液中静脉滴注，给药速度根据患者的反应调整，常规速度 250ml/h，约 80mU/min。

静脉滴注能立即起效，但半衰期短（1~6 分钟），故需持续静脉滴注。缩宫素应用相对安全，大剂量应用时可引起高血压、水中毒和心血管系统副作用；快速静脉注射未稀释的缩宫素，可导致低血压、心动过速和（或）心律失常，禁忌使用。因缩宫素有受体饱和现象，无限制加大用量反而效果不佳，并可出现副作用，故 24 小时总量应控制在 60U 内。

卡贝缩宫素使用方法同预防产后出血。对于已经控制的产后出血，仍可考虑使用 100μg 卡贝缩宫素来维持较长时间的子宫收缩。

卡前列氨丁三醇前列腺素 F2α 的衍生物（15-甲基 PGF2α），是强效宫缩剂，可引起全子宫协调有力的收缩。用法为 250μg 深部肌内注射或子宫肌层注射，3 分钟起作用，30 分钟达作用高峰，可维持 2 小时；必要时可重复使用，总量不超过 2000μg。哮喘、心脏病和青光眼患者禁用，高血压患者慎用；副作用轻微，偶尔有暂时性的恶心、呕吐等。

米索前列醇系前列腺素 E_1 的衍生物，可引起全子宫有力收缩，在没有缩宫素的情况下也可作为治疗子宫收缩乏力性产后出血的一线药物，使用方法为 200~600μg 顿服或舌下给药。米索前列醇的副作用明显，恶心、呕吐、腹泻、寒战和体温升高较常见；高血压、活动性心、肝、肾脏病及肾上腺皮质功能不全者慎用，青光眼、哮喘及过敏体质者禁用。

其他治疗产后出血的宫缩剂还包括卡孕栓、麦角新碱等，可酌情使用。

3）止血药物：如果宫缩剂止血失败，或者出血可能与创伤相关，可考虑使用止血药物。推荐使用氨甲环酸，其具有抗纤维蛋白溶解的作用，一次 0.25~0.5g 静脉滴注或静脉注射，一天 0.75~2g。

4）宫腔填塞：如果子宫按摩或按压联合强效宫缩剂都无法有效止血，可首先采用宫腔填塞的方法来止血。宫腔填塞包括水囊压迫填塞和纱条填塞两种方法，阴道分娩后宜选用水囊压迫，因经阴道无法有效填塞宫腔纱条。宫腔填塞后应密切观察出血量、子宫底高度、生命体征变化等，动态监测血红蛋白、凝血功能的状况，避免宫腔积血，水囊或纱条放置 24~48 小时后取出，要注意预防感染。

5）经导管动脉栓塞（transcatheter arterial embolization，TAE）：适用于经保守治疗无效的各种难治性产后出血，在有条件的医院可采用。禁忌证：产妇生命体征不稳定、不宜搬动，合并有 DIC，严重的心、肝、肾和凝血功能障碍，对造影剂过敏者。

6）子宫切除：适用于经保守治疗仍无法有效止血，为挽救产妇生命，一般选用次全子宫切除术。

（2）软产道损伤：充分暴露创面，在良好照明下，吸引器及时清除出血并查明损伤部位，缝合裂伤以恢复原解剖结构，必要时在麻醉下处理。若发现血肿应尽早处理，可采取切开清除积血、缝扎活动性出血点，并以纱条填塞压迫止血，12~24 小时后取出。若为子宫内翻，应进行还纳术，还纳后静脉滴注缩宫素，直至子宫收缩良好。若为子宫破裂，立即开腹行手术修补或行子宫切除术。

（3）胎盘因素：胎儿娩出后，等待胎盘自然娩出，但不主张过度等待，当胎盘在胎儿娩出后 15 分钟左右仍无剥离征象，应开始排查有无胎盘滞留、植入，是否需要启动经阴道徒手探查宫腔、人工剥离胎盘。

1）胎盘滞留伴出血：对胎盘未娩出伴活动性出血，可立即行人工剥离胎盘术，并加用强效宫缩剂。对于阴道分娩者术前可用镇静剂，手法要正确轻柔，勿强行撕拉，防止子宫损伤或子宫内翻。

2）胎盘植入：一旦明确胎盘植入，则在建立静脉通道的情况下，由有经验的助产士或医生尝试性人工剥离胎盘，尽量清除能够剥离或已经剥离的部分胎盘组织。当发现胎盘植入较深而无法剥离，同时阴道出血少时，应加强宫缩予以期待，观察在之后的子宫复旧过程中，血 hCG 能否逐渐降至正常水平，胎盘能否自行坏死脱落。切忌在宫腔内鲁莽地撕扯胎盘，这将增加出血或子宫壁损伤的风险。在剥离过程中若伴较大量的出血，应尽快清除已剥离的部分胎盘组织，然后停止操作，加强宫缩剂的使用，必要时宫腔球囊压迫或子宫动脉栓塞止血。如果保守治疗方法不能有效止血，则应考虑及时行子宫切除术。

3）胎盘胎膜残留：对胎盘、胎膜残留者应徒手清理宫腔，动作轻柔，避免损伤子宫。

（4）凝血功能异常：凝血检查结果一旦确诊为凝血功能障碍，尤其是 DIC，应迅速补充相应的凝血因子。包括：新鲜冷冻血浆、血小板、冷沉淀、纤维蛋白原等。

1）血小板：产后出血尚未控制时，若血小板低于 $(50\sim75)\times10^9/L$ 或血小板降低出现不可控制的渗血时，则需考虑输注血小板，治疗目标是维持血小板水平在 $50\times10^9/L$ 以上。

2）新鲜冷冻血浆：新鲜冷冻血浆是新鲜抗凝

全血于 6~8 小时内分离血浆并快速冷冻，几乎保存了血液中所有的凝血因子、血浆蛋白、纤维蛋白原。使用剂量为 10~15ml/kg。

3）冷沉淀：输注冷沉淀主要为纠正纤维蛋白原的缺乏，如纤维蛋白原浓度高于 1.5g/L 不必输注冷沉淀。冷沉淀常用剂量为 (1~1.5)U/10kg。

4）纤维蛋白原：输入纤维蛋白原 1g 可提升血液中纤维蛋白原 0.25g/L，一次可输入纤维蛋白原 4~6g。

总的来说，补充凝血因子的主要目标是维持凝血酶原时间及活化凝血酶原时间 <1.5 倍平均值，并维持纤维蛋白原水平在 1g/L 以上。

3. 成分输血　成分输血在治疗产后出血中起着非常重要的作用。应结合临床实际情况掌握好产后出血的输血指征，既要做到输血及时、合理，又要尽量减少不必要的输血及其带来的不良结局。

（1）红细胞悬液：产后出血应该何时输注红细胞尚无统一的指征，往往是根据失血量的多少、临床表现如休克相关的生命体征变化、止血情况和继续出血的风险、血红蛋白水平等综合考虑以决定是否输血。一般情况，血红蛋白 >100g/L 可不考虑输红细胞，而血红蛋白 <60g/L 几乎都需输血，血红蛋白 <70g/L 应考虑输血，如果出血较为凶险且出血尚未完全控制或继续出血的风险较大可适当放宽输血指征。在我国，每个单位红细胞悬液是从 200ml 全血中提取的，每输注两个单位红细胞可使血红蛋白水平提高约 10g/L，对于保留子宫者，应尽量维持血红蛋白 >80g/L。另外，有条件的医院还可酌情考虑自体血过滤后回输。

（2）凝血因子：补充凝血因子的方法同前所述，包括输注新鲜冷冻血浆、血小板、冷沉淀、纤维蛋白原等。另外，在药物和手术治疗都无法有效止血且出血量较大并存在凝血功能障碍的情况下，有条件的医院还可考虑使用重组活化Ⅶ因子（rFⅦa）作为辅助的治疗方法，但不推荐常规使用，使用剂量为 90μg/kg，可在 15~30 分钟内重复给药。

（3）止血复苏及产科大量输血方案：止血复苏（hemostatic resuscitation）强调在大量输注红细胞时早期、积极地输注血浆及血小板以纠正凝血功能异常（无需等待凝血功能检查结果），而限制早期输入过多的液体来扩容，允许在控制性低压的条件下进行复苏。过早输入大量的液体容易导致血液中凝血因子及血小板的浓度降低而发生"稀释性凝血功能障碍"，甚至发生 DIC；过量的晶体液往往积聚于第三间隙中,可能造成脑、心、肺的水肿及腹腔间隔室综合征等并发症。

产科大量输血是抢救严重产后出血的重要措施,但目前并无统一的产科大量输血方案(massive transfusion protocol,MTP),按照国内外常用的推荐方案,建议红细胞、血浆、血小板以 1:1:1 的比例(如 10U 红细胞悬液 +1000ml 新鲜冷冻血浆 +1U

机采血小板)输注。如果条件允许,还可以考虑及早使用 rF Ⅶ a。

【防治流程图】 我国《产后出血预防与处理指南》将产后出血的处理分为预警期、处理期和危重期,分别启动一级、二级和三级急救方案,见图 9-5-1。产后 2 小时出血量达到 400ml 且出血尚未控制为预警线,应迅速启动一级急救处理,包

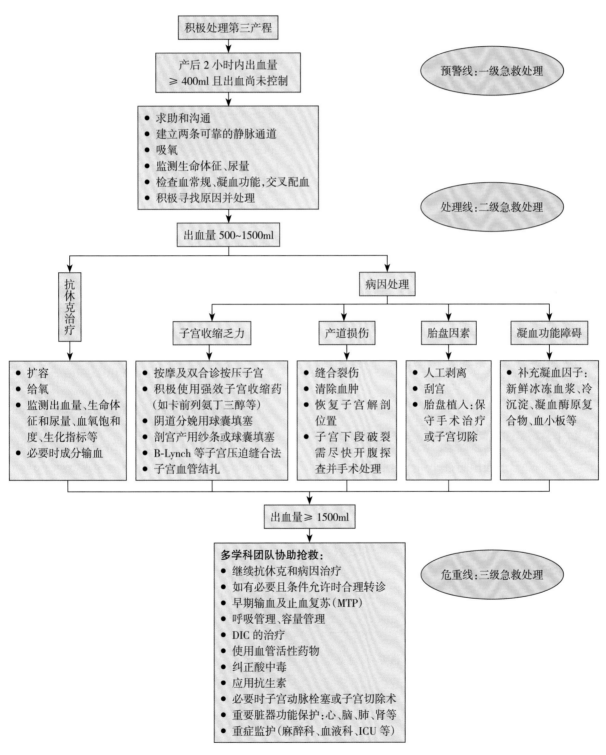

图 9-5-1　产后出血的防治流程

括迅速建立两条畅通的静脉通道、吸氧、监测生命体征和尿量、向上级医护人员求助、交叉配血，同时积极寻找出血原因并进行处理；如果继续出血，应启动相应的二、三级急救措施。病因治疗是产后出血的最重要治疗，同时抗休克治疗，并求助麻醉科、重症监护室（Intensive Care Unit，ICU）、血液科医师等协助抢救。在抢救产后大出血时，团体协作十分重要。

如果缺乏严重产后出血的抢救条件，应尽早合理转诊。转诊条件包括：①产妇生命体征平稳，能够耐受转诊；②转诊前与接诊单位充分的沟通、协调；③接诊单位具有相关的抢救条件。但是，对于已经发生严重产后出血且不宜转诊者，应当就地抢救，可请上级医院会诊。

【处理要点】

1. 第三产程应常规使用宫缩剂以预防产后出血，首选缩宫素。

2. 产后出血的处理应在团队协作的基础上完成。

3. 采用合适的方法针对性地治疗各种原因导致的产后出血。

4. 止血治疗和容量管理同样重要，应同时进行。

5. 非手术方法无法止血时应采用手术或介入方法止血，必要时切除子宫。

6. 掌握好成分输血指征，酌情尽早开始止血复苏或启动大量输血方案。

7. 合理转诊。

【关键点】

1. 第三产程预防性使用子宫收缩药是预防产后出血的关键。

2. 准确估计出血量和寻找出血原因是治疗产后出血的前提。

3. 产后出血的治疗强调多学科的团队协作和个体化的处理。

4. 产后出血的抢救应同时将止血治疗和复苏治疗双管齐下。

（张华　刘兴会）

参考文献

1. 中华医学会妇产科学分会产科学组. 产后出血预防与处理指南（2014）. 中华妇产科杂志，2014，49（9）：641.

2. 曹泽毅. 中华妇产科学. 第3版. 北京：人民卫生出版社，2014.

3. American College of Obstetricians and Gynecologists. ACOG Practice Bulletin：Clinical management guidelines for obstetrician-gynecologists number 76，October 2006：postpartum hemorrhage. ObstetGynecol，2006，108：1039-1047.

4. Arulkumaran S，Karoshi M，Keith LG，et al. A comprehensive textbook of postpartum hemorrhage：an essential clinical reference for effective management，2nd edition. London：Sapiens Publishing，2012.

5. Calvert C，Thomas SL，Ronsmans C，et al. Identifying regional variation in the prevalence of postpartum hemorrhage：a systematic review and meta-analysis. PLoS One，2012，7：4114.

6. World Health Organization（WHO）. WHO recommendations for the prevention and treatment of postpartum hemorrhage. Geneva（Switzerland）：World Health Organization（WHO），2012.

7. Leduc D，Senikas V，Lalonde AB，et al. Active management of the third stage of labour：prevention and treatment of postpartum hemorrhage. J Obstet Gynaecol Can，2009，31：980-993.

8. Metin Gulmezoglu A，Lumbiganon P，Landoulsi S，et al. Active management of the third stage of labour with and without controlled cord traction：a randomised，controlled，non-inferiority trial. Lancet，2012，379：1721-1727.

9. Chen M，Chang Q，Duan T，et al. Uterine massage to reduce blood loss after vaginal delivery：a randomized controlled trial. Obstet Gynecol，2013，122：290-295.

10. World Health Organization（WHO）. WHO guidelines for the management of postpartum hemorrhage and retained placenta. Geneva（Switzerland）：World Health Organization（WHO），2009.

11. Beverly W，Rasha D，Jill D，et al. Treatment of postpartum hemorrhage with sublingual misoprostol versus oxytocin in women not exposed to oxytocin during labour：a double-blind，randomised，non-inferiority trial. Lancet，2010，375：210-216.

12. Royal College of Obstetricians and Gynaecologists. RCOG Green-top Guideline No. 52：Prevention and management of postpartum haemorrhage，2011.

13. Royal College of Obstetricians and Gynaecologists. RCOG Green-top Guideline No. 47：Blood transfusion in obstetrics，2008.

14. Johansson PI，Stensballe J. Hemostatic resuscitation for massive bleeding：the paradigm of plasma and platelets —a review of the current literature. Transfusion，2010，50：701-710.

15. Pacheco LD，Saade GR，Costantine MM，et al. The role of massive transfusion protocols in obstetrics. Am J Perinatol，2013，30：1-4.

16. 大量输血现状调研协作组. 大量输血指导方案(推荐稿). 中国输血杂志,2012,25:617-621.

第六节　子痫

【导读】

子痫(eclampsia)是妊娠期高血压疾病中最严重的一种,严重威胁母儿生命;积极预防及早期干预是改善母儿结局的关键。本节就子痫的高危因素、发作特点、诊断及防治进行详细介绍。

【概述】 子痫是指妊娠20周后,以子痫前期(preeclampsia)为基础的排除其他原因引起的抽搐(convulsion)。子痫抽搐的特点是早期为抽搐伴深昏迷,逐渐发展成身体僵硬,全身高张阵发性惊厥,过程持续约1~1.5分钟,昏迷一段时间后意识恢复,但易怒。除了抽搐,子痫最常见的症状还有头痛,口吐白沫,面部充血及视物斑点等。

子痫的发生概率为(12~13.8)/1000,占妊娠期高血压疾病的33%。因子痫导致孕产妇死亡在发达国家中占1.8%,而在发展中国家却高达14%,尤其是在缺乏产科护理的发展中国家更易发生。

【高危因素】 因为子痫是以子痫前期为基础发生的,所以子痫的高危因素在一定程度上与子痫前期的高危因素一致。子痫前期的高危因素包括:年龄>35岁,初产,子痫前期病史或家族史,体重指数>25kg/m²,胎儿发育迟缓史、死产史、多胎妊娠,糖尿病,系统性红斑狼疮,抗心磷脂抗体综合征,慢性高血压,妊娠早期或首次产前检查时血压≥130/80mmHg,孕早期24小时尿蛋白定量≥0.3g或尿蛋白持续阳性等。

研究显示,子痫多见于青年、乡镇居民、受教育程度差、无业、无定期产检者。41%的子痫患者年龄<19岁,63.4%为初产妇(初产妇中90%年龄<20岁,经产妇中56%年龄在26~35岁),37%有子痫前期家族史,33%合并糖尿病,90%以上没有定期产检,因此,年龄≤20岁,初产,产检<5次,子痫前期病史,糖尿病是子痫的高危因素;此外,黑色人种、西班牙裔、早产<32周也增加子痫发生的风险。

然而,与子痫前期不同,慢性高血压(chronic hypertension)、年龄≥35岁以及高学历却是子痫的保护性因素,其原因可能为:与慢性高血压相比,平素正常的血压突然升高可能更易导致子痫发作;慢性高血压、年龄≥35岁以及高学历的孕妇产检更频繁,能及时治疗并控制疾病的发展;一旦合并子痫前期更易被发现,降压治疗更积极,终止妊娠更及时,从而降低了子痫发作的风险。也有研究报道当年龄≥40岁,无论初产妇或经产妇,患子痫的风险都增加2倍。

此外,精神紧张、焦虑烦躁、疼痛、声音及强光的刺激也会诱发高危人群发生子痫。

【类型及特点】 子痫属于妊娠期高血压疾病的一种,根据发作时间分为产前子痫(占52.9%),产时子痫(占24%),及产后子痫(占21%)。在产前子痫里,18%发生在孕34周前,82%发生在孕34周后,41.6%发生在孕37~40周;在产后子痫里,79%发生在产后48小时内,产后48小时以后则多发生在产后60小时~10天;69.3%的产后子痫为剖宫产术后,而顺产后子痫89.1%发生在产后6小时以上。

产前及产时子痫往往见于年轻的初产妇,常伴有尿蛋白、严重的血小板减少及高血压症状。据报道,在产前子痫发作的前4小时内,有78%的患者血压增高,22%的患者无血压增高,60.2%的产前子痫有重度收缩压升高(≥160mmHg);而产后子痫大部分为成年的经产妇,足月孕,伴有贫血、血小板下降以及肝酶异常,其中贫血最常见,53.3%的产后子痫仅有轻到中度的收缩压增高,多无头痛症状。

【诊断及鉴别诊断】 子痫的诊断依靠病史、临床症状及相关的辅助检查。

1. 病史 子痫与子痫前期密切相关,多发生于子痫前期病情加重时,18.9%与子痫前期的并发症有关,但也可发生于无尿蛋白、血压增高不明显时,后者疾病初期隐匿,不容易早期发现。

2. 临床症状 抽搐伴阵发性惊厥,面部充血,口吐白沫及视物模糊等,24.3%的子痫患者有神经系统异常症状,最常见的表现为意识改变;发病前也可合并子痫前期的相关症状,如头痛、上腹部不适等。

3. 相关辅助检查 实验室检查与子痫前期大致相同,如蛋白尿、血小板下降、肝肾功能异常等,还需完善血电解质,动脉血气分析,心电图及心脏超声,肝胆胰脾超声等,同时行眼底检查明确有无眼底病变,头颅CT或MRI明确有无颅内改变等。

4. 鉴别诊断 应排除可导致抽搐的其他疾病,如癫痫、癔症、脑血管意外(包括血栓、出血等)、颅内器质性病变(如脑肿瘤、脑白质病变、脑炎、脑膜炎等)、代谢性疾病(如低血糖等)等。癫痫、癔症既往多有发作史,发作结束后立即清醒,无高血压、水肿、蛋白尿等;脑血管意外可通过头颅 CT、MRI 或脑血管造影等辅助检查来明确诊断;颅内病变往往可通过查体有无病理反射,脑脊液检查或颅内扫描等辅助检查加以鉴别。代谢性疾病可通过病史及相关的辅助检查(如血液生化指标等)加以区分。

【并发症】

1. 神经系统病变 75.7% 的子痫患者神经系统查体是正常的,但脑部扫描可出现病理改变;子痫后 6~72 小时进行头部 CT 扫描,发现 48.7% 的患者发生颅内病变,25.6% 为贫血性脑病,7.7% 表现为颅内挫伤,2.5% 为蛛网膜下腔出血,23% 出现脑水肿(其中部分合并贫血性脑水肿),子痫患者发生颅内神经系统改变可能的原因:①子痫发作时血压严重增高,颅内血管自动痉挛性收缩,导致毛细血管内皮缺氧,血脑屏障受到破坏从而导致颅内水肿;②突然波动的血压导致血管内皮承受压力增加,致蛋白质及液体外溢,形成毛细血管周围出血,即外扩张学说。

此外,CT 扫描还可发现部分子痫患者会出现一过性的脑白质及白质下低密度改变,导致缺氧及水肿。其中,58.6% 的子痫患者头颅 MRI 显示患有后部可逆性脑病综合征(posterior reversible encephalopathy syndrome,PRES),也叫可逆性后部白质脑病综合征(reversible posterior leukoencephalopathy syndrome,RPLS)。RPLS 为大脑后循环供血区受累,主要表现为弥漫性、对称性大片脑水肿,多以双侧脑后部区域(顶枕叶)的皮质下白质为主,也可只累及单侧。RPLS 独立危险因素包括白细胞、尿酸水平升高及头痛症状。磁共振检查是诊断 RPLS 的"金标准"。一般患者出现抽搐等症状后,影像学检查会有阳性发现。与不合并 RPLS 的子痫患者相比,子痫合并 PRES 时肝酶、乳酸脱氢酶、尿素、肌酐升高的更明显,蛋白尿及血压升高的程度也更明显;子痫合并 RPLS 的患者胎儿性别多为女性,胎儿 1 分钟 Apgar 评分更低。如果及时诊断并有效干预,子痫合并 RPLS 者,其预后相对其他病因所致的 RPLS 良好。

2. 其他严重并发症 27% 的子痫患者发生严重并发症,除神经系统病变外,还包括胎盘早剥、HELLP 综合征、肺水肿、急性肾衰竭、成人呼吸窘迫综合征、弥散性血管内凝血(disseminated intravascular coagulation,DIC)、产后精神障碍、失明等,其中最常见的为胎盘早剥,发生率为 38%。子痫患者因血压增高,且使用硫酸镁控制抽搐的同时可引起子宫收缩乏力,从而导致产时产后易发生大出血,甚至 DIC(12.5%)。

3. 死亡 子痫患者死亡概率为 5.36%,最常见的死因为脑血管意外、肺水肿、吸入性肺炎及 HELLP 综合征;其中脑血管意外为最主要死因;围产儿死亡率为 9%。

【处理】 子痫的处理见图 9-6-1。

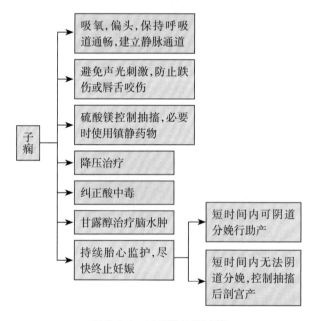

图 9-6-1 子痫的处理流程

1. 子痫的治疗 子痫发作时的紧急处理原则是:控制抽搐、控制血压、预防抽搐再发、适时终止妊娠和预防并发症等。具体为:

(1)立即启动以产科为主的多学科子痫救治团队就地进行抢救,尤其当患者发生神经系统症状时;同时作好详细记录。维持呼吸道通畅,吸氧,避免声光刺激,建立静脉通道,防止跌伤或舌唇咬伤(置毛巾软布等裹成条状放于上下牙齿间)。

(2)控制子痫抽搐:在 15~20 分钟内静脉推注硫酸镁(magnesium sulfate)4.0~6.0g(负荷剂量),以保证达到一定的血药浓度,继之静脉滴注硫酸镁 1~2g/h(维持剂量);24 小时内硫酸镁总量 25~30g,疗程 24~48 小时,根据病情可适当延长使用时间。硫酸镁不仅具有控制抽搐的作用,还可通过减少神经炎症及脑水肿对子痫发作后的神经系统具有保护作用。使用硫酸镁时需密切观察呼吸频率(应≥16次/分钟)、尿量(应≥25ml/h)及膝腱反射(应存在)。据报道,75.7%的子痫患者膝腱反射存在,21.6%的子痫患者膝腱反射消失,仅2.7%的子痫患者膝腱反射亢进。对于膝腱反射消失的患者,应结合呼吸、尿量及血镁浓度等监测指标综合判断是否存在硫酸镁中毒。子痫患者产后24~48小时内仍应继续使用硫酸镁。

(3)治疗脑水肿,降低颅内压:甘露醇是治疗脑水肿的经典药物,20%甘露醇250ml 30分钟内静脉滴注,根据脑水肿程度,必要时可再次使用,其最常见的副作用是急性肾功能损伤,因为是高渗性利尿,所以禁用于潜在心衰或心衰者。也有研究表明,使用高渗性生理盐水治疗脑水肿同样有效,且副作用较甘露醇少。

(4)控制血压,预防脑血管意外:当血压≥160/110mmHg时,要积极降压以防心脑血管并发症。如孕妇未并发器官功能损伤,目标血压为130~155/80~105mmHg;如并发器官功能损伤,则目标血压为130~139/80~89mmHg。血压下降应平稳,不可波动过大,且为保证重要脏器血流灌注,血压不可低于130/80mmHg。对严重高血压要使用静脉降压药物,如拉贝洛尔、硝苯地平、肼屈嗪等,当合并活动性颅内出血时不能使用肼屈嗪。

(5)镇静:镇静药缓解紧张焦虑,并可在硫酸镁控制抽搐不理想时控制抽搐。如地西泮10mg肌注或缓慢静推(>2分钟);苯巴比妥钠0.1g肌注,但因其可导致胎儿呼吸抑制,分娩前6小时内谨慎使用;冬眠合剂(哌替啶100mg、异丙嗪50mg、氯丙嗪50mg)1/3或1/2肌注或静滴,但氯丙嗪可导致患者血压急剧下降,易发生胎儿宫内缺氧,使用时应严密监测患者的生命体征及胎儿的宫内情况。

(6)监测酸碱平衡,监测血尿相关指标(血常规、尿蛋白、血尿素、血肌酐、肝酶及碱性磷酸酶等),监测出入量,必要时可予碳酸氢钠纠正酸中毒;持续胎心监护直至分娩结束。

(7)子痫患者抽搐控制后适时终止妊娠。其分娩方式需综合患者病情及产科情况决定。

(8)相关检查,特别是神经系统检查,早期诊断并治疗严重的并发症。此外,产后3~6天是产褥期的血压高峰期,对高危患者产后持续监护也是非常重要的。

2. 产时子痫的产科处理 如胎儿宫内情况良好并短时间内可经阴道分娩,控制抽搐后尽量缩短第二产程,可使用产钳或胎吸助产。如胎儿宫内缺氧或短时间内不能经阴道分娩,控制抽搐后并尽快行剖宫产,麻醉方式须麻醉医师根据患者意识、血小板及凝血功能综合评估。需要做好新生儿呼吸支持甚至气管插管的准备。

【预防】

1. 加强营养,保证蛋白质摄入,保持心情舒畅,预防或积极纠正贫血。

2. 积极预防子痫前期,可减少子痫的发生。①每天口服钙1.5~2g能有效预防子痫前期的发生;②孕13周开始每天口服维生素E 400U及维生素C 500mg,直至分娩,可使子痫前期减少46%;③有子痫前期高危因素的妇女,自12~16周孕开始每天使用阿司匹林100mg至28周可使子痫前期的相对风险下降53%。

3. 积极治疗子痫前期,对新发的子痫前期早期药物干预。

4. 阴道试产的子痫前期患者,应避免声光刺激,保持良好情绪,避免过于疲倦,强烈推荐使用分娩镇痛缓解疼痛。

5. 孕期血压波动于正常范围内(<140/90mmHg)的产妇,分娩过程中有14%可发生血压增高至140~160/90~110mmHg,3%发生血压严重增高至160~180/110~120mmHg,1%甚至出现收缩压高于180mmHg;虽然可能是因疼痛、休息差等原因导致血压增高,但研究表明分娩时首次出现高血压的患者,仍可能发生子痫前期甚至子痫,因此,在分娩过程中监测产妇血压并重视血压增高的患者,积极做出相应处理可预防产时产后子痫的发生。

子痫导致母儿死亡率高,其诊治需多学科协作,尤其当发生产时子痫时,须根据患者及胎儿的情况,积极有效控制疾病发展,对改善母儿结局至关重要。

(周容 陈洪琴)

参考文献

1. Ghimire S. Eclampsia:Feto-Maternal Outcomes in A Tertiary Care Centre in Eastern Nepal.. Journal of Nepal Medical Association,2016,54.

2. Oudghiri N, Doumiri M. Bilateral temporo-mandibular dislocation occurred during eclampsia. Pan African Medical Journal, 2016, 23: 14.

3. MohdAzri M S, Edahayati A T, Kunasegaran K. Audit on management of eclampsia at Sultan Abdul Halim Hospital.. Medical Journal of Malaysia, 2015, 70(3): 142-147.

4. Patil M M. Role of neuroimaging in patients with atypical eclampsia. The Journal of Obstetrics and Gynecology of India, 2012, 62(5): 526.

5. 陈洪琴, 周容. 高龄妇女孕期子痫前期的防治. 实用妇产科杂志, 2017, 33(1): 10-12.

6. Ajah L O, Ozonu N C, Ezeonu P O, et al. The Feto-Maternal Outcome of Preeclampsia with Severe Features and Eclampsia in Abakaliki, South-East Nigeria. Journal of Clinical & Diagnostic Research Jcdr, 2016, 10(9) 18-21.

7. Chibber R, Alhijji J, Amen A, et al. Maternal and perinatal outcome of eclampsia over a decade at a tertiary hospital in Kuwait.. The journal of maternal-fetal & neonatal medicine : the official journal of the European Association of Perinatal Medicine, the Federation of Asia and Oceania Perinatal Societies, the International Society of Perinatal Obstetricians, 2015: 1.

8. Esakoff T F, Rad S, Burwick R M, et al. Predictors of eclampsia in California. The Journal of Maternal-Fetal & Neonatal Medicine, 2015, 29(10): 1531.

9. Berhan Y, Endeshaw G. Clinical and Biomarkers Difference in Prepartum and Postpartum Eclampsia. Ethiopian Journal of Health Sciences, 2015, 25(3): 257-66.

10. Dennis A T, Chambers E, Serang K. Blood pressure assessment and first-line pharmacological agents in women with eclampsia. International Journal of Obstetric Anesthesia, 2015, 24(3): 247-251.

11. Kurdoglu Z, Ay G, Sayin R, et al. Eclampsia with neurological complications : a five-year experience of a tertiary centre. Clinical & Experimental Obstetrics & Gynecology, 2013, 40(2): 240-242.

12. Brouh Y, Jean K K, Ouattara A, et al. Brain lesions in eclampsia : A series of 39 cases admitted in an Intensive Care Unit. Indian Journal of Critical Care Medicine : Peer-reviewed, Official Publication of Indian Society of Critical Care Medicine, 2016, 20(3): 178-181.

13. 方小波, 陈敦金, 贺芳, 等. 重度子痫前期或子痫孕妇合并可逆性后部白质脑病综合征的危险因素分析. 中华妇产科杂志, 2017, 52(1): 40-46.

14. Camara-Lemarroy C R, Escobedo-Zúñiga N, Villarreal-Garza E, et al. Posterior reversible leukoencephalopathy syndrome (PRES) associated with severe eclampsia : Clinical and biochemical features. Pregnancy Hypertension, 2017, 7: 44.

15. 中华医学会妇产科学分会妊娠期高血压疾病学组. 妊娠期高血压疾病诊治指南(2015). 中华妇产科杂志, 2015, 50(10): 721.

16. Alam M N, Uddin M J, Hossain M A, et al. Study on Neurological Consequence of Eclampsia. Mymensingh Medical Journal Mmj, 2016, 25(3): 396.

第七节　急性心衰

【导读】

急性心衰(acute heart failure, AHF)是一种临床综合征, 指迅速发生或恶化的心力衰竭的症状和体征, 以急性左心衰(acute left heart failure)最常见, 临床主要表现是呼吸困难伴有窒息感、面色青灰、端坐烦躁、口唇发绀、咳嗽, 多伴咳粉红色或白色泡沫痰等。急性心衰多见于妊娠合并心脏病者。

【类型】　妊娠合并心脏病的发生率约为0.5%~3%, 主要包括结构异常、功能异常及妊娠期特有心脏病三大类型。心脏病类型常为一种单发, 但也可为混合性(图9-7-1)。

1. 结构异常性心脏病　心脏结构异常分为先天性及获得性两种。前者包括可矫正的先天性心脏病(如动脉导管未闭、房/室间隔缺损等)和不可矫正的先天性心脏病(如严重的法洛四联症、艾森曼格综合征等); 后者包括心包膜疾病、血管性疾病(如冠状血管、主动脉、肺动脉等)、心肌病和传导组织疾病等。

2. 功能异常性心脏病　包括心脏前后负荷异常、收缩性障碍、舒张性障碍、节奏异常、心律失常等。以心律失常最为常见, 包括缓慢型和快速型两种。

3. 妊娠期特有心脏病

(1) 围产期心肌病(peripartum cardiomyopathy, PPCM): 为扩张型心肌病, 病因不明, 主要特点为心肌收缩功能下降、心力衰竭, 常伴心律失常和附壁血栓形成。既往无心血管疾病, 首次发生时间在妊娠晚期至产后6个月内。

(2) 妊娠期高血压疾病性心脏病: 孕前无心脏病病史, 孕期在妊娠期高血压疾病(hypertensive disorders of pregnancy)基础上发生的心脏疾病。

(3) 其他: 在妊娠晚期, 特别是在第二产程, 如静脉输液过快、长期大量使用保胎药、缩宫药物过

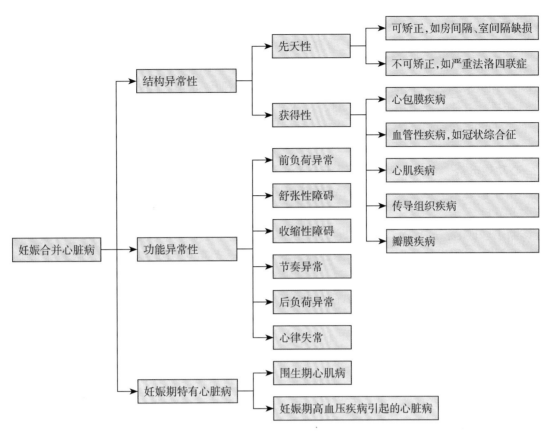

图 9-7-1　妊娠合并心脏病类型

量、滥用等,均可导致急性左心衰。尤其当合并心肌病变或左心梗阻病变的患者,更容易导致心衰。

【分级】

1. 风险分级　目前,达成共识的是妊娠合并心脏病的风险分为 5 级:

Ⅰ级(母儿并发症不增加或轻度增加,孕产妇死亡率不增加):单发的轻度肺动脉狭窄和二尖瓣脱垂;动脉导管未闭内径不大于 3mm,不合并肺动脉高压的手术治疗后的动脉导管未闭、房/室间隔缺损以及肺静脉畸形引流;仅单源、偶发的室上性或室性早搏。

Ⅱ级(母儿并发症中度增加或孕产妇死亡率轻度增加):未经手术治疗的不合并肺动脉高压的动脉导管未闭、房/室间隔缺损;已手术修补的无残余心脏结构异常的法洛四联症;大多数无心脏结构异常的心律失常。

Ⅲ级(母儿并发症重度增加或孕产妇死亡率中度增加):瓣口面积 >1.5cm² 的轻度二尖瓣狭窄;无主动脉扩张的 Marfan 综合征,二叶式主动脉瓣疾病,主动脉直径 <45mm 的主动脉疾病,非梗阻性肥厚型心肌病;主动脉缩窄矫治术后;肺动脉压 <50mmHg 的轻度肺动脉高压;轻度左心功能障碍

或者左心射血分数 40%~49%;

Ⅳ级(母儿并发症重度增加或孕产妇死亡率明显增加;需专家咨询并告知风险;如果继续妊娠,在孕期及产褥期需产科和心脏科专家对母儿进行严密监护):机械瓣膜置换术后,瓣口面积 1.0~1.5cm² 的中度二尖瓣狭窄;主动脉瓣狭窄致跨瓣压差 ≥50mmHg;主动脉直径 40~45mm 的 Marfan 综合征;氧饱和度 85%~90% 的右心室体循环患者或 Fontan 循环术后复杂先天性心脏病和未手术的发绀型心脏病;主动脉直径 45~50mm 的主动脉疾病;急性心肌梗死、急性冠状动脉综合征;严重心律失常(如恶性室性早搏、房颤、完全性房室传导阻滞、频发的阵发性室性心动过速等);梗阻性肥厚型心肌病;心脏血栓,心脏肿瘤;肺动脉压在 50~80 mmHg 的中度肺动脉高压;左心射血分数为 30%~39% 的左心功能不全。

Ⅴ级(属妊娠禁忌证,极高的孕产妇死亡率和严重的母儿并发症;如果妊娠,建议终止妊娠;如果孕妇要求继续妊娠,需充分告知风险;并由产科和心脏科专家全程严密监护母儿情况):严重的左室流出道梗阻;瓣口面积 <1.0cm² 的重度二尖瓣狭窄或有症状的主动脉瓣狭窄;氧饱和度 <85%

的复杂先天性心脏病和未手术的发绀型心脏病；主动脉直径 >50mm 的主动脉疾病；主动脉直径 >45mm 的 Marfan 综合征，有围产期心肌病病史并伴有左心功能不全；先天性的严重主动脉缩窄；感染性心内膜炎；任何原因引起的肺动脉压≥80 mmHg 的重度肺动脉高压；左心射血分数 <30% 的严重的左心功能不全。

2. 心功能分级 目前，心功能分级仍分为 4 级，依旧沿用的纽约心脏病协会（NYHA）的分级标准（表 9-7-1）。

【诊断】 妊娠合并急性心衰的诊断与非孕期急性心衰诊断一样，仍然依据病史、临床症状、体征及相关的辅助检查。

1. 病史 心衰史，冠状动脉疾病、高血压以及心肌梗死等。

2. 临床症状 端坐呼吸、夜间阵发性或劳力性呼吸困难等。

3. 体征 第三心音，颈静脉扩张、肺部啰音及其他杂音、下肢水肿、气喘等。

4. 辅助检查 胸透提示肺静脉充血、肺水肿、心脏增大；心电图提示房颤、T 波改变及其他异常发现；脑钠肽（brain natriuretic peptide，BNP），当呼吸困难者 BNP>400pg/ml 时，极可能发生 AHF；肌钙蛋白。此外，还可出现血电解质紊乱及血气分析异常等。

心衰早期可表现为轻微活动后即出现心悸、胸闷、气短；休息时呼吸 >20 次 / 分，心率 >110 次 / 分；夜间常因胸闷而坐起呼吸；肺底出现少量持续性湿性啰音，咳嗽后不消失。

目前对于急性心衰的诊断，尚缺乏特异性及敏感性均在 70% 以上的指标，但心衰史，出现夜间阵发性呼吸困难，第三心音，肺静脉充血或房颤均预示发生 AHF 的可能性大，需要密切观察，及时做出正确诊断及处理。相反，没有心衰史、劳力性呼吸困难、肺部啰音、下肢水肿、心脏增大及心电图异常者发生 AHF 的可能性大大下降；虽然呼吸困难是急性心衰最常见的症状，但在许多疾病中均可出现呼吸困难，因此，呼吸困难对急性心衰的诊断缺乏特异性。

【处理】 妊娠合并急性心衰的处理见图 9-7-2。

表 9-7-1 心功能分级

分级	一般体力活动	休息时症状	活动后症状	心脏代偿能力	心力衰竭
Ⅰ级	不受限制	无	无	完全	无
Ⅱ级	轻度受限制	无	心悸、气短等	开始下降	轻度
Ⅲ级	明显受限制	无	心悸、呼吸困难等	已下降	中度
Ⅳ级	严重受限制	心悸、呼吸困难等	不能进行任何体力活动	已严重下降	重度

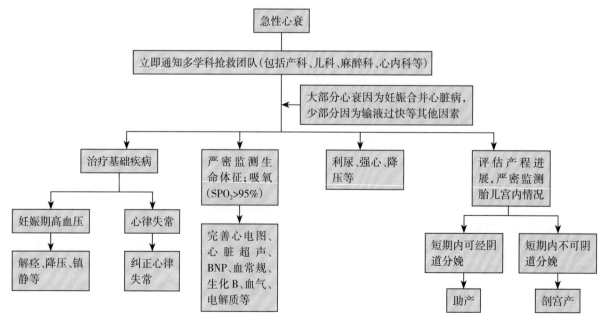

图 9-7-2 产时心衰诊治流程

医疗机构应建立由产科、新生儿科、心内科、麻醉科、心胸外科及手术室等多学科专家组成的应急抢救团队，一旦发生妊娠合并急性心衰，立即通知抢救团队在最短时间内（通常在15分钟内）参加抢救。同时综合考虑以下几点提出诊治方案：①是否危及孕妇或胎儿的生命？②如终止妊娠，胎儿的存活率、死亡率？③病情是否允许等待48小时，以促胎肺成熟？④孕妇心脏病的预后，其恶化的概率？⑤是否可以分娩镇痛？⑥患者家属对治疗风险的态度（立即终止妊娠或延长孕周的利弊）？⑦治疗中反复评估孕妇和胎儿的情况；⑧多学科治疗心衰，同时避免子宫血流灌注减少及胎儿死亡。

1. 急性心衰的抗心衰治疗　目前尚缺乏改善急性心衰致病率和致死率的循证证据的治疗指南；临床经验和判断是鉴别高危患者并及时给予有效治疗的关键。

急性心衰的治疗提倡个体化，强调多学科联合抢救，治疗关键与未妊娠者相同，在于缓解症状，维持血流动力学稳定，减少充血并预防各器官受损进一步加重。患者需要绝对卧床，吸氧，尽量使血氧饱和度≥95%；限制水钠摄入，控制液体速度，保持出入量负平衡；利尿剂减轻容量负担，减负后抗高血压治疗，停止使用影响心功能的药物，通过控制心脏前后负荷、心率等最大程度减低心脏负担。

（1）利尿：利尿仍然是急性心衰治疗中的重点。呋塞米是最常用的利尿剂，但利尿不能过度以防影响胎盘血流灌注；使用过程中应注意：持续使用利尿剂会发生利尿剂的抵抗，使得剂量增倍，利尿剂可能发生肾上腺皮质醛固酮系统及交感神经系统兴奋，电解质紊乱，肾毒性及耳毒性。虽然研究表明持续静脉给药与间断给药对症状或肾功的改变没有差异，但从药代动力学角度分析，仍然建议持续静脉给药。

（2）强心：对近期未使用过洋地黄类药物者，可使用洋地黄类制剂静脉注射，如西地兰（毛花苷丙）等；但对二尖瓣狭窄所引起的肺水肿，不建议使用强心药，否则可使右心室输出量增加而导致肺充血加重，伴有心室率快的房颤除外。

（3）降压：由于大部分AFH患者存在血压升高，因此，治疗中观察有无血压升高非常重要。建议有指征时选用硝酸甘油快速降压，分娩后还可选用硝普钠（硝普钠对胎儿有潜在毒性）。同时，

这类扩血管药物（如硝酸甘油）还可迅速缓解呼吸困难，早期使用可提高动脉血氧含量，可能降低心肌梗死的风险。但使用过程中仍需要严密监测血压，避免血压过低，影响胎盘等重要脏器灌流。

2. 基础疾病的治疗　如合并心律失常者，需使用药物纠正心律失常；如在妊娠期高血压疾病基础上发生急性心衰，则需在纠正急性心衰的同时，积极给予解痉、降压、镇静等综合治疗。

3. 预防及处理其他并发症

（1）感染：AHF可激活炎症因子，但目前尚无证据证明预防性治疗炎症可以改善结局，但合并结构异常性心脏病患者围产期需要预防性使用抗生素，分娩前1~2天开始使用，直至分娩后5~10天。

（2）产后出血：除产科因素导致产后出血外，机械瓣膜置换术后、房颤或有血栓-栓塞高危因素的患者妊娠期使用抗凝治疗，还会增加产后出血风险，如分娩前未及时停用抗凝药物，如有出血倾向，可使用鱼精蛋白拮抗；此外，可用维生素K_1拮抗华法林；而阿司匹林导致的出血风险相对较低。

（3）血栓：围产期心肌病致死的主要原因为心衰、血栓栓塞及室颤，因该病致心衰的患者控制心衰后要预防性或治疗性溶栓。

（4）其他器官损害：急性心衰患者不仅仅是水钠潴留、体液增加，还有体液重新分配。AHF往往合并肾灌注不足，因此，急性心衰后2/3的患者发生至少中度的肾功能受损，25%发展为心源性肾病综合征；因AHF可导致血流减少还可发生肝功能受损，尤其是右心衰竭合并肝充血，因此，治疗过程中须严密监测肝肾功能。

【产科处理】　妊娠合并心脏病发生急性心衰的好发阶段为妊娠32~34周后、分娩时（第一产程末、第二产程）及产后72小时内，是心脏负担最重的三个时期。因此，妊娠合并心脏病的患者在产时及产后72小时均属于发生急性心衰的危险阶段，须严密观察患者病情变化，采取相应措施预防急性心衰的发生；试产前根据患者心脏病变严重程度、心功能、孕周、胎儿大小及存活能力等全面评估，选择合适的终止妊娠的时机及方式。在患者病情允许下，按妊娠合并心脏病风险分级中的就诊医院级别分层管理患者，及时并规范的转诊。

心脏病妊娠风险分级Ⅰ~Ⅱ级、心功能Ⅰ级的

患者可妊娠至足月；风险分级Ⅲ级、心功能Ⅰ级的患者可妊娠至34~35周，在有良好的监护条件下可延长至37周；风险分级Ⅳ~Ⅴ级，建议孕早期终止妊娠，但如选择继续妊娠，即使心功能Ⅰ级，也建议在妊娠32~34周终止妊娠，甚至部分患者须在妊娠32周前终止妊娠。所有患者一旦出现心功能下降或严重心脏并发症则应及时终止妊娠。

终止妊娠时，对于心脏病变较轻，心功能Ⅰ~Ⅱ级，胎儿不大，无产科阴道试产禁忌者，需向患者及家属做充分有效的沟通，告知可能发生的风险及相应治疗措施，在严密监护下进行阴道试产。一旦试产过程中发生急性心衰，根据产程情况判断短时间内能否经阴道分娩以及胎儿宫内情况，如短时间内不能经阴道分娩或胎儿宫内缺氧，立即剖宫产术终止妊娠；如果全麻，应尽量减少高血压、低血压、心律失常、急性肺水肿及心搏骤停的发生，并做好发生后的抢救预案；如胎儿宫内情况良好，短时间内可经阴道分娩，可使用助娩（产钳或胎头吸引）尽可能缩短第二产程。避免使用麦角新碱等影响心脏功能的宫缩剂；做好产后出血的抢救措施，包括宫腔填塞，球囊甚至切除子宫等。

对于心脏病变重者，心功能Ⅲ~Ⅳ级者，建议择期剖宫产。如意外临产，应立即剖宫产终止妊娠。

【预防】　妊娠合并急性心衰大部分发生于妊娠合并心脏病的患者，在孕期应：

（1）保持良好心态及充分休息（每天超过10小时的睡眠）；

（2）合理膳食营养，每天摄入食盐量少于4~5g；

（3）预防或积极纠正贫血；

（4）避免上呼吸道感染；

（5）积极治疗心律失常；

（6）加强定期产前检查（孕20周前每两周产检1次，之后每周产检1次）；

（7）尤其合并高龄时，其妊娠风险增加，如有早期心衰征象，立即入院治疗。

此外，妊娠合并急性心衰也可发生于长时间大剂量使用保胎药或输液太快的孕妇，使用可增加心脏负荷的保胎药物时，应注意监测孕妇的心脏情况，避免长时间大剂量使用以及避免液体输入过快。

如果阴道试产，试产过程中需要：

（1）持续心电监护，严密监测患者的生命体征、自觉症状及心肺情况。避免屏气用力，避免产程过长。

（2）建议选择合适的麻醉方法进行有效的分娩镇痛（这是因为分娩过程中缺乏镇痛，会导致心输出量比妊娠晚期增加30%，加重心脏负担），以减少血压上升及心输出量增加的幅度，以便减轻疼痛对血流动力学的影响。

（3）建议会阴侧切，阴道助产（胎头吸引或产钳助产），尽量缩短第二产程。试产过程中一旦胎儿宫内缺氧，应立即剖宫产，围术期应注意麻醉药物对血流动力学的影响。

（4）胎儿娩出后腹部放置砂袋，以防诱发心衰。

妊娠合并心脏病发生急性心衰后母儿死亡率高，其诊治需多学科协作，尤其当产时发生急性心衰时，与患者及家属充分沟通，根据患者及胎儿的情况，制定个体化的治疗方案。早期识别急性心衰并有效控制疾病发展，对改善母儿结局至关重要。

（周容　陈洪琴）

参考文献

1. Grewal J, Silversides C K, Colman J M. Pregnancy in women with heart disease: risk assessment and management of heart failure. Heart failure clinics, 2014, 10(1): 117-129.

2. Ruys T P E, Cornette J, Roos-Hesselink J W. Pregnancy and delivery in cardiac disease. Journal of cardiology, 2013, 61(2): 107-112.

3. Dennis AT. Heart failure in pregnant women: is it peripartum cardiomyopathy? Anesth Analg, 2015, 120(3): 638-643.

4. Westhoff-Bleck M, Podewski E, Hilfiker A, et al. Cardiovascular Disorders in Pregnancy: Diagnosis and Management. Best Pract Res Clin Obstet Gynaecol, 2013, 27(6): 821-834.

5. 中华医学会妇产科学分会产科学组. 妊娠合并心脏病的诊治专家共识(2016). 中华妇产科杂志, 2016, 51(6): 401-409.

6. Teichman SL1, Maisel AS, Storrow AB. Challenges in Acute Heart Failure Clinical Management Optimizing Care Despite Incomplete Evidence and Imperfect Drugs. Crit Pathw Cardiol, 2015, 14(1): 12-24.

7. Hilfiker-Kleiner D, Westhoff-Bleck M, Gunter HH, et al. A management algorithm for acute heart failure in pregnancy. The Hannover experience. Eur Heart J, 2015, 36(13): 769-770.

第八节 妊娠期心肺复苏

【导读】

心肺复苏(cardiopulmonary resuscitation, CPR)是指对呼吸和心搏骤停的患者所采取的紧急医疗措施,以人工呼吸替代患者的自主呼吸,以心脏按压形成暂时的人工循环代替心脏自主搏动。据统计,住院期间的孕妇发生心搏骤停的比例为1:120 000;以往资料显示,孕产妇因心搏骤停死亡的发生率从1987年的7.2例母体死亡/100万活产到2013年的17.3例母体死亡/100万活产,已经成为威胁孕妇生命健康的严重问题。最新数据显示院内发生心搏骤停的孕妇出院率高达58.9%,远高于其他原因所导致发生心搏骤停的人群。

一、概述

(一) 心肺复苏定义

孕产妇心搏骤停是临床上最具挑战的不良事件之一,关系到母胎生命的安危,复苏过程与临床应用技术既同于普通成人复苏,又有其独特性。心肺复苏(cardiopulmonary resuscitation, CPR)是针对呼吸和心搏骤停所采取的紧急医疗措施,以人工呼吸替代患者的自主呼吸,以心脏按压形成暂时的人工循环并诱发心脏的自主搏动。由于在心搏骤停后,脑细胞常常首先出现坏死,故维持适当的脑组织灌流是心肺复苏的重点。因此学者们建议应该将"心肺复苏"修改为"心肺脑复苏"(cardiopulmonary cerebral resuscitation, CPCR)。经典的CPR可分为三个阶段,即:基本生命支持、高级心血管生命支持和复苏后综合治疗。孕妇的心肺复苏与普通成人心肺复苏相似,但由于妊娠期间发生了一系列生理学变化,以及救治过程中涉及母体与胎儿两个生命,增加了妊娠期CPR的复杂性,以及CPR的难度,了解妊娠期生理与病理变化,将有助于提高CPR的成功率。

(二) 妊娠期妇女循环系统的生理变化

妊娠时母体心血管和呼吸系统的生理功能都将发生很大变化,尤其是循环系统和肺部的变化。首先是从妊娠6周开始心输出量开始增加,妊娠晚期最大增加大约30%~50%,心率增加15~20次/分。

另外妊娠时心排血量和血液容积比、呼吸、心率、耗氧量均增加,肺功能残气量、全身或肺血管阻力、胶体渗透压对肺动脉楔压的比值均降低。妊娠期的变化,导致了孕产妇对缺氧耐受性降低,以及孕妇仰卧时,增大的子宫常导致下腔静脉和腹主动脉、肠动、静脉受压,造成静脉回心血量降低,静脉回流减少导致右心房压力降低,心排血量减少,动脉压下降以及心肌和脑灌注压下降。妊娠32~36周、分娩期,以及产后的72小时内,为孕产妇心脏负担最重时期,子宫收缩使母体动脉压与子宫内压差值降低。结果,妊娠期母体生理的诸多改变使其在发生心搏骤停时比未怀孕者提前4~6分钟发生脑损伤。

(三) 妊娠期心搏骤停的病因

导致妊娠期心搏骤停的病因可分为产科因素、非产科因素,以及医源性因素。但由于不同地区、不同医院的患者来源差异,导致妊娠期心搏骤停的病因各有差异(表9-8-1)。

表9-8-1 妊娠期心搏骤停的原因

因素国家	中国	发达国家
产科因素	产科性出血(胎盘植入、宫缩乏力、子宫破裂)导致的失血性休克、羊水栓塞、重度子痫前期及子痫	血栓栓塞、子痫前期及子痫、产科出血(产前和产后)、羊水栓塞
非产科因素	肺栓塞、脓毒血症、心脏和脑血管疾病	
医源性因素	麻醉并发症、硫酸镁中毒(临床治疗)	
可逆因素	心脏疾病、镁剂中毒、子痫前期或子痫、致命性肺栓塞、羊水栓塞、麻醉意外	

(四) 妊娠期心搏骤停诊断

与非妊娠期判断标准一致,在妊娠期、分娩过程中、产褥期内发生以下情况:

1. 突然发生的意识丧失。

2. 心音和大动脉搏动消失。

3. 叹息样呼吸,如不能紧急恢复血液循环,呼吸很快停止。

4. 瞳孔散大,对光放射减弱以致消失。

5. 心电图检查为心室颤动或直线等。

二、孕妇心肺复苏的实施

妊娠期CPR程序与非孕期相同,可分为三个阶段:即基本生命支持、高级心血管生命支持和复苏后综合治疗,但具体操作与非孕期相比有所不同。

(一) 基础生命支持

基础生命支持(basic life support, BLS)是心搏骤停后挽救生命的基础环节。BLS 的基本内容包括及时识别心搏骤停(sudden cardiac arrest, SCA)、启动快速反应团队(rapid response team, RRT)、早期心肺复苏(CPR)、及时有效的体外除颤仪除颤。SCA 的立即识别基于妊娠期、分娩过程中、产褥期的患者突然出现无意识、无正常呼吸(即无呼吸或仅有喘息),对患者进行判断时,常常不需要进行听、看和感觉呼吸,不强调检查脉搏。

1. 妊娠期心搏骤停的识别及 BLS 的启动　发生于院内的孕产妇心搏骤停应该按照院内 BLS 准则(图 9-8-1)进行抢救。在医院内护士通常为心搏骤停的第一反应者,应当启动 RRT,RRT 团队应该包括产科医师、麻醉师、ICU 医师、新生儿科医师、护士、急救小分队和急救车。当发现孕产妇发生心搏骤停,BLS 应迅速被启动,不应等待,边实施救治程序边组织救治团队。当发现孕妇心搏骤停时,第一发现者应当同时准备复苏

的常用措施,例如放置背板、准备胸外按压和进行合适的气道管理,必要时给予去心脏除颤,当增大子宫压迫血管影响血液回流时,将子宫搬向左侧(left uterine displacement, LUD)。

2. 妊娠期的胸外按压　对心搏骤停的患者及时有效的胸外按压可以显著提高患者的生存率。高质量的胸外按压主要目的是为患者提供持续的心脏和脑部血流。为实现高质量的胸外按压,孕产妇背部必须被放置在一个坚硬的平面上,救助者的手放置的位置必须正确,按压的深度和频率必须正确,并且最小化中断的次数。大多产科医院为满足孕产妇的需求,住院床垫软,当胸外按压时往往会引起床垫的变形而不是胸腔的压缩,达不到复苏效果。因此当进行胸外按压时建议使用坚硬的背板,背板使用后及时启动 CPR,同时最大程度减少在 CPR 过程中的中断次数,每次中断的时间应 <5 秒。此外,在进行 CPR 时,充气床垫应当放掉气体,以便有效救治。

(1) 妊娠期胸外按压的要点

1) 孕产妇身体下放置在一个坚硬的背板。

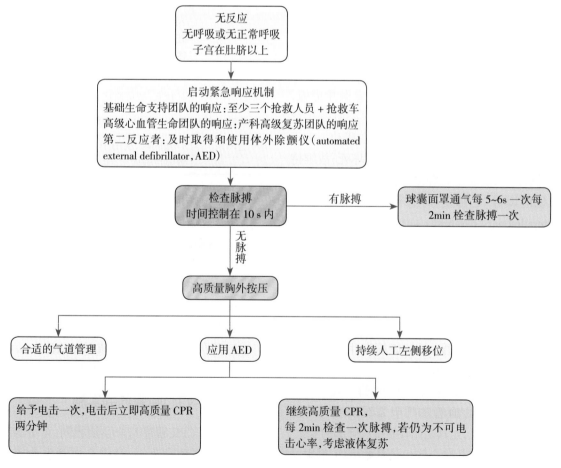

图 9-8-1　孕妇院内心脏骤停 BLS 准则

2）使孕产妇仰卧位,如果子宫底达到或超过脐水平,可用手搬动子宫使其向左侧倾斜,减轻子宫对下腔静脉压迫。

3）把手放置在胸外中部(与未怀孕心搏骤停患者救治的放置手法相同)。

4）每分钟按压 100~120 次,胸外按压/通气比为(10~15)∶1(次)。

5）胸部按压深度不小于 5cm 但应避免大于 6cm,电击除颤前按压中断要小于 10 秒,除颤后应立即恢复胸外按压。

6）每次胸外按压要保持胸廓充分回弹,每次按压间隙双手应该离开胸腔,在进行胸外按压的同时进行 LUD。

7）按压者尽量 2 分钟轮换一次,避免出现按压疲劳,从而影响按压质量。

(2)胸外按压时手的位置:理论上,妊娠期增大子宫可能会影响胸外按压的效果,尽管之前有专家建议,在给孕妇进行胸外按压时,手应该放在胸骨稍上的位置,以避免损伤子宫;但到目前,在有限的救治患者资料中,没有临床证据支持采用与普通成人心搏骤停胸外按压不同的位置。

(3)影响孕产妇胸外按压效果的因素及处置

1)腹主动脉、下腔静脉的受压:在怀孕的患者中,仰卧位通常导致主动脉、下腔静脉受压,因此,为了解除主动脉下腔静脉的受压,在进行复苏的过程中应该持续进行 LUD。有研究显示行 LUD 有助于 CPR 过程中的气道管理和心脏除颤。在进行 LUD 过程中患者仍然可以进行胸外按压、气道管理。LUD 可以从孕妇的左侧进行,子宫被推向左侧,从而解除主动脉下腔静脉解除压迫(图 9-8-2)。也可以从孕妇的右侧进行,将子宫推向左侧,同样解除主动脉下腔静脉的压迫(图 9-8-3)。实施此过程中,应注意不要下压子宫而导致子宫压迫腹部血管影响复苏效果。值得注意的是在行心肺复苏时,只有触诊子宫底达到或超过脐部时才进行持续的 LUD 用来解除子宫对主动脉下腔静脉的压迫。当子宫底的位置难以判断时(如肥胖),应当尝试进行 LUD。

2)胸部按压的手法:胸部按压时手放置的位置与未怀孕的患者相同,即手掌根部中点与两乳头连线中点重叠,中指长轴与两乳头连线平行一致;另一手掌根部重叠其上,双手手指交叉相扣(图 9-8-4)。按压均匀有序地进行,力度不应太重,避免造成胸骨、肋骨骨折或重要脏器的损伤;下压

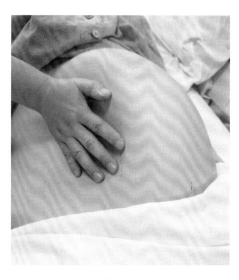

图 9-8-2　单手行 LUD 技术

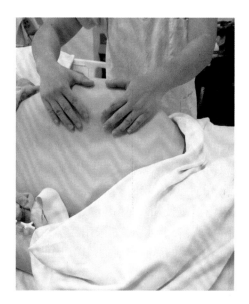

图 9-8-3　双手行 LUD 技术

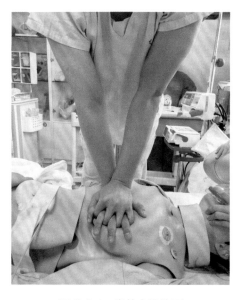

图 9-8-4　胸外心脏按压

用力应垂直向下,在按压过程中要避免手臂的弯曲。正确的身体姿势既是保证按压效果的条件之一,又可节省体力。以前有指南建议把手稍微向上移,以免损伤子宫,但是目前并没有临床证据支持。

3)胸部按压时的孕妇运送:人体模型研究显示,在胸部按压的同时运送孕妇到手术室的过程中会降低胸部按压的质量。美国心脏协会(AHA)建议当孕妇发生心搏骤停后,应立即提供有效的胸部按压,对于孕周≥20周,或孕周不清,但子宫底高度已经平脐者,在实施胸外按压后5分钟内尽快分娩,当孕妇心脏停搏发生在院内如分娩室、急诊科或ICU时,不推荐把心脏停搏的孕妇推到手术室,转移正在实施心肺复苏的孕产妇,有可能影响持续的胸部按压,或者延迟分娩时间。强烈建议在心脏停搏的场所准备心脏停搏状态下的剖宫产分娩(peri-mortem cesarean delivery,PMCD)或手术阴道分娩。而不是将孕妇转移至最近的手术室。

3. BLS 期间的气道开放 妊娠时母体的生理特点将会发生改变,与未怀孕心搏骤停患者相比,妊娠期心搏骤停患者更容易出现低氧血症,因此快速、高质量、有效的气道和呼吸干预十分必要,但应该慎重使用侵入型开放气道的方法。由于妊娠期间鼻黏膜水肿,如采用经鼻给氧或经鼻插管,会增加孕妇鼻腔出血的风险,因此首选口腔通道。

(1)开放气道的手法

1)仰头抬颏法:抢救者将一手掌小鱼际(小拇指侧)置于患者前额,下压使其头部后仰,另一手的示指和中指置于靠近颏部的下颌骨下方,将颏部向前抬起,帮助头部后仰,气道开放。必要时拇指可轻牵下唇,使口微微张开(图9-8-5)。

2)仰头抬颈法:让患者仰卧,抢救者一手托起起患者颈部,另一手以小鱼际侧下压患者前额,使患者头后仰,开放气道。

3)双手抬颌法:患者平卧,抢救者用双手从两侧抓紧患者的双下颌并托起,使头后仰,下颌骨前移,即可打开气道(图9-8-6)。值得注意的是,颈部有外伤者只能采用双手抬颌法开放气道。不宜采用仰头抬颏法和仰头抬颈法,以避免进一步脊髓损伤。

(2)人工呼吸的要点

1)每次人工呼吸的时间在1秒以上。

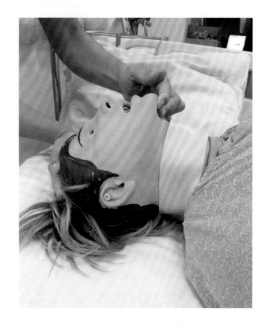

图 9-8-5 仰头抬颏法

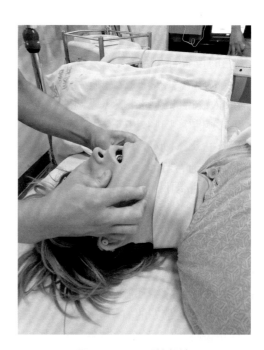

图 9-8-6 双手抬颌法

2)给予足够的通气量以产生可见的胸廓抬起。

3)采用按压 - 通气比(10~15):1(次)。

4)两人 CPR 期间,当建立了高级气道(例如气管插管、双腔导管或者喉罩)后,每6~8秒进行通气1次,不需在两次按压间同步进行(这种方法使呼吸频率为8~10次/分)。通气时不需要停止胸外按压。

(3)高级气道通气:当患者在 CPR 期间放置了高级气道,施救者不再需要(10~15):1按压通气比来进行复苏了(即不再为了给予两次呼吸而中断按压)。相反,应该以至少 100 次 / 分钟的频率持续进行胸外按压,不因通气而暂停按压,而通气则按照每 6~8 秒进行 1 次(每分钟进行 8~10 次通气)。抢救者应避免通气次数过多,因为这会降低 CPR 期间静脉回流和心脏排血量。两位抢救人员应每约 2 分钟交换按压与通气的角色,以防止按压者疲劳以及按压质量和速率下降。

4. 妊娠期间的电除颤　孕产妇电除颤原则:当有电除颤的指征时应即刻进行,孕妇除颤原则和普通成人复苏除颤原则相同,应尽早除颤。电击后应该立即恢复胸外按压,孕妇发生心室颤动或无脉性室性心动过速时进行及时的电除颤是最大限度提高生存率的关键,孕妇经胸廓的电阻抗不变,目前没有证据表明,孕产妇电除颤所需的能量与非孕妇不一致,所有证据表明相同电击所需的能量对孕产妇治疗效果一致。虽然,孕妇实施电除颤和复率时仍有电能传递给胎儿,但能量较小,电除颤不太可能造成胎儿的损害;电除颤或者救治过程中,虽胎儿监护有利于胎儿状况评估,但当胎儿监护仪可能阻碍除颤的顺利进行时应当移除胎儿监护设备。

(1) CPR 和 AED 联合使用:治疗室颤型心搏骤停时,救助者必须能迅速联合进行 CPR 和使用体外除颤仪(automated external defibrillator,AED)。为提高患者救治成功率,对心搏骤停患者第一时间内采取三项措施:启动急救医疗服务(emergency medical services,EMS) 系统,实施 CPR 和使用 AED。如果现场有 2 个或以上救助者,启动 EMS 和开始 CPR 应该同时进行。

1) 电击与 CPR 的顺序:对心搏骤停患者应争分夺秒实施救治,在院内心搏骤停患者,AED 与 CPR 可同时进行,先后顺序依据现场情况个体化处置。然而,对于一直处于监护患者,从出现室颤到除颤的时间应少于 3 分钟。当现场有 2 位或以上救助者的时候,一位开始 CPR,而其他人应激活急救反应系统和(或)准备除颤器。

2) 电击的次数和能量:心搏骤停的心电图分为心室纤颤或心室扑动、无脉性心动过速、无脉性电活动和心电静止,其中心室纤颤或心室扑动、无脉性室性心动过速为可除颤心律。除颤时使用合适的能量单次除颤,不建议连续除颤,即一次除颤后继续行 2 分钟左右心肺复苏,然后再次判断是否需要除颤。孕妇除颤的能量沿用普通成人的

能量,即单相波 360J;对选择双相波电除颤者,其除颤能量建议选择制造商建议能量,但第 1 次除颤不成功第 2 次选择能量不小于第 1 次的能量,或者直接选择双相波 200J 进行。AHA《心肺复苏及心血管急救指南(2015)》建议需除颤心律的患者均应尽快除颤,如是院内发生的心搏骤停应在 3 分钟内完成首次除颤。尽管电除颤会有导致胎儿死亡及流产的可能,但需要明确的是对于存在心室纤颤等致死性心律失常的母亲,电击除颤是除颤效果最好的方法,此时,母亲优先(mother safe)是其治疗原则。

(2) 对孕妇除颤时的几点建议

1) 目前对于普通成人心搏骤停的除颤原则仍适用于孕妇。

2) 使用双相波电击对孕妇进行除颤,能量为 120~200J。

3) 电击后应该立即恢复胸外按压,中间不应有停顿。

4) 当施救人员没有心律识别技术或者没有除颤器时,可考虑使用体外自动除颤仪。

5. 建立产妇心搏骤停急救小组及其建议　产妇心搏骤停急救小组的基本任务:当发现孕妇心搏骤停时快速激活抢救程序,第一时间记录患者情况。当孕妇心搏骤停时,启动院内紧急反应小组。需要救治时,救援人员、必要的专门设备能及时送到抢救现场。

(1) 医院应有专门产科 BLS 流程,及时启动产妇心搏骤停小组,并通知小组成员,确保专门的抢救设备带到现场。

(2) 小组的成员应该包括成人心肺复苏队伍、产科抢救团队(一名产科护士,一名产科医师)、新生儿科抢救团队(一名儿科护士,一名内科医师、一名新生儿呼吸治疗师)、麻醉医师。

(3) 救治团队日常演练,以及每个抢救团队应该有一个组长或者领导者,不同抢救团队由组长或领导者来协商抢救决策,使产妇心搏骤停急救小组协调有序地完成抢救工作。

(二) 高级心血管生命支持

高级心血管生命支持(advanced cardiovascular life support,ACLS)救治内容:预防心搏骤停再发生、治疗心搏骤停和改善心搏骤停后自主循环恢复患者预后。具体措施包括:气道管理、生命支持以及心律失常治疗。治疗心搏骤停时,ACLS 措施建立在立即识别和启动急救应急系统、早期 CPR

和快速电除颤等基础生命支持(BLS)的基础之上，药物治疗、高级气道管理和生理参数监测进一步提高恢复自主循环的可能。孕妇院内的心搏骤停可以参考图9-8-7的流程作为指导。

ACLS的团队在开放高级通道的同时不能中断BLS，建立静脉通道，孕妇心搏骤停时药物的使用和剂量与结合普通患者救治剂量，并结合孕产妇生理特点。产科和新生儿科应做好心脏停搏状态下剖宫产(peri-mortem cesarean delivery，PMCD)的准备，尤其是宫底达到或超过肚脐以上，并且心搏骤停超过4分钟仍没有恢复自主循环的孕妇。另外，寻找心搏骤停的原因是十分重要的。

1. 气道管理　由于妊娠增加了孕产妇心搏骤停期间的气道管理的难度，孕产妇CPR期间通气的目的是维持充足的氧合和排出二氧化碳，尤其对室颤性心搏骤停，以及合并其他类型心律失常的患者。因为CPR期间全身和肺灌注都明显下降，用明显低于正常的分钟通气量就可维持正常的通气-血流比值。美国心脏协会(AHA)关于CPR和心血管急救(emergency cardiovascular care，ECC)的指南中强调了妊娠期孕妇心脏停搏

早期面罩通气100%氧的重要性。往往第一反应者缺少气道管理的经验，应用简单的面罩通气100%的氧是最迅速有效的通气措施。应依照标准的按压通气比30∶2给予面罩通气，避免过度通气，研究显示过度通气会降低患者的生存率，尤其是发生当过度通气导致胸部按压中断的情况。双手按压面罩比单手更有效，因此建议双手按压面罩在有高级气道的CPR期间，需要更低的呼吸频率以避免过度通气。最新研究证明CPR期间吸入最高浓度的氧不会造成不良后果，因此专家提议在心肺复苏中使用最高浓度的氧气。

(1) 气道的辅助措施——环状软骨加压：环状软骨加压是一种把患者的环状软骨向气管方向推压，然后将食管向气管方向推压，然后将食管压于颈椎上的方法。环状软骨加压能在球囊-面罩通气期间预防胃胀气和减少反流的危险，但它会阻碍通气。环状软骨加压可能可以在一些特殊场合应用(如气管插管期间协助观察声带)。但不推荐在孕妇心搏骤停期间常规使用环状软骨加压。

(2) 高级通气——气管插管：高级通气方法较多，由于孕产妇的生理病理变化，气管插管常常

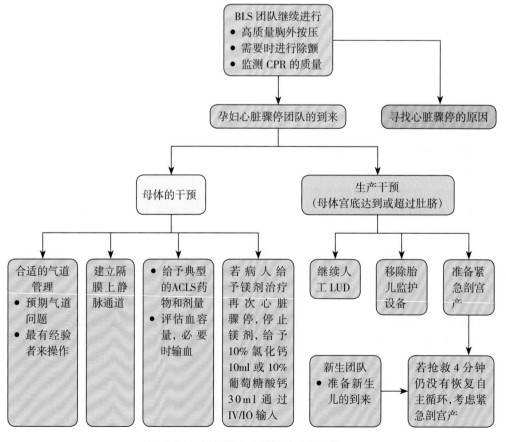

图9-8-7　孕妇院内心脏骤停抢救流程

是较为常用的方法。

气管插管曾经作为心搏骤停期间气道管理的最佳方法。与正常人相比孕妇插管更加困难,而且要保证胸部按压不能中断,因此,需要技术熟练的医师来操作。且容易导致并发症,如口咽创伤、中断胸外按压和通气、插管时间过长或未识别误插或移位导致的低氧血症。优点:气管插管可以保证气道专用、可以吸出气道内分泌物、可以输入高浓度的氧气、可以作为一些药物的备用给药途径、便于调节潮气量和使用气囊保护防止误吸。

紧急气管插管的指征:①无意识患者不能用球囊和面罩提供足够的通气;②昏迷或心搏骤停。行紧急气管插管急救人员应接受日常的气管插管培训和练习。

(3) 建立静脉通道:静脉通道对快速注入复苏药物,补充血管内血液体积至关重要。常用通道有外周静脉、中心静脉、桡动脉插管等。

2. 恢复和维持自主循环 ACLS 期间应着力恢复和维持自主循环,因此强调高质量的 CPR 和对室颤及无脉室速的患者进行早期除颤。当发生室颤或无脉室速时,应在短时间内给予除颤。电击后立即重新进行 CPR(不需要检查心律和脉搏,先开始胸外按压)。当确定心律继续显示为室颤或室速时,抢救人员应重新继续 CPR,另一抢救人员尽快完成除颤仪充电,一旦除颤仪充电完毕,暂停 CPR 再次除颤,然后继续 CPR。

(1) CPR 期间的检测

1) 脉搏:虽然在行 CRP 过程中,临床医师常行脉搏检查,但至今没有研究显示 CPR 进行期间脉搏检查的有效性和临床实用性。反而,医务人员也可能因为检查脉搏,延误胸外按压,所以医务人员检查脉搏应该不超过 10 秒,如果 10 秒内不能触及脉搏,应开始胸外按压。

2) 呼气末 CO_2 (end-tidal CO_2,$ETCO_2$):$ETCO_2$ 是呼气末呼气中 CO_2 的浓度。通常作为分压($PETCO_2$)用 mmHg 表示。因为 CO_2 是空气的微量气体,所以用 CO_2 波形图测到的呼气中的 CO_2 产生于体内,经循环血液运送到肺。正常情况下,$PETCO_2$ 在 35~40mmHg。心搏骤停期间,体内持续产生 CO_2,但没有运送到肺。在这种情况下即使连续通气 $PETCO_2$ 接近 0。随着 CPR 的开始,心排出量是 CO_2 运送到肺的决定因素。如果通气相对稳定,$PETCO_2$ 与 CPR 期间心排出量有很好的相关性。CPR 期间 $PETCO_2$ 与 CPR 的关系在

给予血管加压素治疗后能暂时改变,特别是高剂量时(即肾上腺素 >1mg)。因为血管加压药会导致后负荷增加,它能增加 CPR 期间的血压和心肌血流,但也降低心排出量。因此,血管加压素治疗后出现的 $PETCO_2$ 轻度下降不能视为 CPR 质量的下降。

气管插管患者 CPR 期间,$PETCO_2$ 值持续降低 <10mmHg 提示不可能有自主循环恢复(return of spontaneous circulation,ROSC)、球囊 - 面罩通气或声门上气道通气期间的漏气会导致 $PETCO_2$ 降低,应及时纠正。CPR 期间,$PETCO_2$ 突然持续升高 10mmHg 是 ROSC 的标志。因此,为了监测 CPR 质量、优化胸外按压和识别 ROSC,在气管插管患者考虑用定量的 CO_2 波形图是合理的。

3) 冠脉灌注压和动脉舒张压:CPR 期间,冠脉灌注压(coronary perfusion pressure,CPP)与心肌血流和 ROSC 相关。CPR 期间舒张压是胸外按压放松期间压力波形的波谷,与心脏跳动时的舒张压类似。CPR 期间 CPP 很少在临床使用,因为测量计算时需要同时记录主动脉和中心静脉压。CPR 期间 CPP 的合适替代指标是动脉舒张压,能用桡动脉、肱动脉或股动脉导管测量。但是用动脉舒张压来监测 CPR 质量、优化胸外按压和指导血管加压药治疗是合理的。

4) 中心静脉血氧饱和度:当氧消耗、动脉血氧饱和度(arterial oxygen saturation,SaO_2)和血红蛋白稳定不变,中心静脉血氧饱和度(central venous oxygen saturation,$ScvO_2$)的变化反映了由于心排出量改变所致的氧供变化。用放置于上腔静脉的中心静脉导管末端可持续测量动脉血氧饱和度。其正常范围为 60%~80%。心搏骤停和 CPR 期间,此值范围为 25%~35%,表示 CPR 期间产生的血流不足。

5) 动脉血氧监测:心搏骤停期间,动脉血氧监测通常不可能提供可靠的信号,因为在外周组织搏动的血流不足。但是,动脉血氧监测上出现的体积波形对识别 ROSC 可能有作用,脉搏血氧监测对保证 ROSC 后有合适的氧合是有用的。

(2) 药物治疗:孕妇的心搏骤停期间的药物治疗与非孕患者没有区别。虽然孕妇的生理发生了变化(如血管内容物的增加、肾小球滤过率增加)可能会改变药物的分布和清除量,但此种变化不影响其药物的选择,心搏骤停期间药物治疗

的主要目的是促进有灌注功能的心律的恢复和维持。为实现这一目的,CPR 期间 ACLS 药物治疗经常与提高自主循环恢复率和入院率有关。常用的药物有以下几种:

1) 血管加压药:到目前为止,没有任何证据表明使用血管加压药能帮助心跳呼吸骤停患者脑神经功能恢复。但有证据表明,使用血管加压药与提高自主循环恢复率有关。常用药物:①肾上腺素:盐酸肾上腺素对心搏骤停患者产生有益的作用,主要因为其激动 α 肾上腺素能受体的特性(引起血管收缩)。肾上腺素的 α 肾上腺素能有效提高 CPR 期间的 CPP 和脑灌注压。在成人骤停期间,可以考虑每 3~5 分钟通过静脉给药途径给予 1mg 肾上腺素。如静脉给药途径无法建立,肾上腺素可气管内给药,每次 2~2.5mg。②血管加压素:血管加压素是非肾上腺素能外周血管收缩药,作为心搏骤停的一线血管加压药,血管加压素 40U 与肾上腺素 1mg 相比没有差异,所以可以使用一个剂量的血管加压素(40U)替代第一次或第二次剂量的肾上腺素。

2) 抗心律失常药:尚无证据证明,人类心搏骤停期间常规使用抗心律失常药能增加出院存活率。但是,与安慰剂或利多卡因相比,胺碘酮能增加短期入院存活率。常用药物:①胺碘酮:胺碘酮影响钠、钾、钙通道,并有阻断 α 和 β 肾上腺素能特性。可以考虑用于对除颤、CPR 和血管加压药无反应的室颤或无脉室速患者的治疗。首剂为 300mg 静脉途径给药,然后使用 150mg 剂量。②利多卡因:利多卡因是长期使用和广为熟知的另一种抗心律失常药,与其他抗心律失常药相比,即刻的副作用更少。然而,利多卡因对心搏骤停没有明确的短期或长期效果。如果没有胺碘酮可以考虑使用利多卡因。初始剂量为 1~1.5mg/kg 静脉途径给药,直到最大量为 3mg/kg。③硫酸镁:是产科医师常用药物,在心搏骤停患者,静脉注射硫酸镁有助于终止尖端扭转型室速。虽有多种硫酸镁剂量在临床使用,但最佳剂量方案仍未确定。当室颤、无脉室速与尖端扭转型室速相关时,抢救者可以给予硫酸镁 1~2g,用 5% 葡萄糖注射液(GS)10ml 稀释。但不推荐在心搏骤停患者中常规使用硫酸镁,除非出现尖端扭转型室速。

3) 不推荐常规使用的药物:①阿托品:硫酸阿托品能阻断胆碱能介导的心率和房室结传导的降低。有证据表明心搏骤停期间常规使用阿托品

弊大于利,因此心搏骤停期间不推荐常规使用阿托品。②碳酸氢钠:心搏骤停和复苏期间组织缺氧可以产生酸中毒,但应用适当的有氧通气恢复氧含量、高质量的胸外按压维持组织灌注和心排出量,然后尽快恢复自主循环,这是恢复心搏骤停期间酸碱平衡的主要方法。如在此期间使用碳酸氢钠,可以降低全身血管阻力降低 CPP;可引起细胞外碱中毒,使血红蛋白氧离曲线左移,抑制氧释放;可产生高钠血症;产生过多 CO_2,自由扩散进去心肌和脑细胞,并反而引起酸中毒,弊大于利,故不常规推荐使用。

4) 钙剂:以往临床研究没有发现使用钙剂可以对心搏骤停患者产生益处,因此对心搏骤停的常规治疗中不推荐常规使用钙剂。

3. 孕妇 ACLS 期间应注意的问题以及处理

(1) 孕妇的气管插管较为困难,应由熟练人员操作,插管过程中胸部按压不能中断。

(2) 插管时,避免粗暴操作,减少气道的损伤。

(3) 连续的 CO_2 波形图是除临床评估外确定气管内导管正确位置和监测 CPR 质量的最可靠方法。

(4) 对于顽固性心室颤动和心动过速,胺碘酮首剂为 300mg 静脉内途径给药,可接着使用 150mg 剂量。

(5) 心搏骤停孕产妇救治药物剂量与非孕妇相同,不必考虑药物对胎儿影响。

(6) 应考虑 1mg 肾上腺素静脉注射每 3~5 分钟一次。

4. 孕妇心搏骤停期间胎儿的评估　在积极 CPR 期间,胎儿心脏的评估会影响 CPR 效果。所以,孕妇复苏期间不应该进行常规胎儿监护。

5. 孕妇心搏骤停期间的分娩　孕妇心搏骤停与普通人相比最大的差异在于孕妇发生心搏骤停有时需要紧急帮助分娩。PMCD 为母体心搏骤停后胎儿的分娩,并且多数发生在复苏期间。孕妇心跳呼吸骤停开展 PMCD 的目的:①有利于复苏:排空子宫、解除压迫可以有效地促进复苏;②及时娩出胎儿,减少因为缺氧而导致的新生儿永久性神经系统损伤的风险。当母体的生命被确认无法挽回时,及时分娩胎儿十分重要,以往的研究表明,胎儿在血流停止 5 分钟后,神经损伤不可避免。

当孕妇发生心搏骤停并且宫底达到或超过脐部时,抢救团队应做好执行 PMCD 的准备。在准

备分娩胎儿的同时标准的 ACLS 不应该被中断。另外如要执行 PMCD,必须要确保造成心搏骤停的原因不能立即有效的解决。当子宫大到压迫下腔静脉影响孕妇血流动力状态,并且不能快速有效解决时,此时应执行 PMCD(忽略胎儿状态)。孕妇心搏骤停期间分娩的建议:

(1) 孕妇心搏骤停复苏期间,如宫底达到或超过肚脐,可通过 LUD,以及 PMCD。

(2) PMCD 的时机选择较为复杂,需要综合考虑心搏骤停的原因、母体的生理特点、心功能、年龄等因素。

(3) 当心跳呼吸骤停时间≥4 分钟,仍没有恢复自主循环,此时可以考虑 PMCD。

(4) 如果确认母体不可能存活应立即启动 PMCD。

(5) PMCD 时可以参考:

1) 院内发生孕妇心搏骤停,PMCD 时可以在救治现场完成。

2) PMCD 不必具备完善手术室设备,能完成 PMCD 即可。

3) PMCD 消毒步骤可以简化或完全省略。

4) 手术过程中 LUD 应该全过程使用,直至胎儿成功娩出。

(6) 当孕妇的宫底位置难以判断(如肥胖),产科医师可以衡量孕周、胎儿大小后执行 PMCD,床边的超声可能有助于决策。

(7) 少数患者也可以经阴道分娩,如果抢救人员充足,可以检查阴道,如果宫颈完全扩张、抬头较低,可以考虑即时阴道助产。

(三)复苏后的治疗

当自主循环恢复后,系统的复苏后治疗(post-cardiac arrest care)可以增加孕妇良好生存质量的可能性。复苏后治疗对减少早期由于血流动力学不稳定导致的死亡率以及晚期多脏器衰竭和脑损伤的发病率和死亡率有很重要的作用。复苏后治疗的主要内容包括优化通气及氧合、患者体温处理、器官特异性评估及支持和血管活性药物的使用。

自主循环恢复后治疗对改善患者的生存质量十分重要,其主要治疗目标是:①控制患者体温以尽量提高存活率和神经功能的恢复;②识别和治疗急性冠脉综合征;③优化机械通气使肺损伤最小化;④减少多器官损伤的危险,需要时支持器官功能以及客观评价恢复的预后。

1. **保障患者氧合**　良好通气 ROSC 后,CPR 操作者应确保气道通畅和立即进行呼吸支持。对于意识丧失的患者,通常都需要建立高级气道以进行机械通气给予呼吸支持。良好的护理,如患者可耐受应抬高床头 30°,可减少脑水肿、误吸和呼吸机相关肺炎的发生率。

2. **患者体温管理**　对 ROSC 后仍昏迷的患者,低温是一种有益的治疗方法,即使在妊娠期间,没有证据显示低温会对母体或胎儿导致严重后果。目前,心搏骤停后治疗性低温的时机选择尚不完全清楚。

目前,常用降低体温的方法:体表降温装置、冰毯、冰袋等,临床上应该持续监测患者的中心体温。《2015 年美国心脏学会心肺复苏与心血管急救指南(更新版)》指出应该降温至 36℃并持续 12~24 小时,对院内的心搏骤停患者也可考虑人工低温治疗。对于心搏骤停复苏后自发性低体温(>32℃)的昏迷患者,在 ROSC 后第一个 48 小时期间应避免主动复温。复苏后,体温增高超过正常值常会影响大脑的恢复,研究显示,发热≥37.6℃可降低患者存活率。患者在低体温治疗复苏后可能会出现体温增高。ROSC 后,施救者密切监测患者的中心体温,积极采取措施避免体温过高。

3. **器官特异性的评估及支持治疗**

(1)呼吸系统:心搏骤停后肺功能障碍很常见。其病因包括:因左室功能障碍导致的压力性水肿;感染或物理性损伤所致的非心源性水肿;心搏骤停或复苏期间发生的误吸等。患者常常会发生局部通气-血流比例失调,导致动脉血氧含量降低。施救者应根据血氧饱和度、血气值、分钟通气量和人机同步情况来调整机械通气支持。此外,患者持续休克状态,应考虑机械辅助通气以减少呼吸功。当自主呼吸变得更有效同时医疗条件允许,可逐步降低支持的水平。

一旦循环恢复,就应监测全身的动脉血氧饱和度。当有合适的设备时,调整吸氧浓度维持动脉血氧饱和度≥94%。同时调整吸氧浓度(FiO_2)到使动脉血氧饱和度≥94% 时所需的最低浓度,目的是确保有足够氧供的同时避免组织氧过多。ROSC 后,要避免过度通气引起的低碳酸血症,因为这可能会导致大脑血管过度收缩而加重脑缺血。

(2)心血管系统:ROSC 后,临床医师应利用 12 导联心电图和心脏标记物评估心脏状况。ROSC 后应及行 12 导联心电图，判断是否有急性 ST 段抬高。由于在自主循环恢复后最初几小时内不可能确定昏迷患者的最终神经学情况，因此，应积极治疗 ST 段抬高型心肌梗死。心搏骤停患者可以在初始阶段使用抗心律失常药物。

（3）中枢神经系统：脑损伤是心搏骤停后患者发病和死亡的常见原因。心搏骤停后脑损伤的病理生理学涉及缺血和再灌注触发的分子事件的级联反应。心搏骤停后脑损伤的临床表现包括昏迷、癫痫发作、不同程度的神经认知功能障碍以及脑死亡。

4. 血管活性药物的使用　ROSC 后，可以使用血管活性药物以维持心排出量，尤其是大脑和心脏的血流。可以选择药物提高心率（变时性效应）、心肌收缩力（正性肌力作用）、动脉压（血管收缩效应），或减少后负荷（血管扩张效应）。但是许多拟肾上腺素药物都是非选择行的，可能会增加或减少心率和后负荷，增加心律失常以及由于心肌氧供和氧耗的不平衡而增加心肌缺血。一些药物可能有代谢效应，如升高血糖、乳酸和代谢率，临床医师均应熟悉这些药物相关的副作用。

5. 孕妇复苏后的治疗的建议

（1）如果孕妇依然处于怀孕状态，LUD，但不应该影响 CPR。

（2）除非手术需要，孕妇应该被转移到重症监护室。

（3）应该继续给予多学科的综合治疗。

（4）继续考虑和处理引起孕妇心搏骤停的原因。

（5）复苏后反复性心律失常的治疗可以参考非怀孕患者的治疗指南，β 受体阻滞剂常作为治疗心律失常的一线药物同样适用于孕妇患者。而复发性始发性室速、室颤考虑使用胺碘酮。

（6）根据孕妇的具体情况来确定降温方案。若使用低温治疗则遵从目前未怀孕患者低温治疗的指南。在低温治疗期间应该监测胎儿的指标。

（7）胚胎发育主要在 12 周之前完成，因此在妊娠 3 个月后的心搏骤停期间即使使用了致畸药物，也很少造成胎儿畸形，但可能会产生胎儿毒性作用。

（陈敦金　柴国路）

参考文献

1. 陈孝平,汪建平.外科学.第 8 版.北京:人民卫生出版社,2013.
2. Mhyre JM,Tsen LC,Einav S,et al. Cardiac arrest during hospitalization for delivery in the United States,1998-2011. Anesthesiology,2014:120-810.
3. Jeejeebhoy F.,R. Windrim. Management of cardiac arrest in pregnancy. Best Pract Res Clin Obstet Gynaecol,2014. 28(4):607-618.
4. Tan EK,Tan EL. Alterations in physiology and anatomy during pregnancy. Best Pract Res Clin Obstet Gynaecol,2013,27:791-802.
5. 黄天晴,陈敦金,刘慧姝,等.心跳骤停孕产妇发病原因及临床特点分析.中华妇产科杂志,2011,46(10):742-747.
6. Benson,et al. Maternal collapse:Challenging the four-minute rule. E Bio Medicine,2016. 6:253-257.
7. Kleinman M.E.,et al. Part 5:Adult Basic Life Support and Cardiopulmonary Resuscitation Quality:2015 American Heart Association Guidelines Update for Cardiopulmonary Resuscitation and Emergency Cardiovascular Care. Circulation,2015. 132(18 Suppl 2):S414-435.
8. Bennett,et al. Cardiac Arrest and Resuscitation Unique to Pregnancy. Obstet Gynecol Clin North Am,2016,43(4):809-819.
9. Cheskes S,et al. An independent predictor of survival from out-of-hospital shockable cardiac arrest. Circulation,2011,124:58-66.
10. McDonald CH,et al. Rescuer fatigue under the 2010 ERC guidelines,and its effect on cardiopulmonary resuscitation (CPR)performance. EmergMed J,2013,30:623-627.
11. Lipman S.,et al. The Society for Obstetric Anesthesia and Perinatology consensus statement on the management of cardiac arrest in pregnancy. Anesth Analg,2014,118(5):1003-1116.
12. Berg R.A.,et al. Part 5:adult basic life support:2010 American Heart Association Guidelines for Cardiopulmonary Resuscitation and Emergency Cardiovascular Care. Circulation,2010. 122(18 Suppl 3):S685-705.
13. Cobb B,S Lipman. Cardiac Arrest:Obstetric CPR/ACLS. Clin Obstet Gynecol,2017,60(2):425-430.
14. Link MS,et al. Part 7:Adult Advanced Cardiovascular Life Support:2015 American Heart Association Guidelines Update for Cardiopulmonary Resuscitation and Emergency Cardiovascular Care. Circulation,2015,132(18 Suppl 2):S444-464.
15. Neumar RW,Otto CW,Link MS,et al. Part 8:adult advanced cardiovascular life support:2010 American Heart

Association guidelines for cardiopulmonary resuscitation and emergency cardiovascular care. Circulation,2010,122 (suppl 3):S729-767.

16. Baghirzada L, Balki M. Maternal cardiac arrest in a tertiary care centre during 1989-2011:a case series. Can J Anaesth,2013,60:1077-1084.

17. Nolan JP,et al. European Resuscitation Council and European Society of Intensive Care Medicine 2015 guidelines for post-resuscitation care. Intensive Care Med,2015. 41(12):2039-2056.

18. American Heart Association（AHA）.2015 American Heart Association Guidelines Update for Cardiopulmonary Resuscitation and Emergency Cardiovascular Care, Circulation,2015,132［suppl 2］:S315-589.

第九节 羊水栓塞

【导读】

羊水栓塞（amniotic fluid embolism, AFE）是由于羊膜腔内容物进入母体血液循环，引起肺动脉高压、低氧血症、循环衰竭、弥散性血管内凝血（DIC）以及多器官功能衰竭等一系列病理生理变化的过程。以起病急骤、病情凶险、难以预料、病死率高为临床特点，是极其严重的分娩期并发症。羊水栓塞的诊断是临床诊断、排他性诊断。羊水栓塞的治疗主要采取支持性、对症性方法。

【概述】 羊水栓塞是分娩期特有的罕见并发症，可以导致母儿残疾、死亡等严重的不良结局。由于羊水栓塞病例散发且少发，目前对其诊断标准还缺乏确切的共识，因此在全球范围内羊水栓塞发病率和死亡率有很大的差异，根据现有的报道，羊水栓塞发病率约为(1.9~7.7)/10万，死亡率为19%~86%。近年来由于各学科的发展及支持治疗能力的提高，死亡率已有很大的下降。

临床研究和动物实验证据显示，在母体血循环中发现羊水有形成分与羊水栓塞的发病并没有直接的联系。羊水栓塞的发病机制尚不十分明确，还有待于进一步的研究。通常认为，羊水成分通过母胎界面进入母体循环，一方面引起机械性的阻塞，另一方面是母体对胎儿抗原和羊水成分的过敏样反应，当胎儿的异体抗原激活敏感的母体致炎介质时，发生炎症、免疫等瀑布样级联反应从而产生类似全身炎症反应综合征（SIRS）的一系列反应，引起肺动脉高压、心力衰竭、肺水肿、循环衰竭、低氧血症、呼吸衰竭、心搏骤停，以及孕产妇严重出血、DIC、多器官功能衰竭等一系列表现，补体系统的活化可能发挥着重要的作用。

已报道的羊水栓塞的危险因素包括以下情况：当母胎连接之间有羊水成分的交换情况时，发病的可能性更大，如手术产（剖宫产或阴道）、前置胎盘、胎盘植入以及胎盘早剥。引产和羊水栓塞之间的关联还尚有争议。子宫张力（低或高）的异常在羊水栓塞病例中常有报道，通常可能是由于产妇休克及缺氧伴大量儿茶酚胺释放导致子宫灌注不足的结果，而不是原因。其他可能的危险因素包括宫颈裂伤、子宫破裂、子痫、羊水过多以及多胎妊娠。社会人口危险因素，如母亲年龄和种族/族裔因素等也有报道。但是，由于羊水栓塞的罕见且不可预测性，产科保健标准中没有任何一个危险因素能充分判断羊水栓塞。

【临床表现】 羊水栓塞的临床表现通常都来势迅猛。有70%发生在分娩时，11%发生在阴道分娩后，19%发生在剖宫产时。通常在分娩过程中或产后立即发生，大多发生在分娩前2小时以及产后30分钟之内。有极少部分发生在中孕引产、羊膜腔穿刺术中和外伤时。

羊水栓塞的典型表现是产时、产后出现突然低氧血症和低血压，随之凝血功能异常，但症状不一定同时出现。

1. 前驱症状 30%~40%的羊水栓塞患者会出现非特异性的前驱症状，主要表现为呼吸急促、胸痛、憋气、寒战、呛咳、头晕、心慌、恶心、呕吐、乏力、麻木、针刺样感觉、焦虑、烦躁、精神状态的改变以及濒死感，临床上需重视这些前驱症状。

羊水栓塞如在分娩前发生的，胎心电子监护将提示胎心减速，胎心基线变异消失，胎心过缓，严重的胎儿心动过缓可为非典型羊水栓塞的首发表现。

2. 心肺功能衰竭 出现突发呼吸困难和（或）发绀、心动过速、低血压、抽搐、意识丧失或昏迷、突发手指血氧饱和度下降、插管患者潮气末二氧化碳分压测不出、心电图ST段改变及右心劳损、肺底部较早出现湿啰音等。病情严重者，产妇心搏骤停、室颤或无脉性室性心动过速，于数分钟内猝死。

3. 凝血功能障碍 大部分羊水栓塞的患者都存在弥散性血管内凝血，发生率高达83%以上。表现为子宫出血为主的全身出血，如全身皮肤黏膜出血、血尿、消化道出血、手术切口以及静脉穿刺点出血等。

4. 急性肾衰竭等器管功能受损　本病全身脏器均可受损，除心肺功能衰竭及凝血功能障碍外，中枢神经系统和肾脏是最常受损器官，存活的患者可出现中枢神经系统功能受损和肾衰竭的表现。

羊水栓塞的具体临床表现还取决于主要被累及的脏器和系统，因此临床表现具有多样性。

【诊断】　目前尚无国际统一的羊水栓塞诊断标准和有效的实验室诊断依据，结合国内外诊断标准，我们采用如下标准：

1. 通常采用美国的羊水栓塞诊断标准。典型的羊水栓塞要符合以下 5 条，且需全部符合：

(1) 急性发生的低血压或心搏骤停。

(2) 急性的低血氧：呼吸困难、发绀或呼吸停止。

(3) 凝血障碍：有血管内凝血因子消耗或纤溶增加的实验室证据，或临床上表现为严重的出血，但是无其他的原因可以解释。

(4) 上述症状发生在分娩、剖宫产、刮宫术或是产后短时间内（多数发生在产后 30 分钟内）。

(5) 对于出现的症状和体征不能用其他疾病来解释。

2. 有些患者临床表现并不是如此"典型"，英国产科监视系统（UK Obstetric Surveillance System, UKOSS）具体规范了其诊断标准。当其他原因不能解释的急性孕产妇衰竭伴以下一种或几种情况者：低血压、心律失常、呼吸短促、抽搐、急性胎儿窘迫、心搏骤停、凝血功能障碍、孕产妇出血、前驱症状（乏力、麻木、烦躁、针刺感），可以诊断羊水栓塞。这不包括产后出血但没有早期凝血功能障碍证据者和（或）心肺功能衰竭者。

羊水栓塞的诊断是临床诊断，符合羊水栓塞临床特点的病例，不需要实验室检查支持，母血中找到胎儿或羊水成分不是诊断的必须依据。不具备羊水栓塞临床特点的病例，仅仅依据实验室检查不能做出羊水栓塞的诊断。孕产妇尸体解剖肺内见胎儿鳞状上皮或毳毛可以支持羊水栓塞的诊断。

血常规、凝血功能、血气分析、心肌酶谱、心电图、X 线胸片、经食管超声心动图（TEE）、血栓弹力图、血流动力学监测等有助于羊水栓塞病情的监测及优化治疗。

分娩前后突发心跳呼吸骤停、血氧饱和度下降吸氧也不能改善、原因不明的严重宫缩乏力对缩宫素无反应、产后出血不凝或先凝后不凝、出血不多很早出现血压的下降、出血不多很早出现DIC、出血不多深度昏迷不醒、抽搐后深度昏迷、血尿不能用其他原因解释、抽血化验血液很快凝固、有纤维蛋白原和血小板消耗的证据，当有这些症状、体征和实验室检查时，需综合判断，以提高羊水栓塞的早诊断能力。

羊水栓塞的诊断强调细致全面的排他性诊断。排除那些引起心衰、呼衰、循环衰竭的疾病，其中包括肺栓塞、空气栓塞、心肌梗死、心律失常、围产期心肌病、主动脉夹层、脑血管意外、药物引发的过敏性反应、输血反应、麻醉并发症（全身麻醉或高位硬膜外麻醉）、子宫破裂、胎盘早剥、子痫、脓毒血症等。

羊水栓塞需特别注意与严重产后出血引起的凝血功能异常相鉴别：一旦发生产后不凝血或大量阴道流血、血压下降与出血量不符或深度昏迷不醒，应立即进行凝血功能的检查，有低纤维蛋白原血症时，高度怀疑羊水栓塞的诊断。而子宫收缩乏力性出血引起的低血容量休克以及消耗或稀释性凝血功能异常、持续出血和低血容量的情况下突发心血管衰竭引起的轻微凝血功能异常不能归咎于羊水栓塞。

一旦产程中或产后出现心肺功能异常等表现，在保证基本的呼吸循环支持治疗的同时，充分结合病史、起病特征以及心脏超声、凝血功能等辅助检查，多数情况下做出正确的鉴别并不困难，重要的是能考虑到羊水栓塞的诊断。

【处理】　一旦怀疑羊水栓塞，立即按羊水栓塞急救，分秒必争。推荐多学科协作参与抢救处理：包括麻醉科、呼吸科、心内科、重症监护、母胎医学及新生儿科等。羊水栓塞单纯依赖产科或母胎医学专家难以组织全程的有效救治，及时、有效的多学科合作对改善患者预后至关重要。

疑似羊水栓塞的患者需要迅速稳定血流动力学，立即开始有效的心肺复苏（CRP）和高级心脏生命支持（ACLS）并呼救帮助，立即通知抢救团队，包括产科和（或）母胎医学科、麻醉科、呼吸、心血管、重症医学科和新生儿科，并考虑立即可行的分娩方式：阴道分娩或剖宫产。

羊水栓塞的治疗主要采取支持性、对症性方法，包括呼吸支持、保证心输出量和血压稳定、纠正凝血功能障碍、器官功能的对症支持治疗等。

1. 呼吸支持治疗　适当的给氧和通气非常关键，保持气道通畅、面罩吸氧、气管插管、人工辅助呼吸，尽早实施是成功的关键，尽力维持氧供避免呼吸心搏骤停。

2. 迅速全面地监测　应进行严密监护，监测应包括血压、呼吸、心率、血氧饱和度、心电图、中心静脉压、心输出量、动脉血气等。经食管超声心动图和肺动脉导管可以作为血流动力学监测的有效手段。

3. 循环支持治疗

（1）应用去甲肾上腺素和正性肌力药物维持血流动力学稳定：羊水栓塞初始阶段主要是右心衰竭，心脏超声检查可提供有价值的信息。应避免缺氧、酸中毒和高碳酸血症，因为它们增加了肺血管阻力导致右心衰竭加重。多巴酚丁胺［2.5~5.0μg/(kg·min)］、米力农［0.25~0.75μg/(kg·min)］兼具强心、扩张肺动脉的作用，是治疗的首选药物。针对低血压使用去甲肾上腺素［0.05~3.3μg/(kg·min)］或血管加压素等药物维持血压。

（2）解除肺动脉高压：如果肺动脉高压不能有效缓解，建议选择磷酸二酯酶-5抑制剂、前列环素、一氧化氮(NO)及内皮素受体拮抗剂等特异性舒张肺血管平滑肌的药物：西地那非20mg，3次/日，口服或通过鼻饲/胃管；一氧化氮吸入5~40ppm；环前列腺素吸入［10~50ng/(kg·min)］；环前列腺素静注，起始剂量［1~2ng/(kg·min)］逐步增加直至达到预期效果。也可给予盐酸罂粟碱、阿托品、氨茶碱、酚妥拉明等药物。

（3）液体管理：在循环支持治疗时一定要注意限制液体入量，否则很容易引发左心衰、肺水肿，且肺水肿也是治疗后期发生严重感染、脓毒血症的诱因之一。

（4）糖皮质激素应用：糖皮质激素用于羊水栓塞治疗存在争议。基于临床实践的经验，尽早使用糖皮质激素或有裨益，仍应作为有益的尝试。氢化可的松100~200mg加于5%~10%葡萄糖注射液50~100ml快速静脉滴注，再用300~800mg加于5%葡萄糖注射液250~500ml静脉滴注，每天剂量可达500~1000mg；或地塞米松20mg加于25%葡萄糖注射液静脉推注后，再加20mg于5%~10%葡萄糖注射液中静脉滴注。

（5）当患者出现羊水栓塞相关的心搏骤停时，应即刻进行标准的基础心脏生命支持（BCLS）和高级心脏生命支持（ACLS）等高质量心肺复苏。

心搏骤停复苏初期不需要羊水栓塞明确的诊断，首先应当予以最及时、高质量的心肺复苏。

妊娠期高质量心肺复苏特别需要强调的是"及时"和"高质量"：快速胸外按压(100次/分)、实施有力的按压至少达到5cm的深度、保证按压间期有足够的胸部反弹、尽量不中断胸外按压、避免长时间检查脉搏(不超过5~10秒)、除颤后立即恢复胸外心脏按压、每2分钟替换按压者避免疲劳、复苏时徒手子宫左牵(首选，缓解子宫对下腔静脉压迫以避免影响回心血量)，心脏电复律或除颤时要注意去除母体腹壁的胎儿监护探头，避免电弧损伤。

4. 处理凝血功能障碍　凝血功能障碍可在羊水栓塞并发心血管系统异常后出现，推荐早期进行凝血状态评估。羊水栓塞引发的产后出血、DIC往往比较严重，应积极处理，快速补充凝血因子、纤维蛋白原和红细胞至关重要，尤其需要额外补充纤维蛋白原，在大出血的治疗过程中，不可以因为等待实验室结果而延误输血治疗，早期就按大量输血方案（MTP）进行输血治疗可使抢救更有效。

羊水栓塞常伴有宫缩乏力，需要积极治疗，必要时使用宫缩剂，例如缩宫素、麦角新碱和前列腺素。阴道分娩者要注意检查是否存在宫颈和阴道裂伤。

临床上对于肝素治疗羊水栓塞DIC的争议很大。由于羊水栓塞进展迅速，难以掌握何时是DIC的高凝阶段，使用肝素治疗弊大于利，因此不常规推荐肝素治疗，除非有早期高凝状态的依据。

5. 产科处理　若羊水栓塞发生在胎儿娩出前，抢救的同时应及时终止妊娠，阴道助产或短时间内剖宫产终止妊娠。尤其当孕妇发生心搏骤停时，如果胎儿已达到23~28周时，紧急剖宫产的准备与心肺复苏同时启动，如果心肺复苏4分钟后仍无自主心跳，建议紧急剖宫产术，这不仅可能会拯救胎儿生命，而且在理论上可以通过去除下腔静脉压力从而帮助产妇复苏。当孕妇心脏停搏发生于分娩室、急诊科或ICU时，不推荐将患者转移至手术室，应就地手术分娩。羊水栓塞心搏骤停时，围死亡期剖宫产手术的决策在所有医学实践中是最困难的，必须根据抢救现场的具体情况做出最佳决策，没有统一的处理标准。

羊水栓塞子宫切除的比例增高，若DIC难以纠正且产后大量活动出血难以控制,危及产妇生命时,果断、快速地切除子宫是必要的。

6. 器官功能支持与保护策略　心肺复苏后要依赖适当的呼吸、循环等支持治疗及优化恢复,以继续维持生命体征和内环境的稳定,并给予相应的支持治疗,包括神经系统保护、亚低温治疗、血液透析的应用、抗感染、微循环监测与改善、免疫调节与抗氧化治疗等。

【后续问题】

对于初始表现为循环衰竭和凝血功能障碍者,抢救成功后往往发生肺损伤或急性呼吸窘迫综合征(ARDS);对于初始表现为心搏骤停者,复苏后常发生包括缺氧性脑损伤在内的多器官功能衰竭;患有持续重度感染且长期在监护病房中的患者会因重症脓毒症引发院内感染和非心源性肺水肿。

此时对血压、血氧、血糖等指标并不是越高越好。因为经历了心搏骤停、循环衰竭阶段,患者全身组织、器官处于缺血缺氧状态,为防止缺血-再灌注损伤,循环恢复以后应当尽量避免血氧饱和度过高,94%~98% 是较为理想的状态,同时在液体复苏、强心治疗、血管活性药物使用时,动脉血压控制的理想值为平均动脉压 65mmHg,血糖建议控制在 7.8~10.0mmol/L。

如果有条件,采取亚低温治疗对改善心肺复苏后患者的中枢神经损伤预后有很好的效果,但要小心低温可能增加的出血风险。

体外膜肺氧合的使用曾被列为常规的羊水栓塞抢救措施,然而其中的抗凝治疗会加剧活动性的出血,由于这些因素以及缺乏有利证据,体外膜肺氧合是有争议的,无法建议常规治疗羊水栓塞。

　【注意事项】

1. 羊水栓塞的典型表现是产时、产后出现突然低氧血症和低血压,随之凝血功能异常,但症状不一定同时出现。具体羊水栓塞的临床表现还取决于主要被累及的脏器和系统,因此临床表现具有多样性。

2. 目前羊水栓塞的诊断是临床诊断,母血中找到胎儿或羊水成分不是诊断的必须依据。

3. 羊水栓塞的诊断主要强调细致、全面的排他性诊断。排除那些引起心衰、呼衰、循环衰竭的疾病。

4. 一旦怀疑羊水栓塞,立即按羊水栓塞急救,分秒必争。推荐多学科协作参与羊水栓塞患者的抢救处理:包括麻醉科、呼吸科、心血管、重症监护、母胎医学及新生儿科等。及时、有效的多学科合作对改善患者预后至关重要。

5. 羊水栓塞的治疗主要采取支持性、对症性方法,包括呼吸支持、保证心输出量和血压稳定、纠正凝血功能障碍、器官功能的对症支持治疗等。

6. 产科处理考虑立即可行的分娩方式,阴道助产或剖宫产终止妊娠。羊水栓塞子宫切除的比例增高,当发生出血不止且保守治疗无效,已威胁到生命安全时,果断、快速地全子宫切除术是有益的。

　【关键点】

目前没有一个特异性的检查方法,所以目前羊水栓塞的诊断仍然是一个以临床表现为基础的排除性诊断。如果临床高度怀疑羊水栓塞,及早的治疗是有必要的。准确到位的日常急救演练是保证羊水栓塞抢救成功的关键。治疗主要是支持、对症治疗包括呼吸支持(通常以气管插管和机械通气的形式)、适当补液的循环支持、血管活性药物、心脏正性肌力药物、肺部血管扩张剂、及时分娩及适时子宫切除、积极处理凝血功能障碍以及器官功能的支持治疗与保护,而迅速全面地监测是实施治疗措施的保证。

【临床案例】

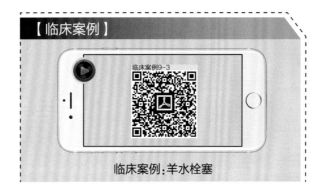

临床案例:羊水栓塞

(古航)

参考文献

1. Pacheco LD, Saade G, Hankins GD, et al. Amniotic fluid embolism: diagnosis and management. Am J ObstetGynecol, 2016 Aug, 215 (2): 16-24.

2. Cunningham F, Leveno K, Bloom S, et al. Williams Obstetrics. 24th edition. New York: McGraw-Hill Education, 2014.

3. Clark SL. Amniotic fluid embolism. ObstetGynecol, 2014, 123 (2 Pt 1): 337-348.

4. Rath WH, Hoferr S, Sinicina I. Amniotic fluid embolism: an interdisciplinary challenge: epidemiology, diagnosis and treatment. DtschArzteblInt, 2014, 111 (8): 126-132.

5. Fitzpatrick KE, Tuffnell D, Kurinczuk JJ, et al. Incidence, risk factors, management and outcomes of amniotic-fluid embolism: a population-based cohort and nested case-control study. BJOG, 2016, 123 (1): 100-109.

6. Kobayashi H. Amniotic Fluid Embolism: Anaphylactic Reactions With Idiosyncratic Adverse Response. ObstetGynecolSurv, 2015, 70 (8): 511-517.

7. Kanayama N, Tamura N. Amniotic fluid embolism: pathophysiology and new strategies for management. J ObstetGynaecol Res, 2014, 40 (6): 1507-1517.

8. Clark SL, Hankins GD, Dudley DA, et al. Amniotic fluid embolism: analysis of the national registry. Am J ObstetGynecol, 1995, 172: 1158-1167; discussion 1167-1169.

9. Nakagami H, Kajihara T, Kamei Y, et al. Amniotic components in the uterine vasculature and their role in amniotic fluid embolism. J ObstetGynaecol Res, 2015, 41 (6): 870-875.

10. Jeejeebhoy FM, Zelop CM, Lipman S, et al. Cardiac arrest in pregnancy: a scientific statement from the American Heart Association. Circulation, 2015, 132: 1747-1773.

11. Duarte AG, Thomas S, Safdar Z, et al. Management of pulmonary arterial hypertension during pregnancy: a retrospective, multicenter experience. Chest, 2013, 143: 1330-1336.

12. Todo Y, Tamura N, Itoh H, et al. Therapeutic application of C1 esterase inhibitor concentrate for clinical amniotic fluid embolism: a case report. Clin Case Rep, 2015, 3 (7): 673-675.

13. Naohiro K, NaoakiT. Amniotic fluid embolism: pathophysiology and new strategies for management. ObstetGynaecol Res, 2014, 40 (6): 1507-1517.

14. Committee on Patient Safety and Quality Improvement. Committeeopinion No.590: preparing for clinical emergencies in obstetrics and gynecology. ObstetGynecol, 2014, 123 (3): 722-725.

15. 沈铿, 马丁. 妇产科学. 第3版. 北京: 人民卫生出版社, 2016.

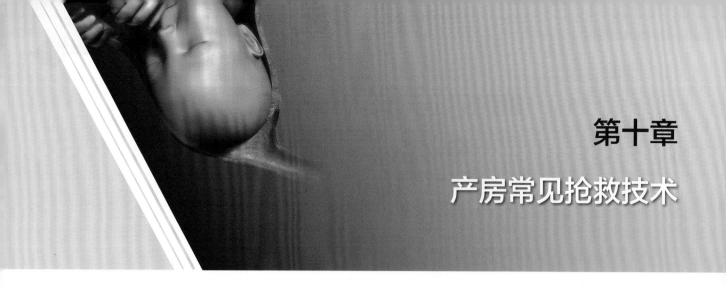

第一节　横位及忽略性横位

【导读】

　　横位指胎体纵轴与母体纵轴垂直,胎体横卧于骨盆入口之上,胎肩为先露,又称肩先露(shoulder presentation)。发生率约为0.2%~0.5%。足月活胎儿绝不可能自然分娩。横位发生梗阻的紧迫情况常见于胎膜早破后羊水迅速外流,胎儿上肢或脐带脱出,随宫缩不断加强,胎肩及胸廓一部分被挤入盆腔内,胎体弯曲,胎颈被拉长,上肢脱出于阴道口外,胎头和胎臀阻于骨盆入口上方,形成忽略性横位。横位及忽略性横位是对母婴威胁极大的严重高危妊娠,如不及时处理容易造成子宫破裂危及母儿生命。

　　【概述】　忽略性横位(neglected shoulder presentation)是产科急症,如果处理不当,易引起子宫破裂,严重威胁母婴生命。横位与忽略性横位是渐进的演变过程,两者之间没有明确的界限。横位分娩的难易很大程度上取决于宫口开全前胎膜是否破裂,也就是说胎膜的情况是关键,如果未破膜仍属于一般的横位范畴,其处理当依横位处理原则决定。一旦羊水流出则情况急转直下,很快出现宫缩加强,胎体嵌入骨盆,脐带脱垂,上臂脱出,形成忽略性横位。子宫收缩由弱到停止,经过一段时间后,子宫收缩继续加强,子宫越来越

厚,子宫下段被动扩张越来越薄,由于子宫上下段肌壁厚薄相差悬殊,形成环状凹陷,并随宫缩逐渐升高,形成病理性缩复环(pathologic retraction ring)(图10-1-1)。由于子宫下段的肌肉被过度牵拉,肌肉开始断裂、出血,检查时发现子宫有固定的压痛点,同时因膀胱被挤压过久引起小血管破裂,出现血尿,如不及时处理,随时可发生子宫破裂。有时由于分娩受阻过久,宫缩变得越来越弱,间隔时间延长,甚至子宫收缩停止,可导致宫腔严重感染,危及母儿生命。

　　【诊断】　横位的诊断并不困难,在孕期的产前检查可以发现子宫的横径宽,宫底的高度低于

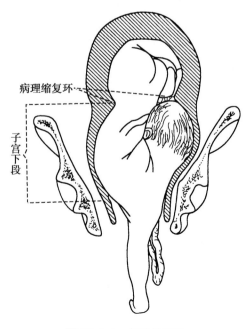

病理缩复环

子宫下段

图 10-1-1　忽略性横位

妊娠的周数。在母体的腹部一侧可以触及胎儿头部或胎儿的臀部。肩前位时,胎背朝向母体腹壁;肩后位时,胎儿的肢体朝向母体腹壁。胎心听诊时可以在母体腹壁的脐周闻及胎心,超声检查能够准确做出诊断。

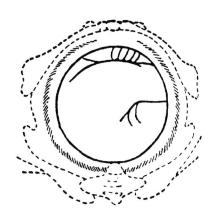

图 10-1-2　根据腋窝方向及肩胛骨位置确定胎位

【常见原因】　横位及忽略性横位与羊水过多、双胎、骨盆狭窄,多产妇腹壁松弛、早产、前置胎盘、子宫结构异常有关。经产妇腹壁松,肩先露发生率高 10 倍以上。

【预防】　忽略性横位是造成母婴死亡的最主要的难产类型之一,良好的孕期管理和适当的产时处理是解决由于忽略性横位所产生的不良妊娠结局的关键。避免生育过多,也可以减少横位的发生。同时提高产科工作人员的技术水平,预防和正确处理横位,避免发生医院内忽略性横位。

在妊娠晚期进行详细的检查,尽早明确产生横位的原因可以大大减少忽略性横位的发生。如为子宫结构异常或骨盆形态异常则应该在妊娠晚期即告知产妇,孕期需要注意的问题和避免临产后风险发生的办法,产妇无需做孕期的矫正。而对于有矫正横位机会的孕妇应该适时纠正胎位,对腹壁松弛者应该包扎腹带支持腹壁。如无明确的禁忌证可以根据情况做外倒转术,或用膝胸卧位纠正胎位,矫正成功后需要包扎腹部以固定胎头。早期发现忽略性横位。对横位孕 37 周前未临产不宜行外倒转术,以免引起胎膜早破、脐带脱垂、早产。临产早期未破膜、无头盆不称、无胎盘异常可试外倒转术。临产者则以剖宫产结束分娩。

【处理】　必须由经验丰富的医师处理。根据孕周、胎儿体积、胎盘位置、是否破膜等情况综合考虑:

1. **如有子宫破裂或先兆子宫破裂**　不论胎儿是否存活,均应酌情行剖宫产、子宫破裂修补术或子宫切除术,如果孕妇合并感染、休克应在抗感染抗休克下进行。

2. **无子宫破裂征象**

(1)胎心音正常者:原则上应行剖宫产术以抢救胎儿。术式当视胎儿嵌入骨盆深浅而定,若胎体深嵌盆腔,子宫下段被拉长菲薄,最好行体部纵切口,若于下段横切口则有可能因转动和牵引胎儿时造成切口延伸。

(2)胎儿处于濒危状态者:这是忽略性横位处理中较棘手的问题,因为很难保证剖宫产是否准能获活婴,故在处理上需灵活且谨慎。胎儿已死亡者,原则上尽量采用阴道分娩,在保证母亲安全前提下,根据骨盆大小、宫口开大情况、胎体嵌入骨盆之情况、破膜时间、羊水残留量和胎儿大小来决定具体手术方式,不能千篇一律,不排除剖宫产可能。从另一个角度看,胎体嵌入骨盆腔位置越低,越便于经阴道暴露,因此,可选择直视下毁胎术,如断头术、除脏术或脊柱横断术。

【注意事项】

1. 注意产后出血及预防感染,对于怀疑膀胱受压过久者可适当留置导尿管,预防尿瘘的发生。总之要保证母亲安全。

2. 外倒转术在临床上应用已经有几十年的历史,此方法对于矫正胎方位有非常实用的价值,但是这类手术同样也存在一定的风险。因此,掌握好适应证和禁忌证是规避风险的关键。

外倒转术的禁忌证包括相对禁忌证和绝对禁忌证。

绝对禁忌证: 多胎妊娠、产前出血病如前置胎盘、胎膜早破、严重的胎儿异常、胎儿窘迫、超声发现脐带绕颈和持续性的胎心减慢。

相对禁忌证: 前次剖宫产手术、妊娠期高血压疾病、胎儿生长受限和孕妇肥胖。但是也有学者提出对横位孕 37 周前未临产不宜行外倒转术,以免引起胎膜早破、脐带脱垂、早产。

对无禁忌证者,条件允许时可在 37 周后试行外倒转术,孕期胎位的矫正不但可以有效地减少分娩时忽略性难产的发生而且可以有效地减少剖宫产率。当前,产科医师对横位的内倒转术和外倒转术有逐渐重视的趋势。

3. 在横位分娩的手术之前要将可能发生的并发症及风险及其可能发生的机会向产妇及家属进行详细地交代,做到医师、产妇和亲属对横位分娩的风险心中都有数。取得好的医患沟通是减少医患纠纷的关键步骤。

4. 多学科合作是保证母婴安全的后盾,一旦发现新生儿重度窒息,立即由助产士、产科医师、麻醉医师、新生儿科医师组成的复苏小组第一时间进行现场复苏抢救,必要时转 NICU 观察。

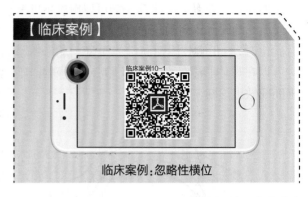

【临床案例】

临床案例10-1

临床案例:忽略性横位

(孙丽洲　杨娜娜)

参考文献

1. Cunningham F,Leveno K,Bloom S,et al. Williams Obstetrics.24th edition. New York:McGraw-Hill Education,2014.
2. 刘兴会,漆洪波. 难产. 北京:人民卫生出版社,2015.

第二节　产道血肿

【导读】

产道血肿(hematoma of parturient canal)是临床常见的分娩并发症,是指产时产道血管损伤而皮肤或黏膜相对完整,血液在局部积聚而形成血肿,包括外阴、阴道、阔韧带和腹膜后血肿等。血肿常发生在分娩时,若不及时处理会导致产后出血、失血性休克、继发感染等严重后果。

【关键点】

1. 横位及忽略性横位是对母婴威胁极大的严重高危妊娠,如不及时处理容易造成子宫破裂危及母儿生命。

2. 超声检查能够对横位准确做出诊断。

3. 减少忽略性横位关键是要以预防为主,良好的孕期管理和适当的产时处理是解决由于忽略性横位所产生的不良妊娠结局的关键。

4. 处理需根据孕周、胎儿体积、胎盘位置、是否破膜等情况综合决定,如有子宫先兆破裂或子宫破裂症状,无论胎儿是否存活,立即剖宫产;如无子宫破裂且胎儿存活者应行剖宫产抢救胎儿;如胎儿已濒危,剖宫产难以确保胎儿存活,酌情处理;如胎儿已死亡,原则上采用阴道分娩,但尚需根据骨盆大小、宫口开大情况、胎体嵌入骨盆深浅、破膜时间长短、羊水量以及术者对毁胎技术的掌握情况酌情选择,不排除剖宫产可能。

5. 健全妇幼保健机构,大力宣传孕期卫生知识,重视产前检查工作,及早发现并纠正异常胎位,尽量减少胎位性难产。

【概述】　产道血肿是因为产道损伤导致外阴、阴道旁、阔韧带和(或)后腹膜血管破裂出血积聚而成。由于出血部位和出血量多少不同,所致血肿大小、范围不同,临床表现形式各异。

外阴发生血肿,因肿痛易被发现,阴道旁或直肠旁发生血肿,如果血肿较小,常被忽视。即使血肿较大,也可能因出血部位深而不易被早期发现。阔韧带血肿则因发生于主韧带水平以上及阔韧带疏松间隙内,较易形成巨大血肿。

产道血肿发生率的相关文献报道甚少。

【分类及诊断】

1. **外阴、阴道血肿**　外阴、阴道血肿是外阴、阴道黏膜下血管破裂出血积聚所致,主要发生于产程活跃期、分娩期。临床多见于阴道裂伤或会阴切开裂伤,缝合、止血不彻底或残留死腔血液积聚所致。

外阴、阴道血肿多位于外阴深部及阴道下段侧壁,表现为会阴、阴道局部胀痛和肿块,皮肤、黏膜呈紫蓝色,触痛明显,易于诊断。肿块一般较小或中等大小。阴道血肿沿阴道侧壁扩散可形成巨大血肿,而外阴体征可不明显。由于没有筋膜的限制,血肿可以延伸至坐骨直肠窝。若血肿增大压迫直肠可出现肛门坠胀感,压迫尿道时则可出现尿路刺激症状。如出血迅速可在产后当时或数小时后出现上述症状,且可发生急性贫血。若出血缓慢,常常在产后12小时后察觉,阴道内诊可明确血肿的部位与范围大小。

2. 阴道旁、直肠旁血肿　阴道旁、直肠旁血肿为分娩过程中阴道旁或直肠旁血管破裂血液积聚而成。或者因为会阴阴道裂伤、会阴切开损伤外阴部血管退缩或缝合止血不彻底所致。

局限于阴道旁、直肠旁的血肿,因血肿部位较深,在早期多不易诊断,而是在产褥早期表现出低热、不明原因的贫血以及直肠压迫症状时,做阴道内诊或肛门指诊发现有波动感、张力大、触痛明显的紫蓝色的肿块才予以诊断。

3. 阔韧带血肿　阔韧带血肿是因为子宫侧壁不全破裂、宫颈及阴道侧穹隆部深度裂伤、子宫穿孔至阔韧带或剖宫产子宫切口裂伤累及阔韧带积血所致。

剖宫产术中出现阔韧带血肿常比较容易被发现。

阴道分娩者阔韧带血肿常常在产妇出现严重贫血甚至失血性休克时才被发现,因为该处组织疏松,容量大,疼痛症状不明显。出血多时,血液沿腹膜后间隙向上延伸至肾脏周围甚至膈下,也可向阴道或腹腔内破裂。在患侧腹股沟上方或宫旁可触及肿块,伴随有压痛、反跳痛,以及直肠和膀胱压迫症状。

阔韧带血肿必须做双合诊或三合诊检查才能拟诊,在双合诊检查时,可发现盆腔内子宫一侧(或双侧)压痛包块。B超检查有助于确诊。同时,应行相关检查确认有无子宫破裂及宫颈裂伤等,以判断出血原因。

【处理】

1. 外阴、阴道血肿　对出血已停止的外阴小血肿,应保守治疗,局部冰敷,预防性使用抗生素治疗,待血肿自行吸收。

若外阴、阴道血肿较大伴局部胀痛者,如果是会阴切开伤口,可拆除伤口缝线,清除血肿,暴露出血部位,找到出血点,缝扎止血,闭合血肿腔。如果会阴并无伤口,则于患侧阴道与皮肤交界处切开血肿,清除血肿后闭合血肿腔。如血肿腔暴露后,找不到出血点,可以用大圆针1-0可吸收线缝合后压迫止血,或在血肿腔内填塞碘仿或碘伏纱布压迫止血,24~48小时后取出纱布,同时冰敷外阴部。

2. 阴道旁、直肠旁血肿　对已局限、无明显感染的小血肿,应保守治疗让其自行吸收;对出现压迫症状或伴有感染较大血肿,应于阴道侧壁血肿的下沿作切开引流,清除积血,并寻找出血点一并结扎止血。若找不到出血点,建议用可吸收止血纱、止血粉填塞创面,阴道内填塞纱布压迫24~48小时后取出。有排尿困难者,留置尿管。

3. 阔韧带血肿　对无继续出血或增大的阔韧带小血肿,可卧床休息,严密观察,并静脉用止血药和抗生素预防感染。如阔韧带血肿较大,伴子宫不全破裂或破裂、严重出血或失血性休克者,应立即剖腹探查。如阔韧带血肿部位深、大,其血肿下有输尿管走行,故术前宜放置输尿管导管,以免术中损伤输尿管。阔韧带血肿可向后腹膜间隙或侧腰区或髂窝内扩展,手术操作应谨慎。

寻找出血点或缝扎止血,如出血不止、寻找出血血管困难时,应行髂内动脉结扎或腹主动脉阻断,以便于迅速寻找出血血管并防止继续出血。如出血已停止,或出血血管难以寻找时,可于清除积血后应用热盐水纱布垫压迫止血或应用无菌纱布条填塞血肿腔隙压迫止血。

阔韧带血肿之子宫破裂、不全破裂的处理应根据子宫破裂的简单或复杂情况、感染与否及患者年龄、有无生育要求行单纯修补术或行子宫切除术。

阔韧带血肿术后应根据具体情况做腹膜外局部引流,以便观察出血情况和防止积血后继发感染,严密观察病情变化,应用抗生素预防感染,并及时发现再出血、对再次出血致失血性休克患者,应再次手术探查或行子宫动脉栓塞(图10-2-1)。

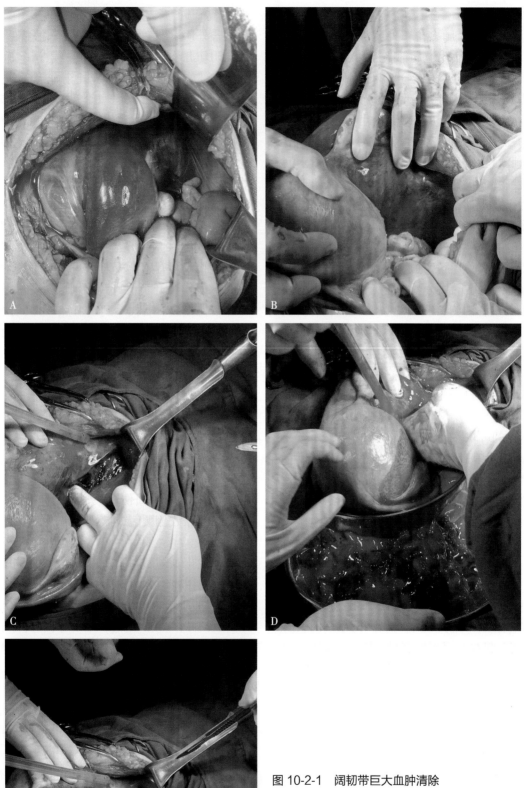

图 10-2-1 阔韧带巨大血肿清除

【注意事项】

1. 分娩前应做好各项检查,准确评估胎儿体重,对巨大胎儿、胎位不正、有难产高危因素者,应适当放宽剖宫产指征。

2. 分娩过程中应严密观察产程进展,预防急产,重视滞产及难产。

3. 助产时要规范助产步骤。

4. 剖宫产术中宫颈裂伤、子宫侧壁不完全破裂累及子宫动脉及其分支,术中缝合止血应彻底。

5. 产时及产后 24 小时严密观察,及时发现产道血肿,针对不同情况的血肿做出正确的判断及处理。

6. 术前有凝血功能障碍者,应及时纠正。

7. 对有产道血肿发生高危因素者应该提高警惕,产后,尤其是 12 小时内,应严密观察血压、脉搏与心率,以及有无阴道、肛门坠胀感,必要时及时行肛门指诊或双合诊及 B 超检查。

8. 一旦确诊产道血肿,应及早处理,尤其是有急性出血和继续出血倾向者,以力求尽快手术止血及纠正贫血或休克。

9. 复杂的产道血肿,如发生于阴道旁、直肠旁或阔韧带血肿多不易及早发现,且随着血肿的胀大,累及范围较广时,牵涉到盆膈上、下及阔韧带均可同时积血,故手术处理应多方面考虑。以止血为首要目的。

10. 如有继续出血者,应考虑到有较大血管出血及有凝血功能障碍因素存在,可在给予止血药物、输血输液等对症处理的同时,针对病因处理。

11. 对于血肿不再继续增大者,应根据血肿大小、部位、有无压迫症状等分别做保守治疗或手术治疗。

12. 发生于主韧带水平以上的血肿,宜取膀胱截石位,先开腹探查,备腹阴联合手术的可能。

13. 因阔韧带外侧有输尿管及髂血管,前有膀胱,后靠近直肠,处理时切勿再发生损伤。

14. 为控制出血和容易寻找出血点,可行髂内动脉结扎或腹主动脉阻断。

15. 防治感染。常规给予抗生素防治感染。

16. 为预防感染,血肿局部是否放置引流学界有争议。引流的好处是可以观察出血和防止局部积血而继发感染。但是引流不畅或被污染也可导致感染。故引流应该视具体情况而定。

【关键点】

1. 分娩前应做好各项检查,准确评估胎儿体重,对巨大胎儿、胎位不正、有难产高危因素者,应适当放宽剖宫产指征。

2. 剖宫产术中宫颈裂伤、子宫侧壁不完全破裂累及子宫动脉及其分支,术中缝合止血应彻底。

3. 产时及产后 24 小时严密观察,及时发现产道血肿,针对不同情况的血肿做出正确的判断及处理。

4. 一旦确诊产道血肿,应及早处理,尤其是有急性出血和继续出血倾向者,以力求尽快手术止血及纠正贫血或休克。

5. 因阔韧带外侧有输尿管及髂血管,前有膀胱,后靠近直肠,处理时切勿再发生损伤。

(孙秀荣　苏放明)

参考文献

1. Baskett TF,Calder AA,Arulkumaran S. 产科手术学. 第 12 版. 段涛,杨慧霞,主译. 北京:人民卫生出版社,2016:213-219.

2. Michael S. Baggish,Mickey M. Karram. 盆腔解剖与妇产科手术图谱中卷:宫颈、阴道、外阴及会阴部的手术. 第 3 版. 魏丽惠,主译. 北京:人民军医出版社,2014:935-936.

3. Bacalbasa N,Bohiltea RE,Dumitru M. Subserosal hematoma of the sigmoid colon after vaginal delivery. J Med Life,2017,10(1):76-79.

4. Baruch A,Stentz NC,Wallett SM. Retroperitoneal hemorrhage presenting as a vaginal hematoma after a spontaneous vaginal delivery. Int J Gynaecol Obstet,2015,130(2):201-202.

5. Elghanmi A,Seffar H. Puerperal hematoma:a cause of post partum hemorrhage after a normal vaginal delivery. Pan Afr Med J,2015,20:365.

6. Ghirardini G,Alboni C,Mabrouk M. Use of balloon tamponade in management of severe vaginal postpartum hemorrhage and vaginal hematoma:a case series. Gynecol Obstet Invest,2012,74(4):320-323.

第三节　会阴Ⅲ度及Ⅳ度损伤识别及缝合

【导读】

　　会阴Ⅲ度及Ⅳ度损伤(obstetrical anal sphincter injuries,OASIS)是阴道分娩的常见并发症,了解OASIS的高危因素,采取必要预防措施,避免或减少OASIS的发生;产后及时的诊断OASIS,采用合适的缝线和正确方法缝合阴道直肠黏膜、肛提肌和肛门括约肌,重建会阴体,恢复肛门括约肌的功能,对改善患者的生活质量具有重要的意义。

　　【概述】　产妇在阴道分娩过程中,易出现不同程度的会阴裂伤。随着高龄产妇增加和阴道分娩的提倡,OASIS有上升趋势,英国报道OASIS的发生率,从2000年的1.8%上升到2012年的5.9%,增加了3倍。

　　OASIS导致会阴部正常组织结构功能的改变,肛门括约肌的损伤如未能修复,会出现排便排气失禁,严重影响产妇的生理功能和生活质量,故阴道分娩防治OASIS具有重要的现实意义。本节就OASIS的分类、高危因素、预防、诊断、外科修复、术后处理、随访和再次妊娠后分娩方式作一介绍。

　　【分类及术语】

　　Ⅰ度裂伤:为会阴部皮肤和(或)阴道黏膜损伤。

　　Ⅱ度裂伤:为伴有会阴部肌肉损伤、但无肛门括约肌损伤。

　　Ⅲ度裂伤:为累及肛门括约肌复合体的损伤,又分为3个亚型。

　　Ⅲa度:肛门外括约肌(EAS)裂伤厚度≤50%。

　　Ⅲb度:肛门外括约肌(EAS)裂伤厚度≥50%。

　　Ⅲc度:肛门外括约肌(EAS)和肛门内括约肌(IAS)均受损伤。

　　如果对会阴Ⅲ度裂伤亚型不能确定,则将其放入更高级别的诊断中。

　　Ⅳ度裂伤:内外括约肌及肛门直肠黏膜均发生损伤(图10-3-1~图10-3-4)。

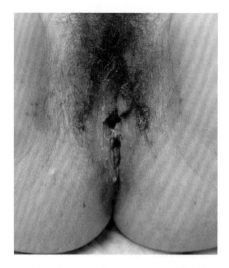

图 10-3-1　产后4天会阴Ⅳ度裂伤外观

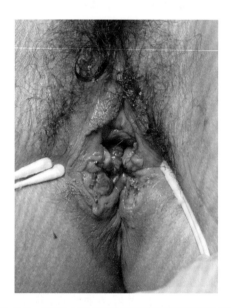

图 10-3-2　产后4天会阴Ⅳ度裂伤示肛门括约肌断裂

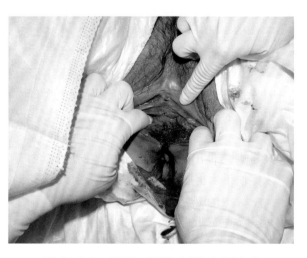

图 10-3-3　直肠扣眼裂伤未做肛门指检时

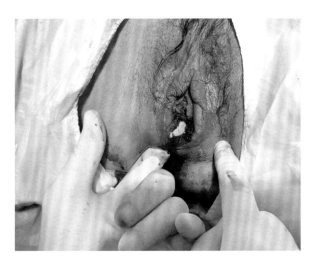

图 10-3-4　直肠扣眼裂伤伴会阴Ⅲ b,通过肛门指检发现

直肠扣眼裂伤(rectal buttonhole tear):阴道和直肠黏膜损伤,但肛门括约肌完整,按定义并不能称为Ⅲ度或Ⅳ度会阴裂伤,是会阴损伤的特殊类型。

OASIS:实际指阴道分娩后引起的会阴Ⅲ度、Ⅳ度裂伤。

肛门失禁(anal incontinence):不能随意控制排便和(或)排气。

【高危因素】　①产钳、吸引器阴道助产;②巨大儿;③会阴正中切开;④肩难产;⑤持续性枕后位;⑥第二产程延长;⑦水中分娩;⑧初产妇;⑨高龄产妇;⑩亚洲人;⑪母亲糖尿病;⑫胎儿窘迫;⑬剖宫产后阴道分娩(VBAC)。

【预防】

临床医师和助产士应该了解 OASIS 的高危因素,在产程中仔细识别这些危险因素。在器械助产如使用产钳、吸引器时应做会阴侧切;无会阴切开的胎头吸引助产术风险高(OR 1.89,95%CI 1.74-2.05),会阴切开后胎头吸引助产术风险降低(OR 0.57,95%CI 0.51-0.63),无会阴切开的产钳助产术风险高(OR 6.53,95%CI 5.57-7.64),会阴切开术下产钳助产术风险降低(OR 1.34,95%CI 1.21-1.49)。

有指征地正确偏离中线 45°~60° 的会阴切开可显著降低 OASIS 发病风险。

挪威的一项多中心研究显示,胎头着冠后,减慢娩出胎头的速度,指示产妇不要主动用腹压,仅依靠子宫的收缩力娩出胎儿,可以减少50%~70% 的 OASIS 的发生。还有文献报道,第二产程朝向肛门的方向轻微按压按摩会阴;胎头着冠时右手保护会阴,左手轻压胎头可降低 OASIS 的发生率。

【诊断】

所有经阴道分娩的妇女,无论是初产妇还是经产妇,都有发生 OASIS 或直肠扣眼裂伤的风险。因此,胎儿娩出后,会阴缝合前,应仔细检查阴道和肛门直肠,特别是在有组织水肿和伤口出血时,容易误诊,应当请有经验的医师来检查。当出现阴道黏膜和会阴体损伤时,都应该怀疑是否存在 OASIS。有文献报道,经阴道分娩 OASIS 的发生率为 1.5%~9%。

值得注意的是,直肠扣眼裂伤往往容易漏诊,漏诊后易形成直肠阴道瘘。故在评估软产道损伤前,应向产妇解释即将进行的操作和原因,确保良好的麻醉镇痛和照明,取截石位,有利于充分暴露会阴和阴道,发现裂伤时,除阴道检查外,还应进行肛门直肠指检,有条件的医院可进行肛门直肠的 B 超或三维超声检查。

由于肛门直肠超声的普及,特别是三维超声的使用,发现经阴道分娩的产妇,尽管软产道和会阴体外观完整,但产后 2 个月内肛门超声发现有 1/3 的初产妇有不同程度的肛门括约肌缺陷,三维超声发现有 11% 的产妇有肛门括约肌的损伤。由于肛门内括约肌尚完整,这些产妇并不出现肛门失禁(anal incontinence)的临床表现。然而,再次分娩时,OASIS 的发生率增加。

在分类诊断中,如果对会阴Ⅲ度损伤的程度不确定,应将其纳入更高级别的损伤中,如不能判断损伤是Ⅲa 度还是Ⅲb 度,那么应诊断为Ⅲb 度。

【手术修复】

1. 关于手术时机　原则上发生 OASIS 后,应该立即进行修复手术。

阴道分娩后 24 小时内手术,称为一期修复;产后 14 天内手术,称为早期二期修复;由于种种客观原因错过了产后立即修复者,超过 12~24 小时或组织不新鲜、水肿严重、有感染迹象,则二期手术。二期手术的时机一般是产后 2 个月后,原则是等待组织水肿、炎症完全消退,才可再次手术。

2008 年有一项随机对照研究,比较了 OASIS 产后即刻手术与延迟 8~12 小时手术的效果,随访 1 年,两者疗效相似。故一般建议,最好在产后 12 小时内手术修复 OASIS。

2. 关于手术资质　多个国家的最新指南

（SOGC、RCOG 等，2015 年），均要求手术应由有经验的医师或经过 OASIS 课程培训合格的医师实施。2015 年亚太妇产科联盟泌尿妇科委员会（AOFOG）发布的一项研究表明，经过模拟缝合训练的医师，OASIS 修补手术的成功率明显提高。手术既可由有经验的妇产科医师实施，也可由有经验的肛肠科医师实施。

3. 关于手术场地和体位　手术应在手术室或分娩室无菌的条件下进行，有良好的照明，取截石位，助手用阴道拉钩充分暴露会阴和阴道。

4. 关于麻醉　临床实际工作和多数文献报道，通常采用局部麻醉或阻滞麻醉。优点是方便快捷，术者自己操作，无需麻醉师。最重要的是肛门括约肌缝合后，通过肛门直肠指诊检查，让产妇主动收缩肛门括约肌，可以判断是否重建了肛门括约肌的功能。多数情况下，手指能感觉到肛门括约肌的微弱收缩活动，少数患者由于产程长、胎头压迫、麻醉等原因或患者自己此时不懂得如何收缩肛门，而感觉不到肛门括约肌的收缩，这并不代表重建肛门括约肌的手术不成功。

局部麻醉的不足是镇痛不全和没有肌肉松弛的作用。

区域麻醉或全身麻醉也是合适的选择。两者能提供理想的镇痛和肌肉松弛作用，由于肌肉松弛能较好地暴露和识别肛门外括约肌，可减少误诊误判，也有利于钳夹肛门外括约肌的断端，进行端 - 端吻合或重叠缝合。英国的指南推荐全身麻醉或椎管内麻醉，而加拿大的指南则认为，只要有合适的镇痛，局部浸润麻醉或阴部神经阻滞麻醉一样可以用于 OASIS 的缝合。

5. 缝合材料的选择　修复 OASIS 应选用可吸收缝线，也可选用延长吸收的缝线，但也有少数肛肠科医师在二期修复肛门括约肌时，使用不吸收的缝线。

现有在市面流通不同厂商生产的可吸收缝线，在组织中过一段时间就水解掉，不遗留异物，在水解之前的时间足够支撑各种组织的愈合。缝合时，应根据组织的性质、厚薄、多少来选用粗细不同的缝线，在张力或支撑力足够的情况下，尽可能选用较细的缝线，以减少异物反应和改善血液循环。

如 0/3 的抗菌薇乔（Vicryl）的刺激性和不适感比普迪思（PDS）要小，可用于缝合直肠黏膜。不同缝合材料，对 OASIS 愈合的影响研究较少。

有一小样本的随机对照研究（n=112），比较了薇乔（Vicryl）和普迪思（PDS），在缝合后六周时，与缝合相关的并发症没有显著差异。

羊肠线和不可吸收线在 OASIS 的缝合中，已淘汰多年。

6. 缝合方式和技巧　黏膜、肌肉、括约肌、皮下脂肪及皮肤分层缝合是基本原则。恢复原有的解剖结构是外科手术的另一项基本原则。

缝合的顺序是从上到下，从深到浅，由内到外。下面分别叙述：

直肠黏膜建议采用 3-0 的抗菌薇乔来间断或连续缝合，针距在 5mm 左右，以关闭直肠黏膜裂隙，不让肠管内的分泌物通过为原则。上下两端缝合超过裂隙 5mm，间断缝合时，不能为了节省时间而做"8"字缝合，因为，"8"字缝合影响血液循环，易导致局部缺血，影响直肠黏膜的愈合。缝线不要穿透直肠黏膜的肠腔面，缝合完毕，应做肛门直肠指检，发现缝线穿过肠腔，要予以拆除，重新缝合。

盆底肌肉以 0/2 的可吸收线缝合即可，要求不留死腔。最新的研究表明，单独缝合肛门内括约肌能减少肛门失禁或提高应急状态下肛门括约肌控制排便排气的能力。肛门内括约肌是直肠平滑肌的延续，有 3~5mm 厚，自主神经控制。静息状态下，肛门内括约肌负责维持肛门的禁锢，它对静息肛门压的贡献达 70%~85%，但它对突发情况时肛门压和持续性直肠膨胀引起的肛门压所起的作用，分别只有 40% 和 65%。

直肠由于充满粪便、分泌物、气体发生扩张，肛门内括约肌压力下降，直肠内容物与肛管感觉神经末梢接触，产生神经反射，以决定是否排便。

如果内括约肌损伤，可产生闭锁不能和损害以上反射，导致被动性肛门失禁。

肛门内括约肌的识别比较困难。IAS 位于肛门外括约肌与直肠黏膜之间，相比于 EAS 是横纹肌，IAS 是浅桃红色，与肛门黏膜的外观相似，类似于筋膜层（图 10-3-5）。

2010 年的一个小样本前瞻性的研究，建议识别和单独缝合 IAS，在产后 1 年时，能改善肛门失禁。IAS 采用端对端方式，用延迟可吸收线缝合。建议用 3-0 的薇乔缝合即可。有一个 9 个病例的 OASIS 的 RCT 研究，单独缝合 IAS，以后用肛门超声随访，IAS 完整。多篇文章报道，产后 6 个月，

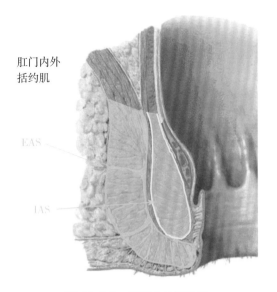

肛门内外
括约肌

EAS

IAS

图 10-3-5　肛门内外括约肌

用肛门超声检查,IAS 缺陷越多,肛门失禁越多,没有单独行 IAS 缝合的,症状越严重。

肛门外括约肌的缝合有两种方法,一种是端-端缝合,另一种重叠缝合。

EAS 是横纹肌,有一定的张力,收缩能力明显,比较好辨认。确定断端后,用 Allis 钳提起断端肌肉末端,连同肌肉的鞘膜一起缝合。用 2-0 的薇乔褥式缝合 2~3 针。理论上,褥式缝合对组织的损伤较小,没有证据支持褥式缝合优于其他缝合。

端-端缝合用于会阴损伤Ⅲa 度、Ⅲb 度亚型,不适合进行重叠缝合,重叠缝合仅适用于Ⅲb 度以上的 OASIS。

EAS 断裂后会回缩,因为需要重叠一部分组织,常常需要解剖和游离更多的 EAS 肌肉,连同鞘膜一起,重叠 10~15mm,用 2-0 的薇乔或延迟吸收的缝线进行双排纽扣式褥式缝合(图 10-3-6、图 10-3-7)。

EAS 的端-端缝合和重叠缝合的比较:重叠缝合是首先用于二期 OASIS 的修复,由 Park 和 McPartlin 1971 年报道,1999 年 Sultan 首次用于产后即刻修复 OASIS,做了 27 个患者,采用配对历史对照端-端缝合的方法,结果重叠缝合肛门失禁 8%,少于端-端缝合的 41%。2013 年的一项系统评价,纳入了 6 个试验,588 个患者,比较了 2 种方法的肛门失禁、会阴疼痛、性交不适和生活质量的改善等方面,发现随时间的延长,在 36 个月后,2 种方法不再存在谁优谁劣。

直肠扣眼损伤由于肛门括约肌未累及,仅修补直肠裂伤即可。方法同上。

阴道黏膜和肛提肌的缝合同会阴切开术,最后重建会阴体。

【术后管理】　由于麻醉和伤口疼痛的原因,术后排尿困难,故术后保留尿管 24~48 小时。建议患者无渣饮食,少吃含纤维素丰富的食物,如青菜、糙米等。

1. **大便的管理**　术后给予止泻药,如盐酸洛哌丁胺,2~4mg/ 天,持续 3~5 天,减少患者排便或不让排便,以避免排便时,大便对未愈合肛门括约肌的损伤。第 5 天起,给患者服用软化大便的容积性缓泻剂,常用乳果糖口服,每次 10ml,每天 3

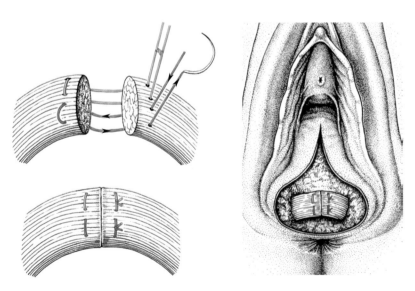

图 10-3-6　肛门括约肌端-端缝合

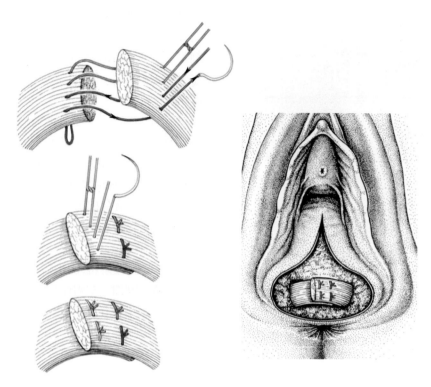

图 10-3-7 肛门括约肌重叠缝合

次。随机对照试验表明,使用缓泻剂组的患者肠功能恢复早、腹痛轻、出院早。

2. 预防性抗生素的使用 为了降低产后感染和伤口裂开的风险,多数指南建议使用广谱抗生素,二代头孢即可。一般使用 3~5 天,静脉用药。有研究显示 OASIS 患者预防性使用抗生素,对比安慰剂组和未用抗生素组,感染和伤口裂开的发生率要低。

术后 24 小时,可以给予理疗,如用 TDP 灯照射会阴和伤口,每天 2 次,一次 30 分钟,有利于促进伤口的愈合,还可减轻组织水肿和缓解伤口疼痛。

3. 术后镇痛 多数指南未谈及术后镇痛的问题,也少有随机对照的研究,可能因为欧美国家手术后镇痛是普遍现象,不存在没有镇痛的情况。故从人道主义的立场出发,手术后镇痛是必要的。可考虑给予阿片类镇痛剂和非阿片类镇痛剂,以缓解患者的疼痛不适,改善患者的主观感受。2003 年的一份系统评价指出,产后直肠使用双氯芬酸钠肠溶片可减轻首 24 小时的会阴疼痛,减少首 48 小时内麻醉药的使用量。由于阿片类有便秘作用,非甾体类消炎药如对乙酰氨基酚片很可能成为会阴镇痛的一线药物,尽管非甾体类

消炎药直肠给药效果更好,但应避免使用在会阴Ⅳ度裂伤的患者身上。阿片类镇痛剂也不应被排除,可与大便软化剂同时使用。

OASIS 的患者手术后 5~7 天,会阴伤口愈合良好,并恢复了排便功能,可以考虑出院。不建议此时为了了解肛门括约肌的功能而进行肛门指检,因为,这样做可能会损伤肛门括约肌。

【术后并发症】 近期常见的并发症有出血或血肿、伤口裂开、伤口感染化脓、伤口愈合不良、脂肪液化、缝线反应等。

远期并发症有肛门括约肌功能不全,如肛门失禁、应急状态下肛门闭锁不全、漏便、漏气等,以及直肠阴道瘘、直肠皮肤瘘、会阴伤口疼痛、会阴伤口异物感、性交困难、性交不适等。

【随访】 建议修补术后 6~12 周进行首次随访,可随访 1~3 年。随访的内容有肛门括约肌的功能状况,如大便失禁的情况,稀便失禁还是干便失禁,有无排气失禁、急迫症状等;会阴部检查、阴道直肠的检查和触诊,直肠超声检查,特别是三维超声检查,对于了解肛门括约肌的完整性和功能状况,有很大的帮助。

【小结】 会阴Ⅲ度及Ⅳ度损伤(OASIS)是阴道分娩的常见并发症,严重影响产妇的身体健康

和生活质量；分娩期的某些措施能减少 OASIS 的发生，如阴道器械助产时行会阴侧切、胎头着冠后娩出胎头、会阴按压按摩和保护等；对每一个阴道分娩的产妇，进行仔细的软产道检查是非常重要的，这样能避免漏诊；OASIS 的修复应由有经验的、经过培训的医师实施；充分的告知和密切的随访也是必需的；大多数前次分娩发生 OASIS 的产妇能再次安全阴道分娩；产前有关排便症状、肛门括约肌功能的评估对再次分娩方式的选择有重要的参考意义。

【技术难点】 直肠扣眼裂伤的发现，直肠黏膜的缝合，肛门内外括约肌的识别，肛门内括约肌的单独缝合，肛门外括约肌的缝合。

【手术技巧】

1. 直肠扣眼裂伤能通过肛门直肠指检发现，有Ⅱ度以上的会阴损伤，都行此检查，能避免漏诊。

2. 要有良好的照明和暴露，用干阴道纱布放于阴道穹隆，阻挡宫腔出血流到手术野。可用长持针器，3-0 的薇乔连续或间断缝合直肠黏膜，再关闭阴道黏膜和黏膜下组织，以处女膜缘对合为标准。

3. 先找到肛门外括约肌的两个断端，用两把 Allis 钳在肛门皮肤下，把缩回去的 EAS 提起，并拢两断端，将示指放于肛门括约肌环中，让患者收缩肛门，如能感觉到收缩，则可以确定这就是肛门括约肌。

4. 在直肠黏膜面和 EAS 之间颜色稍浅、薄薄的肌肉是肛门内括约肌，用 3-0 或 4-0 薇乔细针，端 - 端单独缝合 IAS 2~3 针，再用 2-0 薇乔重叠褥式双排扣式缝合 EAS 2~3 针。

5. 如组织不整齐，可做修剪；如无法找到 IAS，则直接做肛门括约肌的缝合。

6. 重建会阴体，缝合完毕后做阴道检查和肛门直肠指检。

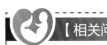【相关问题】

再次妊娠分娩方式的选择

这是一个比较复杂的问题，也是一个高度个体化的问题。目前，未见有系统评价和随机对照资料为患者推荐最好的分娩方式。OASIS 再次分娩时，分娩方式的选择有如下因素要考虑。

首先，此次妊娠胎儿大小、胎方位、母亲身体条件等产科因素有无阴道分娩的指征；其次，孕妇有无肛门失禁的症状体征，如排气排便失禁，大便急迫症状等；另外，肛门超声了解的肛门括约肌解剖学和（或）功能性缺陷的范围、程度，肛门测压的数据，还有患者的愿望。前次 OASIS 孕妇再次阴道分娩，新发肛门括约肌的损伤风险是没有 OASIS 病史孕妇的 3.8~5.9 倍，而且风险随新生儿体重的增加而增加。

加拿大安大略省的统计，尽管前次 OASIS 孕妇，再次阴道分娩发生肛门括约肌损伤的风险比没有 OASIS 病史的孕妇要高，但此孕妇再次阴道分娩再发 OASIS 的基线风险与第一次相同，都是 5.3%。事实上，绝大部分前次 OASIS 孕妇再次阴道分娩时没有发生 OASIS，而 64%~90% 的经产妇阴道分娩发生的 OASIS 是无 OASIS 病史的。

故大多数 OASIS 修补术后的患者将来妊娠后能够安全的阴道分娩。OASIS 孕妇再次阴道分娩时应该限制性使用会阴切开术。对于前次 OASIS 术后，有肛门失禁的临床表现、肛门括约肌功能减退、肛门超声发现肛门括约肌有解剖学缺陷和（或）功能缺陷、肛门测压发现肛管内压过低、可疑巨大儿者，则行选择性剖宫产。

（苏放明）

参考文献

1. Haylen BT, de Ridder D, et al. An International Urogynecological Association (IUGA)/International Continence Society (ICS) joint report on the terminology for female pelvic floor dysfunction. Neurourol Urodyn, 2010, 29: 4-20.

2. SOGC. SOGC CLINICAL PRACTICE GUIDLINE: Obstetrical Anal Sphincter Injuries (OASIS): Prevention, Recognition, and Repair. J Obstet Gynaecol Can, 2015, 37 (12): 1131-1148.

3. Teerayut Temtanakitpaisan, Suvit Bunyacejchevin, et al. Obstetrics anal sphincter injury and repair technique: A review J Obstet Gynaecol. Res, 2015, 41 (3): 329-333.

4. T Aigmueller, W Umek, et al. Guidelines for the management of third and fourth degree perineal tears after vaginal birth from the Austrian Urogynecology Working Group. Int Urogynecol J, 2013, 24: 553-558

5. Royal College of Obstetricians and Gynaecologists. The management of third-and fourth-degree perineal tears. 2007 Green Top Guideline No. 29. London (GB): RCOG; 2015.

6. M Simic, S Cnattingius, et al. Duration of second stage of labor and instrumental delivery as risk factors for severe perineal lacerations: population based study. BMC Pregnancy and Childbirth, 2017, 17: 72 D10.1186/s12884-017-1251-6.

7. JF Pennycuff, GM Northington, T Loucks, et al. Obstetric Anal Sphincter Injury as a Quality Metric: 16-Year Experience at a Single Institution. Obstetrics & Gynecology, 2016, 127: 496-500

第四节　产时急诊剖宫产术

【导读】

　　产时急诊剖宫产术可分为因为母儿生命受到严重威胁时需争分夺秒紧急手术(例如：分娩时胎心异常、脐带脱垂、子宫破裂、严重的胎盘早剥、前置胎盘伴大量阴道出血等)和一般紧急手术(临产后发现先露异常、产程延长、头盆不称、产前胎心监护异常、前置胎盘伴轻度出血等)。前者需要立即手术，后者需要尽快手术。

【概述】　产时急诊剖宫产术(caesarean section)是指在产程中因为各种原因导致母儿生命受到严重威胁，需快速终止妊娠以挽救母儿生命为主要目的的手术。产程中快速终止妊娠后并发症较择期剖宫产要高，如子宫收缩乏力引起的出血占12.5%、产后发热18.8%、伤口感染4.8%、羊水胎粪污染34.2%、新生儿高胆红素血症9.7%。

【适应证】

　　1. 产程中胎心监护异常　Ⅲ类胎监图、Ⅱ类胎监图经积极处理后半小时没好转或转变成Ⅲ类胎监图。

　　2. 产程中胎儿血检测提示胎儿缺氧。

　　3. 脐带脱垂。

　　4. 子宫破裂。

　　5. 产程延长。

　　6. 严重的胎盘早剥。

　　7. 低置胎盘或前置胎盘出血量较多。

　　8. 产程中初次发现横位，初产妇臀位。

　　9. 产程中心衰、子痫控制不佳、羊水栓塞等各种威胁母亲生命安全的并发症及合并症。

　　10. 其他为保证母儿生命健康而需尽快终止妊娠的情况。

【禁忌证】

　　1. 孕龄 <24~26 周，不同的新生儿条件的医院可以有所不同。

　　2. 胎心率持续 <70 次 / 分，应告知，剖宫产时死产的风险大大增加。

　　3. 胎儿宫内死亡，尽认真评估后尽量阴道分娩。

　　4. 胎儿有严重畸形，出生不能存活者。

【术前评估及术前准备】　了解胎儿宫内健康情况及分娩后体外存活的风险大小，与择期剖宫产不同，产时急诊剖宫产术前应对胎儿大小、胎位、胎盘位置、先露高低情况有比较清楚的了解，以此对剖宫产术中可能的困难有一定的预估。有内科、外科合并症及并发症危急母亲生命时应边准备手术边进行适当的处理，必要时病情稍稳定后再行手术。可以请相关专科医师共同商定手术时机。并制定急诊手术中可能出现的意外情况的处理对策。由于产程中急诊剖宫产术多数无法达到禁食、禁饮的要求，给手术时麻醉带来较大的风险，因此，应根据具体情况做好简单的麻醉准备，麻醉过程中最重要的是要注意控制好呼吸道。同时要依据胎儿宫内状况做好新生儿复苏及抢救准备。

【麻醉】　产时急诊剖宫产手术对麻醉要求较高，但因时间紧急，常常麻醉前准备不充分，如产妇思想准备不足、有时甚至缺少基本的常规检查、产妇有时可能是在饱腹状态等，因此在急诊剖宫产产妇中，误吸是引起产妇严重并发症甚至死亡的主要原因。在麻醉前调试好麻醉机、吸引器、喉镜、气管导管及急救药品，以便随手取用。

　　1. 局部浸润麻醉　虽然局部浸润麻醉因其阻滞不全、肌松效果差等原因在选择性剖宫产曾经被弃用，但是，在即刻剖宫产的麻醉处理中的优势是毋庸置疑的，因为局麻具有更快、更方便的优势，因此，特别对产房即刻剖宫产术来说也具有一定的优势。

2. 硬膜外麻醉　此方法为剖宫产麻醉首选，但起效时间较长，且部分可能会出现镇痛不全的问题，因而硬膜外麻醉也有其局限性。

3. 腰 - 硬膜外联合麻醉　此方法药量小、起效快、镇痛效果确切，同时也发挥了连续硬膜外麻醉的灵活性，且为术后镇痛给药提供条件。

4. 全身麻醉　曾经是上述麻醉失败的补救措施，随着麻醉学研究的进一步深入，特别是危重病学的迅速发展，以及新型麻醉药的出现，为剖宫产全麻提供了安全保障，且为术中及术后的后续管理提供了便利，特别是孕妇有严重内科合并症时全麻有较大的优势。

总之，对急诊剖宫产要根据情况选择恰当的麻醉方法。对即刻剖宫产，应以实施局麻和全身麻醉为主。对急症剖宫产根据病情从轻到重分别选择硬膜外麻醉、腰硬联合麻醉及全身麻醉。

【手术步骤】

与择期剖宫产术式无差别，但原则上为抢救胎儿，从切开皮肤到胎儿娩出以快速安全为第一要求。

1. 切开腹壁打开腹腔　剖宫产腹壁切口主要采用下腹正中纵切口和下腹横切口。单纯从速度上看选择纵切口可能更具优势，但与手术者的熟练程度有关，也与是否再次剖宫产有关，总之切口选择应本着快速、损伤小的原则以利快速结束手术对母儿威胁最小。

（1）下腹正中纵切口操作要点：切开皮肤和皮下脂肪：在脐与耻骨联合中点之间做纵切口，切口下端距耻骨联合上 1cm 以上为宜，依次切开皮肤和皮下组织，切口长度可以较择期剖宫产更长一些为妥，以方便胎儿娩出为宜，如可以适当偏长可 >12cm。切开腹直肌前鞘和分离腹直肌。对于皮下小血管出血可以用纱布压迫止血，以节约时间。打开腹膜：先用手指钝性分离腹膜外脂肪，即可清楚看到腹膜和其下方的子宫，术者和助手用小、中弯止血钳（Kelly 钳）轻轻提起腹膜，用刀切一小口，再用剪刀分别向上下扩大腹膜切口进入腹腔。

（2）下腹横切口操作：位置：多采用 Pfannenstiel 切口，即耻骨联合上两横指（3cm）的浅弧形切口与骨盆线重叠。切口的长度也应适当宽松，以 >12cm 为佳，尤其是局麻或镇痛、肌松效果欠佳时

更应取较长切口。切开腹壁打开腹腔：切开皮肤层（表皮及真皮），于中线处切开皮下脂肪 5cm 长，在中线两侧筋膜各切一小口，钝头弯剪沿皮肤切口的弧度向两侧稍剪开筋膜，注意两侧腹直肌外侧缘多个筋膜融合处，易损伤出血。

术者和助手分别用两示指从中线向两侧一并撕拉开脂肪及筋膜至与皮肤切口等长；钝性撕拉在速度上有一定优势，但较锐性剪开或切开损伤更大。皮肤及皮下出血用纱布压迫止血，一般不需结扎，少数较大的血管断裂出血者，可用蚊式止血钳钳夹至开腹，多可达到止血的目的。

术者和助手分别用鼠齿钳（Allis）提起筋膜上切缘中线两侧，示指钝性向脐孔方向从筋膜下游离两侧腹直肌，并用钝头弯剪剪断筋膜与腹白线的黏着处组织；同法用 Allis 提起筋膜下切缘中线两侧，将锥状肌从筋膜下游离。

用 Kelly 钳沿中线分离两侧腹直肌，并用手指上下钝分（注意手指应垂直，勿向腹直肌下方弯曲以免损伤其下的血管），如有锥状肌阻挡，应从中间剪开。手指钝性分离腹膜外脂肪，暴露腹膜，用 Kelly 钳轻轻提起腹膜，先用刀切开一小孔，再用剪刀向两侧各横向剪开 1~2cm（横向剪开的目的是避免撕开时向下损伤到膀胱肌层），然后左右撕开或剪开腹膜。

主刀和助手双手重叠放入腹腔，提起两侧腹壁和腹膜，向两侧牵拉以扩大腹壁和腹膜切口，用力应均匀、缓慢、逐渐增强，此时主刀应评估腹壁切口各层大小同时考虑麻醉镇痛及肌松效果，是否能顺利娩出胎儿，必要时扩大切口。

2. 暴露和切开子宫下段　暴露子宫下段：观察子宫旋转方向，子宫下段形成情况（宽度和高度），看清子宫膀胱腹膜反折（子宫下段上缘的标志）和膀胱的位置，必要时用右手进入腹腔探查。耻骨上放置腹腔拉钩，充分暴露子宫下段。

3. 切开子宫下段　于子宫下段腹膜反折下 2cm 之中线处，横弧形（弧形凹面向上）切开反折腹膜及子宫肌层长约 3~4cm，术者用左手示指和右手拇指分别放在子宫切口两端绷紧切口，减少羊水进入切口血窦的可能，待羊水基本吸净后，术者两手指均匀用力，缓慢地向两侧稍呈弧形撕开子宫切口至约 10cm 长。

4. 娩出胎儿和胎盘　子宫切口扩大后，继续吸净羊水，移除耻骨上腹腔拉钩；术者以右手进入宫腔（以主刀站在病人右侧为例，若站在左侧则

是左手操作),四指从胎头侧方滑过胎头顶部到达胎头后方,托胎头于掌心,手掌要达到枕额周径平面;术者屈肘向上向孕妇头侧适当用力,同时助手左手向上向孕妇头方提起子宫切缘上份,右手在宫底适当加压,利用杠杆原理缓慢将胎头娩出子宫切口。

(1)胎头娩出后,术者立即用手挤出胎儿口、鼻腔中液体;继而助手继续向下推宫底,主刀顺势牵引,娩出前肩、后肩和躯干;主刀将胎儿置于头低位,再次用手挤出胎儿口鼻黏液和羊水,助手钳夹切断脐带,胎儿交台下人员处理。

(2)胎儿娩出后,台下人员在静脉输液中加入缩宫素(常规是 500ml 晶体液加入缩宫素 10U,给药速度根据病人反应调整,常规速度是 250ml/h)以预防产后出血,术者和助手迅速用卵圆钳夹子宫切口出血点,要特别注意钳夹好切口两端,以免形成血肿,卵圆钳钳夹困难时可换用 Allis 钳钳夹。钳夹切口完成后,子宫肌壁注射缩宫素 10U(前置胎盘、多胎妊娠、羊水过多等产后出血高危产妇,可考虑直接宫壁注射卡前列腺素氨丁三醇 250μg)。

(3)给予宫缩剂后,不要急于徒手剥离胎盘,耐心等待胎盘自然剥离后牵引娩出,以减少出血量。娩胎盘时要注意完整娩出胎膜,特别注意子宫切口边缘及宫颈内口上方有无胎膜残留。

(4)胎盘娩出后,检查胎盘胎膜是否完整,并用卵圆钳钳夹纱布块擦拭宫腔 3 次,蜕膜组织过多者,可用有齿卵圆钳伸入宫腔悬空钳夹清除之。

5. 缝合子宫　用 1-0 薇乔可吸收线,分两层连续缝合。第一层从术者对侧开始,先用两把 Allis 钳钳夹好切口顶部,在其外侧 0.5~1cm 做"8"字缝合后,打结,不剪断缝线,然后全层连续缝合至术者侧,最后一针扣锁缝合,也要超出角部 0.5~1cm。第二层从主刀侧向对侧将浆肌层(包括反折腹膜)做连续包埋缝合,应在第一层缝线中间进针,缝到对侧后,与第一层保留的缝线打结。

6. 关腹

(1)关腹前先检查子宫及双附件有无异常,如发现异常则相应处理。彻底清除盆腹腔积液,仔细清点纱布器械无误。

(2)2-0 薇乔可吸收线或 1 号丝线连续缝合腹膜。

(3)检查、止血,2-0 薇乔可吸收线或 4 号丝线间断缝合腹直肌 2~3 针。

(4)2-0 薇乔可吸收线或 4 号丝线间断或连续缝合腹直肌前鞘或筋膜。

(5)0 号丝线间断缝合皮下脂肪。

(6)4-0 薇乔可吸收线皮内缝合或 1 号丝线间断缝合皮肤。

(7)切口覆盖纱布,按压宫底,挤出宫腔内积血。

剖宫产术见视频 10-4-1;剖宫产术中产后出血的预防和处理见视频 10-4-2。

视频 10-4-1　剖宫产术

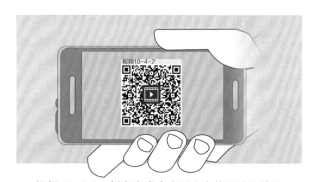

视频 10-4-2　剖宫产术中产后出血的预防和处理

【术后并发症】

1. 伤口感染　包括腹壁各层及子宫切口感染均会发生。产时急诊剖宫产多因进入产程,产程中为了解产程进展无论是肛查还是阴道检查都会增加急诊剖宫产术后伤口感染发生的机会,伤口感染多为患者生殖道及消化道细菌所致,因而,手术前除按常规消毒皮肤外,产程中尽量减少不必要的肛门检查,阴道检查也应注意消毒。手术操作严格按外科手术原则执行,如腹壁缝合时要注意对合整齐,不留死腔,止血彻底。

2. 子宫伤口延裂　产程中剖宫产尤其是在第二产程剖宫产时胎头深嵌骨盆,常有一定的出头困难,若强行用暴力娩出胎儿,则会发生子宫切口撕裂,撕裂多向切口两侧延长,但有时娩胎头时用力不正确也可能使子宫切口向下撕裂延向阴道,甚至膀胱损伤。也可能两者均有,或者撕裂不规则。这种情况在剖宫产瘢痕子宫再次剖宫产时更易发生值得警示。切口撕裂增加子宫切口血肿发生的机会。后者也是剖宫产术中比较多见的并发症,血肿可以发生在子宫切口撕裂时也可发生在子宫切口缝合时,因为缝针刺伤子宫两旁的子宫动脉所致。若术中规范操作多可避免。首先,子宫切口第一针应缝合在切口顶端外侧 0.5~1cm,以防回缩的血管漏扎。其次,打结宜紧勿松。在缝合子宫切口及时打结应松紧适度以达到止血为度,针距一般以 1.5cm 为宜,子宫切口上下段对合整齐,尤其是对于子宫上下段厚薄不一更应注意,因为子宫切口下段多较薄,缝合时可以切口下缘全层与上缘子宫肌层对合缝合以避免子宫切口愈合不良。

3. **胎儿损伤** 产程中剖宫产时因产程进展不同,子宫下段厚薄可能存在较大差异。这时子宫下段先露部位多无羊水囊,若稍不注意在切开子宫时极易损伤胎儿。这时可以小心切开子宫浆肌层,即用刀腹分次轻轻划开,切勿用刀尖做深切,以免损伤胎儿,对羊水过少及再次剖宫产时尤其应小心,也可用刀片先切开浆膜层或浆肌层,再用血管钳钝性分开子宫全层,助手同时吸净切口血液或羊水,这样可以避免胎儿损伤。胎儿娩出时动作应轻柔,缓慢持续用力,不用暴力,按正确的分娩机转娩出胎儿,可以减少胎儿其他损伤如头颅骨折、肢体骨折等。

4. **胎儿娩出困难** 这是急诊剖宫产术常常碰到的问题,多数是因为进入产程中,胎头已经深嵌骨盆中所致。一般地宫口开大 5cm 时先露即达到坐骨棘水平,这时就有可能会发生胎儿娩出困难的可能。在剖宫产中仍然有规律的宫缩增加了胎儿娩出的困难。若实施胎儿娩出动作但多次无法娩出胎儿则大大增加新生儿窒息的风险,严重者甚至会致死产或新生儿死亡。胎头深陷的原因多数是由于产程中宫口已经扩张到 5cm 以上,头先露时颅骨的最低点已下降到坐骨棘水平以下。剖宫产率越低的地区或医院这种情况发生率越高,发生胎头深陷的多数产妇是在产程发动后进行剖宫产的。宫口扩张越大、先露越低发生这种情况的机会也就越大。

在经验不足时多数术者的处理方法是强行或用暴力把手伸入胎头侧面再强力进入先露底部,有时勉强会成功,但这种做法的最大危险是,极易造成子宫下段切口的撕裂,前者可能会造成阔韧带撕裂而出现严重出血,甚至损伤输尿管。纵向性撕裂可致切口缝合困难,且影响子宫切口的愈合。有时术者与助手轮流操作以求快速娩出胎儿,但这种做法,若不是由于术者或助手的技术问题,有时也同样会发生上述错误。加上反复操作会加重对胎儿的刺激,使得胎儿的自主呼吸增加,从而增加胎儿羊水吸入及胎儿宫内缺氧的风险。有时术者勉强把手插入胎头与骨盆之间,但用力方向不对或用力时机不恰当也难以娩出胎儿,且会导致严重的子宫撕裂。正确的处理方法应该是,术前应对胎头深陷有所预估,在阴道分娩试产过程中,如产程已进入活跃期尤其是在进入第二产程先露较低时,产程进展不顺改行剖宫产者就应想到有胎头深陷的可能。这时手术应由技术比较熟练的医师进行,台下备用助产士或医师以备必要时协助。可以采用以下方法娩出胎儿:

首先可以采用调整体位,使头低臀高:此法适用于深陷的胎头与骨盆壁之间可以容下术者四指时,术者上半身弯曲右肩适当向术野靠近(术者立于产妇右侧为例),使右臂与子宫的长轴平行,以利右手四指插入胎头与骨盆之间,等待宫缩间隙期以持续缓慢的斜向上的力量使胎头逐渐上移至子宫切口处,若无法判定子宫收缩与否,应把手置于胎头下方,向前上方用力需持续达 1 分钟以上,多数情况下会发现胎头突然松动。这与子宫收缩间隙期到来有关,有时术者操作数秒或数十秒不成功又更换术者再次进行操作,上述困难依旧,反而增加胎儿宫内缺氧的风险。一旦胎头上移,则按常规即可轻易娩出胎儿。本法的原则是使胎头缓慢水平地退出骨盆腔,若违背平行原则,一是胎头上移困难,二是因手臂紧压子宫切口的下缘,使其张力增加,导致娩出胎头过程中切口撕裂。

其次是上推胎肩法:若在子宫切开前预估到有可能胎头深陷,可以用手触摸胎头位置,再次证实胎头深陷,这时子宫下段切口应适当向上移到子宫体与子宫下段交界下 2cm,这里子宫肌层较厚,切开后扩张性较好在娩出胎儿时不易撕裂。子宫切开后,可发现切口下是胎儿的肩部,进一步确实胎头深陷。此法适用于深陷的胎头与骨盆壁之间难以容下术者四指时。主刀先用双手示指和中指分置左右胎肩,以持续向斜上的力量上拉胎肩,使胎头从盆腔娩出至切口水平,再娩出胎头,同样持续用力的时间也可以达到1分钟以上,胎儿多会在宫缩间隙期向上松动,接着以常规方法娩出胎儿。也可以采用阴道内上推胎头法:估计胎头娩出困难者,术前外阴阴道消毒,在切开子宫前,台下助手应做好上推胎头的准备。术中确实困难者台下助手用手指持续向上用力推动胎头,胎头松动后再由术者台上娩出胎儿。以上两种方法术者可以依据自己掌握情况使用,对于以上方法仍无法娩出胎儿时,可以以臀位分娩方法先娩出胎足或胎臀,多数情况下也可以顺利娩出胎儿。若术前对胎头深陷有所预估也可先用宫缩抑制剂适当抑制宫缩对娩出胎儿可能会有帮助。对于胎头没有深嵌骨盆或者胎头高浮者,如因为胎儿宫内窘迫实施剖宫产时,若术中胎儿娩出困难可使用单叶产钳:若术者对产钳操作比较熟练也可用单叶产钳助娩胎儿,用剖宫产出头产钳插入胎头下方,持续缓慢用力逐渐将胎头撬出切口。忌用大角度暴力上撬胎头,以避免子宫下段的严重撕裂。也可能负压吸引辅助娩出胎儿。

 【关键点】

1. 严格把握产程中急诊剖宫产术指征。

2. 术前充分预估手术中可能出现的意外情况及困难,并制定相应对策。

3. 做好必要的术前准备。

4. 术后适当加强抗感染治疗。

（徐先明）

参考文献

1. Davis G, Fleming T, Ford K, et al. Caesarean section at full cervical dilatation. Australian and New Zealand Journal of Obstetrics and Gynaecology, 2015; 55:565-571.

2. Vousden N, Cargill Z, Briley A, et al. Caesarean Section at full dilatation:incidence, impact and current management. The Obstetrician & Gynaecologist, 2014; 16:199.

3. McKelvey A, Ashe R, McKenna D, et al. Caesarean section in the second stage of labour:a retrospective review of obstetric setting and morbidity. J Obstet Gynaecol, 2010, 30(3):264-267.

4. Veisi F, Zangeneh M, Malekkhosravi S, et al. Comparison of "push" and "pull" methods for impacted fetal head extraction during cesarean delivery. International Journal of Gynecology and Obstetrics, 2012, 118:4-6.

5. Berhan Y, Berhan A. A meta-analysis of reverse breech extraction to deliver a deeply impacted head during cesarean delivery. Internation Journal of Gynecology and Obstetrics, 2014, 124:99-105.

第五节　新生儿窒息

【导读】

新生儿窒息(neonatal asphyxia)是指由于产前、产时或产后的各种病因,使胎儿发生宫内窘迫或娩出过程中发生呼吸、循环障碍,导致生后1分钟内无自主呼吸或未能建立规律呼吸,以低氧血症、高碳酸血症和酸中毒为主要病理生理改变的疾病,是新生儿死亡及小儿致残的主要原因之一。根据世界卫生组织的统计,每年全世界四百多万新生儿死亡中约有1/4是死于新生儿窒息,这些患儿大多都未能接受正确的复苏;而有100万以上的婴儿由于围产期窒息而出现不同程度的后遗症。

【概述】　产前、产时及产后任何可引起胎儿或新生儿血氧饱和度下降的因素均可引起新生儿窒息。目前国内外尚无统一的新生儿窒息诊断标准,大多数国家或地区仍将Apgar评分作为新生儿窒息的诊断依据。Apgar评分操作简便易行,但存在主观评估干扰,且易受其他混杂因素如早产、先天发育异常等影响。1996年美国儿科学会和美国妇产科学会对于严重的可能引起神经系统后遗症的围生期窒息联合发布了诊断标准,我国则在2013年由中国医师协会新生儿专业委员会结合临床研究和窒息的预后转归制定了窒息诊断和分度的标准。目前国内仍沿用Apgar评分作为新生儿窒息的诊断标准。

【病因】　凡能导致胎儿或新生儿缺氧的各种因素均可引起窒息。

1. **母体因素**　①缺氧:呼吸功能不全、严重贫血及CO中毒等;②胎盘功能障碍:心力衰竭、血管收缩(如妊娠高血压综合征)、低血压等。此外,年龄≥35岁或<16岁及多胎妊娠等窒息发生率较高。

2. **胎盘异常**　前置胎盘、胎盘早剥和胎盘钙化、老化等。

3. 脐带异常　脐带受压、脱垂、绕颈、打结、过短和牵拉等。

4. 胎儿因素　①早产儿、小于胎龄儿、巨大儿等；②畸形：如后鼻孔闭锁、肺膨胀不全、先天性心脏病等；③宫内感染致神经系统、呼吸系统受损；④呼吸道阻塞：如胎粪吸入等。

5. 分娩因素　难产、产钳、胎头吸引，产程中使用麻醉药、镇痛药及催产药等。

【发展过程】

1. 原发性呼吸暂停　缺氧初期，机体出现代偿性血流灌注重新分配。由于儿茶酚胺分泌增加和其选择性血管收缩作用，使肺、肾、消化道、肌肉及皮肤等器官的血流量减少，而脑、心及肾上腺的血流量增加。此时由于缺氧而导致的呼吸停止，即原发性呼吸暂停（primary apnea），表现为呼吸暂时停止、心率先增快后减慢，血压升高，伴有发绀，但肌张力存在。若病因解除，经清理呼吸道和刺激即可恢复自主呼吸。

2. 继发性呼吸暂停　若缺氧持续存在，在原发性呼吸暂停后出现几次喘息样呼吸，继而出现呼吸停止，即继发性呼吸暂停（secondary apnea）。此时表现为呼吸停止，心率和血压持续下降，周身皮肤苍白，肌张力消失。此阶段对清理呼吸道和刺激无反应，通常需正压通气方可恢复自主呼吸。

临床上有时难以区分原发性和继发性呼吸暂停，为不延误抢救，均可按继发性呼吸暂停处理。

【诊断标准】　国内现行多以 Apgar 评分作为新生儿窒息的诊断标准，1996 年美国儿科学会和美国妇产科学会及 2013 年中国医师协会新生儿专业委员会制定的窒息诊断和分度的标准尚未得到广泛认可。

1. 基于 Apgar 评分的新生儿窒息诊断标准和分度　自 1953 年美国学者 Virginin Apgar 提出使用 Apgar 评分系统对新生儿窒息进行评价以来，Apgar 评分至今被认为是一种简便易行的评估新生儿窒息的方法。Apgar 评分由 5 项体征组成，评分者不需借助实验室检查即可对初生的婴儿进行简便迅速的评估，为保证 Apgar 评分的客观性，评分者最好由非接生者，如麻醉师或新生儿科医师进行评分。Apgar 评分用于评估新生儿窒息敏感性较高，但其本身有许多局限之处。如早产儿特别是超低出生体重儿由于自身发育不成熟，肌张力低下和对外界刺激的反应相对较差，这些患

儿 Apgar 评分与实际状况不相符，可能低于正常。再如某些伴有先天发育异常的患儿可能存在肌张力低下、呼吸节律或心律异常，影响 Apgar 评分结果。产妇分娩前及分娩中使用镇静剂、麻醉剂等药物亦可影响新生儿，使其处于抑制状态，造成新生儿 Apgar 评分偏低。

Apgar 评分是临床评价出生窒息程度的简易方法。①评价时间：分别于生后 1 分钟、5 分钟和 10 分钟进行。②内容：包括皮肤颜色（appearance）、心率（pulse）、对刺激的反应（grimace）、肌张力（activity）和呼吸（respiration）（表 10-5-1）。③评价标准：每项 0~2 分，满分共 10 分。1 分钟 Apgar 评分 8~10 为正常，4~7 分为轻度窒息，0~3 分为重度窒息。④评估的意义：1 分钟评分反映窒息严重程度，5 分钟及 10 分钟评分除反映窒息严重程度外，还可反映窒息复苏的效果及帮助判断预后。⑤注意事项：应客观、快速及准确进行评估；胎龄小的早产儿成熟度低，虽无窒息，但评分较低；孕母应用镇静药等，评分可较实际低，Apgar 评分扣分的顺序及恢复的顺序见表 10-5-2。

表 10-5-1　新生儿 Apgar 评分内容及标准

体征	0 分	1 分	2 分
皮肤颜色	青紫或苍白	躯干红，四肢紫	全身红
心率（次/分）	无	<100	>100
弹足底或刺激后反应	无反应	有皱眉动作	哭，喷嚏
肌张力	松弛	四肢略屈曲	四肢活动
呼吸	无	慢，不规则	正常，哭声响

表 10-5-2　Apgar 评分扣分及恢复的顺序

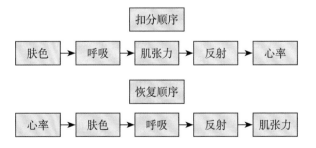

2. 美国标准　美国儿科学会和美国妇产科学会在 1996 年对可能引起神经系统后遗症的严重围生期窒息进行了定义，提出诊断严重的围生期窒息时应同时具备以下四条标准：

（1）脐动脉血气分析提示严重的代谢性或混合性酸中毒（pH<7.00）。

（2）Apgar 评分 0~3 分持续超过 5 分钟以上。

（3）新生儿出现神经系统的异常表现，如惊厥、昏迷或肌张力低下。

（4）出现多器官（如心血管系统、消化系统、血液系统、呼吸系统或泌尿系统）功能损伤的表现。

3. 中国医师协会新生儿专业委员会制定的标准　2013 年中国医师协会新生儿专业委员会制定了《新生儿窒息诊断和分度标准建议》，具体如下：

（1）有导致窒息的高危因素。

（2）出生时有严重呼吸抑制、至生后 1 分钟仍不能建立有效自主呼吸且 Apgar 评分≤7 分；包括持续至生后 5 分钟仍未建立有效自主呼吸且 Apgar 评分≤7 分或出生时 Apgar 评分正常、但至出生后 5 分钟降至≤7 分者。

（3）脐动脉血气分析 pH<7.15。

（4）除外其他引起低 Apgar 评分的病因：如呼吸、循环、中枢神经系统先天性畸形，神经肌肉疾患，胎儿失血性休克，胎儿水肿，产妇产程中使用大剂量麻醉镇痛剂、硫酸镁引起的胎儿被动药物中毒等。

以上第 2~4 条为必备标准，第 1 条为参考标准。其分度标准为：无缺氧缺血性脏器损伤为轻度窒息，有缺氧缺血性脏器损伤为重度窒息。

【并发症】　新生儿窒息常见的并发症包括：①中枢神经系统：缺氧缺血性脑病和颅内出血；②呼吸系统：肺炎、胎粪吸入综合征、呼吸窘迫综合征及肺出血等；③心血管系统：缺氧缺血性心肌损害、持续性肺动脉高压等；④泌尿系统：肾功能不全、急性肾小管坏死及肾静脉血栓形成等；⑤代谢方面：低血糖或高血糖，低血钙及低钠血症等；⑥消化系统：应激性溃疡和坏死性小肠结肠炎等。

【治疗】　新生儿窒息的复苏（resuscitation）必须分秒必争，由产科、新生儿科医师合作进行。

1. 复苏方案　自从 1987 年美国儿科学会（AAP）和美国心脏协会（AHA）开发了新生儿复苏项目（NRP）并向全世界推广，大大降低了新生儿窒息的死亡率和伤残率。目前全球新生儿复苏多参考美国指南，该指南约 5 年左右更新 1 次，最新的是《中国新生儿复苏指南（2016 年北京修订）》。该指南采用国际公认的 ABCDE 复苏方案：①A（airway）清理呼吸道；②B（breathing）建立呼吸；

③C（circulation）恢复循环；④D（drugs）药物治疗；⑤E（evaluation and environment）评估和环境（保温）。其中评估和环境（保温）贯穿于整个复苏过程中。在 ABCDE 的复苏原则下，新生儿窒息复苏的过程包括以下环节：①快速评估与初步复苏；②正压通气与氧饱和度监测；③喉镜下气管插管正压通气及胸外心脏按压；④药物（包括必要时的扩容）；⑤复苏后监护。执行 ABCD 每一步骤的前后，应对评价指标即呼吸、心率（计数 6 秒钟心率然后乘 10）和氧饱和度进行评估。根据评估结果做出决定，执行下一步复苏措施，即应遵循：评估→决定→操作→再评估→再决定→再操作，如此循环往复，直到完成复苏。

2. 复苏步骤　《中国新生儿复苏指南（2016 年北京修订）》复苏流程图见图 10-5-1 所示，其每步要点分述如下：

（1）初步评估：包括了四个需要回答的问题，即羊水是否清亮、新生儿是否足月、是否有哭声或呼吸、肌张力是否正常。如存在问题，应进入初步复苏。初步复苏包括五个步骤：保持体温、摆正体位、清理气道、擦干全身、给予刺激。初步复苏的五个步骤应严格按照顺序进行，不能调换否则将影响复苏效果。患儿未置于恰当的体位可能造成呼吸道不通畅，影响患儿自主呼吸的建立和正压通气的效果；若患儿羊水粪染且无活力，在清理气道前给予擦干、刺激可能使胎粪颗粒随患儿深吸气或啼哭而进入气道深处。对于经过初步评估不需要复苏的新生儿（即四个问题均回答为"否"），保持体温、摆正体位、必要时对气道的清理、擦干全身以及适当地给予刺激对他们同样重要。完成初步评估及初步复苏，并进行再评估完成，整个时间应控制在新生儿出生 30 秒内。

1）保持体温：保暖对于新生儿很重要，由于新生儿体表面积相对较大，热量散失较快，不恰当的保暖可影响新生儿的复苏效果。无论是否需要复苏，在新生儿娩出前都应做好保暖的准备，通常是将辐射保暖台预热，或因地制宜准备保温措施如预热毯子。但在复苏过程中若有条件应注意监测患儿中心体温，以避免保暖温度过高造成呼吸抑制等。对出生体重 <1500g 的极低出生体重儿（very low birth weight infants，VLBWI）可将其头部以下躯体和四肢放在清洁的塑料袋内，或盖以塑料薄膜置于辐射保暖台上。在复苏的全过程中均需注意对新生儿进行正确地保暖，如在擦干患儿后

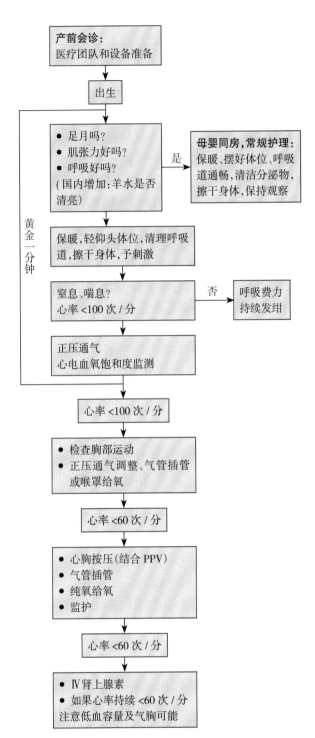

图 10-5-1 中国新生儿复苏指南(2016年北京修订)复苏流程图

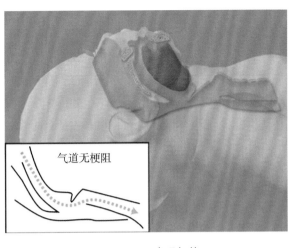

气道无梗阻

图 10-5-2 鼻吸气位

3) 清理气道:无论是否需要复苏,肩娩出前助产者需用手将新生儿的口咽、鼻中的分泌物挤出。娩出后,若有必要,应清理新生儿的呼吸道。可用吸球或吸管(12Fr 或 14Fr)进行吸引,应注意先口腔后鼻腔的顺序(Mouse-Nose)。注意应限制吸管的深度及吸引时间,每次吸引应控制在10秒以内,吸引器负压不超过 100mmHg(13.3kPa)。过度用力吸引可刺激迷走神经引起心动减慢并使自主呼吸出现延迟,亦可能引起喉痉挛或造成局部黏膜损伤。对于羊水有粪染的新生儿,是否需要进行气管内吸引需评估新生儿的活力。有活力的定义是需同时满足以下三条:①规则呼吸或哭声响亮;②肌张力好;③心率 >100 次/分。若新生儿能达到上述三条标准,为有活力的新生儿,则继续进行初步复苏的其他步骤;若任何一条不能满足,则判定为无活力的新生儿,此时需进行气管内胎粪吸引。气管内的胎粪吸引应使用胎粪吸引管完成。将胎粪吸引管直接连接气管导管,吸引时用右手将气管导管固定在新生儿上腭,左手示指按压胎粪吸引管的手控口,在持续负压下一边吸引一边退出气管导管,需 3~5 秒将气管导管撤出。必要时可重复插管再吸引。若无胎粪吸引管,进行气管插管后以适当的较粗的吸引管自气管导管内进行吸引。

4) 正确刺激:用手拍打或手指轻弹新生儿的足底或摩擦背部2次以诱发自主呼吸,注意动作应当轻柔。暴力地拍打或是摇晃患儿可能对新生儿造成伤害,特别是早产儿,更容易增加他们发生颅内出血的危险。如这些操作无效则表明新生儿处于继发性呼吸暂停,需要正压通气。新生儿缺氧的第一个症状是呼吸的改变。最初是呼吸的增

应将使用过的湿毛巾尽快移除。

2) 摆正体位:应将新生儿头轻度仰伸,即置于鼻吸气位,以使咽后壁、喉和气管成一直线,如图 10-5-2 所示。仰伸程度不足或过度均可造成气道的梗阻,增加气道阻力,影响通气效果。在进行其他操作如吸引、擦干后,应注意重新摆正新生儿体位,使其始终处于鼻吸气位。

表 10-5-3　正常足月儿分钟目标氧饱和度值

生后时间	1 分钟	2 分钟	3 分钟	4 分钟	5 分钟	6 分钟
氧饱和度	60%~65%	65%~70%	70%~75%	75%~80%	80%~85%	85%~90%

快,继而出现呼吸暂停,并可伴有心率的下降。此时新生儿处于原发性呼吸暂停阶段,给予刺激能使其呼吸恢复。但若缺氧持续存在,新生儿会在多次喘息后进入继发性呼吸暂停阶段,此刻刺激不能使其呼吸恢复,必须给予人工呼吸。

(2) 初步复苏后再次评估:正常足月新生儿出生后有一个氧饱和度逐步上升的过程,其分钟目标氧饱和度值如表 10-5-3 所示。

若患儿有自主呼吸且心率≥100 次 / 分,但有持续发绀或呼吸困难表现,应予以保持气道通畅(如摆正体位、清理呼吸道)并行氧饱和度监测。若氧饱和度不能达到目标值可考虑予以常压吸氧;若患儿有持续存在的呼吸困难表现,可考虑予以 nCPAP 辅助通气。如再次评估患儿仍未建立良好的呼吸,且心率低于 100 次 / 分,按照复苏流程,应进入正压通气及氧饱和度监测的步骤,此操作应在 60 秒内完成。建立充分的正压通气是新生儿复苏成功的关键,其指征为:①呼吸暂停或喘息样呼吸;②心率 <100 次 / 分。满足任何一条即需要开始正压通气。正压通气包括气囊面罩正压通气和 T- 组合复苏器。由于不能有效地监测复苏气囊的输出压力,对于有条件的单位应考虑配备压力表以避免复苏过程中压力过高而导致肺损伤。而 T- 组合复苏器操作简便、能直观地显示压力,且能维持稳定的 PIP 及 PEEP,维持功能残气量,故更推荐使用 T- 组合复苏器进行复苏操作,特别是早产儿。正压通气压力需要 20~25cmH₂O,对于少数病情严重、肺顺应性较差的初生儿可用 2~3 次 30~40cmH₂O 压力,此后将压力维持在 20cmH₂O。使用 T- 组合复苏时可预设吸气峰压(PIP)为 20~25cmH₂O,呼气末正压(PEEP)为 5cmH₂O,安全压为 30~40cmH₂O。单独给予正压通气时的频率为 40~60 次 / 分,在与胸外心脏按压配合时的频率应为 30 次 / 分。充分通气 30 秒后应再对心率、呼吸及氧饱和度进行评估。在复苏时,尤其是需要正压通气时,足月儿可以使用空气进行复苏,早产儿开始可给予 30%~40% 的氧气。可使用空气 - 氧混合仪调整给氧浓度,使氧饱和度达到目标值。在不能获得空气 - 混合仪时,可将自动充气式气囊连接 100% 的氧源后去除储

氧袋(此时到达患氧儿的氧浓度约为 40%)。若有效通气 90 秒心率不增加或氧饱和度增加不满意,可将氧浓度提高到 100%。无论足月儿或早产儿,在进行正压通气时均需对导管前的氧饱和度进行监测,即将脉搏氧饱和度仪的传感器放在右上肢(如手腕或手掌的中间表面)。正压通气有效应表现为心率迅速增加、胸廓可见起伏、双侧呼吸音对称、氧饱和度上升及患儿的反应好转。如果正压通气无效,即患儿的心率、氧饱和度无明显好转,应首先评估通气步骤是否正确,包括气道是否通畅(体位摆放是否合适、气道分泌物是否充分清理干净、张开新生儿的口腔)、面罩是否与新生儿的面部密闭(面罩应以恰能封住新生儿口鼻但不能盖住眼睛或超过下颌为宜)、气囊是否漏气等。经过 30 秒充分正压通气后,如有自主呼吸且心率≥100 次 / 分,则可逐步减少停止正压通气。若患儿需持续气囊面罩正压通气(即通气时间 >2 分钟),可经口置入 8Fr 胃管,用注射器抽气以避免胃充盈,并将胃管远端处于开放状态。而在临床上,对于需要长时间正压通气的患儿,往往应当积极考虑气管插管。

(3) 气管插管:气管插管是新生儿复苏的核心技术,其指征为:包括以下任何一条:①需要气管内吸引清除胎粪时;②气囊面罩正压通气无效或要延长时;③胸外按压时;④经气管注入药物时;⑤特殊复苏情况,如先天性膈疝或超低出生体重儿,要求整个气管插管操作在 20 秒内完成,并且动作要轻柔。左手拇指与示指、中指、无名指持喉镜,小指靠在新生儿颊部进行支撑。舌片沿着舌面右边滑入,将舌头推至口腔左边,推进镜片直至其顶端达会厌软骨谷。以"一抬一压"的手法,将整个舌片平行朝镜柄方向移动,抬起会厌软骨以暴露声门和声带。若暴露不充分时由操作者用自己左手的小指或助手向下压环状软骨使气管下移协助暴露声门区域。禁忌使用上撬的方式来抬起镜片,以免对新生儿造成损伤。若在插管时遇到声带关闭时,切忌暴力操作,可采用 Hemlish 手法,助手用右手示、中两指在胸外按压的部位向脊柱方向快速按压 1 次促使呼气产生,声门就会张开。充分暴露后,右手持气管导管插入声门,使管

端接近气管中点。舌片通常选用直镜片。足月儿用 1 号,早产儿用 0 号,超低出生体重儿尚可选用 00 号。用的气管导管为上下直径一致的直管(无管肩)、不透射线和有厘米刻度。导管大小的选择如表 10-5-4 所示。

表 10-5-4 新生儿气管导管的选择

体重(g)	导管内径(mm)	上唇 - 气管管端距离(cm)
≤1000	2.5	6~7
~2000	3.0	7~8
~3000	3.5	8~9
>3000	4.0	9~10

插管时可通过以下方法判断导管管端是否位于气管中点:①声带线法,即送管时使导管声带线与声带水平吻合;②胸骨上切迹摸管法,即操作者或助手的小指尖垂直置于胸骨上切迹,当导管在气管内前进中小指尖触摸到管端表示管端已达气管中点;③体重法,即根据前文表格中不同体重患儿上唇 - 气管管端的距离来进行判断,但应注意患儿体位的改变会影响插入深度。此外,尚有以下方法确定导管的位置:①正压通气时胸廓起伏对称;②听诊示双肺呼吸音对称、尤其是腋下,且胃部无呼吸音;③正压通气不使胃部扩张;④呼气时导管内有雾气;⑤患儿的心率、肤色和反应迅速好转;⑥在有自主循环的患儿,呼出 CO_2 检测器可有效确定气管插管位置是否正确;⑦胸部平片可清晰地显示导管及末端的位置。在复苏过程中若气囊 - 面罩通气无效,气管插管失败或不可能进行气管插管(如患儿合并颜面部发育畸形),以及小下颌或舌相对过大时(如 Robin 综合征及唐氏综合征),在患儿体重≥2000g 时可考虑使用喉罩气道提供有效的正压通气。喉罩气道操作简便,操作者用示指将喉罩顶部向硬腭侧"盲插"入新生儿口腔,并沿其硬腭将喉罩安放在声门上方,经向喉罩边圈注入约 2~3ml 空气,即可使边圈覆盖并密闭喉部。此时即可通过喉罩气道的连接口连接复苏囊或其他辅助呼吸装置进行正压通气。

(4)胸外心脏按压:复苏中经充分正压通气 30 秒后心率 <60 次 / 分,则在正压通气同时须进行胸外按压。如果患儿在复苏开始时心率即已低于 60 次 / 分,应立即行气管插管并同时开始胸外心脏按压。按压位置在胸骨体下 1/3,即新生儿两乳头连线中点下方。可根据患儿体型及复苏者手

大小情况,采用拇指法(双手拇指端压胸骨,双拇指重叠或并列,双手环抱胸廓支撑背部)或双指法(右手示、中两个手指尖放在胸骨上,左手支撑背部)进行复苏。按压深度为前后胸直径的 1/3,使按压产生可触及脉搏的效果。注意按压时间应稍短于放松时间,放松时拇指或其他手指应不离开胸壁。由于胸外心脏按压时总是会与正压通气配合,因此每分钟应进行 90 次 / 分胸外心脏按压和 30 次 / 分正压通气,即每 2 秒进行 3 次胸外按压及 1 次正压通气,胸外心脏按压 30 秒后应进行再评估。如患儿且心率持续低于 60 次 / 分,经胸外心脏按压配合正压通气仍无好转,应考虑给予药物。

(5)药物使用:新生儿复苏成功的关键是建立有效的正压通气。新生儿心动过缓的主要原因仍是肺部通气不足及随之而来的严重缺氧,因此大多数新生儿不需要采取药物复苏。目前用于新生儿复苏的药物主要包括肾上腺素及扩容剂,碳酸氢钠在新生儿复苏时不再作为常规推荐。

1)肾上腺素:肾上腺素的使用指征是心搏停止或在 30 秒有效的正压通气配合胸外心脏按压后,心率持续低于 60 次 / 分。新生儿总是使用经稀释的 1/10 000 的肾上腺素溶液,因 1/1000 的肾上腺素可能会增加早产儿颅内出血的危险。给药途径可包括经静脉途径和经气管导管途径。首选自静脉途径给药,剂量为 0.1~0.3ml/kg 的 1:10 000 溶液;若静脉途径建立困难或在给药时尚无静脉通道,可考虑经气管注入,此时剂量为 0.5~1ml/kg 的 1:10 000 溶液。必要时 3~5 分钟重复 1 次,但重复给药应选择静脉途径。脐静脉是静脉注射的最佳途径。在复苏时可插入 3.5Fr 或 5Fr 的不透射线的脐静脉导管,尖端达皮下进入静脉后,轻轻抽吸即可见回血流出,是较为方便且能快速建立的血管途径,可用于经静脉途径给予肾上腺素及扩容剂。但应注意勿插入过深,否则高渗透性和影响血管的药物可能直接损伤肝脏。在操作时还应避免将空气推入脐静脉。

2)扩容剂:对于低血容量或怀疑失血、休克的新生儿在对其他复苏措施无反应时考虑扩容。应选择等渗晶体溶液(推荐使用生理盐水)进行扩容,首剂为 10ml/kg,经外周静脉或脐静脉缓慢推入,推注时间应 >10 分钟。对于大量失血的患儿应输入与患儿交叉配血阴性的同型血或 O 型红细胞悬液。不恰当的扩容可能会导致血容量负荷增加导致并发症的发生,如颅内出血。因此扩容

表 10-5-5　新生儿复苏后未建立有效正压通气常见原因

情况	病史/临床症状	措施
气道机械性阻塞		
胎粪或黏液阻塞	胎粪污染羊水/胸廓运动不良	气管导管吸引胎粪/正压通气
后鼻孔闭锁	哭时红润、安静时发绀	口腔气道、气管插管
咽部气道畸形（Robin 综合征）	舌后坠进入咽喉上方将其堵塞、空气进入困难	俯卧体位，后鼻咽插管或喉罩气道
肺功能损害		
气胸	呼吸困难、双肺呼吸音不对称，持续发绀/心动过缓	胸腔穿刺术
胸腔积液	呼吸音减低，持续发绀/心动过缓	立即插管，胸腔穿刺术、引流放液
先天性膈疝	双肺呼吸音不对称，持续发绀/心动过缓，舟状腹	气管插管、插入胃管
心脏功能损害		
先天性心脏病	持续发绀/心动过缓	诊断评价
胎儿失血/母出血	苍白；对复苏反应不良	扩容，包括可能输血

剂的使用应谨慎。

几乎所有无法成功复苏的原因都是未能建立有效的正压通气。但应注意，若按照复苏流程进行了规范操作，仍未能建议有效正压通气，应考虑以下情况，见表 10-5-5。

（6）复苏后的监护和转运：复苏后的新生儿可能有多器官损害危险，其监护内容包括体温管理、生命体征监测及早期发现并发症。对复苏后的新生儿，应注意监测并维持内环境稳定，包括红细胞压积、血糖、血气分析及血电解质等。复苏后立即进行血气分析有助于估计窒息的程度。及时对脑、心、肺、肾及胃肠等器官功能进行监测，早期发现异常并适当干预，以减少窒息的死亡和伤残。如并发症严重，需转送到 NICU 治疗，转运中需注意保温、监护生命体征和予以必要的治疗。如合并中重度缺氧缺血性脑病，有条件的单位可给予亚低温治疗或及时转送至有条件进行亚低温治疗的单位进行进一步干预及监护。

（7）早产儿复苏的注意事项：早产儿复苏的流程与足月儿相同，但应更加注意以下几个环节：①体温管理对早产儿非常重要，应注意使其置于合适中性温度的暖箱，在减少热量散失的同时也应注意减少不显性失水的增加，如在初步复苏部分提到的对 VLBWI 采用塑料袋保温。②早产儿由于肺发育不成熟，顺应性差，早期不稳定的间歇正压给氧可能对肺部造成极大的损伤，因此正压通气应给予恒定的 PIP 及 PEEP，故推荐在早产儿使用 T-组合复苏器。对极不成熟早产儿，出生后可能需要气管内注入肺泡表面活性物质防治新生儿呼吸窘迫综合征的发生。③早产儿存在生发层基质，易出现室管膜下-脑室内出血，在复苏过程中应注意操作轻柔，避免使用高渗药物，避免颅内压的巨大波动。④围产期窒息使早产儿的胃肠道缺氧缺血，易发生坏死性小肠结肠炎，应密切观察，可延迟喂养或微量试喂养。⑤早产儿对高动脉氧分压非常敏感，故在复苏时尽量避免使用 100% 浓度的氧，并进行脉搏氧饱和度或血气的动态监测使氧饱和度维持在 85%~95%，定期眼底检查随访。

【预防】

1. 加强围生保健，及时处理高危妊娠。

2. 监测临产孕妇，避免难产。

3. 推广复苏技术，培训接产人员。

4. 各级医院产房内需配备复苏设备，高危妊娠分娩时必须有掌握复苏技术的人员在场。

新生儿复苏技术见视频 10-5-1。

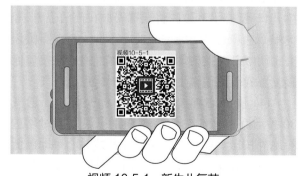

视频 10-5-1　新生儿复苏

（陈大鹏）

应配备相应的管理团队,负责对 NT 进行组织管理,如车辆的调度、转运小组的安排。此外,管理团队还应进行转运质量控制,对转运实施全程督导,对其中出现的偏差及时纠正,反馈被转运患儿的信息,征集 RNTN 内各协作单位的意见,以利于持续改进。

在转运小组中,转运医师应起主导作用,在执行转运任务的过程中亦应同时作为组织者和决策者。转运小组的医师、护士及呼吸治疗师均需接受专业培训,具有丰富的专业知识、掌握各项操作技能,特别是新生儿复苏处理的各项相关技术,同时还应具有良好的团队协作能力和沟通协调能力。

我国的《中国新生儿转运指南》明确规定,转运小组必须能识别潜在的呼吸衰竭,掌握包括气管插管、T- 组合复苏器使用、转运呼吸机使用及管理等在内的气道管理和呼吸支持技术;能识别早期休克征象,掌握静脉通道建立、扩容、抗休克等处理;能正确处理转运过程中可能出现的常见问题,包括气胸、窒息、惊厥、低血糖、发热等;熟悉转运过程中常用急救药物的剂量及使用方法,以及所需监护、治疗仪器的使用等。

2. 转运相关设备

(1)交通工具:NT 的途径可包括陆路、水路及航空结合的立体型运输模式。目前我国 NT 主要以地面转运为主,即采用救护车进行转运(图 10-6-1)。部分有条件的地区已尝试开展航空转运(即利用直升机或民航班机进行转运)。

(2)仪器设备:转运交通工具上应装备完善的转运仪器。基本设备包括转运暖箱、转运呼吸机、供氧设备、监护仪及输液泵等。可将转运暖箱、转运呼吸机、供氧设备、监护仪及输液泵等组合

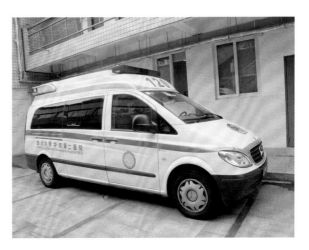

图 10-6-1　转运救护车

参考文献

1. 叶鸿瑁,虞人杰,王丹华,等.中国新生儿复苏指南(2016 年北京修订).中华围产医学杂志,2016(0)7:481-486.
2. 刘平,樊尚荣."Apgar 评分共识(2015)"解读.中华产科急救电子杂志,2015(4)4:214-218.
3. 邵肖梅,叶鸿瑁,丘小汕.实用新生儿学.第 4 版.北京:人民卫生出版社,2011.

第六节　危重新生儿转运

【导读】

　　新生儿转运(neonatal transport,NT)是指安全地将高危新生儿转运到新生儿病房/新生儿重症监护室(neonatal intensive care unit,NICU)进行救治的过程,包括不同医院及区域之间的院间长程转运、医院内部各科室之间的转运(如产房到新生儿病房/NICU)。

一、概述

新生儿转运首先是要保证安全,但即使是在医院内部转运,其过程中也存在着新生儿发生病情变化和死亡的风险,因此快速、安全的转运包括了转运开始及转运过程中的评估、监护及必要的处理。

自 1900 年美国芝加哥产科医院的 DeLee 医师报道应用移动暖箱转运危重早产儿以来,至 20 世纪 50 年代,欧美发达国家即已经建立其较为完善的新生儿转运系统。而我国的转运起步于 20 世纪 90 年代,经过数十年的迅速发展,NT 及区域性新生儿转运网络(regional neonatal transport network,RNTN)在全国各地纷纷建立。2013 年的全国调查显示,约有 60% 的单位已开始 NT,最大转运半径为 5~800km。开展 NT 的单位不仅三级甲等医院,也有二级以下的医院开展。

二、转运人员及设备

1. 转运人员　应设计专门的转运团队负责转运的实施。转运小组应至少包括新生儿科医师、注册护士及司机各一名;在条件允许的情况下,还应配备专职呼吸治疗师。在设立 RNTN 的机构还

为可便携移动的转运担架车(图 10-6-2),以备在不适宜救护车转运时进行 NT,如产房内至 NICU 的转送等。其余转运设备还包括各类抢救所需的便携设备,如喉镜及各型号舌片、气管导管、吸氧管、输液器等,可与转运药品等一起放置在急救箱(图 10-6-3)内进行便携移动。转运所需的仪器设备如表 10-6-1 所示。在有条件的 NT 机构可考虑配置一氧化氮仪、便携式血气分析仪、亚低温治疗仪及体外膜肺等备用。转运的仪器

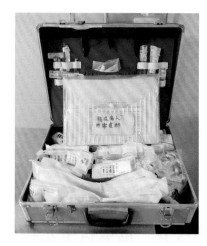

图 10-6-3 转运急救箱

设备应由专人负责定期检查及维护,确保其处于随时可用的状态。

(3)转运药品:应配备转运过程中所需的抢救药品及其他相关用药,包括 0.9% 的生理盐水、肾上腺素、5% 碳酸氢钠等。在实施 NT 前还应根据待转运患儿的具体情况配备相应药品,如肺表面活性物质、前列地尔注射液、咖啡因注射液等。转运所需的基础药物如表 10-6-1 所示。转运的药品应由专人负责定期检查及核对,确保其在有效期内。

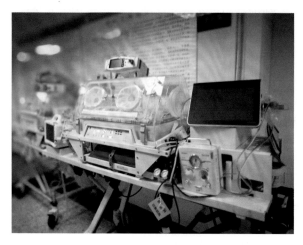

图 10-6-2 集成设备的转运担架车

表 10-6-1 转运所需仪器设备及药品

转运设备		转运药品
基础设备	便携设备	
• 转运暖箱	• 喉镜及各型号舌片	• 氯化钠注射液(0.9%、10%)
• 转运呼吸机	• 气管导管(不同型号)	• 葡萄糖注射液(5%、10%、50%)
• 心电监护仪[和(或)脉搏氧饱和度仪]	• 一次性吸痰管(不同型号)	• 碳酸氢钠(5%)
• 微量血糖仪	• 胃管(不同型号)	• 灭菌注射用水
• 氧气筒(或其他氧气装置)	• 一次性吸氧管	• 肾上腺素
• 负压吸引器	• 复苏囊及各型号面罩	• 阿托品
• 输液泵	• 输液器及延长管	• 多巴胺
• T-组合复苏器	• 一次性空针(不同型号)	• 利多卡因
• 急救箱	• 心电监护仪电极片及氧饱和度探头	• 苯巴比妥钠
	• 不同型号袖带	• 地西泮注射液
	• 听诊器	• 纳洛酮注射液
	• 胶带	• 葡萄糖酸钙注射液
	• 体温计(或其他体温测量设备)	• 肝素钠
	• 无菌手套	• 地塞米松
	• 无菌口罩	• 西地兰(毛花苷丙)
	• 无菌帽子	• 呋塞米注射液
	• 备用电池	
	• 头罩	

（4）其他转运相关物品：转运急救箱中或转运车上还应备有转运同意书及相关记录单（包括新生儿情况评估表及转运过程中的记录表）。此外，转运人员应配置移动通讯设施，保证信息联络通畅。

三、适应证

建议以我国的《新生儿病房分级建设和管理指南（建议稿）》定义的各等级 NICU（表 10-6-2）为依据，根据所处区域 NICU 的救治能力，进行逐级转诊，将新生儿通过 RNTN 就近转送至能胜任救治需要的 NICU 接受救治。

在院间的长程转运中，更鼓励实施宫内转运，即将有高危妊娠因素的孕妇转送至能胜任新生儿救治需要的 NICU 所在的医院或附近的高危孕产妇转诊救治中心进行分娩。高危妊娠的因素主要包括（但不局限于）：①孕妇年龄 <16 岁或 >35 岁；②孕周（gestational week，GW）<34 周并可能发生早产；③各种妊娠合并症和并发症，特别是控制不良者；④产前诊断胎儿先天畸形并需要围产期监护或生后外科干预者；⑤既往有异常妊娠史或可能发生异常分娩者；⑥胎盘功能不全；⑦妊娠期接触大量放射线、化学毒物或使用过对胎儿有影响的药物者；⑧盆腔肿瘤或曾有手术史者；⑨既往新生儿不明原因死亡，特别是围产期死亡者。

在院内转运中，特别是产房内到 NICU 的转送对象可包括：①出生体重（birth weight，BW）<1500g 的极低出生体重儿（very low birth weight infants，VLBWI）和超低出生体重儿（extremely low birth weight infants，ELBWI）；②GW<32 周的极早产儿或超早产儿；③出生后 5min Apgar 评分 <7分的新生儿；④需各种形式呼吸、循环支持的新生儿；⑤有明显先天畸形且需早期接受外科干预的新生儿，如先天性膈疝、腹裂、发绀型先天性心脏病等；⑥惊厥和（或）持续肌张力异常、反应差的新生儿；⑦体温异常的新生儿。

四、禁忌证

1. 生命体征不稳定的新生儿不适宜于进行转运，需就地进行抢救并稳定生命体征后再进行转运。

2. 监护人拒绝进行转运的新生儿。

五、新生儿转运的实施步骤

1. 转运前准备

（1）风险评估：转运前在积极创造转运条件的前提下充分评估转运的风险。涉及院间的长程转运评估时应由转出医院的主管医师、接收医院的主管医师及转运小组医师共同商议评估，以决定是否进行或取消转运。在院内转运时应由主管医师决定，涉及产房内到新生儿病房 /NICU 的转运时最好由产科医师、新生儿科医师及转运小组在产前进行沟通协商，以便充分评估新生儿可能存在的状况及风险，必要时还需要小儿外科、心脏外科等专科医师参与围产期抢救及转运计划的制订。

（2）知情同意：转运前应将新生儿的病情、转运的必要性及过程中的潜在风险以及转运的可能费用告知新生儿父母，获取其知情同意并签署《知情同意书》。新生儿的法定监护人有权决定新生儿是否接受转运，以及转向何处。若无法获取法定监护人的签字，可由法定监护人书面授权委托一名被委托人参与知情同意过程及签字。

（3）转出单位准备：无论是院间长程转运还是院内转运，转出单位都应保持与转运团队的有效通讯联系，并在转运团队到达之前对新生儿进行初步复苏等其他处理以稳定其病情。

（4）接收单位准备：转运团队亦应在转运开始前到转运结束的全过程中都与接收单位保持有效通讯联系，以便接收单位根据新生儿情况做好接收前的各项准备如暖箱预热、呼吸机准备等。

2. 新生儿的转运前评估

转运团队到达现场后，应首先对新生儿的基本情况进行评估，包括新生儿产前产时的情况、已接受的处理及效果和已进行的检查及结果，并进行评分、做书面记录。评估评分可参考我国的新生儿危重评分法或其他转运相关的评分体系如围产期 - 新生儿急性生理评分（SNAPPE-Ⅱ）、新生儿转运死亡率指数评分（MINT）、转运相关死亡率评分（TREMS）等。评估应全面充分，并尽可能预判新生儿在转运途中潜在的风险，以做好充分的应对准备。

3. 新生儿的转运前处理

经评估后，对有必要的新生儿进行积极地转运前急救，以稳定新生儿病情。可参考 STABLE（sugar，temperature，assisted breathing，blood pressure，labworks，emotional support）的程序，见表 10-6-3。对于产房内至新生

表 10-6-2 新生儿病房分级定义

病房等级	需具备的能力及条件
Ⅰ级 (新生儿观察病房)	① 新生儿复苏 ② 健康新生儿评估及出生后护理 ③ 生命体征平稳的轻度外观畸形或有高危因素的足月新生儿[a]的护理和医学观察 ④ 需要转运的病理新生儿离院前稳定病情
Ⅱ级 (新生儿普通病房)	
A 等	具备Ⅰ级的能力和条件外,还应具有: ① 生命体征稳定的出生体重(birth weight,BW)≥2000g 的新生儿或胎龄(gestation week,GW)≥35 周的早产儿的医疗护理 ② 生命体征稳定的病理新生儿[b]的内科常规医疗护理 ③ 上级新生儿病房治疗后恢复期婴儿的医疗护理
B 等	具备Ⅱa级的能力和条件外,还应具有: ① 生命体征稳定的 BW≥1500g 的新生儿或 GW≥32 周的早产儿的医疗护理 ② 生命体征异常但预计不会发展到脏器功能衰竭的病理新生儿[c]的医疗护理 ③ 头颅 B 超床旁监测 ④ 不超过 72 小时的持续气道正压通气(continuous positive airway pressure,CPAP)或不超过 24h 的机械通气
Ⅲ级 (NICU)	**基本要求:**具备Ⅰ级、Ⅱ级的能力和条件外,还应具有: ① 呼吸、心率、血压、凝血功能、电解质、血气等重要生理功能持续监测 ② 长时间辅助通气 ③ 主要病原学诊断 ④ 超声心动图检查
A 等	① BW≥1000g 的新生儿或 GW≥28 周的早产儿的医疗护理 ② 严重脓毒症和各种脏器功能衰竭内科医疗护理 ③ 持久提供常规机械通气 ④ 计算机 X 线断层扫描术(computer X-ray tomography technique,CT) ⑤ 实施脐动、静脉置管和血液置换等特殊诊疗护理技术
B 等	具备Ⅲa级的能力和条件外,还应具有: ① BW<1000g 的新生儿或 GW<28 周的早产儿的全面医疗护理 ② 磁共振成像(magnetic resonance imaging,MRI)检查 ③ 高频通气和一氧化氮吸入治疗 ④ 儿科各亚专业的诊断治疗,包括脑功能监护、支气管镜、胃镜、连续血液净化、早产儿视网膜病治疗、亚低温治疗等 ⑤ 实施中、大型外科手术[d]
C 等	具备Ⅲa、Ⅲb级的能力和条件外,还应具有: ① 实施有创循环监护 ② 实施体外循环支持的严重先天性心脏病修补术 ③ 实施体外膜肺治疗

注:a. 生命体征平稳的轻度外观畸形的足月新生儿是指如多指、耳前赘、睾丸鞘膜积液或疝气等;生命体征平稳的有高危因素的足月新生儿是指如 G-6-PD 缺乏症患儿、乙型肝炎病毒携带者母亲所生新生儿、糖尿病母亲所生新生儿、发热母亲所生新生儿、胎膜早破新生儿等;

    b. 是指如:①出生后 5min Apgar 评分 4~6 分和(或)需任何形式复苏的新生儿;②需要静脉滴注予葡萄糖、电解质溶液及抗生素的新生儿;③需要管喂的新生儿;④需要隔离护理的新生儿;⑤需要面罩或头罩给氧的新生儿;⑥需要特殊护理的先天畸形新生儿;⑦需光疗的新生儿;⑧过期产儿、足月小样儿或巨大儿等。

    c. 是指如呼吸系统疾病、循环系统疾病或感染性疾病出现呼吸、心率、血压、体温等异常,但预计不会发展至呼吸、心脏、微循环等脏器功能衰竭。这类患儿需要持续脏器功能监测,但预计不需要应用机械通气、连续血液净化、手术治疗等。

    d. 是指如动脉导管未闭、腹裂、坏死性小肠结肠炎合并肠穿孔、气管食管瘘、先天性消化道畸形、泌尿道畸形、脊膜膨出等疾病的手术治疗

表 10-6-3 STABLE 处理程序

代码	名称	具体评估及处理内容
S	维持血糖稳定	可采用微量法血糖测定,维持新生儿血糖在 2.5~7mmol/L
T	维持体温恒定	确保新生儿体温在 36.5~37.2℃之间,并在所有操作及抢救时均应注意保暖,但同时也要防止体温过高
A	保持气道通畅	清除呼吸道分泌物,保持气道开放(处于鼻吸气位);视情况给予氧疗;必要时予以 CPAP 或气管插管
B	维持血压稳定	监测新生儿的血压、心率等循环情况以及血氧饱和度,必要时可予以 0.9% 氯化钠溶液扩容;视情况给予血管活性药物如多巴胺等
L	确证实验室检查结果处于正常范围	可使用便携式血气分析仪监测新生儿各项指标,根据情况处理,维持水、电解质及酸碱平衡,内环境稳定
E	情感支持	稳定新生儿后,由转运医师向新生儿父母等法定监护人就新生儿目前病情及转运途中可能遇到的意外情况、处理对策等进行沟通,获取新生儿父母的知情同意及主动配合

儿病房 /NICU 的转运,转运小组最好能在新生儿娩出前到达产房或手术室内待产,参与新生儿的围产期处理,待新生儿娩出后决定是否需要转运。

4. 转运过程中的评估及处理 转运过程中应尽力确保新生儿的生命安全,应对新生儿进行严密监护,防止低体温、低血糖、低氧血症及低血压等的发生。同时,应与接收单位及 RTNT 管理团队保持联系,以便及时协调或在新生儿病情变化时尽可能取得支援,如联系当地交管部门在必要时为转运救护车开放绿色通道等。无论是院间长程转运或是院内的转运,都尽可能使用转运暖箱作为运载工具,以确保新生儿得到充分的保暖。转运暖箱放置于救护车上时,应与救护车的纵轴方向相同,同时锁定暖箱轮,并在暖箱中尽可能设置鸟巢等作为减震媒介,减少途中颠簸对新生儿脑部血流的影响。此外,还应注意减少声音对新生儿的刺激,以减少对新生儿造成的应激性刺激。

新生儿放置于暖箱中时,应注意保持鼻吸气位使气道通畅,避免颈部过度仰伸或过度屈曲。转运过程中还应严密监护,避免呕吐和误吸的发生。转运途中应在监护设备如心电监护仪、脉搏氧饱和度监测仪等的辅助下加强对新生儿呼吸、心率、氧饱和度、血压及体温的观察,并注意输液部位情况;亦应注意维持水电解质及酸碱平衡、血糖稳定等。在需要辅助通气的新生儿,推荐使用T-组合复苏器或转运呼吸机,注意防止气胸的发生或气管插管脱出。对转运途中出现的病情变化应积极进行抢救处理,如控制惊厥、扩容抗休克等,院间长程转运途中有必要时及时按交通规则妥善停置救护车进行就地抢救。

5. 转运结束后的处理 新生儿到达接收单位后,应由绿色通道直接进入新生儿病房 /NICU 进行处理。转运小组应完善转运记录,并将转出单位的病情资料、转运过程中的记录资料等与接收单位的值班人员进行交接。除此之外,转运小组应详细检查已使用过的设备、药品,进行必要的补充及消毒等,以备下一次使用。

 【注意事项】

1. 正确掌握 NT 的适应证及禁忌证,当新生儿生命体征不稳定时,应先就地进行复苏抢救,稳定后方可进行转运。

2. 接到转运要求时应尽可能详细地和转出单位就新生儿病情进行充分的沟通,以做好充分的准备。在产房内转运时,最好提前与产科医师就母亲的合并症等进行沟通,以预估新生儿可能存在的情况,并尽可能在新生儿娩出前到达产房及手术室,参与围产期的处理。

3. 转运前应对新生儿进行仔细、全面的评估,尽可能预判转运途中的潜在风险,据此做好充分的应对准备,并与新生儿父母等法定监护人进行充分有效的沟通取得其知情同意及主动配合。

4. 转运过程中应对新生儿的生命体征、情况变化等各方面进行严密监护,减少震动、噪音等有害刺激的干扰,对出现的病情变化采取积极、有效的处理。

5. 在转运途中应注意新生儿及转运团队的安全,特别是在院间长程转运时应注意避免救护车发生交通事故,需要注意:①转运救护车要进行定期维护和保养;②参与转运的救护车司机应经验丰富,且避免疲劳驾驶,严禁违章开车,必要时可向转运途经地的交管部门寻求帮助以保障转运救护车安全、高效地完成转运任务;③转运团队的人员均应有良好的安全意识,行车途中应注意系好安全带;④转运的各种设备设施应注意充分固定和安全保护。

6. RTNT 管理团队应制定好系列的规章制度及应急预案,并保障实施;同时定期对 NT 的规范程度、有效性、满意度等进行评估,以便持续改进。积极与转出单位(包括其他医院、产科或其他科室)进行沟通反馈,增强彼此的协作能力。

7. 转运设备设施及药品应由专人进行负责,定期检查、及时维护,以使所有设备设施及药品都处于随时可用的状态,且药品均在有效期之内。

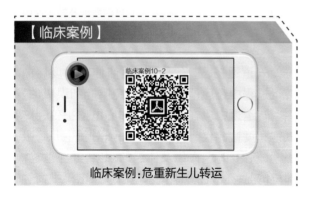

【临床案例】

临床案例10-2

临床案例:危重新生儿转运

(杨晓燕　唐军)

参考文献

1. 中国医师协会新生儿专业委员会.中国新生儿转运指南(2013).中华实用儿科临床杂志,2013,28(2):153-155.

2. 中国内地新生儿专业发展现状调查协作组.中国内地新生儿转运现状调查.中华急诊医学杂志,2013,22(5):459-463.

3. 中国医师协会新生儿专业委员会.中国新生儿病房分级建设与管理指南(建议案).中华实用儿科临床杂志,2013,28(3):231-237.

4. Sutcuoglu S,Celik T,Alkan S,et al. Comparison of neonatal transport scoring systems and transport-related mortality score for predicting neonatal mortality risk.PediatrEmer Care,2015,31(2):113-116.

5. Ratnavel N. Evaluating and improving neonatal transport services.Early Hum Dev,2013,89(11):851-853.

6. Messner H. Neonatal transport:a review of the current evidence.Early Hum Dev,2011,87(Suppl 1):77.

7. Karlsson BM,Lindkvist M,Lindkvist M,et al. Sound and vibration:effects on infants' heart rate and heart rate variability during neonatal transport.ActaPaediatr,2012,101(2):148-154.

8. Chang AS,Berry A,Jones LJ,et al.Specialist teams for neonatal transport to neonatal intensive care units for prevention of morbidity and mortality.Cochrane Database Syst Rev,2015,28(10):CD007485.

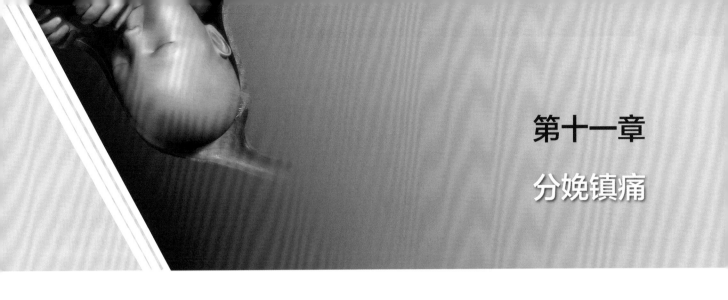

第一节　非药物镇痛

【导读】

　　疼痛是机体对内外环境改变产生的监测信号,有助于机体产生诸多适应性的反应,包括逃避伤害的行为及产生内源性镇痛物质等。分娩是一个正常的生理过程,分娩疼痛是母体对分娩启动与进展的监测。分娩疼痛的解剖生理机制是子宫收缩导致局部缺血缺氧而产生了刺激和敏化内脏神经的低氧代谢产物,其严重程度直接受到调节内脏血供氧供的自主神经影响,而自主神经又受到心理、内分泌、免疫,甚至时间和空间等多种因素影响。分娩疼痛让产妇敏锐地监测产程并寻求安全感,也释放具有镇痛、促进产程、促进母婴身心健康等生理作用的内源性物质,如 β 内啡肽。从生物-心理-社会-时空-医学角度正确认识分娩疼痛的生理特征及生理意义,可促进非药物镇痛技术的合理使用,包括抑制交感过度兴奋和促进副交感兴奋的方法等,可极大提高分娩生理过程中母婴的安全性,并改善产妇对自然分娩的参与度与愉悦感受。

一、概述

　　分娩是一个生理过程,分娩疼痛的多因素影

响特点决定了不同孕妇对分娩疼痛的差异性耐受。人类发展的历史足以证明,绝大多数女性应该能够耐受分娩过程中阵发性的、渐进增强的、钝性的、急性生理性的内脏疼痛而不需要药物治疗,因此人类在现代医学的药物镇痛技术出现之外还具有丰富的非药物镇痛技术。

　　1. **分娩及分娩疼痛**　分娩就是在子宫收缩作用下将胎儿经产道排出母体的过程。子宫分为子宫体和子宫颈,前者主要由交织状纵行平滑肌及少量环行平滑肌构成,后者主要由环行平滑肌构成。子宫体的纵性平滑肌发生节律性收缩,不仅为娩出胎儿提供动力,而且,纵行平滑肌的收缩牵拉宫颈,环形肌肉扩张,因此也消除胎儿下降的阻力。

　　子宫阵发性收缩同时伴随着胎儿缺氧和母体疼痛。产妇与胎儿的生理不同于一般成年人,因此不能按照成年人的生理标准判断产妇与胎儿是否发生病理性缺氧。胎儿在宫内处于相对低氧状态,虽然发育水平较低的机体代谢更高、氧耗更多,但耐受缺氧损伤的能力也比较强,耐受高氧损伤的能力却比较弱。适当的母体应激反应以及胎儿自身的应激反应不仅可以反馈性调节子宫收缩强度和胎儿缺氧的程度,而且可增加胎儿肺泡表面活性物质(pulmonary surfactant,PS,由 II 型肺泡上皮细胞分泌的一种脂蛋白,主要成分是二棕榈酰卵磷脂,分布于肺泡腔内液体分子层的表面,降低液一气界面的表面张力而增加肺泡的顺应性),增强肺功能,因此可增强胎儿从宫内"低氧海洋"到宫外"高氧陆地"的适应能力,这也是人类进化的缩影过程。

子宫平滑肌的活动受到神经-内分泌-免疫的调控。妊娠足月时，缩宫素受体（oxytocin receptor, OTR）数量及其敏感性增加，子宫平滑肌在催产素及前列腺素、内皮素等其他激素的协同作用下发生节律性收缩，启动并发展产程。催产素由下丘脑"室旁核"与"视上核"神经元生成，由垂体后叶和其他神经末梢分泌。催产素又称为"爱的激素"，婴儿吸吮乳头、性爱或分娩时阴道和宫颈受到压迫牵拉，都可刺激催产素分泌。另一方面，缺乏安全感和紧张焦虑情绪会抑制催产素的分泌和受体的敏感性。

外周的自主神经和大脑中枢都参与调控子宫平滑肌收缩。自主神经通常不受意识控制，又称为自主神经（autonomic nervous system, ANS）。自主神经分为交感神经和副交感神经。紧张焦虑常导致交感神经兴奋，而交感神经兴奋则导致环形平滑肌紧张，全身血液更多分布到骨骼肌，而内脏皮肤等血供减少，以帮助机体启动"逃跑或战斗"反应。此时可能表现为排便困难、呼吸浅快、低二氧化碳血症、心率增快、血压增高、体温下降、内脏疼痛等。而副交感神经兴奋时则环形平滑肌张力下降，全身血液更多分布到内脏皮肤，以帮助机体启动"修复或储备"反应。此时则可能表现为轻松排便（分娩）、呼吸深慢、心率减慢、血压下降、体温升高等等。管理高级精神活动的大脑新皮层活动增强时，子宫收缩与宫颈开放受到抑制，而管理本能无意识行为的古旧皮质活动增强时促进子宫收缩和宫颈开放。大脑古旧皮质活动与生成释放催产素的区域又是密切联系的。

分娩疼痛（labor pain）源于子宫收缩导致肌壁间血管钳闭，子宫缺血和胎儿全身缺氧而生成大量低氧代谢产物。因此，分娩疼痛是一种阵发性的、渐进增强的、钝性的、急性生理性的内脏疼痛。子宫血供来源于子宫动脉。子宫动脉分为上行支和下行支，前者主要供应子宫体的上面大部分，后者供应宫颈和下部宫体。不难理解，当产妇越紧张时，交感神经越兴奋，宫颈及血管的环形平滑肌张力越高，一方面宫颈不容易扩张而产程延长，另一方面宫缩时子宫缺血和胎儿缺氧加重导致疼痛加重，胎心异常的可能性也增加。

2. 影响因素 分娩疼痛的程度不仅受到子宫收缩强度的影响，也受到其他诸多因素的影响，如低氧代谢产物、炎性因子会增加神经感受器的敏感性，恐惧、焦虑或者抑郁情绪可加重疼痛感觉等。对分娩疼痛的认识可以反映医学模式的发展，从简单的生物医学模式，逐渐发展为生物-心理-社会-时空医学模式。因此，分娩疼痛的影响因素可以分为：

（1）生物因素：第一产程子宫平滑肌痉挛性收缩和宫颈扩张，机械与化学因素刺激神经末梢形成神经冲动经传入神经中的 C 纤维传入到脊髓 T_{10}~L_1 节段，再经脊髓上行纤维上传到大脑，形成明显的疼痛感觉。T_{10}~L_1 节段的脊髓上行纤维也是腹壁、腰部以及大腿感觉的传导通路，因此宫缩疼痛常常映射到这些部位产生酸胀痛感觉。第二产程的疼痛除来自子宫收缩及宫颈扩张以外，还有胎头对直肠、盆底及会阴软组织的压迫和扩张，内脏与躯体神经末梢形成神经信号，经 S_{2-4} 脊神经上传至中枢形成了躯体疼痛感觉，此时产妇明显感受到伴随疼痛的便意。宫缩导致局部缺血缺氧并产生大量低氧代谢产物，而低氧代谢产物引起疼痛的同时，也促进环形平滑肌舒张，同时刺激机体释放内啡肽（endorphin）而产生内源性镇痛松弛平滑肌效果。胎头与骨盆大小是否相称、宫缩强度、骨盆大小及解剖形态，有无宫腔感染、内源性激素分泌状态等都是影响分娩疼痛程度的生物因素。

（2）心理因素：产妇的性格特征、情绪状态；是否有自然生产的经验；能否得到具有生育经验的同伴支持陪护（导乐，doula）对于分娩有重要影响。紧张、焦虑、恐惧可导致害怕-紧张-疼痛综合征（fear-tension-pain syndrome）。此时交感神经过度兴奋，使促肾上腺皮质激素、皮质醇、儿茶酚胺浓度增高，骨骼肌血供增加而皮肤内脏血供减少，同时伴有呼吸浅快引起的低 CO_2 血症。交感兴奋及低 CO_2 血症导致血管平滑肌和内脏平滑肌的环形肌肉紧张，子宫缺血缺氧加重，使产程延长及疼痛加剧。另外，焦虑紧张也降低大脑皮质及皮质下的痛阈，使子宫传入的微弱信号被感知为不能忍受的强烈刺激。另一方面，产妇合理放松则可能促进内啡肽等物质的释放，从而促进产程进展并控制疼痛程度在可耐受范围，甚至可能产生性高潮快感。

（3）社会因素：社会文化、原生家庭关系、夫妻感情、婆媳关系、家庭经济状况、对胎儿性别偏见、以往疼痛的经历、自然生产的经验、对分娩的态度、对自然分娩的自信心以及接受教育程度等，都可以从直接影响产妇的焦虑程度,从而间接影响分娩疼痛的强度。

(4) 时间和空间因素:自主神经具有昼夜节律,白天交感神经更兴奋而夜间副交感神经更兴奋,因此分娩通常在夜间启动并顺利发展,而且夜间分娩疼痛可能更轻产程更短。舒适的待产环境,如柔和的灯光、宜人的温度、令人愉悦的香氛、舒缓的音乐,可以刺激大脑古旧皮层和副交感神经而减轻疼痛。医务人员对分娩的认识及服务的方式,周围待产妇的表现等,都会影响产妇的情绪而影响疼痛感受。

分娩疼痛的影响因素较多,不同的产妇对于分娩疼痛耐受能力不同,有人感觉难以忍受,也有少数人产生了性高潮快感。虽然有人认为分娩疼痛的强度与截断一根手指的疼痛程度相当,但是,分娩疼痛是内脏痛(visceral pain),手指疼痛属于躯体疼痛(somatoform pain),两者的性质不同,可比性较差。在未来的产科医疗服务领域,专业的生育培训将纳入服务,因此让孕产妇正确认识和悦纳分娩疼痛,并配合身心治疗技术,可能有更多产妇体验到分娩期的高潮快感。

人类发展的历史足以证明,绝大多数女性应该能够耐受分娩过程中阵发性的、渐进增强的、钝性的、急性生理性内脏疼痛而不需要药物的治疗。

二、对身体实施干预的镇痛技术

1. **自由体位**　自由体位可以让产妇骨盆与胎位处于相对变化的过程中,一方面产妇主动关注自己的感觉,另一方面也避免长时间的固定体位导致局部受长时间压迫缺血。越来越多的产科工作者主张产妇在产程中仅间断接受胎儿监测,并根据产妇的意愿选择自由体位,包括卧、走、立、坐、跪、趴、蹲等。

卧:仰卧、左右侧卧、半卧等,避免强行要求产妇左侧卧位,主张产妇选择舒服的体位并随时变换。

走:根据产妇意愿,下床在待产室或附近走动;

立:以床尾栏为支撑扶手弯腰站在床尾,或者双手扶在床尾栏,臀部左右摇摆,或者背靠墙站立;

坐:可正坐,也可反坐在椅子上;

跪:双脚分开跪在矮床软垫上,臀部翘高或臀部左右摇摆;**趴**:双手抱棉被趴在软垫上;

蹲:双手扶床沿或扶椅子,两脚分开蹲在地上。有研究表明,产程中产妇的运动和体位改变

能产生积极作用,包括改变产妇的呼吸模式、减轻疼痛、改善母胎循环、促进胎头下降、缩短产程、减少会阴损伤和侧切等。

2. **穴位按摩**　穴位按摩(point massage)是以中医理论为基础的保健按摩,要求手法渗透力强,具有疏通经络、平衡阴阳、调和脏腑的作用,从而达到放松肌肉、减轻疼痛、调节全身神经、内分泌、免疫等多系统功能等效果。常用的按摩穴位是交感穴、子宫穴、内分泌穴及神门穴,如产妇过度紧张焦虑则加身心穴。按摩三阴交、合谷穴、太冲穴和阿是穴等也可以缓解疼痛。

3. **针刺镇痛**　针刺镇痛(acupuncture analgesia)作为中国传统医学的重要组成部分,也可产生分娩镇痛效果。针刺的穴位包括合谷、三阴交和足三里等。近二三十年来,西方国家也开始尝试将它用于分娩镇痛。但针刺技术需要专业人员实施,因此临床应用受限。

4. **经皮电神经刺激**　经皮电神经刺激仪(transcutaneous electrical nerve stimulation,TENS) Melzack 依据疼痛的"闸门学说"研制,通过电刺激较粗的传入神经而激活脊髓背角或中枢下行性的抑制系统,从而产生镇痛效果,但其确切的镇痛机制尚不清楚。可能激发了人体内源性镇痛物质内啡肽的产生,提高机体痛阈,同时对相应神经根刺激,可以发挥闸门控制作用,从而达到镇痛目的。1977 年,瑞典的医师将其应用于分娩镇痛。经皮电子神经刺激常用的方法:①应用韩氏穴位神经刺激仪:第一产程时将两个电极放置于产妇的夹脊穴(对应脊柱 T_{10} 与 L_1,旁开 3cm),第二产程时将另两个电极板置于次髎穴(对应脊柱 $S_2 \sim S_4$,旁开 3cm),刺激频率 2/100Hz 交替,强度 15~25mA,每小时刺激 1 次,每次 30 分钟,以孕妇的最大耐受强度为限。②应用 G6805-2A 电针仪:将电极板贴于双侧合谷、内关、三阴交、太冲穴,外加电针治疗仪进行穴位刺激,每 30 分钟调节 1 次治疗频率直到分娩结束,刺激强度以产妇能耐受为原则。经皮电刺激法使用简单方便,无创伤性,易被病人接受,但可能影响胎心持续监测,其镇痛目标为减痛,从而减少镇痛药物的使用量和使用时间。

5. **皮内水注射法**　皮内水注射法又称为水针(aqua acupuncture),是在产痛所涉及神经传导部位注射无菌注射用水,形成皮丘在局部引起机械性强刺激,可能减少由外周神经纤维传入中枢

的神经冲动,起控制闸门的作用,也可能使内啡肽水平升高,达到镇痛效果。常用方法是:于宫口开大3cm后,产程活跃期在第5腰椎棘突划一纵行中线,左右各旁开2cm为注射点,由此点上下2cm,亦可单纯向下2cm共6点或4点,皮内注射0.5ml无菌注射用水,形成直径约1.5cm的皮丘。腹痛明显时,可以在腹部髂前上棘连线水平,向中线旁开3cm左右加注两个部位。也可选择在髂后上棘两侧以及其下3cm、偏内侧1cm的位置注射0.05~0.1ml灭菌用水形成4个小皮丘(用带25号针头的1ml注射器)。水针快速刺入的20~30秒会产生剧烈疼痛,拔针后随着针刺痛消退,产妇的腰背部疼痛也会减轻,镇痛可持续45~120分钟。如果有需要,皮内注射可重复。Wiruchpongsanon的研究表明,皮内注射组在注射后30分钟、1小时及2小时疼痛减轻,认为皮内水注射是治疗第一产程中产妇背部疼痛的有效方法。无菌注射用水为非药物,对母婴近远期均无影响,使用的目标也是避免或延迟使用麻醉镇痛。

6. 水中分娩 自1983年Odent发表第一篇关于水中分娩(water birth)的报道以来,水中分娩在世界范围内广泛应用。产妇于第一产程及第二产程的前期坐于热水的浴盆中,靠水温和水的浮力缓解产痛。水的浮力和静水压使产妇有失重感,肌肉不需要支撑身体而放松,有助于产妇消除紧张和疲劳及放松盆底肌肉,有利于胎头以最小径线通过产道,使得分娩更为自然。此外,合适的水温还能使产妇体内儿茶酚胺释放减少,改善子宫灌注,促进节律性宫缩,增加会阴组织弹性,有利于减轻宫缩疼痛及缩短产程。研究证实,水中分娩可以减轻分娩疼痛,减少麻醉和产科干预,可作为产妇缓解分娩疼痛时的选择。水中分娩虽然无药物毒副作用,但存在干扰胎心监护的缺点。如果延长水中分娩时间,如胎儿于水中分娩,需要评估母体感染与新生儿窒息的风险。

7. 热疗、冷疗 热疗(heat therapy)指使用热水袋、电热毯、热湿毛巾热敷孕妇的腰背部、下腹、腹股沟和会阴部,可改善盆底的血液循环、缓解疼痛、消除寒战、减少关节僵硬、缓解肌肉痉挛、增加结缔组织的伸展性。冷或冰疗(cold therapy)通常用冰袋、瓶用冰、冷毛巾等放在孕妇的胸部、面部和背部,以舒适及不感觉寒战为度。冷疗也可以用于缓解肌肉痉挛、消除炎症和水肿。必要时可使用冷热交替治疗,刺激局部的血液循环和内源性镇痛物质生成。

8. 运用分娩球 分娩球(birth ball)是一个柔和具有弹性的球体。孕妇可间断骑坐在分娩球上休息;可由旁人指导并协助孕妇在分娩球上缓慢弹坐,或者缓慢旋转对盆底肌肉进行按摩,缓解会阴部和腰骶部的疼痛;也可坐在球上配合深慢的呼吸规律性活动髋部;或者跪伏在分娩球上改变体位和呼吸方式,并依靠球体对皮肤的弹性接触缓解疼痛。

三、心理支持疗法

心理支持疗法(psychological supporting therapy)是改变产妇心理状态、改变影响分娩的神经-内分泌-免疫调控网络,达到控制产妇紧张情绪、减轻宫缩疼痛的一种非药物疗法。通常需要在孕期对产妇及其家属进行解剖生理和妊娠分娩知识宣教,训练产妇掌握特殊的呼吸技巧、心理暗示和想象,转移注意力,松弛肌肉,消除紧张焦虑,以减轻疼痛的身心放松技术。通过呼吸调节自主神经的平衡状态,从而改善内脏器官的血供与氧供,同时减少大脑皮质对疼痛的敏感性,达到减轻疼痛和增加疼痛耐受的目的。心理支持疗法的优越性在于:能积极调动产妇对生育的责任感及主动参与分娩的积极性,使产力与产程趋于正常,避免不必要的医疗干预,如助产、手术产及不必要的分娩镇痛等对母儿的不良影响。

常用的心理支持疗法包括以下几种:

1. 催眠分娩 催眠分娩(hypnobirthing),与温柔(gentle birth)分娩或宁静分娩(calm birth)具有相似的生育健康观点与放松技术,都强调培训和帮助孕产妇应用放松技术让自己处于类似睡眠的状态,从而促进宫口开放、减轻疼痛、稳定胎心。所有的放松技术基于对分娩和疼痛的正确认知并消除恐惧,再结合呼吸技术、语言暗示、轻抚触按摩等身心技术使孕产妇能够自我放松与专注,对内外环境的反应做出适度反应。具体步骤:第一步,进行分娩前预备教育与相关培训,运用心理学技术改变孕妇及家属对分娩过程及分娩疼痛的认知,利用松弛治疗渐进放松、体验催眠与自我催眠;第二步,在自然分娩的过程中,产妇处于自由的舒适体位,在催眠音乐与语言的引导中,通过呼吸调节实现自我放松和催眠。已有的研究显示催眠可减轻分娩疼痛、增加产妇的满意度。

2. 拉玛泽(Lamaze)减痛分娩法 1952年由

法国医生 Fermmd Lamaze 在自然分娩法和精神预防性分娩镇痛法的基础上提出的,是当前世界范围内使用的非药物分娩镇痛法。其操作要点包括:①教育孕妇及家属,消除紧张情绪。②镇痛呼吸技术:潜伏期进行深而慢的腹式呼吸,即每一次宫缩时,从鼻孔吸气,用嘴呼出,也称净化呼吸,以此来缓解紧张和疼痛。在第一产程末期、宫口开全之前,用快而浅的呼吸和喘气,第二产程时向下屏气代替喘气,产妇屈膝,两手握膝。③按摩法:第一产程活跃期,宫缩时可在下腹部按摩或产妇侧卧位按摩腰骶部,可与深呼吸相配合,宫缩间歇时停止。④压迫法:第一产程活跃期,让产妇双手拇指按压髂前上棘、髂嵴或耻骨联合,或吸气时用两手握拳压迫两侧腰部或骶部,与按摩法交替使用。

3. 陪伴分娩 也称导乐(Doula)式分娩:Doula 陪产是 20 世纪 70 年代美国 Klaus 医生倡导的方法。导乐分娩就是由一个具有生育经验和产科专业基础知识的女性,在产前、产时及产后给予产妇持续的心理、生理和情感上的支持与鼓励,使产妇在舒适、安全、轻松的环境下顺利分娩。这是当今心理疗法的重要模式。有研究表明,导乐分娩可以减轻产痛,减少镇痛药物的使用量。

四、营造舒适生产环境的镇痛方法

1. 芳香疗法 芳香疗法(aromatherapy)又名"香薰疗法",是指借由芳香植物所萃取出的精油作为媒介,并以按摩、沐浴、熏香等方式,经由呼吸道或皮肤吸收进入体内,刺激嗅觉中枢和身体不同部位神经循环以达到舒缓情绪和促进身体放松的一种自然疗法。茉莉和薰衣草是产程中最常用的精油。临产时,精油香薰可以诱导爱与浪漫的感受,减轻分娩痛苦,给产妇留下愉快的生产体验。阵痛期间,在腹部或下背部涂抹精油并进行圆圈状的按摩运动使产妇放松,可刺激皮肤中枢反射,促进内啡肽释放。Burns 等进行了一项大型的前瞻性研究探索芳香疗法在产程中的效果,结果表明 50% 的孕妇和助产士认为该疗法有效,14% 认为无效,还有 1% 的人对芳香精油有恶心、皮疹、头痛等轻微不适。

2. 家庭式分娩 家庭式分娩(family delivery),指医院提供集待产、分娩、产后康复为一体的家庭式产科病房,营造温馨的分娩环境,丈夫或其他家属陪伴产妇,鼓励产妇及其家人参与和决策分娩方式,有效提高了产科质量。家庭式产房的应用不仅可以缩短产程,而且可以减轻分娩疼痛,减少新生儿窒息的发生率。

3. 音乐疗法 音乐治疗(music therapy)具有消除紧张、焦虑、抑郁等不良情绪的作用,可以刺激内啡肽的分泌和降低儿茶酚胺的水平而减轻疼痛或增加疼痛耐受。在音乐的选择上,可以提供音乐的类型和曲目,由产妇按照自己的喜好选择,也可在音乐治疗专业人士的指导下,根据不同产程的宫缩特点选择相应曲目。产妇也可以自行决定是否使用耳机。将音乐应用于整个产程时,如果遇到产妇休息和睡眠应暂停音乐的播放。如果产妇曾经接受过音乐引导放松与想象的体验,在产程中使用则可能增强效果。

另外,产妇的生物节律也可能影响分娩过程及疼痛。维持孕产妇的正常生活节律也有助于促进顺产和减轻疼痛,比如让产妇保持饮食与睡眠节律,可以维持正常内分泌与自主神经节律。理论上,为了增加围产期安全性的禁饮禁食原则应该有所调整。临床上也越来越重视饮食的种类而不是禁饮禁食的时间。在待产过程中按照日常的进食规律摄入清淡易消化的饮食,可以避免饥饿的应激反应和大量高能饮食引起的胃肠负荷过重。

【注意事项】

非药物镇痛具有安全性相对较高的特点,但临床使用过程中不能忽略孕产妇及胎儿监测,也不能拒绝产妇的药物镇痛需求。

【关键点】

分娩疼痛的非药物疗法是在了解分娩过程的生理心理特点基础上,对产妇进行必要的培训指导,提供一定的心理支持,增强产妇自身对分娩的责任与参与意识,并提供科学的促进产程的身心调节技术,减轻分娩疼痛和增强疼痛的耐受能力。非药物镇痛旨在提高每一位孕产妇的围产期安全性。在满足产妇的镇痛需求时,为了尽量减少医疗干预对分娩生理的影响,应该在非药物镇痛基础上以最低药物使用满足分娩镇痛需求。呵护孕产妇的身心健康是分娩疼痛治疗的基础。

【临床案例】

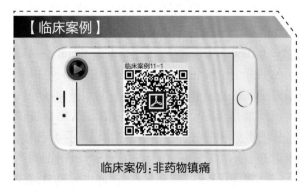

临床案例:非药物镇痛

(李华凤　万里)

参考文献

1. Varner CA.Comparison of the Bradley Method and HypnoBirthing Childbirth Education Classes. J Perinat Educ,2015,24:128-136.

2. Mongan MF. HypnoBirthing:The Mongan method:A natural approach to a safe,easier,more comfortable birthing (4th ed.). Deerfield Beach,FL:Health Communications, 2016.

3. O'Neill ML.Hypnobirthing the Original Method. Pacific Palisades,CA:Papyrus Press,2000.

4. Newman RB. Calm Birth:New Method for Conscious Childbirth. Berkeley,CA:North Atlantic Books,2005.

5. Gabrial C. Natural Hospital Birth:The Best of Both Worlds. Boston,MA:The Harvard Common Press,2011.

6. Cyna AM,Andrew MI,McAuliffe GI. Antenatal self-hypnosis for labour and childbirth:A pilot study. Anesthesia and Intensive Care,2006,34:464-469.

7. Bolbol-Haghighi N,Masoumi SZ,Kazemi F. Effect of Massage Therapy on Duration of Labour:A Randomized Controlled Trial. J Clin Diagn Res,2006,10:12-15.

8. Westbury B. The power of environment. Pract Midwife, 2015,18:24-26.

第二节　药物镇痛

【导读】

药物分娩镇痛的发展基于人们对疼痛神经传导的认识、麻醉药物与麻醉技术的发展。所有阻滞分娩疼痛神经传导以及改变分娩疼痛影响因素的措施,都可能成为临床减轻或消除分娩疼痛的镇痛技术。目前,随着麻醉医师进入产房与产科医护密切合作,腰部椎管内分娩镇痛在世界范围内广泛开展。虽然腰部椎管内镇痛的效果

更确切,但也可能导致更多的体温升高、宫缩异常与产程延长、产后腰背痛等副作用。进入现代医学服务体系的孕妇获得足够的孕期培训以及身心呵护后,可能仅需要少量全身镇静镇痛药物缓解焦虑,部分孕妇可能需要更确切的椎管内镇痛。镇痛期间密切观察并及时防治药物镇痛的毒副作用是确保母子安全的途径,而且实施分娩镇痛必须坚持产妇自愿、安全第一以及预见性原则。

一、概述

(一)分娩疼痛传导的神经通路

分娩疼痛形成的解剖生理机制如上节所述,第一产程中分娩疼痛来源于子宫收缩和宫颈扩张。与交感神经伴行的 C 纤维传递子宫和宫颈的疼痛冲动进入 $T_{10}\sim L_1$。第二产程的疼痛来源于阴道和会阴,由阴部神经传递冲动到 S_{2-4}。第一产程向椎管内注射麻醉药物阻断 $T_{10}\sim L_1$ 节段的交感神经及椎旁神经根,第二产程通过宫颈旁阻滞、会阴神经阻滞或骶管注射麻醉药物阻滞骶神经根。

药物治疗包括全身和局部给药,全身给药又有口服、肌内注射、静脉和吸入麻醉等途径,局部给药主要指椎管内的硬膜外镇痛和腰硬联合镇痛,近年又逐渐出现了持续腰麻镇痛技术。

药物性镇痛根据是否需要麻醉医师参与而分为:不需要麻醉医师参与的镇痛方法、需要麻醉医师参与的麻醉镇痛方法。口服和肌内注射途径的全身给药以及会阴局部阻滞通常不需要麻醉医师实施,而静脉、吸入途径的全身给药、椎管内硬膜外或腰麻都需要麻醉医师的操作与监测。

不难理解,子宫在神经-内分泌-免疫调节下发生收缩,局部的物理及生化因素形成生物电信号经神经通路传导入大脑,经中枢整合后形成疼痛感觉。虽然,疼痛的原始信号来源于子宫局部的生物电信号,但心理、社会、空间、时间因素可能通过影响自主神经和中枢神经不同功能区域而成为放大器,从而改变疼痛感觉的强度。因此,应该在持续提供非药物镇痛基础上,使用有限剂量和有限时程的药物镇痛,以提高临床安全性和孕产妇的满意度。值得强调的是,无论选择哪种分

娩镇痛方法,产程中对孕妇的身心呵护和对母儿的有效监测,并具备随时启动紧急救治措施是保证安全的前提。

（二）镇静镇痛药物

随着麻醉医师进入产房,在临床麻醉中普遍使用的一些镇静与镇痛药物,也会逐渐用于分娩镇痛。

1. 全身应用镇静药 镇静药常常在分娩早期单独使用或与镇痛药配伍使用,以减轻产妇的焦虑与疼痛,让产妇得到适当的休息。地西泮(安定,diazepam)与力月西(咪唑安定,咪达唑仑,midazolam)分别是产科医师与麻醉医师倾向选择的镇静药物。

虽然产科医师认为地西泮具有镇静催眠作用,同时还具有促进宫颈软化和扩张的作用,但地西泮用于分娩镇痛时的以下几方面副作用值得注意:

（1）地西泮:能够快速透过胎盘屏障(placental barrier),在静脉使用时,数分钟之内就能在母体和胎儿体内达到相同浓度,但地西泮的化学半衰期长,其作用可持续到胎儿出生后。

（2）注射用地西泮制剂:含有苯甲酸钠,苯甲酸钠可与胆红素竞争白蛋白上的结合位点,可能加重新生儿黄疸(neonatal jaundice),特别是早产儿的神经系统发育不够成熟,危险性可能增加。

（3）安定:安定的其他副作用还包括使新生儿肌张力降低、嗜睡、进食减少、低体温、心率异常等。因此,目前不提倡在产程中使用地西泮,特别是对早产的孕妇。

（4）咪达唑仑:具有水溶性、快速显效和作用时间短等优点,在剖宫产的新生儿娩出后使用较普遍。咪达唑仑在快速静脉输注时可能产生深度镇静和遗忘作用,因此临床上应该注意给药剂量与速度。尚未见更多研究结果比较安定与咪唑安定用于分娩镇痛的差别。

2. 全身应用阿片类药物 全身应用阿片类药物(opioid drugs)的镇痛效果,与呼吸反射抑制的效果通常成正相关,如果镇痛效果满意,呼吸反射抑制的风险也可能增加。常规镇痛剂量的阿片类药物也可能导致母体的副作用,包括恶心、呕吐、瘙痒、胃肠道蠕动减慢等。既然分娩疼痛是一种阵发性的疼痛,即使在宫缩期尚未达到满意镇痛的药物浓度,在宫缩间隙期也可能产生呼吸反射抑制。近年来,患者自控给药模式逐渐替代间

断肌内注射或静脉给药,以减少药物用量、减轻副作用,但全身给药途径决定了镇痛与呼吸反射抑制效应并存。由此也需要强调对全身使用阿片类药物镇痛的患者实施严密监测的必要性。

目前最常用的分娩镇痛的阿片类药物介绍如下:

（1）哌替啶(pethidine):曾经是分娩镇痛中产科医师使用最广泛的阿片类药物。哌替啶在母体肌内注射后大约 10 分钟显效,持续 2~4 小时,理论上哌替啶使用后 4 分钟以内和 4 小时以后对新生儿的抑制相对较轻。但哌替啶在新生儿体内可达 18~23 小时,而它的活性代谢产物如去甲哌替啶的半衰期在新生儿体内长达 60 小时,即使用小剂量的哌替啶仍可能导致新生儿出生后呼吸抑制。

（2）芬太尼(fentanyl):是麻醉医师倾向选择的高脂溶性、高蛋白结合力的合成类阿片类药物,其镇痛效能是哌替啶的 800 倍,起效时间为 3~4 分钟,但重复使用后其时效半衰期会增加。有研究表明,分娩镇痛时静脉给予芬太尼的镇痛效果优于哌替啶,但可能影响产后新生儿哺乳。

（3）阿芬太尼(alfentanil):比其他阿片类药物具有较低的亲脂性和较高的蛋白结合率。由于它的重新分布率较低使它具有起效迅速(1 分钟)和持续时间短的特性,但用于分娩镇痛对新生儿的抑制作用强于哌替啶,且静脉自控(patients controlled intravenous analgesia,PCIA)镇痛时阿芬太尼的效能低于芬太尼,因此,目前没有广泛应用于分娩镇痛。

（4）舒芬太尼(sufentanil):舒芬太尼的起效时间稍长,为 4~6 分钟,在重复给药后其时效半衰期无明显延长,即无明显体内蓄积。与芬太尼相比,舒芬太尼的胎盘透过率相对更低,呼吸抑制作用相对更轻,因此麻醉医师可能使用舒芬太尼替代芬太尼用于分娩镇痛。

（5）瑞芬太尼(remifentanil):是一新型阿片类药物,具有药效强、起效迅速(1 分钟左右显效)的超短效阿片类药物,其时量相关半衰期(context sensitive half time,T1/2CS)为 3~5 分钟,且通过母体和胎儿的血浆胆碱酯酶代谢,不依赖肝肾代谢,对肝肾功能影响小、无蓄积作用,静脉输注容易控制,不必担心作用时间延长,因此,很多麻醉学研究者认为瑞芬太尼是分娩镇痛和剖宫产麻醉中具有良好应用前景的全身阿片类药物,尤其适用于

有椎管内阻滞禁忌的产妇。但是，瑞芬太尼的循环呼吸抑制作用相对较强，自控给药时可能在宫缩期给药，在宫缩间歇期达到峰效而导致严重的母体和胎儿呼吸循环抑制，风险高于其他阿片类药物，需慎用且必须加强监护。

3. 全身吸入麻醉药　吸入麻醉药（inhalation anesthetics）包括氧化亚氮（笑气）和卤化吸入麻醉剂。因为全身吸入麻醉药物不仅像其他全身应用的镇痛药物一样导致镇痛与呼吸循环抑制并存，且在体内几乎无代谢，需要经呼吸道排出原型麻醉药物，势必对环境造成污染并影响医务工作者，因此在分娩镇痛中的应用明显受限。

（1）氧化亚氮（nitrous oxide）：曾经在分娩镇痛中应用较多，临床有提供50%浓度氧化亚氮的特殊镇痛装置，在第一产程和第二产程让产妇自持麻醉面罩放置于口鼻部，在宫缩前20~30秒经面罩做深呼吸数次，待产痛明显减轻或消失时，面罩即可移去。事实上，产妇自己也很难估计宫缩的发生时间，因此很难保证吸入的氧化亚氮峰效与宫缩同步，通常是宫缩开始吸入，宫缩结束时氧化亚氮达峰效。另外，50%氧化亚氮吸入能否产生确切的镇痛作用还有待论证；而且，目前的氧化亚氮给药装置依然不能避免环境污染。

（2）卤化吸入麻醉剂（halogenated inhalation anesthetic）：中甲氧氟烷曾被用于分娩镇痛，由于明显的副作用而逐渐停止使用。吸入麻醉药在分娩镇痛中使用有限，但在分娩的很多异常情况可能有用，比如胎位异常、胎盘残留时，可给予短时间高浓度的吸入麻醉提供镇痛并松弛子宫。吸入麻醉的风险始终包括药物过量引起的呼吸循环抑制和保护性反射消失，因此必须在严密监护下谨慎使用，尽量避免发生恶心呕吐和反流误吸。

4. 局部麻醉药物及镇痛技术　指在疼痛传导的神经局部使用麻醉药物（local anesthetic）达到减轻或消除疼痛的目的。临床常用的局部麻醉药分为酯类（普鲁卡因、氯普鲁卡因、丁卡因）和酰胺类（利多卡因、布比卡因、罗哌卡因、左布比卡因）。酯类局部麻醉药可迅速被血浆胆碱酯酶分解代谢，因此胎盘转运率较低，心血管毒性更弱。酰胺类局部麻醉药与血浆蛋白结合，由肝脏缓慢代谢，其心血管毒性与胎盘转运率相对高于酯类，但是酰胺类的半衰期相对更长，重复使用量及累积使用量更少，也不容易产生耐药现象。

局部神经阻滞、椎管内阻滞都属于区域麻醉阻滞范畴。

（1）局部神经阻滞法：此种镇痛方法主要由产科医师实施，主要包括宫颈旁阻滞（paracervical block）和会阴神经阻滞（pudendal nerve block）或会阴浸润阻滞。

1）宫颈旁阻滞（paracervical block）：产科医师可用宫颈旁阻滞的技术减轻第一产程的疼痛。即以局麻药阻滞宫颈旁的Frankenhauser神经节，该神经节位于宫颈阴道联合的侧后位。宫颈旁阻滞通常不延长第一产程，但它不能阻滞发自阴道下段及会阴的躯体感觉纤维，因此，它对第二产程的阴道及会阴扩张性疼痛无明显镇痛效果。

2）会阴神经阻滞（pudendal nerve block）和阴部浸润阻滞（perineal infiltration）：在第二产程，产痛主要来自于阴道下段及会阴体的扩张。因此，会阴神经阻滞对第二产程镇痛效果显著，只适用于出口产钳的助产操作，但对中位产钳操作、产后宫颈修补术及宫腔探查术的局部麻醉效果较差。阴部浸润阻滞麻醉只适用于会阴侧切及阴道修补术。

（2）椎管内阻滞（intrathecal block）：可达到最确切镇痛，且孕产妇可保持清醒，并能主动参与分娩过程，已成为国内外分娩镇痛的标准选择。临床上甚至以"分娩镇痛"代指椎管内药物镇痛。

椎管内的脊髓周围有一层脑脊液包裹，脑脊液外有通常贴合在一起的蛛网膜和硬脊膜，脑脊液存在的腔隙为蛛网膜下腔，硬脊膜与外面的黄韧带之间有一个潜在的腔隙，即硬膜外腔（图11-2-1）。

1）硬膜外腔麻醉镇痛（epidural labor analgesia）：为了适应性调节硬膜外腔麻醉的时间以适应产程及分娩方式的变化，通常经硬膜外腔穿刺针置入导管，即可根据需要经导管补充注射药物。给药方法包括间断推注、持续泵注、患者自控泵注等。患者自控泵注指患者根据自己的镇痛需求对输注泵发出指令，因此可实现个体化给药，从而减少局麻药用量，降低中毒风险。硬膜外腔麻醉需要的药量较多，局麻药中毒的风险更高，显效更慢，有时候因局麻药物不能在硬膜外腔充分均匀扩散而出现花斑样麻醉、麻醉范围不够等麻醉不全现象。

2）将局麻药物直接注入脊髓周围的蛛网膜下腔，称为蛛网膜下腔麻醉（也称腰麻，subarachnoid anesthesia）镇痛。腰麻虽然可在小剂量局麻药物作用下快速完全显效，但局部穿刺

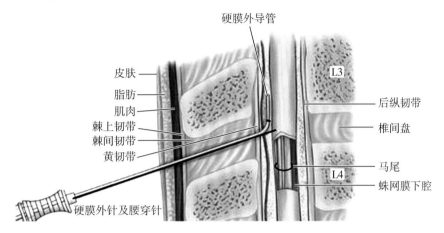

图 11-2-1　椎管内镇痛的硬膜外腔、蛛网膜下腔的解剖示意图

导致的损伤和感染风险增加、麻醉快速显效以后的循环和呼吸抑制风险增加。近年也有在蛛网膜下腔置入微导管实施持续腰麻以满足弹性给药的需求,但是,感染和硬脊膜穿破后头痛的顾虑限制了持续腰麻的临床广泛应用。

3) 腰硬联合麻醉(combined spinal-epidural anesthesia,CSEA):硬膜外穿刺成功后,通过针内针(硬膜外针内腰麻针)技术先在蛛网膜下腔注射少量麻醉药物,拔除腰麻针后再置入硬膜外腔导管,根据手术与镇痛需要经导管向硬膜外腔注射药物,因此这种联合麻醉方法结合了腰麻的快速完善显效与硬膜外腔麻醉的弹性给药特点,在临床得到广泛应用。

二、分娩镇痛的管理

椎管内分娩镇痛被广泛认为是麻醉专业医师实施的、最安全有效的镇痛方法,其中硬膜外分娩镇痛的使用最为普遍,甚至经常以"分娩镇痛"代指"硬膜外分娩镇痛",因此有必要对椎管内麻醉分娩镇痛的技术与管理进行详细阐述。

(一)安全管理原则

椎管内麻醉分娩镇痛的安全管理原则,应该包括以下几点:

1. **产妇自愿原则**　分娩是一个自然的生理过程,相当部分产妇不需要药物镇痛。自愿要求椎管内麻醉分娩镇痛是必需指征,也应在非药物镇痛为基础上提供麻醉镇痛。

2. **安全第一的原则**　在实施椎管内麻醉镇痛之前,必须严格评估母体和胎儿情况,以排除分娩镇痛的禁忌证,并对麻醉镇痛方案进行计划,包括麻醉技术、麻醉药物、药物剂量、可能发生的问题及相应处理方案。

产程中椎管内镇痛的绝对禁忌证包括:产妇拒绝接受、穿刺部位皮肤感染、全身脓毒症(如败血症、菌血症)、凝血功能异常、颅内压增加等;相对禁忌证包括:穿刺部位附近局限性感染、低血容量、中枢神经系统疾病、慢性腰背痛等。

3. **预见性原则**　一方面应该预见到可能存在椎管内穿刺置管困难、气道困难、循环代偿能力下降的心血管合并症患者等,可能需要提前实施硬膜外穿刺置管,以提供安全、有效、及时的分娩镇痛。另一方面椎管内镇痛以后,疼痛及应激减轻,交感神经阻滞外周血管扩张,产妇可能发生低血压,子宫的灌注及收缩状态均有可能发生变化,因此需要常规预防椎管内镇痛以后的毒副作用。

预防椎管内镇痛后毒副作用的措施包括:

(1) 实施椎管内麻醉分娩镇痛前,必须准备复苏设备及药物(表 11-2-1),可将这些设备及药物组合成抢救车,放置在待产与分娩区域,而且强调在每一例分娩镇痛实施前进行核查,最好纳入麻醉镇痛前评估的书面记录。

(2) 患者的评估与准备:对椎管内阻滞孕妇的评估与全身麻醉前评估相似,同时对拟定的穿刺部位进行检查,预测可能遇到的困难和损伤,记录既往的神经病变。

(3) 必须具备连续生命体征监护,包括心率、氧饱和度、心电图的连续实时监测,以及血压、体温间断监测,同时应监测胎心和宫缩状态。

(4) 在实施操作以前建立静脉通道,为镇痛期间的副作用防治提供给药途径。

表 11-2-1　分娩镇痛复苏设备及药物

- **正压呼吸装置**：呼吸球囊、麻醉机或呼吸机

- **氧气供应**

维持气道通畅的装置：吸引器、面罩、口咽通气道、鼻咽通气道、喉罩、气管导管（成人 6.0、6.5、7.0、7.5）、管芯、喉镜和镜片

- **药物**

  去氧肾上腺素、麻黄碱

  肾上腺素、阿托品

  琥珀酰胆碱

  丙泊酚或硫喷妥钠

  脂肪乳剂

  硝酸甘油

  钙剂：葡萄糖酸钙或氯化钙

  纳洛酮

- **静脉通道、液体**

- **能够快速调整上下和左右位置的产床**

- **生命体征监护仪**

- **备用的心肺复苏设备如除颤仪及药物**

（二）椎管内镇痛的并发症及治疗

麻醉医师参与的分娩镇痛效果更确切，但生命体征的变化也更明显。因此，目前不能肯定，具有监测判断与急救经验的麻醉医师参与产程管理是否会减少产科患者不良事件。

椎管镇痛与椎管内麻醉的并发症相似，椎管内分娩镇痛的并发症包括镇痛期间的严重低血压、局麻药中毒、神经损伤、出血、全脊麻以及后期的硬脊膜穿破后的头痛、感染、硬膜外血肿、背痛等。

1. **低血压与心率异常**　定义为动脉血压下降超过基础血压的 20%~30% 或动脉收缩压低于 90mmHg，为椎管内麻醉最常见的并发症。其发生率和严重程度取决于阻滞平面、产妇的体位、生理状态以及是否采取了预防措施。低血压的预防包括阻滞时静脉预充一定液体量、使产妇处于左侧位或子宫左移、给予少量升压药物。低血压的治疗应马上将子宫左移解除腔静脉的压迫、加快输液、静脉注射麻黄碱 5~15mg 或去氧肾上腺素 50~100μg，给产妇吸氧、头低足高位对血压恢复有利，但过度头低足高位可能影响麻醉平面和呼吸功能。

在强调防治镇痛后低血压防治时，必须强调动态监测 SPO_2 和脉率。镇痛后脉率增快或者减慢都暗示血压变化和子宫灌注降低，同时可能伴

随胎心的改变。通常分娩镇痛的产妇仅接受间断无创血压监测，具有不实时和不准确的缺点，而基于 SPO_2 的脉率通常与心率一致，不仅有实时准确的优点，而且还可反映心律是否整齐、氧合是否降低，间接反映血压的变化方向等信息。如果镇痛后观察到脉率升高，需要进一步判断是否存在血压下降、体温升高、胎心加快等。

2. **局麻药中毒**　局麻药中毒（local anesthetic intoxication）可能引起心肌毒性、意识障碍、惊厥抽搐等，其发生原因可能有血管内注射局麻药、局麻药的使用总量过大、注药部位血管丰富而全身吸收加快。小量分次注射局麻药可早期发现血管内注射，从而避免严重的局麻药毒性反应。一旦发生局麻药中毒，应尽早由麻醉医师实施呼吸循环支持，甚至心肺复苏。

3. **椎管内分娩镇痛对宫缩和产程的影响**　椎管内镇痛以后可能导致子宫持续的过度活跃状态或抑制宫缩。注射局部镇痛药物后应仔细监测子宫收缩及胎儿状态。如果镇痛以后发生了子宫过度活跃状态以及胎心减慢，可静脉推注硝酸甘油 50~100μg 或硫酸镁 4g 松弛子宫，此时需要与脐带脱垂等急症鉴别。椎管内镇痛对宫缩的抑制是可以通过催产素治疗的。有学者推荐，如果分娩的进展不满意（活跃期宫口的扩展 <1cm/h），可以滴注 6mU/min 的催产素，随后每隔 15 分钟增加 6mU/min，直至分娩进展正常。如果使用足量催产素后宫口扩展缓慢，胎头下降停止，或胎儿情况改变，则施行剖宫产。

随着分娩镇痛在世界范围内的广泛开展，妇产科领域的学者对产程进行了重新定义。1955 年，Friedman 等人将第二产程的正常值定为：初产妇 2 小时以内，经产妇 1 小时以内。2012 年，美国妇产科学院重新定义第二产程：有硬膜外分娩镇痛的初产妇 4 小时以内；无硬膜外镇痛的初产妇 3 小时以内；有硬膜外分娩镇痛的经产妇 3 小时以内；无硬膜外镇痛的经产妇 2 小时以内。制订第二产程时程上限的目的是防治胎儿在宫内的缺氧损伤以及产妇盆底软组织因胎头挤压时间过长而发生损伤。理论上，产程的判断根据宫口开放，而宫口开放程度的检测非常主观，产程的划分并不精准；椎管内分娩镇痛可以改善子宫胎盘灌注以及胎儿氧供，且胎心监护没有发现胎儿缺氧表现，第二产程延长可能不影响新生儿预后，但是第二产程延长是否增加母体的盆底损伤可能需要

更长时间的随访观察。

4. 椎管内镇痛后体温升高　临床上观察到孕产妇在接受椎管内镇痛以后，随着时间延长体温逐渐升高，超过三分之一可能达到诊断发热的标准。也有部分产妇在镇痛后胎监显示胎心逐渐加快，然后发现体温升高。引起体温升高的可能原因包括：体温调节功能改变、代谢改变、宫内感染等多种因素。要求分娩镇痛的孕产妇体验更剧烈的疼痛，而剧烈疼痛与宫内感染、产程延长、频繁阴道检查等因素有关。因此分娩镇痛导致发热的研究结果可能存在一定偏倚。虽然目前没有足够的证据说明椎管内镇痛导致了产妇发热，但基于椎管内镇痛对自主神经功能的影响，也不能完全否定椎管内镇痛导致了产妇的体温自我监测功能下降，进而发热。另外，自主神经 - 内分泌 - 免疫网络本是相互影响的网络，分娩过程中椎管内镇痛明显改变自主神经的平衡状态，因此在发热产妇的血液和胎盘组织中也可能检测到炎性反应的证据。

产妇发热可能与胎儿缺氧、感染、新生儿脑损害相关，但是目前没有公认的安全有效的防治产妇发热的方法。所以建议，在非药物镇痛、必要时首选全身给予镇静镇痛药物基础上，以最短时间最少药物的椎管内镇痛满足安全有效的目标。产妇发热可能增加助产率和新生儿患病几率，通常不推荐使用药物降温。建议维持产妇的体表及核心体温平衡以及稳定的血液循环灌注，可能有助于防治母子预后恶化。

5. 神经和血管损伤　神经损伤可源于穿刺针直接损伤、意外带入化学物质、病毒或细菌。穿刺时出现单侧异感，表明是经侧方进入硬膜外间隙，再由此注药或置管，可能损伤神经根。有研究表明，局麻药中加入肾上腺素可增加神经毒性。另外，供应脊髓前动脉的小滋养动脉经过椎间孔时，也于硬膜外侧腔处走行，损伤这些血管可导致脊髓前部缺血性损伤或硬膜外血肿。

但麻醉操作不是产科患者神经损伤的唯一原因，胎头的压迫或者体位引起的过度牵拉和压迫可能导致腰骶部神经干的损伤；在第二产程，产妇处于截石位，膝关节处腓总神经可能受压。如怀疑神经损伤应尽早请神经科医师会诊，及早诊断并给予恰当的治疗对改善预后至关重要。

6. 全脊麻　全脊麻（total spinal anesthesia）是椎管内麻醉和镇痛中一种非常严重的并发症，主要是由于硬膜外穿刺针或硬膜外导管误入蛛网膜下腔，超过腰麻数倍量的局麻药注入蛛网膜下腔，产生异常广泛的脊神经阻滞。虽然全脊麻的发生率并不高，但全脊麻常常在注药后几分钟之内发生，处理不及时很快发生心搏骤停，可能危及母亲和胎儿的生命。一旦发生全脊麻，应尽快实施救治防治呼吸心搏骤停。

预防全脊麻的措施包括：小心穿刺；置入导管宜轻柔；注入全量局麻药之前先注入试验量，观察 5~10 分钟有无脊麻发生；小剂量多次给药等。

7. 硬膜外出血与血肿　产妇的硬膜外腔血管丛怒张，穿刺和置管非常容易出血，但硬膜外血肿的发生率并不高，原因之一是产妇的凝血功能相对亢进。硬膜外血肿的临床表现为腰背疼痛，随后出现下肢感觉运动功能障碍、大小便失禁等。蛛网膜下腔阻滞的患者在运动感觉恢复正常后，又突然发生阻滞加重的症状，也应警惕硬膜外血肿形成可能。CT 检查是诊断硬膜外血肿的最可靠方法，但早期的临床观察和诊断有利于及时治疗。硬膜外血肿一旦确诊，应及早手术，一般在 6 小时以内清除血肿的预后较好。

8. 硬脊膜穿刺后的头痛　硬脊膜穿刺后的头痛（post-dural puncture headache，PDPH）是由于脑脊液外漏后颅内压降低，颅内一些敏感组织和血管发生移位牵拉。脑脊液外漏和头痛的发生率与穿刺针的型号、穿刺针的类型、患者的年龄及穿刺的次数有关。穿刺针越粗，穿刺次数越多，头痛的发生可能性增加。随着技术的进步，目前采用的笔尖样 25G 或 2F 脊麻针对硬脊膜的损伤大大减少，硬脊膜穿刺后的疼痛也明显减少。硬脊膜穿刺后头痛的诊断主要根据病史和直立体位加重头痛症状有关。

硬脊膜穿刺后头痛的保守治疗包括卧床休息、镇痛、束腹带以增加腹压减少脑脊液外漏。口服或静脉注射咖啡因可起一定止痛作用。剧烈或长时间头痛者可行硬膜外自体血填充。MRI 显示向硬膜外腔注入 20ml 自体血，可能扩展 5 个以上脊髓节段，既能及时填充止痛，又能长期补漏止血，有效率达 90%~95%，而且一般没有严重副作用。

9. 腰背痛　产后还可能发生一种疼痛症状，俗称的背痛症（low back pain），Breen JW 统计发病率为 44%，其中严重者约占 68%。目前尚无数据证明这种产后背痛是否与椎管内麻醉或镇痛有关，但临床上接受椎管内麻醉或镇痛的患者一旦出现了产后背痛的症状，患者和产科医师都会认为与麻醉医师有关，而且会向麻醉医师寻求治疗。硬膜外阻滞和脊麻后均可能发生腰背痛，其原因与穿刺部位深部软组织充血、刺激、反射性肌痉挛以及背部韧带损伤有关，并且和麻醉过程中肌肉松弛、患者长时间平卧，导致背部韧带和肌肉劳损也有关。实验室及影像学检查常无阳性发现，但有助于与脊柱病变进行鉴别。

产后背痛与椎管内麻醉后腰背痛的鉴别非常困难，部分产妇在抚育婴儿的过程中由于负重等原因也可能加重腰背痛，但临床治疗并无区别。最好在孕期培训时就指导孕产妇进行腰背部核心肌群的练习。腰背痛的治疗包括：首先让患者适当休息，避免寒冷、潮湿，可接受热疗、按摩等物理治疗；对疼痛严重者，可局部或全身应用皮质激素以抗炎和消除水肿；NSAIDs 药物作为一线治疗药，如氯诺昔康片，口服、肌内注射或静脉注射均有效；必要时最好到疼痛科接受专科治疗，避免迁延为慢性疼痛或形成后遗症。

10. 感染　椎管内麻醉后并发硬膜外或蛛网膜下腔感染，若未及时治疗，可能导致患者死亡或终生瘫痪，后果极为严重。麻醉用具或药品被污染、穿刺时无菌操作不严格、穿刺部位附近有感染灶，或患者身体其他部位的感染灶经血行播散，均可引起椎管内感染。

硬膜外脓肿多于麻醉后数天内出现全身感染症状，腰背部剧痛、肌肉僵直，相继出现神经根受刺激的放射痛、肌无力、瘫痪。CT、MRI 或椎管内造影可确诊并定位，诊断性穿刺抽出脓液也可确诊。治疗不能单纯寄希望于抗生素的治疗，由专科医师决定是否应当及时切开椎板引流，避免压迫时间过长而发生瘫痪。椎管内感染后果严重，必须强调预防为主。

（三）椎管内分娩镇痛的争议问题

椎管内分娩镇痛作为一种有效的镇痛方式已为医护人员和孕产妇所接受，目前硬膜外、腰麻、腰硬联合阻滞已在全世界广泛开展，似乎可以证明椎管内分娩镇痛的安全性以及人们对该技术的认可。但椎管内分娩镇痛在减轻宫缩疼痛和降低母胎的应激反应的同时，对分娩过程和分娩结局等是否存在不良影响，也一直存在较多争议。

1. 椎管内无痛分娩是否影响新生儿健康　椎管内分娩镇痛使用的局麻药和阿片类药物，到达胎儿体内的剂量有限，几乎不影响胎盘灌注及胎儿氧供，因此，镇痛并不影响新生儿的 Apgar 评分、血气等指标。但是，分娩是一个生理过程，椎管内分娩镇痛抑制产妇的交感神经活性，改变了自主神经系统的平衡状态，临床上也观察到低血压、发热等表现；目前尚缺乏镇痛对新生儿远期发育影响的报道。因此，在满足产妇的镇痛需求时，为了尽量减少医疗干预对母胎生理的影响，应该在非药物镇痛基础上以最低药物使用、最少的生理干预满足镇痛需求，同时分娩镇痛需要麻醉与产科医护人员的严密监护与及时有效的应急干预措施，以防治难产并提高产妇与新生儿的安全性。

2. 剖宫产后经阴道分娩能否接受椎管内分娩镇痛　已有剖宫产史的产妇试行阴道分娩时，硬膜外镇痛可能掩盖子宫破裂的疼痛症状而不能及早发现病情改变。但临床上常常发现子宫下段瘢痕破裂不引起明显疼痛，因此观察子宫收缩情况、母体和胎儿的生命体征才是早期发现子宫破裂的更敏感指标。如果有剖宫产史的产妇要求镇痛，应该经评估后在严密观察监护下实施。

3. 椎管内无痛分娩是否应该在宫口 3cm 以内实施　理论上，在产程进入活跃期后实施，一方面确认产程已经进入难以终止阶段，另一方面，尽量减少医疗干预对母胎生理的可能影响。目前宫口判断具有间断性和不准确性，产妇的宫缩频率、强度以及伴随疼痛强度也可作为产程进展的判断依据，而且部分产科学者认为宫口 6cm 才是活跃期的标志。因此，患者强烈要求镇痛时，虽然不应该因为宫颈口还没有足够扩张而拒绝实施硬膜外操作，但应告知长时间椎管内镇痛对体温、产程的潜在影响。通常麻醉医师在潜伏期时置管，然后仅给予少量的阿片类药物或者少量的低浓度局麻药与阿片类药物，尽可能实施部分节段镇痛（$T_{10} \sim L_1$），进入活跃期则给予更大剂量的局部麻醉药物提供会阴镇痛以满足自然分娩（$S_{2 \sim 4}$），如需要器械助产或剖宫产，也可通过硬膜外导管快速提供满意麻醉，甚至满足术后镇痛。

4. 椎管内无痛分娩是否导致产后腰背痛　产后背痛的病因可能与妊娠期身体重心随着子宫的增大而前突，使背伸肌处于持续性紧张状态，部分妊娠妇女在妊娠晚期即已出现了腰骶部疼痛症状。贫血或体质较弱的孕妇易患此症。没有接受椎管内麻醉的产妇的疼痛范围呈弥漫性，沿两侧骶棘肌及背阔肌内缘明显。

椎管内麻醉或镇痛也可能为产后腰背痛的另一诱因。椎管内麻醉后患者的疼痛可能以穿刺点为中心，向四周弥撒，疼痛的性质多为酸痛、胀痛，休息后症状减轻，与气温有关，呈寒重暖轻，但无运动功能障碍及下肢的感觉异常，触诊时发现骶棘肌及背阔肌等肌肉张力增加。无论哪种原因导致的腰背痛都需要及早抗炎镇痛治疗，防治病程迁延，而病因诊断并不是必需的。产妇在要求椎管内分娩镇痛时，应该了解产后可能出现哪些需要及时诊治的症状。

5. 椎管内分娩镇痛给药时是否加入低浓度肾上腺素　为防治局麻药中毒和麻醉区域过广，局麻药中加入 5μg/ml 肾上腺素，在子宫收缩的间歇期给药，每次低于 5ml 剂量，间隔 3~5 分钟，直到满意镇痛。因为肾上腺素入血可在 30~45 秒以内导致母体血液升高和心率增快，可以帮助提示导管是否误入血管。但是有研究表明，局麻药中加入肾上腺素可增加神经毒性。原因是：①肾上腺素减慢了椎管内局麻药的吸收，延长了脊神经在局麻药中的暴露时间；②肾上腺素使椎管内血管收缩，促进脊髓缺血；③商品肾上腺素含亚硫酸盐防腐剂，可导致神经损伤；④重比重局麻药中肾上腺素浓度过高，可引起神经脱髓鞘改变。因此，建议尽量在试探量时加入肾上腺素，而推注无肾上腺素追加量时则严密观察产妇有无耳鸣心慌等局麻药入血症状，以防治局麻药中毒。

6. 硬脊膜穿破以后是否需要血液补丁预防头痛　有研究报道硬脊膜穿破后 24 小时内自体血液 20ml 填充预防头痛的成功率不高，另外有学者认为通过硬膜外导管注入 15~20ml 自体血液可以预防硬脊膜穿刺后的头痛。目前临床上更多倾向于血液补丁治疗硬脊膜穿破后的疼痛，即在必需时才使用该技术，而不主张预防性使用血液补丁疗法。

有关分娩镇痛的争议将由于临床研究结果的局限性而继续。首先，椎管内阻滞镇痛很大程度上是由产妇自愿选择的，而要求或接受椎管内镇痛的患者本身在分娩期间可能存在更多的增加分娩不良后果的因素。临床上这类患者具有某些难产特征：入院时属分娩早期或胎头位置较高、使用较多催产素以诱发产程、骨盆出口较小、胎儿较大、先露异常、初产妇以及乐于接受医疗措施干预、经济状况较好等。显然，产妇的很多特征可能增加产程和分娩结局的不良后果发生率，包括产程延长、器械助产、剖宫产以及其他不良后果如感染、新生儿窘迫等。其次，在有关分娩镇痛的临床研究中常常难以避免依从性偏倚，如部分椎管内镇痛的患者也可能接受非椎管内镇痛。另外，研究中盲法原则也不易实现，某些对此有偏见的参与者可能提前得出片面结论。由于争议来源于临床观察与研究结果，而临床研究通常受到诸多因素的影响，其结果具有相对性，因此，有关分娩镇痛的临床研究和争议都将持久存在。

【注意事项】

麻醉医师参与的分娩镇痛具有更确切的镇痛效果，同时也可能发生更多更严重的毒副作用。即使分娩镇痛使用的是术后镇痛常用的配方，但产程中诸多因素可能影响母儿的生理状态，因此需要产科与麻醉科医护人员共同参与协助维护围产期的临床安全。

【关键点】

1. 分娩疼痛的药物治疗必须遵循自愿、安全、预见性原则。

2. 推荐在非药物镇痛基础上以最短时程最少剂量的药物使用达到满意镇痛，在椎管内镇痛之前可以尝试无创的全身给药镇痛。

3. 孕产妇及医护人员需要正确认识分娩疼痛的生理适应性意义，避免过度追求全产程完全无痛而滥用药物镇痛。

4. 高度重视麻醉镇痛风险，需有严密的母儿监测、防治毒副作用的设备、技术和应急预案。

【临床案例】

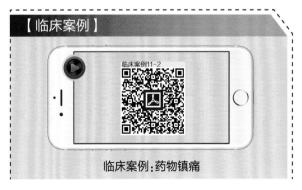

临床案例：药物镇痛

（李华凤　冷冬梅）

参考文献

1. Varner CA.Comparison of the Bradley Method and HypnoBirthing Childbirth Education Classes. J Perinat Educ,2015,24,128-136.

2. Mongan MF. HypnoBirthing:The Mongan method:A natural approach to a safe,easier,more comfortable birthing (4th ed.). Deerfield Beach,FL:Health Communications,2016.

3. O'Neill ML. HypnoBirthing the Original Method. Pacific Palisades,CA:Papyrus Press,2000.

4. Newman RB. Calm Birth:New Method for Conscious Childbirth. Berkeley,CA:North Atlantic Books,2005.

5. Gabrial C. Natural Hospital Birth:The Best of Both Worlds. Boston,MA:The Harvard Common Press,2011.

6. Cyna AM,Andrew MI,McAuliffe GI. Antenatal self-hypnosis for labour and childbirth:A pilot study. Anesthesia and Intensive Care,2006,34:464-469.

7. Bolbol-Haghighi N,Masoumi SZ,Kazemi F. Effect of Massage Therapy on Duration of Labour:A Randomized Controlled Trial. J ClinDiagn Res,2016,10:12-15

8. Westbury B. The power of environment.Pract Midwife, 2015,18:24-26.

9. Goetzl,Laura MD. Epidural Fever in Obstetric Patients:It's a Hot Topic. Anesthesia & Analgesia,2014,118:494-495.

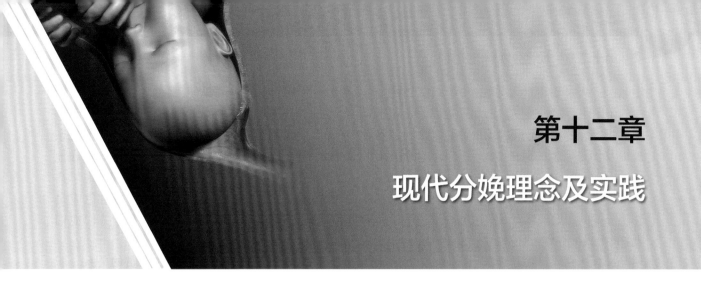

第十二章
现代分娩理念及实践

第一节　导乐陪伴分娩

【导读】

　　妊娠和分娩是一个自然的生理过程，也是女性一生中经历的重要时期。多数产妇在分娩过程中会产生焦虑、恐惧、孤独等负面情绪，甚至对分娩失去信心，在一定程度上增加了难产的几率，同时也影响了产后的康复。导乐陪伴分娩是一种人性化的产科服务模式，它让分娩回归自然、减轻疼痛、减少损伤、降低风险，从而提高产妇对分娩过程的满意度。

一、概述

（一）导乐及导乐陪伴分娩的概念

　　"导乐"来源于希腊语"Doula"的音译，原意为"一个女性照顾另一个女性"，即有经验的女性为初为人母的女性和她们的宝宝提供指导和帮助。在产妇分娩的全过程中，由一位富有爱心、态度和蔼、善解人意、熟悉分娩过程的女性始终陪伴在产妇身边，这位陪伴的女性即为"导乐"。导乐的作用是在产前、产时及产后给予孕产妇持续的生理、心理支持和生活照顾，并采用适宜技术促进舒适，帮助产妇她们顺利完成分娩。导乐陪伴分娩是指在分娩的全过程中，有一个经过培训的导乐人员陪伴并持续地给予产妇生理和情感上的支持以及提供必要的信息和知识，同时辅以安全、有

效的镇痛手段，使产妇感到舒适、安全，对分娩留下美好的记忆。

（二）导乐陪伴分娩的意义

　　1996 年 7 月，促进产时服务模式联盟（Coalitionfor Improving Service，CIMS）提出爱母行动。其中特别指出，所有的产妇均有按自己的愿望选择分娩陪伴者的权力，不得限制导乐或其他分娩陪伴者对孕产妇进行持续的精神及体力支持。

　　产妇对分娩的信念和能力易受周围环境和他人的影响，分娩的经历对妇女及其家庭均有着重要且持久的影响。产妇需要陪伴，在整个分娩过程中实施导乐陪伴分娩，产妇可以合理的进食、饮水，保持充沛的体力；陪伴者可给予产妇心理和情感上的支持，使产妇安心和放松，从而改善产妇的精神状态，缓解分娩过程中的焦虑、恐惧和不安情绪；有陪伴的产妇产程缩短，出血减少，母婴分娩结局更良好。因此，实施导乐陪伴分娩具有十分重要的意义。

（三）导乐陪伴分娩的历史和现状

　　古代妇女在家中分娩，会有一名有分娩经验的女性照顾产妇，这名女性可以是妈妈、婆婆或姐妹，也可以是非亲非故但具有爱心的一位善良妇女。这些妇女在产程中陪伴在产妇身边，为她喂饭、喂水、擦汗、搀扶她活动，陪她聊天，宫缩时帮助产妇按摩减轻疼痛，分娩时为她加油和安抚，甚至帮助产妇料理家务，照顾年幼的孩子。现代社会，越来越多的妇女选择住院分娩。一方面，为了保证母婴在住院期间不被感染，大部分医院规

定非医务人员不得进入分娩室,产妇在分娩过程中处于陌生、孤独的环境,增加了她们的心理压力和紧张、焦虑情绪,分娩的不良体验以至于多年后被提及仍是痛苦的回忆。另一方面,随着医疗水平的不断提升,一些用于高危妊娠分娩的手段不断地应用于正常产妇,分娩时的干预也逐渐增多,住院分娩的产妇虽然有专业医务人员的治疗和护理,孕产妇及胎婴儿的死亡率大大降低,但母婴结局并没有达到理想状态。

导乐陪伴分娩又被称为舒适分娩,最早于20世纪末期在美国开始施行。最初的护理方法以转移注意力和心理放松为主,以期降低产妇分娩时的痛苦。随着现代护理技术的不断进步,为产妇提供的服务更加专业化和人性化,能够大幅度提升自然分娩率。

我国是20世纪90年代引入陪伴分娩的理念,医院聘请受过专业培训的护理工作者担任"导乐",她们有爱心、耐心和责任心,善于与人沟通交流。经过相关课程的培训后从事导乐陪伴者的工作,在产妇待产和分娩过程中给予指导和帮助,减轻产妇疼痛,促进舒适,及时提供产妇和家属所需的信息,鼓励产妇并给予生活上的照顾等,使分娩过程安全、健康和愉快,有一个良好的分娩结局。目前我国非医务人员的职业导乐陪伴者非常少,大多数由助产士或护士担任导乐陪伴的任务,本节的内容主要针对医务人员作为导乐陪伴者进行阐述。

二、导乐陪伴者及其工作内容

(一)导乐陪伴者的条件

导乐陪伴者应是有生育经验、富有同情心和爱心、愿意帮助他人,具有良好的心理素质,沟通能力强、热情,能支持和帮助产妇减轻分娩疼痛的妇女。在我国,目前主要由产房的助产士或医院的护士承担导乐陪伴者的工作。

(二)导乐陪伴者的工作内容

1. 妊娠期的主要工作　导乐陪伴者可通过不同方式与孕妇接触,了解她们的需求与心理状况,并为她们提供信息,给予支持。

2. 分娩过程中的主要工作　分娩过程中,导乐陪伴者最主要的工作是持续陪伴产妇,为产妇实施非药物镇痛方法。世界卫生组织要求导乐陪伴人员应做到"六要",即要一直陪伴在产妇身边;要经常给予鼓励和支持;要协助产妇进食、进水;要帮助产妇排尿、排便;要使用多种方法帮助产妇放松;要使用非药物镇痛方法减轻分娩疼痛。

3. 帮助陪伴的准父亲　多数陪伴的准父亲没有照顾分娩妇女的经验,导乐陪伴者应指导他们如何帮助妻子,帮助她们减轻紧张和焦虑。在帮助准父亲的过程中,导乐陪伴者的角色应是指导他们去为产妇做点什么,而不是替代他们做事。

4. 导乐陪伴者与其他工作人员的关系　职业导乐陪伴者应在助产士的指导下开展导乐陪伴工作,在妊娠、分娩、产后阶段,医生、助产士、导乐陪伴者的工作应是相互协调和补充的。但是,我国目前职业导乐陪伴者还严重不足,大多数医院考虑到安全和经济问题,导乐陪伴者的角色由助产士和(或)护士承担,而当分娩量大、助产士人力不足时导乐陪伴分娩存在流于形式的现象。因此应在培训职业导乐陪伴者的基础上,让产科医务人员了解导乐陪伴分娩是促进母婴健康的适宜技术,应鼓励和帮助产妇建立分娩信心,实施非药物镇痛。

需要强调的是:非医务人员的导乐陪伴者不能参与任何医疗和护理工作,如听胎心或做阴道检查等。

(三)导乐陪伴者的作用

1. 心理支持　导乐陪伴者又称为分娩支持专家、分娩教练等,要在分娩过程中为产妇提供心理疏导与情感支持,帮助产妇缓解或去除焦躁、紧张、恐惧等不良情绪,增强产妇自然分娩的信心。

2. 生理支持　指导产妇合理膳食、充足睡眠,及时排便,保证产妇具有充沛的体力。

3. 减轻分娩疼痛　应用所学技术帮助产妇有效减轻分娩疼痛,特别是适时、合理地应用非药物镇痛方法,如帮助产妇采取舒适的体位、使用分娩球、分娩椅、助走车、扶栏、靠垫等。

4. 对产妇家属进行指导　教会家属如何正确的帮助产妇,让家属清楚认识自己的角色与作用,使产妇获得来自家属的亲情支持;导乐陪伴者可减轻丈夫及家属的压力,让他们较轻松地陪伴产妇完成分娩过程。

5. 帮助产妇决策　帮助产妇及家属了解分娩过程进展情况,提供产妇各种信息以便选择,帮助他们做出正确的决策;导乐陪伴者能在关键时刻以客观的态度去观察产程,科学的方法去指导产妇,和善的言行去鼓励产妇。

三、分娩室的环境要求

环境是影响人的心理状态和生理状态的重要因素。一个安静、整洁、宽敞的分娩场所会让产妇和家属感受到安全和舒适,反之凌乱、嘈杂的环境给人工作无序、紧张的感觉。

1. 对工作人员的要求 工作人员是分娩室环境中最重要的组成部分。医务人员的言谈举止应体现对产妇和家属的尊重与关怀;工作服应合体、干净整洁,显得干练。

2. 分娩房间的要求

(1) LDRP 房间:开展陪伴分娩最好有 LDRP 房间,即待产、分娩、产后一体化房间。在整个产程中,产妇和家属处于同一个房间,他们能很快熟悉和适应分娩环境,不被其他同时待产、分娩的产妇打扰,方便活动和休息;更好地保护产妇隐私,保证充足的睡眠;避免频繁地更换房间带来的医疗安全隐患。

(2) 房间布局:分娩房间内的布局应更加家庭化,益于产妇更快地熟悉环境、更好地放松;方便产妇活动和工作人员操作,要留有足够产妇活动的空间;注意不要将过多的医疗设备放在房间内,避免引起产妇紧张,联想自己是不是会有异常情况发生。

(3) 颜色:房间中的家具、被服、工作人员服装、墙壁颜色等尽量不用白色,以免使人感觉严肃和冷漠;柔和的暖色给人温馨、安宁、安全的感觉。

(4) 设施:①确保舒适和安全的多功能电动分娩床、新生儿辐射台等;②支持产妇改变体位的设备如分娩球、助走车、椅子、垫子、抱枕等;③帮助产妇减轻疼痛的设备如音响、电视、按摩器等;④方便产妇和家属生活的设备如饮水、就餐设施等。

四、第一产程的导乐陪伴

(一) 心理支持

1. 常见心理问题及临床表现 分娩对于产妇是一种压力源,会引起一系列特征性的心理情绪反应,主要表现为焦虑和恐惧。产妇出现焦虑和恐惧的原因很多,如担心胎儿畸形、胎儿性别与自己期望的不一致、难产、分娩疼痛、分娩中出血、分娩意外、住院造成的陌生感、医院环境的刺激以及与家人分离的孤独感等。

焦虑的产妇表现为坐立不安、对分娩缺乏信心,易于激动、哭泣等。她们常常提出许多问题,如:我的孩子正常吗? 我能顺产吗? 分娩时间需多长? 等等。产妇的这种情绪改变还可能致机体产生一系列的生理变化,如心率增快、呼吸急促、肺内气体交换不足,子宫缺氧而出现宫缩乏力、宫口扩张缓慢、胎先露下降受阻、产程延长、体力消耗过多等。同时,因交感神经兴奋,释放儿茶酚胺,导致害怕 - 紧张 - 疼痛综合征、胎儿缺血缺氧而出现胎儿窘迫。

2. 产妇心理状况评估 评估产妇心理状况的方法包括与产妇交谈,了解其心理状态;观察产妇的行为如是否有焦虑不安、恐惧等;也可用心理评估工具如《医院焦虑量表》、《焦虑自评量表(SAS)》等评估产妇心理状况。但这些量表评估的是产妇近期的心理状况,用《状态 - 特质焦虑量表》可评估产妇经常的与即刻的心理状况,下面简单介绍《状态 - 特质焦虑量表》。

《状态 - 特质焦虑量表》(*State-Trait Anxiety Inventory*,STAI) 为自评量表[引自汪向东《心理卫生评定量表手册》(增订版)],该量表由 Spielberger 等人编制,1980 年修订后开始应用。由《状态焦虑量表》(*State Anxiety*,S-AI) 和《特质焦虑量表》(*Trait Anxiety*,T-AI) 两个分量表组成,以区别暂时性的焦虑情绪状态和人格特质性焦虑倾向。状态焦虑是描述一种不愉快的情绪体验,如紧张、恐惧、忧虑和神经质,伴有自主(植物)神经功能的亢进,一般为短暂性的。特质焦虑则是用来描述相对稳定的、作为一种人格特质、具有个体差异的焦虑倾向。量表共 40 个条目,各个条目均采用 1~4 级评分,有较好的信度和效度。第 1~20 题为状态焦虑量表,主要用于评定即刻的或最近某一特定时间或情景的恐惧、紧张、忧虑和神经质的体验或感受,可用来评价应激情况下的状态焦虑,其中描述正性情绪和负性情绪的条目各 10 个:1 分为完全没有,2 分为有些,3 分为中等程度,4 分为非常明显。第 21~40 题为特质焦虑量表,其中描述正性情绪和负性情绪的条目各 10 个,用于评估个体经常出现的、习惯性焦虑等情绪体验:1 分为几乎从来没有,2 分为有时有,3 分为经常有,4 分为几乎总是如此。分别计算出状态焦虑和特质焦虑量表的累加分值,最小值为 20 分,最大值为 80 分,其中题目 1、2、5、8、10、11、15、16、19、20、21、23、24、26、27、30、33、34、36、39 按反向计分,其题目得分越高,反映受试者该方面的负性情绪水平越高。

3. 人文关怀

（1）入室介绍：产妇和家属入室后，导乐陪伴者应主动并热情地向他们介绍分娩室环境、主管医生和助产士，让他们尽快适应环境、熟悉主管医务人员。**特别注意**：为产妇和家属留下良好第一印象有利于尽快地与他们建立互相信赖的关系。

（2）陪伴与鼓励：进入分娩室后，不能让产妇独处一室，陪伴分娩和心理支持非常重要，一个眼神、一次握手、一个拍背、一句鼓励或赞扬的话都可能让产妇改变对分娩的认知而使分娩经历成为美好的回忆。

（3）及时提供信息：在宫缩间隙，主动为产妇及其家属讲解分娩过程和宫缩的作用及特点；需要检查时，告知产妇及其家属检查的目的和方法，并结合检查结果告诉产妇产程进展情况。

（4）发挥丈夫的作用：让产妇的丈夫拥抱她，握住她的手，在她疼痛的时候安抚她，在她诉说不舒服的部位给予按摩等。

注意：应从孕期即开始对孕妇及其主要家庭成员进行健康教育，特别是分娩预演，提高他们对分娩的正确认知，减轻焦虑与恐惧，增强自然分娩信心。

（二）生理支持

1. 生活照顾　分娩是一个很消耗体力的过程，导乐陪伴者应指导或协助家属做好产妇的生活照顾。①鼓励产妇进食、进水：临产以后，产妇的注意力多集中在应对宫缩痛上，食欲可能减退，导乐陪伴者应帮助产妇进食易消化的食物，做好入量管理，以免低血糖或第二产程分娩时没有力气。②定时督促产妇排尿：告知她膨胀的膀胱可阻碍胎先露下降，造成产程延长。③保持整洁：产妇出汗多时，导乐陪伴者应指导或协助家属用毛巾为产妇擦脸、更换衣服等，帮助产妇整理床单以促进舒适；长头发的产妇，陪伴者可请家属帮她梳成辫子，让产妇保持良好的精神面貌。④劳逸结合：指导产妇适当休息与活动，保存体力。

2. 减轻分娩疼痛　分娩疼痛是经阴道分娩的产妇难以避免的剧烈刺激，是所有产妇所共有但其个体差异较大的主观强烈不适感。对于初产妇，分娩疼痛是其既往所未经历的特殊疼痛，对其生理、心理均可造成强烈应激反应，导致宫口扩张、胎先露下降减慢，产程延长，甚至可能因难以承受疼痛而转为剖宫产。导乐陪伴者应采取适当

的非药物镇痛法减轻产妇的分娩疼痛，对实施药物镇痛的产妇进行正确护理。

（1）非药物镇痛法

1）拉玛泽（Lamaze）减痛分娩法

廓清式呼吸：眼睛注视某一个焦点，用鼻腔慢慢吸气到腹部鼓起，坚持5~8秒钟，然后用口像吹蜡烛一样慢慢呼气，持续5~8秒。适用于所有的呼吸运动开始和结束前。

缓慢而有节奏的胸式呼吸：适用于宫口开大2~3cm时，眼睛注视某一个焦点，用鼻腔吸气，口呼气，腹部放松。频率为正常呼吸的1/2，呼吸气量均匀（图12-1-1）。

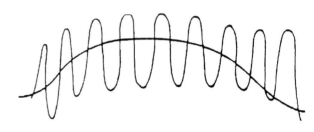

图12-1-1　缓慢而有节奏的呼吸

浅快呼吸：适用于宫口开大4~8cm，宫缩痛较重时，用鼻腔吸气，口呼气，随宫缩增强而加速，宫缩减弱而减缓。频率为正常呼吸的2倍（图12-1-2）。

喘息 - 吹气式呼吸：适用于宫口开大8~10cm，宫缩强而间歇时间短时，微张嘴吸呼，呼吸速度依宫缩强度而调整，吸呼气量相同。为避免换气过度，连续4~6个快速吸呼后需大力吹气1次，重复至宫缩结束（图12-1-3）。

2）采取合适体位：待产过程中，可以根据胎位、先露下降情况、产妇自感舒适等采取不同的体位。产妇怎样舒适、胎儿需要怎样的体位，产妇就可以采取怎样的体位，如走动、站立、蹲着、坐着、跪着等姿势。在自由体位中，丈夫可以起到很重要的作用，让产妇感受到爱、安全等。

产妇腰痛时，可建议她采取手膝位。宫缩间歇的时候，指导产妇做背部拱起和放下的动作缓解腰痛，也可以利用电动产床，将床的背板抬高，产妇跪在产床上，上身趴在背板上支撑身体；站位和坐在分娩球上的时候，可以指导产妇轻轻晃动臀部，以缓解疼痛、促进先露下降。

3）按摩：是一种很好的非药物镇痛方法，产妇自行按摩、他人帮助按摩都行，可行全身按摩或局部按摩。分娩室中应备有按摩的设备，如按摩

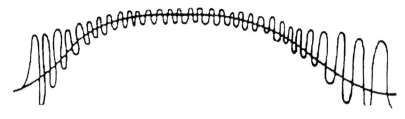

图 12-1-2 浅快呼吸

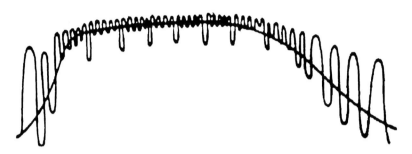

图 12-1-3 喘息 - 吹气式呼吸

棒、按摩锤等,可以利用这些物品为产妇进行按摩,也可以用手直接按摩。

有资料显示,在产妇分娩过程中实施中医穴位按摩,能够有效缓解疼痛,促进顺利分娩。按摩穴位可以形成针灸效应,促进产妇经络通畅与局部气血运行,调节内脏功能及子宫状态,不仅可形成镇痛效果,还可促进体内生成和分泌内啡肽,在一定程度上对疼痛的传导进行抑制,缓解疼痛;同时,按摩还能够促进肾上腺活动,增加前列腺素、皮质醇等内源性催产物质分泌,产生启动分娩的扳机效应,提高宫口扩张及胎先露下降速率,进一步缩短产程。

在穴位的选择上,根据中医经络穴位理论,按照不同穴位所具有的功效对症选用;按摩过程中注意与产妇沟通,随时调整按摩穴位、力度及手法。①下腹疼痛:可选用关元穴、气海穴、中极穴为中心穴位,使用手掌面沿顺时针按摩,并配合手指按压合谷穴、三阴交及昆仑穴;②腰背疼痛:可以选择次髎穴为中心穴位,上下按摩背部与腰骶部,而后选择环跳穴为中心环形按摩臀部;③腰骶部疼痛:可选择腧穴、阿是穴沿脊柱两侧按摩,沿经脉走行依次按摩肾俞、关元俞及阿是穴,同时可配合内关、太冲等穴位。

4)导乐分娩镇痛仪:减轻分娩的疼痛是促进自然分娩的关键。药物性镇痛可能导致产程延长及麻醉并发症,而且需要在麻醉师的监护下进行,在基层推广有困难。导乐分娩镇痛仪根据神经化学原理,运用高科技持续激活技术,充分调动人体自身分泌的镇痛物质——内啡肽,阻断来自子宫底、子宫体和产道的中枢神经疼痛信息传导通路,使痛感信息向水平方向扩散,达到镇痛效果。

镇痛原理:①通过刺激双手虎口和腕部区域,调动人体自身分泌的镇痛物质内源性阿片肽,激活自身镇痛系统,最大限度地促使内源性阿片肽合成和释放,同时抑制交感神经活动和对疼痛的应激反应,使产妇痛阈提高,疼痛减轻;②通过 D-T 波刺激脊柱两侧 $T_{12}\sim L_1$ 和 $S_1\sim S_4$ 位置,兴奋粗纤维控制的 SG 细胞,关闭脊髓痛觉传导闸门,使痛感信息向水平方向扩散,使疼痛减轻。

镇痛特点:①非药物性、无创伤;②对产妇和胎儿均无任何副作用;③不影响宫缩和产程进展;④产妇清醒,可减轻紧张、恐惧情绪,促进自然分娩。

适应证:无严重并发症,可自然分娩的产妇,单纯性腰痛者效果更好;宫缩较强,疼痛明显;知情同意。

禁忌证:心肺功能不全或安有心脏起搏器者;有妊娠并发症如妊娠期高血压疾病者;癫痫或精神异常者;皮肤过敏或破损者;对电刺激极度敏感者。

5)其他:多与产妇交流,分散她的注意力;征求产妇意见为她放音乐、电视等;大部分产妇在宫缩时习惯张开嘴呼吸对抗宫缩,要经常提醒产妇用鼻腔吸气,然后用嘴慢慢呼出,以免吞入大量气体,导致肠管胀气,因此应教导产妇如何采用拉玛泽呼吸法进行放松。

415

（2）药物镇痛的护理:在实施硬膜外镇痛30分钟内嘱产妇卧床休息,避免因麻醉致腿部肌肉张力下降而发生跌倒;硬膜外麻醉后,产妇多需使用生理监护仪、开放静脉通路使用加强宫缩的药物,产妇不方便活动,导乐陪伴者需做好生活护理。

（三）关注准父亲

准父亲陪伴妻子分娩时,导乐陪伴者也要给予关注。有的准父亲在妻子孕期听过孕妇学校的课程,对分娩过程有了解。但有的准父亲因工作忙没有时间听课,陪伴的时候难免紧张,因此导乐陪伴者应指导他参与到照顾和鼓励产妇的活动中。如果准父亲受到冷落,他会觉得自己帮不了妻子而感到沮丧。

五、第二产程的导乐陪伴

1. **心理支持**　陪伴在产妇身边,因为此时产妇害怕独处;告知产程进展情况,产妇做得好时给予赞扬;向产妇解释其他医务人员的检查和操作;新生儿出生后,向她表示祝贺,并告知分娩时间、新生儿性别等。

2. **生理支持**　宫口开全后,产妇会出现宫缩时有排便的感觉,导乐陪伴者应指导产妇用力,并为分娩做好准备;在宫缩间歇时,提醒产妇少量喝水、帮助擦汗、提醒放松和休息,为下一次用力做准备;宫缩时指导产妇正确用力;新生儿娩出后,抱给产妇看孩子的面部和生殖器,确认孩子的性别。

六、第三产程及分娩初期的导乐陪伴

1. **告知相关信息**　告诉产妇孩子出生后医务人员还要做什么,会等待胎盘剥离后娩出胎盘,并检查胎盘是否完整;检查阴道和会阴是否有损伤,并进行缝合。

2. **协助早吸吮**　胎儿娩出后,助产士会将新生儿放在母亲胸腹部进行母婴皮肤接触和早吸吮。这时导乐陪伴者要帮助产妇抱好新生儿,向产妇解释皮肤接触、早吸吮的重要性,告诉产妇从现在即开始母乳喂养。

3. **帮助父母亲适应新角色**　新父母看到新生儿会感到很新奇,有时会有许多的问题,导乐陪伴者应做出详细的回答,并帮助他们适应父母亲的角色。

4. **继续陪伴**　产妇和新生儿在分娩室观察期间,导乐陪伴者应继续陪伴产妇,共同回忆分娩过程,对产妇表现出的坚强给予赞扬,鼓励母乳喂养,并给予必要的指导。

导乐陪伴分娩在促进自然分娩过程中起到了重要作用。导乐陪伴者对产妇的全面支持能够帮助产妇建立分娩信心,促进产妇舒适,减轻疼痛,减少不必要的干预,使分娩更健康、母婴结局更好!

【注意事项】

1. **专心陪伴**　导乐陪伴者最重要的作用是"陪伴"!分娩过程中,导乐陪伴者应做到专心陪伴产妇,不经常离开产妇,让产妇有安全感。如果因生理需要,如喝水、吃饭、上厕所等离开产妇,应告诉产妇离开的原因和离开的大约时间,让产妇安心。

2. **多赞扬与鼓励**　对于初产妇来说,第一产程很漫长,产妇容易表现得不耐烦,甚至急于提出剖宫产结束分娩。第一产程后期,产妇可能很疲劳,应提醒她们侧卧位休息,避免仰卧位造成低血压和胎儿缺氧。在漫长的第一产程,导乐陪伴者在给予针对性指导的同时应多鼓励和赞扬产妇,帮助产妇建立自然分娩的信心。

3. **帮助产妇决策**　随时提供信息,解答产妇和家属的疑问,并提出建议。所有提供的帮助均应征求产妇的意见,尊重产妇的宗教信仰和习俗,而不是把自己的想法强加给产妇。与其他医务人员观点不一致时,应主动沟通,在产妇与其他医务人员之间起到桥梁作用。

4. **非医务人员导乐陪伴者**　非医务人员导乐陪伴者应遵守医院的规章制度,相信医院的诊疗、护理规范,不参与和干扰治疗与护理。

【关键点】

1. 导乐陪伴者应尽快与产妇建立良好的相互信任关系,正确评估产妇及其家庭陪伴人员的需求。

2. 针对不同的产妇、不同的产程进行个性化陪伴和指导。

3. 陪伴分娩结束后,及时征求产妇及其家属的意见和建议,不断总结经验,提高陪伴质量。

（罗碧茹　万里）

参考文献

1. 庞汝彦,张宏玉.导乐分娩培训教材.北京:中国社会出版社,2017.
2. 王俊霞,赵娟.LDR产房导乐陪伴与镇痛配合无创助产技术的临床效果评价.中国妇幼保健,2016,31(22):4693-4695.
3. 王丽君.导乐分娩配合中医穴位按摩对初产妇产痛及新生儿的影响.现代中西医结合杂志,2015,25(29):3261-3263.
4. 朱丽萍.陪伴分娩研究进展.中国妇幼保健,2013,28(16):2645-2647.
5. 殷积芬,李天民,等.导乐分娩对分娩镇痛影响的Meta分析.解放军护理杂志,2014,11(31):12-41.
6. WHO,UNFPA,UNICEF. Pregnancy,childbirth,postpartum and newborn care:A guide for essential practice.3rd edition. Geneva:WHO,2015.
7. Katy Backes Kozhimannil,Rachel R. Hardeman,Laura B. Attanasio,et al. Doula Care,Birth Outcomes,and Costs Among Medicaid Beneficiaries. Am J Public Health,2013,103(4):e113-e121.

第二节　水中分娩

【导读】

　　水中分娩,顾名思义,就是在水中生孩子。本节将通过简单回顾人类对水中分娩的探索,从哲学思维和循证实践的层面探讨水中分娩对人类本能的维护与潜能的开发。从水唤起人类生命原初的记忆,带给孕产妇分娩的轻松感受,以及新生儿在水中从母亲体内自由"移出"的舒展与美妙,去解读水中分娩模式的建立和应用。从漫长的历史中去挖掘水中分娩先行者的经验,用循证实践的严苛去完善水中分娩模式。通过对概念、意义、适应证、禁忌证、操作规程的描述,为临床实践提供参考。

一、概述

　　水中分娩(water birth),是指孕产妇的分娩过程在水中进行,新生儿从母体娩出时完全浸没在水中,在熟悉的环境中舒展,重组完整的身体感觉,随后被"接住"并被轻轻地抱出水面,投入母亲怀抱的过程。

　　水中分娩开始于何时,我们无从考证。但古希腊哲学家亚里士多德早在公元6世纪就提出"水是人类生命第一元素"的论断。然而,直到1700年,科学家们才开始研究水的特性和对人体的功效。我们相信,远古时代的人们一定会善用与水的本能亲近,去书写人类早期水中生活的记忆。1803年,法国一位准妈妈在经历了漫长的待产后,感到精疲力竭而走进热水浴盆中,本想放松一下,结果宝宝很快就降生在水里。这是人类历史上关于水中分娩最早的文献记载。人类水中分娩的实践探索远早于医院的建设。1965年,俄国科学家伊戈尔·契诃夫斯基(Igor Charcovsky)让一位产妇在海水中生产第一个婴儿。接着便有人在没有医生的帮助下,又在海边诞生了一名男婴。半个月后,另一个新生儿在美国的迈阿密以南250海里的巴哈马海域降生。20世纪60年代,俄罗斯黑海边建立了"水中分娩基地"。20世纪80年代后期,美国成立首家"水中分娩中心"。1995年后,美国进行水中分娩的医院发展到150家。1997年6月1日,波兰医学家开始试用水中分娩,200多名妇产科专家在西里西亚论证了这种分娩方法的科学性。2003年3月1日,产妇马楠在上海长宁区妇婴保健院成功地进行了中国首例水中分娩。至此,全球已有多达71个国家有了水中分娩的记录,水中分娩也成为越来越多孕产妇的选择。

　　有证据表明,当产妇在水中充分放松身体时,不受地心引力的牵拉,感官刺激会降低,与压力相关的肾上腺素和儿茶酚胺分泌会减少,同时会产生缓解疼痛的内啡肽,让分娩更加轻松。

二、水中分娩的意义

　　人类起源于海洋,从祖先那里继承了亲水的遗传信号,胎儿成长的水环境保留了人类进化的记忆。水中分娩很好地实现了"水与水"的对接,对人类潜能的开启具有重要意义。

　　1. **对产妇的意义**　水的浮力会让产妇的身体感觉轻快,更容易自主活动及采取多种姿势,增加舒适感;可以使盆底肌肉放松,促进宫颈扩张,让胎儿更容易通过产道;可以刺激内源性催产素和内啡肽的分泌,减轻分娩痛;在水中,会阴扩张更加充分,可减少裂伤,出血也相对较少;同时,产妇体力消耗甚小,产后能更快恢复。

　　2. **对新生儿的意义**　水中分娩创造的类羊

水状态,为新生儿提供了从一个水环境到另一个水环境的过渡,如同在完整胎膜包裹的羊水中得到缓冲保护,从而减少窒息和损伤,更好地适应出生后新的环境。但基于人类认识的局限性,我们仍然不能完全解读分娩动因和自然的"预设程序",如果新生儿从水的环境直接来到空气的环境是生命预设程序中必需的经历,那么,我们所给予的各种"缓冲"就是一个值得思考的行为。

三、适应证

1. 正常育龄孕产妇,身体各方面情况正常。
2. 正常胎儿,体重 3000g 左右,胎心率正常。
3. 有自然分娩的可能。
4. 有选择水中分娩的意愿。

四、禁忌证

1. **产妇** 身患疾病、过于肥胖。
2. **胎儿** 在产检中如发现胎儿存在胎位不正、多胎、巨大儿等,不宜采用。

五、水中分娩的操作步骤

1. 设备配置

(1) 专用的分娩池:专门的循环供水系统、灵敏恒定的温度控制、自动净化和消毒功能,能按医院感染管理要求进行清洁、消毒。

(2) 便携式分娩池:租借或购买,获得医院许可,完成安装。

(3) 对分娩池的基本要求:①必须足够深(约0.6m),能形成浮力,让产妇感到轻松。②不要太大,让产妇双手能抓住水池的边缘,能跪也能蹲。坐着时,水应该超过胸部;蹲着或跪坐在脚后跟上时,水应该超过腹部。③若让其伴侣也能入池,则水池应足够大(直径约 2 米左右)。

2. 环境准备

(1) 室温应保持在 26℃左右。

(2) 水温在 37℃左右。不可太高,以免引起胎儿缺氧;不可太低,以免导致产妇着凉。

(3) 若其伴侣共同入池,应允许其共享私密空间。

3. 产妇入水 产妇已有规律宫缩、产程处于进展状态时,由产妇自己决定是否及何时进入分娩池。

了解产妇入水后的生理反应:产妇采取舒适的姿势浮在水中 20 分钟后,血容量分配会显著改变,并刺激心钠肽(ANP)及脑钠肽(BNP)的释放;在进入水中 1 小时后,催产素的浓度水平将达高峰;若产妇离开水池后,再回来时,整个过程会重新开始。有学者认为,若在入池前建立起稳定的分娩模式(规律宫缩,产程活跃),则进展会很快。因此,进入水池的时间应该由产妇自己决定。同时,也应该告知,若在分娩初期开始入池,水带来的舒适放松可能会延缓产程。

4. 新生儿出水 新生儿娩出后,应从水中慢慢地、轻轻地将其抱出水面。

应了解新生儿出水时的生理反应:当新生儿的皮肤,特别是鼻子和嘴周围的皮肤接触空气后,一个复杂的生理过程将会启动并带动新生儿的第一次呼吸。因此,若让新生儿在水中待得过久,特别是脐动脉搏动停止后的某一时刻胎盘可能从子宫剥离,停止给新生儿供氧而出现窒息。但因害怕窒息而将新生儿快速从水中抱离也可能会导致脐带撕伤或断裂。因此,新生儿娩出后,应从水中慢慢地、轻轻地将其抱出来。若此时胎盘输血仍在持续,可实施晚断脐。

5. 胎盘剥离 对于是否保持在水中等待胎盘剥离,目前仍存在争议。允许在水中娩胎盘的观点表示,水中娩胎盘不仅安全且无副作用,还能减少脐带失血,促进新生儿早吸吮。但有些情况下,如大出血、新生儿脐带有问题、会阴严重裂伤、产妇疲劳或发生晕厥时,产妇必须立即出水。

六、紧急状况处理

和其他分娩方式一样,在整个分娩过程中,助产士应密切监测分娩过程和胎儿健康状况,最好的方法就是避免紧急情况的发生。如遇紧急情况,应根据评估结果及时采取措施。

1. 当使用防水胎儿监测仪测到胎儿心率下降时,应立即指导产妇改变体位,若仍不能改善,应要求产妇离开水池。

2. 在一些情况下,必须中止水中分娩或不计划水中分娩。其中重要因素是助产人员恐惧和对水中分娩没有经验。

3. 胎粪污染的处理。若有胎粪排入水池中,会担忧新生儿吸入胎粪,应尽量避免。

4. 若出现肩难产征象,可以快速转换成手膝位,有利于胎儿娩出。有时候,水的使用,可能更有利于紧急情况的处理。

【注意事项】

1. 水中分娩仅仅是一种个人的选择，是否采用，应充分尊重产妇的意见，不得以任何理由违背产妇的意愿。

2. 分娩全过程中，应使用防水胎心监测仪密切监测胎心率。

3. 如果有陪伴者要进入水池，加入到产妇的分娩过程中，必须先确认其没有任何传染病，并于入池前沐浴。

4. 助产人员要准备更多的利于水中分娩看护、处理和接生的用品，同时做好自身防护。

【关键点】

1. 开展水中分娩服务前，所有相关人员都必须接受相关知识的严格训练和医院的系统管理培训，以便规范操作。

2. 每次使用分娩池后都要按医院感染管理规定做好清洁消毒，这是预防产后母婴感染的有效方法。

3. 普通的家用浴缸绝对不能提供足够的空间让产妇平稳地移动和自由的伸展，因此，不能用于水中分娩。

4. 水中分娩的系统管理

（1）产前检查：孕周是否足月；胎儿情况是否正常（胎位、大小、胎心率）及羊水有无粪染；排除妊娠合并症、并发症、感染性疾病等。

（2）知情选择：客观描述好处、充分说明风险、正确评估条件、严格执行程序。任何时候，都不应作为"医疗时尚"进行宣传。

（3）培训内容：专业的操作培训、最新的分娩知识、正确的分娩观念、工作制度与流程、操作规程与守则、质量标准与安全。

（4）安全管理：严格执行工作制度与流程，严格遵守操作规程与守则，熟悉质量标准与安全原则，强化质量意识与风险意识，完善管理系统并落实考核。

（熊永芳）

参考文献

1. Harper Barbara. 温柔分娩. 温柔星球翻译小组译. 北京：电子工业出版社，2016：6.

2. Penny Simkin, Ruth Ancheta. 产程进展手册. 第 2 版. 陈改婷，张宏玉，主译. 西安：世界图书出版公司，2011，1：208-245.

第三节　自由体位

【导读】

体位（position），指身体所保持的姿势。按照身体纵轴与地面的关系可分为立、倚、卧三种。身体纵轴与地面垂直为立，可有站立、跪立、蹲立；身体纵轴与地面成一定的角度为倚，可为斜靠、半卧；身体纵轴与地面平行为卧，可有平卧、侧卧、俯卧等。临床上，关注更多的是患者的卧位。按卧位的平衡性可分为稳定性卧位和不稳定性卧位；按卧位的自主性可分为主动卧位、被动卧位和强迫卧位三种。本节以分娩中的孕产妇为主体，主要从体位选择的原则、意义出发，解读自由体位分娩的作用与效果，指导临床应用。

一、概述

自由体位（free position），即身体姿势"随心所欲"，不受限制。自由体位分娩（labor in liberal position），则特指在分娩过程中孕产妇身体姿势的自由状态。

现代医学对于处于疾病状态的患者，临床上常根据患者的病情与治疗的需要为其调整相应的体位，以增进舒适、预防并发症。就分娩而言，让产妇卧床待产及截石位分娩已不合时宜。回溯分娩历史，对产妇分娩体位的探寻也不乏可资借鉴的内容。近年来，自由体位分娩已成为产科临床尤其是助产士的关注焦点。世界卫生组织（WHO）在 1996 年出版的《正常分娩实用守则》中，即已将自由体位作为"有效措施"推荐使用。从人文关怀的角度，让产妇在分娩过程中选择自己喜欢和感觉舒适的体位，不仅满足了身心的需求，调动分娩的主观能动性，让分娩更加顺利，也减少了医疗干预。虽然利用某种体位纠正胎位尚缺乏足够的循证依据，但体位改变对产程带来的积极影响已被临床经验证明，并取得广泛认同。

然而，分娩中的产力属于生物力学的范畴，不是普通物理学中力的概念。基于生物体的复杂性，用普通物理力学的概念来解释复杂的生物力学势必导致偏差，至少不够准确。因此，在分娩体位的选择时，强调的是"动"的概念，而不是某一种体位的刻板应用。

二、自由体位的应用原则

1. **安全**　母胎安全依旧且永远是产时服务措施选择和应用的最高原则。

2. **有利**　受激素水平的影响，骨盆的活动度在妊娠晚期会有细微的改变，有利于胎头通过骨盆，顺利娩出。产妇体位的改变可以一定程度调整骨盆关节，改变骨盆塑形，使容量增加。产程中频繁的体位变化能促使胎儿与产妇骨盆的相互适应。

3. **舒适**　分娩体位的舒适度是孕产妇应对分娩痛，历经漫长产程的力量和信心之源。

三、自由体位的种类及应用

从自由体位的概念出发，可谓种类繁多，结合临床应用，选择介绍如下：

1. **仰卧位**　产妇仰面平躺于床上，双腿可弯曲呈自然放松。若双脚平放在床面，或朝产妇肩部方向拉其双膝即为仰卧位膀胱截石位（图12-3-1）。应用时机：需要医疗干预而不能应用其他体位时。

2. **夸张截石位**（McRoberts 体位）　产妇仰面平躺于床上，双腿外展，将两膝拉向肩的方向（图12-3-2）。应用时机：怀疑肩难产时；使用产钳或负压吸引器前。

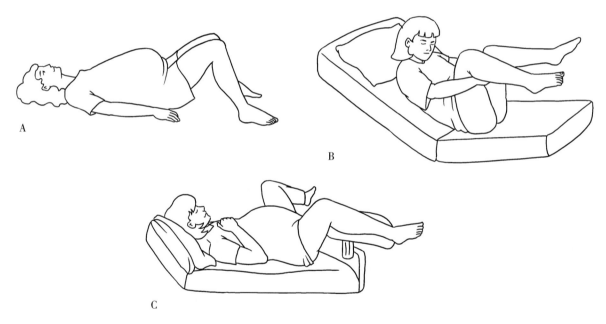

图 12-3-1
A. 仰卧位；B、C. 仰卧位膀胱截石位

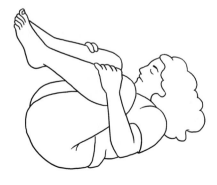

图 12-3-2　夸张截石位
（McRoberts 体位）

3. **侧卧位及侧俯卧位(夸张 Sims 体位)**　产妇侧卧于床上,双臀和膝盖放松,可于两腿间放一个枕头,或以支架支撑上面的腿(图12-3-3),用力时由陪伴者协助其上肢屈曲抬高(图12-3-4);或面向一侧,下面的上肢放在体后(或体前)。下面的腿尽可能伸直,上面的腿弯曲呈90°,并以枕头支撑,身体就像一个转轴,转向前方(图12-3-5)。应用时机:在第一产程或第二产程,进展速度较快时采用;在硬膜外镇痛,预防仰卧位低血压时使用。

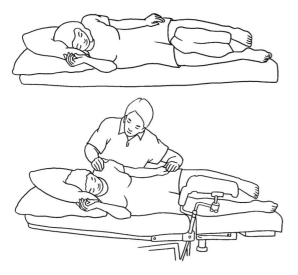

图 12-3-3　侧卧位休息

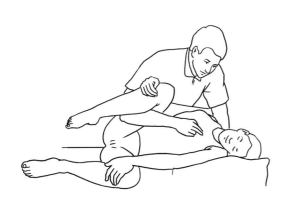

图 12-3-4　用力时由陪伴者协助屈曲抬高

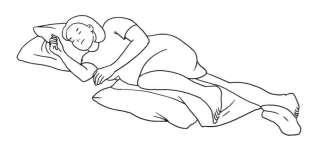

图 12-3-5　侧俯卧位

4. **侧卧位弓箭步**　产妇侧俯卧位时,上面的脚用力蹬在支架或陪伴者的胯部,使产妇胯部和膝盖保持在更弯曲的位置(图12-3-6)。应用时机:第二产程进展缓慢时使用。

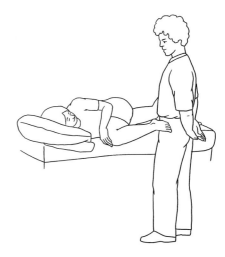

图 12-3-6　侧卧位弓箭步

5. **手膝位**　产妇双膝着地(戴上护膝或置地垫)身体向前倾屈,双手掌或双拳着地支撑自己(图12-3-7)。应用时机:产妇感觉骶部疼痛;检查胎儿枕后位、宫颈前唇消失缓慢且产妇感觉该体位较舒服时使用。

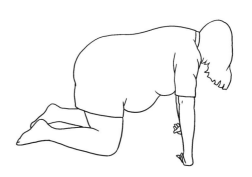

图 12-3-7　手膝位

6. **开放式膝胸卧位**　产妇双膝和前臂着地,胸部紧贴地板,双臂高于胸部,前臂支撑身体重量,双大腿向后使之与躯干形成的夹角即臀角>90°(图12-3-8)。应用时机:临产前或产程早期怀疑胎儿枕后位;有脐带脱垂;骶部疼痛剧烈而宫颈扩张无进展时。

7. **闭合式膝胸卧位**　产妇双膝和前臂着地,前臂支撑起身体重量,胸部尽量放低,臀部放松,双膝在腹部下方外展打开(图12-3-9)。应用时机:骶部疼痛;宫颈水肿或前唇未消;脐带受压。

421

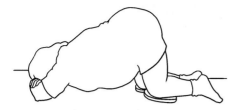

图 12-3-8　开放式膝胸卧位

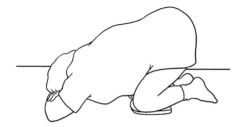

图 12-3-9　闭合式膝胸卧位

8. **不对称式直立位**　产妇坐着、站着或跪着,膝盖和臀部放松,一只脚抬高,与另一只脚不在同一水平面上(产妇常常知道抬高哪条腿更舒服)(图 12-3-10)。应用时机:骶部疼痛;活跃期进展缓慢;第一产程和第二产程期望胎儿旋转。

9. **直立坐位**　产妇上身直立坐于床、分娩球、椅子或凳子上,膝盖略低于臀部(图 12-3-11)。应用时机:骶部疼痛;第一产程和第二产程产妇感觉该体位很舒服;活跃期产程进展缓慢时;产妇有硬膜外镇痛或使用镇痛药时。

10. **蹲位**　产妇由站位变为蹲位,双脚平放在地板或床上,需要有陪伴或栏杆的协助,或有其他方法能维持身体平衡(图 12-3-12)。应用时机:第二产程中希望骨盆腔扩大;胎儿下降速度缓慢时。

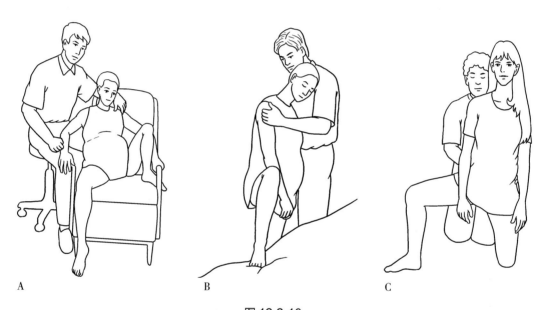

A　　　　　　　　B　　　　　　　　C

图 12-3-10
A. 不对称坐立位;B. 不对称站立位;C. 不对称跪立位

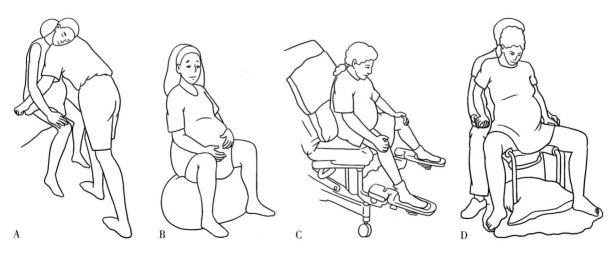

A　　　　　　　　B　　　　　　　　C　　　　　　　　D

图 12-3-11　直立坐位
A. 坐于床上;B. 坐于分娩球上;C. 坐于分娩椅上;D. 坐于分娩凳上

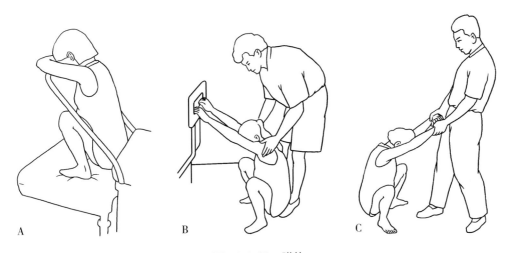

图 12-3-12 蹲位
A.蹲于床上;B.蹲于床边地上;C.在陪伴协助下蹲于地上

11. 半蹲位 产妇站立,双脚平放,双手紧紧抓住支撑物或陪伴者身体或分娩绳(参见本章第四节分娩辅助设施),降低身体,背部向后,即为半蹲位(图 12-3-13)。应用时机:需要骨盆关节有更多的易变性而产妇不能完全蹲位;第二产程胎头下降持续延迟。

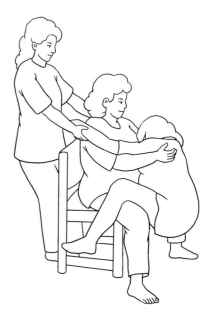

图 12-3-14 低蹲位

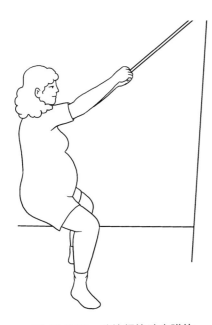

图 12-3-13 分娩绳协助半蹲位

12. 低蹲位(臀部低于大腿) 陪伴者坐在无扶手直背椅子上,产妇面向陪伴者跨坐在其大腿上并相互拥抱。宫缩时,陪伴者分开大腿使产妇屁股下沉于腿间,同时产妇弯曲膝盖,屁股尽力向远处下沉(图 12-3-14)。另一人站在陪伴者身后,以足够力量紧紧抓住产妇腕关节。宫缩间歇期,

陪伴者将腿合在一起,使产妇坐在上面稍作休息。应用时机:第二产程进展停滞;产妇的关节有问题不可能采取蹲位,或取蹲位、悬吊位太累。

13. 半卧位 产妇坐着,上身与床的角度 >45°(图 12-3-15)。应用时机:产妇需要休息;硬膜外镇痛;产程进展良好并且产妇更喜欢这种体位时。

14. 前倾站位 产妇站立时,身体向前趴在陪伴身上、固定于墙壁的横栏上、置于床上的分娩球上或柜面上(图 12-3-16)。应用时机:产程进展缓慢或阻滞;宫缩间隔时间长而强度减弱;产妇骶部疼痛;第一产程和第二产程产妇感觉该体位很舒服。

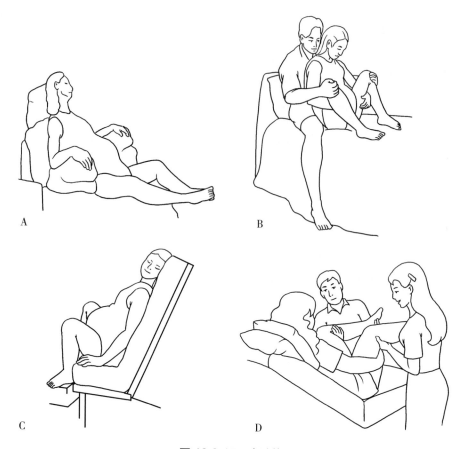

图 12-3-15 半卧位
A.靠枕支撑半卧位;B.陪伴者协助半卧位;C.床头抬高半卧位;D.产床支撑半卧位

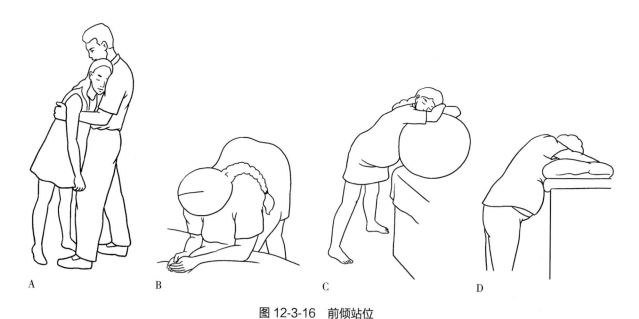

图 12-3-16 前倾站位
A.站立,身体向前趴在陪伴身上;B.站立,身体向前趴在固定于墙壁的横栏上;C.站立,身体向前趴在置于床上的分娩球上;D.站立,身体向前趴在柜面上

15. **支撑式前倾坐位** 产妇双脚稳固平放，坐着并身体向前倾屈，双臂放松地放在大腿上或放在面前的支撑物上；或产妇分开双腿向后骑坐在椅子或坐便器上，身体放松地向前趴在椅背或其他支撑物上（图12-3-17）。应用时机：产妇半卧位而产程无进展时，采取该体位能使胎儿重量从产妇脊柱上移开；产妇骶部疼痛；第一产程活跃期产程进展缓慢；第二产程，产妇感觉该体位舒服时使用。

16. **支撑式前倾跪位** 产妇双膝跪在地板或床上，前倾趴在分娩球、床背、椅座或其他支撑物上（图12-3-18）。应用时机：胎儿枕后位，产妇骶部疼痛；产妇在浴池中洗浴；在仰卧位或侧卧位发生胎儿宫内窘迫；胎头位置较高；产妇感觉舒服。

17. **支撑式蹲位及"悬吊位"** 宫缩时，产妇背靠陪伴者，陪伴者前臂放在产妇腋下并用力上举，托起产妇身体的全部重量，或通过分娩绳托起产妇身体或取"悬吊位"。"悬吊位"：陪伴者坐在

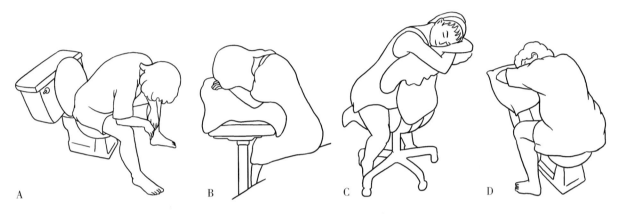

图 12-3-17 支撑式前倾坐位
A.坐于坐便器上；B.坐于床沿；C.坐于椅子上；D.反向坐于坐便器上

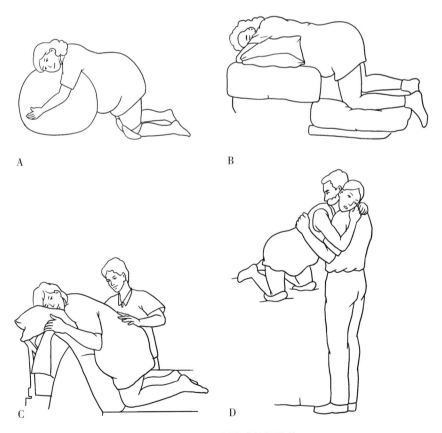

图 12-3-18 支撑式前倾跪位
A.跪趴于分娩球上；B.跪趴于床背上；C.跪趴于椅座上；D.跪趴于陪伴者身上

较高的床上或柜台上,双脚放在椅子或脚蹬上,两大腿分开。产妇背向陪伴者站在其两腿之间,上肢轻松地放在陪伴者大腿上。宫缩时产妇降低自己的身体,陪伴者用大腿夹紧产妇胸部两侧;产妇身体的全部重量靠上肢支撑在陪伴者大腿上(图 12-3-19)。应用时机:需要骨盆关节有更多的易变性;产妇身体状况允许其躯体被拉长;第二产程估计胎头较大、头盆倾势不均、枕后位或枕横位;胎头下降无进展。宫缩间歇期产妇可站立休息。

四、母体运动

1. **骨盆摆动**(也称骨盆倾斜)　产妇取手膝位,收紧腹部肌肉并弓起背部,然后放松并将背部收回至身体正中(图 12-3-20);或在分娩绳支撑下取弓箭步,或抬起一条腿,或者安全地从一边摇摆

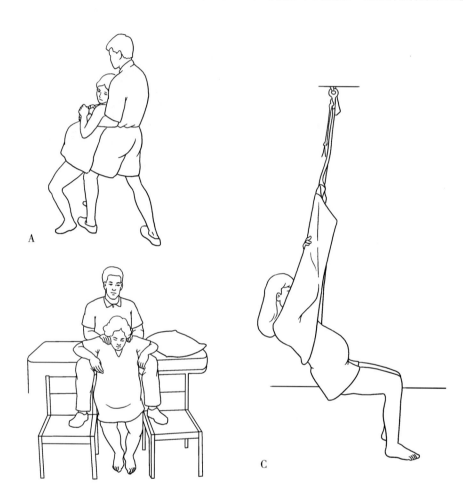

图 12-3-19　支撑式蹲位及"悬吊位"
A.陪伴者托举;B."悬吊位";C.分娩绳托举

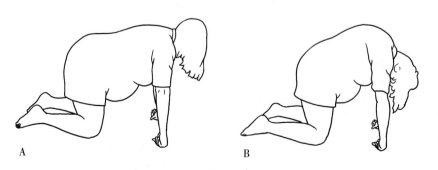

图 12-3-20　骨盆摇摆(手膝位)

到另一边(图 12-3-21)。应用时机:当产妇骶部疼痛和怀疑枕后位时,可以在宫缩期有节奏地慢慢摆动骨盆;主要在第一产程,但是若产妇愿意任何时间都可应用。

2. 其他有节律的运动 产程中产妇身体有节律的运动常常是应对良好的自发行为。在摇椅上摆动,或坐在分娩球上摆动,或趴在桌子上或分娩球上摆动,这些都是有节律的身体运动(图 12-3-22)。应用时机:这些行为是没有计划的,当产妇感觉安全时常自发而本能地选取。第一产程和第二产程均可应用。

五、自由体位的作用及效果

(一) 作用

产妇变换体位可产生下列有益的作用:

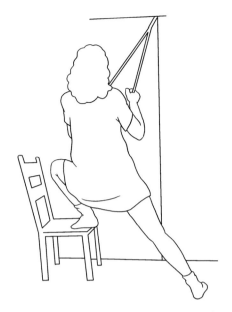

图 12-3-21 骨盆摇摆(分娩绳弓箭步)

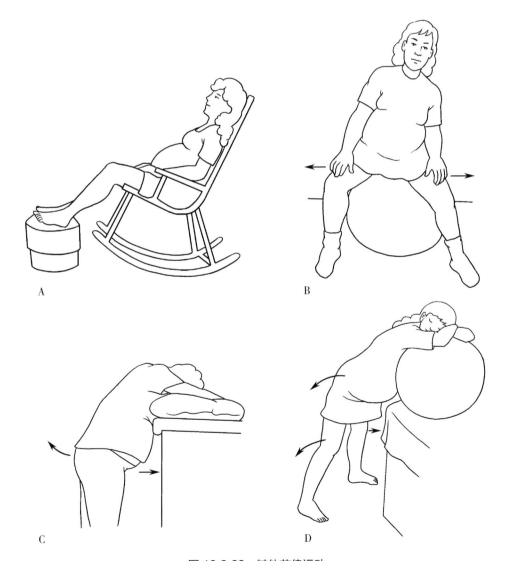

图 12-3-22 其他节律运动
A. 摇椅上摆动;B. 坐在分娩球上摆动;C. 趴在桌子上摆动;D. 趴在分娩球上摆动

1. 使骨盆骨骼重新调整,有利于骨盆形状和容积发生改变,适应胎儿需要。如上身前倾位、不对称体位能促进胎儿旋转,减轻骶部疼痛。

2. 引发更频繁、持续时间更长而有效的宫缩。

3. 调整"下降角度"(图 12-3-23),即胎儿体轴与骨盆轴之间的角度。

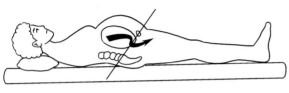

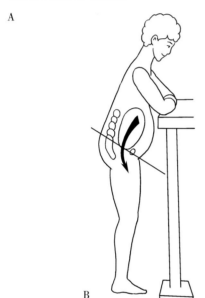

图 12-3-23　下降角度
A. 卧时;B. 站立时

4. 有利于发挥重力优势作用,如采取半卧位和侧卧位时,胎儿所受重力恰好在母体中央;直立体位可促进胎先露紧压宫颈,提高宫缩质量,促进胎儿下降。

5. 增强胎儿氧供。

（二）效果

产程中产妇频繁地变换体位,使胎头与母体骨盆的适应性达到最优(有助于解决枕后位、头盆倾势不均、俯屈不良)。当胎儿身体长轴与骨盆轴方向一致时,产妇常感到疼痛减轻。持续运动(骨盆摆动摇动,步行)能使骨盆各骨骼之间和骨盆形状发生连续性变化,可能会使胎头移动到更合适的有利位置。

【注意事项】

1. 对胎膜早破头未定、胎先露异常及合并有心脏病、妊娠期高血压疾病等严重并发症的孕妇应卧床休息,不能下床活动。

2. 有急产倾向及进程较快的产妇不宜采取站立式。

3. 注意产妇的安全和舒适度,当孕妇取某一体位不变时,一定要区别是喜欢还是无力改变。

4. 提供必要的、安全的分娩支持工具,避免环境伤害。

5. 当取孕产妇提出的分娩体位接产没有把握时,应与孕产妇协商调整或找有把握的同事协助解决。

【关键点】

1. 自由体位的选择主体是产妇,产妇掌握体位选择的主动权,助产服务应尊重产妇的意愿。

2. 体位自由选择和改变的最高原则是母胎安全,在允许产妇自主选择的机制下,应能提供相应的"支持系统"(包括丈夫陪伴、专业导乐陪伴)。

3. 普通物理力学理论不足以解释复杂的生物力学现象,因此,在应用时不可牵强和盲从。

4. 没有哪种单一体位对于任何情况或任何时候都合适,"动"起来才是自由体位的应用境界。

（熊永芳）

参考文献

1. Penny Simkin, Ruth Ancheta. 产程进展手册. 第 2 版. 陈改婷, 张宏玉, 主译. 西安:世界图书出版公司, 2011, 1: 208-245.

2. Cunningham F, Leveno K, Bloom S, et al. Williams Obstetrics. 24th edition. New York:McGraw-Hill Education, 2014.

3. 中国妇幼保健协会. 正常分娩临床实用指南. 中国妇幼保健协会, 2011.

4. 姜安丽.新编护理学.北京:人民卫生出版社,2006,5:224-226.
5. 徐岩春.妇人大全良方译注.北京:中国人民大学出版社,2010,10:531.
6. 张民庆.诸病源候论译注.北京:中国人民大学出版社,2010,8:795.
7. 阿克塞尔·凯恩,帕特里克·贝什,让·克洛德·阿梅森,等.西医的故事.闫素伟,译.北京:商务印书馆,2015.
8. 彼得林娜·布朗.母亲走过的历史.刘乃青,刘剑译.沈阳:辽宁教育出版社,2007.

第四节　分娩辅助设施

【导读】

分娩辅助设施,是协助分娩主体在分娩过程中自由活动和变换体位时所需要的一系列合适的支持物及保护设施。随着产科服务模式的变革,大产房格局正在被打破,责任制助产、专业导乐陪产及家属进产房已渐成趋势。一些分娩辅助设施也开始被接受并逐渐作为"人性化分娩服务"的具体措施被广泛推行。本节主要介绍一些常用分娩辅助设施的种类、功能、应用时机、应用方法及注意事项,为规范应用提供参考。

一、概述

分娩辅助设施,是根据孕产妇分娩过程中对舒适性的渴望、产程进展的维持、分娩痛的缓解及体位的支撑等身心需要,所提供的各种支持工具及保护设施。

随着社会发展和进步,人民生活水平及女性社会地位的提高,人们对分娩的关注已逐渐超越种族繁衍、家族兴旺和生男生女的基本概念,更多地追求分娩时的舒适、愉悦等身心体验。其实,分娩工具的开发和应用由来已久。中医书籍中就有"子之欲生,当从高处牢系一条手巾,令产母以手攀之,轻轻屈足坐身,令儿生下"的记载,与目前在产房中使用的分娩绳一脉相承。古罗马陶盘上的助产组图(图12-4-1A、B),与现行的自由体位分娩极为相似。人类历史中对助产文化的铭记,无处不在。有些分娩辅助设施,通过铭刻、绘画、著作、收藏等各种形态,跨越久远的年代,成为博物馆典藏(图12-4-2)。现代助产在进入多元化时代的发展中,探寻更为自然、更为顺利、更为安全的

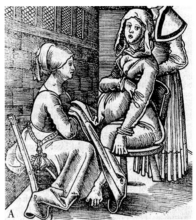
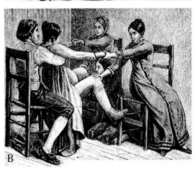

图 12-4-1

A.罗马古墓出土陶盘:一个正在分娩椅上临产的产妇,有一个陪伴者在产妇背后支撑着她,助产士在她的正对面接产。B.罗马古墓出土陶盘:更多的人加入到助产活动中。在罗马时代,对待分娩的产妇,人们是很温柔并倾注了极大关怀的

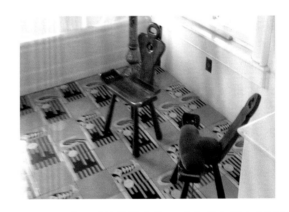

图 12-4-2　海明威博物馆典藏:一套年代久远来自西班牙的产妇产婆椅

分娩方式已成为专业使命;对应用减轻妇女分娩之苦,增强分娩信心,促进自然分娩的各种应对方法及措施,以及对分娩辅助设施的开发和应用等充满好奇。

分娩辅助设施的开发与应用,必须基于对孕产妇分娩过程的了解,必须基于对孕产妇分娩过

程中身心需求的了解,必须基于对助产学专业知识及相关知识的了解,还必须拥有传承专业的热情和饱满的人文情怀。

二、分娩辅助设施的种类

分娩辅助设施,按照应用的目的和应用的时机可分为四大类:

1. 训练工具 主要在妊娠中晚期,作为分娩准备教育的工具。常用的有分娩球、瑜伽垫、长巾等。

2. 支撑工具 主要在分娩过程中应用,作为维持待产分娩中身体体位的支撑。常用的有产床、分娩椅(凳)、分娩池、垫枕、分娩球、助行车、分娩绳等。在相当长一段时间内,许多医疗助产机构的产房内,产床曾是最主要的、且几乎是唯一的分娩设备。现将其归入分娩辅助设施,与分娩椅、分娩凳、分娩池等一并列入分娩支撑工具,是顺应现代分娩模式的多样化与个性化需要。从某种意义上讲,是分娩观念的革新,即不再固守分娩必须在产床上完成的概念,实现真正意义上的自由体位分娩。

3. 减痛设施 一直以来,产痛都是妇女惧怕分娩的重要因素。在探索和研究分娩镇痛各种尝试中,人们发明或发现了一些技术、药物、设备和设施。但基于分娩痛的特殊性及对母婴安全性的考虑,医学仍然在寻找疗效与伤害的平衡点。而非药物镇痛措施以其无伤害被世界卫生组织所提倡。导乐仪、热疗袋等便是人们常用的减痛分娩辅助设施。

4. 舒缓设施 在科学家们对人体的研究越来越深入时,一些常用的物理设施在促进自然分娩时大放异彩。研究意外地发现温水、音乐、灯光等环境中的物理要素对分娩中的人体内分泌会产生奇妙的影响。如泡在温水中的产妇,体内肾上腺素、儿茶酚胺等的分泌会减少,而心钠肽(ANP)及脑钠肽(BNP)的释放会增加;在一定频率的音乐及昏暗的灯光中,催产素和内啡肽的分泌会增加,而这些对于分娩过程是否顺利及分娩中的女性和即将出生的孩子的身心健康至关重要,甚至会影响未来。常用的设施有温水池、音响、灯光等。

三、目的与原则

1. 目的 为每一次分娩提供身心支持。

2. 原则

(1) 安全性:所有设施从材料到构件、从形状到色彩、从陈放到应用全方位安全。

(2) 实用性:每一类分娩辅助设施及支持工具都有其明确的用途,应提供应用指导。任何铺设及滥用均不提倡。

(3) 多样性:每一类设施应有多种规格、不同型号以供不同身高、体型的孕产妇选择。

四、应用

(一) 分娩球

临床上常被用作产前训练工具和产时支持工具。产前训练是分娩准备教育的重要课程。训练前,必须了解训练对象的特征以及她们即将面临的问题。妊娠晚期,孕妇重心前移,为保持身体平衡,孕妇头部与肩部应向后仰,腰部向前挺,形成典型的孕妇姿势。妇女妊娠后,胎盘会分泌一种叫松弛素的物质,使骨盆韧带及椎骨间的关节、韧带变得松弛。部分孕妇自觉骶部及肢体疼痛不适,有的甚至会出现耻骨联合松弛、分离,导致疼痛及活动受限。产前训练可以帮助适应并缓解部分问题,同时,还可增强大腿、小腿、会阴部、肩部等肌肉的张力和韧性,为分娩作准备。分娩时,孕产妇在第一产程自由活动时使用分娩球。产妇坐或趴在分娩球上可以毫不费力地震动和摇摆。宫缩间歇期坐上去,可托住会阴部,有助于放松会阴的紧张程度,让宫颈及产道充分扩张。需要采取手膝位时,这是一个良好的替代体位。具体操作如下:

1. 操作要点

(1) 坐:孕产妇坐在分娩球上,双脚平放在地面上,与球构成稳定状态,两腿分开,保持身体平衡。分娩球带动身体,上下震动(图 12-4-3A)、左右摇摆(图 12-4-3B)、亦可顺时针或者逆时针旋转。是训练和产程中应用的主要姿势。

(2) 跪或站:孕产妇取跪或站式前倾位,将分娩球置于软垫、床、沙发或者台面上,孕产妇上身趴在分娩球上,利用分娩球作支撑,带动身体前后移动、旋转或者摆动骨盆。陪伴者施以按摩(图 12-4-4A、B、C、D)。可用于产前训练和产程中。

(3) 侧卧:孕产妇取侧卧位,将分娩球放在双腿之间,利用分娩球作支撑,使产妇骨盆打开(图 12-4-5)。主要用于产程中,特别是实施硬膜外麻醉镇痛及其他不适合下床活动的产妇。

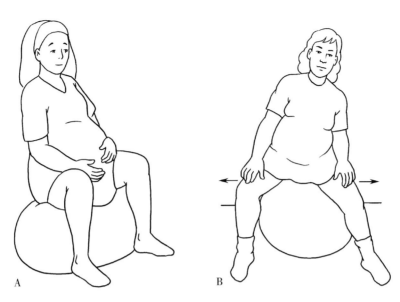

图 12-4-3

A. 坐:上下震动;B. 坐:左右摇摆、旋转

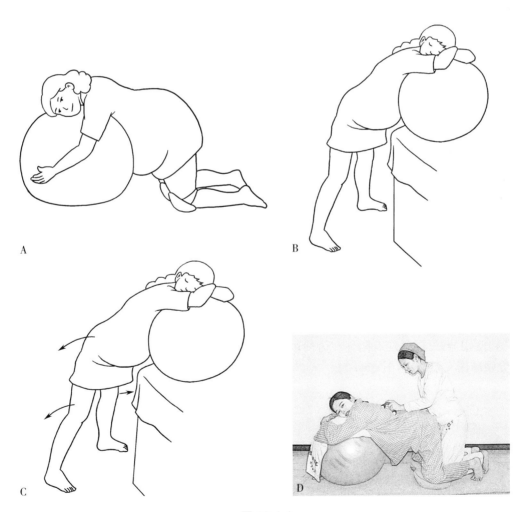

图 12-4-4

A. 跪:趴在分娩球上,可前后移动、旋转或摆动骨盆;B. 站:趴在分娩球上,休息或摆动骨盆;C. 站:趴在分娩球上左右摇动;D. 跪:趴在分娩球上,陪伴者给予按摩

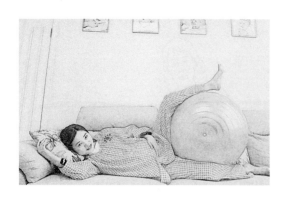

图 12-4-5 侧卧:分娩球放在两腿之间作支撑,使骨盆打开

（4）半卧:将分娩球置于背后,支撑头、肩、后背及腰,起支撑作用（图 12-4-6）。主要用于产程中,特别是实施硬膜外麻醉镇痛及其他不适合下床活动的产妇。

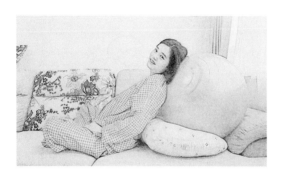

图 12-4-6 半坐卧:休息时分娩球作支撑

2. 注意事项

（1）训练时,孕产妇能感觉到大腿、小腿、会阴部、肩部及腰背部肌肉的张力。

（2）作为分娩支撑时,应于宫缩间歇期坐上去,宫缩时应停止动作。产妇有自主用力感觉时,应离开。

（3）产妇使用分娩球时,应有陪伴在旁协助,不主张将分娩球用支架固定（图 12-4-7）。

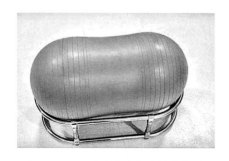

图 12-4-7 固定在支架上的分娩球

（4）导乐球是专供孕产妇使用的,选用材质必须安全,有防爆功能。

（5）应有多种形状与规格,孕产妇可依据自己的喜好进行选择。

（6）一般充气在 90%,感觉柔软就可以,不要充气太满,感觉太硬。

（二）产床

现代医院的产房中,产床的配置从自制木质产床到多功能产床,品类繁多。但因多数产房仍沿袭仰卧截石位分娩模式,其产床功能的发挥也十分有限（图 12-4-8A、B）。我们需要的是改变观念,突破惯有的思维和行为模式,让现代医院的现代化产房、现代化设备真正成为改善产妇分娩品质和舒适度的支持工具。同时,多功能产床的功能还可进一步开发,提升其智能化程度。

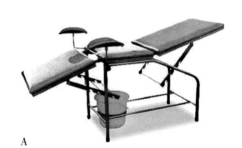

A

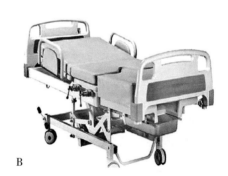

B

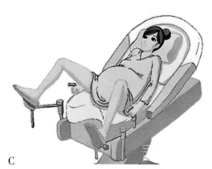

C

图 12-4-8
A. 简易产床;B. 多功能产床;C. 产床调整体位

1. 操作要点

（1）仰卧膀胱截石位分娩（略）。

（2）侧卧位分娩：让孕产妇平卧于产床，根据需要协助其转向左或右侧，予以"三角枕"（普通枕亦可）垫在产妇背侧以支撑身体保持侧位（若产床有侧调功能，按说明书调整至所需角度），导乐及陪伴者待在一旁，支持产妇配合助产士完成分娩。

（3）坐立位分娩：让孕产妇平卧于产床，将产床床头升高至孕产妇感觉舒适的角度，使其上半身接近直立位，固定稳妥。然后调整肩托、手托及脚托至舒适位，固定稳妥。于产妇正前方置一工作凳，助产士坐下，调整产床整体高度至合适位置，固定稳妥即可（图 12-4-8C）。

2. 注意事项

（1）除非医学需要（解救产妇和胎儿于危急状态），尽量不用仰卧膀胱截石位分娩。

（2）如果有条件，使用多功能产床之前进行培训，熟悉每一个部件和功能，熟练操作，充分利用，让产妇获得舒适分娩。

（3）改变服务模式，允许陪伴进入产房陪产，不论何种原因和理由，永远不要让孕产妇及新生儿独处一室。

（4）应用自由体位分娩要量力而行，改变模式之前先改变助产士技能。

（5）不论采用什么体位分娩，均必须密切监测母儿状况，每一次改变体位前后均要听胎心，有条件可应用便携、无线连接、连续的胎心监测。

（三）分娩椅（凳）

分娩椅（凳）的应用虽然历史悠久，且正在成为现代产房的新宠。然而，如多功能产床一样，分娩椅（凳）从单纯的呈现转为应用，真正发挥作用，还需要进行操作技能的培训。现使用的有简易型和多功能型两大类：①普通分娩凳则需要有导乐和陪产者协助，或借助产房内的悬索支撑身体，在助产士的指导下适时适度用力，完成分娩；②多功能分娩凳，有根据人的生理曲线设计的、不同档位的靠背，孕产妇可以根据自己身高和舒适度的需要，选择适合的档位坐好，完成分娩（图 12-4-9A、B、C、D）。

1. 操作要点　同产床坐立位分娩。

2. 注意事项

（1）应用前要与产妇进行充分的沟通，确定是她自己的意愿。

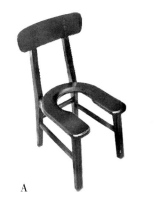
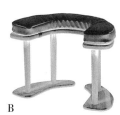
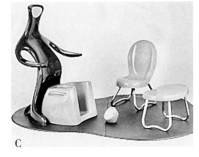
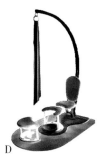

图 12-4-9

A. 分娩椅；B. 分娩凳；C. 多功能分娩凳；D. 带悬索分娩凳

（2）接产时，严格按产床接产原则进行清洁和消毒。关于铺产巾的问题，可以根据产妇所取姿势在其臀下垫一块无菌产巾。

（3）助产士应清楚体位变化后的分娩机制，对胎儿娩出及产妇用力的时机和模式应清楚明白。

（4）一旦出现难产和分娩并发症，应迅速返回产床，进行医学处理。

（四）助行车

助行车是产程中母体运动的支持工具，可协助孕产妇在产程中采取坐位、站立及行走。行走是潜伏期和活跃期最有用的姿势，可通过骨盆运动对其形状和大小进行微调而促进胎儿下降（图 12-4-10）。

1. 操作要点

（1）介绍助行车的功能和使用方法并示范。

（2）评估产程：是否处于潜伏期，若已进入活跃期应确认短时间内不会分娩。

（3）评估产妇及胎儿情况：产妇精力充沛，胎儿心率正常。

（4）陪伴产妇行走，宫缩强烈时，需要停下来，可以坐或趴下来休息。

2. 注意事项

（1）行走前一定要充分评估，确认无脐带脱

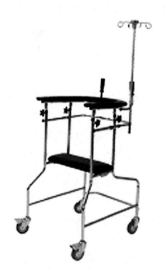

图 12-4-10 助行车

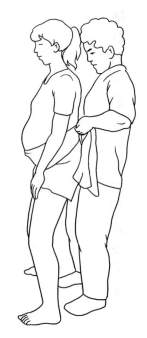

图 12-4-11 长巾(腹部托起)

垂风险。

(2) 在产妇疲劳,体力不支的情况下不要行走。

(3) 应在陪伴协助下,在指定区间内活动。

(4) 行走过程中,应保持对产妇及胎儿情况的监测。

(5) 产妇有自主用力感觉时,停止行走。

(6) 每次行走时间以产妇不疲劳为宜,最长不超过 30 分钟。

(五) 长巾与分娩绳

长巾长 150~200cm 宽 50~80cm,可以是披肩或长围巾。常被用来帮助孕产妇进行腹部托起。腹部托起能帮助胎轴与骨盆入口方向一致,有助于胎头入盆固定,增加宫缩效果。腹部托起适用于有明显的脊柱前凸、悬垂腹、短腰、骶部曾有损伤者及胎儿枕后位有骶部疼痛者。腹部托起可以减轻骶部疼痛,于悬垂腹的产妇尚可加速产程进展(图 12-4-11)。分娩绳有仰卧位拉索和悬挂式吊索两种,主要用于协助孕产妇采用和保持一定的体位(图 12-4-12),并在产妇用力的时候帮助产妇有效地用力以延伸躯体的功能(图 12-4-13)。

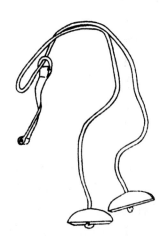

图 12-4-12 分娩绳

1. **操作要点** 在助产士的指导下使用,根据需要变换不同体位。

2. **注意事项** ①在进行腹部托起时,如果脐带位置较低或脐带位于子宫前方,可能会压迫脐带,因此,在托起腹部时应密切监测胎心。如果胎心变慢应立即停止。②在使用分娩绳时,支持者应该始终陪伴产妇,协助维持产妇身体的平衡。

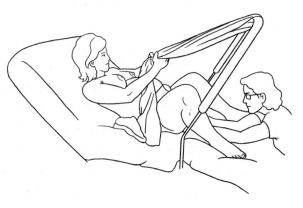

图 12-4-13 长巾或分娩绳协助用力,延长身体功能

434

（六）导乐枕

导乐枕是根据孕产妇的需要制作的形状各异的布类填充枕。妊娠早期使用可促进安睡；妊娠中期使用可减轻侧卧位时两腿之间的压力；分娩时可以垫在腰部、臀部等给以舒适的支撑，也可以用在助行车上，让产妇依靠。

1. 操作要点　略。

2. 注意事项

（1）舒适度由产妇判断，随意调整。

（2）作为体位支撑时，视情况需要选择。

（七）经皮神经电刺激仪

经皮神经电刺激仪是一种利用轻微的电脉冲传导至皮肤而刺激神经纤维，利用一定脉冲频率的刺痛配合宫缩强弱进行调整，让这种刺痛在宫缩时更加强烈，而在宫缩间歇时减轻，使产痛始终维持在较低水平来达到缓解疼痛的效果。

1. 操作要点　调整刺激强度脉冲与宫缩一致。

2. 注意事项　①要有专人进行调控；②要结合宫缩的情况使用。

（八）水疗

水疗包括淋浴和池浴。能显著降低肌肉紧张、疼痛和焦虑，使产妇放松，减少儿茶酚胺分泌，提高催产素释放，加快产程进展。池浴还能提供浮力和温暖。浴池可根据分娩场所的条件进行选择（图 12-4-14）。

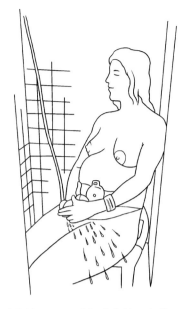

图 12-4-15　产妇坐在椅子上淋浴

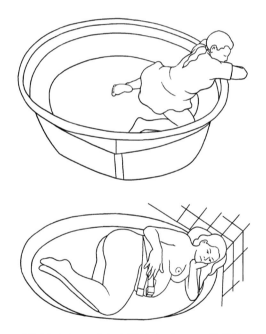

图 12-4-16　产妇在浴池中采取不同的体位

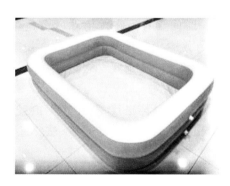

图 12-4-14　分娩池

1. 操作要点　①调节水温至 37~37.5℃。②取合适的体位进行。淋浴时，产妇站着或坐在凳子上由产妇自己或他人直接喷淋产妇想喷淋的部位（图 12-4-15）；池浴时，产妇坐着或斜靠在浴池里，让产妇浸泡在温热的水中，若池子有足够的空间可供产妇变换不同的体位（图 12-4-16）。

2. 注意事项

（1）淋浴一般用于第一产程各阶段或第二产程早期。由于镇痛药或其他原因使产妇平衡能力较差或不能站立，或产妇有禁忌需要产妇卧床者不能使用淋浴。

（2）池浴在活跃期之前使用往往会减慢宫缩，可用于中止早产性宫缩或中止使人疲惫的潜伏期宫缩，因此，进入活跃期之前（除非要减慢产程或暂停宫缩）、存在医疗禁忌证（如出血或胎儿窘迫；胎儿即将娩出）、产妇已接受药物或硬膜外麻醉镇痛者，不能使用池浴。

（3）水疗时，水温不能超过 37~37.5℃，因较热的水能使产妇体温升高而造成胎儿心动过速。

（4）产妇在浴池内最长时间不得超过 1.5 小时，这样能保证水疗的最大益处。1.5 小时后，产妇可再次入水。

（九）热敷包

热疗属非药物治疗措施，能增加局部皮肤温度、血液循环和组织新陈代谢，能降低肌肉痉挛和提高痛阈，还可以减少"应激反应"，可使产妇平静。第二产程会阴部热敷能促进盆底肌肉松弛，减轻疼痛。热敷包可选择专用凝胶敷包，亦可以适于微波炉加热的黄豆、大米填充制作成谷物袋（图 12-4-17）。

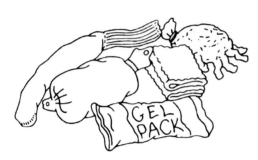

图 12-4-17　各种敷包

1. **操作要点**　将热敷包加热。将自制谷物袋置于微波高档加热 3~5 分钟或放在烤盘上置于约 82℃ 的烤箱内加热 10 分钟，可提供长达 30 分钟的热敷。

2. **注意事项**

（1）热敷包只在产妇明确表示某处疼痛或肌肉紧张、产妇感觉冷的情况下使用。

（2）谷物袋（米袋或黄豆袋）加热时，应防止产妇体液污染微波炉或烤箱，应置于玻璃或塑料袋内加热。可重复加热用于同一产妇，但不应重复用于不同的产妇。

（3）热敷包加热时应防止过热，防止烫伤。

（4）对于硬膜外麻醉镇痛的产妇，因为硬膜外麻醉镇痛有改变产妇体温调节的副作用，因此不建议使用。

（十）分娩室灯光

孕产妇分娩时，体内激素的分泌受室内灯光明暗度的影响已被证实。分娩室内灯光也不再是普通的照明，而是被作为一种分娩支持工具引起重视。因此，分娩室（特别是产待一体化产房）应配置可调控灯光设置。

1. **操作要点**　向产妇介绍灯光设置功能并告知控制开关的用法。

2. **操作要点**　①根据产妇的需要调控；②助

产工作需要调亮灯光时，应向产妇说明。

五、常规消毒

1. **产床的消毒**　每一例分娩结束后，应用 500mg/L 的含氯消毒液擦拭。

2. **分娩球**　与产床消毒相同，可以同样浓度消毒液清洗。

3. **分娩椅（凳）**　与产床相同。

4. **水池**　以 500mg/L 的含氯消毒液擦拭或浸泡。

5. **长巾、分娩绳**　以 500mg/L 的含氯消毒液浸泡后常规清洗。

6. **热疗袋**　倒出内容物后，与长巾、分娩绳处理相同。

【关键点】

1. **陪伴**　所有分娩辅助设施均不是孕产妇自娱自乐的工具，因此，在使用时孕产妇身边必须有人陪伴。

2. **空间**　分娩辅助设施不是陈设和摆件，也不是人性化服务的装饰品，而是改善孕产妇分娩感受和体验的物质载体。因此，它需要活动的空间。空间的存在也不仅仅是一间空房或房间中一块空地，而是能激发人们的想象、焕发生命力的地方。这样的地方，与分娩辅助设施才能相得益彰。

3. **时间**　时间在任何场所都是珍贵的，在分娩中尤其珍贵。分娩辅助设施的使用，可以"修饰"那段难熬的时间，让它变得美好而永生难忘。

所以，让陪伴进产房，给一定的空间、一定的时间，陪孕产妇去感知、去体验、去学习、去面对、去分享，然后，成长。

（熊永芳）

【临床案例】

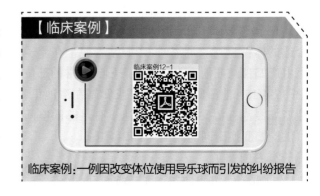

临床案例：一例因改变体位使用导乐球而引发的纠纷报告

参考文献

1. 徐岩春.妇人大全良方译注.北京:中国人民大学出版社,2010,10:559.
2. Harper Barbara.温柔分娩.温柔星球翻译小组译.北京:电子工业出版社,2016.
3. 谢幸,苟文丽.妇产科学.第8版.北京:人民卫生出版社,2013.
4. 张宏玉,王爱华,徐鑫芬.助产学.北京:中国医药科技出版社,2012.
5. 徐鑫芬,熊永芳.全国县级医院系列实用手册——妇产科护理手册.北京:人民卫生出版社,2016.

第五节 产房护理特点

【导读】

对产妇在正常、低危、高危、危重情况下,以及产妇合并特殊情况下的产程中的观察和护理,特点和重点各不相同。通过规范化、个体化护理,可以改善母婴结局。

一、一般情况下的分娩护理

(一) 产妇正常或低危状态下的分娩护理

1. **产妇正常和低危状态** 孕妇整个妊娠期平顺,没有并发症及合并症或病情较轻(不具有高危因素),经过妊娠期的精心管理病情得到了控制。孕妇进入分娩期也能一直保持生命体征平稳等。

2. **对母胎评估** 产妇进入到产房后,助产人员应主动热情接待,引领产妇到房间(最好是产待一体的房间,没有条件的,引领产妇到待产室),安置产妇躺下或坐在椅子上,同时助产人员观察产妇进入临产后的状态,是否紧张、恐惧。陪伴可使产妇紧张的心情得到平复,也能使产妇尽快熟悉待产、分娩环境。然后,对接下来要进行的操作进行必要的解释,再实施各种检查。

(1) 第一产程(first stage of labor)

1) 了解孕期情况:①通过询问和查阅孕妇孕期产前检查记录了解孕妇月经史、孕产史、身高、体重、孕期各项化验检查结果(血常规、尿常规、凝血功能、唐筛结果、传染病检查、OGTT筛查结果、B型超声检查等);②产科检查:宫高、腹围、骨盆外测量、估计胎儿体重、头盆评分等。

2) 监测产妇生命体征:测量血压、脉搏、观察呼吸是否异常;询问产妇孕期中血压是否正常,基础血压情况等;询问有无水肿,如有水肿,水肿发生的部位和程度等情况;测量产妇体温。

3) 观察产程进展情况:①询问产妇规律宫缩开始时间,确定产妇临产开始时间。②助产人员要亲自观察宫缩。观察宫缩时,观察者将手放在产妇腹部近宫底处,感受子宫收缩时的强度、持续时间和间隔时间。观察宫缩的情况,至少要观察3次宫缩来判断宫缩的持续时间、间隔时间和强度,并记录。正常情况下,产程中应每隔1~2小时观察宫缩一次,了解宫缩的变化。③通过阴道检查了解产妇宫口扩张(宫颈管退缩程度、扩张的程度、是否有水肿)、胎先露下降、胎儿枕位、前羊膜囊是否存在、中骨盆和骨盆出口径线等。整个产程中应控制阴道检查次数(不超过10次为宜,避免一次多人进行阴道检查),以减少产妇不舒适和感染的机会。潜伏期(latent phase)由于宫口扩张慢,应每4小时行阴道检查一次;进入活跃期(active phase),一般产程进展加快,应每2小时行阴道检查一次,没有特殊情况不应频繁进行阴道检查。

4) 评估胎儿情况:①胎心:产妇入室后,进行入室胎心监护,监测临产后胎儿在宫内的情况。入室胎心监护一般持续监护20分钟,如胎心有异常可延长至40分钟,之后在整个产程中可根据具体情况酌情增加胎心监护的次数。如胎心监护结果正常,在第一产程潜伏期可每小时听诊胎心一次;活跃期视宫缩和产程进展情况可缩短听诊胎心的间隔时间。②羊水:产程中,如产妇突然破水,助产人员应使产妇躺于床上,立即听诊胎心是否有异常,同时观察羊水性状、颜色、量,并判断是否有脐带脱垂或受压的情况。助产士应将听到的胎心率数值告诉产妇,使产妇安心。如有异常立即采取宫内复苏步骤,改变产妇体位,给予氧气吸入,继续监测胎儿心率是否能恢复正常,必要时行阴道检查。如发生脐带脱垂,检查者用手从阴道上推胎先露,减少胎先露对脐带的压迫,根据具体情况快速结束分娩,做好新生儿抢救准备。

(2) 第二产程(second stage of labor)

1) 产妇宫口开全:及时告知产妇产程进展。产妇出现自发性用力时指导产妇用力技巧,对产妇每一次用力效果给予反馈,反馈语言宜使用鼓励语言,如:"产程进展很好"、"你很会用力"、"胎头每一次都在下降"等,鼓励和赞扬产妇。如果产妇用力不正确,应示教给产妇如何用力,不要对产妇批评甚至挖苦讽刺等。

2)监测胎心变化:每10~15分钟听诊胎心一次。

3)适时准备接产:避免产程突然加快来不及充分的清洁消毒会阴、刷手等。

4)适度保护会阴:无论产妇什么体位分娩,最重要的是控制胎头通过阴道口的娩出速度,以避免严重的会阴撕裂。助产人员不要将手长时间的压迫在产妇会阴体上或用手指反复的扩张阴道(不良习惯),以避免产妇不舒适、会阴组织水肿等。助产人员应提高技术,减少没有指征的会阴切开。

(3)第三产程(third stage of labor)

1)娩出胎盘:准确判断胎盘剥离征象,及时娩出胎盘,仔细检查胎盘胎膜,确保胎盘胎膜完整。

2)缝合伤口:仔细检查阴道壁、会阴部损伤情况,按照解剖结构缝合,彻底止血、缝合不留死腔。

3)新生儿处理:新生儿娩出后立即与母亲进行皮肤接触,30秒钟内快速擦干,刺激新生儿,如新生儿顺利完成生理过渡,则继续母婴皮肤接触至90分钟以上。用手触摸新生儿脐带,脐动脉停止搏动后,进行断脐处理。皮肤接触90分钟后对新生儿进行外观检查、称体重、测身长、系腕带、印脚印等处理。

4)接产完毕:撤掉所有用物,将聚血器放于产妇臀下,便于了解产后出血情况。帮助产妇取舒适卧位休息,并注意产妇和新生儿保暖。每15分钟观察一次子宫收缩和阴道出血情况,每小时测量一次血压、脉搏,监测产妇生命体征;观察膀胱充盈情况,督促产妇排尿。

5)健康宣教:观察产妇和新生儿,同时做好相关知识的健康宣教,回答产妇和陪伴家属的问题,产后观察2小时,产妇和新生儿无异常,征求意见和建议,送母婴回到母婴同室病房。

3. 护理特点　虽然孕妇在整个孕期中是正常或低危状态,但临产后,随着产程进展有可能出现高危因素转为高危分娩,因此在产程中,助产人员应不断的评估产妇和胎儿情况,做好监测。

产妇待产、分娩过程中,通过监测评估产妇没有高危因素存在时,不需要助产人员采取特别的干预措施(减少不必要的干预),可提供一些助产适宜技术,对于促进产妇产程进展、减少疼痛、保证母婴健康是有益的。

(1)陪伴:大多数产妇临产后,无论初产妇还是经产妇常会感到紧张和孤独无助。因此,助产人员应多陪伴产妇(也可以是专业导乐人员连续的、全程的陪伴),并允许产妇家属进入产房共同陪伴产妇。在工作人员和家属的陪伴下,产妇得到专业的指导和生活上的照顾,来自家人的鼓励和安慰使产妇情感和心理得到强有力的支持,有效地缓解了产妇的压力,产程会更加顺利。研究表明分娩陪伴可使产妇产程缩短、产妇使用药物镇痛的机会减少、产后出血少等。助产人员在陪伴过程中,还要注意指导陪伴家属,避免他们感到紧张或尴尬。

(2)非药物镇痛:因非药物镇痛方法多采用物理方法,故对母婴没有不良影响,对于正常和低危的产妇,在待产过程中给予非药物镇痛措施是适宜的。助产人员应主动评估产妇产痛程度,积极给予非药物镇痛措施。非药物镇痛方法包括:精神预防、安置在产待一体的房间、陪伴产妇、按摩、保持身体自由活动、听音乐、想象、暗示等。在产妇待产分娩过程中还要注意减少医源性疼痛,如阴道检查、催产素点滴、强迫体位、长时间胎心监护、静脉取血、会阴切开等。

(3)生活护理:①可促进产妇舒适和树立分娩的信心。鼓励产妇说出自己的不适和疑虑,助产人员应耐心倾听,并认真回答。②为产妇准备温度适宜的水,鼓励产妇饮水和进食,要少量多餐(饮),避免一次饮水或进食太多引起不舒适;③每1~2小时督促产妇排尿一次,并协助产妇如厕,保证安全。④及时更换被羊水、血液污染的衣服和床上被服,使产妇感到舒适。⑤注意保护产妇隐私,减少暴露,可给产妇穿着短袍、使用一次性短裤等,产妇在接受阴道检查、分娩等时期应注意关闭房门或使用隔帘,检查或操作完毕后及时帮产妇穿好衣服或盖好被子。

(4)良好的沟通:助产人员与产妇和陪伴者应进行有效的沟通,避免因语言不当引起误解或增加他们的压力,应注意说话的方式方法:①注意语言:如"宫口开的不大,离生孩子还早着呢!"、"孩子(胎儿)可够大的!"、"产程进展有点慢!"等容易引起产妇误解,认为自己生孩子肯定困难,容易失去自然分娩的信心。②注意与产妇沟通时机:尽可能不在产妇宫缩或用力时与产妇说话,除非需要立即与产妇沟通的事项。在产妇没有宫缩的时候再说,她能够集中注意力听你讲话。另外如果产妇听不懂,助产人员应改变用词,使产妇听懂。③当产妇失控时,助产人员更应该平静的、低声的、近距离与产妇说话,能有效地使产妇平静下来,避免对产妇大声喊叫或训斥。

(二)产妇高危状态下的分娩护理

1. 产妇高危状态 是指孕妇在妊娠期间发生妊娠期合并症或并发症和其他的高危的致病因素(如存在早产、过期妊娠、胎膜早破、妊娠期高血压疾病、妊娠糖尿病、羊水过少、胎盘早剥、瘢痕子宫、胎儿窘迫等高危因素),进而会威胁到母胎的生命安全。

2. 对母胎进行评估 高危状态的产妇进入产房时,多数是被平车或轮椅推入产房。助产人员接到有高危产妇入室通知,应立即接待产妇,将产妇安置在单人房间,房间应足够宽敞,以便产妇需要抢救时能容纳更多的人员和设备。

(1)第一产程

1)了解孕期情况:①听取转送科室(急诊室或病房)人员交班、查看产前检查记录和病历资料,详细了解产妇的妊娠经过、孕期治疗过程、近期相关化验、目前状况等;②产科检查:宫高、腹围、骨盆外测量、估计胎儿体重、头盆评分等;③核对孕周,评估是否有早产的迹象;④评估存在的高危因素,如血压、体温异常、胎膜破裂、胎心异常、出血等。

2)监测产妇生命体征:产妇入室后即刻监测产妇生命体征,观察是否有异常,如:①血压异常升高,应询问产妇是否有自觉症状,如头痛、头晕、眼花、视物不清、恶心等;②早破水的产妇体温是否有异常升高,白细胞计数和分类是否正常;必要时可进行持续的心电监护,监测产妇血压、脉搏和血氧饱和度变化;③产妇脉搏异常增快,应根据具体情况考虑可能的问题,如药物作用、发热、早期心衰等。每小时记录一次监测到产妇生命体征的数值,如有异常应及时通知医生处理。

3)观察产程进展:①在监测产妇生命体征同时,严密监测产程进展,部分产妇因使用镇静或麻醉药物可能致使产程加快。②按照潜伏期每4小时一次阴道检查;活跃期每2小时一次阴道检查产程进展,如遇产妇宫缩频繁或胎儿枕位正常时频繁出现宫缩时排便感,可适当增加阴道检查次数。③为控制产妇病情,产程中常有药物治疗,助产士应及时完成治疗,如应用降压药物、镇静药、缩宫素、抗生素等,并观察药物反应并详细的记录。④如需开放静脉通路,应在整个产程中

保持静脉管路通畅。⑤产妇常因病情发展需要观察出入量,予以保留尿管,助产士需观察尿量和颜色,如胎儿枕位异常合并孕妇血尿、子宫异常收缩或出现病理性缩复环合并血尿,应警惕子宫破裂发生。

4)评估胎儿情况:①监测胎心:产妇合并高危因素时(如高血压、发热、胎膜早破等)往往容易造成胎儿宫内缺血缺氧。因此,高危产妇分娩时更应注意胎儿在产程中的情况,可通过胎心监护、观察羊水性状等方式进行监测,必要时可持续胎心监测,动态观察胎儿情况。②可适当给产妇氧气吸入,如有异常情况及时通知医生处理。③监测羊水性状:通过羊水性状和胎心变化了解胎儿宫内情况。

(2)第二产程

1)产妇进入第二产程,身体负荷进一步加重,这时也是病情容易出现变化的阶段,助产人员应严密守护和观察产妇,提前做好接产准备。

2)根据产妇存在的不同高危因素做好相应的准备,如羊水过多、双胎妊娠、胎儿巨大等可能存在产后出血的风险,应做好预防产后出血的措施等。

3)由于病情需要缩短第二产程,可能需要对产妇采取会阴切开或行手术助产,如使用产钳或胎头吸引。助产士应配合医生做好接产准备。

4)高危妊娠的产妇所分娩的胎儿发生窒息几率增加,助产人员应做好复苏准备(包括复苏器械、药物和熟练复苏的人员在场),必要时,提前通知儿科医生到场。

(3)第三产程

1)胎儿娩出后,立即给予缩宫素促进子宫收缩,尤其当产妇存在宫缩乏力的高危因素时,要警惕产后出血的发生。助产士应正确按摩子宫,做好应对产后出血的准备。

2)视母婴情况决定是否进行母婴皮肤接触,不能实施母婴皮肤接触时,应将新生儿包裹好,注意保暖,放入婴儿床(车)并严密观察新生儿情况。

3)观察胎盘剥离征象,及时娩出胎盘,检查胎盘胎膜是否完整,预防产后出血。

4)严密观察宫缩,尤其产妇使用镇静剂、药物镇痛以及胎儿巨大、双胎妊娠分娩、羊水过多等,易发生产后出血,应积极预防,同时胎儿娩出后应在腹部安置沙袋加压,减少因腹压骤降诱发心力衰竭。

5）整个第三产程都应严密观察母婴情况,如有异常及时处理。

6）保持产妇各种管路通畅,如输液管路、尿管等。

3. 护理特点

（1）陪伴:①高危产妇由于随时有可能发生病情变化,威胁母子生命,因此容易出现恐惧和紧张情绪,担心自己和孩子的安危。助产士应安排产妇家属陪伴,使产妇心理和情感上得到安慰,同时应安排高年资有经验的助产人员陪伴、护理产妇,观察产妇病情变化。②根据产妇病情指导适当活动,病情不允许或由于治疗产妇不能下地活动时,指导产妇床上活动。陪伴过程中应多鼓励产妇,使产妇安心待产。

（2）分娩镇痛:安排产妇在单人房间,减少打扰,保证产妇休息。根据产妇病情及疼痛程度选择合适的镇痛措施,如产妇患高血压、心脏病等,疼痛可能会加重病情,因此宜使用药物镇痛—硬膜外麻醉。镇痛过程中,应密切观察产程进展、胎心变化等。

（3）生活护理:①高危产妇待产分娩时,多数因病情和治疗活动被限制在病床上,助产人员应满足产妇的生活所需,如进食、进水、排泄等。及时为产妇更换潮湿的衣服和床单,保持床单位整洁和干燥,促进舒适感。②子痫前期的产妇应将室内窗帘拉上,调暗光线,护理人员应减少到最少人数,所有护理、治疗应集中进行,避免声光刺激引起产妇抽搐。③由于治疗等限制产妇体位时,应注意观察产妇的皮肤情况,尤其是产妇肥胖、胎膜破裂、贫血、水肿等,应督促和协助产妇翻身,及时更换潮湿的衣物和被服,保持干燥,避免发生压力性损伤。

（4）有效沟通:助产人员应及时为产妇和陪伴家属提供所有的信息,包括病情变化、产程进展、各种检查结果、治疗的药物、胎儿情况等。解答产妇和家属的疑问,使她们安心,配合治疗和分娩。

（三）产妇危重状态下的分娩护理

1. 产妇危重状态的概念　孕产妇生命体征处于不平稳状态,病情随时可能发生变化,需要紧急救治等情况。

2. 对母胎进行评估　产妇被紧急推入产房,工作人员应用最短的时间听取转送人员交班,掌握产妇病情。产妇进入产房或病情加重进入危重状态,应将产妇安置于大的分娩房间或产房抢救室内,方便抢救人员和设备进入。将急救车推入

房间,方便抢救时使用。

（1）第一产程

1）了解患者情况:复习患者产前检查记录,了解住院期间治疗和相关检查结果。

2）监测患者生命体征:使用心电监护持续监测产妇生命体征,每15分钟记录一次血压和脉搏,严密观察患者生命体征变化,为医生救治患者提供依据。

3）观察产程进展:①危重患者常应用镇静剂、麻醉、解痉降压等药物,可能会使产程加快或抑制宫缩,密切注意患者宫缩情况和产程进展情况,做好接产工作。因病情必须马上结束分娩者,做好手术前准备和手术助产配合。助产人员做好岗位分工,设专人管理静脉通路和给药,保证药物能准确及时给入患者体内。②依产妇病情或胎儿情况给予氧气吸入,注意氧气要进行湿化,避免引起鼻黏膜干燥。③保留引流管者,注意引流管是否通畅,勿折,并进行管路标识。④准确记录抢救措施、患者生命体征、出入量等。

4）评估胎儿情况:可持续使用胎心监护,监测胎心率变化。观察羊水颜色,及时发现胎儿宫内缺氧迹象。

（2）第二产程

1）产妇病情危重,如有阴道分娩可能多也需要阴道助产结束分娩,助产士应与医生做好配合。

2）做好新生儿复苏的准备,需要助产士与产儿科医生共同完成新生儿复苏抢救。

3）预防产后出血,遵照医嘱给予促进子宫收缩药物、止血药物等。

4）根据不同合并症或并发症,必要时给予腹部置沙袋,如羊水过多、产妇心脏病、双胎分娩等,避免腹腔压力骤减造成血流动力学改变引发血压下降或心力衰竭。

（3）第三产程

1）继续严密观察产妇宫缩、阴道流血、生命体征变化等。

2）因产妇病情严重,为保证其休息,暂停实施产妇与新生儿的母婴早接触、早吸吮,待产妇病情稳定后可以补做。新生儿需专人看守护理或转到母婴同室病房、新生儿病室进行观察。

3. 护理特点

（1）设专人护理,选择高年资助产士给予产妇特级护理,保证用药等治疗及时准确。①子痫患者抽搐时,应有工作人员守护,防止患者坠床;

停止抽搐后应拉起床栏保护患者,并为患者戴上眼罩、拉上窗帘、调暗室内光线,减少声光刺激。所有操作和治疗集中进行,避免产妇再抽搐;②患者可能出现休克或昏迷意识不清状态,护理使用的措施应避免烫伤或冻伤等发生;③产后出血多的患者经常会阴部、臀部、腰骶部潮湿,应想办法保持上述部位的干燥,避免皮肤损伤。

(2) 给予药物镇痛:分娩疼痛可能会加重病情进展,危重患者经评估后可选择药物进行镇痛,如硬膜外麻醉镇痛。给予药物镇痛期间观察患者的反应,评估镇痛效果,观察产妇有无麻醉药物的副作用,如体温、头痛、恶心呕吐、皮肤瘙痒等。

(3) 做好生活护理:①产妇病情危重,需要绝对卧床,并且因身上安置各种管路而限制体位活动,应评估患者身体情况,使用防压疮措施,在不影响治疗的情况下帮助患者适当变化体位;昏迷患者关键部位使用防压疮器具,预防压疮发生。②及时清理产妇身体上的血迹,保持清洁。③患者如行保留导尿,观察尿的颜色、量,做好出入量记录。

(4) 安抚患者和家属:由于孕产妇病情变化和不稳定,产妇家属难免紧张急躁,应给予安抚,并及时告知病情进展、治疗方案、胎儿或新生儿情况告知家属,做好沟通工作。

二、特殊情况下的分娩护理

(一) 产妇患精神疾病的分娩护理

1. 了解产妇病情　可以通过与产妇交谈观察产妇是否有精神异常或与产妇家属沟通了解产妇病情、用药等情况。

2. 对产妇和胎儿的评估

(1) 产程中应专人看护产妇,避免发生意外,并允许产妇家属进入产房陪伴,使产妇有安全感,家属可以充当医务人员与产妇之间的桥梁。工作人员在观察产程的过程中注意指导家属。如产妇无妊娠期并发症与合并症,产程中观察与护理同正常产妇相同。征得产妇和家属同意,给予药物镇痛,避免疼痛诱发产妇精神病发作。

(2) 第二产程视产妇情况决定分娩方式。如产妇病情轻或在药物控制下可阴道分娩,助产人员做好接产准备。新生儿娩出后也需视产妇具体情况决定是否进行母婴皮肤接触和早吸吮,如可以进行也应该在医务人员严密的看护下进行,避免发生意外。

(3) 第三产程继续专人看护产妇,除做产后的常规内容观察还要观察产妇的情绪变化,如有

异常及时报告医生处理。

3. 护理特点

(1) 产妇设专人护理,安置产妇在单人房间,避免干扰保证休息。

(2) 做好生活护理:产妇能够自己完成的事情尽量保持正常状态,但需有助产士、导乐或家属陪伴,避免发生意外。

(3) 给予产妇药物镇痛,避免因为疼痛诱发病情发作。

(4) 有效沟通:医务人员与产妇沟通,如病情严重或使用镇静剂等药物控制病情时,工作人员应与家属沟通,取得家属配合,共同照顾产妇。

(二) 产妇合并外伤的分娩护理

1. 产妇合并外伤状态　可有不同部位和不同程度,如有阴道分娩条件,外伤不影响产妇经阴道分娩,应尽量满足产妇阴道分娩的需求。

2. 对产妇和胎儿的评估

(1) 评估产妇情况:①按照常规了解产妇孕期过程和检查结果;②评估产妇生命体征;③评估产妇外伤部位,如外伤在四肢,评估外伤对产妇活动及满足生活需求的影响程度。

(2) 评估胎儿情况,按照常规产妇入室后流程进行胎心监护,如无异常,第一产程每小时听诊胎心一次;如胎膜已破,应观察羊水性状,观察胎儿是否有缺氧情况。

(3) 分娩时处理:根据产妇外伤部位,协助产妇选择分娩体位,如上肢骨折,可帮助产妇采取坐位分娩;如下肢骨折,可帮助产妇采取侧卧分娩。

3. 护理特点

(1) 陪伴:产妇合并外伤,多有行动不便,在生活自理方面多需要有人协助,因此应安排专人护理,也应允许家属陪产。产程过程中,为产妇提供生活所需,保护产妇外伤部位,鼓励产妇自然分娩。

(2) 分娩镇痛:评估产妇产痛程度和外伤程度,根据具体情况和产妇意愿,选择使用药物还是非药物镇痛措施。

(3) 生活护理:多关心、同情和爱护产妇,根据产妇具体情况,协助产妇完成生活护理,满足其生理需求,如进食、进水、排泄等。向产妇提供方便,使产妇始终保持分娩的信心。

(4) 有效沟通:产妇在待产和分娩时,助产人员应多陪伴产妇,与产妇沟通,了解产妇需求,尽可能满足。产妇分娩时,帮助产妇寻找相对舒适的分娩体位,及时反馈产程进展情况。

【注意事项】

1. 产妇入室后,助产人员引领产妇进入房间过程中,如遇产妇宫缩,助产人员应主动帮助产妇,如搀扶或告诉产妇原地站住等待宫缩过去后再继续走动,而不是催促产妇,使产妇初进产房后就感到工作人员的不友好。

2. 观察宫缩　建议助产人员亲自用手放在产妇腹部感受宫缩,而不是全程依靠胎心监护仪来描记宫缩。在观察宫缩的过程中,助产人员可以与产妇近距离接触,使产妇有亲切感和安全感。同时,助产人员可以全面的观察产妇,如产妇对宫缩的反应、在产程中的情绪变化等。

3. 在产妇整个待产、分娩、产后期间,助产人员注意减少不必要的干预,使用助产适宜技术,促进分娩有一个良好的结局,促进母婴健康。

4. 所有工作人员应注意自己的语言,不要冒犯产妇和家属,也不要让产妇和家属误解,应互相尊重;并注意保护产妇隐私。

(姜梅)

参考文献

1. 刘兴会,漆洪波.难产.北京:人民卫生出版社,2015:58-61.

2. 谢幸,苟文丽.妇产科学.第8版.北京:人民卫生出版社,2013:211-218.

3. 姜梅,庞汝彦.助产士规范化培训教材.北京:人民卫生出版社,2017:10-21.

4. 中华人民共和国国家质量监督检验检疫总局,中国国家标准化管理委员会.医院消毒卫生标准,2012.

5. 中华人民共和国卫生部.医务人员手卫生规范,2009.

6. 中华人民共和国卫生部.医疗机构消毒技术规范,2012.

7. 中华人民共和国卫生部.医院隔离技术规范,2009.

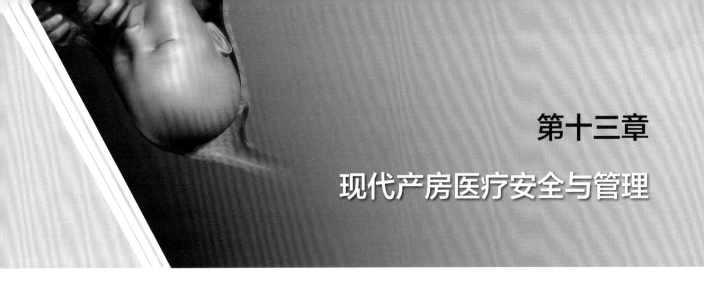

第一节　产房人员配备与物资管理

【导读】

现代产房建设不仅要配备与业务量相适应的、必备的、先进的医疗设备，还要配备人员充足、梯队合理、技术过硬的医护团队，更要有严格的制度，严密的流程，严格的管理。只有这样，才能最大限度地保障母婴安全，降低孕产妇死亡率（maternal mortality rate）和围产儿病死率（perinatal mortality rate）。

一、人员配置及资质要求

（一）人员配置

从事助产技术人员应具有国家认可的医学专业学历，并经过助产专业岗前培训。产房医师应取得执业医师资格证书或执业助理医师资格证书，护士应取得护士执业证书。医护人员均应取得母婴保健技术考核合格证书。产房分娩床与助产士之比为 1 : 3；待产床与助产士之比为 1 : 0.5。并根据医院实际情况配置一定数量的医师。每次分娩，至少有 1 位熟练掌握新生儿复苏技术的医护人员在场。

（二）资质要求

1. 产房主任　①取得副主任医师及以上职称，从事产科临床工作满 3 年以上；②具备较为坚实的产科理论和临床实践技能，能够完成本专业的一、二、三级及部分四级手术；③具备管理高危妊娠、处理产科急危重症能力；④具备应对和处理产房突发事件、新生儿复苏等急救处置能力。

2. 产房护士长　①取得主管护师及以上职称，从事产房组长工作满 3 年经 N3 级助产考核合格；②熟练掌握助产理论知识与各项操作技能；③具备综合分析、诊断和护理产科疑难急症的能力，能够独立护理高危孕产妇，正确判断异常产程和胎儿异常情况；④具备协助医师抢救急危重孕产妇和新生儿复苏的能力。

3. 住院总医师　①从事产科住院医师工作满 3 年；②能够完成本专业的一级和部分二级手术；③具备处理一般妊娠和识别高危妊娠及产科急危重症的能力；④具有完成新生儿复苏等应急处置能力。

4. 助产组长　①经 N3 级助产士考核合格及从事产房高级助产士工作满 2 年；②能够完成助产专科和护理技术操作；③人工剥离胎盘及胎盘残留清宫术；④能够独立护理高危孕产妇；⑤具有完成新生儿复苏等抢救应急处置能力。

（三）各级助产士技术技能要求

1. 掌握产程监护技术　①妊娠风险筛查与评估；②头盆评分及头位分娩评分；③正确使用产程图观察及处理产程；④早期识别难产；⑤胎心监护技术；⑥局部浸润麻醉技术、输氧、输液、输血技术。

2. 掌握产程处理基本技术　①无菌操作与接生技术；②收集和估计出血量，产科失血性休克早期识别及初步处理技术；③正确使用宫缩剂和按摩子宫；④人工破膜术；⑤人工剥离胎盘及胎盘残留清宫术；⑥会阴切开及Ⅰ度、Ⅱ度会阴裂伤修补术；⑦产科急救药品的正确使用；⑧新生儿处理：清理呼吸道、保暖、Apgar评分、断脐、称重、出生缺陷登记；⑨新生儿复苏技术；⑩爱婴医院相关知识及母乳喂养知识技能。

3. 掌握难产处理技术　①头位难产早期识别及处理技术；②肩难产识别及处理流程；③臀位助产术；④胎头吸引助产术；⑤掌握转诊时机和转诊途中的处理技术。

4. 熟悉产科基本急救技术　①产科失血性休克抢救技术；②羊水栓塞抢救技术；③子痫抢救技术；④心衰抢救技术；⑤心、肺、脑复苏技术；⑥新生儿复苏技术。

（四）助产士培训

1. 培训基本要求　所有助产士除了加强"三基三严"的规范化培训外，还应按照助产士技术技能要求分级进行助产基本技能、急救技术的专科培训，培训形式包括理论授课、手术示教、模型操作和模拟训练等。定期进行产科适宜新技术培训及急救模拟演练，不断提高助产士的紧急救治水平和团队协作能力，建立助产士业务技术培训及考核档案，并与绩效挂钩。

2. 助产士分级培训内容：

（1）初级助产士（毕业5年内）：熟悉产房各项规章制度、工作流程及规范化操作，严格执行消毒隔离制度。熟悉产程观察处理流程，护理记录及时规范。毕业3~5年的助产士应具备识别及初步处理异常产程的能力。熟练掌握一般及专科常规护理技术，掌握产程监护及产程处理技术。熟悉产房常用药物的作用、给药途径、不良反应及配伍禁忌，熟悉急救设备及药品的使用和放置，掌握母婴保健宣教知识及新生儿急救护理知识，具备识别突发事件及配合抢救的能力。

（2）中级助产士（护师级）：在初级技能基础上，能够判断异常产程，具备对有妊娠合并症及并发症产妇的产程观察处理能力，掌握难产处理技术。能够处理紧急分娩和突发事件。具备一定的带教能力，指导初级助产士工作，评估消除安全隐患，提出合理化建议。

（3）高级助产士（主管级）：在中级技能基础上，掌握产科基本急救技术，对产科危急重症能迅速反应，有效处置，配合医师抢救，合理调配人员。指导疑难患者护理工作，对潜在并发症有评估和

预判能力，及时发现难产征象及时处理。督查无菌操作及消毒隔离制度的落实情况，对产房助产技能及护理工作进行可持续改进。定期组织业务学习，开展一定的科研活动。

（五）建立产房快速反应团队

产房快速反应团队（rapid response team，RRT）核心内容是普通产妇管理借鉴ICU管理模式，在产妇病情出现变化初期就进行有效救治。建立RRT并定期演练可以大大提高其应急能力，RRT以助产士为主导，强调早期识别孕产妇病情恶化的征兆并快速做出反应，及时处置或快速转运至ICU或手术室进行救治，大大改善母婴结局，降低不良妊娠结局的发生率。

人员：包括除有经验的助产士及产科医师外，还应包括ICU医师、麻醉师、新生儿科医师、护士及内科医师等。

目标：助产士或产科医师管理孕产妇类似全科医师的责任，作为发现者能快速识别孕产妇病情变化并迅速进行初步处理，同时呼叫相关专家，予以精准医疗，分秒必争，挽救患者生命。

二、产房区域设施与物资管理

（一）非限制区

设在产房最外侧，包括换鞋更衣及平车入室区、产妇急诊入院处置室、更衣区、卫生间、值班休息室、宣教实操室和污物间等。

1. 换鞋更衣及平车入室区　非产房医护人员进入产房更换产房专用衣、帽、鞋、戴口罩区域。

2. 产妇急诊入院处置室　设医护工作平台（能完成电子病历的书写及电子医嘱的下达及执行）、检查床、多普勒胎心听诊仪、胎心监护仪、骨盆测量器、软尺、血压计、听诊器、叩诊锤、体温计、体重秤、调温设备、会阴冲洗消毒液及冲洗用具、手套、消毒草纸等。孕产妇卫生间以坐便器为宜，感应式马桶坐垫自动更换器，厕所内有紧急呼叫按钮、输液挂钩及洗手池。

3. 更衣区、卫生间、值班休息室　工作人员更衣区、卫生间及值班休息室可独立分开，也可合为一室。工作人员卫生间以蹲便器为宜，浴室（男/女）。配生活垃圾桶。

4. 宣教实操室　专人管理，备有影像设备、模具、挂图、孕产期及生殖保健宣教资料。

5. OCT室　有条件的医院可设置OCT室，内设医护工作平台、中央胎心监护系统、多功能监

护仪、氧源及吸氧装置、计时器及卫生间。配医疗及生活垃圾桶。

6. 污物间　分娩物品用后污物处置间,应有专门污物通道。

(二) 半限制区

设在中间,包括办公室、待产室、治疗室、杂物室、被服储备室、敷料准备室、器械洗涤间、库房等。

1. 办公室　可医护共用。设医护工作平台、病历柜、投影设备、中央胎心监护系统终端、孕产妇呼叫系统终端、门禁系统终端、通讯设备及饮水设备等。

2. 待产室　设有待产床。有调温设备及饮水设备,血压计、听诊器、软尺、骨盆测量器、多普勒胎心听诊仪、中央胎心监护系统、血气分析仪、导尿包、器械台、消毒缸、手套、计时器、洗手设施、调温设施、医疗废物处置桶及污物桶等。应设隔离待产床或隔离待产室,设备应简单,除上述必要条件外,其布局和设备应便于消毒隔离。

3. 治疗室　设无菌器械柜、药品柜、抢救药品柜。有启瓶器、消毒瓶、镊子、一次性注射器、输液输血器、输液固定带、消毒棉签、砂轮、胶布。备用手电筒、剪刀、扳手、眼罩、耳塞、砂袋、压舌板、舌钳、开口器、应急照明灯等。血气分析仪、输液泵、冰箱、保暖降温装置。配备常规抢救盘(输氧用盘、输液用盘、采血用盘),特殊抢救盘(产后出血抢救盘、子痫抢救盘、羊水栓塞抢救盘、新生儿窒息抢救盘)。

4. 敷料准备室　应设工作台、推车、器械物品架或柜。此室用以器械擦拭、敷料、器械打包,等待送消毒、灭菌的准备工作。可存放产科B超、心电图机、心脏除颤仪、成人复苏气囊及新生儿转运车等。

5. 观察室　设观察床,最好为简单、实用、便于移动的床,多功能监护仪、氧源及吸氧装置、计时器及卫生间。提供饮用水加热设备,配医疗及生活垃圾桶。

(三) 限制区

设在产房最内侧,包括分娩室(分正常分娩室、隔离分娩室、温馨分娩室)、备用手术间、中孕引产室、刷手间及无菌物品存放室等。

1. 正常分娩室　设有多功能产床、无菌器械柜、无菌敷料柜、药品柜、新生儿抢救台、器械台、手术照明灯或移动式无影灯、新生儿磅秤、氧源及吸氧装置、中心吸引装置、多普勒胎心听诊仪、胎心监护仪、多功能心电监护仪、新生儿喉镜及气管

插管、给氧面罩、手腕标记、胸牌等。医疗垃圾桶、空气净化消毒机、冰箱、计时器(显示时、分、秒)等。

2. 隔离分娩室　设备应简单。除上述必要条件外,其布局和设备应便于消毒隔离。宜设在产房区的末端位置。入室处备有专用的口罩、帽子、隔离衣及鞋等。进门处备有洗手和手消毒液的设置。有条件的设层流负压室。应有缓冲区,内有洗手设施。隔离分娩室应有专用污物通道。

3. 温馨分娩室(家庭式产房)　面积相对正常分娩室大,基本配置同正常分娩室,还应设家人休息区,包括有沙发、茶几等,饮水设备、通讯设备、影音设备等。家庭式产房的病床宜采用可转换为产床的病床。

4. 备用手术间　设有麻醉呼吸机、具备产科手术及新生儿复苏的基本设施和设备、镇痛分娩设备、电脑操作台。可用于开展脐带脱垂等紧急剖宫产手术及作为无痛分娩的麻醉处置室使用。

5. 中孕引产室　应备有低压吸引器设施。主要用于中期妊娠引产的留观处置及水囊引产、产后清宫等。

6. 刷手间　设在分娩室之间,应能容纳2~3人同时洗手。有脚踏或感应式的洗手设备。洗手池、刷手设备同手术室。洗手池的位置必须使医护人员在洗手时能观察产妇的动态。

7. 无菌物品存放室　设有物品架和柜,贮藏已灭菌的产包及各种器械与敷料。有抽湿设备。无菌物品包括有:各种无菌敷料包(手术衣、孔巾、治疗巾、纱布、手套、针线、棉签等)、导尿包、破膜包、消毒接产包、聚血盆、清宫包、宫颈检查缝合包、阴道检查包、宫腔填塞纱条包、各式产钳、各号胎头吸引器、头皮钳、穿颅器、贮槽、静脉切开包、一次性输液输血、注射用器具(包括留置针)。吸痰器、吸痰管、脐静脉插管包等。

三、产房人员管理与物资管理

(一) 人员管理

1. 产房医师或助产士均应取得《母婴保健技术考核合格证书》。

2. 产程中应当以产妇及胎儿为中心,提供全程生理及心理支持、导乐陪伴镇痛分娩等人性化服务。

3. 必须严格遵守助产技术操作规范,严密观察产妇全身状况和产程变化,分析和掌握潜在的并发症和各种危险因素,减少产时损伤、积极防范

产后出血以及其他产科意外。

4. 严禁产科医师对新生儿做出出生缺陷诊断。出生缺陷应由新生儿(儿)科医师诊断,必要时经会诊或由上级医院确诊。

5. 必须建立健全防范和处置医疗突发事件的预案,包括各种应急措施和救治流程;制定危重孕产妇抢救工作程序;具备完好的母胎监护和抢救设备;保证药品、血液的及时供给,确保高危孕产妇急救的绿色通道畅通。

6. 开展产科服务新模式,强化以人为本的服务理念,减少产程中不必要的医疗干预,严格控制计划分娩。提倡导乐陪伴分娩、镇痛分娩等措施,鼓励支持自然分娩,减少并发症,保证产时母婴安全。

(二) 物资(设施设备)管理

1. **放置**　做到"四定"(定物品种类、定位放置、定量保存、定人管理)、"三及时"(及时检查、及时维修、及时补充)

2. **使用**　做到"规范培训,规范使用,规范保养",即在使用仪器设备前必须根据其性能、使用说明书及有关资料对全员进行严格而又切实可行的操作规程、注意事项、保养制度等系统培训,建立护士正确使用仪器设备的培训记录,并制定基本操作流程和应急、故障分析排除方法,定期预防性保养。

3. **维护**　抢救器材及物品每周检查,发现设备故障应悬挂"需维修"提示牌,及时报告主管人员并通知设备人员及时维修,保持性能良好,严防损坏和遗失。应备有设备设施故障的应急预案,一般不准外借。

4. **产房急救物品管理核查表**(表 13-1-1)。

表 13-1-1　产房急救物品管理核查表

检查人_____检查日期_____年___月

项目 日期	检查内容	分值	检查日期 * 及得分			
			第一周	第二周	第三周	第四周
治疗带设备 (10分)	1. 功能状态完好	5				
	2. 治疗带清洁无尘	5				
备用氧气 (10分)	1. 氧气表装置功能完好、	2				
	2. 有"满""空"标志	2				
	3. 湿化瓶内蒸馏水量符合满 1/2~ 2/3,或干保存	3				
	4. 氧气附备物品齐全	3				
电动吸引器 (10分)	1. 吸引器有罩清洁无尘	3				
	2. 各部功能完好	3				
	3. 储液瓶用后消毒,干燥备用,使用中瓶内消毒液量符合	4				
抢救车 (10分)	1. 抢救车定位摆放,清洁无垢,活动好	3				
	2. 车内各部位标志清楚	3				
	3. 各类物品摆放有序	4				
抢救药品 (10分)	1. 必备药品符合医院统一规定及存放	3				
	2. 专科常备药品符合科内自定品种及数量(产科急救药盒)	3				
	3. 原药原盒装或复印原盒说明,无过期	4				
急救物品一 (4分)	1. 急救包:压舌板、开口器、舌钳	2				
	2. 在消毒有效期内	2				
急救物品二 (4分)	1. 听诊器、血压计、输液泵、吸引器、手电筒、氧气扳手	2				
	2. 各功能完好	2				

续表

项目 日期	检查内容	分值	检查日期*及得分			
			第一周	第二周	第三周	第四周
药品、物品 五固定(10分)	1. 定专人管理,每月检查并记录	2				
	2. 定时核对(数量及质量)	2				
	3. 定点放置	2				
	4. 定量供应	2				
	5. 定期消毒	2				
急救辅助装 置(10分)	1. 有电源板、接线板、输液泵	5				
	2. 电源路线正确	5				
麻醉药品 (10分)	1. 有交接班登记	3				
	2. 有使用登记	3				
	3. 有专柜上锁管理	4				
急救人员 安排(12)	1. 每组每月一次急救演练,按抢救流程 进行	4				
	2. 抢救时人员分工合理、积极协作	4				
	3. 抢救时服从安排,配合密切	4				
总计(分) 检查存在原因	分析原因		复查日期 改进情况			

* 注:每周周一早上为例行检查时间,所有抢救物品定专人管理、定时核对、定点放置、定期消毒、定量供应

【关键点】

1. 产房人员配备应满足数量充足、梯队合理、助产规范,人员职责明确,业务技能培训具体的要求,建立分娩风险管理和预警,定期检查与考核,并根据检查结果提出改进措施,做到产房质量持续改进。

2. 产房设施设置应具备区域合理、设备设施齐全且运行流程畅通,做到人尽其职,物尽其用。

3. 建立产房快速反应团队,加强医护团队急救模拟演练,畅通抢救通道,提高临床操作技能及团队协作能力,做到最大限度保障母婴安全。

(曹引丽 贺同强)

参考文献

1. 国家卫生计生委妇幼健康服务司.三级妇幼保健院评审标准实施细则,2016.
2. 金曦,罗荣.妇幼保健质量与安全管理孕产期保健.北京:人民卫生出版,2015.
3. 陕西省卫生厅.陕西省医疗保健机构产科建设基本标准(2013版),2013.
4. 四川省卫生厅.四川省助产技术服务机构基本条件,2012.

第二节 常用产房急救 药品与管理

【导读】

本节重点介绍产房常用急救药品的使用方法、注意事项及管理流程,便于正确使用,规范抢救,避免药物不良事件发生,切实保障母婴安全。

一、常用急救药品

(一)宫缩药物

缩宫素、卡贝缩宫素、米索前列醇、卡前列素氨丁三醇、麦角新碱等。

447

1. **缩宫素**(10U/支)

(1) 作用:人工合成的多肽类激素子宫收缩药。

(2) 治疗产后出血用法:缩宫素 10U 肌内注射或 10U 加入 500ml 晶体液中静脉滴注,起效迅速,但半衰期短(1~6分钟),需持续静脉滴注。卡贝缩宫素半衰期相对较长,100μg 静脉注射对子宫的收缩作用可持续大约 1 小时,一般用于剖宫产预防产后出血。

(3) 注意事项:大剂量应用缩宫素可引起高血压、水钠潴留和心血管系统副作用。快速静脉注射未稀释的缩宫素,可导致低血压、心动过速和(或)心律失常。因有受体饱和现象,故 24 小时总量应控制在 60U 内。

2. **米索前列醇**(200μg/片)

(1) 作用:前列腺素 E_1 的衍生物,对血管和支气管平滑肌则有抑制作用;对妊娠子宫有收缩作用,以妊娠晚期子宫最为敏感。已被 WHO 建议用于治疗产后出血。

(2) 用法:200~600μg 顿服或舌下给药。

(3) 注意事项:副作用如恶心、呕吐、腹泻、寒战和体温升高较常见。慎用于高血压、活动性心、肝、肾疾病及肾上腺皮质功能不全者,禁用于青光眼、哮喘及过敏体质者。

3. **卡前列素氨丁三醇**(250μg/支)

(1) 作用:前列腺素 F2α 的衍生物,是强效子宫收缩药,可引起全子宫协调有力的收缩。

(2) 用法:250μg(1 支)深部肌内注射,3 分钟起作用,30 分钟达作用高峰,可维持 2 小时;必要时可重复使用,间隔时间应 >15 分钟,总量不超过 2000μg(8 支)。

(3) 注意事项:禁用于哮喘、心脏病和青光眼患者,慎用于高血压患者;偶尔有暂时性的恶心、呕吐、血压升高等。

4. **麦角新碱**(0.2mg/支)

(1) 作用:麦角酸的衍生物,直接作用于子宫平滑肌,对子宫体和宫颈都有兴奋作用,作用强而持久。用法:0.2~0.4mg 肌注或宫体直接注射或加于 25% 葡萄糖液 20ml 中静脉慢注。肌注极量每次 0.5mg,每天不超过 1mg。

(2) 注意事项:偶见过敏,轻者表现为头晕、恶心、呕吐,重者血压下降,呼吸困难,也可引起血压升高。慎用于心肌病、妊娠期高血压疾病者。

(二)心血管系统药物

去乙酰毛花苷、罂粟碱、肾上腺素、阿托品。

1. **去乙酰毛花苷**(0.4mg/支)

(1) 作用:正性肌力作用,使衰竭心脏心输出量增加,血流动力学状态改善,增强迷走神经张力,减慢心率、延缓房室传导。

(2) 用法:0.4mg 加 5% 葡萄糖注射液 20ml 缓慢静脉注射,必要时间隔 2~4 小时后可加用 0.2~0.4mg,总量 1~1.6mg(2.5~4 支)。

(3) 注意事项:用于有明显心力衰竭症状和体征的孕妇。孕妇对洋地黄类强心药的耐受性差,应严密观察。

2. **罂粟碱**(30mg/支)

(1) 作用:解除肺动脉高压的首选药物。对冠状动脉、肺动脉、脑血管均有扩张作用。与阿托品合用,可阻断迷走神经反射,使肺动脉扩张。

(2) 用法:首次用量 30mg 加入 10% 葡萄糖注射液 20ml 缓慢静推,不少于 2 分钟,以免发生心律失常以及足以致命的窒息等。

(3) 注意事项:快速给药可使呼吸加深、面色潮红、心跳加速、低血压伴眩晕。禁用于完全性房室传导阻滞。

3. **阿托品**(0.5mg/支)

(1) 作用:可阻断迷走神经反射引起的肺血管痉挛及支气管痉挛,促进气体交换,解除迷走神经对心脏的抑制,使心率加快,改善微循环,增加回心血量,兴奋呼吸中枢。

(2) 用法:0.5~1mg 加入 10% 葡萄糖注射液 20ml 静推,可重复使用,直至患者面部潮红或症状好转为止。

(3) 注意事项:禁用于青光眼及高热者。慎用于心率超过 120 次/分者。用于羊水栓塞的抢救时与罂粟碱合用效果更好。

4. **肾上腺素**(1mg/支)

(1) 作用:有 α 受体和 β 受体激动作用。常用剂量使收缩压上升而舒张压不升或略降,大剂量使收缩压、舒张压均升高。主要用于过敏性休克和呼吸心搏骤停的抢救。

(2) 用法:推荐每次 1mg,稀释在生理盐水 10ml 中静脉注射,再继续推注生理盐水 20ml,抢救心搏骤停时也可以 1mg 静脉注射,每 3~5 分钟重复给药 1 次。

(3) 注意事项:禁用于高血压、器质性心脏病、糖尿病、甲亢、洋地黄中毒、外伤性及出血性休克、心源性哮喘等患者。

（三）解痉降压药物

硫酸镁、拉贝洛尔、硝苯地平、酚妥拉明、硝普钠。

1. 硫酸镁（10ml/支）

（1）作用：抑制肌肉收缩，使痉挛的外周血管扩张，对子痫有预防和治疗作用，对子宫平滑肌收缩也有抑制作用，可用于治疗早产。

（2）用法：首次负荷剂量25%硫酸镁20ml加葡萄糖溶液100ml快速静滴，继而1~2g/h静滴维持。每天总量不超过25g。

（3）注意事项：用药过程中应监测血清镁离子浓度，血清镁离子有效治疗浓度为1.8~3.0mmol/L，超过3.5mmol/L可出现中毒症状。使用硫酸镁应必备条件：①膝反射存在；②呼吸≥16次/分；③尿量≥17ml/h；④备有10%葡萄糖酸钙解毒使用。

2. 拉贝洛尔（50mg/片,50mg/支）

（1）作用：α、β肾上腺素能受体阻断剂，显效快，降低血压但不影响肾及胎盘血流量，可对抗血小板凝集，促进胎儿肺成熟。

（2）用法：50~100mg加入5%葡萄糖注射液250~500ml静脉滴注，根据血压调整滴速，血压稳定后改口服。

（3）注意事项：禁用于支气管哮喘、心源性休克、心脏传导阻滞（Ⅱ~Ⅲ度房室传导阻滞）、重度或急性心力衰竭、窦性心动过缓等患者。静脉用药时最好左侧平卧位。

3. 硝苯地平（10mg/片）

（1）作用：钙离子通道阻滞剂，抑制钙离子内流，松弛血管平滑肌，可解除外周血管痉挛，使全身血管扩张，血压下降。

（2）用法：10mg口服，每天3次。24小时总量不超过60mg。

（3）注意事项：硝苯地平降压作用迅速，一般不主张舌下含化。其副作用有心悸、头痛等，与硫酸镁有协同作用。

4. 酚妥拉明（10mg/支）

（1）作用：α肾上腺素受体阻断剂。

（2）用法：10~20mg加入5%葡萄糖注射液100~200ml，以10μg/min静脉滴注。

（3）注意事项：常见不良反应为直立性低血压。禁用于严重动脉硬化、肾功能不全者、低血压、冠心病、胃溃疡以及对本品过敏者。

5. 硝普钠（50mg/支）

（1）作用：强有力的速效血管扩张剂，扩张周围血管使血压下降。

（2）用法：50mg加入5%葡萄糖注射液50ml静脉泵入，相当于0.6ml/h=600μg/h=10μg/min。常用剂量：5~400μg/min静脉泵入（0.3~24ml/h）。

（3）注意事项：药物能迅速透过胎盘进入胎儿体内，其代谢产物（氰化物）对胎儿有毒性作用，分娩期或血压过高时，其他药物效果不佳时，方可考虑短期使用。溶液必须现用现配，避免曝光。在6~8小时内更换。

（四）升压药物

多巴胺、多巴酚丁胺。

1. 多巴胺（20mg/支）

（1）作用：2~5μg/(kg·min)，以激动多巴胺受体（使肾脏、冠状动脉和脑血管扩张）和β受体（对心脏有轻至中等程度的正性肌力作用）为主。5~10g/(kg·min)，激动β1受体（兴奋心脏，加强心肌收缩力），同时也兴奋α受体，使外周血管轻度收缩。>10μg/(kg·min)，兴奋α受体和β受体，发挥收缩血管效应。

（2）配置方法及用法：体重(kg)×3mg配制到50ml液体1ml/h=1μg/(kg·min)，常用剂量为2~20ml/h静脉泵入，相当于2~20μg/(kg·min)。

（3）注意事项：明确目的，注意药物浓度，有条件最好使用输液泵。

2. 多巴酚丁胺（10mg/支）

（1）作用：相对选择性β1受体激动剂，直接作用于心脏产生正性肌力作用，显著增加心输出量，降低肺毛细血管压。对α受体和β2受体作用较弱，对多巴胺受体无作用。

（2）配置方法及用法：体重(kg)×3mg配制到50ml液体1ml/h=1μg/(kg·min)，常用剂量2~15ml/h静脉泵入，相当于2~15μg/(kg·min)。

（3）注意事项：用药时出现收缩压升高（10~20mmHg）或心率增快（5~10次），应减量或暂停使用，禁用于梗阻性肥厚性心肌病。

3. 去甲肾上腺素［2mg(2ml)/支］

（1）作用：激动α受体，使全身小动脉和小静脉收缩，对冠状动脉和骨骼肌血管影响很小。较弱的β1受体激动作用，增加心肌收缩力及心输出量，加快心率。

（2）配置方法及用法：体重(kg)×0.3mg配制到50ml液体1ml/h=0.1μg/(kg·min)。常用剂量：

$0.01 \sim 2 \mu g/(kg \cdot min)$ 静脉注射 $(0.1 \sim 20ml/h)$。

（3）注意事项：慎用于缺氧、高血压、动脉硬化、甲亢、糖尿病、血栓病患者。用药过程中必须监测血压、中心静脉压、尿量、心电图等。

（五）利尿药物

呋塞米［$20mg(2ml)$/ 支］。

（1）作用：速效、强效利尿药。

（2）用法：宜用生理盐水稀释。起始剂量 20mg 静脉推注，若无效则直接翻倍追加剂量。单次剂量不超过 200mg。静脉注射时不超过 4mg/min。

（3）注意事项：不良反应有水及电解质失调，体位性低血压、休克、耳鸣、听力障碍等。禁用于低钾血症、肝性脑病、磺胺类药物过敏者。呋塞米可致高血糖，对糖尿病患者应注意观察血糖的变化。

（六）镇静药物

地西泮、吗啡、哌替啶、氯丙嗪、异丙嗪。

1. 地西泮（10mg/ 支）

（1）作用：长效苯二氮䓬类抗焦虑药。有抗焦虑、镇静、催眠、抗惊厥及中枢性肌肉松弛作用。

（2）用法：产程进入活跃期加用地西泮 10mg 静脉推注，镇静同时可以减轻宫颈水肿。在预防及治疗子痫时，仅在应用硫酸镁无效或有禁忌时才考虑使用。

（3）注意事项：慎用于青光眼、重症肌无力、肝肾功能不良，粒细胞减少者。静注速度宜慢，否则易出现心血管及呼吸抑制。不可与其他药物配伍。子痫抽搐时禁止静脉推注以免引起呼吸抑制等。

2. 吗啡（10mg/ 支）

（1）作用：阿片受体激动剂，有强大的镇痛、镇静作用，抑制过度兴奋的呼吸中枢及扩张外周血管，减轻心脏前后负荷作用，抗心律失常，常用于急性左心衰竭和肺水肿患者。

（2）用法：吗啡 10mg 加入 10% 葡萄糖注射液 9ml，静脉推注 3~5mg，必要时 15min 后可重复使用，共 2~3 次。

（3）注意事项：①本品为国家特殊管理的麻醉药品，务必严格遵守国家对麻醉药品的管理条例；②药液不得与氨茶碱、巴比妥类药物、氯丙嗪、异丙嗪、哌替啶等碱性液接触或混合，以免发生混浊甚至出现沉淀。

其他常用镇痛镇静药物还有哌替啶、氯丙嗪、异丙嗪等。

（七）止血药物

凝血酶原复合物、纤维蛋白原、氨甲环酸、血凝酶、氨甲苯酸、维生素 K_1、6- 氨基己酸。

1. 凝血酶原复合物

（1）作用：含有维生素 K 依赖的在肝脏合成的四种凝血因子Ⅱ、Ⅶ、Ⅸ、Ⅹ。

（2）用法：一次可输入凝血酶原复合物 400~600U，随后根据凝血功能决定是否继续输注。滴注速度开始约 15 滴 / 分，15 分钟后稍加快滴注速度（40~60 滴 / 分），一般在 30~60 分钟左右滴完。

（3）注意事项：慎用于冠心病、心肌梗死、严重肝病、外科手术等患者如有血栓形成或弥散性血管内凝血（DIC）倾向时。

2. 纤维蛋白原

（1）作用：主要用于纤维蛋白原缺乏而造成的凝血障碍。

（2）用法：使用前先将本品及灭菌注射用水预温至 30~37℃，轻轻摇动使制品全部溶解（切忌剧烈振摇以免蛋白变性）。用带有滤网装置的输液器进行静脉滴注。滴注速度一般以 60 滴 / 分左右为宜。首次给 1~2g，随后根据病情及临床检验结果决定。

（3）注意事项：一旦溶解应立即使用。发现有大量或大块不溶物不宜使用。

3. 氨甲环酸（0.25g/ 支）

（1）作用：抗纤维蛋白溶酶作用，阻抑纤维蛋白分解而起到止血作用。用于急性或慢性纤维蛋白溶解亢进所致的各种出血。

（2）用法：一般每天 1~2g，分 1~2 次静脉点滴。

（3）注意事项：慎用于有血栓形成倾向者。

其他常用的止血药物还有血凝酶、氨甲苯酸、维生素 K_1、6- 氨基己酸等。

（八）纠酸药物

5% 碳酸氢钠（250ml/ 瓶）。

（1）作用：纠正代谢性酸中毒。

（2）用法：pH<7.1 或 HCO_3^-<10mmol/L，一般选择 5% 碳酸氢钠溶液 100~200ml，注意监测血气分析根据结果决定是否继续用药；当 pH>7.2 或 HCO_3^->15mmol/L 时停止。

（3）注意事项：依据血气分析监测结果决定给药剂量。

（九）其他药物

1. 氨茶碱（250mg/ 支）

（1）作用：松弛支气管平滑肌，抑制过敏介质释放,在解痉同时减轻支气管黏膜充血和水肿,增强呼吸肌、心肌收缩力,增强心输出量,舒张冠状动脉及外周血管,增加肾血流量,提高肾小球滤过率,减少水钠重吸收而起到利尿作用。

(2)用法:氨茶碱 250mg 加入 10% 葡萄糖注射液 20ml 缓慢注射。

(3)注意事项:禁用于急性心肌梗死,低血压、休克等患者。常见不良反应有恶心、呕吐、烦躁、易激动等。推注速度应 >10 分钟,否则可能出现心律失常、心率增快、肌肉颤动、谵妄、惊厥等毒性反应。避免与酸性药物如维生素 C、去甲肾上腺素等配伍。

2. **地塞米松**(5mg/ 支)

(1)作用:人工合成的长效糖皮质激素类药。有较强的抗炎、抗过敏、抗毒素、抗休克作用,解除小动脉痉挛,增强心肌收缩力,改善微循环。

(2)注意事项:禁用于溃疡病、血栓性静脉炎、活动性肺结核、急性感染时。较大剂量可引起血糖升高。用药期间应定期检查电解质及血糖变化。

3. **甘露醇**(250ml/ 瓶)

(1)作用:用于治疗脑水肿、降低颅内压、预防和治疗急性肾衰竭等引起的水肿、腹水等。

(2)用法:输入速度以 10~15ml/min 为宜,根据个体情况,适量调整。

(3)注意事项:应用中注意水电解质平衡。用量过大、用时过长,可使肾小管变性及堵塞,以致出现少尿或氮质血症;大剂量、长时间使用可引起电解质紊乱、肾衰竭、酸中毒等。输入速度过快,短时间内血容量剧增,引起一过性血压升高,以致头痛、视力模糊,同时肾血管收缩,肾小球滤过率下降而致急性肾功能损害;慎用于进行性肾衰、肺水肿、颅内活动性出血(开颅手术除外)者;必须在无结晶情况下应用,若有结晶,应先加温溶解后方可使用。

4. 10% **葡萄糖酸钙**(10ml/ 支)

(1)作用:系钙离子补充剂,有消炎、消肿和抗过敏作用,并能对抗氨基糖苷类抗生素中毒引起的呼吸肌麻痹,能拮抗镁离子及对抗其中毒反应。主要用于钙缺乏症、心搏骤停的复苏、过敏性反应、镁中毒解救等。

(2)用法:10% 葡萄糖酸钙 10ml 加 10% 葡萄糖注射液 10ml 缓慢静推,2ml/min 左右。

(3)注意事项:静注时可出现全身发热,快速静注可产生心律失常、心搏骤停。有强烈的刺激

性,不宜作皮下或肌内注射,静脉注射不可漏于血管外,如果不慎外漏,应立即停药,局部用 0.5% 普鲁卡因作局部封闭。

二、药品管理

产房应配备与功能任务相符合的物品、药品和急救设备。药品管理要求专人保管、定期检查、及时补充和更换。具体建议如下:

1. 科室护士长为科室药品管理的第一责任人,指定专人负责科室急救、备用药品有效期、储存、维护等工作,监督科室急救药品管理,定期全面检查,发现问题及时制定措施并迅速整改。

2. 建立《产房备用药品质量检查表》,检查者对检查情况如实记录,检查内容包括药品数量,有无积压、变质、变色等质量问题及有效期。对于有效期 <6 个月且科内使用量少的药品,及时提醒更换。对存在的问题及时反馈并迅速整改。

3. 药品的摆放

(1)专人管理:口服药、外用药、注射药分开放置,以免误用。所有药品贮存盒 / 瓶外标识清楚,原盒包装,安全存放,随时可得。建议抢救药品编号并顺序存放,抢救流程中用药应注明药品的存放位置(冰箱或急救柜)及药品在急救柜中的编号,便于抢救时及时取得,通常将使用频率高的药物放在第一层。

(2)急救柜各层物品应标识清楚,柜锁采用一次性锁或封条管理,便于抢救时即时拿取,抢救后即时检查物品的使用情况,做到及时补充,弹性管理。避免上锁以延误抢救或开放管理时物品三班检查交接的人力浪费及物品的临时短缺。

(3)剧、毒、麻、贵重药品"五专"管理,即:专人负责、专柜加锁、专用账册、专用处方、专册登记。

(4)建议设置产科常见危急重症抢救用药盒以方便抢救。

【关键点】

1. 严格执行产房急救药品管理制度,同时注意抢救时药物的可得性及安全性。

2. 严格把握药物的适应证及禁忌证,规范使用。

3. 药品使用后应及时检查并补充,确保抢救用药。

(曹引丽 贺同强)

参考文献

1. 国家药典委员会.中华人民共和国药典.第10版.北京:中国医药科技出版社,2015.

2. 刘兴会,漆洪波.难产.北京:人民卫生出版社,2015.

3. 谢幸,苟文丽.妇产科学.第8版.北京:人民卫生出版社,2013.

第三节　产房超声技术

【导读】

　　产房超声的配备是非常必要的。超声对产程评估和阴道助产有重要辅助意义。

　　超声(ultrasound)是临床辅助检查之一,在产科的应用多用于胎儿的产前筛查和诊断,但随着精准医学的趋向,人们开始关注超声对产程的判断。诸多研究表明,相比于传统的阴道内诊检查,超声对产程的监测评估更加快速准确,更有利于保障产程中母儿安全。利用超声可以监测宫颈扩张程度、胎头下降、胎方位等,可评估产程进展,指导产程管理,选择合适的分娩方式,最大程度地减少母儿并发症;而且在一定程度上,可以减少阴道检查的次数,从而也可以降低产妇对于检查的不适感,降低反复检查带来的感染的潜在风险。

　　有条件的助产机构,应该在产房配置一台彩色多普勒超声仪,采用腹部探头经会阴进行测量,目前主要是应用在头位分娩的产程中。其目的如下:

　　(1) 评估胎龄。

　　(2) 评估胎儿结构,除外重大畸形。

　　(3) 评估胎位、胎方位。

　　(4) 评估胎儿附属物,包括胎盘(位置、回声、与子宫肌壁之间的关系等)、羊水量、脐带缠绕情况等。

　　(5) 评估产程,主要是宫颈扩张、胎头位置、胎方位,以及分娩方式的预测。

　　下面我们就评估产程方面的作用,进行一下阐述。

一、宫颈扩张

　　目前主要是通过产程中定时的阴道检查来判断宫颈口扩张程度,但这一方法为单人操作,可能会增加产妇心理压力及母儿感染率,且主观性较强。寻求更准确、产妇更为舒适的宫颈口评估方式成为一种必然趋势。Hassan等使用经会阴二维超声评估宫颈口扩张程度,发现评估结果与阴道内诊检查有较高符合率,其将经会阴二维超声探头矢状位置于后阴唇系带水平,观察到耻骨联合、胎头颅骨及宫颈等标志后,将探头旋转90°随即获得宫颈口图像。该方法为非介入性检查,产妇易于接受,还能避免反复检查造成的感染,可作为评估宫颈口扩张程度和产程进展的理想选择。同时Hassan等又提出了超声产程图的概念,即用超声检查评估宫颈口扩张程度和胎头下降及旋转情况,从而描述产程进展。该研究显示,超声检查和阴道检查对宫颈口扩张和胎头旋转的评估一致性较好,相比传统产程图,超声评估产程进展的准确率更高。

二、胎头位置

　　除了宫口扩张,判断胎头下降和旋转情况是评估产程进展的另一重要内容。经腹部超声和经会阴超声可在非侵入操作的基础上观测产程中胎头位置及其动态变化,并能留存图像资料,有助于更加客观准确地评估产程进展,及时合理地处理异常产程。尤其是在第二产程中应用,在一定程度上可以预测难产的风险,避免选择错误的阴道助产所带来的不必要的产伤、失血、感染以及新生儿收住新生儿重症监护病房风险。

(一) 胎头位置的评估

　　Ghi等使用经会阴超声成功地观察到第二产程中胎头位置的动态变化及胎头旋转情况。其以耻骨联合长轴尾端的垂线与该平面胎头最大直径垂线的夹角表示胎头方向:>30°表示胎头向上(即胎头最大直径的垂线指向腹侧);<0表示胎头向下(即胎头最大直径的垂线指向背侧),其余角度表示胎头水平。该研究将沿母体骨盆的下降过程中的胎头方向用曲线进行描述发现,曲线向下倾斜时,胎头位于骨盆上1/3;当胎头方向水平时,胎头位于中骨盆平面;胎头方向向上时,胎头降至骨盆下1/3。胎头大脑中线与骨盆前后径之间的角度称为胎头旋转角度,将其与胎头方向结合可提示胎头位置。即对于正常枕前位者,当胎头旋转角度<45°时,胎头在坐骨棘以下3cm甚至更低位置的可能性大(图13-3-1)。

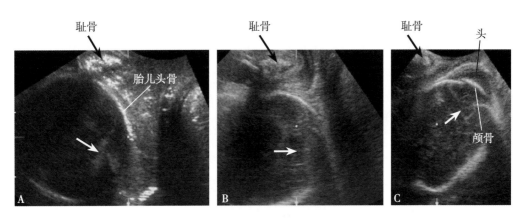

图 13-3-1　胎头方向
A. 向下；B. 水平；C. 向上
引自 Ghi T,Farina A,Pedrazzi A,et al. Diagnosis of station and rotation of the fetal head in the second stage of labor with intrapartumtranslabialultrasound［J］. Ultrasound ObstetGynecol,2009,33(3):331-336. DOI: 10.1002/uog.6313.

(二) 胎头位置下降的监测

Barbera 等提出了"产程进展角度(angle of progression,AOP)"的概念,即耻骨联合纵轴中线与耻骨联合下缘至胎头顶点连线的夹角。研究表明,AOP 有良好的组内和组间测量一致性(<3°),AOP 随着胎头下降而增大。将 AOP 与阴道检查对胎头位置的判断进行对比发现,在坐骨棘上2cm 至坐骨棘平面,AOP 与阴道检查结果相关性较差,表明临床阴道检查对胎头位置判断存在主观性,可能不够准确。

胎头下降距离(head progression distance,HPD)指耻骨联合长轴尾端垂线至胎头顶点间的最短距离。Dietz 等研究表明,HPD 测量有较高的可重复性,且与胎头位置的腹部及阴道触诊有良好的一致性。Ghi 等研究显示,第二产程胎头下降程度的超声评估指标可重复性好,其中 HPD 及 AOP 的可重复性最好。

胎头至耻骨联合距离(head-symphysis distance,HSD)是指耻骨联合内侧缘至胎儿颅骨最近点在耻骨联合长轴尾端的垂线上的距离。Youssef 等提出,HSD 的测量在组内或组间均有良好的可靠性,HSD 与 AOP 及阴道检查到的胎头位置呈明显负相关($r=-0.883,P<0.01$)。

有学者进一步研究了第二产程中 AOP、HPD、HSD 等超声指标的纵向变化,即从第二产程起始时起,每 40 分钟测量 AOP、HPD、HSD,通过对比发现,第二产程在 60 分钟以内者和第二产程超过60 分钟者的初始 AOP、HPD、HSD 值有明显差异,

第二产程在 60 分钟以内者的初始 AOP、HPD 较大,而 HSD 相对较小,故 AOP、HPD、HSD 联合对第二产程持续时间有较好的预测价值。对于枕前位产妇,随着胎头下降,AOP 及 HPD 可逐渐增大,而 HSD 逐渐减小,也反映出监测以上超声指标的动态变化可以提示产程的进展情况。

(三) 胎方位

临床上主要是通过阴道检查,了解胎儿头颅的矢状缝、冠状缝、大囟门、小囟门、耳朵朝向等与母体骨盆之间的相互关系来判断胎方位。当产程异常时,为了解胎方位的动态变化,不得不反复进行阴道检查,增加了上行感染的机会。当胎头颅骨重叠、头皮水肿严重时,骨质界标不易扪清,此时通过阴道检查判断胎方位将很困难。超声检查则可避免上述缺点,不仅能及时发现胎方位异常,还能进行追踪观测,是诊断头位难产必不可少的手段。

1. **胎方位的评估**　相比阴道检查,产程中应用超声检查更加客观准确。其主要是利用颅内中线结构(如透明隔腔、大脑镰、丘脑)以及颅前和颅后的结构(如眼眶、鼻梁、颈椎等)确定胎方位,以眼眶、大脑中线回声、小脑/枕骨分别作为枕后位、枕横位和枕前位的标志(图 13-3-2)。一项历时 2年的前瞻性研究发现,第一产程阴道检查判断胎方位的总体错误率较高(69%),经腹部产时超声能够提高第一产程胎头位置测定的正确率。另有研究表明,第一和第二产程阴道检查对胎方位的评估有不同程度的失败率和错误率。

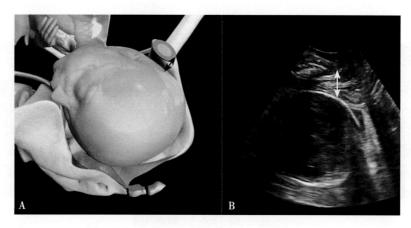

图 13-3-2　B 超所示 HSD

引　自　Youssef A,Maroni E,Ragusa A,et al. Fetal head-symphysis distance:a simple and reliable ultrasound index of fetal head station in labor [J]. Ultrasound ObstetGynecol,2013,41(4):419-424. DOI:10.1002/uog.12335.

2. 异常胎位的超声检测　枕后位是最常见的异常胎位之一。枕后位分娩增加产程中并发症（如产程延长、阴道助产、产妇会阴Ⅲ~Ⅳ度裂伤、产时及产后出血、绒毛膜羊膜炎、产后伤口感染等）的发生率，准确判断胎方位利于保障母儿安全。学者们试图从不同角度探索胎方位，尤其是枕后位的最佳预测指标。有研究显示，在第二产程早期，持续性枕后位和枕前位分娩者的 AOP、HPD 及 HSD 值可能有所差异，持续性枕后位者在第二产程开始至 40 分钟内，AOP、HPD 值较小而 HSD 值较大，所以以第二产程中相关超声指标可能对预测枕后位有一定意义。Blasi 等研究发现，枕部和脊柱均为前位，或枕后位而脊柱前位的胎儿，均未以枕后位分娩；枕部及脊柱均为后位的胎儿，仅有 1/7 在分娩时旋转为枕前位。因此，第二产程中，经超声测量的枕部及脊柱方位可能成为预测枕后位分娩的有效指标。

胎头倾势不均指胎头侧屈进入骨盆入口，大多呈枕横位。若靠近耻骨的胎头顶骨先入盆，胎头矢状缝靠近骶骨，为前不均倾；若靠近骶骨的胎头顶骨先入盆，矢状缝靠近耻骨，为后不均倾。阴道检查判断胎头倾势不均较为困难，而产程中超声则可通过胎头各结构的位置关系，直观了解胎头方位。Ghi 等提出，对于未衔接的横位胎头，超声图像中出现靠近骶骨的胎儿大脑中线回声，有力支持临床疑诊前不均倾。Malvasi 等研究显示，产程中阴道检查测定枕横位的准确性低于超声（包括经腹部和会阴），因为产瘤的出现增加了判断矢状缝等颅骨标志的难度进而降低了阴道检查的准确性。产时超声能从其他异常胎位中发现持续性枕横位，有利于选择正确的时间进行阴道助产。超声检查时，可采用胎儿的眼眶、丘脑和小脑作为前或后不均倾的标志。如果存在胎头不均倾，超声只能观测到一侧眼眶或丘脑和小脑。如果为左枕后位，因为右侧顶骨先入盆，矢状缝右侧眼眶显露，左侧眼眶靠近骶骨被遮蔽，故仅观测到右前眼眶，表明胎头前不均倾；同理，仅观测到左后眼眶，表明后不均倾；右枕后位前不均倾时则可观测到左侧眼眶，后不均倾时可观测到右侧眼眶（图 13-3-3）。

三、阴道助产前的超声应用

助产技术的正确使用能够降低剖宫产率，特别是复杂的第二产程剖宫产率。正确判断胎方位是安全助产的必要前提，传统的阴道检查通过胎头颅缝及囟门判断胎方位，其准确率仅为 20%~75%。理论上，产程中超声可通过提高胎方位判断的准确性，间接增强助产的安全性。一项多中心随机对照研究，将助产前记录的胎方位与分娩后胎方位不一致定义为胎方位判断失误，结果显示，产程中超声的应用能够在不延长分娩时间的前提下降低对于胎方位的判断的失误率，但两组分娩相关母儿并发症，如产妇严重的会阴撕裂伤、产后出血、胎儿酸中毒、新生儿脑水肿、颅内出血、视网膜出血等的发生率并无明显差异，故需进一步研究证实助产前超声应用的必要性。

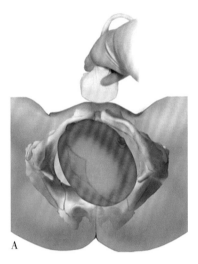

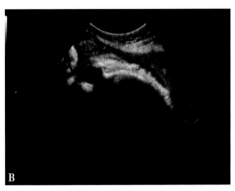

图 13-3-3　胎头不均倾

引　自　Barbera AF,Tinelli A,Malvasi A. Asynclitism:clinical and intrapartum diagnosis in labor［M］// Malvasi A. Intrapartumulatrsonohgraphy for labor management. London:Springer-Verlag,2012:73-86. DOI:10.1007/978-3-642-29939-1.

四、分娩方式预测

在不同产程早期即寻找提示较理想分娩方式的指标,是目前研究的热点。AOP、HSD、胎头方向等超声指标对产程进展评估的可行性和有效性已有共识,对分娩方式的预测价值也在被不断验证。有学者发现,对于足月未临产的初产妇,狭窄的 AOP(<95°)与剖宫产高风险相关。经产妇临产前 AOP 小于初产妇,经产妇 AOP 狭窄与剖宫产无关,大部分 AOP 狭窄(<95°)的经产妇均能经阴道分娩。对第一产程延长者,AOP 的大小与阴道分娩可能性密切相关,即 AOP 越大,阴道分娩的概率越高;AOP 越小,剖宫产分娩的可能性越大。第二产程开始最初 40 分钟内的 HSD 在自然分娩和手术分娩(胎吸或剖宫产)者中有明显差异,表现为手术分娩者的 HSD 明显大于自然分娩者;非硬膜外镇痛者 HSD>24.3mm 或硬膜外镇痛者的 HSD>15.7mm,预测手术分娩的准确性为 80%。AOP 也与手术分娩相关,第二产程早期(40分钟内)自然分娩者的 AOP 值明显大于手术分娩者。对于第二产程延长者,胎头方向向上提示胎头很可能已降至骨盆的下 1/3,故对自然阴道分娩有很好的预测价值。有研究表明,对宫口开全、胎头枕前位者,经会阴超声观察到胎头方向向下,提示胎头位于坐骨棘水平至棘下 1cm,必要时可考虑剖宫产终止妊娠;反之,如超声观察到胎头方向

向上,特别是胎头旋转角度 <45° 时,支持阴道分娩。AOP 和胎头方向能够用于预测非枕后位者困难产钳(3 次以上牵拉、操作中主观困难或操作失败、Ⅲ度以上会阴裂伤、侧切缝合过程中出血较多,或新生儿产伤)的发生,非困难产钳者宫缩间歇期的 AOP 值显著大于困难产钳者(以 138° 作为界值,灵敏度为 85.7%,特异度为 100.0%),宫缩时非困难产钳者的胎头方向值也明显大于困难产钳者,AOP 和胎头方向两者联合对于预测困难产钳的发生价值更高。但上述研究的样本量均有限,所得结论的可重复性和有效性尚需进一步验证。

需要强调的是,产程的管理应以临床为基础,产程中超声仅是辅助手段之一,不能作为制定临床决策的唯一依据。产程的管理仍要综合产道、产力、胎儿等因素进行。在这一系列的临床处理中,超声可以提供胎头位置等方面的客观信息,但最终分娩方式的选择还需要综合各方面评估后确定。美国母胎医学学会和美国妇产科医师学会在 2014 年联合发表了新产程标准,中华医学会妇产科分会也在同年发表了对各产程时限和剖宫产指征的最新的专家共识以指导临床。而国内外学者对产程中超声的应用均仍在探索阶段,尚无统一的规范指南,仍需要更多的前瞻性研究予以证实。

(陈倩)

参考文献

1. Hassan WA, Eggebø TM, Ferguson M, et al. Simple two-dimensional ultrasound technique to assess intrapartum cervical dilatation: a pilot study. Ultrasound Obstet Gynecol, 2013, 41(4): 413-418.

2. Hassan WA, Eggebø T, Ferguson M, et al. The sonopartogram: a novel method for recording progress of labor by ultrasound. Ultrasound Obstet Gynecol, 2014, 43(2): 189-194.

3. Ghi T, Farina A, Pedrazzi A, et al. Diagnosis of station and rotation of the fetal head in the second stage of labor with intrapartum translabial ultrasound. Ultrasound Obstet Gynecol, 2009, 33(3): 331-336.

4. Henrich W, Dudenhausen J, Fuchs I, et al. Intrapartum translabial ultrasound (ITU): sonographic landmarks and correlation with successful vacuum extraction. Ultrasound Obstet Gynecol, 2006, 28(6): 753-760.

5. Barbera AF, Pombar X, Perugino G, et al. A new method to assess fetal head descent in labor with transperineal ultrasound. Ultrasound Obstet Gynecol, 2009, 33(3): 313-319.

6. Dietz HP, Lanzarone V. Measuring engagement of the fetal head: validity and reproducibility of a new ultrasound technique. Ultrasound Obstet Gynecol, 2005, 25(2): 165-168.

7. Youssef A, Maroni E, Ragusa A, et al. Fetal head-symphysis distance: a simple and reliable ultrasound index of fetal head station in labor. Ultrasound Obstet Gynecol, 2013, 41(4): 419-424.

8. Ghi T, Maroni E, Youssef A, et al. Sonographic pattern of fetal head descent: relationship with duration of active second stage of labor and occiput position at delivery. Ultrasound Obstet Gynecol, 2014, 44(1): 82-89.

9. Ghi T, Youssef A, Pilu G, et al. Intrapartum sonographic imaging of fetal head asynclitism. Ultrasound Obstet Gynecol, 2012, 39(2): 238-240.

10. Levy R, Zaks S, Ben-Arie A, et al. Can angle of progression in pregnant women before onset of labor predict mode of delivery? . Ultrasound Obstet Gynecol, 2012, 40(3): 332-337.

第四节　产房消毒隔离措施及流程

【导读】

　　产房是产妇住院分娩的地方，为了减少产妇和新生儿感染，保证孕产妇和新生儿安全，无论是产房的布局、环境、物品、器械和人员的清洁与消毒，都应该严格按照相关规范进行。

一、产房清洁与消毒

(一) 产房环境清洁与消毒相关概念

1. 环境的清洁与消毒　根据医疗卫生机构内部环境感染危险度分区，由于产房有孕产妇，以及经常面临有孕产妇血液、体液、分泌物、排泄物等污染的机会，产房属于极度感染危险区域，因此，所有人员应遵守院感预防感染相关规定，做好环境、物表、人员的清洁与消毒管理，清洁与消毒时，本着先清洁后消毒的原则。

（1）环境清洁定义：指消除无生命环境表面的有机物、无机物和可见污染物的过程。

（2）环境表面定义：指医疗机构内部的建筑装修表面，如墙面、地面、窗台、玻璃窗、门、卫生间台面、卫浴洁具、淋浴室隔断等。

（3）物体表面定义：是指用于患者诊疗和生活的设施、设备和家具表面。

（4）污点清洁与消毒是指对被患者少量的血液、体液、排泄物、分泌物等污染的环境和物体表面进行清洁与消毒。

2. 产房环境清洁与消毒的职责分工　助产士（护士）负责患者诊疗设备仪器的日常清洁与消毒工作；在产房为孕产妇诊疗、观察待产、接产过程中，如发生环境中小面积的被患者血液、体液、羊水及其他污染物污染，应立即实施污点清洁和消毒工作；环境卫生人员（保洁员）负责产房环境和家具表面的清洁与消毒，并在助产士（护士）的指导下对诊疗设备仪器实施终末清洁与消毒工作。做到产房环境无尘、无污，清洁干净，方便孕产妇和工作人员使用。

在产房应实行对全体人员清洁与消毒方面的培训和考核，清洁人员应掌握医院感染预防与控制、清洁消毒的基本原则及方法等基本知识，以满足医疗卫生机构质量管理和患者安全的基本要求。

3. 产房内设立卫生处置间　是指用于清洁卫生和消毒的抹布、地巾、水桶、洁具车等清洁工具存放。房间应能保证有效的通风换气、卫生洁具复用（如抹布、拖布等使用后或污染后进行有效的清洁和消毒处理）和储存条件等要求，所有清洁环境和物表的用物应严格区分，并保证"一用一清洁一消毒"。

4. 产房环境清洁卫生管理员　①将产房环境卫生工作纳入质量管理。全体人员都有责任参与、维护和监督产房的环境清洁卫生工作。②明确各类人员的分工和职责。③定期或不定期对环境的清洁消毒质量进行监测和评估（如空气、物表、工作人员手做检测）。

5. **产房消毒频次**　由于产房待产、分娩环境经常受到产妇血液、体液、羊水、分泌物等污染，属于极度感染危险区域，因此，产妇待产、分娩的房间应在使用前预先清洁消毒好或每次分娩结束，产妇出室后，做终末消毒一次（指孕产妇分娩后或转手术室或死亡后进行的彻底的清洁与消毒）。在产妇待产期间，根据具体情况、天气、气候等进行适当的通风换气，通风时注意给产妇保暖。除孕产妇待产、分娩房间、无菌物品储备间、治疗室等，其他区域，如楼道、护士站、医师站、更衣间、会议室、值班室等，每天做清洁处理，主要以擦拭为主，如有发生血液、体液、排泄物、分泌物等污染时，应立即实施消毒处理（污点的清洁与消毒）。

6. **分娩房间内物品进行终末消毒**　①产床清洁消毒，撤掉床单、枕套、被套，放入污物间污衣袋内，待回收清洗。②撤掉床垫，对（产）床进行仔细的消毒，使用含氯消毒液擦拭消毒，擦拭的抹布不能二次浸泡在消毒液中，应一用一换。对床垫进行同法擦拭，晾干备用。③新生儿辐射台，如台面和仪器表面没有被体液、血液污染，按照仪器设备消毒方法清洁消毒。④其他设备或家具，按照物表清洁与消毒处理，如治疗车、诊疗工作台等。⑤实施终末消毒的人员应按要求做好个人防护。

（二）医务人员手卫生与产妇会阴部皮肤清洁消毒

在产房，医师和助产士在观察产妇待产过程中，要定时为产妇做阴道检查、治疗和护理，在此过程中要做好手卫生，避免将病菌带入产妇生殖道和引起交叉感染；产妇分娩时，助产人员负责接产，产妇由于宫口扩张、胎盘剥离面造成宫腔内创面等，如不严格执行无菌操作极易使致病菌进入产道，导致产妇生殖道感染。

1. **手卫生**　手卫生（hand hygiene）是指医务人员洗手、卫生手消毒和外科手消毒。

2. **产房手卫生设备**　产房手卫生设备（hand hygiene facilities）应为非手触式水龙头，并配备手清洁剂和手消毒剂、手刷、干手物品等，如为干手巾，应一人一用，用后清洁、灭菌。

3. **洗手**　助产人员在为产妇检查、护理、治疗前后都应按照要求洗手（hand washing）。洗手

时使用皂液和流动水，达到去除手部皮肤污垢、碎屑和部分致病菌的目的。在为产妇做阴道内诊检查、接产、伤口缝合前、刮宫、手剥胎盘等应进行外科手消毒。首先进行洗手，再用手消毒剂清除或者杀灭手部暂居菌和减少长居菌的过程。使用的手消毒剂应具有持续抗菌活性，操作时，戴无菌手套。

4. **产妇会阴部消毒**　在为产妇阴道检查时，应使用皮肤消毒剂（如碘伏）为产妇会阴部皮肤消毒；为产妇做阴道内诊检查、接产时，应为产妇做会阴冲洗及消毒；接产时，如需做会阴切开，切开前应用碘酒、乙醇消毒切口局部皮肤。操作后指导产妇保持会阴部清洁的方法。

（三）仪器设备的清洁消毒

产房内仪器设备可使用抹布或一次性可吸湿性材料或一次性消毒湿巾，使用清水或加清洁剂擦拭，或采用清洁 - 消毒一步法（是指采用含有清洁剂和消毒剂的复合制剂产品，对环境物表的清洁与消毒工作改进为一步完成）进行清洁消毒。每名产妇使用后立即进行清洁消毒，如胎心监护仪探头、多普勒探头等，不直接接触产妇的医疗设备，可每周清洁消毒一次。

（四）器械的清洁消毒

产房在监测产程、接产、手术助产等所用物品多为反复重复使用的诊疗器械、器具和物品，使用后应先清洁，再进行消毒或灭菌。清洁、灭菌应由消毒供应中心及时回收后，分类、清洗、干燥和检查保养。接触产妇所有诊疗物品应一人一用一消毒或灭菌，产床上的所有织物均应一人一换。

（五）产房各类人员着装

在产房内，助产人员应着刷手服，换室内拖鞋。需要出室工作时，应穿外出衣，更换外出鞋。工作人员服装应每天更换，如使用布帽子应每天更换与清洗，使用一次帽子应一次性使用；产妇在产房着患者服或产妇专用服装（分娩袍）、陪伴家属在产房着专用陪产服装和拖鞋。产妇和家属服装和拖鞋，应一用一清洁。

（六）工作人员防护

助产人员在为孕产妇进行阴道检查、阴道内诊、接产时，有可能被产妇的血液、体液、羊水喷溅，应戴手套、防渗透性能口罩、隔离衣或围裙和护目镜。

（七）医疗废物处置

医疗废物是指医疗卫生机构在医疗、预防、保

健及其他活动中产生的具有直接或间接感染性、毒性以及其他危害性的废物。产房医务人员在治疗、助产、护理过程中产生废物应按照医疗废物进行分类(感染性、病理性、损伤性、药物性、化学性),放入指定的容器和指定的地点。

二、产房的隔离措施

产房隔离的设施应遵循"标准预防"和"基于疾病传播途径预防"的原则。

(一) 产房设置隔离房间

产房隔离房间应设在产房末端,室内能够保证通风良好,空气清新。房间内配备非手触式开关流动水洗手设备或工作人员能在隔离产房附近区域内洗手。将具有体液传染性疾病或有严重感染的孕产妇安置在隔离产房内待产、分娩及产后观察。通过空气、飞沫传播性疾病的孕产妇,应收治到传染病医院。

(二) 用物管理

1. 所有隔离房间的用物应有标识,专物专用。

2. 孕产妇出室或死亡后,所有布料用物,如患者服、床单、被套、接产包中的所有敷料等,应先消毒后清洗,严重污染的物品和胎盘等焚烧处理。

3. 标准预防是适用于所有患者的常规感染控制措施,是基于所有的血液,体液,分泌物,排泄物,不完整的皮肤、黏膜均有可能含有感染性因子的原则,为了最大限度地减少医源感染的发生,防止与上述物质直接接触,而采取的基本感染控制措施。助产人员在为孕产妇阴道检查、阴道内诊检查、治疗、接产和手术助产等过程中,应做好标准预防。在为孕产妇进行诊疗、护理操作时,可能发生孕产妇血液、体液、羊水、分泌物等喷溅时,应戴口罩、手套、护目镜、穿隔离衣进行防护。

三、产房消毒隔离流程

对传染病或疑似传染病的产妇及未进行经血传播疾病筛查的产妇,应采取隔离待产、隔离分娩,按消毒隔离制度及规程进行助产,所用物品做好标识单独处理。分娩结束后,分娩室应严格进行终末消毒。

1. 查看产妇相关化验结果

(1) 产妇进入产房,工作人员检查其产前检查时的化验结果,如产妇携带乙肝、丙肝病毒、梅毒螺旋体抗体和快速反应素试验阳性、HIV阳性者等,应领产妇进入隔离产房,所有操作和护理按照隔离措施进行。

(2) 产妇急诊入产房,未做正规产前检查或不能提供排除体液传播疾病的化验结果,应急查乙肝五项、丙型肝炎抗体测定、梅毒螺旋体抗体和快速反应素试验、艾滋病毒抗体等。如检验结果未报告之前,产妇已经宫口开大临近分娩,也应将产妇安置在隔离产房。

2. 实施隔离措施

具有通过接触传播疾病的产妇,工作人员在为其诊疗和护理过程中,注意防护,如戴医用外科口罩、手套、护目镜或防护面罩、穿隔离衣、防水围裙等。隔离房间仪器设备要专人专用,产妇分娩出室后,进行终末消毒。

3. 用物处理

(1) 医用针织类物品:通过血液、体液、分泌物传播疾病患者所用可重复使用的医用针织类物品,如床单、被单、枕套、产包内布料等,用后在隔离房间内密闭收集,使用的收集袋或箱上要求"感染性织物"标识。放在污物间,由医院专门人员运送到指定区域处理。

(2) 器械:分类放置在密闭的容器内,送消毒供应中心清洗、消毒、灭菌。

(3) 没有直接接触产妇的仪器,按照清洁、擦拭消毒。

(4) 一次性物品一次使用,使用后,按不同物品要求集中密闭收集,标识"感染性医用垃圾"。

【注意事项】

1. 产房环境要经常擦拭保持干净整洁;房间应注意通风,保持空气清新。

2. 助产人员因经常照护产妇和新生儿,需要频繁洗手、消毒手,因此,不应戴假指甲、戒指等装饰。

3. 除在为产妇检查、治疗、护理等常规操作外,还应注意减少不必要的干预,如不按常规进行频繁的阴道检查、产后常规宫腔操作等,都可造成产妇感染机会增加。

4. 产房所用物品,因接触产妇体液、血液、羊水、分泌物等,属于高度危险性物品,应根据不同用途采用清洁、消毒、灭菌方法处理,在处理污染的器械、器具和物品时,如清洗、回收等,应减少医务人员职业暴露。

5. 所有医务人员在治疗和护理产妇时,应严格遵守医院各项医疗护理常规;在各项医疗护理操作过程中,在标准防护的基础上执行各项无菌操作,认真执行消毒隔离技术规范,保护医患双方,并防止疾病的双向传播。

6. 产房内设隔离房间,以往要求房间要有明显的标识,但是会使产妇及陪伴的家属产生压力,感觉受到歧视,也容易引起纠纷和投诉,因此,建议指定隔离房间,让工作人员知道和按照要求使用即可,房间内隔离专用物品,如血压表、听诊器、体温计等等,做好特殊标记,培训助产人员正确使用即可。

(姜梅)

参考文献

1. 刘兴会,漆洪波.难产.北京:人民卫生出版社,2015:58-61.
2. 谢幸,苟文丽.妇产科学.第8版.北京:人民卫生出版社,2013:211-218.
3. 姜梅,庞汝彦.助产士规范化培训教材.北京:人民卫生出版社,2017:10-21.
4. 中华人民共和国国家质量监督检验检疫总局.中国国家标准化管理委员会发布.医院消毒卫生标准,2012.
5. 中华人民共和国卫生部.医务人员手卫生规范,2009.
6. 中华人民共和国卫生部.医疗机构消毒技术规范,2012.
7. 中华人民共和国卫生部.医院隔离技术规范,2009.

第五节 预防艾滋病、梅毒、乙肝母婴传播技术

【导读】

有多种危险因素影响着艾滋病、梅毒和乙肝母婴传播率,在未经干预的情况下,艾滋病的母婴传播率在15%~40%,梅毒的母婴传播率50%~80%,2001年WHO指南指出乙肝病毒携带者90%是围产期感染,即使采取公认的母婴联合阻断措施使保护率达80%~95%,仍有10%左右的新生儿阻断失败。母婴传播导致不良围产结局和胎

婴儿近远期健康问题,预防母婴传播形势严峻。预防艾滋病、梅毒、乙肝母婴传播都有低成本的筛查技术和有效的干预技术措施,及时检测咨询、规范药物治疗、安全助产、合理喂养、早期诊断与随访等预防母婴传播综合干预措施,可大大降低母婴传播率乃至零阻断,此综合干预措施每年惠及约640万孕产妇,占全国孕产妇总数的44%。

感染艾滋病病毒(human immunodeficiency virus,HIV)的生育年龄女性人数在迅速增加,并严重威胁到儿童,HIV感染儿童中绝大多数源自母婴传播(mother to child transmission,MTCT)。有多种危险因素影响着HIV母婴传播率,在未经干预的情况下,HIV-1的母婴传播率在15%~40%。随着早期检测与咨询、抗病毒药物治疗、适宜安全的助产技术和人工喂养的应用,HIV母婴传播率在发达国家已降至1%以下。

梅毒螺旋体(Treponema pallidum,TP)在妊娠的任何时期均可通过胎盘感染胎儿,先天梅毒基本通过胎盘传给胎儿而发生。若没有采取预防MTCT的措施,50%~80%梅毒感染孕产妇可能会导致早产、死胎、低出生体重、围产儿死亡和先天梅毒等不良妊娠结局,同时增加HIV的易感性。如果及时规范治疗,母儿均可以治愈。通过早期检测筛查,及时规范应用长效青霉素治疗和安全助产是能够阻断梅毒母婴传播的。对出生时明确诊断的先天梅毒儿童及时给予规范治疗,并上报先天梅毒感染信息;对出生时不能明确诊断先天梅毒的儿童,应定期检测和随访,以及时诊断或排除先天梅毒。若需要应为梅毒感染孕产妇所生儿童提供预防性治疗。

MTCT是我国乙肝重要传播途径之一,是乙肝病毒(hepatitis B virus,HBV)慢性感染的重要来源,如没有免疫阻断措施,HBeAg阳性母亲所生的婴儿中,90%将成为HBV慢性感染者。通过产前检测、密切监测肝功能、HBV DNA载量、提供营养指导与抗病毒治疗评估,并确保HBV暴露婴儿接受及时规范的主动、被动免疫措施,是预防HBV母婴传播的主要手段。但尽管进行规范的乙肝免疫球蛋白(HBIG)和疫苗接种母婴阻断措施,仍有10%的新生儿阻断失败,高HBV DNA载

量和 HBeAg 阳性母亲分娩的新生儿仍有 8%~30% 感染 HBV,故孕期有指征地知情选择抗病毒治疗也逐渐成为近年的干预技术之一。

一、HIV 感染孕产妇

(一) 孕产妇 HIV 抗体检测与诊断方法

包括抗体筛查试验和补充试验。筛查试验结果有反应者,使用原有试剂和另外一种筛查试剂进行复检,也可使用原有试剂双份进行复检。根据复检结果,确定是否进行补充试验。依据补充试验结果,判定感染状况,反馈检测结果,进行检测后咨询和相应干预措施。补充试验结果有反应,报告"HIV 抗体阳性",给予检测后相应咨询、指导、报告传染病信息、提供干预技术;补充试验结果无反应时,还需要结合有无流行病学史,若有流行病学史,则进行核酸检测或 2~4 周后随访;补充试验结果不确定,提供咨询并进行核酸检测等其他补充试验(图 13-5-1)。

临产时才寻求助产服务的孕产妇,需同时应用两种不同的快速检测试剂进行筛查,根据筛查检测结果,及时提供后续服务(图 13-5-2)。两种不同的快速检测进行的 HIV 抗体筛查试验均无反应,则报告"HIV 抗体阴性",给予检测后咨询、指导、常规助产服务;两种均有反应或一有反应一无反应,给予规范的检测后咨询,知情选择干预措施、及时应用抗艾滋病病毒药物并提供适宜、安全的助产服务,同时尽早进行补充试验,及时获得检测结果并给以相应的后续处理。

(二) 孕产妇感染 HIV 的处理

1. **结果咨询**　检测结果无反应意味着没有感染 HIV 病毒或者处于"窗口期",分析讨论"窗口期"并鼓励有危险行为的孕妇及其性伴或配偶在 3~6 个月后再次检测。同时强调整个孕产期和哺乳期避免感染的重要性。

检测结果有反应意味着感染了 HIV 病毒,但并不一定是艾滋病患者。对感染 HIV 的母亲依

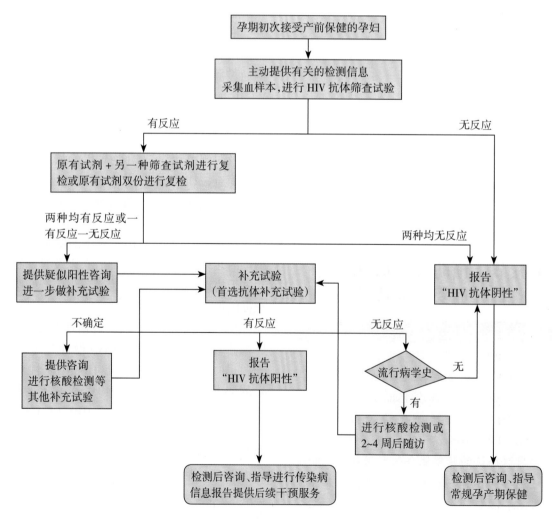

图 13-5-1　孕期艾滋病检测及服务流程

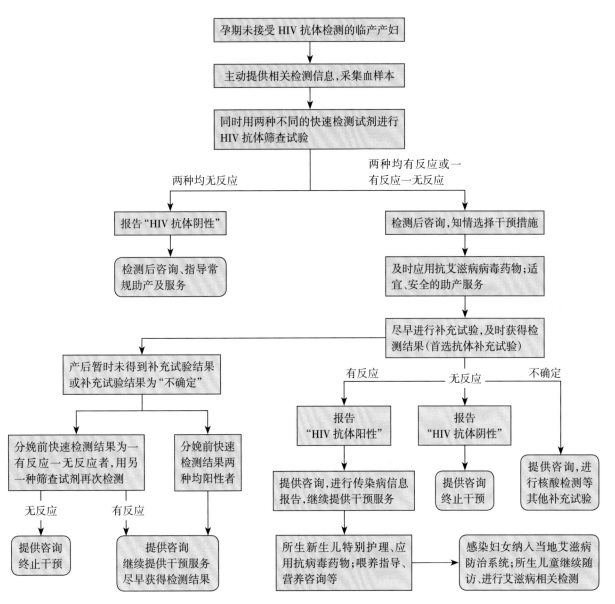

图 13-5-2 产时艾滋病检测及服务流程
(适用于孕期未接受艾滋病检测的产妇)

法上报传染病信息,解释预防 HIV MTCT 的重要性和现有的干预措施,由孕妇知情后自愿选择妊娠结局。

2. **抗病毒治疗** 所有孕妇不论孕期、产时和产后使用一样的抗病毒治疗方案;一线用药不论妇女是否妊娠,用药处方一致;用药时不必一定知道 CD4[+]T 淋巴细胞计数,保证及时用药预防母婴传播减缓疾病进展,同时具有预防性传播的益处。

(1)我国现行的孕产妇抗病毒用药推荐方案原则:孕期或临产发现感染、尚未接受抗病毒治疗的孕产妇,均应即刻给予抗病毒治疗。

治疗方案推荐选择以下任一种,也可根据实际情况调整:

方案一:AZT+ 3TC+ LPV/r,或

方案二:TDF+ 3TC+ EFV。

备注说明:齐多夫定(AZT)、拉米夫定(3TC)、替若福韦(TDF)、依非韦仑(EFV)、洛匹那韦/利托那韦(LPV/r 或 LPV/RTV)。

孕前已接受抗病毒治疗的孕产妇,根据病毒载量检测结果进行病毒抑制效果评估。如果病毒抑制效果理想(即病毒载量小于最低检测限),可保持原治疗方案不变;否则,调整抗病毒治疗用药方案。

(2)抗病毒用药方案的注意事项:一旦发现 HIV 感染孕产妇,无论是否进行 CD4[+]T 淋巴细胞计数和病毒载量检测,也无论检测结果如何,都要尽快开始抗病毒治疗。

461

在分娩结束后,无论采用何种婴儿喂养方式,均无需停药,继续后续抗病毒治疗并按要求尽快将其转介到抗病毒治疗中心,继续后续抗病毒治疗服务。

特别强调,对于在特别情况下选择母乳喂养的产妇,如因特殊情况需要停药,应用抗病毒药物至少持续至母乳喂养结束后 1 周。

(3)抗病毒治疗前后的实验室监测:为了确定具体用药和检测治疗效果,应在孕产妇抗病毒治疗前后进行实验室监测。

孕妇诊断 HIV 感染时:CD4$^+$T 淋巴细胞计数,HBV 血清学,HCV 血清学,性传播疾病筛查,慢性疾病(高血压、糖尿病、肝硬化和慢性肾衰竭等)。必要时进行 TB 筛查,CD4$^+$T 淋巴细胞计数时≤100cells/mm^3 时筛查隐球菌抗原。有条件时进行病毒载量检测。

开始用药时:CD4$^+$T 淋巴细胞计数及其他相关检测(包括血常规、尿常规、肝功能、肾功能、血脂、血糖等),测量血压。

治疗过程中随访时:每 3 个月进行 1 次:CD4$^+$T 细胞计数及其他相关检测(同前)。

孕晚期:进行 1 次病毒载量,并在分娩前获得检测结果。

(4)抗病毒药物剂量(表 13-5-1)及使用注意

表 13-5-1　常用抗病毒药物剂量及使用方法

药物	单次剂量	使用方法
AZT	300mg	1 天 2 次
3TC	300mg	1 天 1 次
	150mg	1 天 2 次
LPV/RTV	200mg/50mg/ 片,2 片 (即 400/100mg)	1 天 2 次
TDF	300mg	1 天 1 次
EFV	600mg	1 天 1 次
FTC	200mg	1 天 1 次

1)使用 AZT 时应注意:当孕产妇血红蛋白低于 90g/L 或中性粒细胞 <0.75×10^9/L,建议不选或停用 AZT,应用 TDF 前,须进行肾功能评估。合并慢性乙肝及丙肝者,可将 AZT 换成 TDF,避免免疫重建时造成肝脏的损害。AZT 主要是血液系统毒性,常发生于低体重,低 CD4$^+$T 淋巴细胞计数≤200cells/mm^3,进展期 AIDS 患者。当血红蛋白 <70g/L 时避免使用。

2)使用 EFV 时应注意:我国方案建议孕早期尽量避免应用 EFV,可用 NVP 或 LPV/r。EFV 主要是神经系统的副作用,一般几周后缓解。少数人持续存在。产后应用 EFV,应选择有效的避孕方法,避免妊娠。合并产后抑郁症者将 EFV 换成 LPV/r。出现皮疹需要换药时,不可用 EFV,只可以 LPV/r 替换。2013 年 WHO 指南用一系统综述报告了 1502 例母亲在孕早期服用 EFV 所生的活产儿,发现总出生缺陷并未增加。

3)使用 NVP 时应注意:若 CD4>250cells/mm^3,慎重使用 NVP。NVP 肝脏毒性常发生于 CD4$^+$T 淋巴细胞计数 >250cells/mm^3 和合并有 HBV 或 HCV 的 HIV 感染者。治疗前检测肝酶不具有预测价值,但用药时可用肝酶检测。

4)使用 LPV/r 时应注意:心电图 PR 和 QT 间期延长,常在低血钾、先天性 QT 延长和同时使用致使 QT 延长的药物。肝功能损伤,常发生于合并 HBV 或 HCV 者。进展期 HIV 疾病可能引起胰腺炎。

5)使用 TDF 时应注意:应用 TDF 前,须进行肾脏功能评估。TDF 可致肾脏功能损害,常发生于潜在慢性肾脏疾病,长期糖尿病,没有控制的高血压和肾脏毒性药物使用者。目前认为尿糖监测有助于发现肾脏损害。儿童用药可以观察到骨密度降低,是否长期影响目前尚无定论。

3. 提供适宜、安全的助产技术

(1)分娩方式:艾滋病感染不作为实施剖宫产的指征。

对于孕早、中期已经开始抗病毒治疗、规律服用药物、没有艾滋病临床症状,或孕晚期病毒载量 HIV RNA<1000 拷贝 /ml,或已经临产的孕产妇,没有足够资料证明这种情况下剖宫产对于预防母婴传播的实质益处,不建议施行剖宫产,故剖宫产应依据标准的产科指征,即仅在有相应的产科指征时才施行剖宫产手术。

研究表明,抗病毒治疗孕妇妊娠晚期病毒载量 >1000 拷贝 /ml 或接近分娩时不清楚病毒载量的水平,建议有剖宫产资质的助产机构可以在孕 39 周左右实施择期剖宫产以减少母婴传播风险,无论产前是否使用抗病毒药物。

破膜或发作以后实施剖宫产是否减少 MTCT 目前尚无定论。原决定择期剖宫产的,因胎膜早破或提前发作者应根据破膜或发作时间、病毒载量水平以及使用抗病毒治疗方案个性化决定是否实施剖宫产。如果剖宫产是为了预防 HIV 母婴传播，应该权衡剖宫产的风险及对于新生儿的可能利益。

（2）安全助产：分娩过程中应严密观察并积极处理产程，除非有明确的产科指征，尽量避免宫颈检查、避免产程延长，分娩过程中应尽量避免可能增加 MTCT 危险的损伤性操作，包括会阴侧切、人工破膜、使用胎头吸引器或产钳、宫内胎儿头皮监测等。尽量减少产后出血发生的风险，仅在必要时输血，并使用检测过 HIV、梅毒、HBV 的合格血液。

暴露婴儿出生时的护理：任何时间护理婴儿时都要遵循普遍防护原则。护理新生儿时戴手套和护目镜；出生后立即钳夹脐带，断脐前用纱布覆盖，避免血液喷溅；头部娩出时，用纱布擦拭婴儿口鼻，如有胎粪吸入，使用低压吸痰器而不要使用常规吸痰器；新生儿出生后应及时使用流动的温水进行清洗，用洗耳球清理鼻腔及口腔黏膜，缩短新生儿接触母亲血液、羊水及分泌物的时间。清理过程操作手法应轻柔，避免损伤皮肤和黏膜。用毛巾擦干。给予维生素 K 1mg，肌内注射；抗生素眼膏涂眼。

4. **提供婴儿抗病毒用药及喂养**　婴儿出生后，应当及时提供免费抗病毒用药，并尽早开始服用抗病毒药物。

所有 HIV 感染母亲所生婴儿均须预防性应用抗病毒药物。预防用药应于出生后尽早开始，最好在出生后 4~6 小时内，不要超过 12 小时，根据母亲孕期用药情况并持续用药 4~6 周或 6~12 周。

我国现行方案推荐：

婴儿应在出生后尽早（6~12 小时内）开始服用抗病毒药物，可以选择以下两种方案中的任意一种（表 13-5-2、表 13-5-3）。婴儿若接受母乳喂养，应首选 NVP 方案。

表 13-5-2　婴儿预防用药建议剂量：
奈韦拉平（NVP）

出生体重	用药剂量	用药时间
≥2500g	NVP 15mg（即混悬液 1.5ml），每天 1 次	• 母亲孕期即开始用药者，婴儿服药至出生后 4~6 周 • 母亲产时或者产后才开始用药者，婴儿应服用 6~12 周 • 母亲哺乳期未应用抗病毒药物，则婴儿持续应用抗病毒药物至母乳喂养停止后 1 周
2499~2000g	NVP 10mg（即混悬液 1.0ml），每天 1 次	
<2000g	NVP 2mg/kg（即混悬液 0.2ml/kg），每天 1 次	

表 13-5-3　婴儿预防用药建议剂量：
齐多夫定（AZT）

出生体重	用药剂量	用药时间
≥2500g	AZT 15mg（即混悬液 1.5ml），每天 2 次	• 母亲孕期即开始用药者，婴儿应服药至出生后 4~6 周 • 母亲产时或者产后才开始用药者，婴儿应服用 6~12 周 • 母亲哺乳期未应用抗病毒药物，则婴儿持续应用抗病毒药物至母乳喂养停止后 1 周
2499~2000g	AZT 10mg（即混悬液 1.0ml），每天 2 次	
<2000g	AZT 2mg/kg（即混悬液 0.2ml/kg），每天 2 次	

给予科学的婴儿喂养指导，提倡人工喂养，避免母乳喂养，杜绝混合喂养。即使母亲和孩子同时服用抗病毒药，不能完全阻止 HIV 病毒通过母乳传播。母乳喂养时间越长，被感染风险越大。充分告知母亲：人工喂养是最安全的选择，可明显降低传播率，是预防艾滋病病毒母婴传播的重要措施之一。

5. **预防机会性感染**　WHO 建议，符合条件的艾滋病感染孕产妇在整个孕期都应预防性使用复方新诺明预防机会性感染。应用指征：临床分期为 3、4 期的患者、CD4 细胞计数 <350cells/mm³ 的艾滋病感染者。

我国现有方案推荐建议对 CD4$^+$T 淋巴细胞计数 <200/mm³ 的艾滋病感染孕产妇和 CD4$^+$T 淋巴细胞百分比 <15% 的艾滋病感染儿童，应用复方新诺明预防机会性感染。

在疟疾和严重细菌性感染疾病高发地区所有 HIV 感染者或艾滋病患者。合并结核的感染者孕产妇用药剂量和方法与一般成人/青少年相同。复方新诺明片剂（每片含 SMZ 400mg+TMP 80mg），口服，每天 1 次，每次 2 片。

婴幼儿用药剂量和方法：口服 SMZ/TMP，对于体重 <10~12kg 的儿童推荐使用糖浆。可置于 2.5ml 纯净水中溶解，剂量应根据儿童的体重计算分 2 次服用，每周连续服用 3 天（表 13-5-4）。

表 13-5-4　婴幼儿复方新诺明的预防性治疗

体重	剂量（SMZ 20mg/kg、TMP 5mg/kg）
<5kg	2.5ml/d
5~9.9kg	5ml/d
10~14.9kg	7.5ml/d
5~21.9kg	10ml/d 或 1 片 /d
>22kg	15ml/d 或 1.5 片 /d

6. 母婴传播的危险因素

（1）母亲因素

1）病毒载量：HIV 感染孕妇血浆中的病毒载量是发生 MTCT 的最直接因素，母体中 HIV RNA 病毒载量越高，MTCT 的概率越大。

2）$CD4^+T$ 淋巴细胞计数：在高病毒载量下，$CD4^+T$ 淋巴细胞计数越低，孕产妇的免疫状况越差，MTCT 率越高。有研究显示，$CD4^+T$ 淋巴细胞计数 $<200×10^6/L$ 时，HIV MTCT 概率将会增加并加快疾病进程。

3）其他：母亲的不良行为如未保护的性行为、多性伴侣、吸毒、吸烟均增加 MTCT 的危险；母亲合并各种性病，孕妇缺乏多种营养素尤其是维生素 A 也导致 MTCT 上升。

（2）产科因素

1）绒毛膜羊膜炎、胎盘早剥、感染、性传播疾病等造成胎盘炎症或破损，使胎盘屏障受到破坏时能发生 MTCT。

2）孕期进行胎儿镜检查、羊水穿刺等损伤性操作；产时侵袭性操作如人工破膜、会阴侧切、产钳、胎吸助产等，以及血性羊水、产程过长、宫缩过强和产后出血等均可增加 MTCT 的危险，阴道分娩双胞胎中第一胎比第二胎有较高的感染危险。

破膜时间 >4 小时，MTCT 的危险性增加了 2 倍。

（3）婴儿因素：早产和低出生体重（<2500g）特别是孕周 <34 周的早产增加 MTCT。

（4）母乳喂养：产后母乳喂养以及母亲患乳腺疾病如乳头皲裂或乳腺炎等均是 MTCT 的危险因素。

7. 后续问题

（1）产褥期保健：在产褥期应强调母亲充足营养、锻炼、休息，良好保健的重要性；指导产妇继续服抗病毒药物，儿童尽早服药；安全处理 HIV 感染产妇的恶露和排泄物；建议正确和坚持使用含安全套的双重避孕策略，采取更安全的性行为，既预防性传播疾病或 HIV 感染，又可避孕；母亲要注意回奶问题；为避免产褥期感染，对乳房、会阴需仔细护理。

（2）婴儿早期诊断与随访：所有 HIV 暴露的婴儿纳入高危管理，应从 6 周开始随访直至至少 18 月龄。按照要求分别在生后 1、3、6、9、12 个月和 18 个月时进行随访和体格检查，观察有无感染症状出现。按照《艾滋病感染孕产妇所生儿童艾滋病感染早期诊断检测及服务流程》的要求，对所生儿童于出生后 6 周和 3 个月时，分别采集血标本，进行婴儿感染早期诊断（图 13-5-3）。有条

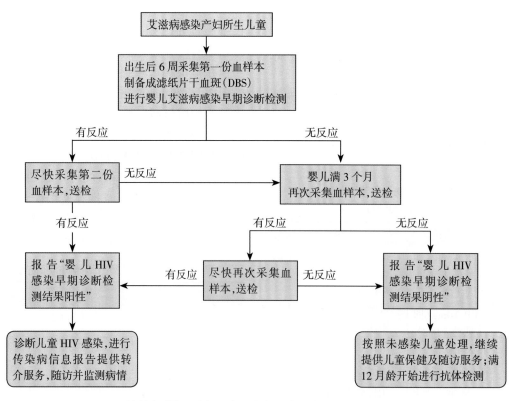

图 13-5-3　艾滋病感染孕产妇所生儿童艾滋病感染早期诊断检测及服务流程

件的在生后 6 个月内每月随访 1 次,7 月龄后每 2~3 个月随访 1 次,1 岁后每半年随访 1 次。并按要求对 HIV 感染孕产妇所生儿童进行儿童保健与预防接种。

未进行婴儿早期诊断检测或婴儿早期诊断检测结果为阴性的儿童,应于 12、18 月龄进行艾滋病抗体筛查及必要的补充试验,以明确艾滋病感染状态(图 13-5-4)。

二、梅毒感染孕产妇

(一) 孕产妇 TP 的检测与诊断方法

1. TP 抗体检测与非梅毒螺旋体抗体检测均可用作筛查实验,但必须用另外一类实验确认,即相互确诊。首先采用任意一类检测方法对首次就诊的孕产妇进行梅毒筛查。对筛查结果呈阳性

反应者,需用另一类方法进行复检,确定其是否为梅毒感染。有条件的地区,建议首选梅毒螺旋体抗原血清学试验进行筛查。非梅毒螺旋体抗原血清学试验常用方法包括甲苯胺红不加热血清试验(TRUST)、快速血浆反应素环状卡片试验(RPR)等。梅毒螺旋体抗原血清学试验常用方法包括梅毒螺旋体颗粒凝集试验(TPPA)、酶联免疫吸附试验(ELISA)、免疫层析法 - 快速检测(RT)、化学发光免疫试验(CLIA)等。

2. 妊娠期梅毒的诊断　根据病史、临床症状、体检、实验室检查结果综合分析诊断,但妊娠梅毒多数无任何梅毒的症状和体征,表现为潜伏期梅毒状态。可以很长时期没有临床表现,但血清反应阳性,脑脊液正常。或曾经感染后未治疗或治疗剂量不足,体内仍存在梅毒螺旋体,机体抵

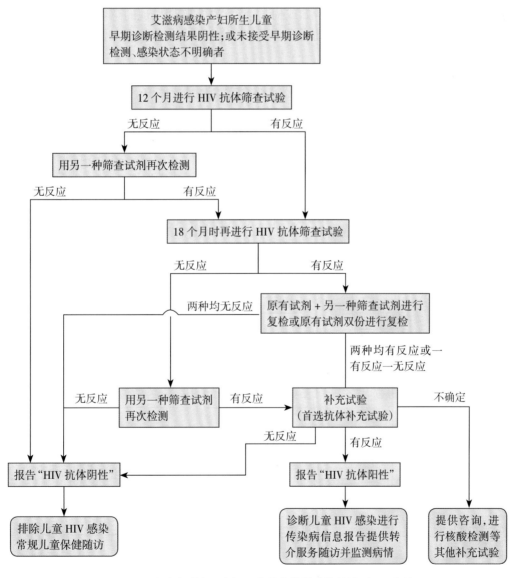

图 13-5-4　艾滋病感染孕产妇所生儿童艾滋病抗体检测及服务流程

抗力降低时可以产生症状。

3. 2010年加拿大指南推荐以下孕产妇TP筛查建议

(1) 第一次在妊娠早期,妊娠28~32周再次筛查。

(2) 有高危因素者分娩时再次筛查。

(3) 妊娠20周以后的初次诊断,B超应对胎儿检查以排除胎儿梅毒。

(4) 孕20周以上的死胎应该筛查梅毒。

(5) 新生儿出现梅毒症状和(或)体征时筛查梅毒。

(6) 怀疑孕妇早期梅毒或晚期潜伏期梅毒用非梅毒螺旋体NTT筛查阴性时,2~4周后再次筛查。

(7) 所有梅毒阳性的孕妇均应接受HIV检测。

如果梅毒感染时间不足2~3周,血清学检测结果可能为阴性,所以对梅毒高发地区孕妇或梅毒高危孕妇,应在孕早期、孕28周、分娩前再次检测(感染高风险孕产妇)。

4. 检测流程(图13-5-5)

5. 结果咨询(表13-5-5)

(二) 干预处理

1. 规范治疗梅毒感染孕妇

(1) 治疗原则:一旦诊断孕妇梅毒感染应及时给予规范治疗,治疗药物首选青霉素。在治疗过程中要定期进行随访和疗效评价,对复发或再感染者应追加治疗。

青霉素可预防98%以上的先天性梅毒,对胎儿无明显的毒副作用,是治疗的首选药物。青霉素能通过胎盘,是预防先天梅毒理想抗生素。苄星青霉素240万U可维持血清中可杀灭螺旋体青霉素浓度长达3~4周。

治疗药物首选青霉素,对孕早期发现的感染孕妇,应于孕早期和孕晚期各进行1个疗程的治疗;孕中、晚期发现的感染孕妇,应立刻给予2个疗程的治疗,2个疗程间需间隔4周以上(最少间

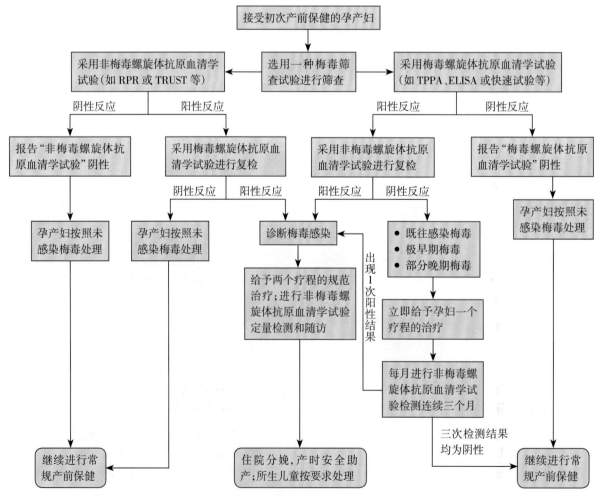

图 13-5-5 孕期梅毒检测及服务流程

表 13-5-5　TP 实验室检测及临床意义

试验结果		主要临床意义与咨询
RPR/TRUST	TP-RT/TPPA	
+	+	活动性梅毒（现症梅毒，部分晚期梅毒）
−	−	• 排除梅毒感染 • 极早期梅毒（尚无任何抗体） • 极晚期梅毒 • HIV 合并梅毒感染（前带）
+	−	血清试验假阳性*，包括结核、疟疾、风湿性关节炎、妊娠
−	+	• 极早梅毒 • 治愈的早期梅毒 • 既往感染

*注：RPR 阳性，TPPA 试验阴性，无临床表现，则考虑梅毒血清学假阳性，4 周后复查

隔 2 周），第 2 个疗程应在孕晚期开始，最好在分娩前一个月完成；既往感染孕产妇和临产时发现的感染孕产妇，也要立即给予 1 个疗程的治疗；在治疗过程中要定期进行随访和疗效评价，对复发或再感染者应追加治疗（表 13-5-6）。

（2）我国 2012 年发布的《妊娠合并梅毒的诊断和处理专家共识》的推荐治疗原则：国内的已经有一些专家不再强调妊娠晚期常规再予 1 个疗程驱梅治疗，该《共识》没有沿用国内以往推荐中"发现梅毒即开始一疗程正规驱梅治疗，妊娠晚期再行一疗程驱梅治疗"的建议，提出发现梅毒即开始一疗程正规驱梅治疗后不需要重复在晚孕期常规治疗。为最大限度预防先天梅毒，在《共识》

中强调治疗后严格随访，对治疗后 3 个月如非螺旋体滴度上升或未下降 2 个稀释度，应予重复治疗。

（3）治疗方案（表 13-5-7）：对青霉素严重过敏者或脱敏无效时，可改用头孢菌素或红霉素治疗。如头孢曲松 1g/d 肌内注射，连续 10 天；或红霉素 500mg，4 次/天，口服，连续 14 天。目前缺乏头孢类抗生素对胎儿的疗效及其预防先天性梅毒效果的可靠研究文献。红霉素目前尚缺乏可靠的治愈孕妇和胎儿的研究报告，但其所生婴儿应该用青霉素再治疗，因红霉素不能通过胎盘。青霉素过敏上述方法治疗者，在停止哺乳后，要用多西环素复治。对应用非青霉素治疗者，需要充分告知

表 13-5-6　孕产期梅毒治疗随访原则

时期	梅毒血清学状态	治疗	再次治疗	随访及性伴教育和治疗
孕早期	阳性	立即治疗	孕晚期 ✓	✓
孕中期	阳性	立即治疗	孕晚期 ✓，至少间隔 4 周	✓
孕晚期	阳性	立即治疗	孕晚期 ✓，至少间隔 2 周	✓
产时	阳性	立即治疗	——	✓

表 13-5-7　妊娠期梅毒的治疗方案

药物	剂量和用法	给药途径	疗程
苄星青霉素	240 万 U 每周 1 次	肌内注射	3 周
普鲁卡因青霉素	80 万 U 每天 1 次	肌内注射	15 天
水剂青霉素	300 万 ~400 万 U 每 4 小时 1 次	静脉滴注	10~14 天
头孢曲松	1g 每天 1 次	静脉滴注或注射	10 天
红霉素	500mg 每天 4 次	口服	15 天

分娩先天性梅毒儿的风险。一切非青霉素治疗的梅毒复发率较高。

（4）治疗注意要点：妊娠合并梅毒的治疗原则为早期诊断，及时治疗，剂量足够，疗程规则，严格定期随访，传染源或其性伴同时接受检查和治疗。

1）首选长效青霉素治疗有双重目的，一方面治疗孕妇和胎儿梅毒，另一方面预防婴儿患先天性梅毒。在妊娠早期治疗有可能避免胎儿感染，在妊娠中晚期治疗可能使受感染胎儿在分娩前治愈。

2）如孕妇梅毒血清学试验阳性，又不能排除梅毒时，尽管曾接受过抗梅毒治疗，为保护胎儿应再次接受抗梅毒治疗。

3）梅毒患者妊娠时，如果已经接受正规治疗和随诊，则无需再治疗。如果对上次治疗和随诊有疑问，或在孕产妇治疗期间应进行随访，若发现再次感染或复发，应立即再开始一个疗程的治疗。

4）性伴侣应进行梅毒血清检测及梅毒治疗。治疗期间不应有性生活。

5）产时发现的梅毒感染产妇应立即给予抗梅毒治疗。

6）对曾分娩过早期先天梅毒儿的母亲，虽无临床体征，血清反应也阴性，但从公共卫生角度为保护胎儿，仍建议进行评估后、知情告知进行适当的治疗。

7）治疗时注意监测和预防吉 - 海反应（Jarisch-Herxheimer reaction）。

定义：为驱梅治疗后被杀死的梅毒螺旋体释放出大量异种蛋白和内毒素，导致机体产生的变态反应。一般首次治疗初次给药的 4 小时发生，8 小时达高峰，24 小时内消退。一期梅毒发生率：50%，二期梅毒发生率：75%，晚期梅毒发生率较低，但后果严重。

表现：发热、头痛、寒战、肌肉痛、心动过速和嗜中性粒细胞增高；产科可以表现为子宫收缩、胎动减少、胎心监护暂时性晚期胎心率减速等。梅毒感染严重者治疗后吉 - 海反应、早产、死胎或死产发生率高。

预防与处理：对孕晚期非螺旋体试验抗体高滴度（如 RPR≥1：32 阳性）患者治疗前一天开始口服泼尼松，20mg/d，分 2 次口服，共 4 天。可减轻吉 - 海反应。一旦发生吉 - 海反应，无特殊处理，给予退热药和补液。必要时住院。

8）治疗后注意评估有无血清学固定现象。

定义：是少数患者在正规抗梅毒治疗后，非梅毒螺旋体抗体滴度下降至一定程度（一般≤1：4）即不再下降，而长期（>2 年）维持在低滴度（甚至终生）。血清固定，传染性一般不强，观察半年左右，只要无血清滴度升高（一般 4 倍），可以怀孕。

发生原因：抗梅毒药物剂量不足或治疗不规则；或使用非青霉素药物治疗；梅毒的病期长，开始治疗的时间晚；有过复发或再感染，体内仍有潜在的病灶；发生隐性神经梅毒；或合并 HIV 感染。

处理：如因药物剂量不足或治疗不规则者应该补治一个疗程；进行全面体检，包括神经系统和脑脊液检查，以早期发现无症状神经梅毒、心血管梅毒；必要时作 HIV 检测；严格地定期观察，包括全身体检及血清随访；如滴度有上升趋势，应予复治。

2. 孕产期保健　妊娠合并梅毒属高危妊娠。除了按照孕产期保健技术常规进行产前检查外，应在妊娠期 24~26 周时行超声检查注意发现胎儿先天性梅毒征象，包括：胎儿肝脾肿大、胃肠道梗阻、腹水、胎儿水肿、胎儿生长受限及胎盘增大变厚等。超声检查发现胎儿明显受累常常提示预后不良，在先天性梅毒患儿中，不论产前超声诊断结果如何，肝脏肿大最常见。未发现胎儿异常者无需终止妊娠。

如果孕中期 B 超显示胎儿肝脾肿大、腹水、脑积水或其他胎儿先天梅毒感染的表现，考虑终止妊娠。

3. 安全助产与喂养指导　感染孕产妇分娩前必须进行非梅毒螺旋体抗原血清学试验定量检测，以便与所生新生儿非梅毒螺旋体抗原血清学试验定量检测结果进行比较，作为后续诊治的依据。分娩时应为梅毒感染孕产妇提供适宜、安全的助产技术服务，尽量避免可能增加梅毒螺旋体经血液、体液母婴传播的危险，减少在分娩过程中新生儿感染梅毒的机会。新生儿出生后，清除新生儿皮肤黏膜、鼻腔、口腔等处产妇的血液、羊水及分泌物，吸耳球清理呼吸道，避免呼吸道黏膜损伤，严格脐带消毒。

梅毒感染孕产妇所生婴儿可以实行母乳喂养。但如果母亲乳头有严重破裂或梅毒病灶时，应停止母乳喂养，适时进行人工喂养。产后喂养问题。妊娠合并梅毒孕妇所分娩的婴儿,如果母亲在孕期已经接受规范驱梅治疗并对治疗反应良好者,不会在乳汁中出现梅毒螺旋体,若乳头无破损,可以母乳喂养。一些患者由于在孕期应用非青霉素治疗,不能确保药物通过胎盘治愈胎儿,这种情况下,可能出现胎儿感染梅毒,母乳喂养有可能使已经治愈的产妇再次感染,所以要求需要"排除胎儿感染后可以母乳喂养"。

4. 为梅毒感染孕产妇所生儿童提供预防性治疗 对孕期未接受规范性治疗,包括孕期未接受全程、足量的青霉素治疗,或接受非青霉素方案治疗,或在分娩前1个月内才进行抗梅毒治疗的孕产妇所生儿童;孕期接受过规范性治疗,出生时非梅毒螺旋体抗原血清学试验阳性、滴度不高于母亲分娩前滴度4倍的儿童进行预防性治疗,使用苄星青霉素,5万U/kg体重,1次肌内注射(分两侧臀肌)。

5. 梅毒感染孕产妇所生儿童的诊断、治疗与随访 出生时即进行梅毒感染相关检测(如非梅毒螺旋体抗原血清学定量检测等),及时发现先天梅毒患儿。对出生时明确诊断的先天梅毒儿童及时给予规范治疗,并上报先天梅毒感染信息;对出生时不能明确诊断先天梅毒的儿童,应定期检测和随访,以及时诊断或排除先天梅毒;对随访过程中诊断的先天梅毒儿童及时给予规范治疗并上报先天梅毒感染信息。在没有条件或无法进行先天梅毒诊断、治疗的情况下应及时进行转诊。

6. 先天性梅毒发生的影响因素

(1)梅毒分期:梅毒期别越早,发生先天性梅毒几率越高,未经治疗的早期梅毒、早期潜伏梅毒和晚期潜伏梅毒患者先天性梅毒的发生率分别为50%、40%和10%。

(2)治疗时机:文献报道,如距分娩30天内治疗,分娩时感染征象依然存在,先天性梅毒很难避免,新生儿生后即需治疗。

(3)梅毒血清抗体滴度高低:梅毒血清滴度越高,死胎产发生率越高。如果没有及时治疗,孕妇非梅毒血清抗体滴度RPR或VDRL≥1∶16者容易发生胎儿感染,RPR或VDRL≤1∶4不容易发生胎儿感染;分娩时母亲抗体滴度较治疗前升高4倍者先天性梅毒发生几率增高。

(4)未系统产前检查:产前检查次数少及首次产前检查过晚或没有产前检查均是发生先天性梅毒的高危因素。

(三)后续问题

1. 产后随访保健

(1)有症状体征者:注意观察是否好转。早期梅毒多使用非梅毒螺旋体试验进行监测。对梅毒感染母亲进行随访十分必要,可以用来鉴别治疗失败与再次感染。妊娠梅毒判愈标准为临床治愈,表现为损害消退,症状消失,以及血清治愈,表现为抗梅毒治疗后2年内梅毒血清学反应(如RPR)由阳性转为阴性。

(2)治疗失败(或再次感染)的指征:症状体征持续未消除或再次出现;非梅毒螺旋体抗原血清学试验滴度上升4倍;治疗后6~12个月内,非梅毒螺旋体抗原血清学试验滴度滴度未下降4倍。

再次治疗梅毒,重新进行HIV检测。再次治疗:使用苄星青霉素,240万U,肌内注射,每周1次,共3次。

(3)孕产妇随访原则:孕期应每月复检血清滴度,以观察是否治疗失败或再次感染(滴度上升)。孕28~32周前应进行梅毒血清学检测,以在分娩前及时进行治疗。分娩前或临产时必须进行非梅毒螺旋体抗原血清学试验定量检测,以便与所生新生儿非梅毒螺旋体抗原血清学试验定量检测结果进行比较,作为婴儿出生后滴度比较的基线和后续诊治的依据。

(4)妊娠梅毒治疗期间随访:治疗期间应随访,若发现其再次感染或复发,即每个月随访复查1次,若滴度上升或下降不满意,应立即再开始1个疗程的梅毒治疗(有指征的重复治疗),不等到孕晚期时再常规重复1个疗程的治疗。低抗体滴度(如VDRL<1∶2,RPR<1∶4)孕妇治疗后非螺旋体试验抗体滴度下降常不明显,只要治疗后非螺旋体试验抗体滴度无上升,通常无需再次治疗。

在分娩前应每月1次随访,包括临床和非螺旋体血清学试验。早期梅毒,其滴度下降要求≥4倍。其他类型的梅毒,其滴度至少保持原水平或下降至≤1∶4。如早期梅毒3个月内血清反应素滴度不下降2个稀释度(如1∶16到1∶4,即4倍),或上升2个稀释度,应予重复治疗。我国妊娠合并梅毒专家共识指南要求规范治疗后3个月非螺旋体试验抗体滴度下降4倍,6个月后下降16倍。

(5)妊娠梅毒分娩后梅毒随访:分娩后,再次进行RPR/TRUST检测:每3个月1次,持续1年;此后每6个月1次,持续3年。

如果孕产妇接受神经梅毒治疗,则再次进行

神经梅毒脑脊液检测。于产后 3 个月进行 1 次；之后每 6 个月 1 次，直到脑脊液正常，此后，每年复查 1 次，随访 3 年。

确保所有配偶/性伴均进行随访、检测和治疗。

（6）梅毒和 HIV 共同感染孕产妇的随访：HIV 和梅毒共同感染孕产妇，应于梅毒治疗后 3、6、9、12 和 24 个月，分别进行临床评估和血清学检测，确定是否治疗失败。治疗失败的标准与未同时感染 HIV 的患者一致；与未感染 HIV 患者的管理标准一致；进行脑脊液检测和再次治疗。再次治疗：使用苄星青霉素，240 万 U，每周 1 次，共 3 次。

2. 计划生育与性伴处理 梅毒感染妇女最适用安全套避孕。此外，梅毒感染风险较高的妇女慎用宫内节育器，因为高危妇女患其他性传播疾病的几率较大，宫内节育器使其患盆腔炎的风险增加。

性伴处理与随访：如果性伴的梅毒血清学检查阳性，应该立即开始抗梅毒治疗；如果为阴性，推荐在 6 周后和 3 个月后再次复查；如果不能保证其后的随访检查，建议进行预防性抗梅毒治疗；如果性伴无法立即做血清学检查，应进行预防性驱梅治疗；早期梅毒的传染性强，因此，在 3 个月之内有过性接触者，无论血清学检查结果如何，都应进行预防性抗梅毒治疗。

3. 婴儿预防治疗后随访 所有非梅毒螺旋体抗原试验阳性的或母亲在分娩时非梅毒螺旋体抗抗原试验阳性的婴儿均应于在生后 3、6、9、12 和 18 个月时进行严密随访复查，直到检测结果转阴或 4 倍下降。若发现其滴度在 6~12 月龄以后仍保持稳定或增高，则应对婴儿进行全面评估并彻底治疗。

梅毒螺旋体抗原血清学随访：少数未获感染者，其通过母亲传递给婴儿的梅毒螺旋体抗体可能持续存在长达 1 年之久，若超过 18 个月仍然存在，则应诊断为先天性梅毒；若非梅毒螺旋体抗原血清学试验阴性，则无需对该婴儿进行进一步评估和治疗；若非梅毒螺旋体抗原血清学试验阳性，则应按先天梅毒进行全面评估和彻底治疗。并按要求对梅毒感染孕产妇所生儿童进行儿童保健与预防接种。

三、乙肝病毒感染孕产妇

（一）孕产妇 HBV 感染的检测与诊断方法

1. 血清学检测与诊断 所有孕产妇均应尽早接受乙肝表面抗原（HBsAg）检测，筛查是否感染 HBV；检测结果阳性，报告"HBsAg 阳性"，确定 HBV 感染；如果分娩前尚未知检测结果，应在分娩前尽快进行检测；有条件的地区，可在筛查时直接进行 HBV 感染血清学标志物（两对半）检测。检测乙型肝炎血清学标志物，即 HBsAg、乙型肝炎表面抗体（抗 -HBs）、HBeAg、乙型肝炎 e 抗体（抗 -HBe）以及乙型肝炎核心抗体（抗 -HBc），可判断有无感染或有无免疫力，其临床诊断的意义（表 13-5-8）。

表 13-5-8　HBV 血清学标志物及其临床诊断意义

抗原/抗体	解释	临床意义
HBsAg 感染过程中位于病毒表面的蛋白，血液中可检测到	• 潜在感染 • 出现症状前数周或之后数月可检测到 • 慢性感染时持续存在 • 提示感染 • 无法鉴别急性或慢性感染	• 感染 HBV • 暴露后 3~5 周后出现，持续到感染消除
HBeAg	病毒复制，传染性高	有传染性
抗 HBs 抗体	对 HBV 免疫（疫苗或既往感染）	对 HBV 免疫
抗 HBc 抗体（总）	急性、慢性或既往感染	暴露
抗 HBc IgM 抗体	急性感染	急性感染

2. HBV DNA 检测 HBV DNA 阳性，表明 HBV 复制，有传染性；荧光实时定量 PCR 技术检测 HBV DNA 水平，可反映病毒载量的高低。HBV 的传染性主要取决于血液中 HBV DNA 水平，与血清 ALT、AST 或胆红素水平无关。

3. 慢性 HBV 感染诊断 是指 HBsAg 阳性持续 6 个月以上，现 HBsAg 和（或）HBV DNA 仍为阳性者。如果肝功能正常，称为"慢性 HBV 携带"；如果肝功异常，且排除其他原因，则诊断为"慢性乙型肝炎"。慢性 HBV 携带者每 6~12 个月需复查肝功能和其他必要检查。根据孕期肝功和血清学检测结果，结合孕产妇的临床症状、体征进行慢性 HBV 感染分期，及时请专科机构诊治。

4. 检测结果咨询

HBsAg 阳性：表明病毒在复制，有传染性，目前感染，患者或病毒携带者；HBsAg 一般于感染后 4~6 周阳转，当出现 ALT 异常、肝炎症状和体征时，血清中 HBsAg 达高峰；自限性 HBV 感染中，

HBsAg 持续约 1~6 周后消失。慢性 HBV 感染时，HBsAg 可持续存在。HBsAg 阳性见于：急性乙肝、慢性乙肝、HBsAg 携带者、乙肝后肝硬化和原发性肝细胞癌。

抗 -HBs 阳性：表明曾感染或免疫，机体已产生免疫力，抗 HBs 是保护性抗体，血清抗 -HBs 水平≥10mU/ml 即具有保护力。见于：感染 HBV 后的恢复期，在 HBsAg 消失后间隔一定时间抗 -HBs 出现；隐性感染的健康人，小量多次接触 HBV，自身产生了免疫力；注射乙肝疫苗或乙肝免疫球蛋白后，产生免疫；急性重型病毒性肝炎。

HBeAg 阳性：是病毒复制活跃、病毒载量高的标志，传染性强。HBeAg 阳性表示 HBV 复制，传染性强，转为慢性肝炎者多。

抗 -HBe 阳性：表明感染恢复期，传染性低，病情趋于稳定。抗 -HBe 一般在 HBeAg 消失前后出现。

抗 -HBc-IgG 阳性：表明感染过 HBV，无论病毒是否被清除，多为阳性。抗 -HBc-IgM 阳性，表明 HBV 复制，乙型肝炎急性期，慢性乙型肝炎急性发作；抗 -HBc 总抗体一般在 HBsAg 出现 3~5 周后转阳。

HBV DNA 阳性：表明 HBV 复制，有传染性。一般认为 HBV DNA 载量 >10^6 拷贝 /ml 为高风险，HBV DNA 载量 <10^6 拷贝 /ml、>10^3 拷贝 /ml 为低风险，HBV DNA 载量 <10^3 拷贝 /ml 为极低风险。然而，30% 左右的孕妇 HBsAg 阳性而 HBeAg 阴性者（俗称小三阳），甚至少数 HBeAg 阳性者（俗称大三阳），"大三阳"或"双抗原阳性"表明病毒复制，具有一定传染性。"小三阳"表明病毒停止复制或复制水平低，不再具传染性或传染可能性小，但如为 HBV DNA 阳性，则有复制和传染性。HBV DNA 低于检测下限，即所谓"HBV DNA 阴性"，但血液中仍有 HBV，具有传染性。因此，孕妇 HBsAg 阳性时，无论其 HBV DNA 水平高低，甚至是"阴性"，其新生儿如不采取免疫预防，均有感染的可能性。

（二）干预处理

1. 定期产前检查并严密监测随访　慢性 HBV 感染者妊娠后，必须定期复查肝功能，尤其在妊娠早期和晚期。除常规产前检查外，首次产前检查还应包括 HBV 血清学标志物、HBV DNA、肝脏 B 超等检查，建议每月监测肝功能及 HBV 血清学标志物、HBV DNA、腹部彩超等，以全面了解孕妇肝病的活动状态及 HBV 母婴传播的风险。首次检测肝功能正常且无肝炎临床症状的肝功能正常者，每 1~2 个月复查；丙氨酸转移酶（ALT）升高 < 正常值 2 倍、且无胆红素水平升高时，无需用药治疗，但仍需休息，间隔 1~2 周复查；如 ALT 水平 > 正常值 2 倍（>80U/L），或胆红素水平升高，需咨询肝病专科医师，必要时住院治疗，严重时需终止妊娠。

建议在孕 26~28 周复查 HBV DNA，以决定母婴阻断策略；已进行抗病毒治疗的孕妇，服用抗病毒药物期每 4~8 周及临产前均应复查 HBV DNA 及肝功能，以监测其疗效及可能发生的耐药。无论孕期使用何种药物，均应密切监测肝功能及 HBV DNA、血肌酐、肌酸激酶、血磷等，以评价用药的安全性。HBV 高复制孕妇在知情同意后于孕晚期服用 LAM、LdT、TDF 等药物可有效抑制 HBV 复制，提高母婴阻断成功率（A1）。

同时，应加强围生期保健，重视孕期监护。保障休息、合理营养，以保证孕妇及胎儿的营养需求。

2. 目前我国指南推荐 HBV 感染孕妇在孕晚期不必应用 HBIG　指南认为孕晚期应用 HBIG 无预防母婴传播的作用，推荐 HBV 感染孕妇在孕晚期不必应用 HBIG。

3. 孕期抗病毒治疗的问题　尽管理论和研究均表明 HBV DNA 水平升高的女性在怀孕期间进行抗病毒治疗能够降低围产期传播率，但由于缺乏统一的筛查分类方法和长期的安全性数据，HBV 感染孕妇在孕期是否能够进行抗病毒治疗，存在争议和不同的推荐建议。有学者指出，一些报道抗病毒治疗的优势的研究受到样本量小、患者的异质性、失访率高、研究方法与临床表现的多样化等因素的限制且很少有研究是随机对照试验，因此推荐分娩前抗病毒治疗的循证数据受到了限制。此外，抗病毒治疗的费用在某些 HBV 流行的发展中国家不在医疗保险的范围，且产前也不是常规筛查 HBV DNA 浓度。同时，妊娠期是否开始抗病毒治疗必须权衡母亲和胎儿所承受的风险和益处。

强调需严格掌握抗 HBV 治疗的适应证。在推荐乙肝孕妇抗病毒治疗前，必须对患者的疾病进行全面、系统的评估及咨询指导。这样才能做出准确的诊断并制定出合理的抗病毒治疗方案。妊娠期若出现肝病的活动，且符合抗病毒治疗适应证,就应该积极抗病毒治疗,但此时不可用干扰素,只能用口服核苷(酸)类药物如替比夫定、替诺福韦等。抗病毒治疗指征为 ALT≥2×ULN 且 HBV DNA≥10⁵U/ml 或 ALT<2×ULN 但有肝活检结果显示肝脏炎症病变≥G2 和(或)纤维化程度≥S2。若肝功能异常,需适当加用保肝药,如多烯磷脂酰胆碱、腺苷蛋氨酸等对妊娠安全的药物等治疗。如果黄疸呈上升趋势、凝血功能异常,应警惕肝衰竭的可能,需尽早使用抗病毒药物,并尽早转至经验丰富的专科医院进行内科综合治疗。

基于孕妇 HBV DNA 高载量是影响乙肝母婴阻断的关键因素,抑制 HBV 复制的水平有可能减少母婴传播,多数指南和专家共识主张孕期抗病毒治疗。总之,乙肝患者孕期抗病毒治疗期间,一方面要保证抗病毒药物发挥最大的正效应,同时要监测其不良反应。保证孕妇在孕期肝功能维持

在正常范围内,同时又要考虑到药物对胎儿的影响。通过综合的治疗及产后的主动与被动免疫的多项研究已证实妊娠晚期服用 LAM 可有效降低母体血清 HBV DNA 水平,提高 HBV 母婴阻断成功率,高病毒载量 HBV 感染母亲在妊娠晚期使用 TDF 或 LdT 抗病毒治疗可作为预防 HBV 母婴传播的有效措施。2011 年欧洲肝脏研究学会(EASL)报道了一篇评价替比夫定阻断母婴传播的有效性和安全的前瞻性研究,显示孕中晚期应用替比夫定于母婴阻断是安全有效的,替比夫定治疗可以有效降低乙肝阳性母亲出生的婴儿的 HBsAg 阳性率。妊娠期感染 HBV 的管理原则(图 13-5-6)。

我国 2014 年更新的《慢性乙型肝炎特殊患者抗病毒治疗专家共识》(以下称《共识》)提出,可于孕期 28~34 周对高病毒载量(HBV DNA>10⁶ 拷贝/ml)的孕妇采用 LAM、LdT 或 TDF 进行母婴

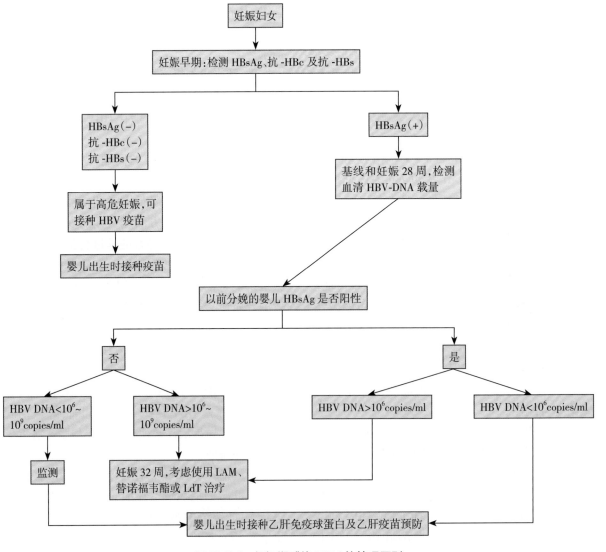

图 13-5-6　妊娠期感染 HBV 的管理原则

传播阻断。妊娠结束后如患者仍处于免疫耐受期，可于分娩后 6 个月时停止 NAs 治疗。

《共识》提出推荐意见 5：对 HBV DNA<10^6 拷贝 /ml 的妊娠妇女可不予干预；对 HBV DNA≥10^6 拷贝 /ml 的妊娠妇女可在充分告知风险、权衡利弊、签署知情同意书的情况下，从妊娠 28 周开始口服 LAM、TDF 或 LdT 抗病毒治疗以降低 HBV 母婴传播的风险；孕妇依从性是母婴阻断成功及降低风险的保障，用药前应予以强调并取得孕妇的理解与配合（A1）。

推荐孕期母婴阻断的抗病毒治疗方案：无论孕期使用何种母婴阻断方案，用药期间常规密切监测肝功能及 HBV DNA；LAM 100mg/d，孕 28 周开始服用；LdT 600mg/d，孕 28 周开始服用，还需定期监测肌酐及肌酸激酶等；TDF 300mg/d，孕 28 周开始，还需定期监测肾功能和血磷（A1）。高病毒载量的孕妇在妊娠晚期口服抗病毒药物可以阻断 HBV 的母婴传播，同时对胎儿也是安全的，但正在口服抗病毒药的孕妇产后不能哺乳。

欧洲肝病学会指南建议高危患者（HBV DNA>10^7 拷贝 /ml）在妊娠后期可以考虑使用 LdT 或 TDF 或 LAM 抗 HBV 治疗。

总体来说，妊娠期间 HBV 的治疗仍是一大挑战，必须仔细权衡利弊，应与感染孕产妇进行详细沟通，知情告知后再考虑是否开始抗病毒治疗。

4. HBV 感染女性孕期行羊水穿刺问题　唐氏筛查高危孕妇孕期行羊水穿刺检查能否增加 HBV 宫内传播，目前仍存争议。近年来有研究提示若母体血病毒载量高，进行羊膜腔穿刺致胎儿感染 HBV 的可能性会增加；但当 HBV DNA<$5×10^2$ 拷贝 /ml，行羊膜腔穿刺并不会增加胎儿感染 HBV 的概率。故应就孕妇的具体情况进行个体化处理。我国《慢性乙型肝炎防治指南》指出 HBsAg 阳性孕妇应避免羊膜腔穿刺并应缩短分娩时间，以保证胎盘完整性，减少新生儿暴露于母血的机率。但也有文献报道证实 HBV 感染的妊娠女性行羊膜腔穿刺检查并未增加 HBV 母婴传播的风险。有研究观察了 40 例 HBV DNA<$5×10^2$ 拷贝 /ml 孕妇，其分娩后的新生儿无 1 例发生 HBV 感染；17 例 HBV DNA<10^7 拷贝 /ml 的孕妇中有 1 例新生儿发生 HBV 感染，HBV DNA≥10^7 拷贝 /ml 的 6 例孕妇中有 3 例出现新生儿感染，提示高载量 HBV 感染孕妇行羊水穿刺可能增加母婴传播风险（B1）。

《共识》提出推荐意见 6：建议 HBV 感染孕妇应谨慎行羊膜腔穿刺，HBV DNA 低复制或检测不出，在知情同意后可考虑行羊膜腔穿刺；HBV DNA 高复制者除非特殊原因，一般不建议行羊膜腔穿刺（A1）。鼓励 HBsAg 阳性孕妇在进行胎儿非整倍体有创检查之前优先采用无创产前筛查技术，并告知如果孕妇 HBV DNA 载量 >10^6 拷贝 /ml，则羊水穿刺时 HBV 宫内传播的风险将增加（Ⅱ-2B）。

5. 妊娠期肝病的处理　HBV 感染孕妇在妊娠期间出现肝功能异常，应除外其他原因所致肝病，及时进行治疗，以免病情加重。较多的循证医学说明，HBV 感染的孕妇妊娠期用核苷类药物抗病毒治疗是有效的和安全的。我国《慢性乙型肝炎防治指南（2010 年版）》中指出："妊娠中出现乙型肝炎发作者，视病情轻重决定是否给予抗病毒治疗，在充分告之风险、权衡利弊，患者签署《知情同意书》的情况下，可以使用拉米夫定、替米夫定或替诺福韦抗病毒治疗"。

《共识》提出推荐意见 7：ALT<2×ULN 者：可观察，也可给予对胎儿影响小的口服保肝类药物，如水飞蓟素类、护肝片、澳泰乐、S- 腺苷蛋氨酸等，均需密切监测肝功能（A1）。

ALT≥2×ULN 且 HBV DNA≥10^5 拷贝 /ml 或 ALT<2×ULN 但肝活检显示肝炎病变者［≥G2 和（或）≥S2］；可在充分告知风险、权衡利弊、患者签署《知情同意书》的情况下，使用 LAM、TDF 或 LdT 抗病毒治疗及保肝药物对症治疗（A1）。

出现黄疸且呈上升趋势、凝血功能异常的患者应警惕重症肝炎的发生，建议尽早使用抗病毒药物。对于重型肝炎、肝硬化合并妊娠的患者应尽早转至经验丰富的专科医院进行治疗（A1）。

使用 LAM、LdT 等抗病毒药物治疗的 HBV 感染孕妇如在妊娠期间发生耐药，应继续治疗，不可随意停药；如 ALT 正常，仅 HBV DNA 反弹，可继续使用原有药物治疗，或换用其他妊娠期 B 级药物（如 TDF）；如果 ALT 和 HBV DNA 均反弹，应立即换用其他妊娠期 B 级药物（如 TDF）进行治疗，必要时加用保肝药物（A1）。

6. 适宜安全分娩与喂养指导

（1）分娩方式：分娩方式的选择：对 HBV 母婴传播的影响一直存有争议。目前不推荐单纯为了降低围产期 HBV 感染风险而行剖宫产术。虽然剖宫产分娩可能会减少胎婴儿接触 HBV 的机会,与阴道分娩相比,剖宫产分娩方式并不能降低HBV阻断失败率或宫内感染率,目前的母婴阻断措施可成功阻断产时感染。故对肝功能正常、无内科并发症的HBV感染孕妇,建议根据产科情况决定分娩方式;肝功能轻中度异常、无内科并发症的HBV感染孕妇,若经过保肝治疗肝功能正常且无产科禁忌证者可经阴道试产;若肝功能持续异常,应充分评估肝脏功能及Child-Pugh分级,适时剖宫产结束分娩。

《共识》提出推荐意见8:肝功能正常、无内科并发症的HBV感染孕妇,建议根据产科情况决定分娩方式(A1);肝功能轻中度异常、无内科并发症的HBV感染孕妇,若经过保肝治疗肝功能正常且无产科禁忌证者可经阴道试产;若肝功能持续异常,应充分评估肝脏功能及Child-Pugh分级,适时剖宫产结束分娩(A1);代偿期及失代偿期肝硬化患者,应充分评估肝脏功能及Child-Pugh分级,决定剖宫产手术时机,建议孕33~35周结束分娩(A1);有研究显示过期妊娠可增加HBV母婴传播的风险,建议尽量避免过期妊娠,以减少宫内感染的机会(A1)。

产程中尽可能避免增加婴儿经皮肤HBV暴露风险的有创操作,例如胎儿心电图、经头皮乳酸测定等。导致乙肝母婴传播的因素包括婴儿暴露于宫颈分泌物及产妇的血液中,乙肝感染孕产妇的新生儿皮肤表面可能存在乙肝病毒。在产房或手术室的处理时,在出生后迅速脱离污染环境,在进行任何有损皮肤的处理前,新生儿娩出后应立即流动温水清洗.使其尽快脱离污染环境,减少感染机会,充分消毒皮肤。

(2)喂养指导:标准预防接种后不论HBsAg阳性孕妇的HBeAg阳性还是阴性,其新生儿均可以母乳喂养,无需检测乳汁中是否存HBV DNA。即便是未注射疫苗的新生儿,哺乳也不会增加HBV感染的风险;因此,只要慢性HBV感染的产妇有哺乳意愿,应该鼓励其母乳喂养(Ⅱ-2A)。足月新生儿在出生12小时注射HBIG和乙型肝炎疫苗后,可接受HBsAg阳性母亲的哺乳。应加强对产妇乳头的护理,避免裂伤或出血,充分知情告知。母亲应预防乳腺炎和乳头皲裂,发生时暂停母乳,有消化道黏膜破损、炎症、水肿的婴儿暂停母乳。产妇乙肝病毒或病毒血清学阳性时经母乳喂养的早产儿可能会导致感染。当HBV携带母亲所生早产儿早期无法得到全面免疫保护,早产

儿母乳喂养有可能继续增加HBV感染的风险,需告知风险。对于肝功能异常需要抗病毒治疗的HBV母亲,不推荐母乳喂养。

《共识》提出推荐意见11:母亲HBeAg阳性,且HBV DNA≥10^6拷贝/ml,应告知母乳喂养可能存在一定风险,如患者选择母乳喂养建议定期监测抗-HBs水平;母亲正在服用对婴儿安全性不能确定的治疗药物,不推荐母乳喂养;以下情况建议暂停母乳喂养:母亲乳头皲裂,渗血;母亲肝功能异常者;新生儿溃疡、黏膜损伤者(A1)。

7. 主、被动联合免疫预防

(1)标准的主、被动联合免疫预防:主、被动联合免疫指给HBsAg阳性母亲所分娩婴儿尽早应在出生后24小时内(最好12小时内)在产房或手术室给予不同部位注射HBIG(hepatitis B immunoglobulin,HBIG)和乙型肝炎疫苗,再进行其他注射如维生素K等治疗。《共识》提出推荐意见9:对HBsAg阳性母亲的新生儿,尽早注射HBIG 200U,同时在不同部位接种重组酵母乙肝疫苗10μg,在第1个月和6个月时分别接种第2针和第3针乙肝疫苗(A1)。

早产儿管理方面,目前对早产儿接种乙肝疫苗的时机和方法尚存争议,由于早产儿免疫功能尚未健全,对疫苗应答率较低,且疫苗中的汞对早产儿的神经可能有毒性作用,因此建议延迟乙肝疫苗的接种时间。《共识》提出推荐意见10:按照美国儿科学会传染病委员会建议,对于体重2000g以下的早产儿暂不予乙肝疫苗接种,但要注射HBIG 100~200U;待体重达到2000g以上或出生后1~2个月再酌情进行乙肝疫苗接种(A1)。

中华医学会妇产科学分会产科学组2013年《乙型肝炎病毒母婴传播预防临床指南》提出,HBsAg阴性孕妇的早产儿,如果生命体征稳定,出生体质量≥2000g时,即可按0、1、6个月3针方案接种,最好在1~2岁再加强1针;如果早产儿生命体征不稳定,应首先处理相关疾病,待稳定后再按上述方案接种。如果早产儿<2000g,待体质量到达2000g后接种第1针(如出院前体质量未达到2000g,在出院前接种第1针);1~2个月后再重新按0、1、6个月3针方案进行。HBsAg阳性孕妇的早产儿出生后无论身体状况如何,在12h内必须肌内注射HBIG,间隔3~4周后需再注射1次。如生命体征稳定,无需考虑体质量,尽快接种第1针疫苗;如果生命体征不稳定,待稳定后,尽早接

种第 1 针;1~2 个月后或者体重达到 2000g 后,再重新按 0、1、6 个月 3 针方案进行接种。

(2) 特殊情况:对孕期没有筛查 HBsAg 或无法确定孕妇 HBsAg 阳性还是阴性时,建议给予新生儿注射 HBIG;如有乙型肝炎家族史,强烈建议对新生儿注射 HBIG。

如果出生后 24 小时内未能及时接种,仍应按照上述时间间隔要求尽早接种。如果第 2 针或第 3 针滞后,应尽快补种。第 2 针和第 1 针间隔不得少于 1 个月。如第 2 针滞后时间较长,第 3 针与第 2 针间隔不得少于 2 个月,并且第 1 和第 3 针的间隔要在 4 个月以上。

对于孕妇 HBsAg 结果不明已予 HBIG 注射的新生儿,在 8~15 个月龄时随访检测 HBV 血清学标志物。

对于第一胎联合免疫阻断失败的孕妇再次怀孕时进行抗病毒治疗,可能降低 HBV 母婴传播的风险。

临床随访发现部分高危儿童免疫成功后的再感染,家庭内人员间的密切接触可造成家庭感染的集聚现象,需每隔 1 年进行随访。

HBIG 为血制品,最好在产妇分娩前完成知情同意并签名,避免延误使用。妇产科病房最好能备有 HBIG,使夜间、周末或节假日出生的高危新生儿能及时获得正规预防。

HBV 感染孕产妇的新生儿皮肤表面很可能存在 HBV,在进行任何有损皮肤黏膜的操作前,必须充分清洗、消毒皮肤,并先注射 HBIG,再进行其他注射治疗等。

孕妇 HBsAg 阴性,但新生儿父亲 HBsAg 阳性时,通常因照料新生儿而与其密切接触,增加其感染的风险,因此,新生儿最好注射 HBIG;精液不能引起胎儿感染 HBV。同样,其他家庭成员 HBsAg 阳性,如果与新生儿密切接触,新生儿最好注射 HBIG。

HBsAg 阴性但 HBV 感染高风险且尚未接受乙肝免疫的孕妇,必须接受降低 HBV 感染风险的咨询并应该向其提供重组乙肝疫苗,妊娠不是 HBV 疫苗的禁忌证(Ⅱ-2A)。

8. 筛查感染高危新生儿,全面检查与评估　HBsAg 阳性产妇所生新生儿的检查与评估原则:健康孕产妇的新生儿,无需定期检查乙肝血清学标志物。HBsAg 阳性孕产妇的新生儿,需选择恰当时机随访乙肝血清学标志物,评估免疫阻断效果,明确免疫预防是否成功,有无 HBV 感染并

是否需要加强乙肝疫苗免疫。

脐带血或新生儿外周血的 HBV 筛查:检测脐带血或新生儿外周血中 HBsAg 和 HBeAg,阴性也不能排除母婴传播,源于 HBV 感染的潜伏期较长;阳性也不能确诊宫内感染或围产期感染,原因在于 HBsAg、HBeAg 以及相关抗体可通过胎盘进入胎儿,同时新生儿接种疫苗后 2~3 周内也可出现血清 HBsAg 阳性。因此,对无肝炎症状的新生儿,不建议在 6 月龄前检测 HBV 血清标志物。

(三) 后续问题

1. HBV 感染女性产后随访　产后注意休息、合理营养。复查肝功能至产后 6 个月。

《共识》提出推荐意见 12:孕期未使用抗病毒药物但肝功能异常者,应密切监测肝功能;肝功能正常者应于产后 1~3 个月复查肝功能、HBV DNA 及 HBV 血清学标志物等,出现异常应建议其立即于肝病科就诊(A1)。

孕晚期服用 LAM、LdT 或 TDF 实施母婴阻断的产妇,产后 42 天~3 个月复查肝功能及 HBV DNA,建议肝病科就诊,在肝病专科医师指导下决定是否继续进行有效的抗病毒治疗,并加强产妇及新生儿的定期监测(A1)。

全孕期服用抗病毒药物产妇,产后仍需继续抗病毒治疗,以免慢性乙型肝炎复发。停药标准参照《慢性乙型肝炎防治指南》。可根据病毒对药物应答情况继续原有治疗或改用有效、耐药基因屏障较高的其他药物进行治疗(A1)。

2. 计划生育　HBV 感染妇女适用安全套、激素类避孕药(口服避孕药、避孕针、皮下埋植)、宫内节育器、哺乳闭经避孕、杀精剂等避孕方法。患有急性或暴发性肝炎的乙肝感染妇女不适用激素类避孕药,可能加重肝功损害;绝育,可能有麻醉和手术风险。

3. 乙肝感染孕产妇所生儿童的保健　乙肝孕产妇的围产期结局与新生儿早产,死亡、先天畸形和低出生体重有关,因此感染孕产妇所生儿童保健的原则:

(1) 给予正确的预防接种指导,督促家长按期预防接种。

(2) 做好高危儿童的抗体随访检测工作,监测肝脏功能变化。

(3) 科学给予婴幼儿喂养指导及营养咨询开展儿童保健,加强生长发育监测,预防营养不良。

(4) 进行相关的先天畸形筛查。

【注意事项】

1. 尽早诊断发现 HIV、TP、HBV 感染孕产妇,给予规范正确的建议。需按孕期和产时 HIV 检测及服务流程进行 HIV 抗体筛查与确认补充试验,TP 抗体检测与非梅毒螺旋体抗体检测均可用作筛查实验,但必须用另外一类实验确认,即相互确诊。

2. 一旦发现 HIV 感染孕产妇,无论是否进行 $CD4^+T$ 淋巴细胞计数和病毒载量检测,也无论检测结果如何,都要尽快开始抗病毒治疗。在孕产妇抗病毒治疗前后按要求定期进行相关实验室监测,在孕晚期进行 1 次病毒载量,并在分娩前获得检测结果。

3. 提供安全助产服务,做好职业标准预防防护。HIV 病毒载量 <1000 拷贝/ml 时,阴道分娩。缺乏明确产科指征时,避免会阴切开、人工破膜以及使用胎头吸引器或产钳助产等损伤性操作。

4. 按感染控制要求处理 HIV 感染产妇的排泄物及床单元用品。新生儿出生后及时清洗并尽早(6~12 小时内)开始服用抗病毒药物,给予科学的婴儿喂养指导,提倡人工喂养,避免母乳喂养,杜绝混合喂养。

5. 在分娩结束后,无论采用何种婴儿喂养方式,产妇均无需停抗病毒药,继续后续抗病毒治疗并按要求尽快将其转介到抗病毒治疗中心,继续后续抗病毒治疗服务。特别强调,对于在特别情况下选择母乳喂养的产妇,如因特殊情况需要停药,应用抗病毒药物至少持续至母乳喂养结束后 1 周。

6. 一旦诊断孕妇梅毒感染应按治疗原则及时给予规范治疗,治疗药物首选青霉素。在治疗过程中要定期进行随访和疗效评价,对复发或再感染者应追加治疗。

7. 妊娠合并梅毒属高危妊娠,应在妊娠期 24~26 周时行超声检查注意发现胎儿先天性梅毒征象,包括:胎儿肝脾肿大、胃肠道梗阻、腹水、胎儿水肿、胎儿生长受限及胎盘增大变厚等。

8. 感染孕产妇分娩前必须进行非梅毒螺旋体抗原血清学试验定量检测,以便与所生新生儿非梅毒螺旋体抗原血清学试验定量检测结果进行比较,作为后续诊治的依据。

9. 分娩时应为梅毒感染孕产妇提供适宜、安全的助产技术服务,尽量避免可能增加梅毒螺旋体经血液、体液母婴传播的危险,减少在分娩过程中新生儿感染梅毒的机会。

10. 为梅毒感染孕产妇所生儿童提供预防性治疗。出生时即进行梅毒感染相关检测(如非梅毒螺旋体抗原血清学定量检测等),及时发现先天梅毒患儿。对出生时明确诊断的先天梅毒儿童及时给予规范治疗,并上报先天梅毒感染信息;对出生时不能明确诊断先天梅毒的儿童,应定期检测和随访,以及时诊断或排除先天梅毒;对随访过程中诊断的先天梅毒儿童及时给予规范治疗并上报先天梅毒感染信息。在没有条件或无法进行先天梅毒诊断、治疗的情况下应及时进行转诊。

11. 梅毒感染孕产妇所生婴儿,如果母亲在孕期已经接受规范驱梅治疗并对治疗反应良好者,不会在乳汁中出现梅毒螺旋体,若乳头无破损,可以母乳喂养。一些患者由于在孕期应用非青霉素治疗,需要"排除胎儿感染后才可以母乳喂养"。

12. 为 HBV 感染孕产妇提供必要的实验室检测和辅助检查,结合病史,密切监测肝功能、HBV 血清学标志物、HBV DNA、肝脏彩超等,必要时转介至专业诊疗机构治疗。已进行抗病毒治疗的孕妇,服用抗病毒药物期每 4~8 周及临产前均应复查 HBV DNA 及肝功能,以监测其疗效及可能发生的耐药。

13. 建议在孕 26~28 周复查 HBV DNA,以决定母婴阻断策略;对于 HBV DNA 载量 $>10^6$ 拷贝/ml 的孕妇,知情同意后考虑在 28~32 周孕起直至分娩给予抗病毒治疗以抑制病毒和预防围产期 HBV 传播。无论孕期使用何种抗病毒药物,均应密切监测肝功能及 HBV DNA、血肌酐、肌酸激酶、血磷等,以评价用药的安全性。

14. 目前我国指南推荐 HBV 感染孕妇在孕晚期不必应用 HBIG。

15. 建议 HBV 感染孕妇应谨慎行羊膜腔穿刺,鼓励 HBsAg 阳性孕妇在进行胎儿非整倍体有创检查之前优先采用无创产前筛查技术,并告知如果孕妇 HBV DNA 载量 $>10^6$ 拷贝/ml,则羊水穿刺时 HBV 宫内传播的风险将增加。

16. 对于 HBV 感染的孕妇，不建议进行仅以"减少 HBV 垂直传播"为目的的剖宫产。

17. HBV 暴露婴儿在出生后 24 小时（最好是 12 小时内，越早越好）内注射乙肝免疫球蛋白（100U），同时按照国家免疫规划要求，完成 24 小时内及 1 月龄和 6 月龄婴儿的 3 次乙肝疫苗接种。

18. 感染产妇产后复查肝功能至产后 6 个月。新生儿接受正规标准的免疫预防后，推荐母乳喂养。

【关键点】

1. 所有孕产妇首次就诊时需提供 HIV、梅毒、乙肝的检测与咨询，尽早发现感染孕产妇，及时给予综合干预技术措施。

2. 正确掌握 HIV、梅毒、乙肝检测的实验室方法，并给予规范正确的结果解读。

3. 临产时才寻求助产服务的孕产妇，需同时应用两种不同的快速检测试剂进行 HIV 抗体筛查，根据筛查检测结果，及时提供后续干预技术。

4. 正确掌握 HIV 感染孕产妇的抗病毒治疗方案及治疗过程的监测指标、梅毒感染孕产妇的青霉素治疗原则、方案以及监测要点和 HBV 感染孕产妇孕期监测指标与高病毒载量下的知情选择抗病毒治疗。

5. 规范孕产期保健、产时适宜安全的助产，合理评估与选择分娩方式。

6. 正确掌握 HIV、梅毒与乙肝感染孕产妇所生婴儿的分娩时处理和相应的药物治疗方案与安全适宜的喂养方式指导。

7. 对 HIV、梅毒与乙肝感染孕产妇及所生婴儿按要求进行随访、产后保健和儿童保健指导。

（蒲杰）

参考文献

1. 中华医学会感染病学分会艾滋病学组. 艾滋病诊疗指南（2011 版）. 中华传染病杂志，2011，29（10）：629-639.

2. World Health Organization.Consolidated guidelines on the use of antiretroviral drugs for treating and preventing hiv infection, recommendations for a public health approach. Geneva：World Health Organization，2013.

3. 蒲杰. 预防艾滋病、梅毒和乙肝母婴传播技术与进展. 成都：四川科技出版社，2015.

4. 中华人民共和国卫生和计划生育委员会. 预防艾滋病、梅毒和乙肝母婴传播工作实施方案，2015.

5. 蒲杰，梁家智. 预防艾滋病母婴传播的研究进展. 现代预防医学，2013，40（6）：1122-1124.

6. Public Health Agency of Canada. Canadian Guidelines on Sexually Transmitted Infections-Syphilis—Revised，2010

7. 中华医学会妇产科学分会感染性疾病协作组. 妊娠合并梅毒的诊断和处理专家共识. 中华妇产科杂志，2012，47（2）：158-159.

8. Sarah Hawkes，Nashaba Matin，Nathalie Broutet，et al. Effectiveness of interventions to improve screening for syphilis in pregnancy：a systematic review and meta-analysis. Lancet Infect Dis，2011，11（9）：684-691.

9. 中华医学会妇产科学分会产科学组. 乙型肝炎病毒母婴传播预防临床指南（第 1 版）. 中华妇产科杂志，2013，48（2）：151-154.

10. Dionne-Odom J，Tita AT，Silverman NS. Society for Maternal-Fetal Medicine（SMFM）Consult Series #38：Hepatitis B in Pregnancy-Screening，Treatment and Prevention of Vertical Transmission. Am J Obstet Gynecol，2015，Oct 7. DOI：10.1016/j. ajog. 2015.09.100.

11. James S. Park，Calvin Pan，Current recommendations of managing HBV infection in preconception or pregnancy，Front. Med，2014，8（2）：158-165.

12. 慢性乙型肝炎特殊患者抗病毒治疗专家委员会. 慢性乙型肝炎特殊患者抗病毒治疗专家共识（2015 年更新）. 中国肝脏病杂志（电子版），2015，7：（1）115-127.

13. 中华医学会肝病学分会，中华医学会感染病学分会. 慢性乙型肝炎防治指南. 中国肝脏病杂志（电子版），2015；7（3）：1-18.

14. 乙型肝炎病毒感染女性生育管理专家委员会. 乙型肝炎病毒感染女性生育管理专家共识. 中华实验和临床感染病杂志（电子版），2014；8（1）：104-107.

15. Terrault NA, et al. Hepatology. American Association for the Study of Liver Diseases, 2015, 62: (1): 1-326.

16. Alan TN, Neil S. Hepatitis B in pregnancy screening, treatment, and prevention of vertical transmission. Am J Obstet Gynecol, 2016, 214(1): 6-14.

17. VISVANATHAN K, DUSHEIKO G, GILES M. et al. Managing HBV in pregnancy. Prevention, prophylaxis, treatment and follow-up: position paper produced by Australian, UK and New Zealand key opinion leaders. Gut, 2016, 65(2): 340-350.

第六节　助产相关的安全知识与技能

【导读】

产房医护人员掌握助产相关的安全知识与技能是降低孕产妇及围产儿死亡率和并发症的重要措施。

一、概述

孕产妇死亡率和围产儿死亡率是评价产科质量的两个重要指标。我国孕产妇死亡率从 2000 年的 30/10 万降低到 2015 年的 20.1/10 万,新生儿死亡率从 1990 年 34/1000 活产降至 2008 年的 10.2/1000 活产,但跟发达国家尚有很大的差别,且地区差异较大,同时存在资源不足和是否有效利用的问题。全面"两孩"政策公布放开后,我国出生人口数量将大大增加。在目前年分娩量 1600 万的基础上,预计每年将新增 400 万~500 万。这其中高龄产妇、剖宫产史产妇增加将导致妊娠并发症和合并症增加,预示着产科的工作量和风险均会大幅度增加。

目前的问题在于:据文献报道,3/4 的孕产妇和围产儿死亡是可以避免的;虽然高危因素很多,但低危人群也能发病;助产人员事先做得很好,但事后总能找出问题;教科书上写得很清楚,但处理复杂(多系统损伤,牵涉到几乎医院所有科室)。切实降低分娩风险,医疗机构的助产能力和孕产妇安全管理是关键。掌握助产相关的安全知识和技能,包括助产机构的基本能力、基于疾病的早期预警早期发现、基于安全的救治能力建设(团队建设和模拟演练)、基于表单的关键环节规范化管理,是产科工作者降低孕产妇、围产儿发病率、死亡率,改善妊娠结局的关键手段。

二、分类

(一) 各级助产机构的基本能力

确保得到专业接产服务是降低孕产妇死亡率和新生儿死亡率的关键策略。根据 WHO 的推荐,孕产妇保健的两级管理体系包括基层医院和上级综合性诊治中心。基层医院产房需提供的基本服务(basic service)除了接生,还应提供七大紧急医疗服务的技能:包括抗生素应用、促进子宫收缩的药物应用、硫酸镁的应用(当发生子痫前期的时候)、人工剥离胎盘、刮宫或宫腔吸引、阴道助产(胎头吸引或产钳)和基本的新生儿复苏技术。而在上级诊疗中心的产房应能提供综合性服务(comprehensive services),即在基本服务的基础上,具备手术(剖宫产等)和输血的技术。具备手术能力可减少因出血或梗阻性难产需要全子宫切除的孕妇的发病率和死亡率。剖宫产率是评价专业技术、外科手术设备、服务的间接指标,WHO 等举例如剖宫产率在 5% 以上表示有充足的助产资源。

上级诊疗中心还需要具备孕产妇综合救治能力。在组织构架上,要求产房跟手术室之间尽可能地便利(或者产房中有紧急手术室),具有紧急手术的能力。在综合医院需要具备"杂交手术室"。在人员构架上,现代化产房团队应由普通产科、围产医学、助产士、麻醉医师、麻醉护士、新生儿科医师组成,能进行母胎急救处理。母体急救需要有紧急剖宫产、标准心肺复苏的能力作为提高抢救成功率的关键干预措施,目标是美国心脏协会指南推荐的在心搏骤停后 4 分钟时开始进行濒死期剖宫产,并在 5 分钟内完成新生儿分娩。新生儿急救需要建立产房新生儿学的概念,产房要有新生儿急救、早产儿救护,甚至有新生儿手术(产房外科)的能力。

(二) 早期预警、早期发现

1. 危重孕产妇的早期预警、早期　WHO 对危重孕产妇(濒临死亡者,maternal near miss)有一个专门的定义:在妊娠期和产后 42 天期间,如果没有及时、有效的医学干预就会发生死亡的患者,主要包括三方面的内容:①多系统衰竭或严重的器官或系统衰竭(如呼吸、心脏或肾脏衰竭);②明确需要干预或复苏的患者(如子宫切除、气管插管、ICU、输血);③严重的疾病分类

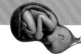

（严重的出血、子痫等）。建立针对潜在的危及生命或濒死患者的危重孕产妇管理体系，尤其是建立能够及时识别危重患者的早期预警系统，对于提高孕产妇安全性、降低死亡率具有重要的作用。

全球广泛应用"三个延误"模式研究导致孕产妇死亡的社会、文化以及医疗方面的原因，即决定获得专业保健的延误（没有认识到疾病的威胁，在获得保健前需要获得家庭成员的同意）、到达适合的医疗机构的延误（交通差、距离远）、获得足够的医疗的延误（到达医疗机构以后，医疗机构没有意识到疾病的威胁，对重大疾病没有足够的设备和资源）。其中寻求和得到医疗／产科救助的延误（对危及生命的疾病未能识别或认识不足，对严重疾病的救治能力不足）是孕产妇死亡的根本原因。美国、法国和英国的孕产妇死亡监测提示，识别、诊断和治疗延误是出血、高血压、感染和静脉血栓导致死亡的主要因素。在产科患者，因危重疾病相对罕见，正常妊娠及分娩可使母体生命体征发生明显改变，且健康妇女有大量的生理储备以补偿病理紊乱，致使危及生命的疾病的早期症状可能难以识别。

因此，要求建立能够及时识别危重患者的早期预警系统（early warning system），旨在减少可预防的孕产妇发病率和死亡率，通过识别和寻找机会提高孕产妇安全。虽然每一个疾病都有一定的差异性，但存在共性的早期预警标准，且目前已经发展成为可迅速确认和质量控制的具体策略和方法，对降低孕产妇死亡有一定作用。

美国孕产妇安全联盟（National Partnership for Maternal Safety，NPMS）的危重孕产妇预警指标在美国妇产科医师学会（American College of Obstetricians and Gynecologists，ACOG）提出的妇产科患者早期预警指标的基础上做了改良，去除了体温、疼痛指标，增加了尿量指标（表13-6-1）。其原因在于：发热常见且通常伴有其他生命体征的改变，不易被忽略或在常规临床观察时排除；疼痛因与严重发病率相关性差也予删除，但两者同时存在仍是需要进行病情评估的重要因素。少尿是有严重表现的子痫前期孕妇病情进展的标志；定量监测尿量仅推荐用于有明确临床指征的妇女（如有严重表现的子痫前期、腹部手术的围术期，怀疑出血或败血症）。

表 13-6-1　美国孕产妇安全联盟推荐的危重孕产妇预警指标

指标	标准
SBP（mmHg）	<90 或 >160
DBP（mmHg）	>100
HR（次／分）	<60 或 >120
呼吸（次／分）	<10 或 >30
血氧饱和度（%），吸入室内空气，海平面水平	95
尿量（ml/h），至少 2 小时以上	<30

孕妇烦躁、神志不清、反应迟钝；子痫前期患者报告不能缓解的头痛和呼吸急促

有效的预警系统包括：明确的观察指标，预先确定的异常的标准，以及一旦发现异常启动反应的流程。临床监测，即持续地评价可能出现异常的患者，一旦发现异常立即发起紧急诊断和治疗干预措施，这是及时诊断和治疗的关键。在等待医师到场时，床旁护士应遵循复苏原则确保患者安全。例如，建立通畅的静脉通路；使孕妇子宫左倾或完全左侧卧位增加心输出量；低氧血症时供氧改善氧饱和度；当患者情况恶化时，增加监测频度以观察变化趋势。

预警指标中出现单个异常有可能是测量误差，核实单个的异常指标尤其是血压（blood pressure，BP）、心率、呼吸和氧饱和度很重要。偶尔，某个异常指标对某一个患者而言可能反映了其正常的生理状态，助产人员应制定之后的监测、汇报和分析的计划。反复发生或累计一个以上的指标，应立即增加监测和临床评估的强度和频度，仔细考虑恰当的鉴别诊断，直至诊断明确或指标恢复。

这个危重孕产妇预警标准被设定为启动快速反应的标准，并建立相应的启动和运行快速反应团队的培训课程。这个基于早期预警的系统需要教育和培训，这个培训是针对所有医务工作者，让所有相关的人员都能准确识别各种警示指标，明确向谁报告，以及团队内部能够通畅的交流。当然，该预警指标并没有确认所有的严重并发症，也不是设计为取代临床判断。但作为基本安全的核心内容，临床医师和护理人员要随时注意，保证这些生命体征在合理的范围。

2. 基于严重疾病的早期预警、早期发现　导致孕产妇死亡的原因为出血、高血压疾病、感染、难产、不完全流产等并发症。不管是低收入、中等收入还是高收入国家，针对严重疾病的围产期干预是最重要的、最直接的干预策略。

（1）产后出血：是全球孕产妇死亡的最主要原因，占所有孕产妇死亡的25%。根据我国的孕产妇死亡调查报告，产后出血也是我国孕产妇死亡的主要原因。绝大多数产后出血所导致的孕产妇死亡，是由于诊断和处理延误所致，是可以避免或创造条件可以避免的。WHO推荐的有效策略是：积极处理第三产程；建立和遵循产后出血处理的指南和流程规范；并采用模拟演练方法让团队熟练掌握相关的技术。大样本的随机对照研究表明这些措施可以降低产后出血的发生率和严重性，间接的证据提示降低孕产妇死亡率。

ACOG继2013年发布《产后出血指南》后，2015年再次发布了《产后出血孕产妇安全管理共识》。该《共识》从管理层角度出发，建议管理层应制定详细的规范并组织监督具体实施，且制定了产后出血从准备、识别预防、应急、报告和系统学习4个方面13项要素的流程和规范，以不断提高各级母婴机构处理产后出血的能力，降低孕产妇死亡率。在临床实践中应根据患者个体化的需求、母婴机构自身的资源及限制，采取多样性、个体化的临床处理原则。在产房内，最为关键的是对每一位孕产妇进行识别和预防产后出血，具体包括：

1）评估出血风险：包括在入院、临产晚期（如绒毛膜羊膜炎、产程延长）、产时和产后等不同时间点进行。早期识别产后出血可以起到提早准备、加强监护和早期认识、提前预防的作用，同时让团队做好启动早期积极应对出血的准备。

2）准确评估出血量：使用较为准确的方法如容积法和称重法评估所有孕产妇在整个分娩过程中累计出血量，有助于及时应对并避免不良结局的发生。

3）积极处理第三产程：积极处理第三产程是预防产后出血最重要的方法之一，包括使用缩宫素、子宫按摩和脐带牵拉三个措施。最近的研究表明使用缩宫素是关键的步骤。与麦角新碱（主要不良反应为恶心和呕吐）或米索前列醇（主要不良反应为高热）相比，缩宫素是最有效且不良反应最小的药物。将缩宫素的使用推迟到延迟钳夹脐带之后不会增加产后出血风险。WHO、ACOG、美国家庭医师学会、妇女健康、产科和新生儿护士协会均推荐所有孕妇应产后使用缩宫素。

（2）子痫前期-子痫：据全球2015年的数据，孕产妇死亡第二位原因为妊娠期高血压疾病，子痫是妊娠期高血压疾病最严重的阶段，是导致母儿死亡的最主要原因。其中产时子痫占20%左右，因此在产房内对子痫前期-子痫患者，在疾病加重前早期识别和处理是降低孕产妇死亡的基本要素。

在子痫发作前数小时，大多数孕产妇有前驱症状或体征，最常见如高血压（75%）、头痛（持续额部或枕部头痛或霹雳性头痛）（66%）、视觉障碍（盲点、视力丧失（皮质盲）、视力模糊、复视、视野缺损（如同侧偏盲）、畏光（27%）、右上腹或上腹部疼痛（25%），或者无症状（25%）。

产前检查中定期测量血压可以早期识别子痫前期，避免70%的子痫发作。子痫前期患者应用硫酸镁可以预防和控制子痫。根据全球多中心的Magpie（magnesium sulphate for prevention of eclampsia）研究，硫酸镁的应用可以降低50%的子痫发作。降压治疗可以控制严重高血压，降低脑血管意外的发生率。ACOG推荐对于妊娠期和产褥期急性发作的严重收缩期高血压（≥160mmHg）和（或）严重舒张期高血压（≥110mmHg）需要在30~60分钟内紧急降压治疗。建议使用拉贝洛尔、肼屈嗪或口服快释型硝苯地平作为一线治疗。例如，若严重BP升高持续≥15分钟，即静脉注射拉贝洛尔20mg（>2分钟），10分钟内复测BP并记录结果：若仍超过BP阈值[收缩压≥160mmHg和（或）舒张压≥110mmHg]，静脉注射拉贝洛尔40mg（>2分钟）；若小于阈值，继续密切监测BP，10分钟内复测BP并记录结果：若仍超过BP阈值，静脉注射拉贝洛尔80mg（>2分钟）；若小于阈值，继续密切监测BP，10分钟内复测BP并记录结果：若仍超过BP阈值，则使用肼屈嗪治疗（静脉注射10mg，>2分钟）；若小于阈值，继续密切监测BP，20分钟内复测BP并记录结果，若仍超过BP阈值，紧急咨询妇产科、内科、麻醉科或急诊重症专家，根据顺序给予其他抗高血压药物治疗。一旦实现上述BP阈值，第1个1小时内每10分钟复测血压，第2个1小时内每15分钟复测，第3个1小时内每 30 分钟复测,然后每 1 小时复测血压共测量 4 次。循证医学表明及时降压治疗是降低颅内出血导致的死亡的有效方法。及时分娩是唯一有效的治愈的方法,胎盘娩出后,子痫前期 - 子痫可以完全缓解。

(3) 感染:是导致孕产妇死亡另一重要因素,特别是在欠发达地区,由于医疗资源的不足和生活条件低下,产褥期感染的发病率和病死率更高。产褥期感染包括绒毛膜羊膜炎、子宫内膜炎、肾盂肾炎 / 泌尿道感染、感染性流产、皮肤和软组织感染(如坏死性筋膜炎、脓肿、蜂窝组织炎、肌肉坏死等)。

助产机构提供符合标准的医疗设施、洁净的水和卫生系统、建立规范的消毒隔离措施,合理应用抗生素等方法可以降低孕产妇病死率。WHO 推荐的分娩时的“六洗”策略(洗手、清洁外阴、清洁相关器械、清洁脐带、清洁脐带结扎工具、清洗伤口)可以降低感染导致的孕产妇死亡。在发达国家感染导致的孕产妇死亡仅占 2%,但在发展中国家高达 10%~12%。

(三) 基于患者安全科学的救治能力建设

患者安全科学是关于尽可能地减少医疗差错并预防损伤的科学,主要研究减少人为过失、医学复杂性、系统缺陷等方面。根据美国等发达国家的孕产妇死亡评估,缺乏必要的医疗护理、并发症和社会环境因素仍然是孕产妇死亡的主要原因;更深层次的问题是如何更好地利用资源问题,而不是资源缺乏的问题。解决方法聚焦在团队和个人的训练,模拟与演练,形成指南、规范和检查表单,以及信息技术和教育几个方面。这些方法和工具可以应用于住院和门诊的各个环节,可以有效改善医务人员的知识、技能、行为,最终改善患者的预后。如采用形成标准化、分阶段的产科出血紧急处理方案、模拟训练和团队建设等方法可以明显减少产科出血导致的死亡。

1. 团队培训　文献报道,70% 的产科事件均存在团队沟通不良问题。因此,ACOG 和 IOM 均承认团队和沟通是患者安全的关键因素。在分娩过程中,核心的医疗团队不仅仅是产科医师,还包括助产士、麻醉医师、新生儿科医师和其他支持人员。加强团队的培训可以改善患者安全性、团队效率和母婴预后。团队培训的核心内容包括沟通(communication)、形势判断(situation

monitoring)、相互支持(mutual support)和领导力(leadership)。一个大样本的队列研究表明,经过培训后,紧急剖宫产的实施时间从原来的 33 分钟降低到 21 分钟,从决定到划皮的时间控制在 10 分钟之内;预后不良的发生率从原来的 5.9% 降低到 4.6%。

2. 模拟和演练　模拟产科的过程是最常见的培训个体和团队的方式,以提高处理紧急状态的能力和技能。通过模拟不同场景,团队成员能够在安全的环境下学习和实践相关的干预。当事件真正发生的时候,可以间接地改善预后。ACOG 和母胎医学协会(Society of Maternal-Fetal Medicine,SMFM)提供了一系列的产科模拟场景,包括子痫、肩难产、手术阴道助产、产后出血、紧急剖宫产和其他(如羊膜腔穿刺、臀位助产、胎心监护解读等)。

定期模拟演练是保持医护人员的技能水平的有效方法。Crofts 等报道了肩难产的模拟演练的效果,在演练前考试的正确率为 49%,演练后 3、6、12 个月的正确率分别为 82%、84% 和 85%;在 3 个月没有通过考试的 12% 再次模拟演练,在 12 个月的正确率为 72%。因此,提出医务人员每年训练 1 次足够了,对于不能通过考试者需要缩短时间。

3. 定期总结和汇报,从错误中学习　安全性科学需要认识到,每个人都会犯错,因此,良好的安全系统除了通过标准化能减少可变性、通过核查表单独立核查工作进程中的关键步骤以外,还需要定期总结和汇报,从错误中学习。临床医师常通过采取临时处理或变通方法从事于“一级”的问题解决,从而解决急迫的临床问题。尽管临时处理可能解决一例患者的问题,但临床医师必须采取“二级”问题解决的进程,以减少将来对其他患者的危害。二级问题解决需要对事件进行检查和分析,以发现问题并设计出能抵御未来危害的系统。对于涉及助产安全的临床事件,需要定期组织汇报和总结。发生临床事件,首先要询问以下问题:①发生了什么事? ②这件事为何会发生? ③我们如何减小该风险? ④如何证明我们减小了该风险?

基于科室的综合安全计划(comprehensive unitbased safety program,CUSP)通过培育积极交流、团队协作,使安全和质量成为临床工作的永恒主题。由于医院内各个科室之间存在较大的安全文化差异,CUSP 在科室层面上,通过由医师、护士、管理人员和其他工作人员组成的多学科团队实施。CUSP 能发现问题并提出解决方案,它能集中许多人的智慧,可成为推动文化改变的重要力量,从而维持并加强患者安全倡议的实施。该项目在高风险环境中已获成效,例如重症监护病房,或是手术室、产房。

CUSP 项目涉及教育(全体产房医护人员接受安全科学的教育)、识别危险(要求全体医护人员发现其产房中的缺陷)、管理支持(确保工作所需的必要资源、使团队负责降低风险,并向高层领导报告对患者的安全危害)、定期会议(回顾安全问题、调查并发现缺陷,以及设计更安全的医疗系统)和实施(采用简报和任务报告这类工具的应用,能够促进交流和团队协作,并在产房、手术室建立一种安全文化)。

(四)基于表单的关键环节标准化管理

ACOG 和美国联合委员会(The Joint Commission)均推荐了产科相关的患者安全检查表单。检查清单可独立核查工作进程中的关键步骤。2015 年 WHO 发布了安全分娩核查表及其使用指南,主要针对孕产妇发病率和死亡率的主要原因,包括出血、感染、难产、死胎、分娩期高血压疾病等,以及新生儿病死的主要原因,包括出生窒息、早产儿感染相关并发症等。其中包含 29 个条目,分入院时、分娩前、分娩后 1 小时内、出院前共 4 个部分。其中,入院时核查"何时使用抗生素、硫酸镁、抗逆转录病毒,医务人员必须告知内容"等 8 个条目;分娩前核查"抗生素、硫酸镁使用情况,分娩所需物品"等 4 个条目;分娩后 1 小时内核查"有无异常出血,抗生素、硫酸镁使用情况,母乳喂养,母子皮肤接触"等 9 个条目。该安全分娩核查表内容全面、流程规范,便于助产人员在处理每例孕产妇分娩时遵循基本标准,为医护人员规避风险、确保母婴安全提供保障。

在产房所需建立的孕产妇安全核查表单具体可以针对两个方面:一是助产中相关的具体操作;二是针对妊娠并发症或合并症、分娩期并发症的表单即基于疾病的关键环节标准化管理表单:

1. 助产中相关具体操作的核查表单

(1)缩宫素安全核查表:缩宫素是引产常用的药物,针对不同的个体有效剂量差别很大,因此,需要采取更加正规的方法来改善患者的安全。专家推荐在应用缩宫素之前需要严格掌握指征;规定起始剂量和最大剂量;从小剂量开始不定期增加剂量;医护之间密切配合。严格遵守流程规范和清单检查可以降低医疗风险。

一个大型医疗集团报告了基于清单的缩宫素应用系统的效果。缩宫素应用前的清单用来确认缩宫素应用相关的条件(包括估计胎儿体重、胎儿先露、骨盆测量、胎儿估计等);缩宫素应用过程中的清单随时评估缩宫素应用的安全性(包括胎心率评估、子宫收缩强度和频率),要求每 30 分钟评估一次;如果清单上的评估项目不能够全部完成,需要停止应用缩宫素。结果显示,应用基于清单的系统之后,不良新生儿的发生率明显降低。

(2)欣普贝生使用核查表单:目前欣普贝生已被广泛应用于国内产科,主要应用在晚期妊娠引产,促进宫颈成熟。在临床应用的过程中也出现了一些相关并发症,如子宫过度刺激、胎儿窘迫等。这些并发症中部分可能与欣普贝生使用不规范有关。因此,为了有效降低日益升高的剖宫产率,让更多的临床工作者有效安全地规范使用欣普贝生,非常有必要将欣普贝生的临床应用进行规范并推广。

欣普贝生促宫颈成熟的用药核查表单可分为用药前和用药后,用药前需要核查用药指征,宫颈 Bishop 评分,NST,记录用药时间;用药后每 2~4 小时核查 1 次(胎膜早破产妇放置后应每小时监测 1 次),监测内容包括母体的生命体征、自觉症状、宫缩(有无、频率、持续时间、强度)、胎心(胎心率)、不良反应(恶心、呕吐、腹泻、发热)。分别在放置 2 小时后每 4 小时进行 CTG 20~30 分钟(即 CTG 时间点为放置后 4、8、12、16、20 和 24 小时)。放置 4~24 小时期间,每 4 小时听诊胎心 1 次。在此期间一旦出现宫缩,即行胎心电子监护。宫颈状况:一旦出现不规律宫缩,则每 2 小时检查 1 次,包括宫颈软硬度,宫颈管消失及宫口开大情况。记录取药指征和取药时间。

(3)限制性会阴切开术标准化管理/核查表:会阴切开术自 18 世纪应用于临床,到 20 世纪上半叶其使用率在世界范围内大幅提升。会阴切开术可能导致严重会阴裂伤、产后疼痛、性交痛,并增加产后出血的发生。因此,是否常规行会阴切开存在广泛争议。1996 年 WHO 要求将会阴切开率降至 20%。2006 年 ACOG 基于循证医学证据,支持采用限制性会阴切开术,推荐自然分娩和器械助产都不应常规行会阴切开术。建议仅在以下分娩情况时应用会阴切开术:发生严重会阴撕裂伤的风险高、明显软组织性难产,或是需要协助娩出可能存在窘迫的胎儿。然而这些情况作为会阴切开术的指征尚缺乏客观标准,且受主观因素影响较大。

我国目前亦推广限制性会阴切开,产科质控要求会阴切开率<50%。因此需要标准化的管理以评估产时会阴条件,尤其需要制定初产妇限制会阴切开的评估核查表单,以量化的标准客观评估会阴条件从而实施限制性会阴切开术。目前国内不少助产机构已使用会阴评估核查表单,以对分娩时会阴切开做规范化管理。表单分为两部分:首先,助产者在初产妇宫口开全后行初步评估,主要评估内容包括病史、产次、妊娠并发症或合并症、胎心情况、胎儿大小、产妇意向;上台后进行进一步的评估,包括会阴条件(会阴体长度测量、弹性测量、有无瘢痕、水肿、炎症等)、产力、产妇配合程度、监测胎心变化,再结合初次的评估,得出最终的评估分数,判断是否需会阴切开。每个月进行会阴侧切率和产科质量的效果评价和统计,并对每个产妇进行产后随访包括伤口的愈合情况、疼痛情况以及满意率随访。在降低会阴切开率的同时,避免发生严重的Ⅲ度、Ⅳ度会阴撕裂。实施会阴评估核查表单进行标准化管理后,会阴严重撕裂及新生儿窒息等不良结局比例并未增加。

(4)肩难产核查表:肩难产是一种产科急症,存在导致严重新生儿和(或)产妇不良结局的可能性。肩难产通常是不可预测且不可预防的,对该急症处理不当可能使新生儿结局恶化。在ACOG新生儿臂丛神经麻痹特别工作小组发布的一份报告中,确定以下临床情况系肩难产和臂丛神经损伤的高危情况:预计胎儿体重超过5000g的非糖尿病女性或预计胎儿体重超过4500g的糖尿病女性;既往发生过肩难产,尤其是造成了严重的新生儿损伤;预计体重超过4000g的胎儿行中骨盆手术阴道分娩。在这些情况下,剖宫产是一种合理的选择,可减少肩难产及相关并发症的发生。

由于肩难产无法根据产前危险因素或产程异常来准确预测,产科医师应对所有经阴道分娩均做好可能肩难产的准备,能立刻识别肩难产,并采取有序的操作步骤,及时将胎儿娩出。这就要求所有的产科医护人员都要做到:及时识别仅用轻柔的牵引力不足以娩出胎肩的情况;采取一系列有序的产科手法以及时娩出新生儿,并使母亲及胎儿不受损伤或将其损伤降至最小。

在并发肩难产的分娩后,病史中清晰完整的表单化记录是非常重要的。表单中应包含以下信息:

产前:有无糖尿病(GDM或PGDM),是否胰岛素治疗,血糖控制情况,胎儿估计体重(临床估计和超声估计)。

产时:记录几个时间(进入活跃期的时间、进入第二产程的时间、胎儿娩出时间、后肩娩出时间、新生儿娩出时间);何时及如何诊断肩难产;是否使用产钳或胎吸,安放位置、胎儿位置、产钳或胎吸使用的时间、屏气用力的次数;记录其他辅助人员(其他产科医师、麻醉师、儿科医师、其他助产士等)到场的时间;处理手法,如延长会阴切口、Wood旋转、耻骨上加压、Rubin法、McRoberts法、娩出后肩,前锁骨骨折,Zavanelli法等(按使用次序编号,并说明结果);新生儿结局(Apgar评分、出生体重、脐血血气分析结果、儿科评估的时间、有无臂丛神经麻痹、有无Horner面瘫、有无骨折)。

美国医院团体的报告显示,采用肩难产的核查表单可改善围产儿结局和减少母儿的损伤。

(5)产时胎心监护核查表:我国的新生儿死亡率从1990年的34/1000活产降至2015年的10.2/1000活产,但跟发达国家尚有很大的差别。其中主要死亡原因为出生窒息(占29%),早产(占26%)。产时胎儿监护的目的是识别产时胎儿缺氧/酸中毒前状态,以避免胎儿损伤。但临床实践中存在一个最大的医疗安全隐患,就是胎心监护发现的问题没有有效的沟通。胎心监护标准化和消除不必要的复杂化是改善新生儿预后的两大基石。

中华医学会围产医学分会目前推荐使用2008年由NICHD、ACOG和母胎医学会(Society for Maternal-Fetal Medicine,SMFM)共同组成的工作组所提出的产时EFM的三级评价系统。即Ⅰ类为正常EFM图形,对于胎儿正常血氧状态的预测价值极高,不需特殊干预;Ⅲ类为异常EFM图形,对于预测胎儿正在或即将出现窒息、神经系统损伤、胎死宫内有很高的预测价值,因此一旦出现,需要立即分娩。而在这上述两种情况之间的图形被定义为Ⅱ类,是可疑的EFM图形。不同类型的Ⅱ类EFM图形发展为胎儿酸中毒的可能性差异很大,需要综合评估、监测、必要的临床干预以及再评估,根据情况决定是否终止妊娠,如果不能短时间终止妊娠,但经保守处理没有明显好转或转变为Ⅲ类FEM图形应立即分娩。

根据指南推荐,产时胎心监护核查表应记录:高危因素、宫缩(15分钟≤7次)、胎心基线(110~16次/分)、变异(6~25次/分)、加速(15次/分,持续15秒),减速(早期减速、变异减速或晚期减速),整体评估结果(Ⅰ类、Ⅱ类、Ⅲ类)。针对Ⅱ类胎心监护,核查有无采取可行的干预措施如改变体位、吸氧、静脉输液、减慢宫缩频率(停用缩宫素或促宫颈成熟药物,使用宫缩抑制剂),核查表尤其需要记录评估—持续监护—重新评估的过程,强调采用连续监护、动态评估的方法,或者结合其他辅助方法进行综合评估。如2015年国际妇产科联盟(FIGO)围产医学委员会更新的胎儿监护指南中推荐在评估和采取干预措施同时,可使用其他辅助检查的方法来评估胎儿氧合状态,包括胎儿头皮血分析、持续胎儿血pH和乳酸监测、胎儿头皮刺激、胎儿脉搏血氧饱和度监测和胎心ST段分析等。

采用明确、统一的产时FHR监护分类核查表,并对应不同的评估方式和干预措施,可以为不同年资和临床经验的医师在临床工作中做出正确的评估和处理。标准化的CTG定义和解释及处理的简化通过减少不必要的复杂性提高了安全性。

2. 基于疾病的关键环节标准化管理表单

(1)产后出血的分级预警及评估管理系统:ACOG 2015年发布的"产后出血孕产妇安全管理共识"中每个分娩中心都应制定一个详细的产后出血紧急事件应急处理方案。当发现产妇有发生产后出血的预兆时,分阶段处理可以促进有组织的、分级的应急,可以尽量保证患者能接受最佳治疗,同时不会浪费资源。应急处理方案包括:确定病因;监测每个阶段重要的体征及出血情况;确定应急团队的成员及他们在每个阶段的角色;建立一个用于启动应急的沟通方案;确定每个阶段人员所需的装备、药品或其他所需物资。

标准化的产后出血应急方案有助于培训、演练、沟通以及促进团队建设。所有的医疗机构需要根据自身的资源及条件来调整方案。一旦确定方案,建议用来指导正式的演练,并应在真实事件后进行深入的总结和讨论,以不断改进。复旦

大学附属妇产科医院自2008年起建立了产后出血预警和评估管理系统,将产后出血分为白色、绿色、黄色、红色和黑色5个等级,分别代表产后出血的严重程度,根据不同级别采取相应的措施。其中白色警报:有产后出血倾向,但目前尚未发生产后出血者;绿色警报:出血量>500ml,出血还未完全得到控制者;黄色警报:出血量>1000ml,出血还未得到完全控制者;红色警报:出血量>2000ml,出血还未得到完全控制者;黑色警报:产后出血有生命危险者(如休克、弥散性血管内凝血、神志不清等)。系统中明确规定各级警报的监测要求及处理方法,并对产后出血原因的推测、对出血量的评估、各种原因引起的产后出血处理的原则及方法、补液及输血的方法、护理级别改变等进行强化。以此分级系统进行标准化管理后,虽然产后出血的发生率没有改变,但严重产后出血和红细胞悬液的使用率明显降低,由产后出血导致的全子宫切除的手术率也有所下降。

(2)子痫前期的标准化表单管理:根据子痫前期的发病异质性、临床表现多样性、病情变化多端、母胎预后差等特点,建立基于动态监测和评估的临床管理体系和质量控制体系,有助于标准化管理妊娠严重高血压疾病,随后通过一系列干预改善保健质量。

英国一项多中心队列研究通过对严重妊娠期高血压疾病患者进行一系列干预措施,提高医疗质量。其采用的监测表单包括常规观察表单(包括脉搏、血压、体温、氧饱和度、呼吸次数等)、侧重于液体平衡的出入量记录表单、静脉用药及滴速记录表单、实验室检查结果表单,以及临床诊疗行为记录表单。使用表单化管理后,未监测或未充分监测的比例明显下降,液体管理的综合质量明显提高。

在分娩期,特别需要关注子痫前期患者引产及产程中、围术期的病情变化、液体管理等,以及一旦发生子痫发作的急救处理,通过安全核查表可以提高子痫前期患者母儿的安全性。分娩期除了核查记录CST、缩宫素使用指征、浓度滴速等,还需进行持续的母体和胎儿监测,以识别高血压加重,母体肝、肾、心肺、神经或血液学功能恶化、胎盘早剥,以及异常或不确定的胎心描记结果。核查记录患者主诉、体征,辅助检查,降压药使用指征、药物名称、剂型剂量、血压控制情况,硫酸镁使用的指征及剂量,生命体征,尿量,有无中毒表

现,是否备有解毒药物等。

(3) 妊娠合并糖尿病产时血糖控制核查表:对于妊娠合并糖尿病的患者,在临产期的一个关键治疗目标是避免母体出现高血糖,因为后者增加胎儿酸血症和新生儿低血糖的风险。分娩时母体血糖水平受母体的糖尿病类型(1 型、2 型或妊娠期糖尿病)及产程所处的阶段(潜伏期或活跃期)影响。患有 1 型糖尿病的女性没有内源性胰岛素生成,而 2 型糖尿病和妊娠期糖尿病女性通常有足够的基础胰岛素分泌,以避免糖尿病酮症。潜伏期母体代谢需求变化很小,相反,活跃期宫颈扩张相对快速,持续约数小时,此阶段能量消耗增加及对胰岛素的需求下降,所以在此期间应对其进行密切观察。

采用核查单对糖尿病合并妊娠的患者在产时及产后观察时进行标准化管理,可使临床医师重视这类患者的血糖管理,应对分娩过程中葡萄糖和胰岛素需求的快速变化,避免出现低血糖或酮症酸中毒。这类核查表单应包括:患者的糖尿病类型、血糖控制情况、血糖监测记录(潜伏期每 2~4 小时 1 次,活跃期每 1~2 小时 1 次,胰岛素输注期间每小时 1 次)、静脉补液(类型、滴速)、胰岛素(剂量、滴速)等。

三、总结

降低孕产妇和围产儿死亡率,提高孕产妇和新生儿的安全性需要助产人员的不懈努力。掌握助产相关的基本技能,建立识别危重患者的早期预警系统以及基于严重疾病的预警、对产房内患者实施标准化管理和安全核查表单来加强产房救治能力建设、定期总结和汇报并从错误中学习,将极大预防并减少孕产妇、新生儿死亡和死产的发生,切实保障母儿安全。

(顾蔚蓉　李笑天)

参考文献

1. 李笑天.完善孕产妇保健和预警体系,提高孕产妇救治能力.中国实用妇科与产科杂志,2016,32(12):1148-1151.

2. AbouZahr C,Wardlaw T. Maternal mortality at the end of a decade:signs of progress? Bull World Health Organ,2001,79:561.

3. Jeejeebhoy FM,Zelop CM,Lipman S,et al. Cardiac Arrest in Pregnancy:A Scientific Statement From the American Heart Association. Circulation,2015,132:1747.

4. World Health Organization,Department of Reproductive Health and Research. Evaluating the quality of care for severe pregnancy complications:The WHO near-miss approach for maternal health. Copyright,2011.

5. Mhyre JM,D'Oria R,Hameed AB,et al. The maternal early warning criteria:A proposal from the national partnership for maternal safety. Obstet Gynecol,2014,124:782.

6. Main EK,Goffman D,Scavone BM,et al. National Partnership for Maternal Safety:Consensus Bundle on Obstetric Hemorrhage. Obstet Gynecol,2015,126(1):155-162.

7. Altman D,Carroli G,Duley L,et al. Do women with pre-eclampsia,and their babies,benefit from magnesium sulphate? The Magpie Trial:a randomised placebo-controlled trial. Lancet,2002,359:1877.

8. Committee on Obstetric Practice. Committee Opinion No. 692:Emergent therapy for acute-onset,severe hypertension during pregnancy and the postpartum period. Obstet Gynecol,2017,129:90-95.

9. Mann S,Pratt S,Gluck P,et al. Assessing quality obstetrical care:development of standardized measures. Jt Comm J Qual Patient Saf,2006,32:497.

10. Crofts JF,Bartlett C,Ellis D,et al. Management of shoulder dystocia:skill retention 6 and 12 months after training. Obstet Gynecol,2007,110:1069.

11. Timmel J,Kent PS,Holzmueller CG,et al. Impact of the Comprehensive Unit based Safety Program(CUSP)on safety culture in a surgical inpatient unit. Jt Comm J Qual Patient Saf,2010,36:252.

12. Clark S,Belfort M,Saade G,et al. Implementation of a conservative checklist-based protocol for oxytocin administration:maternal and newborn outcomes. Am J Obstet Gynecol,2007,197:480.

13. American College of Obstetricians and Gynecologists. Executive summary:neonatal brachial plexus palsy. Obstet Gynecol,2014,123:902.

14. 中华医学会围产医学分会.电子胎心监护应用专家共识.中华围产医学杂志,2015,18(7):486-490.

15. Visser GH,Ayres-de-Campos D.FIGO Intrapartum Fetal Monitoring Expert Consensus Panel.FIGO consensus guidelines on intrapartum fetal monitoring:Adjunctive technologies. Int J Gynaecol Obstet,2015 Oct,131(1):25-29.

16. 武欣,熊钰,程海东,等.复旦大学附属妇产科医院产后出血分级预警及评估系统.中华围产医学杂志,2012,15(9):567-568.

17. Baldwin KJ,Leighton NA,Kilby MD,et al. The Severe Hypertensive Illness in Pregnancy SHIP audit promoting quality care using a high risk monitoring chart and eclampsia treatment pack.J Obstet Gynaecol,2002,22(4):346-352.

第七节　产房医疗文书书写

【导读】

虽然,分娩是一个生理过程,但存在很多不确定的危险因素,包括胎儿窘迫、产后出血、肩难产、羊水栓塞等在内的产科危急症常发生于产房。因此,产房是医护人员守护的重点科室,也是纠纷高发的科室。相比于其他学科,产科并发症每年所引起的法律诉讼占比最大,产科纠纷所导致的赔偿占总额50%~60%之多。诉讼的原因中问题最多、矛盾最突出的是产程中和分娩过程中的问题,包括对产程的处理是否规范,对胎儿心率的解释是否满意,对胎儿窘迫等急症的处理是否及时,以及缩宫素的使用是否得当等等。而医疗文书不仅是患者病情的客观记录和真实反映,是医务人员理论知识、技术水平和业务能力的体现,也是医疗纠纷处理的重要依据。因此,医疗文书是医院质量管理的一项重要内容,本章通过案例分析阐述有关产房的医疗文书书写,重点介绍《知情同意书》的书写。

【概述】　产房医疗文书的书写必须按照国家卫生健康委员会颁发的《病历书写基本规范》的要求,客观、真实、准确、及时、完整、规范地书写。对需取得患者书面同意方可进行的医疗活动,应当充分知情同意后,患者及时签署《知情同意书》,尤其注意交代重点内容及签字时间。当患者因病无法签字时,或者抢救时,应当由其授权人签字;在法定代理人或被授权人无法及时签字的情况下,可由医疗机构负责人或者授权的负责人签字。

《知情同意书》不仅包括《手术同意书》,还包括《麻醉同意书》、《输血同意书》、特殊检查、特殊治疗的同意书,以及当病情发生明显变化时的《知情同意书》等。《手术同意书》是指手术前,由经治医生或手术医生向患者告知手术的相关情况,内容包括手术名称、手术方式、术中或术后可能出现的并发症、手术相关风险等,然后由患者签署意见并签名、经治医生和术者签名的医学文书。《麻醉同意书》是指在麻醉前,由麻醉医师向患者告知拟实施麻醉的相关情况,内容包括麻醉名称、麻醉方式、对患者可能产生的影响,以及麻醉的可能并发症等,然后由患者签署意见并签名,麻醉医师签名。特殊检查及特殊治疗同意书是指在实施特殊的检查或治疗前,由经治医师向患者告知特殊检查和(或)治疗的相关情况,包括检查/治疗名称、目的、可能出现的风险,以及双方签名。《知情同意书》的内容应包括患者姓名、性别、年龄、科别、病案号、诊断、拟进行的检查或治疗名称、相关的可能并发症以及风险、可能的不良后果、患者签署意见并签名,和经治医师的签名及签署日期。

临床上,需要注意的是,不仅择期手术、特殊检查及特殊治疗等需要充分告知,由患者签署《知情同意书》,对一些病情发生明显变化者,治疗方案需要明显改变时,尤其是预计预后可能不良,可能影响母儿健康甚至生命时,同样需要及时、充分沟通,及时签署《病情告知同意书》。而产房往往是危急症发生率最高的科室,很多危急重症如胎儿窘迫、严重产后出血、羊水栓塞、肩难产、严重会阴撕裂等,均牵涉到母婴安全,因此,产房往往是产科医护人员守护的重点科室,但也是纠纷频发的科室。相比于其他学科,产科并发症每年所引起的法律诉讼占比最大,所造成的赔偿最多,矛盾也最突出,因此,产房医疗文书的书写和规范尤为重要。

案例书写示范

患者,女性,38岁,G_3P_1,孕38周,阵发性腹痛伴阴道流水1小时。

生育史1-0-1-1,曾人流1次,3年前于当地医院因臀位行子宫下段剖宫产术分娩一男婴,手术顺利,否认输血史及其他重大内外科疾病史。本次妊娠自13周开始于某三甲医院规范产检,孕期检查无明显异常,急诊超声显示胎儿生长发育正常,无明显头晕、眼花等异常。超声检查提示头位,胎儿体重估测3200g,羊水指数90mm,胎盘下缘距内口>70mm,子宫下段连续。不规则腹痛3小时,近1小时规律腹痛,间隔4~5分钟,持续20秒,伴阴道少量流水,否认其他不适。

阴道检查:宫口 1cm,pH 试纸变色,要求尝试阴道分娩,拟诊"G₃P₁ 孕 38 周,临产,瘢痕子宫(子宫下段剖宫产史)"收入院待产。

体格检查:T 37℃,P 96 次 / 分,R 20 次 / 分,BP 127/80mmHg。皮肤黏膜无出血点和瘀斑,心肺听诊阴性,腹部膨隆,全腹软,无压痛及反跳痛,无肝肾区叩击痛,双下肢水肿(+)。神经系统检查无异常,膝反射存在。

产科检查:腹围 100cm,宫高 35cm,胎儿估计 3200g,胎心 140 次 / 分。可及规律宫缩,有间歇期,下腹部无明显压痛、反跳痛。先露头,S-2,宫口 1cm,宫颈管 100% 容受,pH 试纸变蓝。

治疗经过:入室后详细追问患者病史,结合孕期产检情况、超声检查、胎心电子监护、胎儿大小、骨盆情况、羊水等,排除胎儿窘迫,综合评估母儿情况,排除剖宫产术后再次妊娠阴道分娩(vaginal birth after cesarean,VBAC)的禁忌证,充分告知 VBAC 的可能风险、成功率、以及一旦发生子宫破裂、胎儿窘迫、VBAC 失败等需要立即剖宫产终止妊娠,同时告知剖宫产、麻醉、输血可能性及风险。结合患者意愿,签署《剖宫产手术知情同意书》(见本节后附表 13-1)、《输血治疗同意书》(见本节后附表 13-2)、《剖宫产术后再次妊娠阴道分娩知情同意书》(见本节后附表 13-3)后,镇痛分娩及麻醉风险由麻醉医师另行告知并签署《麻醉知情同意书》。

随后,进入产房启动 VBAC 管理:完善相关辅助检查,开放静脉,备皮、备血,连续胎心电子监护,硬膜外麻醉镇痛分娩,规范监测产程进展,并做好患者教育,告知注意事项。4 小时后,宫口 4cm,胎心电子监护如图 13-7-1,医护人员立即启动宫内复苏管理流程:①阴道检查,排除脐带脱垂,评估产程进展;②体格检查,评估子宫破裂或先兆子宫破裂可能性;③改变体位为侧卧位,改善子宫 - 胎盘血供;④吸氧,改善胎儿血氧浓度;⑤开放静脉,输注平衡液,增加母体血容量;⑥特布他林 250μg 皮下注射;⑦当患者血压低,必要时可以给予升压药物治疗。宫内复苏的目的是在抑制宫缩改善子宫 - 胎盘血供,改善母儿预后的同时,为评估和制定下一步方案争取时间。争取时间逐一排查可能造成急性胎儿窘迫的可能原因,包括仰卧位低血压综合征、宫缩强直、脐带脱垂、羊水污染、子宫破裂、胎盘早剥、感染和羊水栓塞等。评估过程中,结合宫内复苏情

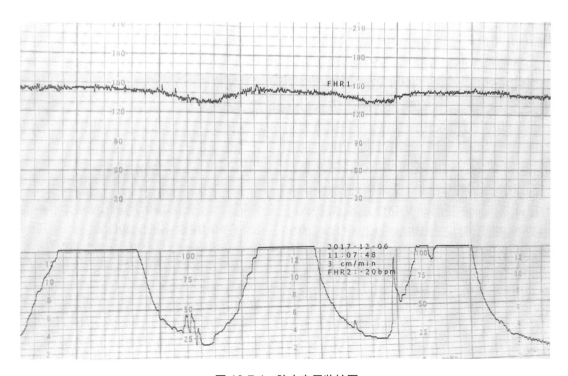

图 13-7-1　胎心电子监护图

况和产程进展,决定是继续阴道分娩,还是紧急剖宫产终止妊娠。

经过以上积极的宫内复苏,胎心电子监护仍持续呈现异常图形,再次和患者沟通,告知风险,决定实施紧急剖宫产术终止妊娠,并签署《病情知情同意书》(见本节后附表13-4)同

意紧急剖宫产术。术中发现子宫破裂,迅速娩出新生儿,1分钟和5分钟Apgar评分分别为7分和9分,脐血pH 7.25,BE -3mmol/L。术者术中实施子宫修补术,手术顺利,术中出血500ml,术后返回病房。术后再次与患者沟通手术情况、以后的注意事项、避孕措施等。

【医疗文书书写与安全】 医疗安全的核心是安全,规范的医疗文书书写是对整个诊治过程的描述,通过定期检查病史记录,可以发现潜在的风险,例如,通过审查糖皮质激素的使用情况、根据手术分级规定手术医生的级别情况、紧急剖宫产的决定 - 分娩间隔制度的执行情况,可以降低不良预后的发生。医疗文书的书写,有助于产房质量控制,定期质控新生儿重度窒息、死胎、死产、新生儿产伤、漏诊的新生儿先天性畸形、严重的软产道撕裂和产后出血等,不断讨论和改进,提高产科质量。医疗文书的规范书写,不仅保护患者的利益,降低患者的风险,同样也是保护医务人员的最重要、最直接的法律依据。不规范的医疗文书往往会造成医疗诉讼中的被动。

以上述案例中的VBAC管理为例,首先要明确VBAC应在具备相应医疗技术和设备支撑的医院进行,即必须具备分娩的全程监护能力,可以实施30分钟内甚至更短时间的紧急剖宫产,并拥有先进的新生儿复苏技术。也就是说患者所在的医院需有能力开展VBAC,能够保障患者的安全。其次,需要先行在相关科室内进行讨论,制定出VBAC指南及相关制度,并系统培训VBAC的管理后方可开展。当不具备VBAC的条件时,应清楚地告知患者其VBAC的风险增高,且应在医疗文书中详细记录医嘱的变化、沟通及治疗计划。而一旦启动VBAC方案,医护人员要做好准备,随时应对VBAC过程中发生的不可预计的各种风险。需要征询意见时,尤其是可能存在风险以及预后不良时,应当对拟实施的方案进行详尽解释,并签署相应的《知情同意书》。

【注意事项】

1. 应遵循国家卫生健康委员会颁发的《病历书写基本规范》要求,规范书写医疗文书,提高病历书写质量,保障医疗安全。

2. 产房是危急重症发生率最高的科室之一,也是法律诉讼和赔偿最高的科室,规范产房医疗文书的书写至关重要。

3. 知情同意不仅包括对手术的知情告知,还包括特殊检查、特殊治疗以及病情发生明显变化时的知情告知,需要及时和患者沟通并签署《知情同意书》。

【关键点】

1. 医疗文书书写要客观、真实、准确、及时、完整、规范地书写。

2. 产房危急重症和法律诉讼频发,其医疗文书的书写至关重要。

3. 需注重充分的知情告知,并规范《知情同意书》的签署。

(刘铭)

参考文献

1. 徐书珍,刘文东,韩同钦. 医疗文书书写规范与病案管理. 军事医学科学出版社,2011.

2. Baskett TF,Calder AA,Arulkumaran S. 产科手术学. 第12版. 段涛,杨慧霞,主译. 北京:人民卫生出版社,2016.

3. American College of Obstetricians and Gynecologists. ACOG Practice Bulletin No. 107:Induction of labor. Obstetrics and gynecology,2009 Aug,114(2 Pt 1):386-397.

4. Diogo Ayres-de-Campos. Obstetric Emergencies:a Practical Guide. Springer International Publishing Switzerland,2017.

附表 13-1

剖宫产手术知情同意书

姓名：	性别：	年龄：	病区：	床号：	住院号：

术前诊断：

手术名称：

手术指征：

一、术中或术后可能发生的风险

1. 手术切口的选择和缝合方式由手术医生根据孕妇及胎儿的情况决定。

2. 术中可因血管损伤、胎盘因素、子宫收缩乏力等原因而导致产后出血，甚至导致失血性休克、弥散性血管内凝血，严重者需输血、切除子宫，甚至危及生命；失血过多也有可能导致脑损害、脑垂体功能丧失。

3. 术中可能发生致命性意外，如心律失常、心肌梗死、心搏骤停、栓塞性疾病、呼吸窘迫综合征、羊水栓塞、急性肝肾衰竭、难治性产后出血以及其他难以预料的情况。

4. 术中可能损伤邻近脏器，如膀胱、肠段、输尿管等，并可能导致阴道膀胱瘘、肠瘘等需手术修补。

5. 术后可能出现伤口愈合不良、切口血肿、切口感染甚至裂开、瘢痕增生、肠粘连、肠梗阻、尿潴留、盆腔痛、血栓栓塞性疾病、应激性溃疡等，严重者可危及生命或需手术治疗。

6. 新生儿可能并发症包括但并不仅限于：胎儿窘迫、新生儿颅内出血、新生儿羊水吸入等，手术中可能伤及新生儿皮肤。

7. 由于产前诊断的局限性，不能完全排除新生儿畸形的可能。

8. 由于新生儿经母亲腹部娩出，而未经产道挤压，"新生儿湿肺"等新生儿并发症发生率增加。

9. 剖宫产术后远期并发症，如子宫及腹壁切口内异症、切口妊娠、子宫切口憩室等；剖宫产术后为瘢痕子宫，再次妊娠前需充分评估。

10. 术中还可能出现一些难以预料的情况，这时可能要扩大手术范围，或者增加一些上面没有提及的手术。

11. 由于医学科学技术的局限，可能出现上述未提及的、难以预料的医疗并发症和意外。

12. 麻醉意外：恶心、呕吐、窒息、呼吸心搏骤停等，由麻醉师另行告知。

二、替代医疗方案

三、其他特殊情况

您在签字前请确认：

- 您已阅读、理解并同意以上内容。
- 医务人员已向您详细解释，并且您已充分了解可能出现的风险。
- 有关手术风险及其他有关问题，您已得到充分咨询。
- 您有权选择是否接受此项手术。

患者签字：　　　　　　　　　　　　　　　　　　日期：　　　　　时间：

委托人签字：　　　　　　　　　　　　　　　　　日期：　　　　　时间：

医生签字：　　　　　　　　　　　　　　　　　　日期：　　　　　时间：

附表 13-2

输血治疗同意书

姓名：	性别：	年龄：	病区：	床号：	住院号：

输血目的：

输血史：

拟输血日期：

拟输血成分及数量：

临床诊断：

输血次数：

输血方式：

输血前检查： ALT＿＿＿＿＿ U/L　HBsAG＿＿＿＿＿　Anti-HBs＿＿＿＿＿

Anti-HBc＿＿＿＿＿　　Anti-HBV＿＿＿＿＿　　Anti-HIV＿＿＿＿＿　梅毒＿＿＿＿＿

1. 输血治疗包括输注全血、成分血，是临床治疗的重要措施之一，是临床抢救极危重患者生命行之有效的手段，但存在一定的风险，可能发生输血反应及感染经血液传播性疾病。根据您的病情，您在本次住院期间需要单次或多次输血进行治疗。
2. 虽然我院使用的血液，均已按照国家卫生和计划生育委员会有关规定进行检测，但由于当前科技水平的限制，输血仍有某些不能预测或防范的输血反应和输血传染病。每次输血可能发生的风险主要包括但不局限于：过敏反应；发热反应；感染乙肝、丙肝、艾滋、梅毒；感染疟疾；巨细胞病毒感染；EB 病毒感染；输血可引起机体产生同种抗体和其他疾病；溶血反应。

您在签字前请确认：
- 医生已经充分告知病情、治疗方案、输血目的、可能风险以及替代治疗方案，对于上述情况表示理解，＿＿＿＿＿（请患者填写是否同意输血）接受输血治疗，并承担相应风险。

患者签字：　　　　　　　　　　　　　　　　　　　日期：　　　　　　时间：

委托人签字：　　　　　　　　　　　　　　　　　　日期：　　　　　　时间：

医生签字：　　　　　　　　　　　　　　　　　　　日期：　　　　　　时间：

附表 13-3

剖宫产术后再次妊娠阴道分娩知情同意书

姓名：	性别：	年龄：	病区：	床号：	住院号：

临床诊断：

目前证据认为，对于一次子宫下段剖宫产术后再次妊娠阴道分娩(vaginal birth after cesarean，VBAC)是可行的。据报道，VBAC 成功率约为 70% 左右，可以高达 85%，子宫破裂率约为 1%，甚至可能更低。虽然所报道的不良母儿结局较少，但鉴于目前证据并非来自大样本的随机对照试验，故需考虑证据的局限性，可能存在风险被低估的情况。

成功 VBAC 的有利因素包括：
- 年龄小于 40 岁。
- 有过阴道分娩史。
- 宫颈条件良好。
- 前次剖宫产的原因，没有出现在此次妊娠和分娩中。

成功 VBAC 的不利因素包括：
- 有超过 1 次的剖宫产术。
- 在 40 周以后临产。
- 估计胎儿体重大于 4000 克。
- 使用药物引产或加速产程。

与再次剖宫产相比阴道试产的益处有哪些？
- 大多数病例住院天数缩短。
- 产后出现发热、伤口感染、子宫感染的概率可能会降低。
- 新生儿较少出现呼吸问题。
- 产后发生下肢血栓和肺栓塞的风险降低。

VBAC 的风险有哪些？
- 子宫破裂。
- 由于子宫破裂或胎盘种植在原子宫疤痕处，而引起大出血。
- 由于子宫破裂或胎盘种植异常导致的大出血，会增加输血的风险。
- 由于大出血导致死亡的风险增加。

- 胎儿窘迫发生的风险增加。
- 由于子宫破裂导致胎儿或新生儿缺血缺氧性脑病、死亡的风险增加。

可以或可能导致子宫破裂风险增加的危险因素包括：
- 原子宫切口不是子宫下段横切口。
- 预产期距离上次剖宫产间隔短于 18 个月。
- 引产。
- 使用药物加速产程。
- 产程阻滞时间过久。
- 使用产钳或胎头吸引阴道助产。
- 前次剖宫产后有子宫切口感染。

产程中的处理包括：
- 连续胎心电子监护。
- 开放静脉补液。
- 建议硬膜外镇痛分娩。
- 做好紧急剖宫产的准备。

同意进行剖宫产后阴道试产的声明：
- 我证实我已经阅读了上述的所有内容，并就阴道试产和再次剖宫产的利弊跟我的医生做了充分的讨论和沟通。
- 我理解关于我的这项选择可能会引发的潜在风险、并发症或副作用，我在充分考虑并认识到相关可以预见或无法预见的风险、并发症、副作用以及其他选择后，决定选择进行阴道试产。
- 我声明我拥有提问的机会，并且我所有的问题都已有了满意的答案。

患者签字：	日期：	时间：
委托人签字：	日期：	时间：
医生签字：	日期：	时间：

附表 13-4

病情知情同意书

姓名：	性别：	年龄：	病区：	床号：	住院号：

术前诊断：

手术名称：

手术指征：

目前胎心电子监护提示急性胎儿窘迫可能，经过积极的宫内复苏治疗，效果不佳，考虑子宫破裂可能，但不能排除其他造成胎儿窘迫的可能性，建议实施紧急剖宫产术。再次告知剖宫产术的可能风险，尤其是紧急剖宫产造成的母儿风险增加，包括剖宫产、麻醉以及输血风险等。另告知新生儿可能的风险，严重时可能需要复苏、入住新生儿病房，甚至危及健康及生命。

您在签字前请确认：
- 医务人员已向您详细解释，并且您已充分了解可能出现的风险。
- 有关手术风险及其他有关问题，您已得到充分咨询。
- 您有权选择是否接受此项手术。

患者签字：	日期：	时间：
委托人签字：	日期：	时间：
医生签字：	日期：	时间：

第八节 助产相关纠纷防范

【导读】

助产相关医疗纠纷在国内外各医疗机构的纠纷中排居前位，这与妊娠分娩的特殊性、复杂性，产科事件突发性和现代医学局限性有关。按照纠纷产生原因，主要分为四大类：新生儿不良结局相关纠纷；产妇不良结局相关纠纷；分娩镇痛相关事件；非技术类纠纷。正常分娩和异常分娩在某些条件下相互转化，使得助产过程中的医疗纠纷隐患一触即发。应该从规范医疗行为，多学科团队协作，定期模拟演练培训，优化医院安全管理质控流程，设置医疗不良事件预警机制，增进医患双方理性沟通，普及公众卫生宣传教育，健全医疗法律法规等方面，来进行防范。

一、概述

孕产妇死亡率、围产儿死亡率是衡量一个国家社会经济文明发展水平和反映母婴安全的重要指标。妇产科医疗纠纷发生在产科的占大多数，究其原因，分娩过程中的不确定因素较多，通常病理产科与生理产科并无绝对界限，胎儿窘迫、胎盘早剥、脐带脱垂、产后出血等突发事件不仅常见，而且一旦发生就非常凶险。另外，产科有不同于其他临床科室的特殊性，生育年龄女性多为青壮年，入院前身体状况看似良好，一旦出现意外，难以得到患者和家属的理解。特别是在中国实施独生子女政策的三十年，家庭对于妊娠结局期望值极高，不能接受任何不良结局，加之对医学的高风险性和不可预知性不了解，故更易引起医疗纠纷。2011年以来中国计划生育政策发生了巨大的转变，"双独二孩"、"单独二孩"、"全面二孩"等新政不断出台，高龄孕妇再生育高峰成为产科临床必须面临的挑战，妊娠并发症、合并症、重复剖宫产的增加，以及随之而来的医疗纠纷已经引起产科学界高度重视。即使世界各国的医疗保障体系差别甚大，但产科始终是医疗纠纷高发的临床专科。

助产指的是为使胎儿顺利分娩，于产前和产时采取的一系列措施。包括阴道分娩条件的评估，催引产方法的选择，高危妊娠的管理，产程的监护和处理，产科危急重症的抢救等，合理有效的措施可以安全降低剖宫产率。助产过程手术操作多，比如人工破膜、手转胎头、胎吸、产钳等大部分操作需要在阴道内进行，手术难度大，伴随这一过程发生母儿并发症和不良结局的可能性增加。文献报道，全世界每年大约有50万名孕产妇和400万名新生儿死于不良的分娩处理措施。回顾性研究认为产科医疗纠纷与产妇年龄、接产医疗机构、分娩方式及并发症的发生率相关。上海浦东新区医疗事故处理办公室及人民调解委员会的数据显示，2005年至2008年4年间上海市发生的48例妇产科医疗事故和39例妇产科医疗纠纷，根据医疗事故的等级、责任程度、医疗机构等级以及医疗纠纷的过失环节等情况进行统计和分析。87例纠纷中医疗技术缺陷仍为妇产科医疗纠纷的主要原因(占64.38%)，尤其以手术操作不当和未能适时终止妊娠的问题尤为突出。另一项来自2002年至2008年在华西法医学鉴定中心的82例妇产科医疗纠纷分析，各种导致纠纷的案例及其相应例数与所占比例分别为：产后大出血14例(17.07%)，新生儿损伤(包括新生儿缺氧缺血性脑病、新生儿肢体骨折和臂丛神经损伤)11例(13.41%)，产科并发症9例(10.98%)，产科用药5例(6.10%)，病理妊娠4例(4.88%)，分娩方式选择3例(3.66%)，因分娩及手术引发的纠纷更为多见。

产科是一个不分昼夜和节假日、随时随地接诊患者、处理急诊的科室，工作强度大，而分娩过程中顺产与难产可能随时互相转化，并发症和风险往往发生于瞬间，难以预料。产科由于其学科的特殊性，涉及母子的健康和生命安全，因而在诊疗过程中如果发生并发症或者医疗事故，必然容易引发争议和诉讼。助产相关医疗纠纷已呈逐年上升的趋势，如何有效防范成为产科工作者、医疗机构管理者关注的重点。

二、分类

按照助产相关纠纷产生的原因，大致可以分为：新生儿不良结局相关纠纷；产妇不良结局相关纠纷；分娩镇痛相关事件；非技术类纠纷。

(一) 新生儿不良结局相关纠纷

新生儿常见的不良结局包括新生儿并发症，如新生儿窒息、新生儿呼吸窘迫综合征、新生儿胎粪吸入综合征、新生儿缺血缺氧性脑病、新生儿颅内出血、脑瘫;新生儿产伤,如皮肤软组织损伤、头颅血肿、臂丛神经损伤、锁骨骨折、肱骨骨折、股骨骨折、颅骨骨折、胸锁乳突肌损伤;死胎、死产、早期新生儿死亡。

预防新生儿窒息(neonatal asphyxia),应注意评估产前产时的高危因素,避免和减少导致新生儿窒息的诱因。举例:脐带脱垂是产科常见的急诊,也是导致新生儿窒息的常见原因。在待产及分娩过程中,产科医护人员应做到主动预防、及时发现和迅速处理,胎膜早破或人工破膜时,应监测胎心、阴道检查,注意正确的操作,一旦发现脐带脱垂,应立即启动即刻剖宫产预案。抢救成功的前提是接产医疗机构具备即刻剖宫产的条件,配备训练有素的产科、麻醉科、手术室、儿科人员组成的多学科协作的快速反应团队,并且定期培训和模拟演练。即刻剖宫产预案同样适合于可能导致胎儿窘迫,甚至死亡的其他产科紧急状况。对于已经发生新生儿窒息者,围产工作者应提高新生儿复苏水平,可以明显改善预后。新生儿呼吸窘迫综合征(neonatal respiratory distress syndrome,NRDS)又称肺透明膜病,是早产儿常见的呼吸道急症,以进行性加重的呼吸窘迫为主要表现,死亡率极高。预防和治疗关键是肺表面活性物质的早期积极使用及正压通气。临床上应尽量预防早产发生,避免 38^{+6} 周之前的选择性分娩。胎粪吸入综合征(meconium aspiration syndrome,MAS)表现为胎粪吸入性肺炎,生后很快发生呼吸困难。对于该病的预防主要是产前、产时加强监护,正确选择分娩时机,生后对新生儿及早行气管内胎粪吸出。新生儿娩出以后,在产房内对新生儿的早期正确处理与减少新生儿并发症、高危新生儿死亡以及后遗症等密切相关。

新生儿产伤是指分娩过程中因机械因素对胎儿或新生儿造成的损伤。头皮损伤较常见,包括产瘤、头皮血肿、腱膜下出血。产瘤多见于头先露阴道分娩的胎儿,为皮下水肿,出生 2~3 天消退。头皮血肿是由于胎儿娩出时颅骨和母体骨盆相互摩擦或受挤压致颅骨骨膜损伤和骨膜下血管破裂,血液积聚在颅骨与骨膜之间而形成,局限于单一骨缝内,大部分几周内自然消失。腱膜下出血触诊时有波动感,因无骨缝限制,出血量多,易扩散,临床上需注意其可能导致失血性休克、黄疸等并发症。头皮血肿和腱膜下出血有时会伴有颅骨骨折,较常发生于应用产钳助产或胎头吸引的新生儿。

胸锁乳突肌损伤则由于过度牵拉或胎头过度旋转所致,局部可触及 1~2cm 大小包块,可导致斜颈,部分通过推拿理疗可纠正,有些需要手术治疗。臂丛神经损伤是分娩时过度牵拉头或手臂,造成臂丛神经或周围组织出血或水肿而出现所支配的肌肉麻痹,是新生儿周围神经损伤最常见的类型,常发生于巨大儿。新生儿骨折中锁骨骨折最多见,约占产伤骨折的 90%,与分娩方式、胎儿娩出方位和出生体重有关,容易在难产和胎儿体位旋转幅度大时发生,5% 锁骨骨折合并臂丛神经损伤。

新生儿产伤多数程度轻、预后好,但少数产伤也有可能发生严重后遗症,甚至死亡。面对难产时,医务工作者应有良好的心理素质,有高度的责任心和耐心。胎头负压吸引助产时,负压不可过高,吸引和牵拉时间不应超过 20 分钟,滑脱次数不宜超过 2 次。胎儿有出血倾向者如早产、胎儿生长受限等不宜选用胎头负压吸引或产钳助产。目前,建议采用低位产钳而避免使用中高位产钳术。使用产钳时为防止牵引时因用力过度而造成损伤,术者应坐着牵引,慢慢用力,应随宫缩做牵引,切忌强行牵拉。熟练掌握肩难产分娩技巧,定期模拟演练。助产人员掌握正确的分娩机转,具备娴熟的助产技术和临床经验非常重要,可能在最大程度上避免产伤的发生。在发生新生儿产伤后要能够识别,同时寻求相关专科医师诊治。

一旦新生儿有任何异常情况出现,产程的处理和干预必将成为医患双方追责的焦点。因此,要重视产前全面评估母胎情况,预防和识别巨大儿,对难产的发生提高警惕,慎重选择分娩方式。严密观察产程进展,及时根据情况变化再次评估,每次评估及判断结果、相应风险等及时与患方沟通,使患者及家属能及时了解产程进展及医方的相关处置,胎儿娩出后及时与儿科联系,关注新生儿治疗情况及预后,必要时产科及儿科专家共同与患方沟通,尽可能防范此类纠纷风险。

【临床案例】

锁骨骨折

患者,女性,29 岁,G_1P_0,孕 41 周,建卡产前检查,空腹血糖 5.52mmol/L,饮食及运动指导,监测血糖控制满意。诊断:妊娠期糖尿病,左枕前。入院评估无阴道试产禁忌,宫颈 Bishop 4 分,完善检查,予欣普贝生促宫颈成熟引产,生理产一男婴,出生体重 3500g,2 天后因"新生儿黄疸"儿科住院,常规摄片检查发现锁骨骨折。

家长质疑锁骨骨折发生原因,梳理诊疗经过后产科主任、儿科主任共同与患儿家长沟通,详尽解释产程处理及常见并发症,同时告知锁骨骨折处理方法及预后,满月后复查骨折愈合,无功能障碍,家长满意。

点评:锁骨骨折是新生儿常见的产伤性骨折,临床常无明显体征,容易漏诊,加之家长担心预后,易引发纠纷。产前充分评估有无试产禁忌,告知孕妇及家属阴道试产过程中可能发生的风险及并发症,产程中严密观察,有异常情况及时处理和再评估;新生儿娩出后仔细查体,必要时摄片确诊,一经发现立即告知家长处理方法及预后,关注随诊及复查的结果,使家长能够认识和了解医学过程,避免此类纠纷。

(二)产妇不良结局相关纠纷

产妇不良结局包括软产道损伤(宫颈裂伤、会阴阴道裂伤、子宫破裂、子宫内翻);阴道血肿;产后出血;子痫;心力衰竭、心搏骤停;肺水肿;羊水栓塞;胎盘胎膜残留;直肠阴道瘘、泌尿生殖瘘;伤口感染、愈合不良;尿潴留;下肢静脉血栓、肺栓塞、血栓性静脉炎等。

软产道虽具有一定的伸展性,但在急产、巨大儿、胎位异常,以及难产、器械助产操作时,常发生软产道损伤。来自 WHO 孕产妇和围生期健康全球调查的 24 个国家(7 个非洲国家、9 个亚洲和 8 个南美国家)214 599 名在医院经阴道分娩妇女的数据显示,不同国家Ⅲ度和Ⅳ度会阴撕裂伤的患病率范围从 0.1%(乌干达)~1.4%(日本)不等。然后使用多元 logistic 回归分析方法对不同地区的危险因素进行分析,产钳助产、初产妇和胎儿高出生体重均是有显著意义的危险因素。胎头负压吸引在亚洲和非洲地区也是一个有显著意义的危险因素。产程中应及时识别软产道损伤的高危因素,采取适当的保护措施,可预防或减少严重的软产道损伤。会阴阴道裂伤是阴道分娩的常见并发症,恰当止血,缝合时不能留有死腔,注意预防血肿形成,将组织结构按解剖层次对合,是功能恢复和愈合良好的关键。会阴缝合后常规进行肛门指检,发现缝线穿透直肠黏膜,应立即拆除重新缝合,避免发生直肠阴道瘘。正确掌握接产要领是预防会阴阴道裂伤的关键,助产人员应严格把握会阴切开的指征,充分评估患者具体情况后选择恰当的术式,循证医学证据表明限制性会阴切开术较常规会阴切开术能获得更多益处,分娩时应注意保护会阴,防止严重会阴裂伤的发生。

对于妊娠期并发症及合并症,终止妊娠的时机和方式需要结合患者具体情况,制定个体化方案,产前、产时、产后动态监测病情变化,积极主动防范、对症治疗,是预防病情加重及严重并发症的关键。所有产科危重症抢救的成功均建立在多学科团队协作的基础上。

【临床案例】

会阴复杂裂伤

患者,女性,31 岁,G_1P_0,孕 39 周。建卡产前检查,孕期无特殊。入院诊断:左枕前。入院评估无阴道试产禁忌,自然临产,会阴保护下生理产一男婴,出生体重 3120g,胎盘娩出完整,检查见阴道左侧壁中下段裂伤,处女膜内缘阴道壁环形裂伤 3cm,肛门括约肌完整,内外括约肌分离,裂伤穿透肛缘,累及直肠,立即汇报上级医师及总值班,请外院肛肠科会诊,先行缝合会阴及阴道裂伤,肛肠科医师缝合肠道裂伤,置肛管一根。产后给予抗生素及局部清洁护理。产时及产后均与患者及家属进行充分医患沟通,产后 11 天出院,产后两周肛肠科复诊愈合好。

点评:发现该患者会阴复杂裂伤后,当班医师积极沟通、处理的同时上报院内不良事件,医务处协调院外会诊积极处置,最大限度保障患者后续治疗和护理,患者如期痊愈,未发生医疗纠纷。不良事件预警制度是医院管理中保障医疗安全的重要举措,临床工作人员及时发现并主动上报不良事件,全院各相关科室积极配合,尽可能减轻对患者预后的影响,有效防范医疗纠纷的发生。

(三)分娩镇痛相关事件

分娩镇痛通过减轻或消除产妇分娩时疼痛,减少产妇不必要的体能消耗,帮助产妇树立自然分娩的信心,降低因疼痛而采取剖宫产的概率,提高顺产率。此外,分娩镇痛还抑制产妇疼痛导致的强烈应激反应,增加胎盘血流灌注和氧供,改善母婴结局。然而,如果产妇伴有严重合并症,分娩镇痛管理流程不当或镇痛效果与产妇心理预期有差距等,则有发生医疗纠纷的风险。作者所在单位(南京医科大学附属妇产医院)自2000年开始开展分娩镇痛至今,已成功实施了10万余例分娩镇痛,在分娩镇痛的实施及管理流程上积累了大量临床经验。根据相关质控要求,结合我院的经验,防范分娩镇痛纠纷发生的方法如下:

1. **知情同意**　知情同意是临床诊疗过程中最基本的医学伦理规范,是对患者负责及权利的尊重,也是执业医师法的要求。我院自2008年起率先在省内设立麻醉门诊,对所有在我院常规产检的足月妊娠产妇进行麻醉及分娩镇痛评估,解答产妇对分娩镇痛的相关疑问,使孕妇在住院前即充分了解分娩镇痛相关知识,有充足的时间与家属讨论商量,一旦产程发动孕妇及家属即主动要求实施分娩镇痛,使我院分娩镇痛率高达96%,加之患者在分娩前已经充分了解分娩镇痛,在镇痛过程中能及时反馈异常情况,麻醉医师迅速有效地采取干预措施,有效地防范了医疗纠纷的发生。

如果没有充分恰当的院前告知、评估和解释,当孕妇开始临产阵痛时,医师难以保证与孕妇沟通的效果,当孕妇认为分娩镇痛没有达到自己心理预期或出现一系列不适和相关副反应时,医疗纠纷就不可避免的发生了。

2. **质量控制**　理想的分娩镇痛应具备下列特点:①对母婴无影响;②易于给药,起效快,作用可靠,能满足整个产程镇痛的需求;③避免运动阻滞,不影响分娩过程;④产妇清醒,可参与分娩过程;⑤必要时可满足手术的需要。目前,最接近理想的分娩镇痛方法为硬膜外分娩镇痛。

国内外研究均表明:硬膜外分娩镇痛不延长产程,不增加甚至降低剖宫产率,但有可能增加器械助产率;分娩镇痛最大限度地减轻分娩疼痛,但由于个体差异,分娩镇痛过程中产妇有可能出现暴发痛,麻醉医师根据具体情况随时调整镇痛药物,在不影响产程的情况下尽量减轻分娩疼痛,所以并不是产程中完全"无痛";硬膜外分娩镇痛由于留置硬膜外导管,在产程中遇到紧急情况需即刻剖宫产时,可以立即经硬膜外导管注射麻醉药物,为手术赢得宝贵时间。

建立健全分娩镇痛标准管理流程,对于做好分娩镇痛工作,减少医疗纠纷至关重要。首先,除了产前麻醉门诊的评估外,在产妇分娩前应进行分娩镇痛的科普宣教(胎儿大学、麻醉门诊、网络媒体等),帮助产妇树立自然分娩的信心,减少恐惧紧张情绪,使得产妇顺利生产;其次,建立规范的、标准的、安全的、可操作性强的分娩镇痛规章制度及管理流程,严格实施,保障镇痛效果,减少不良反应;再次,加强镇痛后随访,对于镇痛后的不良反应和副作用做到及时交流和沟通,并加以解决,消除产妇及其家属不必要的疑虑;最后,如实记录《分娩镇痛前评估表(或访视单)》、《分娩镇痛同意书》、《分娩镇痛记录单》及《分娩镇痛后随访单》等分娩镇痛医疗文书,保护医患双方各自权益。对于质量控制,可参照中华医学会麻醉学分会产科麻醉学组编写的《2016分娩镇痛专家共识》。

3. **多学科合作**　分娩镇痛涉及母婴安全,不仅仅是麻醉科一个学科的工作。镇痛的完善、产程的进展、分娩是否顺利、胎儿评分如何,只有麻醉医师、产科医师以及助产士三方的高效密切配合才能达到理想的效果。我院的做法是:每周实施麻醉科、产科、助产士联合大查房,各科专家利用大查房的机会大家及时反馈分娩镇痛在临床使用中发现的相关的隐患、问题逐一提出,仔细探讨可能的原因及对策,群策群力,认真及时落实到整改的临床举措中,将可能的医疗纠纷消灭在萌芽状态,必要时请医务处到场协调其他科室的协作。加强国际交流与合作,掌握学术动态,才能将新的理念和方法应用于临床,造福于产妇。

(四)非技术类纠纷

产妇临产至分娩的这一段时间,正是最痛苦的阶段,产妇往往因为阵痛难忍而自控能力降低,家属也会因为担心产妇和宝宝,而出现情绪不稳定。加上孕妇及家属对分娩过程的不确定性和医学的局限性不甚了解,认为顺利分娩一个健康孩子是理所当然的事情。日益增长的人民群众对医疗水平的高要求及对医疗结果的高预期值与医疗局限性和不确定性之间的矛盾,使得患者及家属无法理解和接受医疗过程的相应变化,一旦发生任何异常,直接导致医疗纠纷发生。其中,有部分可能与医护人员工作疏忽有关,也有些情况与医护人员的技术操作无关,甚至并无不良结局,但孕产妇和家属依然不能接受和认可,易由此引起的医患纠纷即是非技术类纠纷,包括:中转剖宫产;接生前出生(born before arrival,BBA);纱布遗留;性别登记错误;脐带结扎不当;新生儿体表缺陷未及时发现等。

最常见的纠纷原因是"阴道试产中转剖宫产",由于患方对分娩方式的选择得不到满足与医方存在矛盾的情况并不少见,由此引发的医疗纠纷,也是产科面临的难题。阴道分娩是人类亘古不变的自然分娩方式,但许多产妇出于各自的想法,要么拒绝阴道试产,坚持剖宫产,要么盲目坚持顺产,非理性地对待分娩方式的选择,对妊娠生理存在认识误区,孕妇担心或不能忍受漫长的宫缩阵痛,而且阴道试产失败还要做剖宫产,索性就直接剖宫产,认为"更快,更安全,可达到完美的母婴结局";甚至有的孕妇或其家属受封建迷信思想影响要求择日剖宫产分娩。而当产科医师根据专业判断做出的选择或最终因为情况变化导致选择方案的调整与患方意愿不同时就会成为患方质疑的焦点。作为专业技术人员,诊疗规范和孕妇当时的状况才是医务人员判断和选择的依据,当病情发生变化又需要我们重新评估和选择,所有这一切都需要我们以通俗易懂的语言与患者及家属充分沟通,取得理解和配合,而不是一味顺从患者的主观愿望。无论从产妇和胎儿健康的角度,还是从产科质控的角度出发,都有责任严格掌握剖宫产手术指征。然而,产程是一个动态过程,很多情况不可预知,总会有小部分因为难产或胎儿因素而中转剖宫产,必然会招致患方的不满。但现实生活中确实有医师为规避风险,只要产妇及家属提出要求,就尽量满足,这也使得中国居高不下的剖宫产率,成为一个严峻的公共卫生问题。另一类常见情况恰好相反,部分产妇希望阴道分娩,但因为各种原因,比如孕期过度营养摄入,造成胎儿过大,最终未能如愿顺产,也会由此产生医疗纠纷。因此为避免这类纠纷的发生,首先通过各种途径(孕妇课堂、胎儿大学、宣教展板)展开健康教育开设孕妇课堂,让孕妇和家属了解妊娠、分娩全过程及应对方式,及时答疑解惑并加强沟通交流,解答并消除孕妇不利于自然分娩的心理因素,增强其对阴道分娩的信心,孕期开始对阴道分娩做好充分准备。产科医师的努力固然需要,但全民健康教育及医学知识的普及,对提高全社会公众正确认识分娩方式的选择对剖宫产利弊的认识,充分认同产科的高风险性尤为重要。

BBA指新生儿在到达医院前出生或医院内在医师或助产士到来前分娩,是一项重要的产科质量评价指标。产科的工作瞬息万变,如果医护人员对产妇的某些症状缺乏认识,特别是二胎时代到来,经产妇的产程特点与初产妇不同,临产后如观察检查不及时到位,则有可能发生BBA。

由于产科人手不足、夜间急诊多的工作特点,产科医务人员的智力与体力劳动强度常居各临床专科首位,产科领域日益升级的医疗纠纷也使许多医务人员身心始终处于高度紧张状态。这些纠纷原因复杂:有态度生硬导致不满;有助产人员法制观念淡薄,缺乏自我保护意识的;有临床经验不足,技术不熟练,紧急情况时操作生疏,应急能力差,忙中出错的;也有责任心不够的。例如,对具有法律效应的医疗记录重视不够,包括错写产妇姓名、新生儿性别、书写不及时、拷贝错误或与实际情况不一致等;说话随意,比如当着产妇的面谈论工作中的失误、议论某医疗事件的过失;当病情变化时,未能及时与患方沟通并签字;产后观察疏漏,如未及时发现会阴阴道血肿,忽略产后出血因素,未及时治疗,宫腔或阴道填塞纱布忘记取出;新生儿脐带处理不当,导致脐带部位渗血,使家属和产妇不满;熟人效应,进行违反诊疗规程的操作等,均可能引发医疗纠纷。

避免此类纠纷,首先应从医务人员自身做起,也应加强法律意识和自我保护意识,重视医疗文书的书写及规范,培养严谨的工作作风,执行"三查七对"原则;其次,制定长远的培训计划,努力提高专业技能水平,配备合理的人员结构;最后,培养团队协作精神,在繁忙工作中相互提醒,相互监督,弥补工作中的缺陷和漏洞,防范差错。同时,良好的医患沟通技巧,也非常重要,有时医务人员的关怀和解释,本身就可以让患者情绪解压,甚至化解医疗纠纷。医院管理者应该尽可能优化质控流程,建立医疗纠纷预警机制和医疗质量安全不良事件报告系统,而多数未发生严重后果的不良事件也应及时上报,但健全的报告系统应是非惩罚性质,独立于行政处理部门的组织,在医院内部形成一个开放的报告系统,鼓励医务人员上报各级各类隐患事件,以针对医疗质量安全不良事件各环节进行梳理、分析,尽可能优化院内流程,切实改进提高,防患未然。

【临床案例】

中转剖宫产

孕妇，34岁，G_1P_0，孕39^{+4}周。因"输卵管因素"行胚胎移植术，建卡产前检查。入院诊断：切盼儿，左枕前。入院评估无阴道试产禁忌，自然临产，宫口开大6cm后产程无进展，宫缩规律。阴道检查：胎方位左枕后位，先露棘下0.5cm，徒手旋转胎头困难，遂以"持续性枕后位"行剖宫产娩出一男婴，出生体重3080g，术后恢复好，如期出院。

在院期间患者家属投诉：产妇有阴道试产意愿，认为医师处理产程不当导致阴道试产失败。产科主任与患者家属充分沟通，解释产程变化及处理过程，患方表示理解。

点评：医师交代和沟通病情过于简洁扼要，专业术语复杂难懂，患者及家属很难理解，当与主观愿望不一致时容易产生误解，纠纷即由此产生。如果能通过各种形式的健康教育普及医学知识，医师沟通病情尽可能通俗易懂，或可化解部分纠纷。

三、助产纠纷防范任重而道远

生育政策的变化，使中国的产科医师和助产人员面临前所未有的二胎生育高峰和高龄产妇风险的飙升，产科医务人员面临空前压力，同时产科医师、儿科医师、产科麻醉医师都出现严重短缺。在目前的形势下，医师在医疗过程中充满风险，也缺少寻求援助的机构和法律法规。

医疗卫生宣传教育不够普及，网络新闻载体信息传播迅速广泛又缺乏约束，大众传媒在医疗纠纷事件中的报道所起的正面和负面的作用，值得新闻媒体工作者反思。在多起著名的产科医疗新闻事件中，如深圳的"缝肛门"、湖南湘潭的"羊水栓塞产妇死亡"、山东潍坊的"纱布门"等，患方通常持偏执激愤的一面之词，而医疗作为与民生息息相关的重头戏，恰好具备吸引大众眼球的新闻力。媒体往往做不到"节制报道"这个原则，在不了解事件真相和匮乏医学知识的情况下，连篇累牍的报道给当事医院和医师施加了莫大的压力。不具备医学知识同时也不了解事件真相的公众不但质疑医疗技术水平，更将医务人员绑架至道德的制高点拷问。然而沸沸扬扬的开场之后，随着医疗界专业权威的学术解释，事件真相得以全面揭开，方才尘埃落定。还有曾轰动全国医疗界的"李建雪医疗事故案"，在审判过程中一直争议重重。医疗纠纷如同达摩克利斯剑高悬在每一位产科医务人员头顶。2017年发生的"陕西榆林产妇坠楼"极端事件，更是引发了一场网络广泛讨论，事情的真相扑朔迷离，随着产妇的死亡已难探究，然而整个事件反映出许多超出医疗技术或医疗纠纷范畴之外的深层次问题。医疗资源分布不平衡、医院管理漏洞、医学人文关怀、社会家庭伦理、孕产妇心理健康等，都可能影响到具体的产科医疗过程。

科学技术和信息交流飞速发展的当下，人们对医疗卫生和自身健康的需求日益提高，作为临床一线的医务人员不但要用医疗技术治疗疾病，还要用真切的人文关怀抚慰患者，更要学会用法律武器保护自己。这样即使发生纠纷，我们只要本着实事求是的态度，积极应对，畅通沟通交流的渠道，适时发出准确严谨的声音，力求合理合法解决医疗纠纷，才能真正保证医患双方的权益，保障医疗卫生事业健康有序的发展。

产科医师一方面在高强度工作中支撑，一方面承受着巨大的心理压力。不断强调重视患者感受的现如今，或许医疗行政管理部门也应当切实考虑产科从业人员的艰辛。所有问题的解决最终需要全方位的制度保障，全社会共同努力才能构建和谐正常的就医环境。

【关键点】

1. 规范医疗行为，加强职业素养。

2. 提高专业技术水平，注重多学科团队协作。

3. 针对产科常见危急重症，定期模拟演练。

4. 增进医患双方理性沟通，尊重患方知情同意权。

5. 优化医疗管理质控流程，设置不良事件预警机制。

6. 重视公众卫生宣传教育，大众传媒正确引导。

7. 建立健全医疗法律法规。

（沈嵘　龙伟）

参考文献

1. 刘兴会,漆洪波.难产.北京:人民卫生出版社,2015.
2. 张丽文,古航.新生儿产伤的预防.中国实用妇科与产科杂志,2016,32(8):753-756.
3. 王枫华,娄继权,顾桂国,等.妇产科医疗纠纷和事故的常见原因分析与防范.中国卫生事业管理,2010,4(262):234-236.
4. 周敏,黄云,邓振华.妇产科医疗纠纷司法鉴定82例分析.法医学杂志,2009,25(3):192-194.
5. Schifrin BS, Cohen WR. The effect of malpractice claims on the use of caesarean section. Best Pract Res Clin Obstet Gynaecol, 2013, 27(2):269-283.
6. Gómez-Durán EL, Mulà-Rosías JA, Lailla-Vicens JM, et al. Analysis of obstetrics and gynecology professional liability claims in Catalonia, Spain (1986-2010). J Forensic Leg Med, 2013, 20(5):442-446.
7. Santos P, Ritter GA, Hefele JL. Decreasing intrapartum malpractice: Targeting the most injurious neonatal adverse events. J Healthc Risk Manag, 2015, 34(4):20-27.
8. Hirayama F, Koyanagi A, Mori R, et al. Prevalence and risk factors for third- and fourth-degree perineal lacerations during vaginal delivery: a multi-country study. BJOG, 2012, 119(3):340-347.

第九节　产房医护团队的培训与演练

【导读】

产房医护团队是产科日常工作及危重症患者救治最重要的团队。通过一体化的培训及演练可以提高产房医护团队的战斗力,保障产房医疗质量及医疗安全,为母婴安全保驾护航。

一、产房医护团队的重要性

随着"二孩"政策的全面开放,高危孕产妇越来越多,产科医护人员面临空前的挑战。医师和护士作为医疗活动的主体,其医疗行为决定了医疗的质量,只有通过医师及护士的有效协作才能保证医疗的安全。产房维系着孕产妇及胎儿(新生儿)的健康和生命安全,医护人员责任更加重大;此外产房作为医疗纠纷最多的场所之一,医护人员对产房技术掌握情况直接关系到产房医疗服务质量。长期以来,进入产房区域工作的妇产科医师、妇产科护士、助产士分属医疗、护理及助产行业,其培训均为独自的体系,医疗实践初期常出现协作欠佳、沟通不畅的情况,严重影响医疗质量,并且存在一定的医疗隐患。很多医院的产科没有形成医护一体的快速反应应急团队,在抢救过程中就可能出现医护一堆上、指挥不明确、措施执行不到位,最终导致抢救失败。产房医护人员的急救意识和团结协作是急危重症孕产妇能否得到及时救治的前提,也是降低孕产妇死亡率及围产儿死亡率的关键。

现代产房应该是一体化管理,进入产房区域的妇产科医师、妇产科护士、助产士均应接受定期的统一培训及考核,才能逐步掌握产房的技术,形成应急处置及协调合作能力强的团队,但是在临床实践中产房区域各类人员的培训标准不统一、培训内容割裂、培训重点不突出,致使在医疗活动中各自为政、团队意识淡薄、整体运作效率低下。

据报道早在1995年,美国护理协会即提出了医护合作的概念。近年来国内少数管理者将医护一体化的服务模式引入到临床实践中,医护共同查房、完成疑难病例讨论、参与抢救演练等,并取得了良好的效果。但是将医护一体化的培训模式引入到产房区域则鲜有涉及。

二、产房医护团队的建设

ICU患者病情危重、疾病变化快,随时可能出现异常紧急情况,为了适应临床需求,1952年丹麦哥本哈根在ICU成立了快速反应团队(rapid response team,RRT)模式,随之在全球各ICU均组建了自己的RRT,2014年美国妇产科医师协会指出产科快速反应团队(RRT)应列为高危孕产妇管理模式。产科快速反应团队的建立可以通过对产科医疗处理过程中各方面资源的合理分配、补给、计划和协作,及时有效地诊治产科危急重症,减少孕产妇及胎儿(新生儿)不良结局的发生。基于对产科RRT组建及管理模式的理解,建立产房医护一体团队在有效减少孕产妇及新生儿不良结局方面具有重要意义。

产房医护一体团队应由产科医师、助产士、护士、新生儿科医师、麻醉医师、ICU医师等共同构成。

(一) 产房医师团队人员结构

1. **产科医师** 应配备1名有丰富临床经验

的主治及主治以上级别的医师,能够熟练掌握阴道助产、急诊剖宫产及危急重症抢救,应作为产房医护团队的总指挥,指导产房区域的孕产妇及新生儿抢救,基础知识牢固、临床能力强、沟通能力强,并具备较强的临床教学意识及教学能力。应该配备 1~2 名住院总医师,长期驻扎在病房,熟悉产房工作流程、能随时到场参与抢救,协调多学科合作。应该配备 2~3 名住院医师,住院医师是产房急救措施的执行者,能有条不紊执行总指挥及住院总命令,并能熟练记录抢救过程,文书工作流畅。

2. 新生儿科医师 产房应驻守 1 名专门的新生儿科医师,24 小时候诊。该医师熟悉产房工作环境,熟练掌握新生儿复苏,熟悉常见新生儿疾病的诊治,能长期和产科团队协作,能够与产房医护人员及孕产妇及家属有效沟通,是产房医护团队的重要成员。

3. 新生儿转运团队 高危新生儿特别是极早早产儿出生后除了常规抢救外,还需要转运至新生儿科继续治疗,转运过程中必须要有专业转运团队,需要配备转运车、保温箱、呼吸机、氧气筒、心电监护仪、脉氧仪等专业设备,转运过程中要时刻观察新生儿病情变化,防止气管插管脱落等异常情况出现。

4. 麻醉医师 产房区域应该至少配备 1 名高年资麻醉医师,能随时满足阴道助产及急诊剖宫产的麻醉需求,能够评估产房区域孕产妇临床诊疗过程中的麻醉需求,能全面监管实施分娩镇痛的产妇;应该配备 2~3 名低年资麻醉医师,负责实施分娩镇痛,参与孕产妇及高危新生儿的急救。

5. 高年资 ICU 医师 ICU 医师是产房急救的坚强后盾,是产房医护团队的有力补充,产房区域应该配备一名高年资的 ICU 医师,能够熟练掌握产科危重患者的 ICU 方面的处理,能随时协助产科医护人员参与抢救。

(二) 产房护理团队人员结构

1 名助产士组长:负责管理、协调、组织护士、助产士参与日常工作及抢救,并在日常工作中组织安排业务学习,演练并培训各种急救流程。

2~3 名手术室护士:能快速建立静脉通道,胜任手术洗手、巡回护士工作,胜任危急重症患者的护理工作。

3~4 名高年资助产士:掌握待产常规、正确识别胎监、娴熟掌握产程观察处理及正常接生,能协助阴道助产,熟悉常见产科危急重症的急救,并能

在新生儿科医师到场前行新生儿初步复苏。

1 名专职管理物资的护士:每天负责清点抢救药品是否完善,抢救车是否完备,抢救设备是否完好,所有设备通电、充电备用。负责检查备用抢救物资,保证抢救物资随时可以快速到位,抢救设备可以随时投入使用。每次使用抢救药物后,及时补充药物,淘汰过期药物,抢救车使用后,补充物资,贴封抢救车,抢救设备使用后及时补充电源、氧气等,并定期检查设备性能。

(三) 产房工人团队构成

2~3 名护工:熟悉产房规章制度,负责患者的接送、转运,快速且准确接送危急重症患者。

2~3 名工人:负责产房日常清洁、标本运送等事务。

三、产房医护团队的培训内容及方法

产房医护团队需要对产科疑难危重疾病的相关知识进行学习,规范产房急救制度及流程,并在临床实践中不断修正制度及流程。产房医护团队的培训应该包括基础知识、专业技能、应急处理与抢救能力、教育与培训能力、综合管理能力等多维度的训练。

(一) 培训内容

1. 团队应加强对女性生殖系统解剖、妊娠生理、妊娠特有疾病(妊娠期高血压疾病、妊娠期肝内胆汁淤积症、妊娠期糖尿病、妊娠剧吐等)、妊娠合并内外科疾病(心脏病、病毒性肝炎、贫血、特发性血小板减少性紫癜、急性阑尾炎、急性胰腺炎等)、妊娠合并感染性疾病、胎盘与胎膜异常、羊水与脐带异常、正常及异常产程、胎儿医学等相关产科知识的学习。

2. 团队应及时更新产房培训的知识库,定期学习国内外最新产科指南,跟进最新疾病研究动向,及时修订产房急救流程。

3. 团队应该加强对待产基本知识和技能的掌握,包括:四步触诊、骨盆测量、胎儿出生体重的估计、胎监运用、产程观察及处理、阴道检查、人工破膜、缩宫素催产及引产、非药物镇痛、分娩镇痛等。

4. 团队应该定期对正常接生及助产操作进行培训,包括:消毒、铺巾、导尿、会阴阻滞 / 局部麻醉、会阴侧切、会阴伤口缝合、新生儿脐带结扎、新生儿复苏等。

5. 定期培训内容还应包括各种特殊情况的处理,如胎儿宫内复苏、手转胎位、肩难产识别及

处理、手取胎盘、产后清宫、臀位助产及臀位牵引术、双胎接生、外倒转术、内倒转术、产钳助产、胎吸助产、宫颈及阴道裂伤缝合术、会阴Ⅲ度/Ⅳ度裂伤缝合术、阴道/会阴血肿清除术、毁胎术、产后出血处理、子痫急救、羊水栓塞急救等。

(二) 培训方法

产房医护团队的培训方法应该针对培训内容进行设计。通常对于基础知识、指南及急救流程可以采取专题讲座的形式,对于基本技能及操作可以采取模型练习及实战演练,对于急救案例及流程需采取教学查房、工作坊、模拟教学、实战演练等形式。产房医护团队成员应该定期进行座谈、

总结及演练,不断提高急救能力及团队战斗力。鉴于产房医护团队的培训重点在于团队成员的沟通、协调及团队的组织及运作,在培训中可以采用当代教学中流行的模拟教学及情景教学,由团队领导采用临床真实案例编写急救项目及流程的剧本,在高仿真模拟人身上呈现临床场景,由团队成员共同反复演练操作流程。建议演练过程中全程摄像,便于演练完成后团队成员对演练过程进行回顾,总结急救过程中的不足,并提出相应整改措施。下面列出产房医护团队培训中常用的急救流程及场景供大家参考:

1. **产后出血抢救流程**(图 13-9-1)

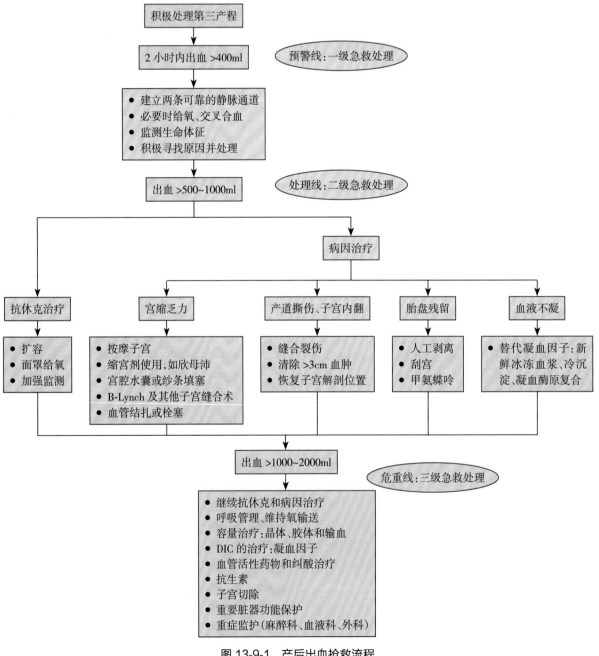

图 13-9-1　产后出血抢救流程

（1）第二产程的处理由助产士 A 或一线住院医师完成，但如果第二产程延长或者需要助产等情况需要住院总医师参与。

（2）出血量 >400ml 的时候需要预警：一线住院医师 A 按压子宫，给予常规宫缩剂，必要时给予强有力宫缩剂如前列腺素制剂或者麦角类药物；助产士 A 呼叫助产士 B、高年资住院医师 B 及住院总；助产士 B、高年资住院医师 B 及住院总到场参与抢救，由住院总医师全场总指导，助产士 B 建立有效双静脉通道，助产士 A 安置心电监护仪，鼻导管吸氧，并执行住院总医嘱，记录抢救过程，给患者抽取合血备用，并通知检验科医师抽血常规、DIC、电解质检查。高年资住院医师 B 协助住院总医师寻找出血原因，并在病情稳定或者进一步加重时交代病情，完成医患沟通。

（3）出血达 500~1000ml，需要严密观察患者病情变化，加快输液速度，必要时输血，助产士 A 呼叫二线主治医师，二线主治医师作为全场总指挥，在查明病因的情况下迅速针对病因做出相应处理，由住院总和高年资住院医师 B 协助完成，住院医师 A 追踪检验结果并再次通知检验科医师复查抽血常规、凝血功能、电解质、血气分析、肝肾功检查。

（4）出血达 1000~2000ml，二线主治医师决定血液制品的输入，决定是否行进一步处理：如球囊、介入、开腹探查及切除子宫等，助产士 B 继续管理液体通道，继续抗休克，面罩吸氧，助产士双人查对血液制品的输入，助产士 A 全程记录抢救过程，住院医师 A 再次并通知检验科医师复查抽血常规、凝血功能、电解质、血气分析、肝肾功检查，汇报三线医师指导抢救，如需切子宫需通知三线医师到场，同时高年资住院医师 B 行术前准备，如需行急诊介入治疗，住院医师 A 需通知放射科医师，并同时由高年资住院医师 B 行介入前准备。住院总医师继续按压子宫或针对病因做相应处理。二线主治医师与患者及家属充分沟通，协商并签署《知情同意书》。住院医师 A 通知 ICU 医师及麻醉医师准备手术及协助生命体征监测及高级生命支持。

2. 羊水栓塞抢救流程（图 13-9-2）

（1）助产士 A 和一线住院医师 A 接生过程中发现患者异常情况：寒战、烦躁不安、呛咳、气急、发绀、呕吐、呼吸困难、抽搐、昏迷、休克、难以纠正

的产后出血。助产士 A 立即行心电监护、面罩吸氧、安置尿管等相关处理，并同时执行抢救氢化可的松 200mg 静滴或地塞米松 20mg 静推，继续以 20mg 静滴治疗。一线住院医师 A 立即呼叫高年资住院医师 B、住院总医师、二线主治医师及助产士 B。

（2）二线主治医师全场指挥抢救，高年资住院医师 B 抽取合血备用（需与一线住院医师 A 核对），一线住院医师 A 通知检验科医师急查血常规、DIC、血气等检查、必要时联系床旁胸片、心电图、心脏超声等检查。

（3）助产士 B 给予患者建立静脉多个通道，执行二线主治医师医嘱快速输入晶体、胶体液、缓解支气管痉挛、抗休克、保护心脏、肾脏、纠正酸中毒、抗感染、纠正 DIC 等相关对症处理。助产士 A 全程记录抢救过程，并随时汇报生命体征、阴道流血情况、尿量。

（4）住院总医师与患者家属做好医患沟通，同时下《病危通知书》。

（5）高年资住院医师 B 协调通知麻醉医师、ICU 医师及三线医师到场参与抢救。

（6）二线主治医师尽快结束分娩，短期内无法经阴道分娩者，需立即实施剖宫产，麻醉医师立即到场给予麻醉及高级生命支持。

（7）如出现大出血的情况需按产科出血处理流程迅速反应。由住院总与患者家属沟通开腹止血、必要时子宫切除等事宜，签署《知情同意书》，三线医师到场切子宫。

（8）根据出血情况、血色素结果及 DIC 结果给予输红细胞、新鲜冰冻血浆、血小板、纤维蛋白原、冷沉淀等血液制品，由二线主治医师及麻醉医师评估输血成分及输入量，由高年资住院医师 B 及助产士 B 协作核对及输注，一线住院医师 A 与血库协调供血及取血。

（9）ICU 医师协助麻醉医师给予患者高级生命支持、重要器官保护工作。

3. 新生儿复苏流程（图 13-9-3）

（1）助产士 A 及一线住院医师 A 初步评估新生儿情况：足月吗？羊水清吗？有呼吸或哭声吗？肌张力好吗？如果情况均好，行初步复苏常规护理：保持体温清理气道（必要时），擦干，评估，行母婴早接触。

（2）如果上述一项为否，需保持体温，摆正体位，清理气道，擦干全身，给予刺激。30 秒后评估

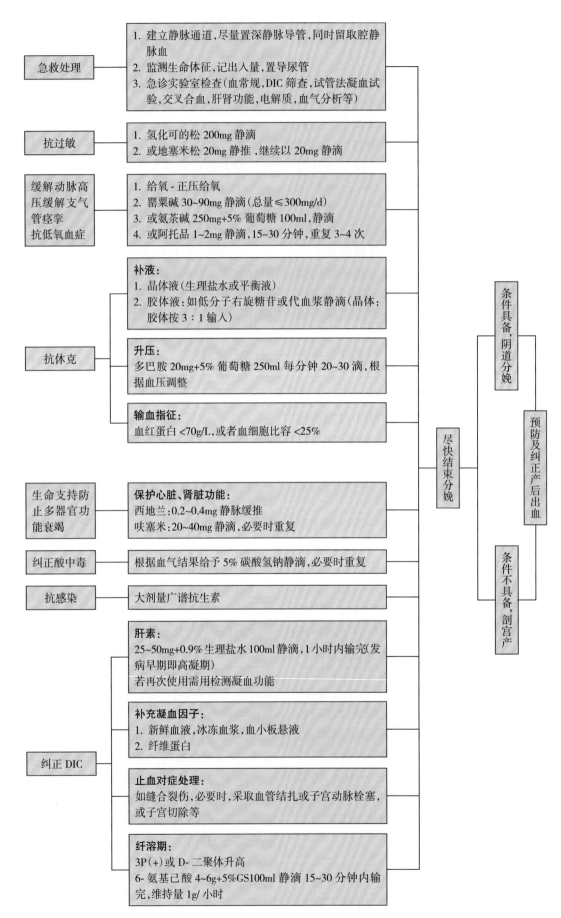

图 13-9-2　羊水栓塞抢救流程

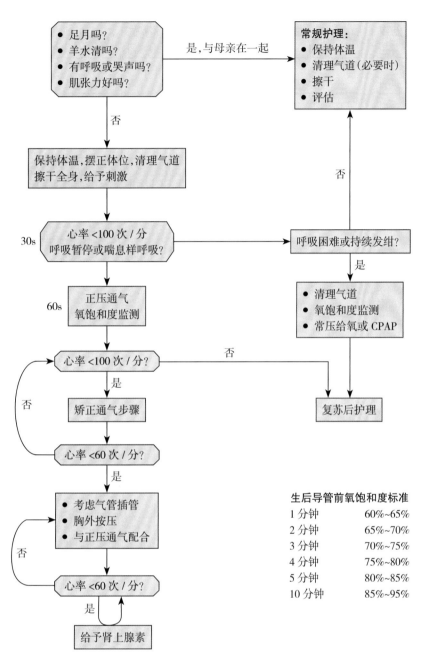

图 13-9-3　新生儿复苏流程图

如心率 <100 次 / 分、呼吸暂停或喘息样呼吸,需正压通气。

（3）此时需由一线住院医师 A 通知住院总医师、助产士 B 及新生儿科医师协助抢救,住院总医师现场总指挥,指导新生儿复苏。

（4）新生儿科医师行正压通气 30 秒后再次评估心率,如新生儿心率 <100 次 / 分,需矫正通气步骤,继续正压通气,如 <60 次 / 分,需考虑气管插管 + 胸外按压（由助产士 B 协助实施）。

（5）新生儿科医师行气管插管正压通气 + 胸外按压 45~60 秒,再次评估如心率仍 <60 次 / 分,需加用肾上腺素。新生儿科医师需向产妇及家属交代新生儿病情,沟通、知情同意告知需转新生儿科治疗,此时需同时由一线医师 A 通知新生儿转运团队,由转运团队转运至新生儿科,转运过程中注意保暖、防止脱管。

4. 急性心衰处理流程（图 13-9-4）

（1）助产士 A 及一线住院医师 A 巡房或接产

503

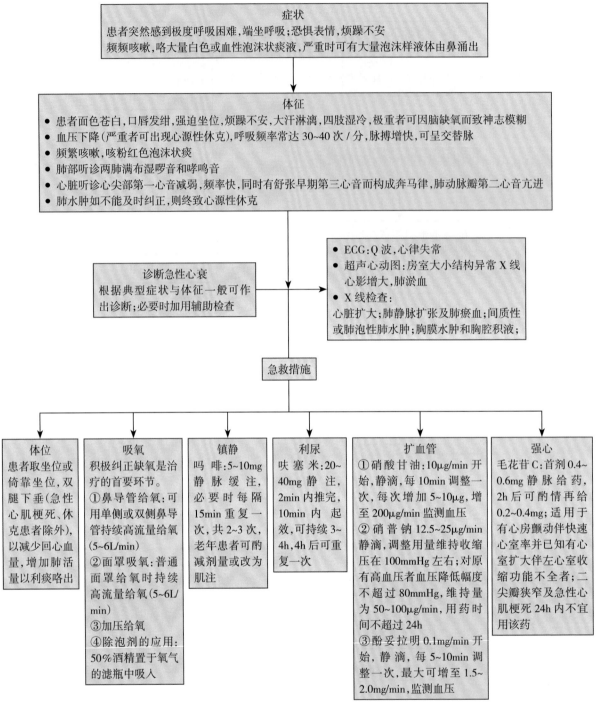

图 13-9-4　急性心衰处理流程图

过程中发现患者异常情况,如突感极度呼吸困难,端坐呼吸;恐惧表情,烦躁不安;频繁咳嗽,咯大量白色或血性泡沫状痰液,严重时可有大量泡沫样液体由鼻涌出。

(2) 助产士 A 立即安置心电监护、吸氧、安置尿管,一线住院医师 A 立即查体肺部听诊两肺满布湿啰音和哮鸣音;心脏听诊心尖部第一心音减弱,频率快,同时有舒张早期第三心音而构成奔马律,肺动脉瓣第二心音亢进。

(3) 一线住院医师 A 立即通知高年资住院医师 B、住院总医师、二线主治医师、助产士 B 到场协助抢救,二线主治医师到场后作为抢救总指挥指导全程抢救,助产士 A 全程记录抢救过程,随时汇报生命体征及尿量。

（4）助产士 B 协助患者改变体位,建立静脉双通道。一线住院医师 A 通知检验科急查血常规、电解质、血气分析、DIC、心肌酶学等相关检查,并联系行急诊床旁心电图、心脏彩超检查。

（5）二线主治医师指导助产士 B 给镇静、利尿、扩血管、强心药物,助产士 A 记录每小时尿量。

（6）高年资住院医师 B 协助二线主治医师心衰控制后迅速结束分娩,必要时需急诊剖宫产,高年资住院 B 医师协助术前准备,此时一线住院医师 A 需通知麻醉医师和 ICU 医师到场参与急救。

（7）由住院总医师向患者家属充分交代病情,下病危通知单,签署相关《知情同意书》。

5. 肩难产处理流程(图 13-9-5)

（1）助产士 A 及一线住院医师 A 接生过程中发现胎头娩出后,胎儿前肩被嵌顿于耻骨联合上方,用常规助产方法不能娩出胎儿双肩。

（2）一线住院医师 A 呼救助产士 B、高年资住院医师 B、住院总医师及新生儿科医师,立即到场协助处理。

（3）住院总医师作为抢救总指挥,指导抢救,高年资住院医师 B 协助患者采用常规屈大腿法,住院总医师上台协助前肩娩出,如仍无法取出,需由高年资住院医师 B 协助压前肩法,并同时由一线住院医师 A 通知二线主治医师、麻醉医师到场协助抢救。

（4）二线主治医师到场后由二线主治医师作为抢救总指挥,指导抢救,高年资住院医师 B 协作抢救,进行常规的牵后臂娩后肩法、Woods 旋转法和 Rubin 法、四肢着地法等方法处理,同时可给予麻醉辅助。新生儿科医师做好新生儿急救准备。

（5）住院总医师向患者及家属充分知情沟通,签署相关《知情同意书》,告知可能出现的产伤。一线住院医师 A 遵照二线主治医师指示行手术准备,二线医师必要时行断锁骨、耻骨联合切开。

（6）新生儿娩出后由新生儿科医师和二线主治医师进行复苏,查新生儿血气,检查锁骨、上肢是否有损伤,必要时需要儿外科协助治疗。住院总医师及高年资住院医师 B 协助检查产妇是否存在产伤,做好产后出血急救准备。

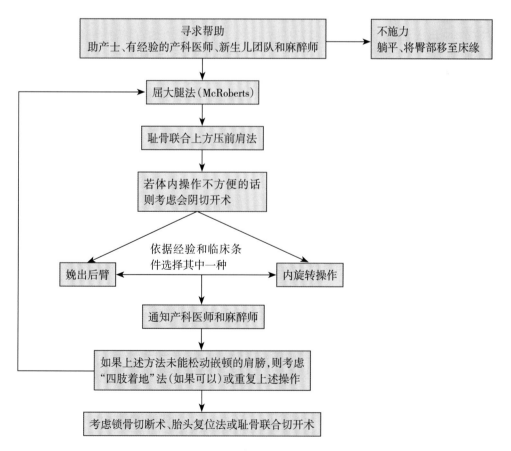

图 13-9-5　肩难产处理流程图

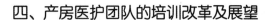

四、产房医护团队的培训改革及展望

（一）传统培训模式

1. **"一带一"教学模式**　产科学是一门理论联系实际的学科,医学生在经过了理论学习之后,必须完成临床见习,才能到临床进行实习。同时产科学又是研究女性特有生理及病理的学科,由于部位特殊,给新进住院医师、助产士示范产科检查与操作时,多数孕妇依从性较差,不愿配合,家属意见较大,这让临床教学工作变得极为困难。

传统的高年资医师带低年资医师,高年资助产士带低年资助产士的"一带一"教学模式("one to one" teaching model)模式存在很多弊端:如果高年资医师或者助产士不放手,那么新人学不到东西,而放手又怕新人紧张、不敢操作而出现不可逆的意外,此外高年资医师及助产士的教学积极性、教学方法及教学能力对所带的学生会产生较大影响,如果带教老师水平参差不齐会严重影响教学质量。产科临床教学中接生后缝合会阴切口时,低年资医师或者助产士缝合技术欠佳可能出现切口对合不好、延迟愈合甚至裂开等风险,拆了重新缝合会给产妇带来极大痛苦,并且产妇本人是清醒的,对整个带教过程很清楚,容易引发医疗纠纷。鉴于传统带教模式的上述弊端需要我们积极探索新型的培训模式及方法。

2. **模型教学**　产科基本技能及操作需要团队成员熟练掌握基础解剖结构,可以通过图片、局部解剖模型、各种教学模具对于初级产科医护人员进行培训,即为模型教学(model teaching)。

在基础培训的基础上对产科医师及助产士需要进行实际操作训练,可以运用猪肉、牛舌、猪肛门等模仿腹部切口、会阴切口及会阴Ⅲ度及Ⅳ度裂伤进行缝合培训。该类模型触感明显优于传统的布制及硅胶模型,有更强的体验感,缝合更接近于人体。

3. **模拟教学模式**　模拟教学模式(simulation teaching model)是一种较新的教学模式,是利用模拟技术创造出高仿真模拟患者和模拟临床场景,代替真实患者进行临床教学和实践的教学方法。模拟教学可以让医护人员亲身体会到真实的诊疗及抢救环境,从而融入整个过程。医学模拟教学的发展经历有显著标志的5个阶段,即:基础解剖应用模型阶段、局部功能操作模型阶段、计算机交互式训练模型阶段、生理驱动型模型阶段和虚拟培训系统阶段。随着材料学与制造工艺技术的发展,局部功能操作模型成为用来模仿演示人体构造、进行技能训练的主要手段。国外的医学教育已经从最初的基础解剖模型、局部功能训练模型发展到计算机辅助模型,尤其是目前利用最为前沿的触觉感知技术虚拟培训系统和生理驱动型综合模拟系统。目前在我国大多数医学院校的产科技能教学还处在基础解剖应用模型向局部功能操作模型过渡和完善并逐渐向计算机交互训练模型发展的阶段。

（二）新型教学模式

1. **SimMom模拟教学在产科急诊教学的应用**　仿真人(SimMom)可由导入的场景而出现不同的生命体征、胎心情况、并且可以和演练人员沟通、对话,表现出不适、紧张,可以模拟出血、分娩、抽搐等危急情况。该模拟教学已通过阴道助产、肩难产、产后出血、子痫、新生儿复苏等模型的建构,场景的设计,让产科医护团队亲身参与到急救现场,逐步培训综合逻辑思维能力,增加团队协作能力,为实战打好坚实的基础。已有多项研究表明运用SimMom系统对于产科常见急救的团队配合及协作能力均有提高,能够改善实战中孕产妇抢救成功率,并且明显改善新生儿预后。

SimMom模拟教学由产科医护团队领导者(主治医师)设计抢救场景,导入不同需要处理的紧急情况,并结合抢救流程,组合成一部类似话剧的场景,事先写好剧本,参与演练的医护人员需熟悉剧本及自身角色,然后逐步演练,同时由真人扮演家属,培训演练人员的沟通能力。演练过程中配合现场摄像,事后进行评价,对抢救操作、医患沟通、医护协作做出全面评价,对不足之处进行回顾,并由当事演练人员提出整改,以备再次演练。熟练完成演练的医护人员,经过考评合格后,可以参与真实的抢救。

2. **虚拟现实技术在产科的运用**　虚拟现实(virtual reality,VR)技术是由计算机产生一个集视、听、触、运动等感觉于一体的沉浸交互式虚拟环境,操作者借助必要的交互、传感与显示设备,以人类自然的方式与虚拟三维环境中的物体进行交互,产生身临其境的感受与体验。美国是VR技术的发源地,最早美国宇航局将其应用在航天工业中,主要用于模拟空间站的实时操纵。随着VR技术的不断发展,其应用范围也逐渐从军用扩大到民用。普通民众最早接触到 VR 大多是从仿真游戏开始。随着 VR 技术的进一步发展,促使了更多交叉学科的出现。例如 VR 技术和医学的进一步交叉后出现了虚拟手术。虚拟手术是指利用各种医学影像数据和虚拟现实技术在计算机中建立一个模拟环境,医师借助虚拟环境中的信息通过交互进行手术计划、训练,模拟真实手术过程,可以用于医师的培训。

在妇产科腔镜领域,VR 技术已经从最初的单纯视觉仿真发展到具有反馈和互动等多种功能,并且从单纯的钳夹、缝合技能发展到具有复杂手术操作模块的培训。多项研究也证实虚拟腹腔镜手术培训系统与传统腹腔模拟器相比能达到同样培训效果。在国外 VR 技术在宫腹腔镜的培训已较广泛。

产科常常会遇到突发的急症,根据这一专业特点,目前已有研究人员利用 VR 技术设计了关于产科急症处理的虚拟现实游戏场景。这种游戏利用头戴式设备,从而产生沉浸式虚拟现实场景,使学习者处于一个虚拟急救室里,房间内有能获得所有必要的设备,如个人医疗记录、胎心监护、超声仪、压力计、温度计、试管等。并设计了患者和学习者之间的虚拟对话,以便提供必要的诊断信息。学习者还可以查阅个人医疗记录,以获取各种数据、病史、过敏和妊娠监测。根据病情需要,学习者可以选择超声、胎心率和宫缩压力检查,随后会获得相应的超声图像。学习者在选择适当治疗方法前可以不断地选择诊断方法并修改自己诊断,然而一旦选定一种诊断后则不能退回去修改。整个诊断过程需限定时长,以便建立急诊处理的压力环境。经过这些培训能促使受训者建立良好的临床思维能力,提高临床处理技能,而且由于是在游戏场景中,能很好地引起学习者的兴趣,增加参与度和学习效果。但 VR 技术在产科的运用刚刚存在起步阶段,特别是国内产科医护的培训几乎还未采用。预期该技术在未来产房医护人员的培训方面将会占有重要地位。

(姚强　吕斌)

参考文献

1. 万学红,孙静.现代医学模拟教学.北京:北京大学医学出版社,2006:14-23.

2. 蔡巧玲,胡大一.医学模拟技术在临床教学中的应用.中华内科杂志,2006,45(5):357-358.

3. 李怡,吴涛,王晓红,等.模拟教学法在新生儿复苏培训中的应用.基础医学教育,2013,15(2):171-173.

4. Nelissen E,Ersdal H,Mduma E,et al. Helping Mothers Survive Bleeding After Birth:retention of knowledge,skills, and confidence nine months after obstetric simulation-based training.BMC Pregnancy Childbirth,2015(15):190.

5. Nelissen E,Ersdal H,Ostergaard D,et al. Helping mothers survive bleeding after birth:an evaluation of simulation-based training in a low-resource setting. Acta Obstet Gynecol Scand,2014,93(3):287-295.

6. Takayesu JK,Nadel ES,Bhatia K,et al. Incorporating simulation into a residency curriculum. CJEM,2010,12(4): 349-353.

7. Goffman D,Heo H,Pardanani S,et al. Improving shoulder dystocia management among resident and attending physicians using simulations. Am J Obstet Gynecol,2008, 199(3):294.

8. Bernstein P. Virtual Reality Simulation of Gynecologic Laparoscopy. J Am Assoc Gynecol Laparosc,1996,3(4, Supplement):4.

9. Aggarwal R,Tully A,Grantcharov T,et al. Virtual reality simulation training can improve technical skills during laparoscopic salpingectomy for ectopic pregnancy. Bjog-Int J Obstet Gy,2006,113(12):1382-1387.

10. Sankaranarayanan G,Lin H,Arikatla VS,et al. Preliminary face and construct validation study of a virtual basic laparoscopic skill trainer. J Laparoendosc Adv Surg Tech A,2010,20(2):153-157.

11. Awtrey C,Chellali A,Schwaitzberg S,et al. Validation of the VBLaST:A Virtual Peg Transfer Task in Gynecologic Surgeons. J Minim Invasive Gynecol,2015,22(7):1271-1277.

12. Jean Dit Gautier E,Bot-Robin V,Libessart A,et al. Design of a Serious Game for Handling Obstetrical Emergencies.JMIR Serious Games,2016,4(2):21.

第十节　产时胎儿／新生儿手术的团队建设及管理

【导读】

随诊产前诊断技术及胎儿医学的不断发展,产时胎儿／新生儿手术(intrapartum fetal/neonatal operation)已广泛应用于多种出生缺陷的治疗中。它的开展可以减少新生儿的并发症,提高新生儿的存活率和生存质量,需要多学科协助完成。

一、概述

产时胎儿 / 新生儿手术是指在胎儿娩出过程中及娩出后立即进行的出生缺陷矫正的手术或操作,包括:①产时胎儿手术(intrapartum fetal operation):将胎儿取出宫外,不断脐带在保持胎儿胎盘循环的情况下,直接对出生缺陷儿进行手术治疗;②子宫外产时处理(Ex utero intrapartum treatment,EXIT):在不断脐带保持胎儿胎盘循环的情况下去除阻碍胎儿呼吸诱因,解除呼吸道梗阻的手术及操作;③产房外科手术:分娩后在产房或手术室立即对出生缺陷新生儿进行的手术。

产时胎儿 / 新生儿手术这一概念是在子宫外产时处理(EXIT)的基础上,对其进行分类和总结而提出的。产时胎儿 / 新生儿手术于 20 世纪 80 年代末首次应用于临床,但随诊产前诊断技术及胎儿医学的不断发展,产时胎儿 / 新生儿手术已广泛应用于多种出生缺陷的治疗中。

二、手术适应证

由于产时胎儿 / 新生儿手术分为三类,其适应证也各有不同。

产时胎儿手术和子宫外产时处理主要应用于影响新生儿呼吸功能的出生缺陷,通过气管插管术或气管切开术建立通气,如胎儿气道受肿瘤包绕,受压明显,无法实施气管插管术或气管切开术,则需在保持胎儿胎盘循环的情况下,直接手术切除肿瘤。最初主要应用于重度膈疝宫内气管封堵术后,分娩时气道堵塞物的取出,但随着手术技术的发展,任何的可疑气道受压或合并胎儿心肺功能不全的病例,都可成为其适应证,主要包括各种类型的颈外梗阻,如颈部畸胎瘤、淋巴管瘤、血管瘤等;先天性高位气道梗阻综合征,如喉部瓣膜、喉闭锁、喉部囊肿、气管闭锁和狭窄等;喉咽部或口腔部的肿瘤,如舌下囊肿、牙龈瘤等;胸部病变,如先天性膈疝、先天性肺囊腺瘤、纵隔肿瘤等;严重的颜面部发育异常等。还可应用于重度先天性膈疝分娩时安置体外膜肺,肺部肿物切除,胎儿心脏手术以及分离连体婴儿等方面。

产房外科手术主要应用于不影响新生儿呼吸功能,而又需要尽早处理的出生缺陷,主要包括腹裂、脐膨出等。

三、术前准备

拟实施产时胎儿 / 新生儿手术的病例,术前必须完善胎儿系统超声及胎儿染色体核型分析检查,必要时还需进行磁共振(MRI)扫描、染色体微缺失微重复及遗传代谢病等检查,以排除胎儿染色体异常及其他结构异常。然后,根据世界卫生组织(WHO)建议的有关产前诊断及胎儿手术的伦理准则,向患者及家属充分告知病情、新生儿预后、手术的风险与并发症等内容,以征得患者及家属同意。如妊娠 <34 周,需给予促胎肺成熟治疗。方法:地塞米松注射液 6mg 肌内注射,每 12 小时 1 次,共 4 次。

对于实行产时胎儿 / 新生儿手术的产妇,术前除需完善血尿常规、心电图等基本检查外,还要重点排除心肺功能异常。

在产时胎儿 / 新生儿手术中,如果气管插管术操作时间超过 5 分钟,或需行气管切开术及肿瘤切除术,手术当天术前需给予抑制宫缩治疗,以降低子宫敏感度,保持胎儿胎盘循环。可选用阿托西班,副作用少,广泛应用于欧洲国家,但价钱昂贵;也可应用钙通道阻滞剂,如硝苯地平,10mg 口服,每 6~8 小时 1 次,但应密切注意孕妇心率及血压变化。还可使用 β 肾上腺素受体激动剂、硫酸镁、吲哚美辛等。但无论使用哪种药物都有降低中心静脉压,协同肌松药及麻醉剂的作用,因此用药量需严格掌握,避免联合用药。此外,中毒剂量的硫酸镁还可导致产妇肺水肿、呼吸肌麻痹以及心率失常等。在应用 β 受体激动剂抑制宫缩时,更要警惕母体急性肺水肿、心衰等危及母体生命并发症的发生。

四、手术操作步骤及术中监测

产时胎儿 / 新生儿手术过程通常采用吸入性全身麻醉,大多采取快速诱导麻醉的方式,术中给予高剂量(2~3 倍的最低肺泡有效浓度)的吸入性麻醉药物以保持子宫足够松弛,同时可静滴宫缩抑制剂,协同抑制宫缩,避免胎盘从宫壁剥离,这是维持胎盘灌注的前提条件。同时给予多巴胺静滴,维持孕妇平均动脉压在 75~100mmHg 之间,并给予乳酸钠林格液液静滴,以维持产妇循环血量,保障胎盘的血流灌注。非去极化肌松剂及芬太尼可直接肌内注射给胎儿,以使胎儿麻醉效果满意,利于气管插管及手术操作。对于产时胎儿 /

新生儿手术中容易进行气管插管术,操作时间<5分钟的病例,可对产妇实施硬膜外麻醉。

1. **操作步骤**

(1) 术前按下腹部手术常规备皮,体位通常采取左侧略倾斜的仰卧位。

(2) 取下腹部低位横切口或下腹正中切口,逐层常规开腹,暴露子宫;术中超声定位胎盘、胎位、脐带位置及胎儿病变部位。子宫切口应选择在尽可能远离胎盘、便于暴露胎儿病变部位的位置;切口选择并不局限于常规的子宫前壁下段横切口,根据病情需要可选择宫体部横切口、纵切口,甚至可以选择子宫后壁的切口。

(3) 切开子宫后,娩出距离病变部位最近的一侧胎儿肢体,建立无创胎儿监测,必要时可建立静脉通路;同时娩出胎头及病变部位,以温生理盐水覆盖,以减少胎儿热量及水分的损失,由麻醉师或儿科医师对胎儿实施气管插管术,特殊病例可能需要耳鼻喉科医师实施气管切开术,或相关科室的医师对病变部位直接进行手术治疗。

(4) 剪断脐带娩出胎儿后,尽量保留脐带血,可作为新生儿二次手术的备血及进一步的分子遗传学检查。

2. **术中监测**　产时胎儿 / 新生儿手术过程中对胎儿生命体征的监测是至关重要的,主要包括术中的超声监测,外周指脉血氧监测及头皮下电极监测等。

(1) 超声监测:最为安全准确,术中可以通过实时的胎儿超声心动图,监测胎儿心脏功能及胎儿术中的安危情况,还可以监测脐带血流以及胎盘厚度,了解胎盘灌注情况以及是否发生了胎盘早剥,但易受到孕妇身体条件(如肥胖等)及胎儿病变部位的影响。

(2) 胎儿外周指脉血氧监测:简单易行,但不能准确地提供监测信息,这是因为当血氧<80%时,电子监测不能准确地反映胎儿当前的血氧浓度并且存在读数延迟,而当胎儿末梢灌注不佳时甚至不能获得读数。

(3) 胎儿头皮电极监测:可以准确地反映胎儿当前状态,但作为有创的监测手段,势必会导致头皮损伤、脓肿,脑脊液漏出以及感染等一系列并发症。

因此,胎儿的术中监测仍以无损伤为原则,可将胎儿超声心动图与胎儿外周指脉血氧联合应用,以达到满意效果。

五、管理流程

产时胎儿 / 新生儿手术过程不同于普通的剖宫产过程,它是一个需要多学科之间密切合作才能完成的复杂的诊疗过程,因此流程化的管理,有利于诊疗计划的顺利实施。

1. **彩超**　初步确定出生缺陷类型。

2. **转入三级医院**　行系统彩超检查及必要的影像检查。由于产时胎儿 / 新生儿手术面对的大多都是出生缺陷的胎儿,因此在实施手术治疗前,需要对胎儿的病情有一个全面正确的评估。系统的超声检查是必不可少的,它可以明确出生缺陷的类型及严重程度,除外其他组织器官的异常,评估胎儿心脏功能等。同时还可以确定胎盘的位置及形态,前置胎盘及胎盘后血肿等会增加手术的难度与风险。超声检查有其局限性,例如评估胎儿颈部肿瘤有无气管压迫时,磁共振往往更加清晰准确。同时,磁共振的立体成像是超声检查的重要补充,在先天性膈疝剩余肺体积的测量方面有较多的应用。

3. **胎儿染色体检查**　胎儿染色体检查是保障新生儿健康预后的基本条件。对于大多数的出生缺陷来说,都有一定合并染色体异常的概率,至少要行染色体核型分析检查。而对于一些有家族史的病例,或特殊的出生缺陷类型,还需要进行染色体微缺失、微重复检查,甚至基因测序及遗传代谢病的检查。

4. **多学科会诊**　制定个体化的诊疗方案。针对出生缺陷的产前诊断结果,在实施手术治疗前,需要由参与治疗的相关科室进行会诊,主要包括产科、麻醉科、新生儿外科等,首先根据出生缺陷的类型及严重程度,制定出相应的随诊计划与产时、产后的治疗计划。然后,由组织者向患者家属充分交代诊疗计划、新生儿预后、治疗费用及所承担的风险、并发症等问题。值得注意的是,即使是同一种疾病,由于各个家庭对新生儿的期望值以及经济能力不同,最后的治疗方案也不相同,因此,在制订诊疗方案时,要充分考虑到患者的家庭因素。

5. **序贯的专科门诊及超声随诊**　出生缺陷儿的病情,随妊娠过程而不断变化,因此,其随诊方案与正常妊娠不同。以先天性腹裂为例,胎儿肠管游离于羊膜腔内,有与脐带发生缠绕的风险,因此在随诊过程中要增加超声检查的频次,监测胎儿生长发育的情况、羊水量变化、脐带血流情况等，并且还要注意腹壁裂口是否有自发性愈合的情况，因为一旦发生自发性愈合，脱出的肠管就会发生嵌顿，导致缺血性坏死，最终造成胎死宫内。再如胎儿巨大畸胎瘤的病例，肿瘤血运丰富时，会造成"窃血"现象，导致胎儿宫内心力衰竭，进而发生胎死宫内。因此，对于此类病例，要每两周行超声检查，监测羊水量，胎儿有无水肿，及胎儿多普勒血流情况。总之，不同类型出生缺陷的病情发展各异，因此需要制定个体化的随诊计划，由专门的医师进行随诊，根据病情的发展变化，随时修正诊疗计划。

6. 接近足月，尽量转回三级医院待产。拟行产时胎儿/新生儿手术的病例，一般在分娩前，胎儿是比较安全的。但接近足月时，胎膜早破、早产的几率相对增加，这就要求患者提前到具备产时胎儿/新生儿手术的医院待产，以备意外发生。

7. 实施产时胎儿/新生儿手术过程。不同出生缺陷，手术步骤及方案各异。

8. 转入儿科病房继续对症治疗。

9. 术后定期随访。评估胎儿的生长发育及智力、行为、认知能力的发育情况。

10. 产妇术后的随访。

六、团队建设与管理

产时胎儿/新生儿手术是一种在保持胎儿胎盘循环的条件下实施的复杂手术操作，因此只有三级综合性医院才能完成，需要一支由多学科组成的团队来互相协作完成，主要包括产科、新生儿外科、新生儿内科、麻醉科、影像科、超声科、耳鼻喉科、口腔外科及专业的护理人员等，通过治疗病例数的增多，增加相互合作的默契程度，减少母儿并发症的发生，不断提高手术的成功率。由此可见，良好的医疗团队建设与管理是产时胎儿/新生儿手术成功的基本保障。

1. **优秀的组织领导**　一般来说，产时胎儿/新生儿手术面对的主要是孕产妇和胎儿，通常产科医师经常成为患者来诊的主要诉求对象，最先和患者确立医患关系，因此，这个组织领导一般应该由产科医师来担当，并具有以下素养：

（1）胎儿医学领域的权威性：由于中国育儿的传统理念，以及社会福利医院的有限性，大多数家庭往往不能接受有出生缺陷或治疗后存在后遗症的新生儿，这就需要产科医师在患者初诊时，就要给予患者正确的产前咨询和诊疗方向。学科专家往往可以给予患者最恰当的病情评估，介绍当前最先进的治疗方案和措施，与患者建立起良好的医疗关系，使患者对疾病的治疗向积极乐观的方向发展。

（2）良好的组织沟通能力：作为团队的组织领导，需要有效的与团队成员进行沟通。产时胎儿/新生儿手术通常涉及多个科室共同参与，这就要求有一个领导根据病情，组织相关科室共同对病情做出讨论，对疾病的治疗达成共识，力求给出全面、个体化的治疗方案。最后，由组织领导总结，作为团队代表与患者进行充分沟通，确定治疗方案。

（3）领导的决策作用：由于产时胎儿/新生儿手术在中国刚刚起步，许多操作细节还在摸索中发展，因此治疗的方向和效果往往与预期产生偏差。这就要求团队领导在出现预期之外的情况时，能迅速调整治疗方案，在保证母体安全的前提下，尽量争取新生儿的最佳预后。

2. **相对固定的团队组成**　由于产时胎儿/新生儿手术的特殊性，从麻醉过程、产科手术操作，到术中、术后的护理，都与普通手术不同，并且没有形成常规，许多操作细节尚需不断改进。这就要求参与手术的团队成员要相对固定，从各自的角度去归纳总结，并且团队成员间长期的合作，也可增加默契程度，提高手术的效率与成功率。另外，随着产时胎儿/新生儿手术的不断发展，越来越多的科室将加入到团队中来，如胸外科、心脏外科等。因此，只有各团队成员在各自领域的深入研究和进步，才能带来团队整体的壮大和进步。

3. **系统的学习提升**　由于产时胎儿/新生儿手术需要多学科协作完成，学科间既相互补充又相互制约，各学科同时学习提升，才能保证产时胎儿/新生儿手术的顺利进行和不断发展。以胎儿颈部巨大畸胎瘤为例，肿瘤多为囊实混合型，位于颈前者通常有气道压迫症状，很难实施气管插管术，并且也阻碍气管切开术的实施，只能通过产时胎儿/新生儿手术直接切除肿瘤。但如果肿瘤包绕颈内、颈外动脉时，术中可能还需要实施体外循环，并且产时胎儿/新生儿手术一般不超过2个小时。这就对所有相关科室都提出了巨大的挑战，首先，产科和麻醉科需要解决长时间保持子宫松弛、维持胎儿胎盘血流的问题，同时要最大限度地保障母儿安全;其次,对于新生儿外科来说,如何快速有效地切除肿瘤,或使胎儿安全地脱离胎盘供应,无疑是手术成败的关键步骤;最后,肿瘤切除后的治疗和处理,对新生儿的预后也至关重要。因此,各学科系统的学习提升,可使学科间相互制约关系转化为相互促进,最终促进产时胎儿/新生儿手术的总体进步。

总之,团队建设是一个系统工程,必须要有一个大家信得过的团队领导,在其指引下,制定未来发展的远景与使命,选聘相关学科的团队成员,通过系统的学习提升,促进团队的整体进步,最终推动胎儿医学的整体发展。

【注意事项】

1. 准确的术前评估 术前必须明确病变的性质与程度,尤其是在头颈部的病变中,有无气管压迫将决定麻醉方式与手术方式。对于比较简单容易处理的病例,如颈面部 <5cm 的囊性肿瘤,可以采取联合阻滞的麻醉方式;而对于确有气道压迫或堵塞的病例,如颈部巨大实性肿瘤或口咽部肿瘤,需要进行充分的麻醉诱导,之后在全身麻醉下实施手术操作;如不能确定是否有气道压迫的病例,或刚刚开展产时胎儿/新生儿手术、气管插管不熟练的单位等情况,应实行全身麻醉。

2. 产时胎儿/新生儿手术腹部及子宫切口的选择 绝大多数产时胎儿/新生儿手术采用了下腹部的横行切口,但切口位置不宜过低,切口较正常剖宫产要适当增大,以便于操作。而对于子宫切口,要根据胎盘位置及胎儿病变部位来决定,可行术中 B 超以确定胎盘位置及胎位。子宫切口尽量选择在下段,以减小再次妊娠子宫破裂的风险。如胎盘位于子宫前壁且覆盖下段,可选择子宫体部切口。对于子宫后壁切口,极少选择,绝大多数应用于孕周较小(22~26 周)的开放式胎儿手术,而产时手术往往孕周较大,操作不便。

3. 术中如何保持子宫松弛 术前可应用宫缩抑制剂,如阿托西班、硝苯地平等降低子宫敏感性;术中则以吸入性全身麻醉用药为主,如果效果不佳,可联合应用的阿托西班、硝酸甘油、吲哚美辛等药物,但要注意药物间的协同作用,以免应用过量,增加母体产后出血、急性肺水肿等风险。

4. 如何维持胎盘的血流灌注 保持子宫的持续松弛无疑是维持胎盘血流灌注,避免胎盘早剥的最佳方法,但也应注意维持宫腔内压力,尤其是在需要将大部分胎儿取出子宫的病例中,要以羊水灌注或温生理盐水纱布填塞宫腔,来保持宫内压。可以暂时关闭部分子宫切口,但应注意避免脐带受压。

5. 术中的胎儿管理 除对胎儿进行超声及指脉血氧监测外,还要注意胎儿的保温及保湿。应尽量把胎儿躯干的大部分保留在宫腔内,暴露部分以温生理盐水纱布或保鲜膜覆盖,以保持胎儿的温度及湿度,避免并发症的产生。如手术时间较长,还要对胎儿建立静脉通路,以便于给药和抢救。

6. 术中出血的处理及产后出血的预防 对于子宫切口的活动性出血,尤其是手术时间较长的病例,确保认真止血:①尽量减小子宫切口,利用胎儿躯体进行压迫,既可以起到止血的作用,也可以减少羊水的流出,还可以对胎儿起到保温的作用,但要注意避免脐带受压;②利用组织钳钳夹或缝扎子宫切口止血,注意防止胎儿副损伤;③胎儿娩出后立即应用促子宫收缩药物,可以预防性联合用药,达到预防产后出血的目的;④适时终止手术,胎儿手术操作已达到断脐标准,需尽早断脐,以减少母体并发症的发生。

7. 终止产时胎儿/新生儿手术操作的时机 ①在实施产时胎儿/新生儿手术过程中,如发生胎盘早剥,母体失血过多、肺水肿等严重并发症时,无论胎儿手术是否完成,都应立即终止胎儿手术过程,以保障母体安全;②在确认胎儿建立气道通气后,应立即切断脐带,终止产时胎儿手术,转为全麻下的新生儿外科手术。总之,应尽量缩短产时胎儿/新生儿手术操作的时间,减少母体并发症的发生。

【关键点】

1. 正确掌握产时胎儿/新生儿手术的适应证。

2. 术前须排除胎儿合并其他部位的致死性、致残性畸形以及染色体异常。

3. 胎儿治疗方案需经由所有参与产时胎儿/新生儿手术的各部门医师共同讨论及确定。

4. 根据世界卫生组织(WHO)建议的有

关产前诊断及胎儿手术的伦理准则,须向患者及家属充分告知病情、新生儿预后、手术的风险与并发症等内容,征得患者及家属同意后,方可实施手术操作。

5. 产时胎儿/新生儿手术中的关键问题是维持子宫松弛、维持胎儿胎盘循环、术中的母儿监测。

6. 可持续发展的团队建设与管理。

【临床案例】

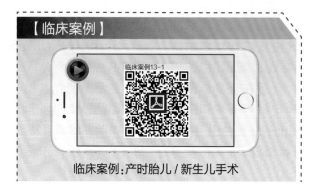

临床案例:产时胎儿/新生儿手术

(刘彩霞　张志涛)

参考文献

1. Moldenhauer JS. Ex Utero Intrapartum Therapy. Semin Pediatr Surg,2013 Feb,22(1):44-49.

2. Taghavi K,Beasley S. The ex utero intrapartum treatment (EXIT)procedure:application of a new therapeutic paradigm. J Paediatr Child Health,2013 Sep,49(9):420-427.

3. Hoagland MA,Chatterjee D.Anesthesia for fetal surgery. Paediatr Anaesth,2017 Apr,27(4):346-357.

4. Abraham RJ,Sau A,Maxwell D. A review of the EXIT(Ex utero Intrapartum Treatment)procedure. J Obstet Gynaecol,2010 Jan,30(1):1-5.

5. Liechty KW. Ex-utero intrapartum therapy. Semin Fetal Neonatal Med,2010 Feb,15(1):34-39.

6. 张志涛,刘彩霞,周阳子,等.产时手术在治疗出生缺陷儿及改善其预后中的价值.中华妇产科杂志,2010,45(9):652-657.

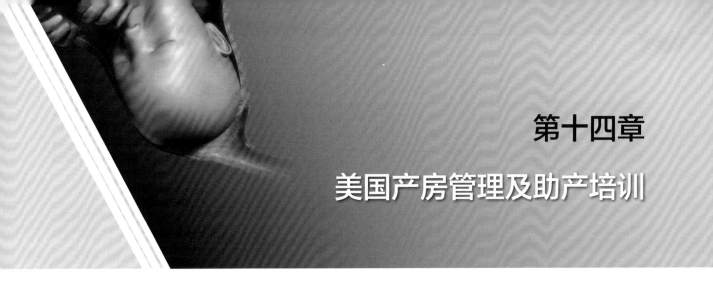

第十四章
美国产房管理及助产培训

一、美国围产体系的概况

（一）美国围产体系简介

在美国，产科医师是负责分娩的主要医务人员。根据《国家人口统计报告》(National Vitals Statistics Report)，美国2015年共有3 978 497个婴儿出生。在医院出生的婴儿占98.5%，其中91.1%的婴儿由医师分娩，仅有8.1%的婴儿由认证助产护士(certified nurse midwives，CNMs)接生。在医院之外分娩的婴儿共有61 000个，占2015年分娩总数的1.5%，其中63.1%的婴儿在家中出生，30.9%在独立的分娩中心(birthing center)出生。

上百年的经济持续发展为美国现代医学奠定了坚实的基础，妊娠和分娩的管理已在各个地区形成完善的网络体系，医院产科建设和管理均统一和规范。美国从20世纪70年代开始建立围产期医疗保健体系，通过新生儿分级医疗和孕妇转运，各个地区的新生儿健康结局已大大改善。美国新生儿医疗分级见表14-1-1。

（二）美国孕产妇分级医疗概况

随着新生儿分级医疗的成熟和新生儿结局的改善，美国已开始建立孕妇分级医疗体系，目的是进一步降低孕产妇并发症和死亡率。2014年制定的美国孕产妇分级医疗见表14-1-2。美国幅员辽阔，很多地区人口稀少，大约有一半医院的年分娩量少于1000，这些小规模产科多处于Ⅰ级（初级产科）或Ⅱ级水平。

值得注意的是，美国没有妇幼保健院体系，新生儿多在综合性医院产科出生。虽然有些医院称为妇婴医院，但这些医院往往是大型综合医疗中心的一个组成部分。综合性医院各科齐全，可以

表 14-1-1　美国新生儿医疗分级（Neonatal Levels of Care）

特点	Ⅰ级（Level Ⅰ Well Newborn Nursery）	Ⅱ级（Level Ⅱ Special Care Nursery）	Ⅲ级（Level Ⅲ NICU）	Ⅳ级（Level Ⅳ 区域性 ICU）
新生儿特点	≥35周且生理状况稳定。如果新生儿状况不良或<35周，稳定新生儿状况并转入上级医疗机构	≥32周且体重≥1500g；病情中度的新生儿，期望很快恢复，不急需儿内亚专科医师	<32周及体重<1500g；新生儿病情危重，不论孕周	可以在院内修复各种先天性畸形，小儿内科和外科亚专业齐全
医务人员配置	儿科医师和新生儿护士	儿科医师和新生儿专科医师	小儿内科各个亚专科、新生儿麻醉、新生儿外科和新生儿眼科	小儿外科各个亚专科

来源：America Academy of Pediatrics（AAP）and American College of Obstetricians and Gynecologists（ACOG）. Guidelines for Perinatal Care 8th Ed.，2017

表 14-1-2　美国孕产妇医疗分级（Levels of Maternity Care）

医务人员配置和孕妇特点	分娩中心（Birthing Center）	I级-初级产科（Level 1-Basic Care）	II级-产科（Level 2-Specialty Care）	III级-母胎专科（Level 3 Subspecialty Care）	IV级-区域围产医学中心（Regional Perinatal Health Care Center）
助产士	医务人员以助产士为主	可有认证护士助产士（CNMs）	可有 CNMs	可有 CNMs	可有 CNMs
麻醉医师和麻醉护士	无	可以进行分娩镇痛和手术麻醉	麻醉人员 24 小时产房值班，有产科麻醉经验，可行分娩镇痛和手术麻醉	麻醉人员 24 小时产房值班，有产科麻醉经验，可行分娩镇痛和手术麻醉	麻醉人员 24 小时产房值班，有产科麻醉经验，可行分娩镇痛和手术麻醉
普通产科医师	无	能够进行即刻剖宫产	产科医师 24 小时值班	产科医师 24 小时值班	产科医师 24 小时值班
母胎专科医师	无	通常没有	需要时可以现场咨询，也可远程咨询	24 小时值班，既可现场又可远程咨询	24 小时值班，可以现场和远程咨询，并能参与治疗
内外科医师	无	可由上级医院指导	可以提供咨询，并协助稳定病情	院内专业齐全，可在病房咨询，专业包括重症、外科、感染、血液、肾脏、心脏、神经和新生儿	院内专业齐全，24 小时值班，包括III级的所有专业，并能进行复杂的神经外科和心脏外科手术
重症监护（ICU）	无	无	无	人员和设备齐全，可以随时到产房行机械通气和监护，并能将孕妇转至 ICU 处理	ICU 团队与母胎专业医师紧密配合，可以处理所有孕产妇重症
孕产妇特点	足月单胎头先露且无合并症	适合分娩中心孕妇＋足月双胎阴道分娩、TOLAC、不复杂的剖宫产以及无重度表现的子痫前期	I 级产科孕妇＋重度子痫前期和无子宫手术史的前置胎盘	II 级产科孕妇＋胎盘植入、有子宫手术史的前置胎盘、胎盘穿透、ARDS 以及对 34 周前子痫前期保守治疗	III 级产科孕妇＋严重妊娠心脏病、严重肺动脉高压和肝衰竭，可以进行复杂的心脏或神经外科手术，可行器官移植

引自：America Academy of Pediatrics（AAP）and American College of Obstetricians and Gynecologists（ACOG）. Guidelines for Perinatal Care 8th Ed，2017

迅速进行多学科参与的孕产妇救治。

美国孕产妇分级医疗体系强调多学科合作，III级和IV级产科机构要有 ICU 和内外科支持，国内绝大多数妇幼保健院达不到这个能力。同样，这个分级体系对麻醉和新生儿抢救要求很高，国内很多大规模综合医院因缺乏麻醉人员和儿科医师，甚至难以达到美国孕产妇和新生儿I级医疗水准。

二、美国产房的结构及管理流程

（一）美国产房结构及与中国产房的差异

美国产房（labor and delivery units）与中国传统产房的概念不同，美国产房是整个产科的枢纽，是临床医疗、教学和科研的中心，医院对产科的投资也都倾入产房建设。中美产房的差异详见表14-1-3，美国产科和产房管理流程详见图 14-1-1。

产房分娩间在美国可分为：Labor，Delivery and Recovery（LDR）和 Labor，Delivery，Recovery and Postpartum（LDRP）。LDR 形式的产房比较多见，产妇分娩后一般在 LDR 观察 2 小时，情况稳定后转到产后病区。LDRP 对产妇和家庭成员更方便，但费用更高，产妇入院后在这里住到出院，分娩和产后护理均在同一房间。

目前美国医院多不为正常孕妇设置待产病区，临产患者直接进入产房分娩间，假临产患者从产科分诊处出院，回家待产。产科的分诊处（obstetric triage）在产科和产房管理中起着重要作用。Association of Women's Health，Obstetric and Neonatal Nurses（AWHONN）最近制定了《母胎分诊指引》（*Maternal Fetal Triage Index*），在美国妇产科学会（ACOG）的支持下正在开始实行。了解

表 14-1-3　美国产房与中国传统产房的差异

特点	美国产房	中国传统产房
产房重要性	产房是美国产科的枢纽,产科医教研中心,危重患者常在产房管理	相对独立,由产房主任和助产士团队负责。很多产科医师不去产房
产房管理	开放式管理。家属可以自由出入。现代产房虽然监护仪器很多,但仍尽量保持家庭式环境和气氛。除了宽大的多功能产床,还配有沙发床和洗手间	封闭式管理。进出产房需穿戴隔离衣、鞋套、口罩和帽子。产房只有必需的医疗用品,无家庭温馨感
产房设计	产房、产房分诊和产房手术室占用面积大,常超出产前和产后病房的总面积。产房、产前和产后病房与新生儿病房构成一体化母婴病区,通常不分开	产房面积小。母婴病区一体化管理不普遍
产房人员	由产科医师、产科护士、母胎专科医师和麻醉医师/护士团队共同管理,阴道分娩多由产科医师负责,有些产房有护士助产士(CNMs)	阴道分娩多由助产士负责,产科医师主要处理异常分娩
分娩镇痛与产科麻醉	硬膜外镇痛占 60% 以上。麻醉医师/护士是产房不可缺少的重要成员	硬膜外镇痛不普及。产房常无麻醉医师
新生儿团队	新生儿 ICU 毗邻产房和产房手术室,高危孕妇分娩时新生儿团队全部在场,24 小时在岗,可以随时参与抢救	新生儿科与产房不在一起,不能即刻赶到产房抢救
胎儿监护	进入产房后行持续电子胎心监护,多有中心胎心监护系统	多无中心监护系统。因产房人力不足,持续胎心监护困难
产房分诊(obstetrical Triage)	美国产房均有分诊处,主要处理孕 20 周后的产科急诊,决定孕妇是否需要入院	无分诊功能。孕妇通常先入产前病区,临产后转入产房
产房手术中心	几乎所有剖宫产都在产房进行。产房有多间手术室,可进行即刻剖宫产。麻醉医师和新生儿团队均可立即到场	很多产房没有手术室,难以实施即刻剖宫产。有产房手术室者,设备和麻醉人员常不齐全
择期剖宫产	择期剖宫产患者手术当天入院,术后转入产后病房	择期剖宫产需提前入院进行术前准备,在医院普通手术室进行剖宫产

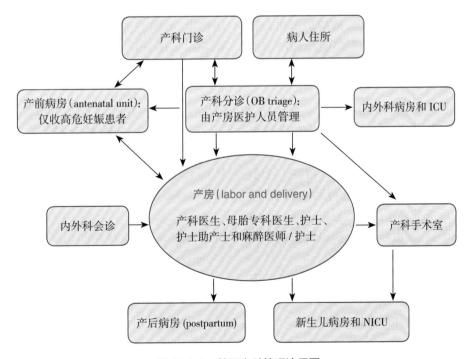

图 14-1-1　美国产科管理流程图

产科分诊的功能对了解美国产科管理非常重要，产科分诊是链接门诊、产房、急诊和各个病区的关键环节。中国多数医院缺乏产科分诊这个机构。

美国孕20周以后的急诊都在产科分诊处进行评估和处理，孕20周之前的急诊在一般成人急诊科处理。多数患者不需入院。有些产科特殊检查和治疗，如羊水穿刺或外转胎位，也可在产科分诊处进行。

根据医院的分娩量，产房内设有多个分娩房间，均为三产程一体化设计，具有家庭式的温馨。产房通常包括产房分娩间、产房分诊处和产房手术室这三部分，占用面积很大。产房手术室也有多间，以备急诊。新生儿病区和NICU毗邻产房，新生儿科医护人员可以随时参与新生儿抢救复苏。相比之下，产前病区和产后病区较小。美国孕产妇不愿在医院长住，都希望尽快出院回家。

（二）产房人员组成及管理流程

无论在哪家医院，产房都是高风险区域。分娩过程瞬息万变，孕妇和胎儿随时可能发生生命危险。美国常把产房看作为重症监护病房（ICU），以ICU方式管理孕妇生命体征。这种管理模式一点也不过分，分娩中发生的急症，例如子痫、大出血、胎盘早剥、胎儿窘迫、子宫破裂和脐带脱垂等，均可在短时间内导致孕妇或者胎儿死亡。

因为涉及孕妇和胎儿两条生命，现代产房必须24小时设置多学科抢救团队。在美国产房最常见到的是产房护士、产科医师、麻醉护士和麻醉医师，母胎专科医师和新生儿专科医师和护士也常在产房，他们构成了美国产房的核心成员，共同参与多学科母胎抢救复苏。

（三）孕妇入院分娩的标准

临产孕妇入住产房的标准在美国医院大致相同，多在即将进入产程活跃期前进入产房。如果不能确定患者是否临产，可在分诊处留观1~2小时，再做评估。孕24周后都需进行胎心监测，患者离开分诊处回家前必须保证胎心率正常。高危妊娠例如瘢痕子宫、高血压、糖尿病以及住处偏远的孕妇，入院指征较宽。

美国生理妊娠入院标准如下：①宫口扩张≥3~4cm，伴疼痛性规律宫缩；②胎膜破裂；③见红或宫颈管完全消失，伴疼痛性规律宫缩。

三、助产人员教育和培训

美国助产士（midwives）分很多种，包括认证

助产护士（certified nurse midwives，CNMs）、认证助产士（certified midwives，CMs）、认证职业助产士（certified professional midwives，CPMs）和执业助产士（licensed midwives，LMs）等。医院仅允许认证助产护士（CNMs）行医，其他助产士可以在孕妇家中和分娩中心接生，每个州对助产士的管理不同。

CNM需要先获取护士学士学位（bachelor of science in nursing，BSN），然后申请进入助产士学校。在助产士学校脱产学习两年后，可以获得硕士学位（master of science in nursing，MSN），并可参加助产护士的认证考试。有些学校授予护理博士学位（doctor of nursing practice，DNP），通常需要脱产学习3~3.5年（美国护士助产士教育详见American College of Nurse-Midwives的网站www.midwife.org）。

CNM与国内的助产士不同，她们在美国被称为中级医疗工作者（midlevel providers），起一定的妇产科医师作用。她们有处方权，可以在门诊看产科和妇科患者。在产房主要负责正常分娩，可以实施胎头吸引和会阴裂伤修补，但不做钳产。剖宫产时，可以给产科医师做助手。

美国产房护士与国内助产士有许多相似之处，她们主要是负责母胎监护，进行新生儿复苏，但不负责接生。她们可以进行宫颈指检，在宫颈开全时会立即通知产科医师或护士助产士到产房接生（美国产房护士的培训详见Association of Women's Health，Obstetric and Neonatal Nurses，AWHONN的网站www.awhonn.org）。

（郑勤田）

参考文献

1. Martin JA，Hamilton BE，Osterman MJK，et al. Births：Final Data for 2015. National Vital Statistics Reports. Vol 66（1）.
2. America Academy of Pediatrics（AAP）and American College of Obstetricians and Gynecologists（ACOG）. Guidelines for Perinatal Care 8th Ed.，2017.
3. Ruhl C，Scheich B，Onokpise B，et al. Content validity testing of the maternal fetal triage index. J Obstet Gynecol Neonatal Nurs，2015，44：701-709.
4. 郑勤田，刘慧姝. 妇产科手册. 北京：人民卫生出版社，2016：7-8.

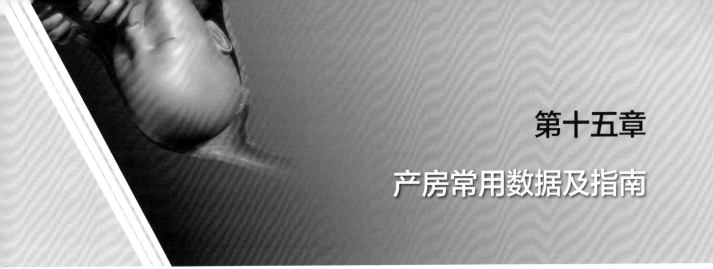

第十五章

产房常用数据及指南

第一节 产房常用数据

【导读】
产科医师及产房护士需要掌握基本的产科相关数据和产房危急值处理流程,对提高临床诊治能力有重要意义。

一、产科常用的胎儿生理数据

(一) 孕周的核实

孕周是一个非常重要的参数,是产科处理的重要依据。

1. **受精龄** 是胚胎发育的确切时间。在胚胎学中,胎龄按受精龄(fertilization age)推算,即从卵子和精子的结合时间算起,一个正常成熟胎儿的受精龄为38周(266天)。

2. **胎龄** 胎龄(fetal age)即受精龄,除人工授精外,确切胎龄一般难以确定。粗略估计是按末次月经推算的月经龄减2周即为胎龄或受精龄。

3. **性交龄** 根据性交时间计算,比受精龄多0.5~1天。

4. **月经龄** 根据受孕前末次月经的时间推算,从月经第1天算起。一般比胚胎实际发育时间多14天左右,一个正常成熟胎儿的月经龄约为40周(280天)。月经龄(menstrual age)的前提是孕妇月经规律。

5. **妊娠龄** 妊娠龄(gestational age)与月经龄同义,临床上可通用。

6. **末次月经不详** 月经不规律时孕龄的估算:根据胚胎和胎儿发育情况推算孕周。早孕期的超声指标可推算胎龄(表15-1-1)。

简单估算孕龄的方法:

孕龄(周)= 妊娠囊最大直径(cm)+ 3

孕龄(周)= 顶臀长(cm)+ 6.5

表 15-1-1 早期妊娠的经腹 B 超检查

胎龄(周)	声像图	GS(cm)	CRL(cm)
5	可见孕囊、胎芽	1.2 ± 0.45	
6	胎芽,胎心搏动,卵黄囊出现	2.0 ± 0.55	
7~8	显示胎芽的头和躯干,胚囊占宫腔的 1/3~1/2,胚胎形态清楚,胚芽蠕动	2.7 ± 0.65	1.1 ± 0.3
8~9	孕囊占宫腔的 2/3,显示胎盘	3.5 ± 0.7	1.5 ± 0.3
9~10	孕囊占满宫腔,可见半月形胎盘	4.3 ± 0.7	2.1 ± 0.35
10~11	孕囊消失,可见胎儿在羊水中活动		3.0 ± 0.5
11~12	胎头颅骨环可见,测定双顶径		4.1 ± 0.6

以妊娠囊大小计算孕周准确性不高,妊娠囊的出现是诊断早孕的依据,胚胎的出现才能正确判断胎龄。测量孕囊对估计孕周的准确率较低,妊娠13^{+6}周以内,顶臀长(crown rump length,CRL)对孕周的估计更准确,一般误差在5~7天左右。14周后由于脊柱生理弯曲出现,顶臀长测量误差较大,准确性降低。孕9周前,如果超声测值估算的孕周与基于末次月经的孕周相差5天以上,建议以前者为准,孕9~14周如果超声测值估算的孕周与基于末次月经的孕周相差7天以上,同样建议以前者为准。

7. 预产期

(1)月经周期正常,常用预产期的推算方法:预产期EDC(expected date of confinement)= 末次月经(LMP,last menstrual period)月 +9 或 −3,日 +7(农历 +15)。

(2)月经周期异常或末次月经时间不详:可根据同房时间或早孕期 B 超结果推算。

(二)胎儿发育状况的评估及体重估计

胎儿体重的估计可以反映胎儿生长发育情况,指导分娩方式的选择,是制订胎儿宫内诊疗方案的参考依据。

1. 胎儿生发发育指标

(1)不同孕周宫高测值是反映胎儿生长发育的重要指标(表 15-1-2)。

表 15-1-2　不同妊娠周数的宫高测值

妊娠周数	子宫高度(手测)	子宫高度(尺测,cm)
12 周末	耻骨联合上 2~3 横指	—
16 周末	脐耻之间	—
20 周末	脐下一横指	18
24 周末	脐上一横指	24
28 周末	脐上三横指	26
32 周末	脐与剑突之间	29
36 周末	剑突下两横指	32
40 周末	脐与剑突之间或略高	33

(2)不同孕周胎儿双顶径、股骨长测值见表 15-1-3~ 表 15-1-5。

表 15-1-3　各孕周胎儿双顶径参考值(mm)

孕周	−2SD	均数	+2SD
12	16.3	20.1	23.9
13	18.8	22.2	25.6

续表

孕周	−2SD	均数	+2SD
14	23.4	27.1	30.9
15	28.4	32.2	36.0
16	30.5	35.2	40.0
17	35.1	39.6	44.1
18	38.3	42.8	47.3
19	41.9	46.2	50.5
20	45.2	49.3	53.4
21	47.6	52.3	56.9
22	51.2	55.2	59.2
23	53.9	58.8	63.6
24	57.5	61.9	66.4
25	59.0	65.0	71.0
26	63.1	67.7	72.3
27	64.8	71.1	77.4
28	68.1	74.6	81.0
29	71.2	76.6	82.0
30	74.1	79.7	85.2
31	77.8	82.0	86.3
32	78.1	83.9	89.8
33	80.0	85.0	91.0
34	83.5	88.6	93.6
35	82.3	88.5	94.8
36	86.3	92.3	98.4
足月	88.8	95.2	101.6

表 15-1-4　各孕周胎儿头围正常参考值(mm)

孕周	−2SD	均数	+2SD
12	68.1	76.5	84.9
13	76.3	83.3	90.3
14	86.5	96.0	105.5
15	104.5	113.4	122.4
16	109.7	125.9	142.0
17	126.1	141.6	157.2
18	142.2	154.6	167.0
19	152.8	165.0	177.2
20	163.4	177.5	191.6
21	173.0	188.2	203.5
22	184.3	198.2	212.1
23	196.3	212.2	228.0
24	210.8	223.6	236.5

续表

孕周	-2SD	均数	+2SD
25	214.5	230.4	246.2
26	226.4	243.4	260.4
27	235.0	252.5	269.9
28	248.7	263.7	278.8
29	254.7	272.1	289.5
30	266.6	281.8	297.0
31	277.2	285.9	294.6
32	276.5	294.4	312.3
33	282.6	298.0	313.4
34	288.3	305.5	322.7
35	292.2	310.8	329.5
36	303.9	323.3	342.7
足月	317.8	338.2	358.6

表 15-1-5　各孕周胎儿股骨正常参考值（mm）

孕周	-2SD	均数	+2SD
12	7.5	8.6	9.7
13	8.2	9.0	9.8
14	12.2	13.7	15.2
15	15.1	17.6	20.1
16	17.2	21.2	25.2
17	19.1	24.1	29.0
18	22.9	27.6	32.3
19	25.6	30.4	35.1
20	28.6	33.4	38.1
21	31.1	36.0	40.9
22	33.5	38.5	43.5
23	37.3	41.3	45.4
24	38.5	43.6	48.7
25	39.8	45.8	51.9
26	43.1	47.8	52.5
27	44.7	50.4	56.2
28	47.9	52.9	58.0
29	48.8	54.6	60.5
30	51.9	57.5	63.1
31	55.0	59.1	63.2
32	56.6	61.8	67.0
33	56.8	62.2	67.6
34	59.5	64.7	69.9
35	60.9	65.3	69.7
36	64.0	68.0	72.0
足月	66.0	71.0	76.0

2. 胎儿身长的估计

胎儿身长（cm）（<20 周）= 妊娠月数的平方

胎儿身长（cm）（>20 周）= 妊娠月数 ×5

3. 胎儿体重估计　根据胎儿各项生物指标的测值，综合各参数结果可得出胎儿估计体重，指导分娩方式选择。

（1）根据宫高、腹围估测胎儿体重的几种方法：

胎儿体重（g）= 宫高（cm）× 腹围（cm）+200

胎儿体重（g）= 宫高（cm）× 腹围（cm）×0.9+500

胎儿体重（g）= 2900+0.3× 宫高 × 腹围；

胎儿体重（g）=（1.5× 宫高 -16）×100

胎儿体重（g）= 123× 宫高 +20× 腹围 -2700

胎儿体重（g）= 宫高 ×100

根据宫高估计胎儿体重：

腹围 <95cm，胎儿体重（g）= 155×（宫高 -N）

腹围 ≥95cm，胎儿体重（g）= 170×（宫高 -N）

其中 N 为常数：胎头浮，N=13；胎头半入盆，N=12；胎头入盆，N=11

（先露 -3，N=13；先露 -2，N=12；先露 -1，N=11）

以上胎儿估计体重的公式都比较简单易算，但是准确性均不高，临床预测准确率有待验证（表15-1-6）。

表 15-1-6　应用孕妇宫高及腹围预测胎儿体重的几种简易公式符合度分析

公式（体重单位:g）	符合度（%）
宫高（cm）×100	54.7
宫高 × 腹围 +500	52.2
胎头衔接者，宫高 × 腹围 +200	88.8
胎头浮动或臀位者，宫高 × 腹围	79.0

（2）根据 B 超测值估算胎儿体重：

胎儿体重（g）=81.29× 双顶径（mm）-4409

胎儿体重（g）=47.77× 双顶径（mm）+42.85× 胎儿腹前后径（mm）-5183

胎儿体重（g）=1.07×（双顶径）^{3}+3.42× 腹前后径 × 胸前后径 × 股骨长度（cm）

腹围与胎儿体重关系密切（相关系数 $r=0.95$），腹围超过 35cm 提示为巨大胎儿。表 15-1-7 为不同胎龄新生儿出生体重的参考范围。

519

表 15-1-7　不同胎龄新生儿出生体重参考范围

孕周	10th(g)	50th(g)	90th(g)
21	320	513	746
22	320	513	746
23	365	589	861
24	417	675	989
25	477	773	1132
26	546	882	1289
27	627	1005	1463
28	720	1143	1653
29	829	1298	1809
30	955	1484	2136
31	1100	1695	2402
32	1284	1920	2673
33	1499	2155	2910
34	1728	2394	3132
35	1974	2628	3333
36	2224	2849	3521
37	2455	3052	3706
38	2642	3227	3867
39	2790	3364	3994
40	2891	3462	4080
41	3011	3589	4185

(三) 常用的胎儿监护手段

1. **胎儿生物物理监测**　是通过对胎儿的生物物理指标进行综合评分来评价胎儿的宫内状况,判断胎儿有无缺氧和酸中毒的方法。产科医护人员应了解胎儿生物物理监测(biophysical profile,BPP)的意义,并根据监测结果做出相应处理。

(1) 胎儿生物物理指标

1) 胎动:胎动受大脑中枢支配,间接反映宫内状况。胎儿自 9 周后开始有胎动,20~30 周间整体运动逐渐协调,开始建立活动 - 睡眠周期。胎动活跃程度取决于胎儿睡眠周期,20~75 分钟不等。胎动明显减少,提示胎儿可能宫内缺氧。胎动主观性强,局限性高,超声观察下计数胎动更客观。

2) 胎儿呼吸样运动:约在 21 周后出现,神经

系统缺氧酸中毒时呼吸样运动消失。呼吸样运动受多种因素影响,如孕龄、低血糖、各种刺激、孕妇吸烟、宫缩等。一些正常胎儿呼吸样运动消失可达 2 小时,因此诊断呼吸样运动消失要长时间的观察。

3) 胎儿肌张力:控制肌张力的中枢位于大脑皮质,没有周期性变化。胎儿肌张力正常时,30分钟内至少有一次肢体和(或)躯干伸展后又恢复至屈曲位。肌张力消失,提示胎儿处于严重缺氧酸中毒状态。

4) NST:在无任何刺激、无宫缩情况下进行的胎心率监护。神经中枢位于下丘脑后部,一般孕晚期开始发挥作用。研究发现 NST 假阴性率较低,假阳性率高,可达 50%。NST 对急性缺氧的预测价值很有限。

5) 羊水量:20 周后羊水主要来源于胎儿尿液,羊水减少与胎儿缺氧显著相关。胎膜未破、胎儿肾功正常和泌尿道结构正常时,羊水减少反映了心脏输出再分布、胎儿肾脏对慢性缺氧作出反应所致的肾脏滤过减少。

(2) 生物物理评分的评判标准及临床意义(表 15-1-8、表 15-1-9)

2. **胎儿电子监护**　胎儿电子监护(electronic fetal monitoring,EFM)是目前广泛运用于产科临床的监护手段,可连续观察并记录胎心率(fetal heart rate,FHR)的动态变化,并能了解胎心率与胎动或者宫缩之间的关系,从而评判胎儿宫内状况。尽管 EFM 临床运用广泛,但仍存在诸多弊端病,主要是假阳性率高,增加临床不必要干预,导致阴道助产及剖宫产率增加,EFM 结果的判定存在人工判读的个体间及个体内误差等。判读 EFM 结果时,需综合考虑母胎情况,谨慎处理。

胎儿电子监护的基本要素及判断(表 15-1-10～表 15-1-12)(参见第四章第三节产时胎儿监护)。

3. **脐动脉血流**　脐动脉血流测定是通过观察胎儿、胎盘循环的血流动力学改变,来评估胎儿宫内状况和胎盘功能的一种简便、有效、无创、重复性强的检测手段。胎儿宫内血流动力学改变与高危妊娠、围产儿预后不良有密切关系。脐动脉血流速波形指标能提供独特的关于胎儿安危的信息,是其他胎儿监护方法所不能替代的。各孕周脐动脉血流阻力值参考表 15-1-13。

表 15-1-8　胎儿生物物理评分（Manning 法）

参数	2 分（正常）	0 分（异常）
NST	≥2 次以上的胎动伴胎心加速≥15 次 / 分并持续≥15 秒	<2 次胎动，胎心加速 <15 次 / 分，持续 <15 秒
胎儿呼吸样运动（FBM）	30 分钟内至少 1 段持续 30 秒的呼吸运动	30 分钟内无呼吸运动或持续时间少于 30 秒
肌动（FM）	30 分钟内至少 3 次独立的运动。连续出现计 1 次胎动	30 分钟内 <3 次躯干和肢体活动
肌张力（BT）	至少有 1 次肢体和（或）躯干伸展后回到屈曲位，手指摊开合拢	无活动；肢体完全伸展；伸展缓慢，部分俯屈
羊水量最大暗区垂直深度（AFV）	最大羊水暗区垂直深度≥2cm	无羊水暗区或最大羊水垂直深度 <2cm

表 15-1-9　胎儿生物物理评分分值的意义及处理

分值	胎儿情况	终止妊娠指征
10	正常，胎儿无缺氧	无胎儿方面的干预指征，按常规处理
8（羊水正常）	正常，胎儿不存在胎儿缺氧	无胎儿方面的干预指征，按常规处理；有产科指征或母亲合并症需处理
8 分（羊水异常）	存在胎儿慢性缺氧可能	根据胎儿情况决定是否进一步处理
6	意义不明，可能有胎儿缺氧	羊水正常：若胎儿成熟则终止妊娠；若不成熟，24 小时内再评分，若仍为 6 分则终止妊娠。 羊水异常：终止妊娠
4	高度可疑胎儿缺氧	终止妊娠
0~2	胎儿缺氧	终止妊娠

表 15-1-10　NST 结果判读及处理（SOGC 指南）

参数		正常 NST（以往的"有反应型"）	不典型 NST（以往的"无反应型"）	异常 NST（以往的"无反应型"）
基线		110~160 次 / 分	基线为 100~110 次 / 分；>160 次 / 分，持续时间 <30 分钟；基线上升	过 缓，<100 次 / 分；过 速，>160 次 / 分，持续时间 >30 分钟；基线不稳定
变异		6~25 次 / 分（中等变异）；变异幅度≤5 次 / 分（无变异或最小变异），持续时间 <40 分钟	变异幅度≤5 次 / 分（无变异或最小变异），持续 40~80 分钟	变异幅度≤5 次 / 分，持续时间 >80 分钟；变异幅度 >25 次 / 分，>10 分钟；正弦型
减速		无减速或偶发变异减速，持续≤30 秒	变异减速持续 30~60 秒	变异减速持续 >60 秒；晚期减速
加速	≥32 周	40 分钟内加速≥2 次，幅度≥15 次 / 分，持续 15 秒	40~80 分钟内≤2 次加速，幅度≥15 次 / 分，持续 15 秒	>80 分钟，≤2 次加速，幅度≥15 次 / 分，持续 15 秒
	<32 周	40 分钟内加速≥2 次，幅度≥10 次 / 分，持续 10 秒	40~80 分钟内≤2 次加速，幅度≥10 次 / 分，持续 10 秒	>80 分钟，≤2 次加速，幅度≥10 次 / 分，持续 10 秒
处理		观察或进一步评估	需进一步评估	采取行动：全面评估胎儿状况，超声及胎儿生物物理评分，必要时及时终止妊娠

表 15-1-11 CST/OCT 的评估及处理

分类	表现	处理
Ⅰ类	• 胎心基线 110~160 次 / 分 • 基线正常变异 • 无晚期减速或变异减速 • 存在或无早期减速、加速	正常胎监,常规监护
Ⅱ类	除Ⅰ类、Ⅲ类以外的其他情况	可疑的胎心监护。综合评估胎儿情况,持续胎心监护,采取其他方法评估胎儿有无缺氧。如无胎心减速伴微小变异或变异缺失,应宫内复苏;如复苏后图形无改变或进展为Ⅲ类胎监应立即终止妊娠
Ⅲ类	1. 胎心基线无变异且存在以下之一: 　(1) 复发性晚期减速 　(2) 复发性变异减速 　(3) 胎心过缓 2. 正弦波形	立即采取措施纠正胎儿缺氧,包括改变体位、吸氧、停止缩宫素、抑制宫缩、纠正孕妇低血压等,如上述措施无效,立即紧急终止妊娠

表 15-1-12 非典型 EFM 或异常 EFM 的原因及处理分析(SOGC 指南)

EFM 异常表现	母体原因	胎儿原因	临床分析及处理
心动过缓	• 低血压 • 药物反应 • 体位 • 结缔组织病并 • 发先心病传导阻滞(如 SLE)	• 脐带阻塞 • 胎儿缺氧或酸中毒 • 迷走神经刺激(如胎头受压、枕横位或枕后位) • 胎儿先心病	1. 评估母体心律 2. 区分胎儿心率及母体心率 3. 阴道检查(排除脐带脱垂) 4. 如果原因不明或无法纠正,考虑超声评估 5. 如果低于 100 次 / 分,取胎儿头皮血分析,准备助产或手术
心动过速	• 发热 • 感染 • 脱水 • 甲亢 • 内源性肾上腺素或焦虑 • 药物反应 • 贫血	• 感染 • 胎动过频 • 慢性缺氧 • 心脏异常 • 胎儿发育异常 • 贫血	1. 评估母体体温 2. 降温(如果温度升高) 3. 评估药物反应 4. 再次评估破膜时间,阴道分泌物培养是否阳性,尤其是 B 族链球菌 5. 如果原因不明或无法纠正,再次超声评估 6. 如果 >160 次 / 分,持续 80 分钟以上,考虑短期内分娩
最小变异或无变异	• 早产 • 药物	• 胎儿睡眠 • 缺氧	如果 <5 次 / 分,>80 次 / 分;或 > 25 次 / 分,>10 分钟;或正弦波: 1. 行胎儿头皮电极监护 2. 取胎儿头皮血分析,准备手术
显著变异		• 轻度缺氧 • 胎儿窒息 • 未知因素	1. 行胎儿头皮电极监护 2. 取胎儿头皮血分析,准备手术
正弦波		• 胎儿严重贫血 • 胎儿脑干组织缺氧	1. 行胎儿头皮电极监护 2. 行 APT 试验或 K-B 试验证实母胎输血 3. 准备手术
刺激胎头后仍缺乏加速		• 缺氧 • 可能胎儿异常 • 脐带受压引起迷走神经反射	1. 行胎儿头皮电极监护 2. 取胎儿头皮血分析,准备手术 1. 第一产程早期可持续观察,排除高危因素 2. 在第一产程晚期或第二产程中非常常见,不需特殊处理
变异减速		复杂的变异减速可能与胎儿缺氧有关	1. 羊膜腔灌注是有效的 2. 确认胎儿健康情况(头皮刺激或胎儿头皮血分析) 3. 取胎儿头皮血分析,准备准产或手术

续表

EFM异常表现	母体原因	胎儿原因	临床分析及处理
晚期减速	• 由于氧分压降低影响胎儿化学感受器或迷走神经导致 • 母体动脉血氧饱和度降低	可能与胎儿缺氧有关	对于偶发的,确保母亲左侧卧,监测母体生命体征,持续观察。 如果反复发生,必须取胎儿头皮血分析,准备助产或手术
延长减速	可能原因有宫缩过强,严重脐带受压,母体低血压,母体痫性发作,胎先露下降过快等	与胎儿压力感受器和化学感受器对胎儿内环境巨大变化做出的反应有关	1. 阴道检查排除脐带脱垂 2. 准备准产或手术

表 15-1-13 各孕周脐动脉血流 S/D

(收缩期末最大血流速度 / 舒张期末最大血流速度)参考值

孕周	S/D	孕周	S/D
26	3.4 ± 0.5	35	2.4 ± 0.3
27	3.1 ± 0.3	36	2.4 ± 0.2
28	3.3 ± 0.5	37	2.2 ± 0.3
29	3.2 ± 0.5	38	2.2 ± 0.2
30	2.7 ± 0.4	39	2.1 ± 0.2
31	2.7 ± 0.4	40	2.2 ± 0.3
32	2.8 ± 0.4	41	2.2 ± 0.3
33	2.5 ± 0.3	42	2.2 ± 0.4
34	2.4 ± 0.3		

现有观点大多以孕晚期脐动脉 S/D 值 >3.0 为胎儿异常的诊断标准,但是以此来判断胎儿宫内缺氧的敏感度高、特异度低,会造成不必要的临床干预。利用 S/D 值 >3.0 结合异常型 NST、羊水浑浊度及新生儿窒息情况综合分析能有效提高诊断准确率,另外当脐动脉频谱出现舒张期血流信号消失甚至反向时,预示胎儿已经处于严重缺氧状态,围产儿病死率及出生后低 Apgar 评分等的发生率均较高。总之,不能仅仅依靠脐动脉血流测值异常就判断胎儿缺氧,应综合母体因素、胎儿孕周、胎儿监护等综合评估,谨慎处理。

4. 胎儿大脑中动脉测值 胎儿大脑中动脉(middle cerebral artery,MCA)是反映其整个大脑半球血液供应及颅脑血液循环状况的主要血管。胎儿大脑半球血供最丰富的血管是 MCA,供应 80% 的脑血氧量,对 MCA 的监测可反映出胎儿颅脑循环的实时状态。当胎儿出现宫内缺氧时,为保证脑部血液正常,MCA 管径增粗,血流量增加,使大脑中动脉阻力指标下降,该机制称作"脑保护效应"。胎儿缺氧时 MCA 收缩期血流峰值时速度(peak systolic velocity,PSV)、舒张末期血流速度(end diastolic velocity,EDV)升高,以增加胎儿脑部血流量,为胎儿脑部血流供应提供保障。

另外,MCA-PSV 升高可反映胎儿贫血。在胎儿无贫血或仅轻度贫血时,MCA-PSV 与胎儿血红蛋白浓度之间没有明显相关性;当血红蛋白浓度下降时,MCA-PSV 升高,并可预测胎儿血红蛋白水平。一般 MCA-PSV >1.5MoM 作为筛查严重胎儿贫血的标准。MCA-PS 诊断胎儿重度贫血的敏感性 75.5%,特异性 90.8%。MCA-PSV 最初是筛查红细胞同种免疫导致的胎儿贫血,但现已证明它也能够筛查其他原因所导致的胎儿贫血,如细小病毒、双胎输血综合征和母胎输血。联合检测胎儿脐动脉及 MCA 各项阻力指标,能够较准确、简便、快速地预测胎儿宫内缺氧、妊娠进展以及可能的不良结局。各孕周胎儿 MSA-PSV 参考值见表 15-1-14。

表 15-1-14 各孕周大脑中动脉收缩期血流峰值速度(PSV)的预期值(中位数倍数 cm/s)

孕周(周)	1.0MoM	1.29MoM	1.50MoM	1.55MoM
18	23.3	29.9	34.8	47.5
20	25.5	32.8	38.2	39.5
22	27.9	36.0	41.9	43.3
24	30.7	39.5	46.0	47.5
26	33.6	43.3	50.4	52.1
28	36.9	46.6	55.4	57.2
30	40.5	52.2	60.7	62.8
32	44.4	57.3	66.6	68.9
34	48.7	62.6	73.1	75.6
36	53.3	69.0	80.2	82.9
38	58.7	75.7	88.0	91.0
40	64.4	83.0	96.6	99.8

5. 胎儿头皮血 pH 测定　可反映胎儿酸碱状态,诊断胎儿有无酸中毒,是评价胎儿体内酸碱情况、气体及物质代谢的一项金标准。胎儿头皮血气分析可测定(fetal scalp blood sampling,FSB)胎儿的二氧化碳分压(PCO_2)、氧分压(PO_2)、氧饱和度及碱储备,其中 pH 为诊断胎儿有无酸中毒的经典指标。结合碱储备及 PCO_2 可以区分呼吸性或代谢性酸中毒,但因头皮血中动静脉血混合的比例不明,PCO_2 和 PO_2 的应用价值有限。

表 15-1-15　产时胎儿头皮血测定

	pH	PaO₂	PaCO₂	处理
正常	7.25~7.35	15~30mmHg	35~55mmHg	继续观察
可疑缺氧	7.20~7.25	10~15mmHg	55~60mmHg	寻找原因,纠正
胎儿酸中毒	<7.20	<10mmHg	>60mmHg	立即结束分娩

6. 新生儿阿普加评分(Apgar score)　临床上用于判断有无新生儿窒息及窒息严重程度,是以出生后一分钟内的心率、呼吸、肌张力、弹足底或负压管吸黏液反应及皮肤颜色 5 项体征为依据,每项 0~2 分(表 15-1-16)。8~10 分为正常,简单清理呼吸道即可;4~7 分为轻度窒息,需清理呼吸道、人工呼吸、吸氧、用药等;0~3 分为重度窒息,需紧急抢救,行喉镜在直视下气管内插管并吸痰、给氧。评分较低的新生儿应在出生后 5 分钟和 10 分钟再次评分,直至连续两次评分≥8 分。1 分钟评分是出生时情况,反映宫内情况,5 分钟及以后评分则反映复苏效果,与预后密切相关。Apgar 评分以呼吸为基础,皮肤颜色最灵敏,心率是最终消失的指标。目前临床认为 Apgar 评分是评价新生儿出生时的状况,并指导复苏救治措施,与新生儿出生时缺氧严重程度不完全相关。评分低时,脐动脉血气分析 pH<7.0 和低氧血症对预后的评价意义更大,若持续低评分,新生儿死亡率及远期神经系统后遗症的发生明显增加。

表 15-1-16　新生儿 Apgar 评分

参数	0	1	2
心跳	无	<100 次/分	≥100 次/分
呼吸	无	浅慢不规则	哭声好
肌张力	松弛	四肢稍屈	四肢活动
喉反射	无	有些动作	咳嗽、恶心
肤色	全身苍白	躯干红、四肢紫	全身红润

二、产房常用的母体生理数据

(一)骨盆外测量

现有的研究显示,骨盆入口测量对预测临产后头盆不称的意义有限,为了充分鼓励阴道试产,临床上不再做骨盆入口测量,但骨盆出口的测量仍然是必需的。如果孕妇存在先天发育异常、出生后营养、疾病及外伤等因素,仍建议进行骨盆入口测量,评估有无阴道试产机会。目前临床上为了给孕妇充分的试产机会,如果胎儿大小适中、胎位正常,坐骨结节间径正常即给予孕妇试产机会,但在试产过程中,每次阴道检查时仍需要对内骨盆进行评估,早期发现产程异常。骨盆测量正常参考值见表 15-1-17~表 15-1-19。

表 15-1-17　骨盆入口平面径线正常值

参数	测量方法	正常值(cm)
入口前后径(真结合径)	耻骨联合上缘中点至骶岬上缘正中间的距离	11
入口横径	左右髂耻缘间的距离	13
入口斜径	左斜径:左骶髂关节至右髂耻隆突间的距离;右斜径:右骶髂关节至左髂耻隆突间的距离	12.75
髂棘间径	两髂前上棘外缘之间的距离	23~26cm
髂嵴间径	两髂嵴外缘最宽的距离	25~28cm
骶耻外径	第五腰椎棘突下至耻骨联合上缘中点的距离	18~20cm

表 15-1-18　中骨盆平面(骨盆最小平面)径线的正常值

参数	测量方法	正常值(cm)
中骨盆前后径	耻骨联合下缘中点通过坐骨棘连线中点至骶骨下端连线间的距离	11.5
中骨盆横径(坐骨棘间径)	两坐骨棘间的距离	10

表 15-1-19　骨盆出口平面径线正常值

参数	测量方法	正常值(cm)
出口前后径	耻骨联合下缘至骶尾关节间的距离	11.5
出口横径(坐骨结节间径)	两坐骨结节间的距离	9

续表

参数	测量方法	正常值(cm)
出口前矢状径	耻骨联合下缘中点至坐骨结节间径中点间的距离	6
出口后矢状径	骶尾关节至坐骨结节间径的中点距离	8.5

(二)宫颈成熟度 Bishop 评分

妊娠晚期引产是产科处理高危妊娠常用的手段之一,是在自然临产前通过药物等手段使产程发动,达到分娩的目的。引产是否成功主要取决于子宫颈成熟程度,对于宫颈不成熟而实施引产的初产妇,剖宫产的风险会提高 2 倍。此外,引产的产程进展明显较自然临产慢。产房人员应对宫颈成熟度进行评估,以决定适合的引产方式并预测成功概率。目前,公认的评估宫颈成熟度最常用的方法是 Bishop 评分,评分≥6 分提示宫颈成熟,评分越高,引产的成功率越高;评分 <6 分,提示宫颈不成熟,需要促宫颈成熟。孕妇宫颈 Bishop 评分需要被记录在病案中。具体评分标准见表 15-1-20。

表 15-1-20 宫颈成熟度 Bishop 评分

评分	0	1	2	3
宫颈扩张(cm)	0	1~2	3~4	≥ 5
宫颈管消失(%)	0~30	40~50	60~70	≥ 80
胎先露位置	−3	−2	−1~0	+1~+2
宫颈质地	硬	中	软	
宫颈口位置	后	中	前	

(三)头位评分法

头位评分法是根据骨盆大小、胎儿大小、胎头位置及产力强弱四个项目给分,将这四项的分数加起来的总和,以总分的多少估计难产发生的可能

性。分值高时有利于分娩,分值低时分娩困难。累计总分以 10 分为界线,评分 >10 分者有利于阴道分娩,一般头位评分可进行 3 次:第一次于妊娠 38 周以后至临产前,此时仅有骨盆和胎儿两项指标,称为头盆评分;第二次在产程的活跃期进行;第三次为产程异常时,经处理产程有进展后再做评分。此法目前临床上少用,可作部分参考,见表 15-1-21。

表 15-1-21 头位评分法

评分	骨盆大小	胎儿体重(g)	胎先露位置	产力
6	> 正常			
5	正常			
4	临界狭窄	2500 ± 250		
3	轻度狭窄	3000 ± 250	枕前位	强
1	中度狭窄	3500 ± 250	枕横位	中
1	重度狭窄	4000 ± 250	枕后位	弱
0			高直前位	
0			额前位	

注:高直前位、额前位在其他条件极好时有从阴道试产的机会,可参加评分。高直前位、前不均倾位及持续性枕额先露、颏后位等严重胎头位置异常,一旦发现必须立即剖宫产,不必进行评分

(四)骨盆狭窄的评分标准

骨盆评分法是采用可以测量的骨盆入口平面及出口平面的径线为指标。两平面均狭窄者以其中最狭窄的平面评分。目前临床较少做骨盆评分,作为产房工作人员应掌握骨盆狭窄评分法预测阴道分娩可能性(表 15-1-22)。

三、产房常见危急值及处理

产房常见危急值主要包括电解质异常、低血容量状态及凝血功能异常等,常需要紧急处理,否则威胁母儿健康甚至生命。

表 15-1-22 骨盆狭窄评分法

骨盆大小(cm)	骶耻外径(cm)	对角径(cm)	坐骨结节间径	出口横径 + 后矢状径	出口前后径(cm)	评分
> 正常	>19.5	>13.5	>9	>16.0	>12.0	6
正常	18.5~19.5	12.5~13.5	8.0~9.0	15.5~16.0	11.0~12.0	5
临界狭窄	18.5	11.5	7.5	15.0	10.5	4
轻度狭窄	17.5	11.0	7.0	14.0	10.0	3
中度狭窄	17.0	10.5	6.5	13.0	9.5	2
重度狭窄	16.5	≤10.0	6.0	12.0	9.0	1

（一）电解质异常

1. 钠离子异常

低钠血症

【定义】 血钠 <136mmol/L。根据血渗透压与低钠血症的关系,可将低钠血症(hyponatremia)分为低渗性低钠血症、高渗性低钠血症及等渗性低钠血症。

【病因】 产科低钠血症多为低渗性低钠血症,主要为机体体液丢失。产程中因疼痛、喊叫、屏气用力、大量出汗等导致进食差,摄入不足,消耗大,有效血容量不足,促使血浆抗利尿激素大量分泌,自由水从肾大量重吸收;容量过低又可刺激口渴中枢,导致饮水过多;另外,许多血容量过低的情况还伴有失钾,通常血钾偏低,引起 Na^+ 向细胞内转移,更促进低钠血症的发生。

【临床表现】 低钠血症主要是神经系统症状,血浆渗透浓度降低,水分从细胞外进入细胞内,脑细胞发生水肿后,颅内发生一系列调节反应以降低升高的颅内压。大多数患者并无症状,仅在化验时发现。血清钠浓度低于 125~130mmol/L,最早出现恶心、呕吐等不适,当血清钠浓度低于 115~120mmol/L,出现头痛、嗜睡,甚至抽搐、昏迷和呼吸困难。常常需与子痫抽搐相鉴别。

【治疗】 首先是纠正病因,如进食不足增加进食、补液等,然后根据患者的年龄、神经系统症状以及近期的血钠浓度或渗透压等决定低钠血症纠正的速度。低钠血症延迟纠正可造成持续性脑水肿,导致不可逆性神经系统损伤和死亡。相反,纠正低钠血症的速度过快则可能发生渗透性脱髓鞘,主要是脑桥部损害。慢性无症状或轻度的低钠血症则不必紧急治疗、过快纠正。一般产妇低钠血症增加进食或补液即可。

理想的血钠浓度上升速度不应超过每小时 2mmol/L,在前 12~24 小时血钠浓度的增加不应超过 12mmol/L。

缺钠量计算公式:

净失钠量(mmol/L)= 血钠浓度的改变(mmol/L)× 总体水量(kg)

总体水量 = 0.5 × 体重

高钠血症

【定义】 血钠 >144mmol/L,并伴有血浆渗透压过高为高钠血症(hypernatremia)。

【病因】 主要由失水引起,有时也伴失钠,但失水程度大于失钠。本病常有细胞内水分减少,因此血容量开始并不下降,但到晚期严重时仍可减少。产妇高钠血症常见病因:水摄入不足或水丢失过多,主要是经肾外丢失,常见于孕产妇分娩期间或产褥期大量出汗可引起水从皮肤大量丢失;产时喘息状态、过度换气等可使水从呼吸道丢失过多。

【临床表现】 主要由于血钠浓度过高造成高渗状态,导致细胞失水,特别是脑细胞失水,可造成一系列神经系统症状。表现为肌无力,尤以下肢偏重;精神先较兴奋,逐渐转为抑郁、淡漠;肌张力增高,腱反射亢进。严重高钠血症患者可有颅内出血、硬膜下血肿、大静脉窦血栓形成等。失水严重的患者还有心动过速、体温上升、血压下降等表现。

【治疗】 积极治疗原发病,控制钠摄入和不适当的钠输入。纠正细胞外液容量异常,补充水缺乏,若有液体的持续丢失以持续液体补充。

缺水量(L)=CBW× [（实测钠浓度 /140）-1]

CBW:估计的目前身体的含水量,约为 0.4 × 体重(kg)

总补水量应包括不显性失水以及尿和胃肠道的失水量。通常静脉补充葡萄糖液,能进食者尽量口服。缺钾者同时补钾。纠正高钠血症的速度不宜过快,一般不超过 0.5~1mmol/(L·h),否则可导致脑水肿引起癫痫、永久性脑损伤或死亡。

2. 钾离子异常

低钾血症

【定义】 血清 K^+<3.5mmol/L。低钾血症(hypokalemia)时,尿钾浓度 >30mmol/L 提示肾性失钾,尿钾 <20mmol/L 提示肾外失钾。

【病因】 摄入过少,如产程中因剧烈疼痛,产妇进食减少;流失过多,如产时产妇呕吐明显;钾在体内分布异常,如大量输注葡萄糖与胰岛素合用,或碱中毒时,都能使大量钾转入细胞内,出现低钾血症。长期应用盐酸利托君保胎者可能出现低血钾。

【临床表现】 低钾血症的表现取决于血钾降低的速度和程度。低钾者可出现四肢软弱无力、心律异常等。血钾在 3.0~3.5mmol/L 为轻度低钾,症状较轻,可出现精神萎靡、神情淡漠、倦怠等;血钾在 2.5~3mmol/L 为中度低钾,可有症状;血钾 <2.5mmol/L 为重度低钾血症,可出现严重症状,如反应迟钝、定向力减弱、嗜睡甚至昏迷。

【治疗】　钾盐的补充要根据低钾血症的严重程度,是否有低钾的症状和体征,是否伴有疾病以及是否有钾的持续丢失等。轻度低钾血症可鼓励患者进食含钾较多食物,如橘子、香蕉等。大多数患者为轻至中度低钾血症,血清钾浓度多为 3.0~3.5mmol/L,一般无须紧急治疗,补充缺失的钾及纠正导致钾丢失的潜在原因即可。补钾途径:若患者能口服药物,则以口服氯化钾为宜;静脉补钾适用于不能口服药物的患者以及急性严重的低钾血症。外周静脉补钾的浓度不超过 60mmol/L,浓度过高将导致静脉疼痛或坏死。口服氯化钾常用剂量为 60~100mmol/L,分次服用。通常口服 40~60mmol 钾盐后血钾浓度可上升1.0~1.5mmol/L,口服 135~160mmol 钾盐后血钾浓度可上升 2.5~3.5mmol/L,补钾的过程应密切监测血钾浓度。静脉内补钾浓度通常为每升溶液含钾20~40mmol,补钾速度通常不超过 10~20mmol/h。若静脉内补钾超过 10mmol/L,需进行心脏监护。需要紧急纠正的低钾血症比较少见,可予更高浓度及更快速度补钾,如经外周静脉滴注,每 100ml溶液中最高含钾 10mmol;或经中心静脉滴注,每100ml 溶液中最高含钾 40mmol,必须严密监测血钾、肌张力及进行持续心电监护,一旦危重情况纠正,需减慢补钾速度。低钾血症常伴有体内液体其他成分的丢失,及时纠正低钾血症伴随的水电解质、酸碱平衡紊乱,尤其是低镁血症,常常是治疗低钾血症的有效措施。

高钾血症

【定义】　血清 K^+>5.5mmol/L,为高钾血症(hyperkalemia)。

【病因】　钾摄入过多;钾在细胞内外重新分布;钾排泄障碍。产科可见于子痫前期肾功不全患者,大量输血后红细胞破坏等。

【临床表现】　血清钾浓度 5.5~7.0mmol/L 时,细胞外液钾浓度上升,静息膜电位降低,相当于部分去极化,肌肉的兴奋性增强,可出现肌肉轻度震颤,手足感觉异常;血清钾浓度 7~9mmol/L 时,骨骼肌的静息电位过小,肌肉细胞不易兴奋,形成去极化阻滞,出现肌肉软弱无力,腱反射减弱或消失,甚至出现迟缓性麻痹等症状。肌肉症状常出现于四肢,然后向躯干发展,也可波及呼吸肌。高钾血症对机体主要的危险是引起心室颤动和心搏骤停。

【治疗】　当血钾 >6mmol/L;或者有心律失常、心电图有典型高钾表现;或者有高钾所致的典型神经肌肉症状时,必须进行紧急处理:

(1) 葡萄糖酸钙:可直接对抗血钾过高对细胞膜极化状况的影响,使阈电位恢复正常。常用方法:10% 葡萄糖酸钙溶液 10~20ml,稀释后在心电监护下缓慢静脉注射。起效快,用药后 1~3 分钟即可见效,但持续时间较短,仅 30~60 分钟。如果 10~20 分钟后未见效果可重复注射,对使用洋地黄类药物者慎用。

(2) 碳酸氢钠:对抗高钾对细胞膜的作用,促使钾进入细胞内。可用 5% 碳酸氢钠溶液静脉滴注。用后 30~60 分钟起效,并维持数小时。在纠正高钾的同时还可纠正酸中毒,合并心衰时慎用。

(3) 葡萄糖和胰岛素:可促使细胞对 K^+ 的摄取,降低血 K^+ 水平。方法:10U 胰岛素加入30~50g 葡萄糖(10% 葡萄糖液 300~500ml),持续静脉滴注。30 分钟后起效,持续时间 4~6 小时,血钾可下降 0.5~1.2mmol/L。

(4) 利尿剂:可促使钾从肾脏排出,常用药物:呋塞米 40~100mg。

(5) 离子交换树脂:可用降钾树脂(聚磺苯乙烯)15g 口服,每天 2~3 次,或灌肠。副作用:恶心、便秘,低钙血症。产科少用。

(6) 透析:最快、最有效的方法。可采用腹膜透析或血液透析。血液透析对钾的清除速度明显快于腹膜透析。血液透析每小时可清除25~50mmol 钾。腹膜透析连续透析 36~48 小时可以去除 180~240mmol 钾。

3. 钙代谢紊乱

低钙血症

【定义】　血清蛋白浓度正常,血钙 <2.2mmol/L 时称为低钙血症(hypocalcemia)。低钙血症一般指游离钙低于正常值。

【原因】　甲状旁腺功能减退、维生素 D 代谢障碍、肾衰竭、药物等。产科常见于硫酸镁保胎患者或子痫前期硫酸镁解痉患者,镁离子可阻碍钙离子的进入。

【临床表现】　细胞外钙与细胞膜电位有关,因此低钙血症的症状与神经、肌肉兴奋性等改变密切相关。神经肌肉兴奋性升高,可出现肌肉痉挛、周围神经系统早期表现为指(趾)麻木。严重的低钙血症可以导致喉、腕、足、支气管痉挛,癫痫发作甚至呼吸暂停。心血管系统可表现为传导阻滞等心律失常,严重时可出现心室纤颤等。

【治疗】　如果低钙血症伴症状明显,如手足搐搦、抽搐、喉头痉挛等,应立即处理。一般采用10% 葡萄糖酸钙 10~20ml 静脉滴注,可立即起效。

高钙血症

【定义】　血清蛋白浓度正常时,血钙 >2.6mmol/L 时称为高钙血症(hypercalcemia)。高钙血症一般指游离钙高于正常值。

【病因】　肠道钙吸收增加,骨钙吸收过多等。产科患者少见。

【临床表现】　明显高钙,特别是合并甲状旁腺功能亢进者,可出现明显精神症状,如疲乏无力、精神不易集中、失眠、抑郁、神志不清甚至昏迷。检查可见腱反射迟钝、肌力降低。心肌兴奋性增加,可出现心律失常及洋地黄中毒。恶心、呕吐、便秘十分常见。

【治疗】　增加尿钙排泄,高钙血症患者常为低血容量性,补足容量可增加尿钙排泄。袢利尿剂可抑制钙的重吸收而增加尿钙排泄。使用袢利尿剂时应首先补足血管内容量,否则会加重脱水和高钙血症。

4. 镁代谢紊乱

高镁血症

【定义】　血镁 >1.25mmol/L(3.0mg/dl) 为高镁血症(hypermagnesemia)。

【病因】　产科常见原因为医源性:①短时间内摄入过多,或经其他途径进入体内过多,多见于保胎患者;②肾功能损伤,如重度子痫前期患者临床上应用硫酸镁解痉,存在肾脏功能损害时,对镁的排泄减少,导致血镁过高。

【临床表现】　当血清镁浓度不超过 2mmol/L(4.9mg/dl) 时,临床上很难察觉。血镁浓度升高至 3mmol/L(7.3mg/dl) 时才会出现镁过多或镁中毒的症状。对神经系统的影响表现为神经肌肉接头释放的乙酰胆碱减少,抑制神经兴奋性的传递,抑制中枢神经系统的突触传递,使中枢神经系统的动态活动出现障碍。血清镁 >3.5mmol/L(8.5mg/dl) 时,腱反射减退,进一步可发展为肌肉迟缓性麻痹。血镁达到 5mmol/L(12mg/dl) 时,可发生呼吸肌麻痹、嗜睡或昏迷。高镁血症对心血管系统的影响表现为抑制房室和心室内传导,降低心肌兴奋性。血镁浓度达到 7.5~10mmol/L(18.4~24.3mg/dl) 时,

可发生心搏骤停。

【治疗】　肾功能正常者,肾脏能快速清除镁,镁的血清半衰期是 1 天。镁中毒可用 10% 葡萄糖酸钙静滴。

低镁血症

【定义】　血镁浓度 < 0.75mmol/L(1.82mg/dl) 为低镁血症(hypomagnesemia)。

【病因】　镁离子在细胞内外重新分布,如急性胰腺炎、糖尿病酮症酸中毒等;镁丢失过多。

【临床表现】　低镁血症的患者常伴有低钾血症及低钙血症。低镁血症常常表现为神经系统兴奋性增高,如手足痉挛、癫痫大发作、眩晕、共济失调、肌震颤、肌无力等。低镁血症可出现心律失常。

【治疗】　轻度、无症状的低镁血症一般无需治疗。低镁血症伴有症状、有潜在心脏和癫痫疾病、伴有严重低钾和低钙、严重低镁血症(<0.56mmol/L)需治疗。轻症无肠道 Mg^{2+} 吸收障碍者,可用氧化镁、氢氧化镁或 10% 硫酸镁口服。如口服吸收障碍或严重低镁血症患者应从静脉补充。一般可用 50% 硫酸镁 2ml 或 25% 硫酸镁 5~10ml 加入 5% 葡萄糖水缓慢滴注,并加强心电监护。纠正低镁血症的同时,应纠正低血钙、低血钾等电解质紊乱。

5. 血糖异常

低血糖

【定义】　血糖 <2.8mmol/L 为低血糖(hypoglycemia)。

【病因】　产科常见于未进食,禁食者入量不足,糖尿病患者胰岛素用药过量等。

【临床表现】　多表现为苍白、大汗、心慌、饥饿感、虚弱等。

【处理】　给予葡萄糖最为快速有效。可口服葡萄糖水或含糖食物。如果症状比较明显,如出现神志改变者需要静脉推注 50% 葡萄糖液。胰高血糖素可快速有效地升高血糖,但维持时间较短,常用剂量为 1mg,可皮下、肌内或静脉给药,用于严重低血糖患者,临床上少见。

妊娠合并酮症酸中毒

【临床表现及诊断】　酮症酸中毒(ketoacidosis)症状常有:恶心、呕吐、乏力、口渴、多饮、多尿,少数伴有腹痛;皮肤黏膜干燥、眼球下陷、呼气有烂苹果味,病情严重者出现意识障碍或昏迷;实验室检查

显示高血糖 >13.9mmol/L（250mg/dl）、尿酮体阳性、血 pH<7.35、二氧化碳结合力 <13.8mmol/L、血酮体 >5mmol/L、电解质紊乱。

【处理】

（1）血糖过高者（>16.6mmol/L），先予胰岛素 0.2~0.4U/kg 一次性静脉注射。

（2）胰岛素持续静脉滴注：0.9% 氯化钠注射液 + 胰岛素，按胰岛素 0.1U/（kg·h）或 4~6U/h 的速度输入。

（3）监测血糖：从使用胰岛素开始每小时监测 1 次血糖，根据血糖下降情况进行调整，要求平均每小时血糖下降 3.9~5.6mmol/L 或超过静脉滴注前血糖水平的 30%。达不到此标准者，可能存在胰岛素抵抗，应将胰岛素用量加倍。

（4）当血糖降至 13.9mmol/L 时，将 0.9% 氯化钠注射液改为 5% 葡萄糖液或葡萄糖盐水，每 2~4g 葡萄糖加入 1U 胰岛素，直至血糖降至 11.1mmol/L 以下，尿酮体阴性，并可平稳过渡到餐前皮下注射治疗时停止补液。

【注意事项】 补液原则先快后慢、先盐后糖；注意出入量平衡。开始静脉胰岛素治疗且患者有尿后要及时补钾，避免出现严重低血钾。当 pH<7.1、二氧化碳结合力 <10mmol/L、HCO_3^-<10mmol/L 时可补碱，一般用 5%$NaHCO_3$ 100ml+ 注射用水 400ml，以 200ml/h 的速度静脉滴注，至 pH≥7.2 或二氧化碳结合力 >15mmol/L 时停止补碱。

（二）血液系统异常

血红蛋白降低

【危急值报告】 根据世界卫生组织推荐，妊娠期 HGB<110g/L 时，诊断为妊娠合并贫血。根据 HGB 水平分为轻度贫血（100~109g/L）、中度贫血（70~99g/L）、重度贫血（40~69g/L）和极重度贫血（<40g/L）。产科常常以血红蛋白≤60g/L 为危急值报告界限，多见于急性大出血和反复出血患者。

【处理】 现有输血指南中输血指征都是以血液成分的浓度检测结果为依据，通常适用于血容量正常的患者，而对血容量迅速大量减少的紧急失血患者具有局限性。根据 2006 年美国麻醉医师协会（ASA）的意见：血红蛋白（Hb）<6g/dl 应输入红细胞悬液；Hb>10g/dl 不必输血；Hb 水平在 6~10g/dl 则应根据器官缺血的速度和程度，患者是否存在血容量及氧合不足相关并发症，以及是否有低心肺储备和高氧耗等危险因素来决定是否输入红细

胞。中国国家卫生健康委员会在《临床输血技术规范（2000 年）》中提出 Hb<7g/dl，特别是当急性出血时应输入红细胞悬液。有高危因素者应产前备血，所有输血均应获得书面知情同意。急性大失血输血治疗请参考第九章第五节产后出血。

凝血功能异常

正常生理状态下，机体内的凝血系统、抗凝血系统和出凝血系统是一个动态的平衡过程。正常妊娠情况下，胎盘在机体内产生的激素和机体内分泌神经激素的影响下，妊娠不同时期机体的凝血功能也会发变化，妊娠伴随着凝血和纤溶蛋白表达的变化，有利于形成一个机体凝血平衡的状态。妊娠期血液处于高凝、低纤溶状态，除血小板、因子XI及XIII外，大多数凝血因子如因子II、V、VII、VIII、XI及X等均增加。因子VII可高达正常的 10 倍，因子X可达正常的 12%~180%。纤维蛋白原可增加 2~3 倍，至妊娠晚期可高达 4~6g/L。抗凝血酶III减少为正常的 60%~70%，蛋白 S 下降 40%~50%，蛋白 C 比非妊娠妇女亦有明显下降。妊娠晚期凝血酶原时间及凝血活酶时间缩短。因此，一旦发生病理性诱发因素，极易发生 DIC。常见病因有产后出血、胎盘早剥、羊水栓塞、死胎、感染、妊娠合并急性脂肪肝及子痫前期等。目前临床上一般将 PT、APTT、FIB 和 TT 作为凝血功能的主要临床指标。

【危急值报告】

（1）APTT：活化的部分凝血活酶时间，模拟内源性凝血过程，主要反映因子 V、VIII、IX、X、XI 的变化。DIC 时由于凝血因子的广泛消耗，APTT 可有不同程度的延长。<20.4 秒，或 >40.4 秒为临床危急值报告界线。

（2）PT：血浆凝血酶原时间，模拟外源性凝血过程，主要反映因子 V、VII、X 的变化。DIC 时 APTT 和 PT 同时延长诊断意义更大。PT 超过正常对照 ±3 秒时为异常。

（3）FIB（纤维蛋白原）：DIC 时纤维蛋白原减少较多见，严重者可呈乏纤维蛋白原血症状态，但是由于纤维蛋白原在体内代谢快、代偿能力强，且为急性时相反应蛋白，因此在慢性、亚急性甚至急性 DIC 早期纤维蛋白原可正常，甚至升高，所以观察纤维蛋白原动态变化水平更有意义。≤100mg/dl 时为危急值报告界线。

（4）TT：凝血酶时间，TT 延长表明纤维蛋白原减少或血浆存在抗凝物质。TT 延长即为危急值。

（5）FDP：纤维蛋白（原）降解产物，是血液循环中纤维蛋白原在纤溶酶作用下生成的 X(x)、Y(y)、D(d)、E(e) 碎片，含量增高反映纤溶系统的激活。DIC 时阳性率 85%~100%，诊断有效率 75%，血清 FDP>20mg/L 对继发性纤溶有诊断价值。

（6）D- 二聚体（D-D）：交联纤维蛋白在纤溶酶作用下形成的最小降解产物，是继发性纤溶的重要指标之一，其血清中含量增高说明机体有血栓形成且有纤维蛋白溶解发生，其敏感度及特异性均较高。D- 二聚体 >0.55mg/L FEU 为异常，产科 >3mg/L FEU 更有意义。健康孕妇在分娩期体内凝血、抗凝和纤溶系统均发生明显改变，血液呈现高凝状态，这一生理变化为产后快速有效止血提供了物质基础，但也易导致产科弥散性血管内凝血，D- 二聚体危急表明对于处于血液高凝状态的孕妇来说发生血栓的危险性增大，因此临床医生应当严密监测孕产妇 D- 二聚体的变化，预防产后 DIC 的发生。

【处理】　产科凝血功能异常，除 DIC 共有的四大症状：出血、休克、栓塞及溶血外，由于病因复杂，主要处理原则去除病因，抗休克及补充凝血因子（参见第九章第五节产后出血）。

血小板减少

【危急值报告】　正常血小板计数的范围为 $(150~300)×10^9/L$。多年来欧美国家将妊娠期血小板减少的诊断标准定为 $<150×10^9/L$，并根据降低程度分为三类：血小板 $(100~150)×10^9/L$ 为轻度减少；$(50~100)×10^9/L$ 为中度减少；$<50×10^9/L$ 为重度减少。鉴于许多非西方健康人群的血小板参考值常常在 $(100~150)×10^9/L$，新的诊断标准已设定为 $<100×10^9/L$ 为血小板减少。一般临床上血小板低于 $50×10^9/L$ 时才视为危急。

【处理】

（1）2016 年，ACOG 实践简报《妊娠合并血小板减少》中指出，对于未手术患者，为降低自发性出血的风险，血小板 $<10×10^9/L$ 时应输注血小板；若手术患者，正在活动性出血患者，当血小板 $<50×10^9/L$ 时应考虑输血小板。

（2）我国《产后出血预防与处理指南（2014）》中明确指出产后出血尚未控制时，若血小板计数低于 $(50~75)×10^9/L$ 或血小板计数降低并出现不可控制的渗血时，则需考虑输注血小板，治疗目标是维持血小板计数在 $50×10^9/L$ 以上（请详见第七章十三节妊娠合并血液系统疾病）。

血型抗体

【危急值报告】　ABO 血型以外的抗体称为不规则抗体。不规则抗体多为 IgG 类抗体，主要经输血或妊娠等免疫刺激产生。IgG 抗体能通过胎盘进入胎儿血液循环，导致新生儿溶血病。而不规则抗体阳性的患者一旦输入具有相应抗原的红细胞，可发生溶血性输血反应。对于存在抗 -D、抗 -c、抗 -C、抗 -E 和抗 -K 以外其他抗体的孕妇，一旦母亲输血可能会遇到难以获得相容性血液的问题。因此，一旦检测出不规则抗体即纳入危急值报告范畴。

【处理】

（1）一旦接收到孕妇检测出不规则抗体的危急值报告后，产科医师应立即协调血库，针对任何可能的输血需求做出评估和计划，因为可能需要比平常更多的时间才能获得可供输注的血液。

（2）对于存在红细胞抗体且经过评估认为很可能需要输血的孕妇，其交叉配血试验标本宜每周采集 1 次。一旦需要输血建议立即采集新的血液标本以排除新抗体的产生。然而，当孕妇大出血危及生命时，不宜因标本采集问题而延误紧急输血。

（3）孕妇输血宜采用 ABO、RHD 同型且 K 抗原阴性的血液，宜提供经过表型鉴定为母亲抗体所对应的抗原为阴性的红细胞。孕妇既往曾检出过具有临床意义的抗体，但最近抗体筛查未检出该抗体时，也宜提供该抗体对应抗原为阴性的血液。

（4）如果母亲血浆中含有或以前曾经含有具有临床意义的抗体时，交叉配血必须采用间接抗球蛋白试验。

（5）对于事先计划的输血，宜输注巨细胞病毒阴性血液，但是不宜因为做血液巨细胞病毒检测而延误紧急输血。

（何国琳　陈锰）

参考文献

1. 谢红宁 . 妇产科超声诊断学 . 北京：人民卫生出版社，2005：9.

2. ACOG. Methods for Estimating the Due Date. OBSTETRICS & GYNECOLOGY，2017，5（129）：151-514.

3. 刘兴会，漆洪波 . 难产 . 北京：人民卫生出版社，2015：18.

4. Dadkhah F，Kashanian M，Bonyad Z，et al. Predicting neonatal weight of more than 4000g using fetal abdominal circumference measur ement by ultrasound at 38-40 weeks of pregnancy：a study in Iran. J Obstet Gynaecol Res，2013，39（1）：170-174.

5. 曹泽毅.中华妇产科学.第3版.北京:人民卫生出版社,2014.

6. 中华医学会围产医学分会.电子胎心监护应用专家共识.中华围产医学杂志,2015,18(07):486-490.

7. Liston R, Sawchuck D, Young D, et al. Fetal health surveillance:antepartum and intrapartum consensus guideline. J Obstet Gynecol Can,2007,29(9 Suppl 4):3-56.

8. Zimmerman R, Carpenter RJ Jr, Durig P, et al. Longitudinal measurement of peak systolic velocity in the fetal middle cerebral artery for monitoring pregnancies complicated by red cell alloimmunisation: a prospective multicentre trial with intention-to-treat (Level Ⅱ-2). BJOG ,2002,109:746-752.

9. Pretlove SJ, Fox CE, Khan KS, et al. Noninvasive methods of detecting fetal anaemia: a systematic review and meta analysis (Meta Analysis). BJOG ,2009,116:1558-1567.

10. Moise KJ Jr. The usefulness of middle cerebral artery Doppler assessment in the treatment of the fetus at risk for anemia (Level Ⅲ). Am J Obstet Gynecol ,2008,198:161.

11. Robyr R, Lewi L, Salomon LJ, et al. Prevalence and management of late fetal complications following successful selective laser coagulation of chorionic plate anastomoses in twin-to-twin transfusion syndrome (Level Ⅱ-2). Am J Obstet Gynecol,2006,194:796-803.

12. G Mari, ME Norton, J Stone, et al. Society for Maternal-Fetal Medicine (SMFM) Clinical Guideline #8:the fetus at risk for anemia--diagnosis and management. American Journal of Obstetrics & Gynecology,2015,212(6):697-710

第二节　助产相关指南及解读

一、《孕前和孕期保健指南(2018)》解读

孕前保健是通过评估和改善计划妊娠夫妇的健康状况,降低或消除导致出生缺陷等不良妊娠结局的危险因素,预防出生缺陷发生,提高出生人口素质。孕期保健的主要特点是要求在特定的时间,系统提供有证可循的产前检查项目,其中必查项目适用于所有的孕妇,有条件的医院或有指征时可开展备查项目。

(一)孕前保健(孕前3个月)

1. **健康教育及指导**　遵循普遍性指导和个性化指导相结合的原则,对计划妊娠的夫妇进行孕前健康教育及指导,主要内容包括:

(1)有准备、有计划的妊娠。

(2)合理营养,控制体质量(体重)增加。

(3)补充叶酸0.4~0.8mg/d,既往发生过神经管缺陷(NTD)的孕妇,则需每天补充叶酸4mg。

(4)有遗传病、慢性疾病和传染病而准备妊娠的妇女,应予评估并指导。

(5)避免使用可能影响胎儿正常发育的药物。

(6)避免接触生活及职业环境中的有毒有害物质。

(7)改变不良的生活习惯及生活方式。

(8)保持心理健康,解除精神压力。

(9)合理选择运动方式。

2. **常规保健**

(1)评估孕前高危因素。

(2)体格检查:测量血压、身高、体重,计算体质指数;常规妇科检查。

3. **辅助检查**

(1)必查项目:血常规;尿常规;血型(ABO和Rh);肝功能;肾功能;空腹血糖;HBsAg;梅毒螺旋体;HIV筛查;地中海贫血筛查(高危地区)。

(2)备查项目:宫颈细胞学检查(1年内未查者);弓形虫、风疹病毒、巨细胞病毒和单纯疱疹病毒(TORCH)筛查;阴道分泌物检查(阴道分泌物常规、淋球菌、沙眼衣原体);甲状腺功能检测;75g口服葡萄糖耐量试验(OGTT,针对高危妇女);血脂检查;妇科超声检查;心电图检查;胸部X线检查。

(二)孕期保健

孕期保健的主要特点是要求在特定的时间,系统地提供有证可循的产前检查项目。

1. **推荐的产前检查孕周**　分别是:妊娠6~13^{+6}周、14~19^{+6}周、20~24周、25~28周、29~32周、33~36周、37~41周。有高危因素者,酌情增加次数。不同孕周针对性地进行健康教育及指导。

2. **产前检查的内容**

(1)首次产前检查(妊娠6~13^{+6}周)

1)常规保健:建立孕期保健手册;仔细询问月经情况,确定孕周;评估孕期高危因素;全面体格检查。

2)必查项目:血常规;尿常规;血型(ABO和

Rh);肝功能;肾功能;空腹血糖;HBsAg;梅毒螺旋体;HIV 筛查;地中海贫血筛查(高危地区)。

3) 备查项目:丙型肝炎病毒(HCV)筛查;抗 D 滴度检查(Rh 阴性者);75g OGTT(高危孕妇);甲状腺功能检测;血清铁蛋白(血红蛋白 <105g/L 者);结核菌素(PPD)试验(高危孕妇)。宫颈细胞学检查(孕前 12 个月未检查者):宫颈分泌物检测淋球菌和沙眼衣原体(高危孕妇或有症状者);细菌性阴道病(BV)的检测(有症状或早产史者);胎儿染色体非整倍体异常的早孕期母体血清学筛查。超声检查:确定宫内妊娠及孕周,胎儿是否存活,胎儿数目或双胎绒毛膜性质,子宫附件情况;胎儿颈项透明层厚度(NT);绒毛活检(妊娠 10~13 周 [+6],主要针对高危孕妇)。心电图检查。

(2) 妊娠 14~19[+6] 周产前检查

1) 常规保健:分析首次产前检查的结果;询问阴道出血、饮食、运动情况;体格检查;评估胎儿体质量增长是否合理;胎心率测定。

2) 备查项目:无创产前基因检测(NIPT);胎儿染色体非整倍体异常的中孕期母体血清学筛查;羊膜腔穿刺检查检查胎儿染色体核型(妊娠 16~22 周;针对高危人群)。

(3) 妊娠 20~24 周产前检查:必查项目:胎儿系统超声筛查(妊娠 18~24 周),筛查胎儿的严重畸形;血常规、尿常规。

(4) 妊娠 25~28 周产前检查:必查项目:GDM 筛查;血常规、尿常规。

(5) 妊娠 29~32 周产前检查:必查项目:血常规、尿常规;超声检查

(6) 妊娠 33~36 周产前检查

1) 必查项目:尿常规。

2) 备查项目:妊娠 35~37 周 B 族链球菌(GBS)筛查(具有高危因素的孕妇);妊娠 32~34 周肝功能、血清胆汁酸检测(ICP 高发病率地区的孕妇);妊娠 34 周开始电子胎心监护;心电图。

(7) 妊娠 37~41 周产前检查:必查项目:超声检查;NST 检查(每周 1 次)。

3. 高龄孕妇的孕期保健 高龄孕妇是产前筛查和产前诊断的重点人群,年龄 ≥40 岁的孕妇,应加强胎儿监护,妊娠 40 周前适时终止妊娠。

重点检查项目包括:

(1) 妊娠 11~13[+6] 周应行早孕期超声筛查。

(2) 预产期年龄在 35~39 岁而且单纯年龄为高危因素,签署《知情同意书》可先行 NIPT 进行胎儿染色体非整倍体异常的筛查;预产期年龄 ≥40 岁的孕妇,建议绒毛穿刺取样术或羊膜腔穿刺术,进行胎儿染色体核型分析和(或)染色体微阵列分析(CMA)。

(3) 妊娠 20~24 周,行胎儿系统超声筛查和子宫颈长度测量。

(4) 重视 GDM 筛查、妊娠期高血压疾病和 FGR 的诊断。

(三) 总结

根据备孕时间及孕妇孕周个性化提供相应的检查。特定的时间,系统提供有证可循的产前检查项目。高龄孕妇是产前筛查和产前诊断的重点人群。

(胡文胜)

参考文献

中华医学会妇产科学分会产科学组.孕前和孕期保健指南(2018).中华妇产科杂志,2018,53(1):7-13.

二、《妊娠剧吐的诊断及临床处理专家共识》解读

(一) 定义

妊娠剧吐指妊娠早期孕妇出现严重持续的恶心、呕吐引起脱水、酮症甚至酸中毒,需要住院治疗。有恶心、呕吐的孕妇中通常只有 0.3%~1.0% 发展为妊娠剧吐,是否需要住院治疗常作为临床上判断妊娠剧吐的重要依据之一。

(二) 诊断

1. 临床表现

(1) 病史:妊娠剧吐为排除性诊断,应仔细询问病史,排除可能引起呕吐的其他疾病。

(2) 症状:典型表现为孕 6 周左右出现恶心、呕吐并随妊娠进展逐渐加重,至孕 8 周左右发展为持续性呕吐,不能进食,极为严重者出现嗜睡、意识模糊、谵妄甚至昏迷、死亡。

2. 体征 孕妇体质量下降,下降幅度甚至超过发病前的 5%,出现明显消瘦、极度疲乏、口唇干裂、皮肤干燥、眼球凹陷及尿量减少等症状。

3. 辅助检查

（1）尿液检查：尿酮体检测阳性。

（2）血常规：血液浓缩。

（3）生化指标：血清钾、钠、氯水平降低，肝酶水平升高，血浆淀粉酶和脂肪酶水平升高，尿素氮、肌酐水平升高。

（4）动脉血气分析：二氧化碳结合力下降。

（5）眼底检查：妊娠剧吐严重者可出现视神经炎及视网膜出血。

（三）特殊并发症

1. 甲状腺功能亢进。

2. Wernicke 脑病　为严重呕吐引起维生素 B_1 严重缺乏所致，主要特征为眼肌麻痹、躯干共济失调和遗忘性精神症状。

（四）治疗

持续性呕吐并酮症的妊娠剧吐孕妇需要住院治疗，包括静脉补液、补充多种维生素、纠正脱水及电解质紊乱、合理使用止吐药物、防治并发症。

1. 一般处理及心理支持治疗。

2. 纠正脱水及电解质紊乱。

3. 止吐治疗

（1）维生素 B_6 或维生素 B_6-多西拉敏复合制剂：应用安全、有效，美国食品与药品监督管理局（FDA）认证，推荐作为一线用药，但我国尚无多西拉敏。

（2）甲氧氯普胺（胃复安）：多中心前瞻性研究显示，早孕期应用甲氧氯普胺并未增加胎儿畸形、自然流产的发生风险。

（3）昂丹司琼（恩丹西酮）：最近美国妇产科医师协会（ACOG）认为尽管缺乏足够证据证实昂丹司琼对胎儿的安全性，但其绝对风险是很低的，权衡利弊使用。FDA 建议单次使用量不应超过 16mg。

（4）异丙嗪：异丙嗪的止吐疗效与甲氧氯普胺基本相似，但甲氧氯普胺的副反应更低。

（5）糖皮质激素：ACOG 建议应避免在孕 10 周前作为一线用药，且仅作为顽固性妊娠剧吐患者的最后止吐方案。

4. 终止妊娠指征

（1）体温持续高于 38℃。

（2）卧床休息时心率 >120 次 / 分。

（3）持续黄疸或蛋白尿。

（4）出现多发性神经炎及神经性体征。

（5）有颅内或眼底出血经治疗不好转者。

（6）出现 Wernicke 脑病。

（五）预后和预防

研究认为，妊娠剧吐孕妇的子代低出生体质量及围产儿结局与无妊娠剧吐者相比也无显著差异。又有研究提示妊娠剧吐的孕妇发生子痫前期的风险升高，妊娠中期仍然持续剧吐可能与胎盘功能异常有关。但就大多数妊娠剧吐患者而言，临床经过多为良性，经过积极正确的治疗，病情会很快得以改善，母儿预后良好。

妊娠剧吐的治疗始于预防，推荐孕前 3 个月服用复合维生素方案，可能降低妊娠剧吐的发生率及其严重程度。

（六）总结

正确掌握诊断方法，早期识别。正确治疗，掌握终止妊娠指征。早期识别，正确处理，防治并发症。

（胡文胜）

参考文献

中华医学会妇产科学分会产科学组.妊娠剧吐的诊断及临床处理专家共识(2015).中华妇产科杂志,2015,50(11):801-804.

三、《复发性流产诊治的专家共识》解读

复发性流产（recurrent spontaneous abortion, RSA）病因复杂多样且缺乏特异性临床表现，病因诊断过程中需要有针对性地进行筛查，对复发性流产的部分治疗措施尚存在争议。《复发性流产诊治的专家共识》为复发性流产的临床诊治提供参考。

（一）定义

美国生殖医学学会（ASRM）的标准是 2 次或 2 次以上妊娠失败；英国皇家妇产科医师协会（RCOG）则定义为与同一性伴侣连续发生 3 次或 3 次以上在妊娠 24 周前的胎儿丢失；我国通常将 3 次或 3 次以上在妊娠 28 周之前的胎儿丢失称为 RSA。

（二）病因及筛查

RSA 的病因十分复杂，病因筛查推荐：

1. 详细询问夫妇双方的病史、既往流产情况。

2. 盆腔超声检查。

3. 血栓前状态指标测定 包括凝血相关检查、相关自身抗体及同型半胱氨酸等。

4. 夫妇进行外周血的染色体核型分析,遗传咨询。

5. 内分泌常用的检查项目 生殖激素水平、甲状腺功能及空腹血糖,必要时行糖耐量试验。

6. 不推荐对 RSA 患者常规进行 TORCH 筛查。

7. 免疫指标测定 抗磷脂抗体的筛查,包括 ACA、LA 及抗 β2GP1 抗体,抗核抗体、抗双链 DNA 抗体、抗干燥综合征(SS)A 抗体、抗 SSB 抗体等,自身抗体筛查。

(三) 不同病因的治疗

1. 解剖结构异常

(1) 子宫颈机能不全:建议在孕 13~14 周行预防性子宫颈环扎术。

(2) 先天性子宫发育异常:建议行子宫矫形术;单角子宫患者无有效的手术纠正措施。

(3) 建议对于宫腔粘连者行宫腔镜粘连分离术,子宫黏膜下肌瘤、体积较大的肌壁间肌瘤患者宜在妊娠前行肌瘤剔除术。

2. 血栓前状态 治疗血栓前状态的方法是低分子肝素单独或联合阿司匹林用药。低分子肝素一般用法是 5000U 皮下注射,每天 1~2 次。在终止妊娠前 24 小时停止使用;建议小剂量阿司匹林于孕前使用,推荐剂量为 50~75mg/d。

3. 染色体异常 建议同源染色体罗氏易位携带者避孕,抑或接受供卵或供精的辅助生殖技术。常染色体平衡易位及非同源染色体罗氏易位携带者,妊娠后应行产前诊断。

4. 内分泌异常

(1) 甲亢:一般建议有甲亢病史的 RSA 患者在控制病情后方可受孕,孕期应用丙硫氧嘧啶(PTU)比较安全,不会增加胎儿畸形的发生率。

(2) 甲减:需接受甲状腺激素治疗,建议当甲状腺功能恢复正常 3 个月后再考虑妊娠,孕期坚持服用甲状腺激素。

(3) 糖尿病:建议计划妊娠前 3 个月尽可能将血糖控制在正常范围,并于计划妊娠前 3 个月停用降糖药,改为胰岛素治疗。

5. 感染 建议存在生殖道感染控制后方可受孕。

6. 免疫功能紊乱

(1) 自身免疫功能紊乱:对于有 RSA 病史的患者及有 1 次或 1 次以上妊娠 10 周后流产者,在确诊妊娠后可给予肝素抗凝治疗,5000U 皮下注射,每天 2 次,直至分娩前停药;对于有血栓病史的 RSA 患者,应在妊娠前就开始抗凝治疗。

(2) 抗核抗体阳性:建议对抗核抗体阳性的 RSA 患者采用肾上腺皮质激素治疗,泼尼松 10~20mg/d。

(3) 抗甲状腺抗体阳性:对于有 RSA 病史者可酌情采取较为积极的处理方案。

(4) 同种免疫功能紊乱:虽然目前对淋巴细胞免疫治疗或静脉注射丙种球蛋白治疗仍有较大争议,但仍有临床实践证明,免疫治疗对防治早期 RSA 有一定疗效。

(四) 妊娠后监测及管理

有 RSA 病史者一旦妊娠要进行严密的监测和适当的处理。

1. 激素水平监测 建议妊娠后定期检测 β-hCG 水平,每周 1~2 次。

2. 超声检查 建议于孕 6~7 周时首次行 B 超检查,如见异常应每隔 1~2 周定期复查直至胚胎发育情况稳定,可见胎心搏动。

3. 先天性缺陷筛查 RSA 患者孕 12 周后需注意胎儿先天性缺陷的筛查,必要时应行产前诊断。有免疫性流产史的患者,孕 38 周可考虑终止妊娠。

(五) 总结

筛查病因,针对性治疗。一旦妊娠要进行严密的监测和适当的处理。识别病因,正确处理。

(胡文胜)

参考文献

中华医学会妇产科学分会产科学组.复发性流产诊治的专家共识.中华妇产科杂志,2016,52(1):3-9.

四、《孕激素维持早期妊娠及防治流产的中国专家共识》解读

孕激素在妊娠早期具有维持蜕膜化子宫内膜、松弛子宫平滑肌、改善子宫血液供应以及免疫调节等重要作用,《孕激素维持早期妊娠及防治流产的中国专家共识》旨在对孕激素用于维持

早期妊娠、预防或治疗流产方面给出指导意见。

(一) 孕激素应用的适应证

1. 早期先兆流产(孕 12 周前)。

2. 晚期先兆流产(孕 13~28 周)。

3. 复发性流产再次妊娠。

4. 助孕周期。

(二) 孕激素使用的禁忌证和慎用情况

1. 禁忌证

(1) 对黄体酮或任何其他赋形成分过敏者。

(2) 不明原因阴道流血。

(3) 妊娠期或应用性激素时发生或加重的疾病(或症状)者。

(4) 异位妊娠、疑似妊娠滋养细胞疾病或者生殖系统之外的疾病引起的不明原因血 hCG 水平升高者。

(5) 胚胎已死亡或者难免流产。

(6) 脑膜瘤。

(7) 其他:胎膜早破、胎儿畸形、绒毛膜羊膜炎等。

2. 慎用的情况

(1) 严重肝损伤、肾病或心脏病性水肿、高血压、脑血管意外的患者应慎用。

(2) 自身免疫性疾病。

(3) 血栓性疾病病史者,存在或疑似发生动静脉血栓的患者,既往有静脉炎、脑血管意外等病史的患者应慎用。

(三) 孕激素临床应用的要点

不建议将外周血孕激素水平监测作为常规评估指标;孕 8~10 周前可选择动态监测血 β-hCG 水平,以了解胚胎发育情况。

1. 早期先兆流产

(1) 使用方法

1) 首选口服用药:地屈孕酮,每天 20~40mg,或其他的口服黄体酮制剂;妊娠剧吐患者应谨慎使用。

2) 肌内注射黄体酮:每天 20mg,使用时应注

意患者局部皮肤、肌肉的不良反应。

3) 阴道用黄体酮:微粒化黄体酮,每天 200~300mg,或黄体酮阴道缓释凝胶,每天 90mg;阴道流血的患者应谨慎使用。

(2) 停药时机:用药后,临床症状改善直至消失,B 超检查提示胚胎存活,继续使用 1~2 周后可以停药;或者持续用药至孕 8~10 周。若治疗过程中,临床症状加重、β-hCG 水平持续不升或者下降、B 超检查提示难免流产,考虑流产不可避免,应停药并终止妊娠。

2. 晚期先兆流产

(1) 使用方法:用法、用量同早期先兆流产。

(2) 停药时机:先兆流产的症状、体征消失后 1~2 周,有晚期复发性流产病史的孕妇应用至孕 28 周,有早产高危因素的患者参考《早产临床诊断与治疗指南(2014)》使用。

3. 复发性流产再次妊娠

(1) 使用方法:用法、用量同早期先兆流产。

(2) 停药时机:使用至孕 12~16 周,或前次流产的孕周后 1~2 周,若无先兆流产表现,超声检查正常,可予以停药。

4. 预防流产　在常规促排卵周期指导同房或人工授精治疗以及体外受精 - 胚胎移植治疗实施过程中,患者均应补充孕激素,不论既往是否合并先兆流产或者自然流产史。孕激素的使用有一定的预防流产的作用。

(四) 总结

正确掌握孕激素使用的适应证。正确掌握孕激素使用的禁忌证及慎用情况。针对患者情况正确处理。

(胡文胜)

参考文献

陈子江,林其德,王谢桐,等.孕激素维持早期妊娠及防治流产的中国专家共识.中华妇产科杂志,2016,51(7):481-483.

五、《妊娠期铁缺乏和缺铁性贫血诊治指南》解读

妊娠合并贫血对母体、胎儿和新生儿均会造成近期和远期影响。该《指南》用于指导铁缺乏和缺铁性贫血(iron-deficiency anemia,IDA)的诊治。

(一) 妊娠期贫血定义与分级

WHO 推荐妊娠期血红蛋白(Hb)<110g/L,可诊断为妊娠合并贫血。贫血可以分为轻度贫血 Hb 100~109g/L,中度贫血 Hb 70~99g/L,重度贫血

Hb 40~69g/L,极重度贫血 Hb<40g/L。

《指南》推荐当血清铁蛋白 <20μg/L 即诊断妊娠期铁缺乏。临床上应对缺铁性贫血发生之前的铁减少期以及缺铁性红细胞生成期给予重视。

(二) 诊断

1. 临床表现　轻度贫血没有明显临床表现,疲劳较为常见,严重贫血时可出现面色苍白、乏力、心悸、头晕、呼吸困难和烦躁等。

2. 辅助检查

(1) 血常规:Hb、平均红细胞体积、平均红细胞血红蛋白含量、平均红细胞血红蛋白浓度均降低。血涂片表现为低色素小细胞贫血。

(2) 血清铁蛋白:是妊娠期最佳的铁缺乏实验室诊断标准。血清铁蛋白 <20μg/L 的贫血应考虑 IDA,血清铁蛋白 <30μg/L 提示铁耗尽的早期,需及时治疗。

3. 铁剂治疗试验　小细胞低色素的贫血患者,铁剂治疗试验同时具有诊断和治疗意义。治疗 2 周后 Hb 升高,提示为 IDA。

(三) 治疗

1. 一般原则

(1) 铁缺乏和轻、中度贫血:以口服铁剂为主,改善饮食,进食富含铁的食物。

(2) 重度贫血:口服或注射铁剂,有些临近分娩或影响到胎儿者,还可以少量多次输浓缩红细胞。

(3) 极重度贫血:首选输浓缩红细胞,待 Hb>70g/L,症状缓解后可改为口服或注射铁剂。Hb 恢复正常后,应继续口服铁剂 3~6 个月,或至产后 3 个月。

2. 饮食　所有孕妇给予饮食指导,以最大限度地提高铁摄入和吸收。含血红素铁的食物有红色肉类和禽类;促进铁吸收的食物有水果、土豆、绿叶蔬菜、胡萝卜等含维生素 C 的食物。抑制铁吸收食物有牛奶、谷物、高筋面粉、豆类、坚果、茶、咖啡、可可。

3. 铁剂　诊断明确的 IDA 孕妇应补充元素铁 100~200mg/d。患血红蛋白病的孕妇如果血清铁蛋白 <30μg/L,可予口服铁剂。

(1) 口服铁剂的用法:补充元素铁 100~200mg/d,2 周后复查 Hb 评估疗效。血清铁蛋白 <30μg/L 的非贫血孕妇应摄入元素铁 60mg/d,8 周后评估疗效。

(2) 口服铁剂的副作用:以胃肠道症状为主。

(3) 注射铁剂:不能耐受口服铁剂,依从性不确定或口服铁剂无效者可选择注射铁剂。目前认为蔗糖铁最安全,右旋糖酐铁可能出现严重不良反应。

4. 转诊　有明显贫血症状,或 Hb<70g/L,或妊娠满 34 周,或口服铁剂无效者,均应转诊到上一级医疗机构。

5. 输血　当孕产妇 Hb<60g/L 建议输血;Hb 60~70g/L 则根据患者手术与否和心脏功能等因素,决定是否需要输血。

(四) 预防与筛查

对所有孕妇在首次产检(最好在妊娠 12 周以内)检查血常规,以后每 8~12 周重复检查。血常规测定是确定贫血的初筛试验,有条件者可检测血清铁蛋白。

(五) 总结

早期识别,及时补充,妊娠期铁缺乏也应引起重视。注意鉴别诊断。铁剂治疗无效者,应进行鉴别诊断,进一步检查是否存在吸收障碍、依从性差、失血及叶酸缺乏等情况,并转诊至上一级医疗机构。地中海贫血高发地区,应在首次产前检查时常规筛查地中海贫血。有条件的医疗机构对所有孕妇检测血清铁蛋白。

检测 C- 反应蛋白有助于鉴别诊断因感染造成的血清铁蛋白增高。所有孕妇给予饮食指导,以最大限度地提高铁摄入和吸收。

(胡文胜)

参考文献

中华医学会围产医学分会.妊娠期铁缺乏和缺铁性贫血诊治指南.中华围产医学杂志,2014,17(7):451-454.

六、《妊娠期高血压疾病诊治指南》解读

妊娠期高血压疾病病因复杂,病情轻重不一,既可表现为稳定状态,也可呈现进展性变化并可迅速恶化。中华医学会妇产科学分会妊娠期高血压疾病学组于 2012 年制定了《妊娠期高血压疾病诊治指南》,2015 年又做了修订。其中关于产房处理部分解读如下:

(一) 相关检查

产房接诊高血压的患者,分为急诊入院和经

孕期管理后需入院终止妊娠的孕妇。后者往往在孕期和入院后已完善了相关检查，而前者常常缺乏相关资料而影响诊断和治疗。对于检查不完善的孕妇，《指南》推荐：①必要的常规检查：血常规、尿常规、肝功能、肾功能、心电图；②酌情检查：眼底检查、血电解质、影像学检查[肝、肾、胸水和（或）腹水]、动脉血气分析、心脏彩超、超声检查胎儿生长发育指标、头颅 MRI 检查等。

（二）母胎状况的评估

母体因素和胎盘 - 胎儿因素的整体评估是终止妊娠的决定性因素，也是影响最终妊娠结局的关键。《指南》指出并发母儿严重并发症时，在稳定母体状况 24 小时或 48 小时内终止妊娠。以下情况属于严重并发症：

1. 出现母儿严重并发症　包括重度高血压不可控制、高血压脑病和脑血管意外、子痫、心功能衰竭、肺水肿、完全性和部分性 HELLP 综合征、DIC、胎盘早剥和胎死宫内。

2. 母体器官系统受累的评价　如血小板计数 $<100 \times 10^9$/L、肝酶水平轻度升高、肌酐水平轻度升高、羊水过少等。

3. 胎儿受累评估　如脐血流反向、胎儿生长受限等。

4. 出现蛋白尿的母儿状况评估　母体低蛋白血症、伴发胸腹水的严重程度及心肺功能。对有基础疾病者需评价其疾病情况。

（三）终止妊娠时机

对于妊娠高血压疾病终止妊娠是最有效的治疗措施，应根据母胎状况、治疗效果以及病情的发展情况考虑终止妊娠时机。无论是在本院建围产保健卡定期产检的孕妇，还是定期产检发现血压升高的转诊孕妇，或是未定期产检的急诊孕妇，《指南》推荐其终止妊娠的时机都应遵守以下原则：

1. 妊娠期高血压、病情未达到重度的子痫前期孕妇　可期待至孕 37 周以后（I-B）。

2. 重度子痫前期孕妇　妊娠不足 26 周孕妇经治疗病情危重者建议终止妊娠。孕 26 周至不满 28 周患者根据母胎情况及当地母儿诊治能力决定是否可以行期待治疗。孕 28~34 周，如病情不稳定，经积极治疗病情仍加重，应终止妊娠；如病情稳定，可以考虑期待治疗，并建议转至具备早产儿救治能力的医疗机构（I-C）。> 孕 34 周孕妇，可考虑终止妊娠。

3. 重度子痫前期发生母儿严重并发症者　稳定母体状况后尽早在 24 小时内或 48 小时内终止妊娠。

4. 子痫　控制病情后即可考虑终止妊娠。

（四）产房处理

治疗的目的是预防子痫发生，降低母儿围产期病率和死亡率，改善围产结局。应根据病情的轻重缓急和分类进行个体化治疗。

1. 紧急降压　降压目的：预防心脑血管意外和胎盘早剥。

当出现严重高血压或发生器官损害如急性左心功能衰竭时需要紧急降压，目标血压：130~155/80~105mmHg（孕妇未并发器官功能损伤）；130~139/80~89mmHg（孕妇并发器官功能损伤）。紧急降压幅度也不能太大，以平均动脉压的 10%~25% 为宜，24~48 小时达到稳定。紧急降压常静脉用药，常用的有：

（1）拉贝洛尔：为 α、β 肾上腺素能受体阻滞剂。

口服：50~150mg，3~4 次 / 天。

静脉注射：初始 20mg，10 分钟后如未有效降压则剂量加倍，最大剂量 80mg，直至血压被控制，每天最大总剂量 220mg。

静脉滴注：50~100mg 加入 5% 葡萄糖溶液 250~500ml，根据血压调整滴速，血压稳定后改口服。

（2）硝苯地平：为二氢吡啶类钙离子通道阻滞剂。

口服：5~10mg，3~4 次 / 天，24 小时总量不超过 60mg。

紧急时舌下含服 10mg，起效快，但不推荐常规使用。

（3）尼莫地平：为二氢吡啶类钙离子通道阻滞剂，可选择性扩张脑血管。

口服：20~60mg，2~3 次 / 天。

静脉滴注：20~40mg 加入 5% 葡萄糖溶液 250ml，每天总量不超过 360mg。

（4）尼卡地平：为二氢吡啶类钙离子通道阻滞剂。

口服：20~40mg，3 次 / 天。

静脉滴注：起始量为每小时 1mg，根据血压变化每 10 分钟调整用量。

（5）酚妥拉明：为 α 肾上腺素能受体阻滞剂。

静脉滴注：10~20mg 溶于 5% 葡萄糖溶液

100~200ml,以 10μg/min 的速度开始,根据降压效果调整滴注剂量。

(6) 硝酸甘油:作用于氧化亚氮合酶,可同时扩张静脉和动脉,降低心脏前、后负荷,主要用于合并急性心功能衰竭和急性冠状动脉综合征时的高血压急症的降压治疗。

静脉滴注:起始量 5~10μg/min,每 5~10 分钟增加滴速至维持剂量 20~50μg/min。

(7) 硝普钠:为强效血管扩张剂。仅适用于其他降压药物无效的高血压危象孕妇。产前应用时间不宜超过 4 小时。

静脉滴注:50mg 加入 5% 葡萄糖溶液 500ml 按 0.5~0.8μg/(kg·min) 缓慢滴注。

2. 子痫的防治

(1)《指南》推荐一线药物:硫酸镁(I-A)。既是子痫的治疗用药,也是预防用药(包括预防复发)。

在预防用药时,需每天评估病情变化,决定是否继续用药,引产和产时可以持续用药,剖宫产中应用要注意产妇心功能。产前无论是预防用药还是治疗用药,为避免硫酸镁长期应用对胎儿(婴儿)钙水平和骨质影响,《指南》推荐病情稳定者使用 5~7 天停用,或间歇性应用。应用中需严密观察患者膝腱反射和尿量,并监测血镁浓度以防镁中毒。

(2) 子痫的处理:《指南》推荐对于子痫的处理包括患者的一般情况处理、控制抽搐、控制血压和监控并发症以及实施终止妊娠。

1) 一般处理:子痫发作时要预防患者坠地外伤、咬伤,必须保持气道通畅,维持呼吸、循环功能稳定,密切观察生命体征、尿量(《指南》推荐留置导尿管监测),避免不良刺激。

2) 控制抽搐:硫酸镁。

3) 控制血压和监控并发症:血压持续在 ≥160/110mmHg 要积极降压以防脑血管意外。注意监测胎盘早剥、肺水肿等并发症。

4) 终止妊娠:抽搐控制后若短期内不能阴道分娩者则剖宫产。

(五)《指南》中不推荐的常规治疗

包括扩容治疗、利尿剂和冬眠合剂。

(六) HELLP 的处理

HELLP 是妊娠高血压疾病的严重并发症。表现为血管内溶血、肝酶升高及血小板减少。

《指南》推荐诊断标准:①外周血涂片见破碎红细胞、球形红细胞,胆红素 ≥20.5μmol/L,Hb 轻度下降,LDH 升高;②ALT≥40U/L 或 AST≥70U/L;③血小板计数 <100×10^9/L。

《指南》特别提出要注意对孕期血小板下降趋势的患者随访,在考虑 HELLP 的诊断时需注意与其他表现相似疾病的鉴别,如血栓性疾病、溶血性疾病以及免疫系统疾病等。同时要注意评估有无严重并发症的发生,如心肺并发症、血液系统并发症、中枢神经系统并发症以及肝肾并发症等。

《指南》指出 HELLP 综合征必须住院治疗。在重度子痫前期治疗基础上,有指征地输注血小板和应用肾上腺皮质激素,适时终止妊娠,可酌情放宽剖宫产指征。

救治条件有限的医院,一旦诊断应考虑转诊。

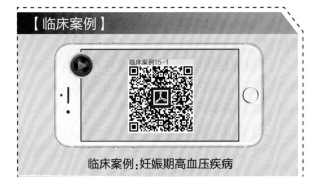

【临床案例】
临床案例15-1
临床案例:妊娠期高血压疾病

(李洁)

参考文献

中华医学会妇产科学分会妊娠期高血压疾病学组. 妊娠期高血压疾病诊治指南(2015). 中华妇产科杂志,2015,10,50(10):721-728

七、《妊娠合并糖尿病诊治指南(2014)》解读

妊娠合并糖尿病包括孕前糖尿病(pregestational diabetes mellitus,PGDM) 和妊娠期糖尿病(gestational diabetes mellitus,GDM)。随着糖尿病发病率的不断升高,以及 GDM 筛查的逐渐普及,妊娠合并糖尿病的孕产妇日益增多。血糖控制不好的妊娠合并糖尿病对母儿结局会造成不良影响。2007 年中华医学会妇产科学分会产科学组和中华医学会围产医学分会妊娠合并糖尿病协

作组制订了《妊娠合并糖尿病临床诊断与治疗推荐指南(草稿)》，2014 年又做了修订，制订了《妊娠合并糖尿病诊治指南(2014)》，旨在指导和规范我国妊娠合并糖尿病患者的管理和治疗。本文就《指南》中与产房相关部分解读如下：

1. **诊断** 随着糖尿病筛查越来越受到重视，绝大多数的 PGDM 和 GDM 在孕前和孕期得到诊断。对那些孕前未检查血糖，孕期也未行 GDM 筛查的急诊来产房就诊的孕妇，如果发现其具有糖尿病高危因素，或有高血糖症状或危象，需高度可疑血糖异常，应行空腹血糖、餐后 2 小时血糖和(或)糖化血红蛋白检测以明确诊断。如果时间允许可行 75g OGTT。

GDM 高危因素：①孕妇肥胖(尤其是重度肥胖)；②一级亲属患 2 型糖尿病；③GDM 史；④巨大儿分娩史；⑤多囊卵巢综合征；⑥妊娠早期空腹尿糖反复阳性；⑦此次妊娠孕期体重增长过多；⑧此次妊娠胎儿生长过大或羊水过多。

(1) PGDM 的诊断：《指南》推荐以下指标达到任何一项即可诊断 PGDM：①空腹血糖≥7.0mmol/L；②75g OGTT，服糖后 2 小时血糖≥11.1mmol/L；③伴有典型的高血糖症状或高血糖危象，随机血糖≥11.1mmol/L；④糖化血红蛋白(HbA1c)≥6.5%。

(2) GDM 的诊断：《指南》指出：①在孕 24 周后空腹血糖≥5.1mmol/L 即可直接诊断 GDM；②75g OGTT，服糖前、服糖后 1 小时和服糖后 2 小时血糖应分别低于 5.1mmol/L、10.0mmol/L 和 8.5mmol/L，3 项血糖值任何一项血糖达到或超过标准均需诊断为 GDM。

2. **血糖控制** 《指南》指出无论 PGDM 还是 GDM，在孕期都需进行饮食运动管理，严密监测血糖、监测孕妇的并发症以及胎儿宫内情况。PGDM 者如果孕前就用胰岛素则继续应用，血糖控制不满意的 GDM 需加用胰岛素控制血糖。

《指南》推荐 GDM 孕期血糖控制目标：①GDM 者餐前、餐后 1 小时和餐后 2 小时血糖分别≤5.3mmol/L、7.8mmol/L、6.7mmol/L；②夜间血糖不低于 3.3mmol/L；③HbA1c<5.5%。

《指南》推荐 PGDM 孕期血糖控制目标：①餐前、夜间及末梢空腹血糖控制在 3.3~5.6mmol/L，餐后峰值血糖 5.6~7.1mmol/L；② HbA1c<6.0%。

3. **分娩时机** 《指南》指出 PGDM 和 GDM 的分娩时机，应依据是否使用胰岛素、孕期血糖控制情况、是否出现母儿并发症等选择。

《指南》推荐：①无需胰岛素治疗而血糖控制达标的 GDM 孕妇，无母儿并发症，在严密监测下可待预产期，未临产者可引产终止妊娠。②PGDM 和胰岛素治疗的 GDM 孕妇，血糖控制好无并发症，在严密监测下，孕 39 周后可终止妊娠；血糖控制不满意或出现母儿并发症，应及时收入院观察，根据病情决定终止妊娠时机。③糖尿病伴发微血管病变或既往有不良产史者，需严密监护，终止妊娠时机应个体化。

对于急诊诊断为 PGDM 或 GDM 的孕妇，应参照《指南》推荐的血糖控制目标和终止妊娠时机来制订治疗方案。孕周尚小者，以控制血糖，防治母儿并发症为主；足月或近足月者，在控制血糖的同时可考虑终止妊娠。

4. **分娩方式** 《指南》强调糖尿病本身不是剖宫产指征。但当糖尿病伴严重微血管病变或其他产科指征时应行择期剖宫产。如孕期血糖控制不好、胎儿偏大(尤其是估计胎儿体重≥4250g)或既往有死胎、死产史的孕妇，可以适当放宽剖宫产指征。

5. **分娩期和围术期的血糖管理** 分娩期和围术期的产妇血糖波动大，需加强血糖管理，胰岛素的正确使用是使血糖稳定的保证。

《指南》推荐胰岛素使用原则：①手术前后、产程中、产后非正常饮食期间应停用所有皮下注射胰岛素，改用胰岛素静脉滴注，以避免出现高血糖或低血糖；②给孕产妇提供足够的葡萄糖，以满足基础代谢需要和应激状态下的能量消耗；③供给胰岛素，防止糖尿病酮症酸中毒(diabetic ketoacidosis, DKA)的发生、控制高血糖，利于葡萄糖的利用；④保持适当血容量和电解质代谢平衡。

产程中和手术中应每 1~2 小时监测 1 次血糖，根据血糖情况维持小剂量的胰岛素静脉滴注。《指南》对于孕期应用胰岛素的孕妇在不同时间段的血糖监测和胰岛素应用做了建议：①引产前 1 天睡前正常使用中效胰岛素；②引产当天停用早餐前胰岛素，并给予 0.9% 氯化钠注射液静脉滴注；③正式临产前或血糖水平 <3.9mmol/L 时，将静脉滴注的生理盐水改为 5% 葡萄糖 / 乳酸林格液，以 100~150ml/h 的速度滴注，维持血糖在 5.6mmol/L(100mg/dl)；④血糖 >5.6mmol/L，则采用 5% 葡萄糖液加短效胰岛素，按 1~4U/h 的速度滴注。

《指南》也推荐了小剂量胰岛素的应用标准便于临床中应用见表 15-2-1。

6. **特殊情况的处理**

(1) 低血糖：分娩期产妇消耗大，加上宫缩痛

表 15-2-1 产程或手术中小剂量胰岛素的应用标准

血糖水平 （mmol/L）	胰岛素 （U/h）	静脉输液种类 （滴速 125ml/h）	配伍原则 （液体量 + 胰岛素用量）
<5.6	0	5% 葡萄糖 / 乳酸林格液	不加胰岛素
≥5.6~7.8	1.0	5% 葡萄糖 / 乳酸林格液	500ml+4U
≥7.8~10.0	1.5	0.9% 氯化钠注射液	500ml+6U
≥10.0~<12.2	2.0	0.9% 氯化钠注射液	500ml+8U
≥12.2	2.5	0.9% 氯化钠注射液	500ml+10U

等原因致产妇进食少甚至不进食,少数糖尿病患者(尤其是应用胰岛素者)有可能出现低血糖。指南推荐的处理:①停用皮下注射的胰岛素,改用静脉滴注胰岛素;②鼓励阴道试产的产妇进食;③不能进食者,静脉补充葡萄糖。

(2) 高血糖:酮症酸中毒(DKA)。孕期未诊断的糖尿病(PGDM 和 GDM)、未规范治疗的糖尿病等是发生 DKA 的主要诱因。患者有恶心、呕吐、乏力、口渴、多饮、多尿、皮肤黏膜干燥、眼球下陷、呼气有铜臭味等临床表现,病情严重者出现意识障碍或昏迷。实验室检查:血糖 >13.9mmol/L(250mg/dl)、尿酮体阳性、血 pH<7.35、二氧化碳结合力 <13.8mmol/L、血酮体 >5mmol/L、电解质紊乱。

《指南》推荐的处理方案:

1) 治疗原则为给予胰岛素降低血糖、纠正代谢和电解质紊乱、改善循环、去除诱因。

2) 胰岛素应用要求:血糖过高者 >16.6mmol/L,先予胰岛素 0.2~0.4U/kg 一次静脉注射,后胰岛素 +0.9% 氯化钠注射液持续静脉滴注,滴速 0.1U/(kg·h) 或 4~6U/h。血糖降至 13.9mmol/L,改用 5% 葡萄糖液或葡萄糖盐水加胰岛素。

3) 血糖控制要求:每 1 小时监测 1 次血糖,要求血糖平均每小时下降 3.9~5.6mmol/L 或超过静脉滴注前血糖水平的 30%。

4) 静脉治疗目标:血糖 <11.1mmol/L、尿酮体阴性,可平稳过渡到餐前皮下注射治疗。

5) 静脉治疗注意事项:先快后慢、先盐后糖,见尿补钾。注意出入平衡。

6) 补碱要求及目标:pH<7.1、二氧化碳结合力 <10mmol/L、HCO_3^-<10mmol/L 时可补碱。5%NaHCO_3 100ml+ 注射用水 400ml,以 200ml/h 的速度静脉滴注,至 pH≥7.2 或二氧化碳结合力 >15mmol/L 时停止补碱。

7. **产后处理** 产后仍需严密监测血糖和尿酮体情况,血糖控制目标及胰岛素应用与孕期要求一致。鼓励母乳喂养。新生儿提早喂糖水和开奶,防治新生儿低血糖,密切注意新生儿呼吸窘迫综合征的发生。

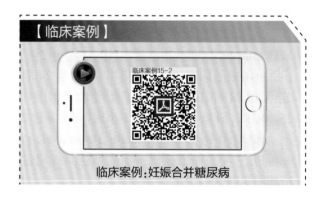

【临床案例】

临床案例15-2

临床案例:妊娠合并糖尿病

(李洁)

参考文献

中华医学会妇产科学分会产科学组 . 妊娠合并糖尿病诊治指南 (2014). 中华妇产科杂志 ,2014,8 (8):489-498

八、《妊娠期肝内胆汁淤积症诊疗指南》解读

妊娠胆汁淤积症 (intrahepatic cholestasis of pregnancy,ICP) 可导致围产儿死亡率增加。ICP 的发病有明显的地域性,我国四川省、上海市发病率较高。2011 年中华医学会妇产科学分会产科学组制定了第 1 版《妊娠期肝内胆汁淤积症诊疗指南》,2015 年又做了修订,旨在规范我国 ICP 的治疗。现就产房相关部分作解读。

1. **诊断** 《指南》推荐在孕期行 ICP 的筛查,

故多数患者在孕期即已诊断。急诊入院未行筛查者需依据孕妇临床症状和实验室检查,有皮肤瘙痒、黄疸等症状者,需要高度怀疑 ICP。应进行相关检查明确诊断。

(1)高危因素:对于 ICP 高危因素的人群加强识别有助于早期诊断。①慢性肝胆疾病,有口服避孕药诱导的肝内胆汁淤积症病史;②有 ICP 家族史;③前次妊娠有 ICP 史;④双胎妊娠;⑤人工授精妊娠的孕妇。

(2)临床表现:①皮肤瘙痒:瘙痒部位初起为手掌、脚掌或脐周,渐致四肢、躯干和颜面部。故具有无法解释的皮肤瘙痒提示 ICP 的可能。②黄疸:发生率不高,程度普遍较轻。③皮肤抓痕:不是原发皮损,是因瘙痒而致的条状抓痕。④其他:少数有恶心、呕吐、食欲缺乏、腹痛、腹泻和轻微脂肪痢的非典型症状。

(3)辅助检查:①空腹血清胆汁酸水平显著上升(≥10μmol/L):是最主要的实验室证据。《指南》推荐以血清总胆汁酸水平作为检测和诊断指标。②肝酶系列轻度升高:《指南》指出即使胆汁酸水平正常,但有其他原因无法解释的肝功能异常,主要是 ALT 和 AST 水平轻中度升高,可诊断 ICP。③胆红素正常或轻度升高,以 DBIL 升高为主。④《指南》指出,诊断单纯性 ICP 应在排除肝炎病毒、EB 病毒、巨细胞病毒感染。⑤《指南》建议常规肝胆 B 超排除肝胆系统基础疾病。

(4)ICP 的分度:《指南》推荐主要以总胆汁酸水平为分度标准。

轻度:血清总胆汁酸≥10~40μmol/L;临床症状以皮肤瘙痒为主。

重度:血清总胆汁酸≥40μmol/L;瘙痒严重;伴有多胎妊娠、妊娠期高血压疾病、复发性 ICP、曾因 ICP 致围产儿死亡者;早发型 ICP(尽管国际上尚无基于发病时间的 ICP 分度,但因早

期发病者围产儿结局更差,故《指南》建议应归入重度)。

2. 分娩时机 《指南》中不建议过早终止妊娠,推荐的 ICP 孕妇终止妊娠时机:①轻度 ICP:孕 38~39 周左右;②重度 ICP:孕 34~37 周依据治疗情况、胎儿情况以及其他产科因素综合考虑。

3. 分娩方式

(1)阴道分娩:《指南》推荐轻度 ICP 孕妇可阴道试产,因 ICP 有胎儿窘迫或胎死宫内的可能,应加强 ICP 患者的引产和产程中的管理。严密监测孕妇宫缩,避免因宫缩过强而加重胎儿缺氧。密切监测胎儿心率变化,避免产程过长,放宽剖宫产指征,做好新生儿复苏准备。

(2)剖宫产:《指南》推荐 ICP 时的剖宫产指征:重度 ICP、既往有 ICP 病史并存在与之相关的不良妊娠史、存在其他产科因素需剖宫产者。

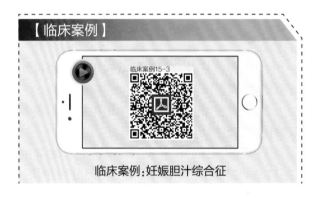

【临床案例】

临床案例15-3

临床案例:妊娠胆汁综合征

(李洁)

参考文献

1. 中华医学会妇产科学分会产科学组. 妊娠期肝内胆汁淤积症诊疗指南(第 1 版). 中华妇产科杂志,2011,46(5):391-395
2. 中华医学会妇产科学分会产科学组. 妊娠期肝内胆汁淤积症诊疗指南(2015). 中华妇产科杂志,2015,31(7):481-485

九、《双胎妊娠临床处理指南》解读

双胎妊娠是导致流产、早产、出生缺陷及围产儿发病率和死亡率增加的重要原因。2015 年中华医学会围产医学分会胎儿医学学组和中华医学会妇产科学分会产科学组编写了《双胎妊娠临床处理指南》。旨在通过该《指南》指导我国今后双胎妊娠的临床研究,规范双胎及多胎妊娠的诊治。

该《指南》分为两部分,第一部分为双胎妊娠的孕期监护及处理,第二部分为双胎妊娠并发症的诊治。此两部分从双胎绒毛膜性的判断、产前筛查产前诊断,到双胎早产预测预防、终止妊娠时间、分娩方式,从双绒毛膜双胎孕期并发症到单绒毛膜双胎孕期并发症做了非常详细的阐述,本文就

产房相关部分做一归纳总结。

1. **诊断**　双胎妊娠诊断不难,按绒毛膜性分为单绒毛膜双羊膜囊双胎、单绒毛膜单羊膜囊双胎以及双绒毛膜双羊膜囊双胎,诊断绒毛膜性对双胎的评估及妊娠期管理至关重要。《指南》指出在妊娠早、中期可通过超声图像(如"双胎峰"、胎盘个数和位置)来确定绒毛膜性。尽管一直强调确定绒毛膜性的重要性,但我们接诊的双胎妊娠常常没有确定绒毛膜性,而来就诊时往往已经失去确定的机会。《指南》建议当绒毛膜性诊断不清时,按单绒毛膜双胎处理。

2. **分娩时机**　产房接诊的双胎妊娠,一类是已达终止妊娠时机者,另一类是因出现一些状况(如先兆早产、胎膜早破或其他母儿并发症)急诊者。对于急诊的双胎是保胎? 终止妊娠? 还是顺其自然? 这就涉及决定双胎妊娠的最佳分娩孕周。《指南》中从双胎的绒毛膜性以及是否出现并发症或合并症来对不同类型双胎的分娩时间做了建议:

(1) 无并发症及合并症的双绒毛膜双胎可期待至孕38周。

(2) 无并发症及合并症的单绒毛膜双羊膜囊双胎在严密监测可至妊娠37周。

(3) 单绒毛膜单羊膜囊双胎的分娩孕周32~34周,也可根据母胎情况适当延迟分娩孕周。

(4) 复杂性双胎(双胎输血综合征、选择性生长受限、双胎贫血-多血序列征等)需要结合每个孕妇及胎儿的具体情况制定个体化的分娩方案。

3. **分娩方式**　并非所有的双胎妊娠都需剖宫产。绒毛膜性和第一胎儿的胎位是决定分娩方式时的考虑因素。

《指南》建议:①无合并症的单绒毛膜双羊膜囊双胎及双绒毛膜双胎如第一胎儿为头先露可以选择阴道试产。因约有20%在双胎阴道分娩中发生第二胎儿胎位变化,故在阴道试产中,必须做好阴道助产和第二胎儿剖宫产的准备,在试产前也应向孕妇及家属沟通说明使其充分知情同意。②双胎第一胎儿为臀先露,因有可能发生胎膜早破、脐带脱垂、两胎儿胎头绞索等并发症,可放宽剖宫产指征。③单绒毛膜单羊膜囊双胎在孕32~34周剖宫产。

《指南》建议双胎的阴道试产应在二级以上医院实施,且需有丰富经验的产科医师、助产士及

新生儿科医师共同管理。产程中严密监护胎心变化,产房具备床旁超声设备可在临产后检查每个胎儿的胎产式和先露。做好急诊剖宫产准备,做好产后出血尤其是严重产后出血的防治。

4. **特殊情况的处理**　出现特殊情况的双胎妊娠,《指南》建议应转诊至有胎儿医学中心诊治。首诊医院应具备初步识别这些特殊情况的能力。

(1) 有流产或早产先兆的双胎的处理:双胎儿流产率与早产率均高于单胎妊娠。国内多数学者主张在妊娠18~24周行超声结构筛查时经阴道子宫颈长度测量,如<25mm时预测早产的最理想指标。《指南》指出对于双胎妊娠,目前没有证据表明卧床休息、子宫颈环扎以及应用孕激素可以预防早产的发生,有早产高风险者可以应用糖皮质激素促胎肺成熟(按单胎妊娠处理方式)。宫缩抑制剂的应用可以为促熟和宫内转运争取时间。

(2) 双胎延迟分娩的处理:《指南》指出延迟分娩的决定需慎重,应向患者及家属详细告知风险利弊,主要风险为严重母儿感染。符合以下因素方可实施延迟分娩:①双绒毛膜双胎妊娠;②第一胎儿分娩孕周在妊娠18~30周;③拟延迟分娩的胎儿胎膜完整;④无胎儿窘迫、胎盘早剥和其他不利于继续妊娠的母体因素。

(3) 双绒毛膜性双胎并发症

1) 双绒毛膜性双胎生长不一致:我国多数的胎儿医学中心推荐以双胎估测体质量相差≥25%时诊断为生长不一致。《指南》建议诊断双胎生长不一致时应将孕妇转诊至有经验的产前诊断中心进行详细的胎儿结构筛查,并咨询及决定是否需要胎儿遗传学检查。

2) 双绒毛膜双胎一胎异常和(或)一胎胎死宫内:双绒毛膜双胎时,如果一胎儿存在严重异常,可实施减胎术(常采用经腹超声引导氯化钾心腔内注射)。双绒毛膜双胎其中一胎儿死亡,一般不会对另一胎儿造成影响。最主要的风险是早产。

(4) 单绒毛膜性双胎孕期特殊并发症:当出现单绒毛膜双胎特殊并发症时,《指南》建议转诊至有条件的产前诊断中心或胎儿医学中心以明确诊断并及时治疗。由此可见,产房在接诊双胎妊娠时,需要识别是否出现并发症,尤其是单绒毛膜性双胎的特殊并发症。

1) 双胎输血综合征(win-twin transfusion syndrome, TTTS):诊断标准为一胎儿出现羊水过多(孕 20 周前羊水最大深度 >8cm,孕 20 周后羊水最大深度 >10cm),同时另一胎儿出现羊水过少(羊水最大深度 <2cm)。Quintero 分期分为 5 期(Ⅰ~Ⅴ期)。分期主要依据疾病严重程度,与预后无明显相关性。

2) 选择性胎儿生长受限(selective fetal growth restriction, sFGR):《指南》推荐应用 Gratacos 等提出的标准即单绒毛膜性双胎中,任一胎儿超声检查估测体质量小于相应孕周的第 10 百分位。分为 3 型(Ⅰ~Ⅲ型),预后与分型相关,Ⅰ型的预后最好,Ⅲ型预后具有不确定性。常用的宫内治疗方案是选择性减胎术。

3) 一胎儿死亡:单绒毛膜性双胎因其胎盘之间有血管吻合,当一胎儿死亡后可导致存活胎儿的血液倒灌至死胎,使活胎儿出现急性的或长期的低血压低灌注,最终导致死亡,也可引起活胎儿的脏器缺血性损伤,尤其是神经系统的损伤。对于这类孕妇需在妊娠期严密监测相关并发症及合并症。可通过超声监测存活胎儿大脑中动脉血流的最大收缩期流速峰值(PSV)以判断是否存在严重贫血。

4) 一胎儿畸形:包括胎儿结构异常、染色体异常等,需综合考虑决定是否减胎。

5) 无心畸胎序列(TRAPS):部分可出现泵血儿心功能衰竭、水肿、早产等。多采用血管凝固技术减胎。

6) 双胎贫血 - 红细胞增多序列征(twin anemia-polycythemia sequence, TAPS):通过大脑中动脉 PSV 的检测来诊断。《指南》推荐最新的产前诊断标准为受血儿大脑中动脉 PSV<1.0 中位数倍数(MoM),供血儿 PSV>1.5MoM。产后诊断标准为两胎儿 Hb 差异 >80g/L。且符合供血儿及受血儿的网织红细胞比值 >1.7 或胎盘灌注发现仅有直径 <1mm 的血管吻合支。《指南》指出,目前对 TAPS 的预后文献报道较少。

(5) 单绒毛膜单羊膜囊双胎(monochorionic monoamniotic, MCMA):因存在较高的脐带缠绕风险,孕期需加强监测。《指南》推荐 MCMA 的分娩孕周为 32~34 周,以剖宫产为宜。

(6) 联体双胎妊娠:是 MCMA 的罕见类型。终止妊娠方式以剖宫取胎或剖宫产术为宜。

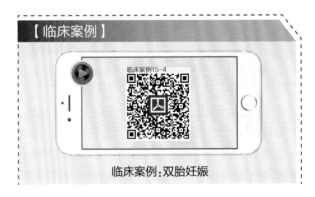

【临床案例】

临床案例15-4

临床案例:双胎妊娠

(李洁)

参考文献

1. 中华医学会妇产科学分会产科学组. 双胎妊娠临床处理指南(第一部分)双胎妊娠的孕期监护及处理. 中华妇产科杂志, 2015, 7(8):1-8
2. 中华医学会妇产科学分会产科学组. 双胎妊娠临床处理指南(第二部分)双胎妊娠并发症的诊治. 中华妇产科杂志, 2015, 18(9):57-64

十、《早产的临床诊断与治疗推荐指南(2014)》解读

(一) 早产的下限

妊娠满 28 周至不足 37 周(196~258 天)间分娩者,称为早产(preterm birth)。早产是影响围产儿死亡率和发病率的重要原因之一。影响早产儿预后最重要的两个因素就是孕龄和出生体重。根据孕龄可以分为:①轻型早产(preterm birth),即在妊娠 32~36+6 周分娩;②早期早产(very preterm birth),即在 28~31+6 周分娩;③极早早产(extremely preterm birth),即在 28 周以前分娩。目前临床上救治早产的下限各国有所不同,多数国家认为 26 周作为早产的下限。对于妊娠 20~25+6 周分娩者称为有生机儿前分娩(periviable birth),对于此阶段的处理临床争议较大。

(二) 早产的高危因素

早产的发生率在全球不一致(表 15-2-2)。导致早产的原因很多,其中 70%~85% 的早产属于自发性早产和(或)胎膜早破性早产,其余 15%~30% 早产为医源性早产。

表 15-2-2　全球按收入和地区划分后早产发生率
（1999~2000 年）

	估计平均早产率 （%）（95%CI）	平均早产人数 （百万）
全球	9.6~11（9.1-10.1）	12.9（12~14）
按收入分类		
高收入	7.5（7.3-7.8）	1.0（0.98~1.1）
中等收入	8.8（8.1-9.4）	7.7（7.1~8.2）
低收入	12.5（11.7-13.3）	4.2（3.9~4.5）
按地区分类		
非洲	11.9（11.1-12.6）	4（3.8~4.3）
亚洲	9.1（8.3-9.8）	6.9（6.3~7.5）
拉丁美洲	8.1（7.5-8.8）	0.933（0.858~1）
北美洲	10.6（10.5-10.6）	0.48（0.479~0.484）
欧洲	6.2（5.8-6.7）	0.466（0.434~0.498）

WHO 对于超过 60 000 人群的研究结果发现，较为肯定早产的高危因素有 12 个，具体因素及所占比例分别是：子痫前期（12%）、多胎妊娠（10%）、子宫外的感染（8%）、绒毛膜羊膜炎（8%）、孕中 / 晚期出血（6%）、可疑的胎儿生长受限（6%）、围产期败血症（6%）、孕早期出血（5%）、产前死胎（4%）、胎儿窘迫（3%），以及严重的母体疾病（3%）。其余的 30% 早产无明确的诱因。

（三）早产的预测

目前常用于预测早产的项目包括胎儿纤连蛋白和宫颈长度测量。胎儿纤连蛋白的价值在于其阴性预测价值。而宫颈长度测定应当注意标准化检测方法，即排空膀胱后经阴道超声，标准矢状面测量宫颈内口到外口的距离，连续测量 3 次，取最短值。有高危因素者，在妊娠 16~24 周经阴道超声测量宫颈长度 <25mm 时，预测 34 周前分娩的敏感度、特异度、阳性预测值和阴性预测值分别为 76%、68%、20% 和 96%。宫颈漏斗的形成并不能增加宫颈长度预测早产的敏感度。

（四）早产的预防

1. **孕酮制剂的应用**　目前各国早产指南中认为孕酮制剂具有预防早产的作用。孕酮制剂主要包括 17α 羟己酸孕酮酯、微粒化孕酮胶囊、阴道孕酮凝胶等。孕酮防止早产的确切机制尚未明确，但普遍认为孕酮可以限制前列腺素的产生，以及抑制子宫肌层内与宫缩相关蛋白基因的表达，从而维持子宫处于无宫缩的静默状态。此外，孕

酮还可以调节细胞上的钾离子通道，提高子宫对于宫缩抑制剂治疗的敏感性。有研究发现，预先给予孕酮制剂治疗的孕妇，其对于 β 受体激动剂保胎效果好于未预先用过孕酮者。还有报道显示孕酮制剂能与硝苯地平、吲哚美辛有效联合治疗先兆早产。2014 年 Cochrane 发布的一篇 meta 分析发现，孕酮制剂并不能减少妊娠 34 周以前的早产分娩，但是可降低妊娠 37 周前的早产分娩。不过，在这篇 meta 分析中由于纳入了多种实验方法以及多种孕酮制剂，因此显得证据不是十分充分，还需进一步研究观察。

2. **宫颈环扎术**　主要适用于既往有 2 次或 2 次以上晚期流产或早产史患者。可分为预防性宫颈环扎术和紧急宫颈环扎术。预防性宫颈环扎术可在妊娠 14~18 周进行。紧急宫颈环扎术适用于无宫缩但检查发现宫口已开、羊膜囊位于或突出宫口者。宫颈环扎术前一定要排除宫腔潜在的感染可能，围术期应预防感染。已有的 RCT 研究发现宫颈环扎术能延长孕龄、增加活产数量以及提高新生儿存活率。

（五）早产的诊断

早产的诊断主要根据症状和体格检查，超声检查通常可以发现无症状的宫颈扩张和消退患者。为了和假宫缩相鉴别，对于早产的诊断关键点是 37 周妊娠前出现的规律性宫缩以及伴随的宫颈消退。因此，将早产分为两类：

1. **早产临产**　妊娠 28 周后但不足妊娠 37 周之间，出现规律宫缩，即 20 分钟内出现 4 次宫缩或 60 分钟内 8 次宫缩；同时伴随宫颈管缩短 ≥80% 和扩张 1cm 以上者。

2. **先兆早产**　宫缩可以是有规律的或是不规律的，但同时要有宫颈管的进行性缩短。

（六）早产治疗

1. **宫缩抑制剂**　使用宫缩抑制剂最理性的目的是将妊娠延迟到 37 周以后分娩，但是这一目的很难满足。因此，现实中使用宫缩抑制剂的主要目的有两个，一个是将妊娠延迟到 34 周以后，或是将妊娠延迟 48 小时以上，从而为糖皮质激素使用赢得时间；第二个目的就是延迟分娩，保证有充分的时间将孕妇转运到有早产儿救治条件的高水平医院。

宫缩抑制剂的主要作用机制就是通过细胞上的不同途径，抑制细胞内肌球蛋白轻链激酶活化，从而抑制子宫肌细胞的收缩。宫缩抑制剂种类较

多,主要是β₂肾上腺素能受体激动剂、钙通道阻滞剂、前列腺素合成酶抑制剂、缩宫素受体拮抗剂等四类。其中属于β₂肾上腺素能受体激动剂的利托君得到美国 FDA 批准。不同种类的宫缩抑制剂治疗早产的效果以及副作用各不相同。在 Cochrane 的多项研究认为,只有β₂肾上腺素能受体激动剂和钙通道阻滞剂能将妊娠延迟至少 7 天或是延迟到 34 周。尽管从 2006 年 WHO 开始向发展中国家推荐钙通道阻滞剂作为一线首选的宫缩抑制剂,但是这一倡导尚未得到推广。β₂肾上腺素能受体激动剂仍然是中、低收入国家的最常用保胎药物。许多研究均已显示钙通道阻滞剂在延迟分娩方面优于β₂肾上腺素能受体激动剂,而且副作用更少。β₂肾上腺素能受体激动剂更倾向于在赢得时间保证孕妇转运方面和激素治疗时间方面的使用。

2. **硫酸镁** 尽管硫酸镁作为保胎药物曾被广泛使用,但是 Cochrane 的研究中发现,硫酸镁不能降低 37 周或是 34 周前分娩的风险,因此目前公认不再将硫酸镁用作保胎药物。不过研究发现静脉使用硫酸镁能降低脑瘫的风险(RR=0.68,95%CI 0.54-0.87)。因此 WHO 推荐将硫酸镁用作预防脑瘫药物使用。WHO 推荐在妊娠 32 周之前使用硫酸镁作为胎儿脑神经保护剂。

3. **糖皮质激素** 对于早产患者,分娩前使用糖皮质激素能降低新生儿呼吸窘迫综合征的发生,还可以减少早产儿脑室内出血、坏死性小肠结肠炎等发生,且不会增加母亲死亡、绒毛膜羊膜炎、败血症的发生。由于国内缺乏倍他米松药物,因此我国常用的方案是地塞米松 6mg 肌内注射,12 小时重复 1 次,共 4 次作为 1 个疗程。

以往的指南中明确表示不提倡早产分娩前给予重复疗程激素治疗,但是近年来对于重复疗程糖皮质激素治疗的否定观点有所松动,即认为在妊娠 34 周之前,若距离前次糖皮质激素治疗时间超过 14 天,在 1 周内估计将早产的妊娠妇女可考虑再给予一疗程的重复糖皮质激素治疗。一般不建议超过 2 个疗程以上的糖皮质激素治疗。

(蒲杰 徐爱群)

参考文献

1. Vogel JP, Oladapo OT, Manu A, et al. New WHO recommendations to improve the outcomes of preterm birth. Lancet Glob Health, 2015 3 (10): 589-590.

2. ACOG. Obstetric Care Consensus No. 3: Periviable Birth. Obstet Gynecol, 2015, 126 (5): 82-94.

3. Sarri G, Davies M, Gholitabar M, et al. Preterm labour: summary of NICE guidance. BMJ, 2015, 351 (11): 6283.

4. Smid MC, Stringer EM, Stringer JS. A Worldwide Epidemic: The Problem and Challenges of Preterm Birth in Low- and Middle-Income Countries. Am J Perinatol, 2016, 33 (3): 276-289.

5. Rundell K, Panchal B. Preterm Labor: Prevention and Management. Am Fam Physician, 2017, 95 (6): 366-372.

6. Haas DM, Caldwell DM, Kirkpatrick P, et al. Tocolytic therapy for preterm delivery: systematic review and network meta-analysis. BMJ, 2012, 345: 6226.

7. Hösli I, Sperschneider C, Drack G, et al. Tocolysis for preterm labor: expert opinion. Arch Gynecol Obstet, 2014, 289 (4): 903-909.

8. Vogel JP, Nardin JM, Dowswell T, et al. Combination of tocolytic agents for inhibiting preterm labour. John Wiley & Sons, 2014, 7 (7): CD006169-CD006169

9. Manuck TA, Herrera CA, Korgenski EK, et al. Tocolysis for Women With Early Spontaneous Preterm Labor and Advanced Cervical Dilation. Obstet Gynecol, 2015, 126 (5): 954-961.

10. Navathe R, Berghella V. Tocolysis for Acute Preterm Labor: Where Have We Been, Where Are We Now, and Where are We Going? Am J Perinatol, 2016, 33 (3): 229-235.

11. Navathe R, Berghella V. Progesterone as a tocolytic agent for preterm labor: a systematic review. Curr Opin Obstet Gynecol, 2016, 28 (6): 464-469.

12. Sentilhes L, Sénat MV, Ancel PY, et al. Prevention of spontaneous preterm birth: Guidelines for clinical practice from the French College of Gynaecologists and Obstetricians (CNGOF). Eur J Obstet Gynecol Reprod Biol, 2016, 210 (12): 217-224.

13. 廖华, 曾蔚越. 产前皮质激素促胎肺成熟研究进展. 国际妇产科学杂志, 2012, 39 (6): 578-580.

十一、《胎膜早破的诊断与处理指南(2015)》解读

(一) 与胎膜早破有关的几个定义

胎膜早破(premature rupture of membrane, PROM)是指临产发动前胎膜自发性破裂。有关 PROM 的文献报道很多,其中涉及多个定义,需在此统一。

1. **胎膜早破"潜伏期**（latency period）" 是指胎膜发生破裂到临产发动之间的时间。目前对于胎膜早破潜伏期的时限到底多长尚未达成共识。文献中报道此时限波动于1~12小时。

2. **早产型胎膜早破**（preterm PROM）**和足月型胎膜早破**（term PROM） 胎膜早破的结局取决于孕龄，因此根据发生胎膜早破时孕龄是否满37周，将PROM分为"早产型胎膜早破"和"足月型胎膜早破"。

3. **有生机儿前胎膜早破**（previable PROM） 是指发生在妊娠23周前的胎膜早破。

4. **远离足月的胎膜早破**（preterm PROM remote from term） 是指从有生机儿能够存活的最低下限孕龄到妊娠32周之间。

5. **近足月胎膜早破**（PROM near term） 是指发生在妊娠32~36周之间的胎膜早破。

（二）胎膜早破的诊断

胎膜早破最常见的临床表现就是患者主诉水样阴道分泌物流出，或是突然感到阴道流出液体。应当注意液体距检查的时间、液体颜色、液体黏稠度和气味，这些有助于与宫颈黏液、阴道炎症时分泌物、正常白带和尿失禁相鉴别。

可以对胎膜早破患者进行消毒后的阴道视诊。窥阴器检查发现阴道后穹隆处有液体聚集，或是自宫颈明显可见液体流出。如果后穹隆未发现有液体，可以让患者采用仰卧位休息后一会儿后再重复检查一次。

阴道窥视的同时可以用一个无菌拭子从后穹隆蘸取液体滴到一张干净的载玻片上，干燥后显微镜低倍视野下观察，若是见到羊齿状结晶提示为羊水。此法准确率大概在95%左右，假阴性率为5%~10%，这可能是因为无菌拭子取的液体太少，或是血液污染所致。为降低假阴性率可以对载玻片至少干燥10分钟后观察。

有研究认为，对于早产型PROM者进行阴道指诊检查，同单纯阴道窥视比较，其破膜到临产发动的潜伏期缩短；还有研究认为潜伏期没有差异，但阴道指诊组绒毛膜羊膜炎发生率较单纯窥视组高。其实阴道指诊的主要目的是检查宫颈情况，研究发现窥视比实际宫颈开大低估只有0.6cm（95% CI 0.58-0.62）。因此，对于早产型PROM应当慎用阴道指诊检查。

正常阴道液pH为4.5~5.5，羊水pH为7.0~7.5。用硝嗪试纸检测，发现从黄色变成蓝色表明为碱性液体，可以判定为羊水。此法检测的准确率为93.3%；假阳性率为1%~17%，这主要是受碱性的尿液、血液、精液、肥皂液等干扰所致；假阴性率为10%。其他生化指标最常用的是胰岛素样生长因子结合蛋白-1（IGFBP-1），此法检测的敏感度为74.4%，特异度为92.6%。目前对各种生化指标检测的敏感度、特异度等综合考虑，认为还是硝嗪试纸检测为最好的一项检查。宫颈阴道部fFN检测的特异度为98.2%，但是敏感度只有26.8%，因此fFN不是检测PROM的一项高特异性检查。

（三）羊膜腔感染

胎膜破裂后可以导致母儿的感染。母体感染后一部分患者可以表现为绒毛膜羊膜炎，但多数患者虽有微生物侵入羊膜腔（microbial invasion of the amniotic cavity，MIAC）但无发热、白细胞增多等感染表现。估计临床上只有20%多的早产型PROM为羊水细菌培养阳性的绒毛膜羊膜炎。早产型PROM羊水培养中最常见的病原菌是解脲支原体和人型支原体，其次是无乳链球菌、梭杆菌和阴道加德纳菌。足月PROM常见病原体有解脲支原体、消化链球菌、乳酸杆菌、拟杆菌和梭杆菌。羊膜腔感染既可以是PROM的原因，也可以是PROM的结果。

目前对于羊膜腔感染最佳的检测手段是羊膜腔穿刺。但是由于羊膜腔感染细菌培养阳性率不高，因此临床中多采用多个指标检测。常用的检测指标有羊水涂片做革兰染色查细菌，羊水中WBC、葡萄糖、IL-6、MMP-8等测定，这些检测单独使用或联合使用的敏感度、特异度等各有不同，详见表15-2-3。

（四）绒毛膜羊膜炎的诊断标准和处理

临床中对于绒毛膜羊膜炎的诊断标准是必须具备的条件是：母体体温升高≥37.8℃；同时具备下列五项中的至少一项：母体白细胞升高（>15×10⁹/L），母体心动过速（>100次/分），胎儿心动过速（>160次/分），子宫触痛，羊水有臭味。上述临床表现中的任何一项都不是诊断绒毛膜羊膜炎的特异表现，因此母体发热意义较大，是诊断绒毛膜羊膜炎的必备条件，但体温升高的具体数值各家报道存有差别。第8版《妇产科学》教材中认为体温超过38℃，而在本《指南》中体温超过37.8℃即为体温升高。我们认为37.8℃已属于发热，不宜等到体温升到38℃才诊断，应当尽早发现、及时诊断，从而不至于耽误临床处理。

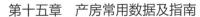

表 15-2-3　羊水细菌培养确诊为感染的胎膜早破孕妇经不同羊水检测方案确诊羊膜腔感染效能比较

羊水检测方案	敏感度 (%)	特异度 (%)	阳性预测值(%)	阴性预测值(%)
革兰染色	34.8	96.4	88.9	63.9
IL-6（≥7.9ng/ml）	80.9	75	66.7	86.4
MMP-8（>30ng/ml）	76.1	61.8	62.5	75.6
白细胞计数（≥30 个 /μl）	55.6	76.4	65.8	67.7
白细胞计数（≥50 个 /μl）	52.4	83.8	66.7	74
葡萄糖（<10mg/dl）	57.1	73.5	57.1	73.5
葡萄糖（<14mg/dl）	71.4	51.5	47.6	74.5
革兰染色 + 白细胞计数（≥30 个 /μl）	62.2	76.4	68.3	82.5
革兰染色 + 葡萄糖（<10mg/dl）	66.7	73.5	60.9	78.1
革兰染色 +IL-6（≥7.9ng/ml）	80.9	75	66.7	86.4
革兰染色 + MMP-8（>30ng/ml）	82.6	61.8	64.4	81
白细胞计数（≥30 个 /μl）+ MMP-8（>30ng/ml）	80	60	62.1	78.6
革兰染色 + 白细胞计数（≥30 个 /μl）+ 葡萄糖（<10mg/dl）	76.2	60.3	54.2	80.4
革兰染色 + 白细胞计数（≥30 个 /μl）+ IL-6（≥7.9ng/ml）	85.7	61.8	58.1	87.5
革兰染色 + 白细胞计数（≥30 个 /μl）+ MMP-8（>30ng/ml）	84.4	60	63.3	82.5
革兰染色 + 葡萄糖（<10mg/dl）+ IL-6（≥7.9ng/ml）	85.7	52.9	52.9	85.7
革兰染色 + 白细胞计数（≥30 个 /μl）+ 葡萄糖（<10mg/dl）+ IL-6（≥7.9ng/ml）	92.9	47.1	52	91.4

　　一经诊断绒毛膜羊膜炎,应立即给予广谱抗生素治疗。为了给胎儿提供有效的抗生素,首选氨苄西林。还可在产时选用对抗厌氧菌感染的克林霉素(900mg,8 小时静脉注射 1 次)降低产后子宫内膜炎的发生。同时,无论孕周大小应尽快结束妊娠。感染时间越长,产褥病率越高,死胎和新生儿感染的可能性越大。产时静脉给予广谱抗生素可在数分钟内进入胎儿、胎膜和羊水并达到足够的抗菌浓度。但胎儿接受了足够的抗生素后的 3~5 小时内尚不足以改变新生儿的预后,处理的关键在于及早给予足够的抗生素后行剖宫产术。临产后、产程中应连续做胎心监护,如有基线变异减少或出现晚期减速,提示胎儿可能存在酸中毒;胎儿心动过速在除外其他原因后可能是胎儿脓毒症或肺炎的一个表现,应尽快结束分娩并作好新生儿复苏的准备。已诊断羊膜腔感染者,如不具备阴道分娩条件,应以剖宫产终止妊娠。是否需作腹膜外剖宫产,过去曾认为腹膜外剖宫产可降低产后感染及其他合并症。近年来研究发现腹膜外剖宫产并未降低主要合并症,这可能与抗生素的发展和使用及时有关。如术中发现感染严重,影响子宫收缩,严重出血不止,必要时须切除子宫。

　　(五) 足月胎膜早破的处理

　　足月胎膜早破者 90% 会在 24 小时内自然临产。初产妇破膜到分娩的潜伏期要长于经产妇。meta 分析显示破膜后给予缩宫素引产与前列腺素 E₂ 引产在新生儿感染和剖宫产率方面无差异;破膜后立即引产组的绒毛膜羊膜炎发生率要低于期待组。缩宫素引产组新生儿入住 NICU 率低于期待组(RR 0.58,95% CI 0.39-0.85),而不是前列腺素引产组(RR 0.87,95% CI 0.73-1.03)。因此,对于足月胎膜早破积极引产要好于期待治疗,所以在本《指南》中提倡破膜后 2~12 小时内积极引产,引产首选缩宫素。

　　(六) 未足月 PROM 的处理

　　发生在妊娠 37 周之前的胎膜早破称为未足月胎膜早破(preterm premature rupture of membranes,PPROM),占全部妊娠的 3%,早产的 25%~33%。羊膜腔感染中 PPROM 占 13%~60%;胎盘早剥中 PPROM 占 4%~12%。在所有 PPROM 患者中,超过 50% 者会在诊断后 1 周内分娩。胎膜破裂到分娩的潜伏期与孕龄呈负相关。影响 PPROM 母儿结局的最重要因素是孕龄,因此根据我国国情可以将未足月 PROM 分为 32 周以后的"近足月胎膜早破",以及不足 32 周妊娠的"远离足月胎膜早破"。

PPROM 分娩的新生儿最常见的并发症是呼吸窘迫综合征(respiratory distress syndrome,RDS),其他并发症有脑室内出血(intraventricular hemorrhage,NEC)、坏死性小肠结肠炎(necrotizing enterocolitis)、败血症(sepsis)、脐带脱垂,以及胎位异常导致剖宫产等。

对于近足月 PROM 者,尤其是妊娠 34~36^{+6} 周,研究显示引产和期待治疗对于母儿结局无明显差异,但期待治疗发生绒毛膜羊膜炎增加,因此不推荐期待治疗,可以考虑引产。产前糖皮质激素治疗可以促进胎肺发育成熟,但在妊娠 34 周以后不推荐糖皮质激素治疗。而宫缩抑制剂的作用是延迟分娩为糖皮质激素发挥作用赢得时间,对于此阶段的 PPROM 患者也无需使用宫缩抑制剂。Cochrane 研究显示妊娠 37 周前引产并不能改善围产儿发病率,但是这项研究的缺陷是纳入孕龄跨度过大以及未区分单胎和双胎等。ACOG 的指南中推荐对于 34 周以后的 PPROM 进行积极引产,理由是此阶段胎膜早破会引起上行感染增加,因胎儿不成熟导致的并发症相对较低,以及糖皮质激素改善早产儿结局的作用不是很明显。

临床中争议比较大的是针对妊娠 34 周前的 PPROM 处理,因为担心胎肺发育的不成熟。对于此阶段 PPROM 治疗方案要做到个体化,要充分权衡期待治疗的上行感染风险与积极引产后新生儿发育不成熟之间的利弊。对于这个阶段的 PPROM 患者可以考虑进行羊膜腔穿刺进行胎肺成熟度测定。一旦胎肺成熟可以考虑引产,若胎肺不成熟可以延迟到妊娠 34 周后分娩。妊娠 34 周前糖皮质激素能降低 RDS、脑室内出血和围产儿死亡,而且不会增加母儿感染的发生。NIH 的一项研究显示给予 PPROM 患者广谱抗生素治疗能较安慰剂延迟潜伏期 2 倍时间,同时还能减少羊膜腔感染、RDS、NEC、支气管肺发育不良等。对于如何使用宫缩抑制剂需结合具体情况,因为担心抑制宫缩会增加 PPROM 患者宫腔内感染的风险。短时间内使用宫缩抑制剂,即使用 24~48 小时,可以保证产前糖皮质激素足够疗程的使用,而且也不会增加临床上羊膜腔感染的风险。

Cochrane 的荟萃分析显示,超过 48 小时以上使用宫缩抑制剂并未增加破膜到分娩的潜伏期,也不能改善早产儿结局,相反却增加了宫腔内感染的发生;不过,这项研究的不足之处在于并非全部的 PPROM 患者产前都给予了糖皮质激素和抗生素治疗。目前的研究支持 PPROM 患者在妊娠 34 周以后分娩。

对于不足妊娠 32 周的远离足月 PROM 者应积极评价母儿状况,尤其是有无绒毛膜羊膜炎、胎盘早剥,同时还要超声检查核实孕龄、明确胎儿生长指标有无异常,以及及早发现胎儿宫内是否安危;可以考虑进行羊膜腔穿刺留取羊水检测是否有 MIAC 存在。对于这类患者应当入院治疗,给予卧床休息,密切检测有无母体感染、胎儿宫内安危(例如生物物理评分、电子胎心监护等),同时可以给予糖皮质激素治疗,预防性抗生素治疗,对于有规律宫缩的患者给予保胎药物治疗。应当选择广谱抗生素治疗,因为等待细菌培养需要一段时间,且不是所有病例都能培养阳性,此外最常见的病原体是支原体,因此可以选择红霉素联合氨苄西林治疗方案。一旦发生绒毛膜羊膜炎、胎盘早剥、胎儿窘迫等需及时终止妊娠;若无异常情况发生,可以延迟妊娠到 32~34 周后评价胎肺成熟度,若胎肺成熟可以考虑引产(图 15-2-1)。

(七) 未足月 PROM 引产问题

目前对于 PPROM 患者最佳的引产方案仍有争议,因为相关的研究文献数量并非很多。已有的文献认为对 34 周以后的 PPROM 积极引产要好于期待治疗,但是最佳的引产方式尚未定论。对于未足月 PROM 引产效果评价多数是参照足月 PROM 的结果。常用的引产方式是静滴缩宫素,也可以选择前列腺素制剂如米索前列醇,缺少早产阶段 PROM 两者引产效果评价的研究。在足月 PROM 的研究中缩宫素与米索前列醇 24 小时引产成功率相仿,但在 12 小时内引产成功米索前列醇好于缩宫素。由于担心上行感染,因此不支持使用球囊等机械性引产方式。对于早产型 PROM 患者引产问题亟需大样本深入研究。

(八) B 族溶血性链球菌感染的处理

B 族溶血性链球菌(group B streptococcus,GBS)是引起羊膜腔感染的主要致病菌之一,也是引起早期新生儿肺炎、败血症的主要致病菌。GBS 属于革兰阳性球菌,存在于胃肠道。阴道内的 GBS 来源于胃肠道,经会阴传播至阴道和宫颈。

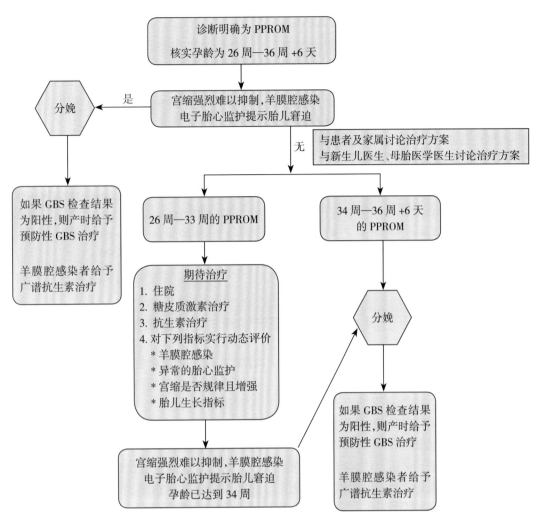

图 15-2-1　PPROM 处理流程

GBS 对绒毛膜的吸附及穿透力最强,因而破膜后细菌可上行至宫腔,造成宫内感染,严重者可致胎死宫内。由于 GBS 主要存在于直肠和阴道下 1/3,因此美国 CDC 建议妊娠 35~37 周对所有孕妇常规进行 GBS 检测,取材部位为直肠和阴道下 1/3。GBS 的确诊手段是细菌培养。GBS 培养阳性者在分娩开始或破膜后行预防性抗生素治疗。GBS 对青霉素高度敏感,作为首选药物。临产后预防 GBS 感染的抗生素具体用法是:青霉素 G 首次剂量 500 万 U 静脉点滴,然后 250 万 U 静脉点滴每 4 小时 1 次直到分娩;或氨苄西林负荷量 2g 静脉点滴,然后 1g 静脉点滴每 4 小时 1 次直到分娩。如果对青霉素过敏则选用头孢唑林 2g 作为起始剂量,然后 1g 每次,每 8 小时 1 次至分娩;若对头孢类过敏则用红霉素 500mg 静脉点滴,每 6 小时 1 次或克林霉素 900mg 静脉点滴,每 8 小时 1 次。

对于 GBS 阳性孕妇的新生儿处理,若是孕周≥35 周,产前使用抗生素距分娩超过 4 小时,产程中无羊膜腔感染症状,只是单纯 GBS 检测阳性,新生儿无异常表现,可给予观察 48 小时,无异常可以出院。但应要告之晚发 GBS 感染的可能,出现异常随时就诊。如母体可疑绒毛膜羊膜炎应对新生儿进行全面的评价,检查包括血细胞分析、血 GBS 培养、胸片,必要时行腰穿检查。如这些检查均无异常也要观察 48 小时以上,如有异常规范治疗。由于我国国内尚没有明确的 GBS 预防方案,临床上可参照美国的标准,应高度重视 GBS 感染问题,对于 GBS 感染分娩的新生儿密切观察,探索适合我国国情的诊治规范。

（蒲杰　徐爱群）

参考文献

1. Packard RE, Mackeen AD. Labor induction in the patient with preterm premature rupture of membranes. Semin Perinatol, 2015, 39 (6): 495-500.

2. Buchanan SL, Crowther CA, Levett KM, et al. Planned early birth versus expectant management for women with preterm prelabour rupture of membranes prior to 37weeks gestation for improving pregnancy outcome. Cochrane Database Syst Rev, 2010, 3: 1-87.

3. Mackeen AD, Seibel SeamonJ, Grimes Dennis J, et al. Tocolytics for preterm premature rupture of membranes. Cochrane Database Syst Rev, 2014, 2: 1-100.

4. American College of Obstetricians and Gynecologists. Induction of labor: practice bulletin no.107. Obstet Gynecol, 2009, 114(2(pt1)): 386-397.

5. Bond DM, Middleton P, Levett KM, et al. Planned early birth versus expectant management for women with preterm prelabour rupture of membranes prior to 37 weeks' gestation for improving pregnancy outcome. Cochrane Database Syst Rev, 2017, 3: CD004735.

6. World Health Organization. WHO Recommendations for Induction of Labour. Switzerland: WHO Press, 2011, 15-24.

7. 时春艳, 樊尚荣. 羊膜腔感染的诊断和处理. 中华产科急救电子杂志, 2013, 2(2): 111-115.

8. ACOG.Practice Bulletin No. 160: Premature Rupture of Membranes. Obstet Gynecol, 2016, 127(1): 39-51.

9. Packard RE, Mackeen AD. Labor induction in the patient with preterm premature rupture of membranes. Semin Perinatol, 2015, 39(6): 495-500.

十二、《前置胎盘的临床诊断与处理指南》解读

前置胎盘是常见的妊娠并发症,在不同的孕周都有可能因突发的大量阴道出血而危及母儿安全。2013 年中华医学会妇产科学分会产科学组制定了《前置胎盘的临床诊断与处理指南》,现就产房诊治相关部分解读如下:

1. **诊断及临床检查**　产房中接诊急诊产前出血者,首先要明确出血原因,提出临床诊断。胎盘位置异常是产前出血的常见原因。

(1) 对于有前置胎盘高危因素的产前出血者要高度怀疑胎盘位置异常。高危因素包括:流产史、宫腔操作史、剖宫产史以及孕期超声检查胎盘位置异常等。

(2) 前置胎盘的诊断主要依据超声检查。《指南》推荐在妊娠任何时期,使用经阴道超声检查胎盘位置准确性更高,且具有安全性(证据等级Ⅱ-2A)。

《指南》中亦对经阴道超声测量方法做了推荐:当胎盘边缘未达到宫颈内口,测量胎盘边缘距宫颈内口的距离;当胎盘边缘覆盖了宫颈内口,测量超过宫颈内口的距离,需精确到毫米(证据等级Ⅱ-2A)。MRI 对胎盘定位无优势,怀疑合并胎盘植入可选择。

(3)《指南》指出超声诊断明确者不必再行阴道检查。但在急诊无超声检查条件时,可在输液、备血和做好剖宫产准备时进行阴道检查明确诊断或选择分娩方式。再次强调禁止肛门检查。

2. **分类**　诊断前置胎盘后需进行分类以指导临床治疗。此次《指南》中将前置胎盘的分类增加到 4 类,即完全性前置胎盘(胎盘组织完全覆盖宫颈内口)、部分性前置胎盘(胎盘组织部分覆盖宫颈内口)、边缘性前置胎盘(胎盘边缘达到宫内口,但未超越)和低置胎盘(胎盘边缘距宫内口的距离 <20mm)。

由于胎盘位置随着妊娠周数的增加以及产程进展而变化,故《指南》推荐以临床处理前的最后 1 次检查来确定分类。

《指南》推荐一旦确诊完全性前置胎盘,应在二级以上医院救治。若孕妇存在无减少趋势的阴道出血,而本单位又无条件处理时,应在充分评估母胎安全、输液和输血的条件下迅速就近转院。

3. **针对产前出血的治疗**　《指南》推荐孕周 <36 周的前置胎盘,如阴道流血少量,且母儿状况良好者可期待治疗,适当延长孕周。但需住院治疗(证据等级Ⅱ-2C)。流血期间孕妇需绝对卧床,推荐侧卧位。

孕周 <34 周的孕妇在期待治疗中,为了赢得促胎肺成熟的时间,可应用宫缩抑制剂。但必须注意仍然存在的阴道大出血风险,故《指南》指出为酌情应用,且需做好紧急剖宫产准备。

对于孕周小、有阴道流血的前置胎盘孕妇,无足够证据表明宫颈环扎术可以止血和改善预后(证据等级Ⅲ-D),且有增加出血、流产和感染风险,故不推荐。

4. **终止妊娠**

终止妊娠时机:《指南》提出不同类型的前置

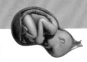

胎盘,根据其临床症状决定分娩时机。

1)择期终止妊娠:《指南》推荐为目前处理前置胎盘的首选。

边缘性前置胎盘:满38周。

部分性前置胎盘:根据胎盘遮盖宫颈内口情况。

无症状的完全性前置胎盘:满37周。

无症状的前置胎盘合并胎盘植入:满36周。

2)紧急剖宫产:出现以下情况时,《指南》推荐急诊剖宫产:①无论何孕周,出现大出血甚至休克危及母儿生命时;②期待治疗中出现胎儿窘迫等产科指征,评估胎儿已可存活时;③临产后诊断的部分性或边缘性前置胎盘,出血量多,估计短时间内不能分娩者。

5. 终止妊娠方式

(1)阴道分娩:《指南》推荐以下情况可在血源充足且有救治条件的医疗机构在严密监护下进行。

1)边缘性前置胎盘、低置胎盘:出血少,枕先露。

2)部分性前置胎盘:宫颈口已扩张,估计短时间内可以结束分娩。

(2)剖宫产:分择期剖宫产和急诊剖宫产。

《指南》指出,剖宫产时子宫切口应尽量避开胎盘以避免增加孕妇和胎儿失血。故手术前应行超声检查胎盘位置和胎位以确定子宫切口位置。术中应积极预防产后出血,包括预防应用缩宫素外,徒手剥离胎盘,也可用止血带将子宫下段血管扎紧数分钟。《指南》提醒需警惕结扎部位以下的出血。出血多时,应启动产后出血的抢救流程。

6. 前置胎盘合并胎盘植入　参照胎盘植入处理。

7. 前置血管　《指南》将前置血管归属于前置胎盘范畴。其临床症状也是无痛性阴道流血,是导致产前出血的原因之一。出血主要是胎儿来源,有胎心变化甚至胎死宫内。因其产前诊断困难,易漏诊。

目前超声检查是诊断前置血管的主要手段。《指南》推荐应用经阴道超声多普勒检查脐带插入部位,如果位置较低有助于诊断。

产房接诊产前出血或待产中伴随胎膜破裂的阴道流血时,在阴道检查时如触及条索状、搏动的血管应考虑前置血管。

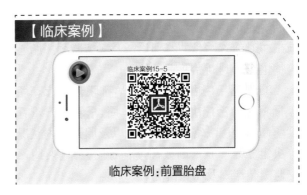

临床案例:前置胎盘

(李洁)

参考文献

中华医学会妇产科学分会产科学组.前置胎盘的临床诊断与处理指南.中华妇产科杂志,2013,48(2):9-9

十三、《胎盘早剥的临床诊断与处理规范(第1版)》解读

胎盘早剥是产前出血的另一主要原因,早期诊断和正确处理可以改善妊娠结局。2012年中华医学会妇产科学分会产科学组依据国外胎盘早剥诊治指南,结合国内临床工作实际,制定了《胎盘早剥的临床诊断与处理规范(第1版)》。本文就其中产房相关部分作一解读。

1. 病情分级　胎盘早剥时随着胎盘剥离面的增大而病情加重,从而危及胎儿及孕妇生命。

表15-2-4　胎盘早剥分级标准

级别	阴道出血	腹痛	子宫压痛	子宫收缩	休克	胎儿窘迫	凝血功能异常
0	−/+	−	−	−	−	−	−
I	+/−	+	+	+	−	−	−
II	+/−	+	++	++	−	+	−
III	+/−	++	++	+++	+	胎儿死亡	30%+

《规范》推荐使用胎盘早剥分级标准,对病情进行判断和评估。

2. 诊断 诊断主要依据临床表现。

典型症状为阴道流血、腹痛、子宫收缩和子宫压痛。

《规范》中提出注意:①胎盘早剥的严重程度与阴道出血量往往不相符;②后壁胎盘隐性剥离时,腹痛往往不明显,常表现为腰背部疼痛,子宫压痛也不太明显;③部分胎盘早剥时伴有的宫缩频率高、幅度低,间歇期不放松。

胎盘早剥的早期诊断有困难,细致地观察孕妇的早期表现可以提高早期诊断率。早期表现包括:宫缩后子宫弛缓欠佳,触诊时子宫张力增大,宫底增高,胎心率往往率先发生变化。

目前尚无敏感性高的辅助检查能在产前明确诊断。超声检查的准确性在 25% 左右,可用于产前出血时前置胎盘的鉴别诊断及病情监测。胎心监护主要是判断胎儿宫内状况。

3. 处理 《规范》强调多学科联合治疗。胎盘早剥时的治疗决策需根据孕周、早剥的严重程度、有无并发症、宫口开大情况以及胎儿宫内状况等决定。故一旦诊断或高度怀疑胎盘早剥,应严密监测孕产妇及胎儿情况。

(1)监测内容

1)孕妇:生命体征、血红蛋白、凝血功能、纤溶系统、肝肾功能电解质等。

2)胎儿:持续胎心监护。当有外伤史的孕妇疑有胎盘早剥时,监护至少持续 4 小时。

(2)纠正休克和凝血功能障碍:《规范》建议的治疗目标:血红蛋白维持在 100g/L,红细胞压积 >30%,尿量 >30ml/h。

(3)终止妊娠时机:《规范》强调根据孕妇的不同情况进行个体化处理,权衡孕产妇及胎儿的风险决定分娩时机。

1)Ⅱ~Ⅲ级胎盘早剥:尽快分娩。

2)<34 周的 0~Ⅰ级胎盘早剥:保守治疗。

3)保守治疗中需严密监测胎盘早剥情况,以及阴道流血、子宫张力、凝血功能及胎儿情况,一旦病情加重,立即剖宫产。

(4)分娩方式

1)阴道分娩:《规范》推荐阴道分娩指征包括:①胎儿已死亡,孕妇生命体征稳定;②胎儿存活,产妇生命体征稳定,估计短时间内能结束分娩。

产程中管理:①尽快实施人工破膜;②胎儿存活者,全程胎心监护;③备血充足;④密切观察血压、脉搏、宫底高度、宫缩与出血情况。

2)剖宫产:《规范》推荐剖宫产指征包括:①孕 32 周以上,胎儿存活,胎盘早剥Ⅱ级以上,急诊剖宫产;②阴道分娩过程中,出现胎儿窘迫或破膜后产程无进展;③近足月的轻度胎盘早剥。

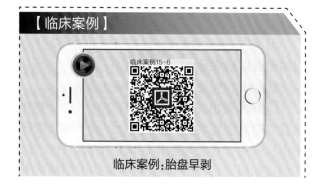

【临床案例】

临床案例15-6

临床案例:胎盘早剥

(李洁)

参考文献

中华医学会妇产科学分会产科学组.胎盘早剥的临床诊断与处理规范(第 1 版).中华妇产科杂志,2012,47(12):957-958

十四、《胎盘植入诊治指南(2015)》解读

胎盘植入的发生率逐年升高,是导致严重产后出血、围产期紧急子宫切除和孕妇死亡的重要原因。目前国内尚缺乏大样本随机对照试验的证据,2015 年中华医学会妇产科学分会产科学组以及中华医学会围产医学分会联合以 2012 年 ACOG 颁布的专家共识为蓝本制定了《胎盘植入诊治指南(2015)》,旨在规范和指导胎盘植入的临床诊治和管理。本文将对该《指南》中与产房相关的部分作一解读。

1. 胎盘植入的定义及分类

(1)胎盘绒毛异常侵入子宫肌层为胎盘植入。

(2)胎盘粘连:胎盘侵入子宫浅肌层。

(3)胎盘植入:胎盘侵入深肌层。

(4)穿透性胎盘植入:胎盘侵入深肌层,且穿透子宫壁达子宫浆膜层,甚至侵入子宫毗邻器官。

2. **诊断** 《指南》推荐对胎盘植入的诊断,分娩前主要依靠临床高危因素结合彩色多普勒超声和(或)MRI 征象,最终确诊需要根据手术中或分娩时所见或分娩后的病理。产房处理中当具有高风险因素的产妇出现胎盘娩出困难或娩出胎盘不完整时,要高度怀疑存在胎盘植入。

(1) 高危因素:子宫内膜创伤、子宫内膜发育不良、前次剖宫产史、前置胎盘、子宫穿孔史、多次流产史、高龄妊娠。

(2) 常见临床表现:胎盘植入在产前常无表现。《指南》总结了以下可能的临床表现,提示产后检查胎盘的重要性:

1) 胎盘娩出不完整。

2) 胎盘娩出后检查胎盘发现有胎盘小叶缺失。

3) 胎儿娩出后超过 30 分钟,胎盘仍不能自行剥离。

4) 徒手取胎盘时剥离困难或发现胎盘与子宫肌壁粘连紧密无缝隙。

5) 孕妇腹痛伴胎心变化要考虑穿透性胎盘植入合并子宫破裂可能。

6) 孕期出现反复的无痛性阴道流血要考虑前置胎盘合并胎盘植入的可能。

(3) 胎盘植入的预测:由于胎盘植入易导致严重产后出血而危及产妇生命,而又很少在产前有临床症状而影响及早的诊断。故如能对具有胎盘植入高风险因素的孕妇进行预测将有利于改善妊娠结局。

《指南》推荐经腹或经阴道二维灰阶、彩色多普勒以及三维超声检查是预测的最常用方法,MRI 在评估子宫后壁胎盘植入和胎盘侵入子宫肌层的深度及宫旁组织和膀胱受累程度方面更具有优势。

3. **分娩时机** 如产前预测胎盘植入可能,计划分娩可减少出血量,降低其他并发症发生率,缩短入住重症监护病房时间(Ⅱ级证据),但目前对分娩孕周的选择有争议,推荐 34~36 周,可以改善母儿结局。

胎盘植入合并前置胎盘时,如出现阴道大量流血则按前置胎盘急诊处理。

4. **分娩时的处理**

(1) 孕期诊断或高度可疑胎盘植入者,《指南》推荐计划分娩,以剖宫产方式。腹部切口个体化,多推荐腹部纵切口以便腹部探查与手术操作。术前超声检查了解胎盘位置以定位子宫切口,应尽可能避开胎盘。

(2) 孕期诊断或高度可疑胎盘植入者,在没有行子宫血管阻断时,不推荐徒手剥离胎盘。

(3) 无论阴道分娩还是剖宫产,产后均应仔细检查胎盘的完整性。

(4) 残留的胎盘和子宫的处理问题。

1) 残留的胎盘原位保留:目的是保留子宫。指征:①患者要求保留生育功能;②具备及时输血、紧急子宫切除、感染防治等条件;③术中发现胎盘植入,但不具备子宫切除的技术条件,可在短时间内安全转院接受进一步治疗者(Ⅱ-C 级)。

2012 年 ACOG 专家共识不推荐胎盘植入者残留胎盘的原位保留,本《指南》指出在拟作原位保留时需充分告知患者该方法的局限性和风险性。

感染的监测、预防和治疗:①胎盘植入保守治疗中感染发生率为 18%~28%,故应严密监测感染征象,包括产妇体温、血常规、C-反应蛋白以及腹痛、阴道流血伴异味等体征;②术前 0.5~2.0 小时内或麻醉开始预防用抗生素;③手术时间 >3 小时,或失血量 >1500ml,需在术中再次应用抗生素;④污染手术,依据患者感染情况延长抗生素使用时间;⑤术前已有感染者,依据药敏结果选用抗生素,用至体温正常症状消退后 72~96 小时;⑥感染不能控制者,尽早切除子宫。

保守治疗的辅助用药:不支持氨甲蝶呤用于胎盘植入的保守治疗。

2) 子宫切除:《指南》指出子宫切除是胎盘植入合并产后出血的主要措施。但因将使患者永久丧失生育功能,故是否行子宫切除应根据患者病情及患者意愿考虑,制定个体化方案。术中注意尽可能降低膀胱和输尿管的损伤,推荐方法术前可行输尿管置管。指征:①产前或产时子宫大量出血,保守治疗效果差;②保守治疗过程中出现严重出血及感染;③子宫破裂修补困难;④其他因素需行子宫切除。

(5) 产后出血的防治:为防治严重产后出血,《指南》推荐血管阻断术、子宫压迫缝合术和宫腔填塞等措施。有血管栓塞介入设备的医院,可行经皮双侧髂内动脉栓塞术、经皮子宫动脉栓塞术。缺乏血管栓塞介入设备的医院,可行髂内血管结扎、子宫动脉上行支结扎。应用宫腔填塞时,应预防性使用抗生素。

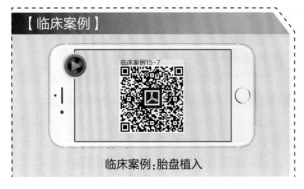

【临床案例】

临床案例15-7

临床案例:胎盘植入

(李洁)

参考文献

中华医学会妇产科学分会产科学组.胎盘植入诊治指南(2015).中华围产医学杂志,2015,50(7):26-31

十五、《妊娠合并心脏病的诊治专家共识(2016)》解读

妊娠合并心脏病分类复杂,风险程度不一。为指导和规范我国各层级医院对妊娠合并心脏病的诊疗,中华医学会妇产科学分会产科学组制定了《妊娠合并心脏病的诊治专家共识(2016)》。现就其中产房相关部分作一解读。

1. **诊断** 根据病史、症状、体征和辅助检查可以明确诊断。

(1)病史:大部分的心脏病在孕前已确诊,部分患者在孕前有心脏手术史。小部分患者因为无症状和体征而未被发现。漏诊的多为先天性心脏病(房、室间隔缺损)、各种心律失常以及孕期新发生的心脏病。

(2)症状:部分患者无症状,病情重者有易疲劳、食欲缺乏、体重下降、活动后乏力、心悸、胸闷、呼吸困难、咳嗽、胸痛、咯血、水肿等表现。

(3)体征:不同种类的心脏病合并妊娠者临床表现不同,《共识》中列举了有明显相关的体征有助于鉴别:

● 发绀型的先心:口唇发绀、杵状指(趾)。
● 血液异常分流的先心:有明显的收缩期杂音。
● 风湿性心脏病:可有心脏扩大。
● 瓣膜狭窄或关闭不全者:有舒张期或收缩期杂音。
● 心律失常:各种异常心律(心率)。
● 金属瓣换瓣者:换瓣音。
● 肺动脉高压:右心扩大;肺动脉瓣区波动增强和心音亢进。
● 妊娠期高血压疾病性心脏病:明显的高血压。
● 围产期心肌病:心脏扩大和异常心律。
● 心衰:心率加快、第三心音、两肺呼吸音减弱、可闻及干湿啰音、肝-颈静脉回流征阳性、肝脏肿大、下肢水肿等。

(4)辅助检查

1)孕期多用的辅助检查手段是心电图、24小时动态心电图、超声心动图检查。

2)血生化检测:《共识》指出心肌酶学和肌钙蛋白水平升高是心肌损伤的标志;心衰时脑钠肽水平升高。指南推荐脑钠肽的检测可作为有效的心衰筛查和判断预后的指标。治疗后的脑钠肽比治疗前基线水平的下降幅度≥30%可作为判断治疗效果的标准。

3)孕期慎用的辅助检查:X线、CT和MRI、心导管及血管造影等。

2. **妊娠风险评估、终止妊娠时机和方式** 《共识》指出,对接诊的妊娠合并心脏病患者应进行妊娠风险评估,实施分级管理。《共识》参考WHO心脏病妇女妊娠风险评估分类法,再结合我国育龄妇女心脏病疾病谱的特点,推荐了我国心脏病妇女妊娠风险分级及分层管理表(表15-2-5),表中将不同种类心脏病的妊娠风险分了五级,对不同风险级别的就诊医院也有明确的规定,是临床工作的重要参考。产房中接诊这样的患者,在做出诊断同时应明确分级,根据医院的实际能力积极组织包括心脏内外科、麻醉科以及重症监护等多学科救治或及时转诊。按不同分级选择终止妊娠的时间和方式。

对于心脏功能的评估,《共识》中推荐以纽约心脏病协会(NYHA)的分级标准(表15-2-6)对患者行心功能判断。

3. **围产期处理** 分娩过程中应加强心电监护,监测产妇自觉症状和体征,尽可能缩短产程(尤其是第二产程),必要时可使用分娩镇痛、产钳

表 15-2-5　心脏病妇女妊娠风险分级及分层管理表

妊娠风险分级	疾病种类	就诊医院级别	建议终止妊娠孕周和方式
Ⅰ级(孕妇死亡率未增加,母儿并发症未增加或轻度增加)	● 无合并症的轻度肺动脉狭窄和二尖瓣脱垂 ● 小的动脉导管未闭(内径≤3mm) 已手术修补的不伴有肺动脉高压的房间隔缺损、室间隔缺损、动脉导管未闭和肺静脉畸形引流 ● 不伴有心脏结构异常的单源、偶发的室上性或室性早搏	二、三级妇产科专科医院或者二级以上综合性医院	足月,出现严重心脏并发症或心功能下降则提前 心功能Ⅰ级者可阴道试产
Ⅱ级(孕妇死亡率轻度增加或者母儿并发症中度增加)	● 未手术的不伴有肺动脉高压的房间隔缺损、室间隔缺损、动脉导管未闭 ● 法洛四联症修补术后且无残余的心脏结构异常 ● 不伴有心脏结构异常的大多数心律失常	二、三级妇产科专科医院或者二级以上综合性医院	足月,出现严重心脏并发症或心功能下降则提前 心功能Ⅰ级者可阴道试产
Ⅲ级(孕妇死亡率中度增加或者母儿并发症重度增加)	● 轻度二尖瓣狭窄(瓣口面积 >1.5cm²) ● Marfan 综合征(无主动脉扩张),二叶式主动脉瓣疾病,主动脉疾病(主动脉直径 <45mm) ● 主动脉缩窄矫治术后 ● 非梗阻性肥厚性心肌病 ● 各种原因导致的轻度肺动脉高压(<50mmHg) ● 轻度左心功能障碍或者左心射血分数 40%~49%	三级妇产科专科医院或者三级综合性医院	心功能Ⅰ级可至妊娠 34~35 周,如有良好监护可至 37 周;出现严重心脏并发症或心功能下降则提前 剖宫产
Ⅳ级(孕妇死亡率明显增加或者母儿并发症重度增加;需要专家咨询;如果继续妊娠,需告知风险;需要产科和心脏科专家在孕期、分娩期和产褥期严密监护母儿情况)	● 机械瓣膜置换术后 ● 中度二尖瓣狭窄(瓣口面积 1.0~1.5cm²)和主动脉瓣狭窄(跨瓣压差≥50mmHg) ● 右心室体循环患者或 Fontan 循环术后 ● 复杂先心和未手术的发绀型心脏病(氧饱和度 85%~90%) Marfan 综合征(主动脉直径 40~45mm);主动脉疾病(主动脉直径 45~50mm) ● 严重心律失常(房颤、完全性房室传导阻滞、恶性室性早搏、频发的阵发性室性心动过速等) ● 急性心肌梗死,急性冠状动脉综合征 ● 梗阻性肥厚性心肌病 ● 心脏肿瘤、心脏血栓 ● 各种原因导致的中度肺动脉高压(50~80mmHg) ● 左心功能不全(左心射血分数 30%~39%)	有良好心脏专科的三级甲等综合性医院或者综合实力强的心脏监护中心	妊娠 32~34 周终止 剖宫产
Ⅴ级(极高的孕妇死亡率和严重的母儿并发症,属妊娠禁忌证;如果继续妊娠,须讨论终止问题;如果继续妊娠,需充分告知风险;需产科和心脏科专家在孕期、分娩期和产褥期严密监护母儿情况)	● 严重的左室流出道梗阻 ● 重度二尖瓣狭窄(瓣口面积 <1.0cm²)或有症状的主动脉狭窄 复杂先心和未手术的发绀型心脏病(氧饱和度 <85%) ● Marfan 综合征(主动脉直径 >45mm),主动脉疾病(主动脉直径 >50mm),先天性的严重主动脉缩窄 有围产期心肌病病史并伴有左心功能不全 ● 感染性心内膜炎 ● 任何原因引起的重度肺动脉高压(≥80mmHg) ● 严重的左心功能不全(左心射血分数 <30%) ● 纽约心脏病协会心功能分级Ⅲ~Ⅳ级	有良好心脏专科的三级甲等综合性医院或者综合实力强的心脏监护中心	妊娠禁忌证,一旦诊断尽快终止 剖宫产

表15-2-6 纽约心脏病协会(NYHA)的分级标准

心功能分级	心脏状态	临床表现
I	心脏功能具有完全代偿能力	几乎与正常人没区别,完全能正常工作、学习及生活,甚至能胜任较重的劳动或体育活动
II	心脏代偿能力已开始减退	在较重活动(如快步走、上楼或提重物)时,即会出现气急、水肿或心绞痛,但休息后即可缓解。属轻度心力衰竭
III	心脏代偿能力已减退	轻度活动,如上厕所、打扫室内卫生、洗澡等时也会引起气急等症状,属中度心力衰竭
IV	心脏代偿能力已严重减退	休息时仍有气急等症状。在床上不能平卧,生活不能自理,而且常伴有水肿、营养不良等症状。属重度心力衰竭,不仅完全丧失了劳动力,而且还有生命危险

或胎吸助产。推荐产程中持续胎心监护。

拟剖宫产手术者,应多学科会诊,沟通病情,商讨处理方案,包括术前的准备、麻醉的选择、术中和术后的监护等。监护内容包括:心电监护、中心静脉压(CVP)、氧饱和度(SpO_2 或 SaO_2)、动脉血气、尿量等。

4. 特别关注

(1) 严重心脏并发症

1) 心衰:急性心衰和慢性心衰。急性者需立即组织多学科会诊合作抢救,综合孕周、母儿情况以及疾病严重程度等选择终止妊娠的时机和方式。慢性者要严密监护,是病情发展决定终止妊娠时机。

2) 肺动脉高压及肺动脉高压危象:肺动脉平均压≥25mmHg即为肺动脉高压。此类孕妇需产科与心脏科医师联合管理。肺动脉高压危象是突发的肺动脉高压和低心排出量的临床危象,患者烦躁不安、个别有濒死感、心率快、心排出量显著降低、血压下降、血氧饱和度下降,死亡率极高,需立即抢救。产科多见于分娩期和产后72小时。故这两个时间段是重点观察期。

3) 恶性心律失常:是孕妇猝死和心源性休克的主要原因,需紧急抗心律失常处理。

4) 感染性心内膜炎:90%以上患者有发热,85%可闻及心脏杂音,25%有栓塞表现,血培养阳性是确诊的重要依据,超声心动图能检出直径>2mm的赘生物可协助诊断。治疗以坚持足量(疗程6周以上)、联合和应用敏感药物为原则,同时多学科会诊联合诊治。

(2) 抗凝问题:机械瓣置换术后、伴房颤或严重泵功能减退的心脏病患者以及有血栓-栓塞高危因素的患者孕期需使用抗凝治疗。《共识》中对抗凝治疗药物的选择从早孕期、分娩期到分娩后都做了推荐。

1) 孕12周内用华法林的需减量或停用改用低分子肝素。

孕中、晚期华法林用量应 <5mg/d,调整国际标准化比率(INR)至 1.5~2.0。

2) 分娩前的停药时间:使用华法林者在分娩前 3~5 天停用改低分子肝素或普通肝素,调整 INR 至 1.0 左右;使用低分子肝素者在分娩前 12~24 小时停用;使用普通肝素者在分娩前 4~6 小时以上;使用阿司匹林者在分娩前 4~7 天停药。

3) 分娩后24小时若子宫收缩好,阴道流血不多,可恢复抗凝治疗。应用华法林者在术后的最初几天要同时使用低分子肝素并监测 INR,华法林起效后通用低分子肝素。

(3) 抗生素应用:《共识》推荐结构异常性心脏病围产期应预防使用抗生素。感染性心内膜炎者依据血培养和药敏选用抗生素

(4) 产后处理

1) 《共识》指出在胎儿娩出后应腹部砂袋加压,防止腹压骤降而导致的回心血量减少。

2) 哺乳:心脏病妊娠风险分级 I~II 级且心功能 I 级者建议哺乳。病情严重者建议人工喂养。

3) 避孕指导:工具避孕和宫内节育器是安全、有效的避孕措施。

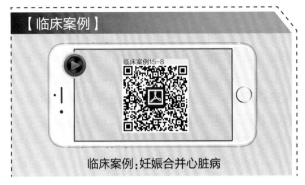

临床案例：妊娠合并心脏病

（李洁）

参考文献

中华医学会妇产科学分会产科学组.妊娠合并心脏病的诊治专家共识(2016).中华妇产科杂志,2016,51(6):401-409

十六、《乙型肝炎病毒母婴传播预防临床指南(第1版)》解读

(一) HBV 血清学检测判读

HBV 是一种双链 DNA 病毒,可以通过血液或体液传播,其中血液的传染性最高。HBV 还可以发生母婴的垂直传播,其发生率因地区而异,美国的发生率不足 2%。HBV 感染潜伏期为 30~180天,90% 的急性感染 3~4 个月后症状完全缓解。HBV 感染后最早出现的血清中可以检测到的标志就是 HBsAg,其出现常常早于转氨酶的升高。HBsAg 消失后出现抗 -HBs,此抗体出现标志着疾病的完全缓解。HBV 的核心抗原是一种细胞内部的抗原,在血清中检测不到。但是,在 HBsAg 出现后数周内可以检测到抗 -HBc。HBeAg 出现在病毒高度复制时期,常常与检测到的 HBV DNA相关。90% 的 HBV 感染后完全缓解,剩下的 10%转变成为慢性乙型性肝炎。临床上对于 HBsAg持续阳性超过 6 月以上称为慢性乙肝病毒感染。未接受生后乙肝免疫注射的婴幼儿和成人血清学指标出现时间有差别,见图 15-2-2 和图 15-2-3。

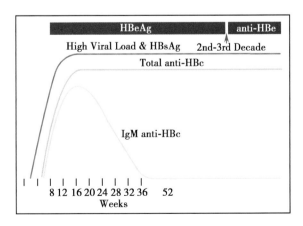

图 15-2-2　未接受生后乙肝免疫的婴幼儿 HBV 感染后相关抗原、抗体出现时间

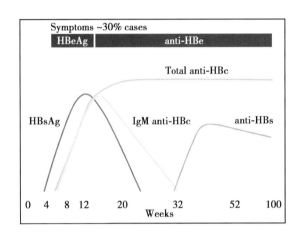

图 15-2-3　成人 HBV 感染后相关抗原、抗体出现时间

对于 HBV 感染血清学指标判读如下:

1. HBsAg 阳性时,若 HBeAg 和抗 -HBc 阳性,即 "乙肝大三阳";若抗 -HBe 和抗 -HBc 阳性,即"乙肝小三阳",均可考虑为 HBV 感染。

2. 若单纯 HBsAg 阳性,而其他乙肝标志物均阴性,认为是感染的潜伏期或是接种乙肝疫苗不久。因为乙肝疫苗的成分是 HBsAg,接种 2~3 周外周血中可以有 HBsAg。故单纯 HBsAg 阳性者,应当询问有无疫苗接种史,可在 4 周后复查。若复查 HBsAg 转为阴性,抗 -HBs 阳性,可认为是乙肝疫苗接种后;如果复查 HBsAg 仍为阳性,其他血清标志物也有阳性,可诊断为 HBV 感染。

3. HBsAg 阴性,通常表示无 HBV 感染,无传染性。但 HBsAg 阴性十分罕见的情况是见于隐匿性感染,或是 HBsAg 变异外的感染。

4. 单纯抗 -HBs 阳性,表示接种疫苗或既往HBV 感染已恢复,具有免疫力。

5. HBsAg 和抗 -HBs 均为阴性,而抗 -HBe 和

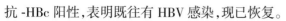

抗-HBc 阳性，表明既往有 HBV 感染，现已恢复。

若全部血清学标志均为阴性，说明既往无 HBV 感染，属于易感人群，建议接种乙肝疫苗。

（二）HBV DNA 的测定意义

HBV DNA 测定反映的是体内的病毒量。对于 HBsAg 阳性孕妇，根据 HBV DNA 测定含量，可以判断发生母婴感染的风险。孕妇 HBV DNA 高水平时，新生儿发生感染的几率高。通常认为血清中 HBV DNA 载量 $>10^6$ 拷贝/ml 时，表面病毒含量高，易发生母婴传播。对于 HBsAg 阳性孕妇，若是 HBV DNA 载量 $<10^3$ 拷贝/ml 时，表面病毒含量低于检测下限水平，实际上不代表体内没有病毒，只是检测不出来而已。

（三）HBV 母婴传播的途径

HBV 母婴传播是通过破损的皮肤黏膜进入血液循环中。胎儿和新生儿皮肤薄嫩，可通过表面的细小伤口发生感染。消化道不能产生 HBV 的感染。

HBV 母婴传播包括三种：一种是宫内传播，发生率较低，不足 1%；第二种是产时传播，容易发生母婴传播，绝大部分的母婴传播发生于新生儿娩出过程中，及时免疫可以发挥预防作用；第三种是产后传播，几率小，免疫也有效。发生母婴传播的危险因素是孕妇的病毒量，即 HBV DNA 水平。HBeAg 与 HBV DNA 水平有良好的相关性，因此 HBeAg 阳性也是母婴传播的危险因素。

（四）孕期抗病毒治疗

有报道显示，HBsAg 阳性妇女，若是没有接受产后免疫预防，大约有 10%~20% 的婴儿发生 HBV 感染；如果 HBsAg 和 HBeAg 均阳性的孕妇未接受产后预防其婴儿大约有 90% 受到感染。对于 HBsAg 阳性、HBeAg 阴性的"乙肝小三阳"孕妇，经产后的正规预防后，母婴传播仅为 0~0.5%，因此与对于 HBeAg 阴性的 HBV 孕妇，可以不用 HBV DNA 测定，其新生儿经正规预防即可。对于 HBsAg 阳性及 HBeAg 阳性的孕妇，经正规预防后，母婴传播发生率仍可为 5%~10%。对于这部分孕妇如何有效地降低母婴传播率，正备受关注。抗-HBV 的药物可以降低孕妇体内的病毒量，从而降低或阻断母婴传播。常用的抗-HBV 药物有拉米夫定（lamivudine）、替比夫定（telbivudine）、替诺福韦（tenofovir）等。由于顾及药物安全性考虑，因此抗病毒治疗可以在妊娠晚期进行。孕期抗-HBV 病毒治疗适应人群为 HBeAg 阳性或者 HBV DNA 水平 $\geqslant 10^6$ 拷贝/ml 的孕妇。

拉米夫定是一种核苷类药物，对病毒 DNA 链的合成和延长有竞争性抑制作用，是第一个被批准用于治疗乙肝的口服抗病毒药物，1999 年在中国上市。拉米夫定不良反应少，被认为是安全的抗病毒药物。在孕期，拉米夫定可以通过简单扩散的方式通过胎盘，动物及人类研究均显示羊水中的药物浓度较母血中明显升高，但未观察到致畸作用；拉米夫定被认为在孕早期使用是安全的。替比夫定（LdT）抗病毒能力高于拉米夫定，是 HBV 特异选择性的核苷类药物，2006 年被批准用于治疗慢性乙肝，2007 年在我国上市。动物研究显示，LdT 可以通过胎盘，使用高于人类治疗剂量的 6 倍（对大鼠）或 37 倍（对兔）没有造成胎儿畸形，但对兔给予 37 倍剂量，则产生生殖发育毒性。替诺福韦（TDF）最早是用于人类免疫缺陷病毒（HIV）感染的治疗，后来发现其也可以抑制 HBV DNA 聚合酶干扰 HBV 复制，也被用于乙肝的治疗。而由于在耐药性上表现优异，TDF 明显优于传统治疗乙肝和艾滋病的药物，已经逐步成为一线用药。标准用法是：LdT 600mg/d，孕 28 周开始服用，需定期监测肌酐及肌酸激酶等；TDF 300mg/d，孕 28 周开始，需定期监测肾功能和血磷。一直服用到产后 4~12 周。TDF 在乳汁中浓度很低。

尽管拉米夫定、替比夫定、替诺福韦均被批准用于 HBV 治疗，但是没有任何一种药物已经被批准用于妊娠期间治疗。美国 FDA 将替比夫定和替诺福韦归为妊娠 B 类药物，拉米夫定归为妊娠 C 类药物。曾有过研究报道暴露于替诺福韦的新生儿骨的矿物质成分含量降低，但其他研究并未发现其对于胎儿生长的影响。拉米夫定和替比夫定总体先天畸形发生率为 2.8%，此发生率与正常人群基础畸形发生率相当。其实，对于抗病毒药物的副作用不仅仅是关注于药物对于胎儿的毒副作用，还更应关注机体对于药物治疗后的病毒耐药作用。对于拉米夫定和替比夫定需要关注病毒耐药作用，据报道拉米夫定耐药占至少 20% 的患者；相反替诺福韦尚未见病毒耐药报道。需要强调的是抗病毒的药物只能抑制病毒在体内的复制，但不能清除体内的病毒，且停药后有反跳，诱发肝炎，还可以诱发病毒变异耐药。因此 HBeAg 阳性孕妇是否需要抗-HBV 治疗有待于大样本多中心研究。

基于孕妇 HBV-DNA 高载量是影响乙肝母婴阻断的关键因素，抑制 HBV 复制的水平有可能减少母婴传播，多数指南和专家共识主张孕晚期抗病毒治疗。孕期抗病毒治疗期间,一方面要保证抗病毒药物发挥最大的正效应,同时要监测其不良反应。对 HBV DNA≥10^6 拷贝 /ml 的妊娠妇女可在充分告知风险、权衡利弊、签署《知情同意书》的情况下,从妊娠 28 周开始口服 TDF 或 LdT 抗病毒治疗以降低 HBV 母婴传播的风险。

(五) 乙肝疫苗使用注意事项

1. 乙肝疫苗的有效成分是 HBsAg,能诱导人体产生抗 -HBs,此为主动免疫。

2. 足月新生儿乙肝疫苗使用为"三针法",即分娩后 0、1、6 个月注射 3 针。

3. 对于早产儿乙肝疫苗使用为"四针法",建议对于早产儿也要尽早接种,不要推迟接种。如果母亲 HBsAg 阴性、早产儿体重≥2000g,身体情况稳定,按照"0、1、6 个月"接种,并在 1~2 岁时再接种 1 次;如果早产儿生命体征不稳定、体重 <2000g,应待病情稳定、体重达 2000g 后接种第 1 针,1~2 个月后再按照"0、1、6 个月"方案接种 3 针疫苗。

4. 无论 HBsAg 阴性还是 HBsAg 阳性孕妇,在足月妊娠阶段两种孕妇的注射方案相同,早产阶段注射方案也相同。

(六) HBIG 使用的注意事项

1. HBsAg 阳性的孕妇,由于新生儿在出生过程中已暴露在 HBV 病毒中,因此需尽快注射 HBIG,越快越好,指南要求在分娩后 12 小时内注射。

2. HBIG 应当联合乙肝疫苗使用,但注射部位应当与乙肝疫苗不同,若在同一部位注射可相互影响效果。

3. HBIG 是从高滴度的抗 -HBs 阳性健康人血液中提取的总 IgG,有效成分是抗 -HBs。注射后 15~30 分钟发挥作用,属于被动免疫。

4. HBIG 半衰期为 21~23 天,新生儿注射 HBIG 100U 后保护作用至少可以维持 2 个半衰期,即 42 天,若注射 200U 可维持 3 个半衰期,即 63 天,因此对于足月新生儿,若母亲 HBsAg 阳性,生后注射 1 次 HBIG 即可,无需注射第 2 针。

5. 由于 HBIG 副作用极为罕见,因此对于 HBsAg 阳性母亲的早产儿,无论生后身体状况如何,在 12 小时内必须肌内注射 HBIG,不能因为早产儿身体状况存在问题而延迟使用或者不用 HBIG。此外,由于早产儿对于疫苗的应答弱,因此在 3~4 周后需再注射一次 HBIG。

(七) HBV 感染孕妇的母乳喂养

由于 HBV 不能经过消化道传播,因此母乳喂养只是增加了病毒暴露的可能,并不会增加感染的风险。对于生后接受正规免疫预防接种的婴儿,母乳喂养不是禁忌证,不能放弃母乳喂养,也不必检测产妇乳汁中的 HBV DNA。

研究证明,拉米夫定既可通过胎盘,也可经乳汁分泌。孕妇服用拉米夫定,药物在新生儿脐血中的浓度与母血中基本相同,在羊水中的浓度是母血中的 3.4 倍,乳汁中浓度是血液中的 2.35~3.29 倍,提示药物在乳汁聚集。孕妇服用替诺福韦,其乳汁中的药物浓度几乎检测不到。这些结果表明,母乳喂养的婴儿暴露于抗病毒药物的浓度远低于宫内暴露浓度。因此,如果宫内暴露于拉米夫定或替诺福韦对胎儿是安全的,那么母乳喂养也应该是安全的,可以母乳喂养,替诺福韦更适合哺乳期使用。

(八) HBsAg 阳性丈夫的 HBV 感染阻断方法

1. 如果孕妇 HBsAg 阴性,且抗 -HBs 也为阴性,为防止 HBsAg 父亲与新生儿密切接触后导致感染,建议新生儿最好注射 HBIG。

2. 如果 HBsAg 阴性孕妇,且抗 -HBs 为阳性,因为母亲的 IgG 可以通过胎盘进入胎儿体内发挥保护胎儿的作用,因此出生时新生儿对 HBV 具有免疫力。此时,若 HBsAg 阳性的丈夫不论是否与新生儿密切接触,都不易感染新生儿,因此这种情况无需注射 HBIG。

(九) 孕期羊膜腔穿刺术与 HBV 宫内感染的认识

羊膜腔穿刺术是孕期对于非整倍体异常胎儿产前诊断的重要方法,但是其属于有创性手术操作,HBV 孕妇可能会因胎盘渗漏(placental leakage)导致胎儿宫内感染,尤其是胎盘位于前壁者。已有的几项病例对照研究报道,孕期接受羊膜腔穿刺的 HBV 孕妇与没有穿刺的 HBV 孕妇两组间发生母儿宫内感染无统计学差异。不过,这些研究未考虑孕妇的 HBeAg 和 HBV DNA 的影响。最近的一项北京地坛医院研究,共观察了 63 例孕期接受羊膜腔穿刺术的 HBV 孕妇,其中 HBsAg 阳性和 HBV DNA 载量≥10^7 拷贝 /ml 的孕妇发生胎儿宫内感染明显增多(OR 21.3,95% CI 2.96-153.775)。美国的母胎学会建议,对于 HBV DNA 载量 >10^7 拷贝 /ml 的孕妇在孕期接受有创性操作之前(羊膜腔穿刺、绒毛取样术)应告知手术会导致母体传播的风险增加。曾有研究认为,对于那些必须接受羊膜腔穿刺术的 HBV DNA 载量 >10^7 拷贝 /ml 的孕妇,为避免宫内传播,可以给予 8 周的抗病毒治疗。但是,这些孕妇是否需要接受预防性抗病毒治疗尚需进一步研究。

建议 HBV 感染孕妇应谨慎行羊膜腔穿刺,HBV DNA 低复制或检测不出,在知情同意后可考虑行羊膜腔穿刺;HBV DNA 高复制者除非特殊原因,一般不建议行羊膜腔穿刺。鼓励 HBsAg 阳性孕妇在进行胎儿非整倍体有创检查之前优先采用无创产前筛查技术,并告知如果孕妇 HBV DNA 载量 >10^6 拷贝 /ml,则羊水穿刺时 HBV 宫内传播的风险将增加。

(蒲杰　徐爱群)

参考文献

1. Cunningham F, Leveno K, Bloom S, et al. Williams Obstetrics. 24th edition. New York: McGraw-Hill Education, 2014: 1088-1091.

2. 杨慧霞. 产科诊治指南解读. 临床分析. 北京:人民卫生出版社,2015:350-384.

3. 周乙华,胡娅莉. 妊娠晚期抗病毒治疗预防乙型肝炎病毒母婴传播:利还是弊? 中华妇产科杂志, 2017, 52 (02):82-85.

4. Sarin SK, Kumar M, Lau GK, et al. Asian-Pacific clinical practice guidelines on the management of hepatitis B: a 2015 update. Hepatol Int, 2016, 10 (1): 1-98.

5. Brown RS, McMahon BJ, Lok AS, et al. Antiviral therapy in chronic hepatitis B viral infection during pregnancy: A systematic review and meta-analysis. Hepatology, 2016, 63 (1): 319-333.

6. Pan CQ, Lee HM. Antiviral therapy for chronic hepatitis B in pregnancy. Semin Liver Dis, 2013, 33 (2): 138-146.

7. He T, Jia J. Chronic HBV: which pregnant women should be treated? Liver Int, 2016 36 Suppl (1): 105-108.

8. Pawlowska M, Pniewska A, Pilarczyk M, et al. Prophylaxis of vertical HBV infection. Expert Opin Drug Saf, 2016, 15 (10): 1361-1368.

9. Jaffe A, Brown RS. A Review of Antiviral Use for the Treatment of Chronic Hepatitis B Virus Infection in Pregnant Women. Gastroenterol Hepatol (N Y), 2017, 13 (3): 154-163.

10. López M, Coll O. Chronic viral infections and invasive procedures: risk of vertical transmission and current recommendations. Fetal Diagn Ther, 2010, 28 (1): 1-8.

11. Yi W, Pan CQ, Hao J, et al. Risk of vertical transmission of hepatitis B after amniocentesis in HBs antigen-positive mothers. J Hepatol, 2014, 60 (3): 523-529.

12. Dionne-Odom J, Tita AT, Silverman NS. Hepatitis B in pregnancy screening, treatment, and prevention of vertical transmission. Am J Obstet Gynecol, 2016, 214 (1): 6-14.

13. 蒲杰. 预防艾滋病、梅毒和乙肝母婴传播技术与进展. 成都:四川科技出版社,2015.

十七、《妊娠合并梅毒的诊断和处理专家共识》解读

(一) 梅毒感染的病程分期

对于梅毒的病程分期中容易发生混淆的是"早期梅毒"和"早期潜伏梅毒",以及"晚期梅毒"和"晚期潜伏梅毒",这些名称意义不同,需要仔细区分。二期梅毒不经治疗后进入潜伏状态,称为潜伏梅毒。潜伏梅毒表现为梅毒血清学试验阳性但无梅毒的临床表现,潜伏梅毒具有传染性。潜伏梅毒的病程并非停止不前,而是在持续发展。一般认为感染 1 年内的潜伏梅毒称为早期潜伏梅毒,超过 1 年以上的称为晚期潜伏梅毒。在感染的最初 4 年中潜伏梅毒可以复发,但在 4 年以后晚期梅毒不易复发。但是,晚期梅毒可以发生宫内垂直传播。按照 1 年来划分早期潜伏梅毒和晚期潜伏梅毒的优点在于将会诊断出更多的晚期潜伏梅毒,从而接受更多的长效青霉素治疗。

(二) 妊娠期梅毒的诊断

梅毒血清学检测方法包括非梅毒螺旋体试验和梅毒螺旋体试验。非梅毒螺旋体试验包括性病研究实验室试验(VDRL)、快速血浆反应素环状卡片试验(RPR)等;梅毒螺旋体试验包括梅毒螺旋体被动颗粒凝集试验(TPPA)、荧光螺旋体抗体吸附试验(FTA-ABS)等。

非梅毒螺旋体试验抗体滴度与疾病的活动性相关,可用于梅毒筛查和疗效判断,但缺乏特异性。同一患者的非梅毒螺旋体抗体滴度最好在同一实验室应用相同的检测方法比较。VDRL 和 RPR 定量结果不能直接比较,通常 RPR 抗体滴度略高于 VDRL。非梅毒螺旋体抗体滴度一般在治疗后会下降或随时间而转阴,但有些梅毒患者非螺旋体抗体可以持续很长一段时间不转为阴性,称为"血清固定"。对于梅毒患者,无论是否治疗,

其梅毒螺旋体抗体属于 IgG 抗体,会终生阳性,因此此类抗体不能用作疗效、复发的判定。

根据孕妇的病史、临床症状、体检、实验室检查结果综合分析可以做出妊娠期梅毒的诊断,但妊娠梅毒多数无任何梅毒的症状和体征,表现为潜伏期梅毒状态。可以很长时期没有临床表现,但血清反应阳性,脑脊液正常。或曾经感染后未治疗或治疗剂量不足,体内仍存在梅毒螺旋体,机体抵抗力降低时可以产生症状。2010 年加拿大指南推荐对孕产期梅毒筛查的建议如下:

(1) 第一次在妊娠早期,妊娠 28~32 周再次筛查。

(2) 有高危因素者分娩时再次筛查。

(3) 妊娠 20 周以后的初次诊断,B 超应对胎儿检查以排除胎儿梅毒。

(4) 妊娠 20 周以上的死胎应该筛查梅毒。

(5) 新生儿出现梅毒症状和(或)体征时筛查梅毒。

(6) 怀疑孕妇早期梅毒或晚期潜伏期梅毒用非梅毒螺旋体筛查阴性时,2~4 周后再次筛查。

(7) 所有梅毒阳性的孕妇均应接受 HIV 检测。

如果梅毒感染时间不足 2~3 周,血清学检测结果可能为阴性,所以对梅毒高发地区孕妇或梅毒高危孕妇,应在孕早期、孕 28 周、分娩前再次检测(感染高风险孕产妇)。对于妊娠期梅毒的诊断的具体检测流程如图 15-2-4,检测结果判断如表 15-2-7 所示。

表 15-2-7　TP 实验室检测及临床意义

试验结果		主要临床意义与咨询
RPR/ TRUST	TP-RT/ TPPA	
+	+	● 活动性梅毒(现症梅毒,部分晚期梅毒)
—	—	● 排除梅毒感染 ● 极早期梅毒(尚无任何抗体) ● 极晚期梅毒 ● HIV 合并梅毒感染(前带)
+	—	● 血清试验假阳性*,包括结核、疟疾、风湿性关节炎、妊娠
—	+	● 极早梅毒 ● 治愈的早期梅毒 ● 既往感染

*注:RPR 阳性,TPPA 试验阴性,无临床表现,则考虑梅毒血清学假阳性,4 周后复查

(三) 妊娠合并梅毒的治疗

在中华医学会的《共识》(简称医学会《共识》)中指出妊娠合并梅毒的治疗原则为及早和规范治疗。治疗首选药物是青霉素。青霉素可预防 98% 以上的先天性梅毒,对胎儿无明显的毒副作用。青霉素能通过胎盘,是预防先天梅毒理想抗生素。苄星青霉素 240 万 U 可在血清中维持杀灭螺旋体药物浓度长达 3~4 周。在治疗过程中要定期进行随访和疗效评价,对复发或再感染者应追加治疗。治疗的疗程具体分为:①孕妇梅毒血清学检查阳性,又不能排除梅毒时,尽管曾接受过抗梅毒治疗,为保护胎儿,应再次接受抗梅毒治疗;②梅毒患者妊娠时,如果已经接受正规治疗和随访,则无需再治疗;③如果对上次治疗和随诊有疑问,或此次检查发现有梅毒活动征象,应再接受一个疗程的治疗。

原国家卫生和计划生育委员会(现国家卫生健康委员会)公布的《预防艾滋病、梅毒和乙肝母婴传播工作实施方案(2015 年版)》(简称原国家卫生计生委指南)中对于妊娠期梅毒的治疗疗程有了更为具体的描述,即:①孕早期发现的感染孕妇,应于孕早期和孕晚期各进行 1 个疗程的治疗,共 2 个疗程;②孕中、晚期发现的感染孕妇,应立刻给予 2 个疗程的治疗,2 个治疗疗程之间需间隔 4 周以上(最少间隔 2 周),第 2 个疗程应当在孕晚期开始,最好在分娩前一个月完成;③临产时发现的感染孕产妇,也要立即给予 1 个疗程的治疗;④治疗过程中复发或重新感染者,要追加 1 个疗程的治疗;⑤既往感染的孕产妇,也要及时给予 1 个疗程的治疗。此外,原国家卫生计生委指南中推荐的用药方案是:①苄星青霉素 240 万 U,每周 1 次,连续 3 次为 1 个疗程;②普鲁卡因青霉素 G,80 万 U/ 天,连续 15 天为 1 个疗程。

仔细分析两个指南中驱梅治疗存在细微的差异,具体如下:

(1) 治疗疗程数量有差异:医学会的《共识》中对于驱梅治疗强调要及早治疗,孕期给予一个疗程驱梅治疗就可以了。而在原国家卫生计生委的指南中强调规范的驱梅治疗应该是孕期进行 2 个疗程治疗,2 个疗程之间需间隔 2 周以上,第 2 个疗程在孕晚期进行并完成。

(2) 一个疗程中用药天数有差异:医学会的《共识》中规定一期、二期和病程不足 1 年的潜伏期梅毒苄星青霉素连续用 2 周,病程超过 1 年的潜伏期梅毒苄星青霉素连续使用为 3 周,普鲁卡

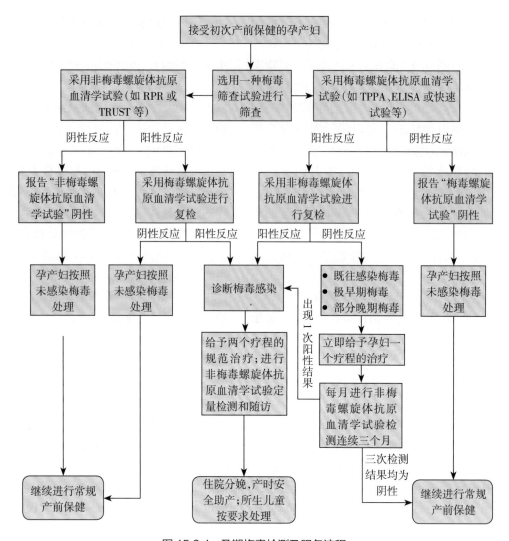

图 15-2-4　孕期梅毒检测及服务流程

因青霉素用药均为 10~14 天。而在原国家卫生计生委指南中规定苄星青霉素连续用 3 周,普鲁卡因青霉素用药 15 天。

虽然两个指南略有差异,其实这两个指南对于驱梅治疗基本是一致的,差异体现在侧重点的不同。这是因为妊娠期对于梅毒治疗的主要目的是治疗母亲的梅毒感染和预防孩子先天性梅毒。先天性梅毒发生与孕妇梅毒的期别、是否接受过规范治疗等相关。有研究显示,低浓度 0.018μg/ml 的青霉素连续 7 天治疗非妊娠成年人,能杀灭近 100% 的梅毒螺旋体。医学会的《共识》从我国国情出发,为了适应不同级别的医院,同时为了避免抗生素的滥用,因此建议妊娠合并梅毒不同病期的治疗与非妊娠期梅毒相似,没有推荐在妊娠晚期必须重复一疗程的驱梅治疗。但是《共识》强调应在治疗后严格随访,在分娩前每月行非梅毒螺旋体试验,若是抗体高滴度患者治疗后 3 个月非螺

旋体抗体滴度上升或未下降 2 个稀释度,应给予重复治疗。早期梅毒经足量、规则地驱梅治疗 3 个月,RPR 抗体滴度会下降 2 个稀释度,6 个月后下降 4 个稀释度。一期梅毒 1 年后转为阴性,二期梅毒 2 年后转为阴性。晚期梅毒治疗后血清滴度下降缓慢,大约 50% 患者治疗后 2 年梅毒血清学试验仍阳性。非螺旋体抗体低滴度患者治疗后抗体滴度下降常不明显,如果治疗后该抗体滴度无上升,通常无需再次治疗,分娩后按非孕期梅毒进行随访。此外,妊娠期在 24~26 周超声检查需注意发现胎儿先天性梅毒征象,若超声检查发现胎儿明显受累常常提示预后不良,未发现胎儿异常者无需终止妊娠。

而在原国家卫生计生委指南要求治疗后每月做 1 次非梅毒螺旋体抗原血清学试验定量检测,若非梅毒螺旋体抗原血清学试验滴度上升或结果由阴转阳,判断为再次感染或复发,立即再开

始 1 个疗程的梅毒治疗。推测原国家卫生计生委的治疗方案是考虑到有的梅毒孕妇自身重视治疗轻视随访，不能确保按时随访，因此在临床实际工作中告知孕妇足量的治疗疗程，这样才能确保治疗的疗效。简言之，医学会的《共识》重视随访，在随访中发现异常并积极治疗；而原国家卫生计生委指南重视治疗的节点，即孕期 2 个疗程，第 2 个疗程在孕晚期。

对青霉素严重过敏者或脱敏无效时，可改用头孢菌素或红霉素治疗。如头孢曲松 1g/d 肌内注射，连续 10 天；或红霉素 500mg，4 次／天，口服，连续 14 天。目前缺乏头孢类抗生素对胎儿的疗效及其预防先天性梅毒效果的可靠研究文献，也缺乏红霉素可靠的治愈孕妇和胎儿的研究报告。但其所生婴儿应该用青霉素治疗，因红霉素不能通过胎盘。青霉素过敏上述方法治疗者，在停止哺乳后，要用多西环素复治。对应用非青霉素治疗者，需要充分告知分娩先天性梅毒儿的风险。一切非青霉素治疗的梅毒复发率较高。

(四) 先天梅毒的诊断

胎儿发生梅毒感染可以通过多条途径。最常见的是梅毒螺旋体通过胎盘引起先天感染；此外，分娩时产道存在的螺旋体也可感染新生儿。梅毒感染孕产妇所生儿童符合下列任何一项，可诊断为先天梅毒：

1. 儿童的皮肤黏膜损害或组织标本暗视野显微镜（或镀银染色）检测到梅毒螺旋体。

2. 体液（主要是血液）梅毒螺旋体 IgM 抗体检测阳性。

3. 出生时非梅毒螺旋体试验定量检测结果阳性，抗体滴度≥母亲分娩前滴度的 4 倍，且梅毒螺旋体试验结果阳性。

4. 出生时不能诊断先天梅毒的儿童，任何一次随访过程中非梅毒螺旋体试验由阴转阳或滴度上升且梅毒螺旋体试验阳性。

5. 18 月龄前不能诊断先天梅毒的儿童，18 月龄后梅毒螺旋体试验仍阳性。

(五) 先天梅毒儿的治疗

1. 脑脊液正常者　苄星青霉素 G，5 万 U/kg 体重，1 次肌内注射（分两侧臀肌）。

2. 脑脊液异常者　可选择以下任意一种药物：

(1) 水剂青霉素 G，每次 5 万 U/kg 体重，每 8 小时 1 次（7 日内新生儿，每 12 小时 1 次），静脉注射，连续 10~14 天。

(2) 普鲁卡因青霉素 G，每次 5 万 U/kg 体重，每天 1 次，肌内注射，连续 10~14 天。

治疗期间遗漏治疗 1 天或超过 1 天，则从再次治疗开始时间起重新计算治疗疗程。

3. 如无条件检查脑脊液，按脑脊液异常者治疗。

(六) 妊娠合并梅毒的母乳喂养

对于妊娠合并梅毒的孕妇如果接受过正规的驱梅治疗并且治疗反应良好者，乳汁中不会有梅毒螺旋体，可以母乳喂养。但是，如果孕妇在孕期接受的是非青霉素治疗，例如红霉素和阿奇霉素，这两种药物能有效治愈母体的梅毒螺旋体感染，但是二者不能通过胎盘，因此不能有效治疗胎儿的先天性梅毒。这种情况下，可能会因感染梅毒的胎儿，在母乳喂养过程中使已经治愈的产妇再次感染。

(七) 新生儿随访

新生儿生后应当查血，对于有条件的医院可以直接进行梅毒螺旋体暗视野检查或梅毒螺旋体 IgM 抗体检测，若是阳性反应诊断先天性梅毒，接受相应治疗。但大多数的医院进行的是非梅毒螺旋体抗原血清学试验，例如 RPR。

1. **结果为阴性反应**　分为：①母亲接受过规范的梅毒治疗，则新生儿无需治疗，可以在生后 3 个月、6 个月进行非梅毒螺旋体抗原血清学试验，并观察有无临床症状；②母亲孕期未接受过规范的梅毒治疗，则给予儿童预防性治疗。治疗方案：苄星青霉素 G，5 万 U/kg 体重，1 次肌内注射（分两侧臀肌）。

2. **结果为阳性反应**　分为：①滴度＜母亲滴度的 4 倍＋母亲孕期接受规范性梅毒治疗者，给予儿童预防性治疗；②滴度＜母亲滴度的 4 倍＋母亲孕期未接受规范性梅毒治疗者，给予儿童先天性梅毒规范治疗和随访；③滴度≥母亲滴度的 4 倍，无论母亲孕期是否接受规范性梅毒治疗者，应按照先天性梅毒治疗和随访（图 15-2-5）。

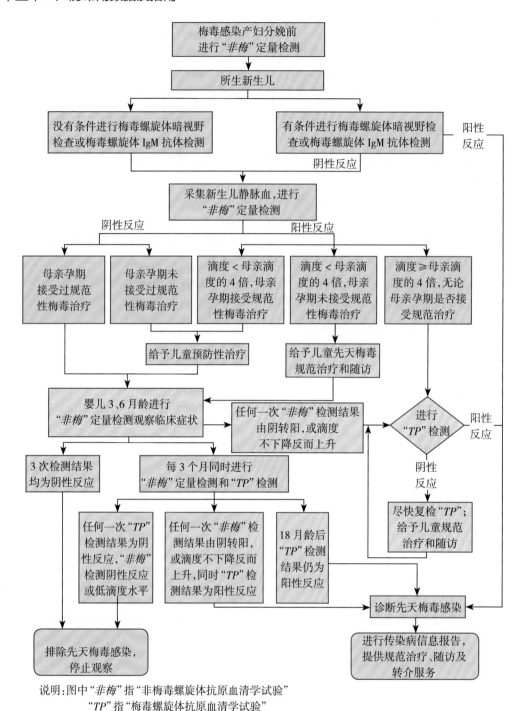

说明:图中"*非梅*"指"非梅毒螺旋体抗原血清学试验"
"*TP*"指"梅毒螺旋体抗原血清学试验"

图 15-2-5 梅毒感染孕产妇所生儿童随访

（蒲杰 徐爱群）

参考文献

1. Cunningham F, Leveno K, Bloom S, et al. Williams Obstetrics.24th edition. New York:McGraw-Hill Education, 2014:1265-1269.

2. 杨慧霞.产科诊治指南解读.临床分析.北京:人民卫生出版社,2015:252-277.

3. 中华人民共和国卫生和计划生育委员会.预防艾滋病、梅毒和乙肝母婴传播工作实施方案(2015年版).北京:国家卫生计生委,2015:27-31.

4. 蒲杰.预防艾滋病、梅毒和乙肝母婴传播技术与进展.成都:四川科技出版社,2015.

5. 樊尚荣,张甜甜.妊娠合并梅毒的处理.中华围产医学杂志,2015,18(11):808-811.

6. 樊尚荣.重视妊娠合并梅毒的诊断和处理.中华产科急救电子杂志,2013,2(2):79-81.

7. Tsimis ME,Sheffield JS. Update on syphilis and pregnancy. Birth Defects Res,2017,109(5):347-352.

8. Rac MW,Revell PA,Eppes CS. Syphilis during pregnancy:a preventable threat to maternal-fetal health. Am J Obstet Gynecol,2017,216(4):352-363.

9. Gomez GB,Kamb ML,Newman LM,et al. Untreated maternal syphilis and adverse outcomes of pregnancy:a systematic review and meta-analysis. Bull World Health Organ,2013,91(3):217-226.

10. Shahrook S,Mori R,Ochirbat T,et al. Strategies of testing for syphilis during pregnancy. Cochrane Database Syst Rev,2014,(10):CD010385.

11. Clement ME,Okeke NL,Hicks CB. Treatment of syphilis:a systematic review. JAMA,2014,312(18):1905-1917.

十八、《妊娠和产后甲状腺疾病诊治指南》解读

甲状腺疾病是我国育龄妇女的常见病之一,妊娠期甲状腺疾病对妊娠结局和后代神经智力发育存在负面影响。本《指南》以 2011 年美国甲状腺学会(ATA)《妊娠和产后甲状腺疾病诊断和处理指南》为蓝本,结合我国临床工作和妇幼保健工作的实际情况编撰,以指导妊娠和产后甲状腺疾病的诊治。

(一)妊娠期甲状腺功能相关指标参考值

推荐本单位或者本地区需要建立妊娠三期(孕早期、孕中期、孕晚期)特异的血清甲状腺指标参考值,参考值制定方法采取美国国家临床生化研究院(National Academy of Clinical Biochemistry,NACB)推荐的方法。参考值范围是 2.5~97.5 百分位。

2011 年 ATA 首次提出妊娠期促甲状腺激素(TSH)参考值:孕早期 0.1~2.5mU/L;孕中期 0.2~3.0mU/L;孕晚期 0.3~3.0mU/L。

(二)临床甲状腺功能减退症

1. 推荐妊娠期临床甲减的诊断标准是:血清 TSH> 妊娠期参考值的上限(97.5 百分位),血清游离 T_4(FT_4)< 妊娠期参考值下限(2.5 百分位)。如果血清 TSH>10mU/L,无论 FT_4 是否降低,按照临床甲减处理。

2. 妊娠期临床甲减损害后代的神经智力发育,不良妊娠结局风险增加,证据肯定,必须给予治疗。接受治疗后对儿童智力发育无影响。

3. 临床甲减妇女计划怀孕治疗的目标　血清 TSH<2.5mU/L,更理想的目标是达到 TSH<1.5mU/L。

4. 妊娠期临床甲减的血清 TSH 治疗目标　早孕期 0.1~2.5mU/L,中孕期 0.2~3.0mU/L,晚孕期 0.3~3.0mU/L。妊娠期临床甲减首选左甲状腺素(LT₄)治疗。一旦确诊,立即治疗,尽早达到上述治疗目标。

5. 妊娠前半期(1~20 周)甲状腺功能的监测每 4 周 1 次,在妊娠 26~32 周、产后 6 周复查血清 TSH 水平,并及时调整给药剂量。

(三)亚临床甲状腺功能减退症

1. 妊娠期亚临床甲减的诊断标准　血清 TSH> 妊娠期特异参考值的上限(97.5 百分位),血清 FT4 在参考值范围之内(2.5~97.5 百分位)。

2. 未经治疗的妊娠期亚临床甲减孕妇,不良妊娠结局风险显著增加,达标治疗可显著提高亚临床甲减孕妇后代的智力。

3. 妊娠期亚临床甲减的治疗方法、治疗目标和监测频度与临床甲减相同。

4. 对于甲状腺过氧化物酶抗体(TPOAb)阴性的亚临床甲减妊娠妇女,本《指南》既不予反对,也不予推荐给予 LT₄ 治疗;对于 TPOAb 阳性的亚临床甲减妊娠妇女,推荐给予 LT₄ 治疗。

(四)单纯低甲状腺素血症

1. 甲状腺素血症是指孕妇血清 TSH 水平正常,而 FT4 水平低于参考值范围的第 5 或者第 10 个百分位点。单纯性低甲状腺素血症是指甲状腺自身抗体阴性的低甲状腺素血症。

2. 单纯性低甲状腺素血症增加不良妊娠结局和后代神经智力发育损害的证据不足,不推荐 LT₄ 治疗。

(五)甲状腺自身抗体阳性

1. 甲状腺自身抗体阳性的诊断标准是 TPOAb 的滴度超过试剂盒提供的参考值上限。单纯甲状腺自身抗体阳性不伴有血清 TSH 升高和 FT4 降低。

2. 甲状腺自身抗体阳性是否给予 LT₄ 治疗,目前证据不足;TSH 升高超过了妊娠特异的参考值范围应该给予 LT₄ 治疗。

3. 甲状腺功能正常的甲状腺自身抗体阳性妇女需要定期监测血清 TSH,妊娠前半期,每 4~6

周检测 1 次,在妊娠 26~32 周应至少检测 1 次。

(六) 产后甲状腺炎

产后甲状腺炎(postpartum thyroiditis,PPT)一般在产后 1 年内发病,持续 6~12 个月,妊娠初期 TPOAb 阳性妇女,30%~50% 发生 PPT。产后甲状腺炎甲状腺毒症期的症状往往比较温和,不主张抗甲亢治疗。

(七) 妊娠期甲状腺毒症

1. 早孕期血清 TSH<0.1mU/L,提示存在甲状腺毒症的可能。妊娠期临床甲亢是有害的,亚临床甲亢及妊娠一过性甲亢无需处理。

2. 控制 Graves 病甲亢患者推荐要点:

(1) 甲巯咪唑(MMI)和丙硫氧嘧啶(PTU)对母亲和胎儿都有风险。

(2) MMI 有可能致胎儿畸形的风险,所以建议计划怀孕前停用 MMI,改换 PTU。妊娠 T_1 期优先选用 PTU,MMI 为二线选择。

(3) 早孕期过后,再改换为 MMI,避免 PTU 的肝脏毒性发生。

3. 妊娠期间甲亢的控制目标是使血清 FT_4 接近或者轻度高于参考值的上限。FT4 和 TSH 应当每 2~6 周监测 1 次。

4. 如果 Graves 病甲亢,或者既往有 Graves 病病史,应当在妊娠 24~28 周测定血清促甲状腺素受体抗体(TRAb)。TRAb 滴度对评估妊娠结局有帮助。

(八) 碘缺乏

妊娠和哺乳妇女的碘摄入推荐量的下限是 230μg/d(相当于尿碘 150μg/L),碘严重缺乏地区,妊娠之前或妊娠初期补碘可以改善儿童的认知能力。WHO 推荐妊娠期和哺乳期妇女碘摄入量都是 250μg/d。推荐除了正常的饮食之外,每天需要额外补碘 150μg。每天摄碘 >500~1100μg 有导致胎儿甲减的危险。

(九) 甲状腺结节和甲状腺癌

妊娠期间诊断甲状腺癌的方法:甲状腺细针穿刺检查(FNA),禁忌甲状腺核素扫描和治疗。甲状腺癌患者怀孕后要维持既定的 TSH 抑制目标,定期监测血清 TSH,每 4 周 1 次,调整 LT_4 剂量。妊娠发生恶变的甲状腺癌最佳手术时机为孕中期。

(十) 甲状腺疾病筛查

筛查高危妊娠人群有 30%~80% 的甲状腺疾病漏诊,筛查整个妊娠人群优于不筛查。

(十一) 总结

正确掌握甲状腺疾病诊断及鉴别诊断方法。正确治疗及干预。有条件的地区支持对早孕期妇女开展甲状腺疾病筛查。正确识别,及时干预,尽早达到治疗目标。

(胡文胜)

参考文献

中华医学会内分泌学分会,中华医学会围产医学分会.妊娠和产后甲状腺疾病诊治指南.中华内分泌代谢杂志,2012,28(5):354-371.

十九、《妊娠晚期促子宫颈成熟与引产指南(2014)》解读

(一) 引产的意义

临床上当继续妊娠母体或胎儿健康方面存在的风险超过了尽早分娩时候,就应当考虑进行引产。但是,这些风险很难精确计算出来,需要考虑多方面的因素,包括孕龄、病情的严重程度,以及宫颈条件等。

从胎儿角度分析,医源性早产和早期足月分娩者的新生儿并发症以及远期发育并发症增加,而期待治疗则会带来宫内缺氧、死胎,以及宫内感染等风险。从母体角度看,宫颈条件不成熟时引产与产程时间长、宫缩乏力、出血等不良结局相关,同时还增加了剖宫产的风险。美国在 2010 年以前的 20 年中,其引产的使用率逐年增加;但随着 ACOG 引产指南的公布,从 2010 年后美国总体引产率出现了小幅下降,即从 23.8% 降到了 23.3%;其中,晚期早产阶段(34~34^{+6} 周)和早期足月阶段(37~38^{+6} 周)的引产率有了显著性下降。因此,掌握好引产时机十分重要。

(二) 慢性高血压合并妊娠的引产时机

目前尚缺乏随机对照研究指导慢性高血压孕妇的分娩时机。一项队列研究发现慢性高血压孕妇在妊娠 38~39 周期间分娩,其对于胎儿和新生儿的益处最佳。ACOG 推荐慢性高血压孕妇如果无需药物治疗者可以在妊娠 38~39 周时分娩;需要药物治疗者可以在妊娠 37~39 周分娩;血压控制不佳者可以在妊娠 36~37 周分娩。

（三）妊娠期高血压疾病的引产时机

1. **妊娠期高血压引产时机**　患妊娠期高血压的孕妇大约有 46% 将会发展成为子痫前期,因此适时引产十分必要。目前已有的多篇文献对于最佳引产时机尚存在争议。一篇回顾性队列研究发现,妊娠 38 周时引产对于孕妇发病率和死亡率最低;妊娠 39 周时引产对于新生儿发病率最低。ACOG 建议妊娠期高血压孕妇在孕 37~38 周分娩。我国《妊娠期高血压疾病诊治指南(2015)》中也建议对于妊娠期高血压孕妇可以期待至孕 37 周以后。

2. **子痫前期的引产时机**　已有随机对照研究比较了病情未达到重度的子痫前期孕妇在妊娠 37 周引产与期待治疗,结果显示妊娠 37 周引产者母体的发病率明显低于期待治疗组,而新生儿结局在两组间无显著差异。因此 ACOG 建议病情未达到重度子痫前期的孕妇可在妊娠 37 周开始引产。

一项 meta 分析显示重度子痫前期在妊娠 34 周前引产会导致低出生体重、高 NICU 入住率、早产儿住院时间长、早产儿脑室内出血发生增加和呼吸窘迫综合征增加等。因此 ACOG 建议重度子痫前期在妊娠 34 周后开始引产。但是,如果母体或是胎儿病情不稳定者,妊娠不足 34 周也可考虑引产。

（四）妊娠期糖尿病引产时机

对于孕前糖尿病(PGDM)和妊娠期糖尿病(GDM)的孕妇引产时机不但要取决于血糖控制水平,同时还要考虑到对胎儿和新生儿潜在并发症的可能。引产时机过晚,胎儿面临宫内死亡的风险;过早终止者新生儿呼吸窘迫综合征是最常见的问题。一项针对胰岛素治疗的妊娠期糖尿病的随机对照研究发现,妊娠 38 周引产可减少巨大儿的发生,母儿其他不良结局无明显差异。另一项队列研究显示接受胰岛素治疗的妊娠期糖尿病孕妇同期待组比较,在妊娠 38~39 周引产可以降低肩难产的发生。国外研究估算,为防止 1 例妊娠 39 周的围产儿死亡,需要引产 1518 例妊娠期糖尿病。因此,妊娠期糖尿病孕妇引产的时机应取决于自身血糖控制水平。无证据显示血糖控制满意孕妇较早引产是有益的。ACOG 推荐妊娠期糖尿病血糖控制不满意者的引产分娩时机应提前到足月早期阶段或是晚期早产阶段,要做到个体化。在我国《妊娠合并糖尿病诊治指南(2014)》中建议,无需胰岛素治疗而血糖控制达标的 GDM 孕妇,如无母儿并发症,在严密监测下可待预产期,

到预产期仍未临产者,可引产终止妊娠;PGDM 及胰岛素治疗的 GDM 孕妇,如血糖控制良好且无母儿并发症,在严密监测下,妊娠 39 周后可终止妊娠;血糖控制不满意或出现母儿并发症,应及时收入院观察,根据病情决定终止妊娠时机。糖尿病伴发微血管病变或既往有不良产史者,需严密监护,终止妊娠时机应个体化。

（五）妊娠期肝内胆汁淤积症的引产时机

妊娠期肝内胆汁淤积症(intrahepatic cholestasis of pregnancy,ICP)对于胎儿有潜在风险,包括胎死宫内、胎粪羊水污染、早产、新生儿呼吸窘迫综合征等。ICP 在妊娠 37 周后胎死宫内的风险大约是 1.2%,而且死胎的风险随孕龄和胆汁酸水平而升高。对于 ICP 引产时机仍有争议。目前尚无最佳分娩孕龄的随机对照研究。一项病例对照研究显示,ICP 在妊娠 38 周引产时围产儿死亡率与正常期待组无明显差异。另有一项对 206 例 ICP 患者的研究发现,妊娠 37 周引产者胎死宫内风险降低。决策分析模型显示,ICP 患者 36 周分娩是平衡死胎和早期分娩潜在风险两者的最适时机。ACOG 认为 ICP 是晚期医源性早产或是早期足月分娩的典型代表,但是没有给出具体的指南性意见。我国 ICP 的诊疗指南中认为 ICP 不是剖宫产的绝对指征,但是对于阴道试产是否能减少死胎风险,证据水平极低,需要更多大样本前瞻性研究。《指南》建议对于血甘胆酸 <43μmol/L 或总胆汁酸 <30μmol/L,肝酶正常或轻度升高,无黄疸的 ICP,不满 40 周者可以等待自然临产经阴道分娩,若超过 40 周的轻度 ICP、无产科其他剖宫产指征者可给予引产,在引产过程中应注意避免宫缩过强加重胎儿缺氧。总之,我国的指南对于 ICP 引产也是要求遵循个体化评估的原则而实施。

（六）胎儿生长受限的引产时机

胎儿生长受限(fetal growth restriction,FGR)可导致围产儿死亡和死胎。ACOG 支持单纯 FGR 在妊娠 38~39^{+6} 周分娩,若是合并有母体或胎儿并发症时可更早一些分娩。国内专家认为 FGR 终止妊娠时机如下:

(1) 如果脐动脉血流正常,建议监测至足月,可在孕 38~39 周终止妊娠;若足月 FGR 出现大脑中动脉(MCA)血流异常(搏动指数 < 第 5 百分位)时,应及时终止妊娠。

(2) 如果脐动脉血流阻力增高、舒张期血流存在,建议每周监测 2 次,孕 37 周终止妊娠。如

果胎儿生长停滞超过3周,建议孕34周后即终止妊娠。

(3)如果脐动脉舒张期血流消失或反流,孕周不足32周时出现静脉导管血流异常和胎心监护异常(变异减少、消失或频发减速),建议在评估胎儿有存活可能并完成促胎儿肺成熟后尽早终止妊娠。若静脉导管血流、胎心监护均正常,建议先完成促胎儿肺成熟治疗,孕32周后终止妊娠。

(4)孕24~35周需要终止妊娠者,建议行1个疗程的促胎儿肺成熟治疗。

因为医源性早产比继续监测给FGR带来的风险更高,所以需要从多方面评估胎儿的宫内状况,由高年资产科医师决定分娩时机。当评估胎儿宫内死亡风险超过新生儿死亡风险时,应终止妊娠。

分娩方式取决于胎儿宫内状况和多普勒监测结果。孤立FGR不是剖宫产的指征。当脐动脉血流正常、脐动脉搏动指数异常,但舒张期血流存在时,可以引产,但增加了急诊剖宫产的概率。宫缩开始时,应持续胎心监护;当出现胎心变异消失或减速时,应急诊剖宫产。不推荐在引产前行催产素激惹试验,以及分娩时常规行阴道助产或会阴侧切术。因此,对于FGR的分娩方式,也应该由高年资产科医师综合评估后决定,并且需要更多的前瞻性、随机对照试验来进一步探究。

(七)孕龄的核对

《指南》要求引产前要仔细核对预产期。孕龄的确定主要依靠的孕早期检查来判断,中晚期检查核对孕龄的误差增大。美国妇产科医师学会(ACOG)、美国医学超声学会(AIUM)和美国母胎医学会(SMFM)对评估胎龄和预产期作出以下推荐:在早孕期(≤妊娠13^{+6}周)超声测量胚胎或胎儿是估算或确定胎龄最准确的方法;辅助生殖技术(ART)妊娠者应使用ART相关孕龄来估算预产期(EDC);孕22周前无超声检查来确定或修正的EDC被认为是不准确的。

1. 目前用于确定孕龄的检查项目较多,最常用的是末次月经推算。但是正常女性的月经周期变化较大,对于月经周期较长的妇女仅使用末次月经时间来确定孕周和推算预产期并不可靠。

2. 根据孕早期血清人绒毛膜促性腺激素(hCG)值判断:正常妊娠排卵后7天外周血可以测出,即血清hCG>5.0U/L;以后每1.7~2天升高1倍,停经28天血清hCG约达100U/L;停经8~10周达峰值50 000~100 000U/L。

3. 根据排卵时间推算孕龄准确,例如超声监测排卵,也有使用基础体温监测排卵,这种方法误差在3天左右。若是ART后妊娠,例如人工授精、IVF-ET,也可精确推算孕龄,误差在1~3天内。例如体外受精的EDC估算采用胚胎发育阶段和移植日期。在第三天移植的胚胎,其EDC为胚胎移植日期开始后的263天;对于第五天移植的胚胎,其EDC为移植日期后的261天。

4. 使用超声检查可以较为准确地确定孕周。停经5周左右出现孕囊。停经6周可见胎芽。停经6周隐约可见胎心,停经7周可见明显胎心搏动。孕早期时,头臀长(CRL)是确定孕周最好的指标,孕周=胚胎CRL+6.5(cm)。估算孕龄日期应取三次独立CRL测量值的平均值,而且应在标准的正中矢状切面,于生殖结节和胎儿脊柱纵向视图下,测量从头顶部到臀部最低点连线(直线)的最大长度。早孕期越早行超声检查,CRL的测量就越准确;当CRL>84mm时,不建议继续用于孕周的确定,而此时可用双顶径确定孕周。如在妊娠14周前超声与LMP的估算日期相差超过7天,则应修正EDC与超声结果一致,而两者相差较小时预产期的修正取决于早孕期超声检查的早晚以及临床评估LMP的可靠性,孕周由超声结果来估算(最好在≤妊娠13^{+6}周获得),尤其最早的超声CRL测量值更为可靠。在妊娠中晚期可以根据胎儿双顶径、股骨长、腹围等查表推算孕龄。不过要明确,超声在不同孕周时推测孕龄的误差都是一样的,都是8%。

(八)宫颈成熟度评价

目前评价宫颈成熟度最常用的方法就是宫颈Bishop评分。Bishop评分是1964年提出的,评分系统使用5个指标(宫口扩张、宫颈管消退、宫口位置、先露位置和宫颈质地),每个指标有0~2或0~3分(最高评分是13分)。Bishop评分9分意味着引产成功,而等于或低于4分时表明宫颈不成熟,需要促宫颈成熟。近年来曾有学者采用简化的Bishop评分评价宫颈成熟度,即只使用宫颈扩张、宫颈位置和宫颈消退程度三个指标,其预测成功阴道分娩的阳性预测值与传统Bishop评分相当,而阴性预测值好于传统Bishop评分。此外,有学者曾使用经阴道超声测量宫颈长度替代Bishop评分用于宫颈成熟度评价,但结果发现单纯超声测量宫颈长度在预测成功方面逊于Bishop评分。

因此,支持 Bishop 评分用于宫颈成熟度的评价。

(九) 对于引产禁忌证中子宫手术史的认识

近年来我国对于子宫手术史最常见的原因就是剖宫产术后再孕,再次妊娠有子宫破裂的风险,这会导致母儿严重不良结局,因此临床上对于这些妇女是否能接受引产,需要统一认识。

剖宫产术后再孕的妇女在临产前对于分娩方式有两种选择,一是选择性再次剖宫产(elective repeat cesarean section,ERCS),二是剖宫产术后再次妊娠阴道试产(trial of labor after cesarean section,TOLAC)。TOLAC 的结局有两种,一种是剖宫产术后再次妊娠阴道分娩(vaginal birth after cesarean,VBAC),另一种就是阴道试产失败(a failed trial of labor)。因此首先要明确 TOLAC 和 VBAC 是两种不同的概念,TOLAC 是阴道试产,是一种意愿的选择;而 VBAC 是阴道分娩,是结局,两者有差别,不能混淆。

各国对于 TOLAC 子宫破裂发生率不太相同,美国报道为 5‰;澳大利亚为 3.3‰;爱尔兰为 2‰;英国统计 2009~2010 全国资料报道,TOLAC 子宫破裂总体发生率为 2.1‰,ERCS 子宫破裂发生率为 0.3‰;无剖宫产者子宫破裂风险为 0.03‰。由此可见,TOLAC 的子宫破裂风险不高,临床医师不必遇到剖宫产术后再孕妇女就过分担心子宫破裂。

TOLAC 成功分娩的因素是曾有过阴道分娩,尤其是曾有过成功的 VBAC,是预测此次分娩的最有用因素,其预测 VBAC 成功率为 85%~90%。其他预示成功分娩的因素还有:前次剖宫产指征未再出现,妊娠间隔 >2 年,BMI≤30kg/m²,入院时宫颈扩张≥4cm,胎儿体重 <4000g。不利于 VBAC 的因素有:再次出现前次剖宫产指征(如头盆不称、难产等),前次剖宫产时产程无进展或是宫口开全时胎先露无下降,2 次以上的剖宫产,孕妇年龄 >40 岁,孕妇患有疾病(如糖尿病、高血压等),BMI>30kg/m²,妊娠延至孕 41 周,两次分娩间隔时间过短,胎儿体重≥4000g。因此不是所有的剖宫产术后再孕妇女都不能接受阴道分娩。

我国对于 TOLAC 管理指南中认为 TOLAC 的孕妇可以接受引产。有报道显示 TOLAC 中 90% 以上子宫破裂发生在第一产程中,尤其是在宫口开大 4~5cm 时;18% 的子宫破裂发生在第二产程;8% 子宫破裂是在产后发现的。因此在产程中需要严密观察。子宫破裂的征象有胎心监护异常,特别是出现胎儿心动过缓、变异减速或晚期减速

等;严重的腹痛,尤其在宫缩间歇期持续存在的腹痛;子宫瘢痕部位的压痛和反跳痛;孕妇心动过速、低血压、昏厥或休克;产程中胎先露位置升高;先前存在的有效宫缩突然停止;血尿;产前或产后阴道异常出血;腹部轮廓改变,在以往的位置不能探及胎心。其中胎心监护异常是子宫破裂最常见的临床表现,发生率为 66%~75%,有超过一半的孕妇会出现两个以上的症状,最多见为胎心监护异常和腹痛。子宫破裂三联征即腹痛 + 阴道流血 + 胎心监护异常仅见于不到 10% 的病例。

对于 TOLAC 孕妇需要由高年资医师通过评估母儿状态、引产条件及方式,并与孕妇及家属沟通后再决定引产。引产前的准备包括评估母儿状态、胎儿体质量、骨盆情况、胎头下降、子宫颈条件、子宫下段等情况来判断是否具备 TOLAC 的适应证;充分向孕妇及家属交待母儿情况、引产条件、引产方式、子宫破裂的风险、子宫破裂对母儿的危害、医院的监护及应急处理措施,并签署《知情同意书》;备血,开放静脉通路,做好紧急剖宫产的手术准备。有引产指征的孕妇可考虑使用水囊引产或小剂量缩宫素引产;缩宫素引产要特别注意缩宫素的剂量、宫缩强度、产程进展、胎头下降及母儿状态。不建议使用前列腺素类药物(如米索前列醇)促子宫颈成熟,可增加子宫破裂的风险。引产过程中应由专人监护和观察;建议持续电子胎儿监护,及时发现胎心率异常。密切注意产程进展、胎头下降情况;尽量缩短第二产程。如引产≥8 小时仍未临产应再次评估是否适合阴道分娩,并再次与家属交待病情,必要时中转剖宫产。发现胎心异常、先兆子宫破裂或子宫破裂等征象应实施紧急剖宫产,尽快娩出胎儿,并做好新生儿复苏的准备。

(十) 水囊引产的认识

引产是否成功关键在于宫颈成熟度。目前提高宫颈成熟度的方法较多,其中水囊引产(balloon catheter)属于一种机械性的促宫颈成熟技术,以往多数医院使用的是自制水囊,现在已有商品化的水囊。

水囊促宫颈成熟的原理主要是通过机械扩张宫颈,促进宫颈局部内源性前列腺素合成与释放,从而促进宫颈管软化成熟。常见的是:①Foley 水囊,由 14~26F 导尿管和 30~80ml 可注水球囊组成,置于宫颈内口,引产至分娩用时 9.6~22.4 小时,成功率 65%~82%。国内也可用 14~16F 导尿

管和双层安全套自制水囊,注水 150~300ml,效果类似。②双球囊(Atad 水囊),将球囊分别置于宫颈内、外口,交替注水扩张球囊至 100ml,12 小时后取出,引产至分娩平均用时 18.9 小时。目前国内引进的双球囊为 Cook 水囊。已有研究显示,与前列腺素制剂相比,水囊引产中因子宫过度刺激导致胎心改变的发生率较低(RR 0.51,95% CI 0.30-0.86);两种方法的剖宫产率相同(RR 1.01,95% CI 0.88-1.17)。与缩宫素相比,水囊引产的剖宫产率更低(RR 0.43,95% CI 0.16-0.58),其他方面两者比较无差异。因此,水囊可以作为一种有效的引产方法;水囊联合缩宫素适用于前列腺素制剂禁忌情况下的引产,例如瘢痕子宫引产。

(十一)米索前列醇引产的认识

米索前列醇(米索)为前列腺素 E_1 类似物,促宫颈成熟机制与地诺前列酮类似。米索前列醇较地诺前列酮的优点在于价格低廉、常温贮藏,无需冷藏,但其缺点有个体对米索前列醇的反应差异大,剂量难掌握;米索前列醇可引起强烈的宫缩,造成急产、胎盘早剥、子宫破裂、新生儿窒息,甚至羊水栓塞等并发症。米索前列醇用于引产时使用方法有两种,即阴道用药和口服用药。

同安慰剂相比,阴道使用米索前列醇 24 小时内引产失败率更低(RR 0.51,95% CI 0.37-0.71)。同静脉使用缩宫素相比,阴道使用米索前列醇 24 小时引产失败率更低(RR 0.62,95% CI 0.43-0.9),剖宫产率更低(RR 0.76,95% CI 0.60-0.96),还有新生儿生后 5 分钟 Apgar 评分低于 7 分发生率也低(RR 0.56,95% CI 0.34-0.92)。阴道使用米索前列醇大剂量和低剂量(25μg,6 小时 1 次)相比,两者用药后 24 小时内引产失败率无明显差异,但低剂量发生子宫过度刺激引起的胎心改变更少见(RR 0.51,95% CI 0.37-0.69)。

口服米索前列醇同安慰剂相比,24 小时内引产失败率(RR 0.16,95% CI 0.05-0.49)和剖宫产率(RR 0.61,95% CI 0.41-0.93)均降低。口服米索前列醇与静滴缩宫素引产效果相仿。口服米索前列醇比阴道放置地诺前列酮在引产方面更有效(RR 0.78,95% CI 0.63-0.97);剖宫产率低(RR 0.87,95% CI 0.78-0.97),但围产儿结局和母体副作用方面无增加。口服低剂量米索前列醇(50μg)和高剂量(100μg)米索前列醇效果相同。

口服米索前列醇同阴道米索前列醇相比,新生儿 5 分钟 Apgar 评分低于 7 分的发生率更低(RR 0.65,95% CI 0.44-0.97)。

因此,口服米索前列醇和阴道米索前列醇都可以用于引产。口服米索前列醇剂量推荐为 25μg 每 2 小时 1 次;阴道米索前列醇采用小剂量,及 25μg 每 6 小时 1 次。米索前列醇不能用于瘢痕子宫引产。

(十二)晚孕阶段严重胎儿畸形引产问题

对于晚孕阶段才发现的严重胎儿畸形引产十分棘手,一方面是患者和家属强烈要求终止妊娠的意愿;一方面胎儿各径线发育已较大,引产时子宫破裂、复杂产道裂伤风险高。对这样孕妇引产效果和风险评价应当十分慎重。首先应当明确是否有终止妊娠的指征,即胎儿畸形是否是严重致畸致残的疾病。其次,要核对孕龄,明确当前的孕龄,充分估计引产开始到分娩时的孕龄增加到多少,如果已达到足月,可考虑缩宫素静滴引产,或是米索前列醇引产、前列腺素 E_2 制剂引产等;本《指南》推荐若在 27 周以后胎儿致死性畸形可以给予依沙吖啶(利凡诺)引产,但引产上限的时间未明确写出,笔者认为为安全起见可以放宽到妊娠 36 周之前、胎儿体重不大、骨盆无明显狭窄等。

上述情况是诊断无瘢痕的子宫引产而言,对于既往有手术导致子宫瘢痕的孕妇在妊娠 28 周以后发现胎儿致死性畸形,终止妊娠更为棘手。因瘢痕子宫超过 28 周妊娠引产子宫破裂的风险随妊娠进展而升高,因此难以用规范或指南的形式来推荐引产方式。由于利凡诺可以引起较强的宫缩,在分娩过程中易并发宫颈裂伤,甚至后穹隆撕裂等严重产道裂伤,因此《指南》中未推荐。同时,《指南》认为前列腺素制剂如米索前列醇、前列腺素 E_2 等也可增加子宫破裂的风险,在妊娠晚期也应避免使用。因此,对于妊娠 28 周以后瘢痕子宫终止妊娠,推荐给予宫颈管放置 Foley 导管等机械性方法促宫颈成熟,同时可以联合小剂量缩宫素静滴。强调的是引产中应有专人看护。

(蒲杰　徐爱群)

参考文献

1. Bacak SJ, Olson-Chen C, Pressman E. Timing of induction of labor. Semin Perinatol, 2015, 39(6):450-458.
2. Gilstrop M, Sciscione A. Induction of labor —pharmacology methods. Semin Perinatol, 2015, 39(6):463-465.
3. Raghuraman N, Stout MJ, Young OM, et al. Utility of the Simplified Bishop Score in Spontaneous Labor. Am J Perinatol, 2016, 33(12):1176-1181.

4. Stephenson ML, Wing DA. Misoprostol for induction of labor. Semin Perinatol, 2015, 39(6):459-462.

5. Navve D, Orenstein N, Ribak R, et al. Is the Bishop-score significant in predicting the success of labor induction in multiparous women? J Perinatol, 2017, 37(5):480-483.

6. Mozurkewich EL, Chilimigras JL, Berman DR, et al. Methods of induction of labour: a systematic review. MC Pregnancy Childbirth, 2011, 11(1):84.

7. Riboni F, Garofalo G, Pascoli I, et al. Labour induction at term: clinical, biophysical and molecular predictive factors. Arch Gynecol Obstet, 2012, 286(5):1123-1129.

8. Tam T, Conte M, Schuler H, et al. Delivery outcomes in women undergoing elective labor induction at term. Arch Gynecol Obstet, 2013, 287(3):407-411.

9. Daskalakis G, Zacharakis D, Simou M, et al. Induction of labor versus expectant management for pregnancies beyond 41 weeks. J Matern Fetal Neonatal Med, 2014, 27(2):173-176.

10. Thomas J, Fairclough A, Kavanagh J, et al. Vaginal prostaglandin (PGE2 and PGF2a) for induction of labour at term. Cochrane Database Syst Rev, 2014, (6): CD003101.

11. Ezebialu IU, Eke AC, Eleje GU, et al. Methods for assessing pre-induction cervical ripening. Cochrane Database Syst Rev, 2015(6):CD010762.

12. Duro Gómez J, Garrido Oyarzún MF, Rodríguez Marín AB, et al. Vaginal misoprostol and cervical ripening balloon for induction of labor in late-term pregnancies. J Obstet Gynaecol Res, 2017, 43(1):87-91.

13. Chen W, Xue J, Peprah MK, et al. A systematic review and network meta-analysis comparing the use of Foley catheters, misoprostol, and dinoprostone for cervical ripening in the induction of labour. BJOG, 2016, 123(3): 346-554.

14. Hemming K, Price M. Is it oral or vaginal; and should it be misoprostol or dinoprostone for cervical ripening? How to interpret a network meta-analysis. BJOG, 2016, 123(3): 355.

15. Poma S, Scudeller L, Gardella B, et al. Outcomes of induced versus spontaneous labor. J Matern Fetal Neonatal Med, 2016, (1):1-6.

16. 王萌璐, 陈倩. 胎儿生长受限诊治进展. 中华围产医学杂志, 2017, 20(2):101-103

二十、《欣普贝生临床应用规范专家共识》解读

(一) 欣普贝生的药物特性

欣普贝生(dinoprostone)是一种合成的前列腺素 E_2 制剂(prostaglandin E_2, PGE_2),已经被美国 FDA 所批准用于促宫颈成熟。其成分是 10mg 的地诺前列酮,为一长椭圆形片状栓剂,置于一个绳状聚酯网袋一端,便于从人体中牵拉出来。欣普贝生要放在冰箱冷冻储存。其特点是控释前列腺素 E_2,以 0.3mg/h 持续释放,保证地诺前列酮 24 小时内匀速释放。半衰期为 1~3 分钟。欣普贝生可以迅速从体内撤出,彻底终止药物释放。其主要作用机制是改变宫颈细胞外基质成分,软化宫颈;还能影响宫颈和子宫平滑肌,促进子宫平滑肌细胞间缝隙连接的形成。

(二) 欣普贝生的使用方法

欣普贝生在置药前,无需将欣普贝生升至室温或解冻,随用随取,也不需要常规用生理盐水浸润。碘伏消毒外阴,无需消毒阴道。操作者用示指和中指将欣普贝生送入阴道后穹隆处。若阴道分泌物过少,为方便置入,可借助少量水质润滑剂,切不可润滑剂过量。若阴道分泌物过多,适当擦拭,以免分泌物包裹栓剂,影响药物释放。将药物栓剂横置于阴道后穹隆,为了方便撤出,在阴道外保留 2~3cm 终止带。多余的终止带可以剪掉以免置入的栓剂外移。撤出时只需轻拉终止带,栓剂可迅速方便地取出。

欣普贝生使用特点是一次给药,给药方便,患者易于接受,而且无需阴道窥器、注射器或其他辅助器械。建议产妇在置药前排空尿液,以免栓剂尚未吸水膨胀,产妇如厕时掉出。放药时间可选择在上午,例如 7:00~8:00am 置药,这样能确保监测过程及处理过程有足够的医护人员。推荐最好是高年资的医师根据孕妇的实际情况综合判断使用欣普贝生的指征,建议在产房置药,这样方便观察。放药前医师应向患者及家属讲明放置的必要性及可能发生的并发症,签署《知情同意书》。

(三) 欣普贝生使用指征注意事项

欣普贝生用于适合引产的胎膜早破产妇,建议选择宫颈 Bishop≤4 分为宜。曾有过急产史的经产妇慎用。子宫张力过高、羊水指数 <50mm 者不建议使用。

下列情况不可使用欣普贝生:

1. 已临产。

2. 正在给催产素时。

3. 患者不能耐受持续时间较长且较强宫缩者,如有子宫手术史,例如剖宫产、子宫肌瘤切除术等;头盆不称;胎先露异常;怀疑或证实有胎儿宫内窘迫;三次以上足月产;有宫颈手术史(宫颈Leep手术为禁忌证)或宫颈裂伤史。

4. 正患盆腔炎,除非在使用本品前已接受足够的治疗。

5. 在对地诺前列酮或任何赋形剂成分过敏时。

6. 在本次妊娠期内有前置胎盘或无法解释的阴道出血。

(四) 欣普贝生撤出指征

《指南》中已给出明确的欣普贝生取出指征,归纳总结如下:

1. 宫颈完全成熟。

2. 用药24小时。

3. 出现临产,即每3分钟1次规律性疼痛的宫缩,不需要考虑宫颈变化。

4. 自然破膜或人工破膜。

5. 出现有任何子宫过度刺激或子宫强直性收缩的迹象。

6. 有证据表明胎儿窘迫。

7. 产妇对地诺前列酮产生系统性不良反应的症状,如恶心、呕吐、低血压和心动过速。

8. 至少在开始静脉内滴注缩宫素前30分钟。

正常产程中,破膜多发生在宫口近开全或开全时。如产程尚未发动已破膜,称为胎膜早破。临床中是否使用欣普贝生需要区分两种情况,一种是"破膜时需要撤药",这是指放置欣普贝生期间出现了胎膜破裂后阴道流出羊水,此时考虑机体会有内源性前列腺素的释放而诱发宫缩,故建议撤出欣普贝生;而另一种是"破膜的产妇可以使用欣普贝生",这是指产妇入院时已经有胎膜破裂流出羊水,观察宫颈条件仍未改变,经评估适宜阴道分娩、且无用药禁忌证者,这种情况可以使用欣普贝生。

(五) 欣普贝生使用中的监测

应当教会产妇在出现下列情况及时告知护士或医师:

1. 出现规律宫缩(每5分钟1次或更频繁)。

2. 因明显宫缩感到不舒服、恶心、呕吐等。

3. 阴道出血或羊水流出。

4. 欣普贝生脱出或位置下降(可根据阴道外部的终止带长度判断)。

5. 有排便感。

孕妇在置药前30分钟需做无应激试验(NST),结果为EFM三级评价的I类,且无规律宫缩;置药后需卧床30分钟,并行NST监护。NST必须持续20~30分钟。在放置2小时后每4小时进行CTG监护20~30分钟(即CTG时间点为放置后4、8、12、16、20和24小时),如CTGC提示正常,产妇可以自由活动,等待临产。胎心监护重点需关注有无晚期减速、变异减速等。

放置欣普贝生后,如尚未出现宫缩,应每2~4小时记录1次(胎膜早破产妇放置后应每小时监测1次),监测内容包括母体生命体征、自觉症状、宫缩、胎心率等,以及不良反应。出现宫缩时,应在宫缩发动后立即行阴道检查;此后每2小时检测1次,包括宫颈软硬、宫颈管消失及宫口开大情况;可根据宫缩情况酌情增加检查次数。

(六) 欣普贝生用于引产的效果评价

前列腺素E_2制剂有多种剂型,例如栓剂、凝胶、片剂等;用于促宫颈成熟时有多种使用方法,例如口服、静脉用药、阴道使用和宫颈内置药等;使用剂量也有不同,例如低于3mg的小剂量,以及超过3mg的大剂量等,因此各家报道的疗效存在差异。2015年Cochrane发表了一篇针对足月阶段前列腺素E_2制剂引产效果的meta分析,其中涉及阴道使用前列腺素E_2共39项研究包含6761例观察人群,其结果如下:

1. 15篇研究观察置药后到分娩的时间,大部分研究认为阴道置入PGE_2同安慰剂或无干预组相比,能提高24小时内分娩成功率。但是由于这15篇研究存在异质性,因此还需进一步研究证实。

2. 15篇研究观察了使用PGE_2后因子宫过度刺激引起胎心率改变的情况,发现阴道使用PGE_2后因子宫过度刺激导致胎心率改变的发生率为4.8%,较安慰剂组1.0%升高(RR 3.16,95%CI 1.67-5.98)。因此提示临床中使用需加强胎心监测。

3. 剖宫产率在阴道使用PGE_2组较安慰剂组下降,但无统计学差异(13.5% vs. 14.8%;RR 0.91,95% CI 0.81-1.02)。

4. 观察用药后12~24小时内宫颈无改变的发生率,阴道使用PGE_2组低于安慰剂组(18.9%

vs. 40.5%；RR 0.41，95% CI 0.27-0.65）。

5. 需增加缩宫素加强宫缩的使用率，阴道使用 PGE$_2$ 组虽低于安慰剂组，但差异无统计学意义（39.0% vs. 47.8%；RR 0.81，95% CI 0.63-1.05）。

6. 硬膜外麻醉使用率，阴道使用 PGE$_2$ 组与安慰剂组无明显差异（49.6% vs. 45.5%；RR 1.16，95% CI 0.85-1.60）。

7. 新生儿生后 5 分钟 Apgar 不足 7 分发生率，阴道使用 PGE$_2$ 组与安慰剂组无明显差异（2.2% vs. 1.7%；RR 1.28，95% CI 0.86-1.92）。

8. 母体方面副作用并未增加。但是产后出血发生率在阴道使用 PGE$_2$ 组高于安慰剂组（4.1% vs. 2.8%；RR1.47，95% CI 1.04-2.09），进一步分析共 9 项针对产后出血的研究中只有 1 篇报道 PGE$_2$ 发生率增多，因此还需更进一步研究证实。

（蒲杰　徐爱群）

参考文献

1. Mayer RB，Oppelt P，Shebl O，et al. Initial clinical experience with a misoprostol vaginal insert in comparison with a dinoprostone insert for inducing labor. Eur J Obstet Gynecol Reprod Biol，2016，200（1）：89-93.

2. Rugarn O，Tipping D，Powers B，et al. Induction of labour with retrievable prostaglandin vaginal inserts：outcomes following retrieval due to an intrapartum adverse event. BJOG，2017，124（5）：796-803.

3. Thomas J，Fairclough A，Kavanagh J，et al. Vaginal prostaglandin（PGE2 and PGF2a）for induction of labour at term. Cochrane Database Syst Rev，2014，（6）：CD003101.

4. Wang L，Zheng J，Wang W，et al. Efficacy and safety of misoprostol compared with the dinoprostone for labor induction at term：a meta-analysis. J Matern Fetal Neonatal Med，2016，29（8）：1297-307.

5. Nadia Bennett K，Park H，Cioffi J，et al. A comparison of obstetrical outcomes and costs between misoprostol and dinoprostone for induction of labor. J Matern Fetal Neonatal Med，2016，29（22）：3732-3736.

二十一、《电子胎心监护应用专家共识》解读

（一）胎心监护的原理

胎儿心跳搏动早在停经后第 35 天可观察到，胎心率在妊娠 15~20 周为 160~170 次 / 分，以后逐渐减慢，40 周为 140~150 次 / 分，此后不再减慢。胎心搏动受右心房窦房结的起搏点调控，这个起搏点受电解质浓度、体温、氧及二氧化碳分压、心肌伸展、自主神经作用等因素影响。胎儿的迷走神经发生于后脑，成神经母细胞渐渐发育下降，形成心脏神经丛。这种成神经母细胞的下降过程，从妊娠 8 周开始，12 周达心房，13 周达心室，16~26 周到达心脏周围，34 周完成神经节分布。多数学者认为，从妊娠 18 周开始，副交感神经系统急速发育起来，并形成副交感优势，使胎心率呈减慢趋势。在此之前是交感优势，因此 15 周之前胎心率（fetal heart rate，FHR）有时可高达 180 次 / 分，此后交感神经的发育落后于副交感神经，形成副交感优势。交感神经与迷走神经一样，在胎儿期有其紧张性，只是不像迷走神经那样明显。FHR 维持一定的水平不变，是交感神经与副交感神经互相调节的结果，或者说，有良好的 FHR 基线，是中枢神经系统—交感与副交感神经功能正常的表现。

已有多项研究显示，胎儿的大脑功能与胎心率变化、胎动及胎儿睡醒周期有密切关系。可以用无脑儿来分析缺脑程度与胎心率之间的关系。动物实验中，若胎儿为无脑儿但存在大脑皮质时，胎心率描记的图像中可以见到明显的睡醒周期二相性曲线，即胎儿醒时曲线波动大，睡时波动小；若是存在间脑而不存在大脑皮质的无脑儿，二相性曲线不明显，但在睡眠期的胎心基线变异却比大脑皮质存在者大，加速也还明显。这提示大脑皮质参与了睡醒周期的发生，间脑参与了胎心的加速及变异。继续研究发现，若是缺少间脑而存在延髓的无脑儿可见到轻微的变异，有缓和的减速，基线明显偏低；缺如延髓的无脑儿只见心脏的窦性节律存在，变异完全消失。因此认为，延髓与胎心率基线水平的设定、产生缓和的减速及轻度变异有关系。延髓缺如，即上位中枢的抑制性调控缺乏，心脏本身无法保留胎心基线和变异了。

通过对无脑儿的观察，可以推测窒息时胎儿上位中枢障碍水平和程度。例如，逐渐发生的慢性胎儿低氧状态，大脑皮质首先受到影响，造成睡醒二相性图像难以识别，但这是还存在散发加速。胎儿缺氧继续存在，只有施加刺激时才发生加速

（如在宫缩时可见产生同步加速），这时基线的变异还存在。缺氧进一步加重，则细变异消失，且在轻微的宫缩影响下便可见频发严重迟发减速。再恶化，就成了完全的心脏孤立状态，即只有窦性节律，表现为心动过速的平滑曲线。因此，与其说胎心率监护是诊断胎儿心脏的功能状态，莫不如说它是诊断胎儿中枢神经系统的功能状态。胎儿的中枢神经系统是对子宫内环境恶化最缺少储备能力的脏器，即最缺乏对低氧的耐受力，而且它一次受损会留下终生后遗症，故胎心率监护在胎儿诊断学中占有非常重要的地位。

（二）产前电子胎心监护的时机和评价

根据胎心监护的原理可以看出，孕早期和孕中期胎儿中枢神经系统发育不完善，因此难以进行胎心监护，到妊娠 28 周以后就可以开始胎儿监护了。胎心监护开始的时机取决于多种因素，包括母亲疾病的严重性、胎死宫内的风险、新生儿预后以及潜在并发症的风险。多项研究认为，孕 32 周后可以开始行产前胎儿监护，这对于大多数孕妇也是合适的；对于 FGR、双胎、先兆早产、孕妇有心肺方面合并症者等，可以更早进行电子胎心监护。

完整的胎心监护结果描述应当包括以下 6 个要点：①胎心率基线；②基线的变异；③胎心加速；④胎心减速：周期型减速与宫缩相关，散发减速与宫缩无关；⑤一定时间内胎心率的改变及其变化趋势；⑥子宫收缩情况。

胎心监护可间接地判断胎儿是否缺氧，但不能降低脑瘫和围产儿的死亡率。目前尚无高质量随机对照研究证据证明产前胎儿监护降低胎儿死亡风险，尽管如此，电子胎儿监护仍广泛应用于临床中。多项研究显示，NST 的阴性预测值是99.8%，CST 的阴性预测值是 99.9%。对于电子胎心监护评价认为，其假阳性率高，也就是说胎心监护不正常时，胎儿多数并无缺氧。正常的胎心监护结果因假阴性率低，因此是可靠的。但是，电子胎心监护的假阴性率的高低取决于母胎临床状况恶化的速度，例如发生胎盘早剥；还有就是正常的产前胎心监护结果不能代替产时胎心监护。因此，产前胎儿监护的频率尚无定论，结合临床判断，采用个体化原则。对于大多数正常的孕妇，可以一周 1 次；但是对于 FGR 者，应当一周进行 2~3 次的胎心电子监护，必要时应当缩短监护的频率。一旦每胎状况发生明显变化，需要立即进行电子胎心监护评估胎儿宫内安危。

（三）胎儿心动过缓的识别和意义

胎儿心动过缓是指胎心基线 <110 次 / 分，持续≥10 分钟。胎心波动于 80~110 次 / 分，同时胎心基线变异正常者通常意味着胎儿宫内氧供较好，不伴有酸中毒。胎心过缓表明胎儿迷走神经张力增高。胎心过缓应与延长减速相鉴别。通常延长减速会伴有变异的减少以及持续时间少于10 分钟。持续性胎儿心动过缓应当提醒医生警惕母亲合并有结缔组织疾病，最常见的是系统性红斑狼疮。胎儿心脏结构异常和巨细胞病毒感染也会引起胎心减慢。

（四）胎心基线变异减少的识别和意义

胎心基线变异的测定是在 1 分钟内测量胎心振幅自波峰到波谷的变化幅度，以次 / 分表示。其中基线变异减少是指振幅波动≤5 次 / 分，正常变异是 6~25 次 / 分，显著变异是 >25 次 / 分。从胎心监护的原理不难看出，胎心基线变异是判断胎儿宫内安危的最有价值的一项指标。临床中常常测量的是长变异，而短变异不易测出，不过目前的临床证据认为，除了对正弦波识别以外，区分长变异和短变异无临床意义。通常基线正常变异和显著变异的时候，胎儿血 pH 位于正常范围。

随着妊娠进展和胎儿自主神经系统的成熟，胎心 FHR 基线逐渐降低同时长变异和短变异增加，反映出胎儿迷走神经对心血管调控在随孕龄而增加。早产、胎儿睡眠周期和任何抑制胎儿中枢神经系统的异常均可引起胎心基线的减少。胎儿缺氧酸中毒是最让人担心的原因。临产时出现胎心基线减少，应当仔细分析胎心图纸看看是否存在晚期减速、变异减速或是延长减速。当胎心基线为微小变异或是缺乏变异时，如果没有减速发生，则不能简单判断为胎儿因进行性缺氧导致的代谢性酸中毒对中枢神经系统产生抑制。临产时若只有胎心基线缺乏变异却没有减速，也不能轻易断定在胎心监护开始之前就已存在缺氧损伤了。此外，还要想到基线变异缺失时，其他能抑制中枢神经系统的原因。例如某些药物，像副交感神经阻滞剂可以在减少胎心基线变异的同时升高胎心基线。

产时的胎心监护中，若存在胎儿缺氧，通常先表现为 FHR 的减速，后出现胎心基线变异减少。反复性晚期减速同时合并胎心基线缺失很可能存在着胎儿酸中毒和生后低 Apgar 评分。对于胎心基线缺失，但基线率正常且没有减速发生者临床意义难以解释，推测在胎心监护之前可能有过胎儿的损伤因素,但此因素已被纠正,不过遗留下对神经系统的持续性损害。这种情况还可见于明显的胎儿先天性异常,例如中枢神经系统或是心血管系统的异常。极早早产者会表现出基线变异减少和 NST 无反应型。不过,基线变异减少有时也是特发性的、无法解释,可以见于正常的胎儿。

(五) 胎儿心动过速的识别和意义

胎儿心动过速是指胎心基线 >160 次 / 分,持续≥10 分钟。引起胎儿心动过速的原因有多种,母体因素有发热,甲状腺功能亢进,绒毛膜羊膜炎,使用交感神经激动剂,副交感神经阻滞剂,抗精神失常的中枢神经药物盐酸羟嗪、吩噻嗪等;胎儿因素有宫内缺氧、贫血、败血症、心衰、胎儿快速性心律失常等。由于胎儿心动过速表现为胎儿的交感神经张力增高和(或)副交感神经张力下降,因此常常伴随着基线变异的减少。大多数足月胎儿心动过速不代表有宫内缺氧,但是对于早产儿或是无法解释的胎心过速,应当仔细评价和判断。

(六) 延长减速的识别和意义

延长减速是指明显低于基线的胎心率下降,减速≥15 次 / 分,从开始到恢复至基线时间持续≥2 分钟,但 <10 分钟。导致延长减速的原因较多,其中最主要的是脐带受压,例如突然发生的脐带脱垂或是严重的变异减速。还可见于胎盘功能不良,例如仰卧位低血压、硬膜外麻醉等。此外,也可见于子宫张力过高,例如缩宫素使用不当等。延长减速处理较为棘手,因为无法预测宫内胎儿对缺氧的耐受能力能持续多久。临床处理主要以诱因的治疗为主,如果延长减速反复出现,特别是合并基线变异减少或缺失,则应尽快结束分娩。

(七) 产时胎心监护评价

临产后的宫缩可以压迫子宫肌层的血管,减少胎盘血液灌注,引起母胎气体交换一过性下降,宫缩间歇时胎儿可以重新恢复氧供平衡。若在宫缩时脐带受压,也会干扰胎儿血运。宫缩的强度、持续时间以及脐带受压的时间是影响胎儿缺氧预后的主要因素。宫缩过强常会引起胎儿氧供下降,此时需监护胎心率的变化。发生过强的宫缩时多数都能通过停止静滴缩宫素和使用宫缩抑制剂如β 肾上腺素能受体激动剂(利托君、阿托西班、沙丁胺醇)或硝酸甘油得到改善或逆转。

产时其他少见的情况主要是母胎严重的并发症也能影响胎儿氧供,如产妇发生羊水栓塞、仰卧位低血压、大面积胎盘早剥、子宫破裂、帆状胎盘、前置血管破裂等。产时脐带脱垂、臀位分娩胎头娩出受阻可能使脐带和胎儿血液循环受阻。

越来越多的研究表明产时持续胎儿电子监护最主要的问题就是假阳性率高,导致阴道助产及剖宫产率增加。2014 年美国妇产科医师协会(ACOG)提出胎心监护异常已经成为剖宫产的第二大原因。2010 年 ACOG 发布了产时胎心监护的指南,将电子胎心监护图形分为 3 类:Ⅰ类为正常图形,Ⅱ类为不确定图形,Ⅲ类为异常图形,并根据 3 类图形给出了相应的处理意见。英国国立健康与临床优化研究所(NICE)指出大多数孤立的胎心监护特征除了晚期减速,都不能明确预测不良妊娠结局,虽然胎心宫缩监护对预测胎儿缺氧和酸中毒有高度敏感性,但特异性不高。从发现Ⅲ类图形到结束分娩之间应限定在多长时间,目前尚无确切的研究证据,临床上常常采用 30 分钟这一经验性意见。

(八) 胎心监护Ⅰ类图形处理原则

胎心监护Ⅰ类图形的判断标准是 FHR 基线在 110~160 次 / 分,基线变异正常,即 6~25 次 / 分,没有晚期减速和变异减速,但早期减速和加速可有可无。Ⅰ类图形提示在监护期内胎儿酸碱平衡状态良好,属于正常的胎心监护图形。需要重视的是,按照以往观点认为 1 周之内胎儿不会出现异常情况,但本指南中提示Ⅰ类图形并不能简单判定监护结束后 1 周内胎儿无异常,临床中有时可以见到Ⅰ类图形后短期几天内突然胎死宫内,因此指南建议此类图形仍然需要给予后续观察,尤其是应当注意病史,及早发现异常情况。如果Ⅰ类胎心监护图形在后续监测中出现Ⅱ类或Ⅲ类监护图形,则需要相应的临床处理。如果出现的Ⅲ类图形依然无法短期内改善,则有必要在短期内结束分娩。

(九) 胎心监护Ⅲ类图形处理原则

胎心监护Ⅲ类图形属于异常的胎心监护图形,包括两大类,一类是基线变异缺失伴反复性晚期减速或反复性变异减速或胎儿心动过缓,另一类是正弦波。Ⅲ类胎心监护图形的出现提示在监护期内胎儿出现异常的酸碱平衡状态。Ⅲ类胎心监护图形的发生与新生儿缺血缺氧脑病、脑瘫以及新生儿酸中毒的发生明确相关。发现Ⅲ类胎心监护图形后需要立即评价母儿情况,并立即采取相应的宫内复苏处理,如母亲吸氧,改变体位,静脉输液,停用宫缩剂等以及做好急诊剖宫产手术的准备等,同时应尽快终止妊娠。

(十) 胎心监护Ⅱ类图形处理原则

胎心监护Ⅱ类图形介于Ⅰ类和Ⅲ类图形之间,属于一种可疑的胎心监护图形,既不能肯定提示胎儿宫内存在酸中毒,也不能简单判定胎儿宫内安全。胎儿从宫内缺氧的代偿状态向失代偿状态转化的过程中,胎心监护图形会出现多样化表现,异常胎心变化特征难以统一标准和描述。临床中此类图形的识别不容易统一,判断较为棘手,常常诊断为胎儿窘迫,成为剖宫产的理由。对于Ⅱ类图形需要持续监护和重复评估,评估时需综合考虑临床状况,例如孕周、产程等,必要时给予宫内复苏措施。在胎心监护中,一旦发现基线变异缺失或是微小变异,则应高度警惕可能胎儿宫内缺氧严重,应立即宫内复苏,如宫内复苏后图形无改善或是发展成为Ⅲ类图形,则有应立即分娩。对于产时胎心监护具体处理流程见图 15-2-6。

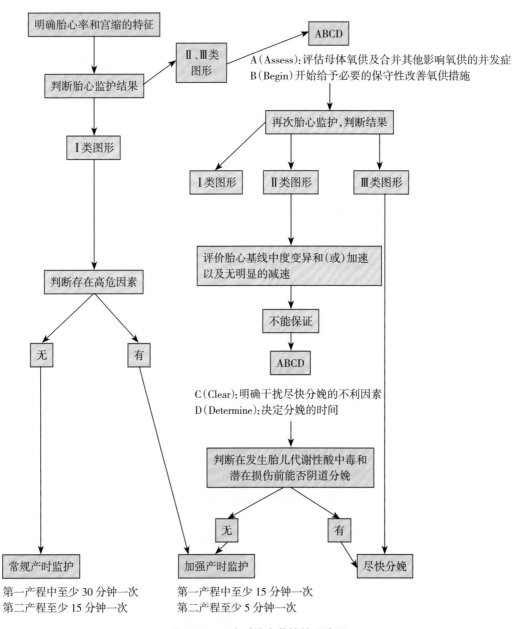

图 15-2-6 产时胎心监护处理流程

(蒲杰 徐爱群)

参考文献

1. 程志厚,宋树良.胎儿电子监护学.北京:人民卫生出版社,2001.

2. 中华医学会围产医学分会.电子胎心监护应用专家共识.中华围产医学杂志,2015,18(7):486-490.

3. ACOG. Antepartum fetal surveillance. Obstetrics & Gynecol,2014,124(1):182- 192.

4. Rei M,Tavares S,Pinto P,et al. Interobserver agreement in CTG interpretation using the 2015 FIGO guidelines for intrapartum fetal monitoring. Eur J Obstet Gynecol Reprod Biol,2016 205(1):27-31.

5. Vejux N,Ledu R,D'ercole C,et al. Guideline choice for CTG analysis influences first caesarean decision. J Matern Fetal Neonatal Med,2016(1):1-4.

6. Timmins AE,Clark SL. How to Approach Intrapartum Category II Tracings. Obstet Gynecol Clin North Am,2015,42(2):363-375.

7. Izquierdo LA,Yonke N. Fetal surveillance in late pregnancy and during labor. Obstet Gynecol Clin North Am,2014,41(2):307-315.

8. Bullens LM,Moors S,van Runnard Heimel PJ,et al. Practice variation in the management of intrapartum fetal distress in The Netherlands and the Western world. Eur J Obstet Gynecol Reprod Biol,2016,205(1):48-53.

9. Santo S,Ayres-de-Campos D,Costa-Santos C,et al. Agreement and accuracy using the FIGO,ACOG and NICE cardiotocography interpretation guidelines. Acta Obstet Gynecol Scand,2017 96(2):166-175.

10. Clark SL,Nageotte MP,Garite TJ,et al. Intrapartum management of category II fetal heart rate tracings:towards standardization of care. Am J Obstet Gynecol,2013,209(2):90.

11. Alfirevic Z,Devane D,Gyte GM,Cuthbert A. Continuous cardiotocography(CTG)as a form of electronic fetal monitoring(EFM)for fetal assessment during labour. Cochrane Database Syst Rev,2017,2:CD006066.

二十二、《新产程标准及处理的专家共识(2014)》解读

(一)传统产程的反思

我国《妇产科学》(第5版)(乐杰主编,2002年)教材对于活跃期的描述是"活跃期宫口扩张速度较快,需4小时,最大时限为8小时",因此我国传统的产程图基于此理论,从宫口开大3cm作为活跃期起点,此后4小时作为预期宫口开全时间,两者连线作为警戒线,在警戒线后4小时处再画一条与警戒线平行的线,为处理线;警戒线与处理线之间的区域作为警戒区(图15-2-6)。如果宫口开大曲线进入警戒区,应积极检查原因,予以适当的处理;若跨过了处理线,提示存在较为严重的异常情况,只

可短期观察;若产程仍无进展,应积极结束分娩。

《妇产科学》(第8版)(谢幸,苟文丽主编,2013年)教材中定义"活跃期宫口扩张初产妇<1.2cm/h,经产妇<1.5cm/h为活跃期延长,以及进入活跃期后,宫口扩张停止>4小时以上,称为活跃期停滞",因此国内王淑雯等(天津)从宫口开大2cm处开始,在其后7,9和11小时处,分别画预警线、警戒线和处理线(图15-2-7)。这种产程图显示,在预警线、预警线与警戒线之间,以及警戒线与处理线之间的自然分娩率分别为83.2%、14.2%和2.6%。

上述我国传统产程图的使用是基于Friedman

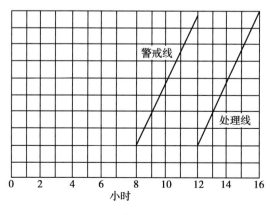

图 15-2-6　我国传统的产程图

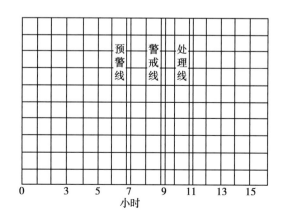

图 15-2-7　王淑雯(天津)的产程图

的产程理论,至今使用已近 70 年。在其理论影响下,多数学者认为越过警戒线者大约 1/2 病例需要进行处理,越过处理线者大都发生难产。警戒线和处理线是以主动积极的处理分娩为出发点,它的出现在相当程度上改变了产科的处理方式,但是,不少学者对过分积极处理分娩提出质疑。

欧洲的一些国家认为,过多的干预会增加缩宫素的使用,并增加手术产(产钳、剖宫产)率,但并未改善围产期母儿死亡率和患病率。还有研究发现,第二产程的长短与新生儿死亡率和患病率无关系,关键在于加强对胎儿的监护;只要胎儿表现正常,即使是第二产程持续时间较长,也可以经阴道自然分娩。目前的多项研究均认为相比Freidman 曲线,当代妇女产程曲线更平滑、缓慢,因此对于 Freidman 产程图绘制产程曲线提示产程缓慢的产妇,需谨慎分析。这是因为现在的产妇在年龄、体质指数、胎儿体重、催产素应用等方面均较 50 年前增加,因此第一产程和第二产程均较 Freidman 年代相比会延长。在解读产程图时必须明确,警戒线和处理线只是对医师提出警告,并不意味着进入警戒线区或超过处理线就必须手术分娩;只要处理得当,有相当一部分是可以经阴道自然分娩而不增加母儿的危险,并可大大减少手术产率。

(二) 新产程图的特点

Zhang 等对美国 19 所医院中 62 415 例单胎、头位、自然临产并阴道分娩,且新生儿结局正常产妇的产程进行了回顾性研究,在此研究基础上提出了新产程图的理论。与传统产程图相比,新产程图具有如下特点:

1. 新产程曲线未出现潜伏期、活跃期及潜伏期进入活跃期的典型模式,而是表现为平滑缓慢地逐渐上升。尤其是初产妇,其分娩曲线相对最长、最平缓。

2. 经产妇大多数在宫口扩张≥6cm 后出现扩张加速,初产妇多数并未明显呈现这一拐点,活跃期宫口急剧扩张的起始点常常在宫口扩张 6cm或更晚。

3. 新产程图没有发现在活跃期晚期,即宫口由 9cm 扩张至 10cm 阶段,出现明显减速期。

对于新产程图,与 Freidman 的产程图有较大的差别,因为 Zhang 的产程图是经过统计学分析而生成的,如何更好地融入临床实际尚需深入应用和分析。例如两者一个主要的差别就是 Zhang

的产程图只有宫口开大情况,没有胎头下降的数据,因此将产程简化为只是观察宫口开大而不关注胎头下降,这让临床医师在活跃晚期和第二产程对于胎头下降停滞的发现只能通过新产程中时限超过预定的总时限才能发现,这样是否会拖延难产的发现呢?

(三) 潜伏期延长的认识

传统产程图中从临产开始到宫口开大 3cm定义为潜伏期,一般需要 8~16 小时,超过 16 小时判断为潜伏期延长。以往对于潜伏期的处理是给予人工破膜和缩宫素静滴,产程无进展再检查胎方位,考虑阴道助产。新产程图是以宫口扩张6cm 作为活跃期开始的标志,因此 6cm 以前定义为潜伏期。初产妇 >20 小时、经产妇 >14 小时判断为潜伏期延长。

新产程图中认为潜伏期延长不作为剖宫产的指征,但这并不意味着潜伏期可以无限制地延长。Zhang 等研究中显示,宫口开大从 4~5cm,可以需要 6 个小时以上;宫口从 5~6cm,需要 3 个小时以上;初产妇和经产妇的宫口开大 6cm 之前的产程平均值和 95th 值是相同的(表 15-2-8)。因此提醒临床产科医师,潜伏期可以是缓慢的,但一定要有进展,也就是说宫口开大 4~5cm 的时间一定要短于宫口开大 3~4cm,宫口开大 5~6cm 要短于宫口开大 4~5cm。如果违反这一规律,应当立即积极寻找产程进展缓慢的原因,警惕头盆不称的存在。

表 15-2-8 自然临产者产次与产程时限关系

宫颈扩张 (cm)	初产妇 (95% CI)	分娩过 1 胎者 (95% CI)	分娩过 2 胎及以上者 (95% CI)
3~4	1.8(8.1)	—	—
4~5	1.3(6.4)	1.4(7.3)	1.4(7.0)
5~6	0.8(3.2)	0.8(3.4)	0.8(3.4)
6~7	0.6(2.2)	0.5(1.9)	0.5(1.8)
7~8	0.5(1.6)	0.4(1.3)	0.4(1.2)
8~9	0.5(1.4)	0.3(1.0)	0.3(0.9)
9~10	0.5(1.8)	0.3(0.9)	0.3(0.8)
第二产程接受镇痛分娩者	1.1(3.6)	0.4(2.0)	0.3(1.6)
第二产程未接受镇痛分娩者	0.6(2.8)	0.2(1.3)	0.1(1.1)

（四）第二产程延长的认识

传统的第二产程延长只是区分初产妇和经产妇的不同，即第二产程中初产妇超过 2 小时，经产妇超过 1 小时尚未分娩。Zhang 等的研究发现，不仅是初产妇和经产妇在第二产程中表现不一样，同时是否接受硬膜外阻滞麻醉也会影响第二产程的时限。因此新产程中将第二产程延长定义分为 4 种情况，即：

1. 初产妇，如行硬脊膜外阻滞，第二产程超过 4 小时，产程无进展（包括胎头下降、旋转）可诊断第二产程延长。

2. 初产妇，如无硬脊膜外阻滞，第二产程超过 3 小时，产程无进展可诊断。

3. 经产妇，如行硬脊膜外阻滞，第二产程超过 3 小时，产程无进展（包括胎头下降、旋转）可诊断第二产程延长。

4. 经产妇，如无硬脊膜外阻滞，第二产程超过 2 小时，产程无进展则可以诊断。

不过，上述第二产程延长的新概念是基于没有发生近期和远期母婴不良结局研究。但实际临床工作中，第二产程时限的放宽，对于产妇感染、会阴严重裂伤、产后出血等影响，还需要不断探索和研究。

（五）产程中的干预措施

阴道检查能明确宫口开大情况、宫颈管消退程度、胎方位、胎先露部及位置等。但应注意必须要严密消毒后进行。通常初产妇在潜伏期每 3~4 小时检查一次，但在新产程中对于潜伏期的标准较旧产程要放宽，因此阴道检查的间隔可以适当放宽。若是宫口扩张及胎头下降程度不清、疑有脐带先露或脐带脱垂、产程进展缓慢时，阴道检查十分必要，应酌情增加次数和频率。

在产程中若是出现潜伏期延长趋势、胎心监护异常等可考虑行人工破膜。人工破膜最早是由英国产科医师引入产科实践，成为产科中最常用的临床操作之一。人工破膜的原理是胎膜破裂后胎头直接紧贴子宫下段和宫颈内口，诱发体内前列腺素和缩宫素释放增加，从而加强宫缩缩短产程。人工破膜还可以了解羊水性状，如果发现羊水胎粪污染，同时胎心监护异常，常常提示胎儿窘迫可能。此外，破膜后且至少给予缩宫素静滴 12~18 小时仍处在潜伏期，可以诊断引产失败。Smyth 对于产程中人工破膜的作用进行荟萃分析，结果显示人工破膜并不能缩短第一产程，因此考虑到人工破膜存在着脐带脱垂、潜在感染等风险，

不建议产程中常规行人工破膜。但是新产程管理下，人工破膜的时机及利弊还缺乏大样本的随机对照研究。

产程中常常见到宫缩乏力，要根据原因采取不同的干预措施。对于不协调宫缩乏力，可给予强的镇静剂使子宫收缩转为协调性。常用哌替啶 100mg 肌注，并让产妇充分休息，可使不协调性宫缩乏力恢复为协调性宫缩。若是协调性宫缩乏力，胎心和胎位均正常，无头盆不称者，可以给予缩宫素治疗。缩宫素个体敏感性差异大，应从小剂量开始静脉滴注循序增量。即 2.5U 缩宫素溶于乳酸钠林格注射液 500ml 中，配成 0.5% 缩宫素浓度。从每分钟 8 滴开始，根据宫缩、胎心情况调整滴速，一般每隔 20 分钟调整 1 次。应用等差法，即从每分钟 8 滴调整至 16 滴，再增至 24 滴；为安全起见也可从每分钟 8 滴开始，每次增加 4 滴，直至出现有效宫缩。静滴缩宫素过程中，应有专人观察宫缩，既要产生有效宫缩，又要避免子宫收缩过强影响胎盘循环导致胎儿窘迫。定期听胎心率，或连续电子胎心监护。若出现宫缩过频或过强、胎心率改变等，应立即停止静脉滴注。

由于初产妇缺乏经验，常常表现出焦虑紧张，因此在临产后机体分泌的儿茶酚胺增加导致产程中疼痛明显。第一产程的疼痛产生于宫体和宫颈，主要通过 T11、T12 神经传递。产程中的疼痛可以使产妇大喊大叫，体力消耗过多，导致代谢性酸中毒、胎儿窘迫等。因此适当的镇痛分娩是十分必要的。分娩镇痛遵循自愿、安全的原则，以达到最大程度地降低产妇产痛，最小程度地影响母婴结局为目的。分娩镇痛首选椎管内分娩镇痛（包括连续硬膜外镇痛和腰硬联合镇痛）。当产妇存在椎管内镇痛禁忌证时，在产妇强烈要实施分娩镇痛情况下，根据医院条件可酌情选择静脉分娩镇痛方法，但必须加强监测和管理，以防危险情况发生。多项研究认为产程中使用镇痛药物，如芬太尼、阿片类药物或硬膜外麻醉可有效缓解分娩疼痛，且不增加围产儿的不良结局。

总之，旧的 Freidman 的产程标准已越来越显示出不足之处，尤其是对于降低剖宫产率和减少不必要的阴道助产上存在弊端。新的产程标准是基于当代群体，经大样本统计分析得出，更加适合当前的临床实际。但是，这一崭新的标准也有尚需进一步完善之处，例如潜伏期的时限界定较宽泛，产程中不观察胎先露下降情况，因此在临床中

579

的使用面临挑战。在保障母胎安全的前提下,尽量减少不必要的人为干扰,减少不必要的剖宫产和阴道手术产,这是临床对于产程标准的基本要求。我国人群与国外存在差异,因此要结合中国的实际情况。还要考虑到产妇个体间差异较大,如何做到标准避免过于简单化,还需更加细致、全面的研究、评价和管理。

(蒲杰　徐爱群)

参考文献

1. 石琪,漆洪波.推广新产程标准促进阴道分娩.实用妇产科杂志,2015,31(4):253-255.

2. World Health Organization. WHO Recommendations for Induction of Labour. Switzerland:WHO Press,2011:15-24.

3. Albers LL,Schiff M,Gorwoda JG. The length of active labor in normal pregnancies. Obstet Gynecol,1996,87(3):355-359.

4. Friedman EA. The length of active labor in normal pregnancies. Obstet Gynecol,1996,88(2):319-320

5. Rouse DJ,Owen J,Savage KG,et al. Active phase labor arrest:revisiting the 2-hour minimum. Obstet Gynecol,2001,98(4):550-554.

6. Vahratian A,Hoffman MK,Troendle JF,et al. The impact of parity on course of labor in a contemporary population. Birth,2006,33(1):12-17.

7. Henry DE,Cheng YW,S haffer BL,et al. Perinatal outcomes in the setting of active phase arrest of labor. Obstet Gynecol,2008,112(5):1109-1115.

8. Zhang J,Troendle J,Mikolajczyk R,et al. The natural history of the normal first stage of labor. Obstet Gynecol,2010,115(4):705-710.

9. Harper LM,Caughey AB,Odibo AO,et al. Normal progress of induced labor. Obstet Gynecol,2012,119(6):1113-1118.

10. Østborg TB,Romundstad PR,Eggebø TM. Duration of the active phase of labor in spontaneous and induced labors. Acta Obstet Gynecol Scand,2017,96(1):120-127.

11. Gimovsky AC,Berghella V. Prolonged Second Stage:What Is the Optimal Length. Obstet Gynecol Surv,2016,71(11):667-674.

二十三、《新生儿窒息诊断的专家共识》解读

(一) 新生儿窒息定义的变化

以往对于新生儿窒息定义是指出生后1分钟尚不能建立规则有效的自主呼吸。但是,近十年来随着国内外对于新生儿窒息的认识不断深入,我国的新生儿窒息定义及诊断标准已落后国外,因此本《共识》对于新生儿窒息给出了新的定义。本《共识》认为新生儿窒息(asphyxia)是指由于分娩过程中的各种原因使新生儿出生后不能建立正常呼吸,引起缺氧、酸中毒,严重时可导致全身多脏器损害的一种病理生理状况,是围产期新生儿死亡和致残的主要原因之一。因此强调新生儿窒息的原因是生后不能建立正常呼吸,结果是缺氧、酸中毒和多脏器损害。正是对于窒息定义的重新认识,才会让临床诊断标准不再是简单地使用 Apgar 评分,而是采用更为合理的综合指标的诊断标准。

(二) 新生儿窒息诊断标准的历史演变

新生儿窒息是导致新生儿死亡、脑瘫和智力障碍的主要原因之一。据 WHO 统计全球每年400万新生儿死亡中约有100万死于新生儿窒息,占1/4。在20世纪90年代之前,国际上采用国际疾病分类 ICD-9/-10 的命名体系,将新生儿窒息分为重度窒息和轻度窒息。重度窒息诊断标准为1分钟 Apgar 评分 0~3 分;轻度窒息标准为1分钟 Apgar 评分 4~7 分。但是从 1997 年后,国外发达国家不再采用 ICD-9/-10 的编码标准,放弃仅根据 Apgar 评分来诊断新生儿窒息,而是使用美国儿科学会(AAP)和美国妇产科学会(ACOG)联合公布的窒息诊断标准:①生后超过5分钟 Apgar 评分仍为 0~3 分;②严重的代谢性或混合性酸中毒,脐动脉血 pH<7.0;③早期出现神经系统症状如惊厥、昏迷、肌张力低下等;④出现多脏器功能障碍,包括心血管、消化、血液、呼吸或肾脏等,以上条件必须同时具备。显然此标准较过去更为严格,且无轻度、重度窒息之分,凡符合诊断的病例实际上缺氧程度较重,多已涵盖中重度缺氧缺血性脑病(HIE)的病例。同时,新的诊断标准已改在窒息复苏完毕之后,多数缺氧的初生儿在快速复苏后已趋稳定,达不到上述4条标准者均不再诊断,避免了不必要的医疗纠纷。根据国外的资料来看,发达国家的新生儿窒息诊断的发生率几乎与 HIE 诊断的发生率相同。故对初生儿"凡需复苏者必先有窒息"的观念已过时,现在的新观念是初生儿"有脑病者才能诊断窒息",窒息不再是分娩后事件,而是复苏后事件。这充分体现了对窒息的

淡化和对复苏的强化,体现了高水平的围产期监护和处理技术。

(三) 对 Apgar 评分的再认识

1953 年 Virginia Apgar 首次提倡应用 Apgar 评分来作为诊断新生儿窒息和分度的唯一标准。但是,随着临床应用的不断深入,对于 Apgar 评分越来越感到其具有局限性。Apgar 评分虽可识别新生儿有无抑制,但不能区分发生抑制的病因。因为除了窒息外,还有许多其他情况和疾病也可出现低 Apgar 评分,例如中枢神经系统疾病、母亲分娩前使用麻醉、镇静剂,呼吸系统及循环系统先天畸形等均可影响 Apgar 评分,正常早产儿由于肌张力弱和对刺激的反应差,其评分可能低于正常。因此 AAP 和 ACOG 曾明确指出低 Apgar 评分并不等同于窒息,如将 Apgar 评分作为诊断窒息的唯一标准,是对 Apgar 评分的误解和滥用。此外,Apgar 评分也不能用来指导复苏,因为它不能决定何时应开始复苏,也不能对复苏过程提供决策。这是因为评分是出生 1 分钟进行,但新生儿不能等到 1 分钟后再复苏,至 1 分钟时复苏通常已完成了畅通气道和正压通气两步。广义上讲,复苏对象并非均是窒息儿,而是所有生后需要呼吸帮助或抢救的新生儿。所以说在新生儿窒息诊断中不要过分局限于 Apgar 评分和延误新生儿复苏。

(四) 对于脐动脉血气的认识

新生儿窒息是由于宫内缺氧造成的,因此了解机体酸碱状况和氧合状况十分重要,通过脐动脉血气可直观认识新生儿体内氧合情况。目前,国际上采用将脐带血 pH 作为新生儿窒息的诊断指标之一。在血气分析指标中,血 pH 是最为稳定的一项。我国新生儿窒息多器官损害临床诊断多中心研究协作组的研究显示脐动脉血 pH 和 BE 愈低,发生多器官损害率愈高,在窒息多器官损害评价分析结果中,脐动脉血 pH≤7 和 BE≤-16 的敏感度分别为 42.6% 和 38.3%,特异度分别为 87.6% 和 92.2%,阳性预测值分别为 71.4% 和 78.3%。近年来,AAP 和 ACOG 已将多器官损害和血气分析结果作为窒息的诊断标准。研究显示,重度窒息合并严重酸中毒组和非严重酸中毒组窒息多器官损害发生率(80.0%、76.9%)高于无酸中毒组(50.0%),轻度窒息合并严重酸中毒组窒息多器官损害发生率(52.9%)高于非严重酸中毒组(26.3%)和无酸中毒组(16.7%)。从统计数据看出合并代谢性酸中毒组窒息多器官损害发生率高于无酸中毒

组,轻度窒息无酸中毒组发生多器官损害率最低。

此外,有研究显示,当 Apgar 评分明显降低时,如果脐动脉血 pH 无明显下降,可排除产程中窒息的诊断,以避免与分娩相关的误诊和不必要的法律纠纷。而有时 Apgar 评分正常,如感染和胎粪污染有活力的患儿,由于缺氧和循环障碍,可以存在代谢性酸中毒。新生儿出生时往往表现出混合性酸中毒,但生后随着呼吸的建立,呼吸性酸中毒会迅速消除,代谢性酸中毒持续较久,故脐血血气分析比 Apgar 评分可以更直接客观、更灵敏地反映新生儿窒息程度,在新生儿窒息的诊断中具有较强特异性,可以更直观地了解新生儿缺氧缺血程度,对及时治疗、预防新生儿窒息具有较好的参考价值。

(五) 结合 Apgar 评分和脐动脉血气 pH 诊断新生儿窒息

由于 Apgar 评分敏感度高而特异度低,脐动脉血气分析特异度高而敏感度低,将两者结合可提高诊断新生儿窒息的准确性,减少误诊率。此外,血气分析为客观的检测指标,可降低 Apgar 评分主观差异,对于 Apgar 评分固有不足予以良好弥补,彼此结合有利于临床正确诊断。应综合评价 Apgar 评分、中枢神经障碍及多脏器功能障碍等指标后作为诊断围产期窒息的参考标准。

(六) 中华医学会围产医学分会新生儿窒息诊断标准

中华医学会围产医学分会(简称围产医学分会)和中国医师协会新生儿专业委员会(简称新生儿协会)对于新生儿窒息提出了各自的诊断标准,两种诊断标准均采用的是 Apgar 评分结合动脉血气,内容基本统一,迎合了国际的诊断标准。围产医学分会新生儿窒息诊断标准较新生儿协会的标准更为具体,结合了产科工作的实际,即继续保留生后进行 Apgar 评分,将新生儿窒息的诊断分为两种情况:一种是 Apgar 评分结合动脉血气,另外一种情况是没有血气分析单纯依靠 Apgar 评分进行诊断。

在第一种情况中,围产医学专家共识建议将新生儿窒息区分为轻度窒息和重度窒息两种来诊断,而新生儿专业委员会的诊断标准中没有区分轻度和重度窒息。因为已有的研究中报道过不同类型的窒息其新生儿多器官损害发生率不同,为了更好地了解窒息新生儿的预后,最好还是区分轻度和重度窒息。此外,新生儿协会的标准中脐

动脉血气标准是 pH<7.15,而在围产医学分会的标准是轻度窒息 pH<7.2,重度窒息 pH<7.0。由于尽管血气 pH 在窒息的诊断中价值大,但如何划分出一个正常与异常血气的界限标准有难度,因为要考虑到每一个标准界限的敏感度、特异度等。在此专家共识中显示,2012 年我国研究发现生后脐动脉血 pH≤7.15 诊断新生儿窒息的敏感度、特异度及阳性预测值分别为 66.0%、56.3% 及52.5%;而 pH≤7.00 则为 42.6%、87.6% 及 71.4%。由此可见血气中高 pH 标准诊断的敏感度高、特异度低,而低 pH 标准诊断的敏感度低、特异度高。在轻度窒息中采用高 pH 的标准,提高诊断的敏感度,让多一些的低 Apgar 评分的新生儿进入诊断标准中,避免漏诊,加强监护从而改善结局;而对于重度窒息,采用低 pH 标准,提高了诊断的门槛,避免不必要的诊断引起混乱甚至纠纷。在本专家共识中,还强调应当重视围产期缺氧病史,将其作为新生儿窒息的辅助诊断标准,从而提高诊断的准确性。

（蒲杰　徐爱群）

参考文献

1. Cunningham F,Leveno K,Bloom S,et al. Williams Obstetrics. 24th edition. New York:McGraw-Hill Education,2014:624-630.
2. 朱小瑜,张谦慎.重新认识新生儿窒息的诊断问题.中国新生儿科杂志,2011,26(4):217-220.
3. 朱小瑜.新生儿窒息的诊断与治疗——治疗先于诊断?实用儿科临床杂志,2012,27(6):469-472.
4. 全国新生儿窒息多器官损害临床诊断多中心研究协作组.新生儿脐动脉血气分析在新生儿窒息多器官损害诊断中的应用.中国新生儿科杂志,2016,31(2):91-96.
5. 谢利娟,朱建幸.正确认识 Apgar 评分和新生儿窒息诊断的现状.中华围产医学杂志,2015,18(9):648-651.
6. 陈自励,刘敬.新生儿窒息诊断与分度标准建议解读.中国当代儿科杂志,2013,15(1):2-4.

二十四、《产后出血预防与处理指南(2014)》解读

目前,产后出血仍然是我国孕产妇死亡的首位原因。早期诊断和正确处理,可避免大多数产后出血所导致的孕产妇死亡或其他严重并发症。2014 年,中华医学会妇产科学分会产科学组推出了《产后出血预防与处理指南(2014)》,旨在规范和指导产后出血的预防和处理。现就其中与产房相关部分解读如下:

1. 产后出血的诊断 考虑到阴道分娩和剖宫产的出血量的不同以及对孕产妇预后的影响,产后出血的诊断标准较前有所改变,将阴道分娩和剖宫产分娩区分开。并明确了严重产后出血和难治性产后出血的概念。

产后出血:胎儿娩出后 24 小时内,阴道分娩者出血量≥500ml、剖宫产分娩者≥1000ml。

严重产后出血:胎儿娩出后 24 小时内出血量≥1000ml。

难治性产后出血:经宫缩剂、持续性子宫按摩或按压等保守治疗措施无法止血,需要外科手术、介入甚至切除子宫的严重产后出血。

2. 出血量的正确测量和估计 《指南》指出,诊断产后出血的关键在于对出血量有正确的测量和估计,错误低估将会丧失抢救时机。由于分娩的特殊性,产后出血无法做到精准的计量。但又因为产后出血量严重影响产妇的预后,所以我们必须尽可能地做到出血量的正确测量和估计。

(1) 常用的测量出血量的方法:《指南》推荐常用的测量出血量的方法为计量法、称重法或容积法。目前绝大多数产房都会应用这几种方法,但其应用不当会影响其测量的准确性,如计量法时需排除羊水量的影响;称重应及时,否则液体的挥发将导致重量减轻等。

(2) 常用的估计出血量的方法:《指南》推荐可通过计算休克指数、测定血红蛋白、观察出血速度来估计可能的出血量。休克指数 = 心率 / 收缩压(mmHg):休克指数为 1.0,估计出血量 1000ml;休克指数为 2.0,估计出血量≥2500ml。血红蛋白每下降 10g/L,出血量为 400~500ml。

在产后观察中,出现产妇生命体征不稳定和(或)精神萎靡、尿量减少时,要考虑产妇是否存在缓慢、持续的少量出血和血肿。

所有单位应对医生、助产士以及护士进行出血量测量和估计的培训,以保证出血量计量的准确性。

3. 产后出血的预防 《指南》指出，产房中预防产后出血的关键在积极正确地处理第三产程，既能够有效降低产后出血量，也能够减轻产后出血的危险度，为常规推荐（Ⅰ级证据）。

（1）可预防性使用的宫缩剂：①首选缩宫素：剖宫产时还可考虑卡贝缩宫素；②缺乏缩宫素时，可选择使用麦角新碱或米索前列醇。《指南》中提醒注意，在产妇伴有高血压时禁忌使用麦角新碱。米索前列醇等作为替代的宫缩剂时不应减弱缩宫素应用效果。

（2）预防产后出血的其他方法：①延迟钳夹脐带：胎儿娩出后1~3分钟钳夹脐带（疑有胎儿窒息除外）；②触摸宫底，了解子宫收缩情况；③剖宫产时人工牵拉脐带。

（3）产后出血高危时段：《指南》指出产后2小时，有高危因素者产后4小时是产后出血的高危时段，推荐此时间段最好产房留观，密切注意子宫收缩情况、出血量以及产妇生命体征等变化，督促产妇排空膀胱。

4. 产后出血的处理

（1）《指南》推荐按产后出血的分期，启动相应的急救方案。

1）预警期，一级急救处理，包括：迅速建立两条静脉通道、吸氧、监测生命体征和尿量、建立救治团队、交叉配血，积极寻找出血病因并处理。

预警线：产后2小时出血达到400ml且出血未控制。

2）处理期，二级急救处理，包括：病因处理（最重要）和抗休克治疗。

处理线：出血量500~1500ml。

3）危重期，三级急救处理，包括：多学科抢救、继续抗休克和病因治疗，必要时转诊、呼吸管理、容量管理、DIC治疗等。

危重线：出血量≥1500ml

（2）快速组织救治团队：快速建立救治团队是产后出血处理（抢救）的基础。《指南》推荐建立包括上级产科医师、有经验的助产士、麻醉医师、血库、检验科以及影像科（介入）在内的产后出血处理（抢救）的团队，是高质量救治产后出血的保障。团队各负其责，如容量管理（建立双静脉通路、积极补充血容量）、呼吸管理（保持起到通常、吸氧）等，生命体征、出血量和尿量的监测以及血尿常规、凝血功能和生化指标的动态监测。对于缺乏抢救条件，无法建立抢救团队的单位，《指南》建议应尽早合理转诊。

（3）转诊条件：《指南》提出的转诊条件为：产妇的生命体征能够耐受转诊；与接诊单位已联系和沟通；接诊单位具备抢救条件。产妇情况不允许转诊时，就地抢救的同时请上级医院会诊。

（4）产后出血的病因处理：约70%的分娩后24小时内突发的出血病因是子宫收缩乏力，分娩24小时后到产后6周的出血为晚期产后出血，其病因多为胎盘残留、感染等。《指南》推荐了产后出血的防治流程，及相应的病因处理策略。

1）子宫收缩乏力：子宫按摩或压迫法、应用宫缩剂（缩宫素、卡贝缩宫素、卡前列素氨丁三醇、米索前列醇）、止血药物（氨甲环酸），以上治疗无效应考虑手术治疗（宫腔填塞术、宫腔压迫缝合术、盆腔血管结扎术、经导管动脉栓塞术、子宫切除术）。

2）产道损伤：查明损伤部位予以缝合，恢复解剖结构。子宫内翻时行子宫还纳，注意防治休克；子宫破裂时需开腹修补或子宫切除。

3）胎盘因素：《指南》提出在胎儿娩出后尽量等待胎盘自然娩出。人工剥离胎盘时勿强行撕拉，徒手或器械清宫时，动作要轻柔。疑有胎盘植入者参照胎盘植入的处理。

4）凝血功能障碍：迅速补充相应凝血因子。《指南》提出补充凝血因子的目标是维持凝血酶原时间及活化凝血酶原时间均<1.5倍平均值，并维持纤维蛋白原水平。

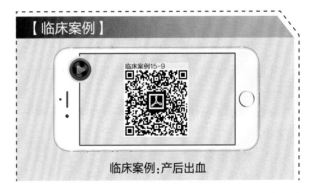

【临床案例】

临床案例：产后出血

（李洁）

参考文献

中华医学会妇产科学分会产科学组.产后出血预防与处理指南(2014).中华妇产科杂志,2014,49(9):554-557

二十五、《剖宫产手术的专家共识(2014)》解读

剖宫产率的上升可导致母体并发症及死亡率增加。为规范剖宫产手术的实施,进一步完善剖宫产手术指征、术前准备、手术步骤及术后管理等,在参考英国、美国等国家剖宫产临床指南的基础上,结合我国现状制定了《剖宫产手术的专家共识(2014)》。

(一) 剖宫产手术指征

1. 胎儿窘迫。

2. 头盆不称。

3. 瘢痕子宫。

4. 胎位异常。

5. 前置胎盘及前置血管。

6. 双胎(多胎)妊娠。

7. 脐带脱垂。

8. 胎盘早剥。

9. 孕妇存在严重的心脏病、呼吸系统疾病、重度子痫前期或子痫、急性脂肪肝、重型 ICP 等情况不能承受阴道分娩者。

10. 糖尿病孕妇,估计胎儿体重 >4250g 者。

11. 无医学指征因孕妇要求的剖宫产术。

(二) 剖宫产手术的时机

1. 择期剖宫产不建议在妊娠 39 周前实施。

2. **急诊剖宫产术** 指威胁到母儿生命的紧急状态下的剖宫产手术。

(三) 剖宫产手术的术前准备

1. **术前谈话(重要性)** 产科医生需充分告知孕妇及家属术中及术后可能出现的不良结局,对无指征剖宫产更应解释清楚。

(1) 剖宫产手术的指征和必要性。

(2) 手术前、术中和术后母儿可能出现的并发症。

(3) 签署《知情同意书》,夫妻双方及主管医师签名。

2. **术前准备**

(1) 术前应具备必要化验检查项目。

(2) 酌情备皮。

(3) 留置导尿管。

(4) 备血。

(5) 抗菌药物使用。

(四) 子宫下段剖宫产手术重要步骤

1. **腹壁切口的选择** 腹壁横切口/腹壁纵切口。

2. **膀胱的处理** 一般情况下不推荐剪开膀胱腹膜反折而下推膀胱。

3. **子宫切口的选择** 多选择子宫下段中上 1/3 处的横切口。

4. **产钳的应用** 当胎头娩出困难的时候,可考虑应用产钳助产。

5. **缩宫素的应用** 胎儿娩出后予缩宫素 10~20U 直接行子宫肌壁注射和(或)缩宫素 10U 加入 500ml 晶体液中静脉滴注。

6. **胎盘娩出方式** 建议采取控制性持续牵拉胎盘而非徒手剥离娩出胎盘,不建议胎儿娩出后立即徒手剥取胎盘,除非存在较明显的活动性出血。

7. **缝合子宫切口** 目标是使出血量少,使子宫肌层最厚。单层缝合子宫方法的安全性和效果尚不明确。目前,建议采用双层连续缝合子宫切口。注意子宫切口两边侧角的缝合,缝合应于切口侧角外 0.5~1.0cm 开始;第一层全层连续缝合,第二层连续或间断褥式缝合包埋切口。

8. **缝合腹壁**。

9. **新生儿的处理** 断脐、保暖、清理呼吸道等常规处理。

(五) 剖宫产术后管理

1. **术后常规监测项目**

(1) 生命体征监测:术后 2 小时内每 30 分钟监测 1 次心率、呼吸频率以及血压,此后每小时监测 1 次直至孕产妇情况稳定。

(2) 宫缩及出血情况:术后 15 分钟、30 分钟、60 分钟、90 分钟、120 分钟应监测子宫收缩情况及阴道出血量,若出血较多应增加监测次数,必要时监测血常规、尿常规、凝血功能及肝肾功能,直至出血量稳定在正常情况。

2. **预防血栓形成** 鼓励尽早下床活动,个体化选择预防措施。

3. **进食进水的时机** 根据麻醉方式酌情安排进食进水。

4. **尿管拔除时机** 剖宫产术后次日酌情拔除留置的导尿管。

5. **术后切口疼痛的管理**。

6. **术后缩宫素的应用**。

7. **血、尿常规的复查。**

（六）总结

需正确掌握剖宫产指征及时机。正确掌握手术步骤。规范剖宫产手术的实施。

（胡文胜）

参考文献

中华医学会妇产科学分会产科学组.剖宫产手术的专家共识(2014).中华妇产科杂志,2014,49(10):721-724.

二十六、《预防剖宫产粘连的中国专家共识(2016)》解读

剖宫产粘连是指剖宫产手术后盆腹腔组织和器官之间的异常纤维连接,粘连可能会导致各种并发症如疼痛、不孕、肠梗阻等。剖宫产为产科最常见的手术,术后粘连重在预防,预防粘连的关键在于规范的手术操作。

（一）剖宫产粘连形成的因素

包括个体体质、手术次数、手术切口类型、手术技巧、腹膜缝合与否、有无子宫切口撕裂、缺血和感染、盆腔炎症,以及腹腔内异物(滑石粉、纱布、缝线或者胎粪)刺激或污染、宫口开大程度及止血不充分等。

剖宫产术后粘连发生率随着剖宫产次数增加而上升:首次剖宫产后粘连发生率是 12%~46%,第2次剖宫产后粘连发生率是 26%~75%,第3次剖宫产后粘连发生率是 48%~83%。

剖宫产粘连主要发生在腹壁与子宫之间、子宫与膀胱之间以及肠管和其他脏器之间。粘连常导致解剖结构不清晰、造成再次手术时手术时间延长、出血增多,严重者造成附近脏器的损伤和手术困难。

（二）预防剖宫产粘连的手术操作

基本原则:减少组织损伤、恢复解剖结构、充分止血、防治感染。

（三）粘连相关的手术技巧

1. **清除积血、胎粪、羊水**　术中避免粗暴操作,尽量减少擦拭过程中对盆腔和肠道浆膜层的擦伤。

2. **子宫切口缝合**　建议采用双层连续缝合子宫切口,注意止血、缝线选择、针距、缝针距切缘的距离及缝线松紧度。

3. **腹膜缝合**　建议缝合腹膜,关闭盆腹腔,以减少粘连的形成。

4. **手术后下床活动**　术后早期下床活动可能对于降低盆腔粘连风险有帮助。

（四）预防剖宫产手术粘连的材料

《共识》推荐:对于有粘连高危因素的产妇应建议应用防粘连材料,例如剖宫产术中发现已有粘连、有炎症和渗出,子宫内膜异位症或者盆腔炎性疾病并妊娠,或剖宫产同时接受子宫肌瘤剔除术、附件手术等的患者。

1. **隔膜材料**　防粘连隔膜材料是一种使用简单、可吸收的防粘连屏障,放置在剖宫产子宫切口和腹膜的切口等易粘连的部位上,防止和减轻粘连的发生。

2. **凝胶/液体材料**　剖宫产手术后应用腹腔内灌注凝胶/液体材料能覆盖组织器官浆膜面,隔离创面并最大吸纳度减少浆膜脱水,从而减少粘连形成。但液态材料可能会随患者体位改变,从而影响防粘连效果。

（五）总结

需掌握预防剖宫产粘连的原则。提高粘连相关手术技巧。提高粘连相关手术技巧,适当使用防粘连材料。

（胡文胜）

参考文献

段涛.预防剖宫产粘连的中国专家共识(2016).中国实用妇科与产科杂志,2016,32(7):651-652.

中英文对照索引

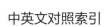

52检